AF501615

TRAITÉ

DE L'ART DES

ACCOUCHEMENTS

PAR

S. TARNIER
Professeur de Clinique obstétricale à la Faculté,
Membre de l'Académie de médecine de Paris, etc.

ET

P. BUDIN
Professeur de Clinique obstétricale à la Faculté,
Membre de l'Académie de médecine de Paris, etc.

TOME TROISIÈME

DYSTOCIE MATERNELLE

Avec 168 figures intercalées dans le texte

PARIS
G. STEINHEIL, LIBRAIRE-ÉDITEUR
2, RUE CASIMIR-DELAVIGNE, 2
1898

TRAITÉ

DE L'ART DES

ACCOUCHEMENTS

IMPRIMERIE LEMALE ET Cie, HAVRE

TRAITÉ

DE L'ART DES

ACCOUCHEMENTS

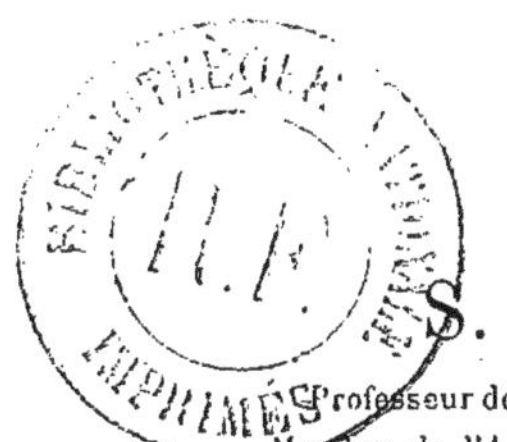

PAR

S. TARNIER

Professeur de Clinique obstétricale à la Faculté,
Membre de l'Académie de médecine de Paris, etc.

ET

P. BUDIN

Professeur de Clinique obstétricale à la Faculté,
Membre de l'Académie de médecine de Paris, etc.

TOME TROISIÈME

DYSTOCIE MATERNELLE

Avec 168 figures intercalées dans le texte

PARIS

G. STEINHEIL, LIBRAIRE-ÉDITEUR

2, RUE CASIMIR-DELAVIGNE, 2

1898

PRÉFACE

Un certain temps s'est écoulé depuis la publication du deuxième volume de ce traité ; au moment où le Professeur Tarnier achevait la préparation du tome III, il a été rapidement emporté par la maladie.

Sur sa tombe, dans leur chaire et dans la presse, ses élèves, ses collègues et ses amis ont partout fait de lui l'éloge qu'il méritait. Son nom a été donné à l'hôpital dans lequel il avait enseigné pendant ces dernières années et, grâce au concours empressé de ceux qui lui devaient quelque reconnaissance, une statue sera bientôt élevée à sa mémoire.

C'est donc à nous qu'incombe le devoir de présenter ce nouveau volume au public médical.

Plusieurs de nos élèves, aujourd'hui des maîtres, ont bien voulu nous prêter leur concours pour sa rédaction. Nous avons confié à M. le Dr Bonnaire les vices de conformation du bassin et la disjonction des symphyses pelviennes ; à M. le Dr Ch. Maygrier, toute la dystocie des parties molles et l'étude de quelques complications qui peuvent survenir pendant le travail ; à M. le Dr Tissier, les hémorrhagies de la fin de la grossesse et de l'accouchement ; à M. le Dr P. Bar, l'éclampsie.

Ces différents chapitres sont signés de leur nom et des nôtres, car nous les avons revus, M. Tarnier et moi, avec le plus grand soin. Les lecteurs verront que cette collaboration, qui nous a été très précieuse, n'a point nui à l'unité de l'ouvrage.

Pour faciliter les recherches nous avons, en tête de chaque article, établi : 1° la bibliographie ; 2° la nomenclature alphabétique des auteurs cités dans cette bibliographie. De la sorte, le nom d'un auteur étant connu, on retrouve facilement l'indication exacte de son travail.

La préparation de ce volume nous a pris beaucoup de temps; un chapitre a même été terminé il y a plusieurs années, celui relatif aux viciations pelviennes.

M. Tarnier a donné personnellement toute son attention à la description des hémorrhagies qui surviennent à la fin de la grossesse ou pendant l'accouchement. Il m'écrivait à ce sujet, le 1er novembre 1897 : « Vous trouverez le texte un peu long, mais j'ai tenu à le faire ainsi. Vous trouverez aussi des indications bibliographiques intercalées dans le texte; c'est avec intention que je l'ai fait dans une question d'actualité et quelque peu brûlante. Je vous serais donc obligé de laisser ces indications ainsi intercalées; elles sont d'ailleurs sans préjudice pour la bibliographie qui est en tête; c'est un double emploi, voilà tout. »

Ces phrases montrent quel soin minutieux fut apporté, par M. Tarnier, à l'étude de ce qu'il appelle à juste titre « une question d'actualité et quelque peu brûlante ». Il y avait consacré une partie de ses dernières vacances.

Nos dispositions sont prises pour que le quatrième et dernier volume soit terminé dans l'espace d'une année. Achever l'œuvre de Tarnier, propager ses idées si sages, si pondérées, c'est le meilleur hommage que ceux de ses élèves, dont il avait demandé le concours, puissent rendre à sa mémoire.

« En témoignage de sincère affection et en souvenir de sa col-
« laboration, a-t-il écrit dans son testament, je lègue au Dr Budin
« tous les droits qui me seront dus chez l'éditeur Steinheil.
« Le Dr Budin sera complètement mon héritier pour tout ce qui
« est relatif à ces droits. » Ce dernier souvenir de mon vénéré Maitre m'impose des devoirs auxquels je ne faillirai pas.

P. BUDIN.

Paris, le 10 mai 1898.

TRAITÉ

DE L'ART DES

ACCOUCHEMENTS

NEUVIÈME SECTION

DYSTOCIE

La dystocie comprend toutes les difficultés et tous les accidents de l'accouchement. Tout ce qui trouble ou entrave à un degré quelconque la régularité de la parturition, en fait partie, mais les phénomènes pathologiques soudains qui peuvent déterminer rapidement la mort de la mère ou de l'enfant, sont particulièrement désignés sous le nom d'*accidents :* tels sont, par exemple, les ruptures de l'utérus, les hémorrhagies, l'éclampsie, la procidence du cordon ombilical (voyez t. I, p. 374 et 375).

C'est donc là un sujet aussi vaste qu'important. Aussi, pour y mettre de l'ordre, nous le diviserons en plusieurs chapitres relatifs à la dystocie maternelle et fœtale. Quant aux difficultés et aux accidents de la délivrance proprement dite, bien qu'ils appartiennent à la dystocie considérée à un point de vue général, leurs symptômes et leur traitement ont un caractère tellement spécial, que nous leur consacrerons la dixième Section de ce Traité ; nous resterons donc fidèles à notre plan primitif (voyez t. I, p. 2).

CHAPITRE PREMIER

VICES DE CONFORMATION DU BASSIN

Par leur fréquence et leur importance, les vices de conformation du bassin méritent d'être étudiés en tête de la dystocie. Leur existence avait cependant été à peine soupçonnée ou entrevue avant le commencement du XVIIIe siècle, et l'ébauche de leur étude ne remonte véritablement qu'à Deventer (1701). Mais depuis cet illustre accoucheur, les travaux relatifs à cette question se sont multipliés en si grand nombre, et offrent un tel intérêt, qu'aujourd'hui la description des vices de conformation du bassin domine pour ainsi dire la dystocie; nous lui avons donc consacré de nombreuses pages, dans lesquelles nous avons, à propos de chaque variété de rétrécissement, cité avec soin le nom, et résumé l'opinion des principaux auteurs.

ARTICLE PREMIER

CONSIDÉRATIONS GÉNÉRALES

Bibliographie chronologique. — VELPEAU. Traité élément. de l'art des accouch., 1829, t. I, p. 30. — P. DUBOIS. Th. concours profess., 1834. — P. DUBOIS et PAJOT. Traité complet de l'art des accouch., 1849, note p. 96. — MICHAELIS. Das enge Beeken, etc. (publ. par Litzmann), Leipzig, 1851 (1re édit.). — HERM. MEYER. Das aufrecht Stehen Muller's Archiv., 1853, p. 9, 365 et 548. — MATTH. DUNCAN. The behav. of pelv. articul. Dublin quarterly Journ. of med. sc., 1854. — HUBERT (de Louvain). Mém. sur le mécan. du développ. du bassin, etc., Bruxelles, 1856. — LITZMANN. Die form. des Beck. insb. des eng. Beck., Berlin, 1861. — MALGAIGNE. Leçons d'orthop. publ. par F. Guyon et Panas, 1862. — HENCKE. Handb. der Anat. und Mechan. der Gelenke, 1863, p. 212. — PAROW. Stud. über die physikol. Beding. der artificiell. Stellung, 1864. Virchow's Archiv, t. XXXI, p. 74 et 223. — DEPAUL. Dict. encycl. des sc. méd., t. VIII, 1re série, 1866. — BAILLY, art. Bassin. Dict. des sc. méd., t. IV, 1867. — KEHRER. Beitr. zur vergleich. und experim. Geburtsk., Hft. II. Pelikologische Studien (1869). — SCHRŒDER. Lehrbuch der Geburstsh., 1re édit., 1870. — BALANDIN. Beitr. zur Frage über die Ensteh. der physiolog. Krümmung der Wirbelsäule b. Mensch., Virchow's Archiv, 1873, Bd. LVII, p. 481. — VERNEAU. Du bassin suiv. les sexes et les races, th. Paris, 1875. — FEHLING. Die Form. d. Beck. b. Fötus. u. Neugebor. Archiv. für Gynäk., 1876, vol. X, p. 1. — MATTH. DUNCAN. Mécan. de l'accouch. Trad. P. BUDIN, 1876. — TURQUET. Du bassin infantile, etc. Th. Paris, 1884. — W. A. FREUND. Mechanik. d. Beckens. Gynäk. Klinik., 1885, vol. I, p. 50. — SCHAUTA. Handb. der Geburtsh. V. Müller, t. II, 1888. — CHARPENTIER. Traité d'accouch., 1890, 2e édit., t. II. — J. HERRGOTT. Essai d'une histoire de l'obstétricie par Siebold, suivi d'un appendice par Herrgott, t. III, p. 37 à 58, Paris, 1893.

Nomenclature alphabétique des auteurs cités dans la bibliographie chronologique.

BAILLY, 1867.
BALANDIN, 1873.
CHARPENTIER, 1890.
DEPAUL, 1866.
P. DUBOIS, 1834.
P. DUBOIS et PAJOT, 1849.
MATTH. DUNCAN, 1854 et 1876.
FEHLING, 1876.
W. A. FREUND, 1885.
HENCKE, 1863.
HERRGOTT, 1893.
HUBERT, 1856.
KEHRER, 1869.
LITZMANN, 1861.
MALGAIGNE, 1862.
HERM. MEYER, 1853.
MICHAELIS, 1851.
PAROW, 1864.
SCHAUTA, 1888.
SCHRŒDER, 1870.
TURQUET, 1884.
VELPEAU, 1829.
VERNEAU, 1875.

Comme introduction à l'étude technique des vices de conformation du bassin, il nous paraît indispensable d'entrer dans quelques considérations générales relatives à la transformation du bassin fœtal en bassin adulte, et à la classification des bassins rétrécis. Ce sera l'objet de nos deux premiers paragraphes.

§ 1. — Transformation du bassin fœtal en bassin adulte.

Les viciations pelviennes sont quelquefois d'origine congénitale; le plus souvent elles se produisent après la naissance mais avant l'âge adulte, quelquefois seulement à cet âge; ordinairement elles apparaissent, se complètent ou se transforment avec les progrès de la croissance du squelette, et pour bien comprendre leur pathogénie, il est nécessaire de passer rapidement en revue les principaux phénomènes qui caractérisent, à l'état physiologique, l'évolution de forme du bassin féminin dans son passage de l'état fœtal à l'état adulte.

Le bassin n'acquiert sa configuration immuable qu'en passant par une série de modifications successives. Cette évolution débute avec l'ossification intra-utérine, et se termine vers la vingt-cinquième année, à l'époque où se soudent les dernières épiphyses, c'est-à-dire lorsque le squelette est fixé dans sa forme définitive ; elle est soumise à un ensemble de lois mécaniques et physiologiques. De la perversion de ces lois, dépendent les différentes viciations pelviennes.

Le bassin du nouveau-né offre les caractères suivants (fig. 1) : le sacrum est presque vertical, long et étroit; sa base, haut située, semble déjetée en arrière, elle se trouve à sa partie postérieure sur un même niveau transversal que les épines iliaques postéro-supérieures; sa pointe s'incline en avant et vient affleurer la ligne bis-ischiatique ; la face antérieure de l'os, plane en tous sens, est sillonnée transversalement de bandes cartilagineuses répondant aux interlignes des vertèbres non encore synostosées. Ainsi, au lieu de former un tout solide, comme chez l'adulte, le sacrum représente, à la naissance, un composé de pièces partiellement indépendantes (vertèbres sacrées), et par conséquent susceptibles de se courber les unes sur les autres.

Les ailes iliaques sont redressées à pic; la torsion angulaire sur le plat des os coxaux n'existe pas; les ischions et les branches ischio-pubiennes conver gent vers la partie inférieure du pelvis. L'arcade pubienne est très étroite. Le bassin présente ainsi la forme d'un entonnoir largement ouvert par en haut.

Quelle est la forme primitive du détroit supérieur? — Sur ce point les opinions diffèrent; mais cette diversité d'appréciations nous semble tenir à ce que

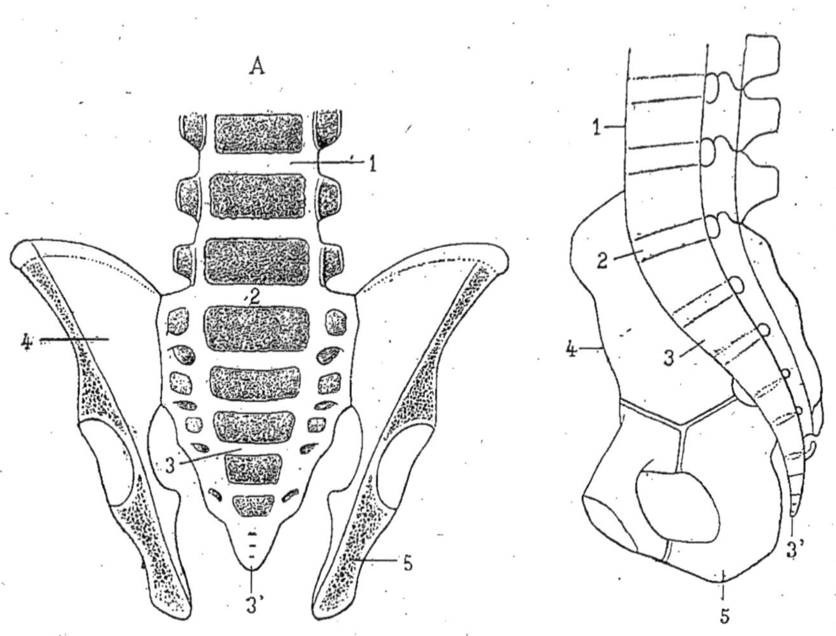

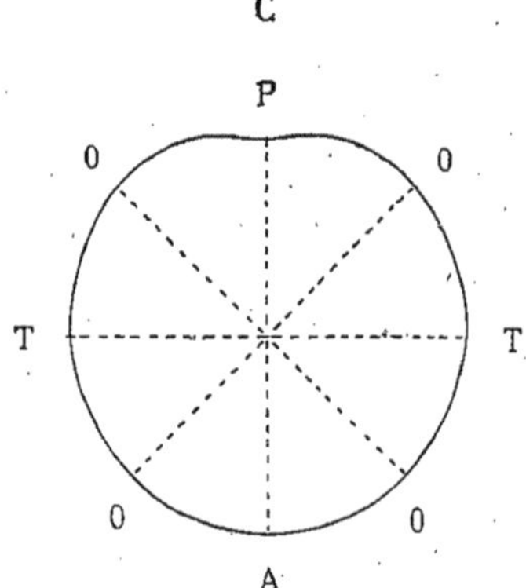

FIG. 1. — Bassin fœtal : A, vu par la face antérieure après section transversale de la portion pubienne; B, vu sur une coupe médiane et antéro-postérieure ; C, contour schématique du détroit supérieur.

1. Colonne lombaire.
2. Promontoire.
3. Sacrum.
3'. Coccyx.
4. Ilion.
5. Ischion.
A P. Diamètre antéro-postérieur.
O O. Diamètres obliques.
T T. Diamètre transverse.

les auteurs ne se sont pas placés dans des conditions identiques d'observation, en faisant l'examen anatomique du bassin. On admet, en général, que le diamètre A. P. (antéro-postérieur) l'emporte alors en étendue sur les diamètres transverses et obliques; on attribue cette disposition au rejet du promontoire en arrière, et au défaut d'écartement des lignes innominées. D'après Turquet, au contraire, le diamètre transverse est plus grand que le diamètre A. P., tout au moins pendant les six premiers mois de la vie extra-utérine. Pour cet auteur, la prédominance du diamètre A. P. ne serait due qu'à un vice de préparation anatomique, et résulterait de la dessiccation des tissus ostéo-cartilagineux. Cette considération est exacte ; le séjour prolongé dans l'alcool entraîne d'ailleurs la même modification de forme.

Comme le remarque Hencke, le détroit supérieur n'a pas de configuration immuable chez le nouveau-né. La laxité des articulations pelviennes permet, en effet, lorsqu'on fait osciller les os iliaques sur le sacrum, de modifier à volonté la figure de ce détroit. Nos investigations sur plusieurs bassins de nouveau-nés étudiés à l'état frais, nous ont montré l'exactitude de l'opinion de Hencke : Les parois de l'excavation pelvienne étant dépouillées de leurs parties molles, quand on examine la forme du bassin, en prenant soin de ne pas exercer de pressions digitales sur les os, on trouve que le détroit supérieur offre un contour régulièrement arrondi ; si l'on porte les membres inférieurs et le tronc en extension forcée, on voit le diamètre A. P. s'allonger au détriment de l'étendue des diamètres transverses. En comprimant, au contraire, le squelette pelvien entre les fémurs fléchis et le rachis tassé dans le sens de sa longueur, on aplatit le bassin d'avant en arrière, et le diamètre transverse du détroit supérieur devient alors le plus grand. Ces mutations artificielles de forme sont assurément favorisées par la laxité des articulations, comme l'indique Hencke ; nous estimons cependant que la grande malléabilité des pièces osseuses du pelvis fœtal, et celle de l'arc antérieur du bassin en particulier, jouent un rôle prépondérant.

Il s'en faut, en outre, que le degré de développement des divers points d'ossification, à la naissance, soit identique chez tous les sujets ; d'un bassin à un autre, on peut, en effet, trouver de très notables différences dans le rapport de l'étendue primitive des os iliaques avec celle du sacrum. De là résultent des variétés de configuration ou d'amplitude, qui sont ainsi sous la dépendance de ce que Litzmann a nommé l'ébauche initiale du bassin.

Les influences qui président à l'évolution de la forme du bassin, depuis la naissance jusqu'à l'âge adulte, sont de deux ordres : 1° Influences extrinsèques ou mécaniques (action combinée de la pesanteur et des tractions musculo-ligamenteuses) ; 2° Influences intrinsèques (phénomènes d'expansion intime des os).

L'action de la pesanteur est double : elle consiste en pressions exercées de haut en bas sur le bassin par le poids de la partie supérieure du corps, et en contre-pressions exercées de bas en haut par les membres inférieurs dans la station debout, ou par le plan sur lequel repose le bassin dans la station assise.

Appartenant au même groupe des influences plastiques, vient en second lieu l'action des tractions exercées à la surface du bassin par les muscles et les ligaments. Kehrer fait jouer à ce dernier élément un rôle prépondérant, presqu'exclusif, dans la transformation du bassin infantile en bassin adulte. On ne saurait nier que certaines malformations préexistantes à la naissance, spécialement celles qui sont liées au rachitisme intra-utérin, ne duissent tirer leur origine des tractions imprimées aux os malades par les muscles et par les ligaments (Kehrer, Fischer). Toutefois, nous nous accordons avec la majorité des auteurs pour n'assigner à ces tractions musculo-ligamenteuses, qu'une importance secondaire dans l'évolution de la forme naturelle du bassin, eu égard au rôle dévolu à la pesanteur.

La première condition, pour que les forces développées à la surface du bassin puissent en modifier la conformation, réside dans la malléabilité infantile des os. L'ossification et la solidification vont en progressant avec l'âge : dans la première enfance, le bassin est un composé de pièces ostéo-cartilagineuses, dans lesquelles prédomine l'élément cartilagineux ; à la nubilité, cet élément disparaît presque entièrement pour faire place au tissu osseux ; à partir de ce moment, les parois calcifiées du bassin cessent de céder à l'action des forces extérieures appliquées à leur surface. Nous pouvons donc prévoir déjà combien est importante l'époque d'apparition des distorsions du squelette, au point de vue du retentissement que peuvent avoir les pressions mécaniques vicieuses sur la forme du bassin. (Levret.)

Les effets plastiques exercés par la pesanteur sur la ceinture osseuse pelvienne varient suivant les attitudes. Nous les envisagerons successivement dans les attitudes couchée et verticale.

Influence de la station couchée sur l'évolution de forme du bassin. — Tant que l'enfant demeure dans le décubitus horizontal, le bassin ne supporte aucune autre pression sur le plan du lit, que celle qui résulte de son propre poids. Or, celle-ci est insignifiante. Les pièces osseuses conservent donc entre elles, dans le premier âge, les mêmes rapports qu'à la naissance ; toutefois, la condition indispensable pour qu'il ne se produise pas de distorsion pelvienne, lorsque l'attitude horizontale est longtemps conservée par l'individu, est que la pression du lit soit toujours symétriquement répartie à la surface postérieure du bassin, c'est-à-dire qu'il n'y ait pas de décubitus latéral prépondérant sur un côté ou sur l'autre. Si le sujet demeure couché jusqu'à la puberté, et même au delà (comme dans le cas publié par Gürtl d'une femme hydrocéphale morte à 31 ans), le bassin se solidifie dans la forme qu'il avait à la naissance, et conserve définitivement le type infantile. (Voir Article 5.)

Influence de la station verticale sur l'évolution de forme du bassin ; attitudes assise et debout. — Avec les attitudes assise et debout se manifeste l'influence de la pesanteur sur la conformation du bassin. Cette influence diffère pour chacune des deux attitudes, c'est-à-dire varie avec le mode suivant lequel les forces incidentes se répartissent dans l'ensemble des pièces, encore malléables, qui constituent la ceinture pelvienne. Avec Freund, nous pouvons à ce point de vue envisager le bassin comme formé de deux cintres de sustentation, respectivement destinés à la station assise et à la station debout. Selon l'attitude, la direction de la pesanteur passe par l'un ou par l'autre de ces cintres, pour aboutir au plan qui sert d'assise au corps. Aux extrémités de ces deux cintres s'exercent des contre-pressions, qui sont dirigées de bas en haut. Tous deux ont un sommet commun, la base du sacrum ; à partir de ce point, ils divergent dans la direction qu'ils suivent à travers les parois du bassin.

Dans la station assise, le cintre utilisé passe par la partie postéro-inférieure des os coxaux et se termine aux ischions (fig. 2). Aussi, en cette attitude, les lignes innominées et les cavités cotyloïdes, c'est-à-dire la plus grande partie du détroit supérieur, échappent à l'influence de la pression verticale du tronc.

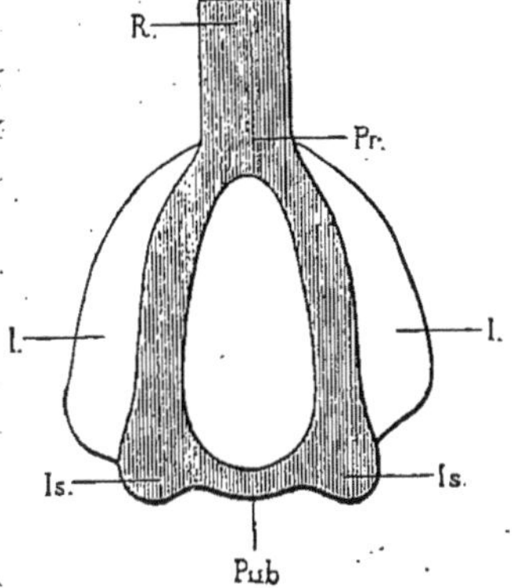

Fig. 2. — Transmission de la pesanteur à travers le bassin, dans la station assise (d'après Freund).

R. Rachis.
I L. Ilion.
Is. Ischion.
Pub. Pubis.
Pr. Promontoire.

Quant aux deux moitiés de ce cintre, elles se trouvent conjuguées en avant par les deux branches ischio-pubiennes, et par les corps des pubis.

Le cintre de sustentation de la station debout passe par la facette auriculaire iliaque, suit la partie postérieure de la ligne innominée, et se termine dans le fond de la cavité cotyloïde; en ce point, il affronte les contre-pressions exercées

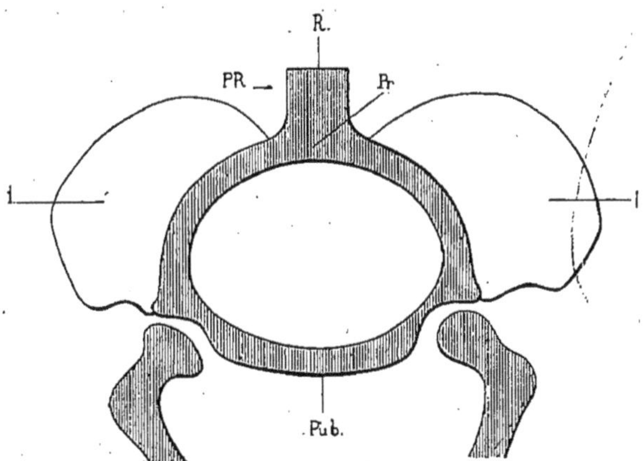

Fig. 3 (d'après Freund). — Transmission de la pesanteur à travers le bassin, dans la station debout.

R. Rachis. — Pr. Promontoire. — Il. Ilion. — Pub. Pubis.

par les têtes fémorales. Les extrémités de ce cintre sont conjuguées par les branches horizontales des pubis. Dans l'attitude debout, une grande partie des parois de l'excavation pelvienne, ainsi que le pourtour du détroit inférieur, échappent à l'action directe de la pression du tronc. (Fig. 3.)

Cette conception théorique du bassin envisagé comme lieu de rencontre et de conflit de forces diamétralement opposées, et représentées par les pressions rachidiennes et contre-pressions fémorales, permet de comprendre comment, en divers cas où le système osseux se trouve ramolli par une même dyscrasie, les malformations pelviennes peuvent être différentes d'un sujet à un autre ; la diversité des effets pathologiques dépend, en effet, de l'attitude à laquelle l'individu a été soumis, pendant l'évolution de la maladie.

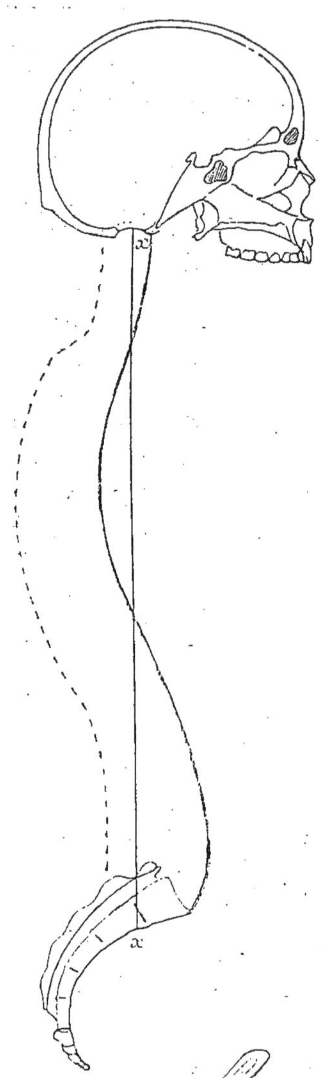

FIG. 4. — Cette figure montre la direction de la ligne du centre de gravité $x\,x$.

Que l'enfant soit assis ou debout, le poids du tronc se transmet toujours intégralement à la base du sacrum par la colonne vertébrale. Celle-ci, à peu près droite ou régulièrement concave en avant pendant la vie intra-utérine, s'incurve peu à peu après la naissance et finit par prendre une forme sigmoïde, comme à l'âge adulte.

Bien des opinions ont été émises pour expliquer l'incurvation du rachis. Pour les uns, la courbure lombaire est antérieure à la naissance, et dépend des tractions musculaires exercées sur le rachis au cours de la vie fœtale ; d'autres font de cette même courbure une lordose physiologique du tout premier âge, destinée à rejeter en arrière le haut du corps, qui, à cette époque de la vie, tend sans cesse à tomber en avant, quand on assied le nouveau-né.

Pour Malgaigne, la lordose physiologique lombaire apparaît à titre de courbure compensatrice de la cyphose dorsale naturelle ; cette cyphose physiologique se produirait la première, et serait due aux efforts de projection des bras en avant, dans les premiers mouvements que fait l'enfant pour saisir les objets qui sont devant lui.

Tarnier pense que pendant la vie intra-utérine, toute la colonne vertébrale décrit une courbe à concavité antérieure, sauf exceptions tenant à une présentation de la face, ou à une attitude vicieuse due à une compression anormale ; pour lui, la première courbure que l'on observe après la naissance, est une lordose cervicale qui se produit lorsque l'enfant redresse la tête.

Selon Balandin, la lordose lombaire apparaît la première, mais seulement alors que commence la station debout : chez l'enfant les ligaments ilio-fémoraux antérieurs sont trop courts et ne permettent une extension complète des cuisses qu'au prix d'une inclinaison du bassin en avant; le centre de gravité tomberait donc en avant du trapèze de sustentation compris entre les pieds, s'il ne se produisait une lordose physiologique des vertèbres lombaires, destinée à rétablir l'équilibre en reportant en arrière le haut du tronc.

A l'état normal, en effet, les courbures alternantes du rachis, quelle que soit leur cause primitive, se compensent très exactement, de façon à ce que l'atlas et la deuxième articulation intervertébro-sacrée se trouvent toujours sur le trajet d'une ligne verticale, appelée *ligne du centre de gravité*, qui part de l'atlas et traverse l'articulation de la première vertèbre sacrée avec la seconde (fig. 4), pour tomber ensuite dans le trapèze de sustentation compris entre les deux pieds. Cette *ligne de gravité* est donc, suivant l'expression de Tarnier dans son cours de 1887, une sorte de fil d'Ariane qui guide les physiologistes et les pathologistes, et les aide à comprendre comment une courbure de la colonne vertébrale est forcément compensée par une ou plusieurs courbures dirigées dans un sens opposé à celui de la courbure initiale, et comment ces courbures secondaires sont parfois compensées elles-mêmes, jusqu'à ce que la ligne de gravité puisse passer par l'atlas, la deuxième articulation intervertébro-sacrée et la base de sustentation.

Quoi qu'il en soit, chez le tout jeune enfant, grâce à la solidité des attaches de l'articulation sacro-vertébrale, et grâce à l'indépendance des vertèbres sacrées encore mobiles les unes sur les autres, le sacrum perd sa disposition plane et sa rectitude initiales, afin de compenser la courbure lombaire au fur et à mesure qu'elle se produit. Le segment lombaire de la colonne vertébrale présentant une courbure à convexité dirigée en avant, le massif vertébral sacré décrit par compensation une courbure inverse, c'est-à-dire concave dans la même direction. Les deux courbes se rejoignent angulairement au niveau de l'interligne sacro-vertébral, et forment le promontoire par leur jonction.

Le sacrum faisant partie intégrante du rachis, on conçoit comment les difformités des régions inférieures de la colonne vertébrale peuvent retentir sur la direction et la configuration de cet os, et par contre-coup sur la conformation du bassin en général.

A. — *Influence de la station assise.* — La disposition angulaire correspondant à l'articulation sacro-vertébrale, fait tomber la force de gravité sur la base du sacrum suivant une incidence oblique : A B B' (fig. 5). Au point B, cette force se divise en deux composantes dont chacune aura pour effet d'imprimer une impulsion particulière au sacrum. L'une B C, dirigée en bas et en arrière, tend à enfoncer le sacrum entre les deux os iliaques; l'autre B D, agissant d'arrière en avant, propulse la base de l'os en avant, c'est-à-dire à l'intérieur du bassin. Bien que favorisée chez l'enfant par la laxité de l'articulation sacro-iliaque, cette double impulsion trouve une limite dans l'engrènement réciproque des surfaces auriculaires, et dans la tension des ligaments qui relient l'extrémité postérieure des os coxaux à la face correspondante du sacrum.

Vu de face, le sacrum a la forme d'un coin dont la base est tournée en haut.

Sollicité par les pressions dirigées de haut en bas, ce massif osseux s'enfonce entre les deux os des iles, et les écarte l'un de l'autre jusqu'à ce que la tension des ligaments iliaques postérieurs vienne limiter sa descente verticale.

Si l'on regarde le sacrum sur une coupe horizontale, on voit que l'os est taillé sur ces bords, suivant un biseau dont la direction est oblique d'avant en arrière et de dehors en dedans. Il ne saurait donc être considéré comme jouant le rôle d'une clef de voûte, c'est-à-dire d'une pièce intermédiaire destinée à fixer la colonne vertébrale, par appui direct, sur les parois latérales du bassin ; il se trouve, au contraire, suspendu aux surfaces auriculaires iliaques par les solides ligaments postérieurs.

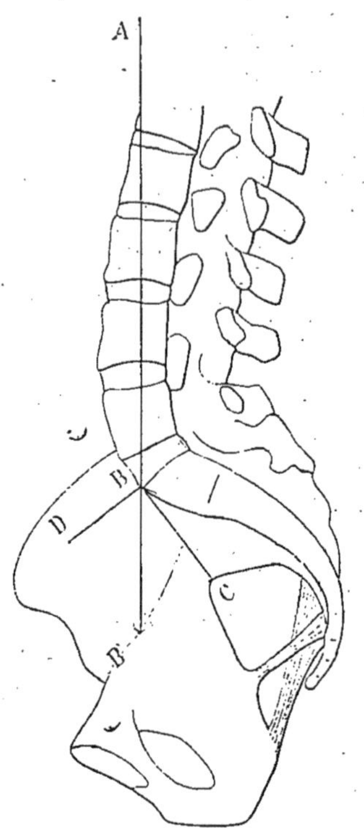

FIG. 5.—A B B'. Direction du poids du tronc transmis à la base du sacrum par la colonne vertébrale.

B. Promontoire.
B C. Composante dirigée de haut en bas et d'avant en arrière.
B D. Composante dirigée de haut en bas et d'arrière en avant.
P. Pubis.

Les deux surfaces articulaires iliaques présentent au niveau de la deuxième vertèbre sacrée, une petite saillie cunéiforme qui vient s'emboîter dans une anfractuosité correspondante des surfaces articulaires sacrées. Par ces deux petites articulations comprises dans les grandes, passe un axe transversal coupant le sacrum à l'union de son tiers supérieur et de ses deux tiers inférieurs. Autour de cet axe s'exécutent les mouvements dits de nutation (Duncan). Ces mouvements consistent en oscillations antéro-postérieures du sacrum, dans lesquelles la base et la pointe de l'os se dirigent respectivement en sens inverse. D'après Matth. Duncan, c'est en arrière de l'articulation que se trouve située l'éminence iliaque qui est destinée à jouer le rôle de pivot. Les irrégularités des surfaces osseuses qui se font vis-à-vis offrant des dispositions différentes suivant les sujets, cette interprétation peut être exacte en certains cas; toutefois, d'après nos recherches cadavériques personnelles, il nous a semblé que l'axe de nutation passait, non pas en arrière, mais, au contraire, tout à fait à la partie antérieure de l'articulation, et qu'il répondait à une apophyse iliaque cunéiforme, laquelle est reçue dans une petite encoche spéciale du sacrum. Cette disposition est visible à l'intérieur du bassin (fig. 6). La force composante B D. dépendant de la pesanteur et propagée en bas et en avant, a pour effet de faire basculer la base du sacrum d'arrière en avant, et de pousser ainsi le tiers supérieur de l'os à la rencontre des pubis. Par contre, la partie inférieure du sacrum se trouve entraînée en arrière. La tension des ligaments sacro-iliaques postérieurs limite l'antépulsion de la base de cet os ; celle des ligaments sacro-sciatiques, limite la rétropulsion de sa pointe.

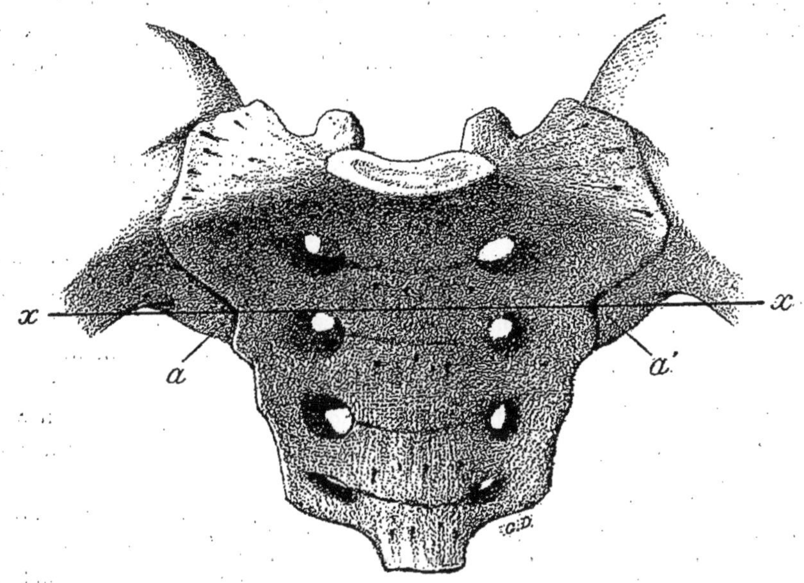

FIG. 6 A. — Articulations sacro-iliaques vues par leur face antérieure.
a a'. Tubercules iliaques reçus dans une cavité correspondante du sacrum (v. fig. 6 B et 6 C).
x x. Axe des mouvements de nutation.

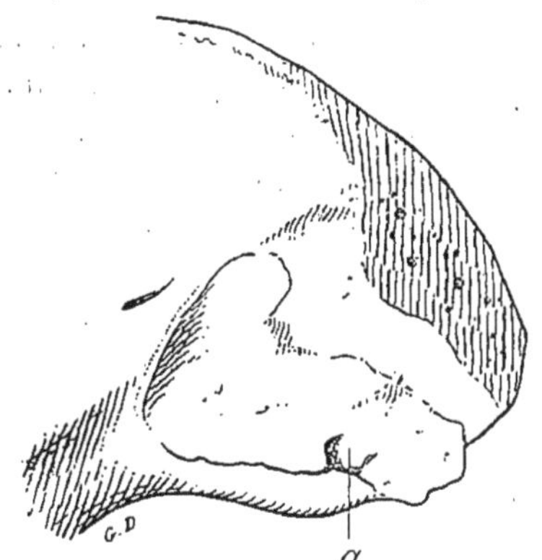

FIG. 6 B. — Surface auriculaire de l'os coxal.
a. Tubercule du bord antéro-inférieur.

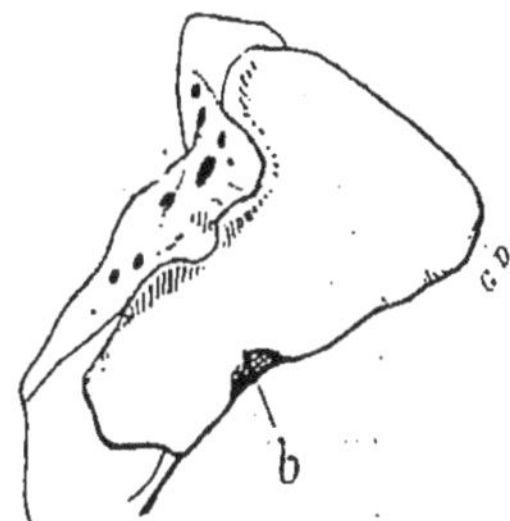

FIG. 6 C. — Surface auriculaire du sacrum.
b. surface concave recevant le tubercule *a* de la fig. 6 B.

Sous cette double influence, le bassin perd sa disposition infundibuliforme initiale ; le détroit supérieur se rétrécit d'avant en arrrière, tandis que l'excavation pelvienne et surtout le détroit inférieur s'élargissent proportionnellement, en même direction. Sollicité dans ses deux tiers inférieurs par deux forces opposées qui tendent, l'une à rétropulser le corps de l'os, et l'autre, à maintenir sa pointe en avant, le sacrum s'incurve ; il prend la forme d'une coquille à concavité antérieure, et perd ainsi une partie de sa hauteur. L'excavation pelvienne devient moins profonde ; mais, par compensation, elle récupère dans le sens antéro-postérieur la capacité qu'elle a perdue dans le sens vertical.

Si l'aplatissement du détroit supérieur d'avant en arrière a, comme nous venons de le voir, pour origine principale la propulsion directe de la base du sacrum en avant, il se trouve favorisé, par surcroît, par les tractions ligamenteuses qui s'exercent à la partie postérieure du bassin où elles s'appliquent à l'extrémité libre de la portion rétro-articulaire des os coxaux. Chargé du poids du tronc, le sacrum, grâce à la disposition en biseau de ses facettes auriculaires, tend à s'avancer vers le pubis, autant que le permet la résistance des ligaments postérieurs de l'articulation sacro-iliaque. Une fois tendus, ces ligaments attirent d'arrière en avant leurs points d'implantation iliaque. Sous l'influence de cette attraction, les portions rétro-articulaires des os innominés jouent le rôle de deux bras de leviers très courts et très solides, si on les compare aux segments préarticulaires des mêmes os, lesquels forment deux bras de leviers très longs et peu résistants.

L'os coxal, en entier, représente ainsi un levier du premier genre dont le point d'appui répond à la facette auriculaire du sacrum, la puissance à son extrémité postérieure, et la résistance à son extrémité antérieure. Les petits bras postérieurs se trouvent donc appelés à converger, attirés qu'ils sont par les tractions ligamenteuses, tandis que les grands bras antérieurs, qui répondent aux parois de l'excavation pelvienne, sont sollicités à diverger en sens inverse, ce qui tend à porter chacune de leurs extrémités antérieures en dehors et en arrière (fig. 7). Mais la conjugaison de ces deux extrémités au niveau des pubis s'oppose à ce qu'elles obéissent au déjettement en dehors (sauf dans le cas de fissure congénitale de la symphyse pubienne (bassin fendu), et elles ne subissent, en somme, sous l'action des tractions ligamenteuses rétro-sacrées, qu'un mouvement solidaire, qui se transforme forcément en un déplacement dirigé d'avant en arrière ; le pubis se trouve donc entraîné à la rencontre du promontoire, en même temps que ce dernier est poussé vers lui (fig. 7) (Schrœder).

Dans les premiers mois de la vie, la ceinture osseuse pelvienne étant élastique, on voit, à mesure que diminue le diamètre antéro-postérieur, le diamètre transverse s'accroître par compensation.

Les os iliaques subissent, comme le sacrum et en même temps que cet os, un mouvement de nutation ; l'axe, autour duquel se fait cette oscillation par bascule de chacune des deux parois latérales du bassin, est dirigé d'avant en arrière, et s'étend du milieu de l'interligne pubien à l'extrémité correspondante de l'axe de nutation du sacrum. Tandis que la partie supérieure de chacun des os innominés s'incline de dehors en dedans, et que les deux crêtes iliaques se rapprochent l'une de l'autre, la partie inférieure de ces os se déplace en dehors, et les deux ischions s'écartent. Cette bascule des os coxaux dépend de la forme des surfaces auriculaires de l'articulation sacro-iliaque

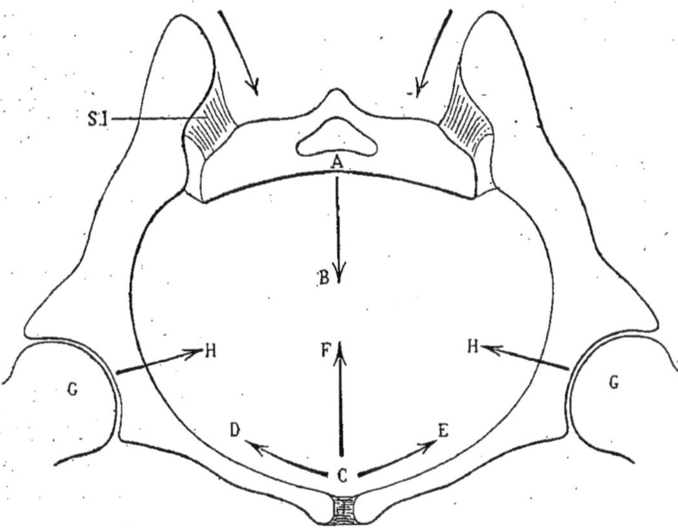

Fig. 7 (schéma d'après Schrœder). — Rôle de la pesanteur : pression rachidienne, tractions ligamenteuses et contre-pressions fémorales.

S I. Ligaments sacro-iliaques postérieurs.
A B. Indiquant la propulsion de la base du sacrum vers les pubis.
C D. et C E. Indiquant la direction dans laquelle seraient entraînés les deux pubis s'ils n'étaient conjugués.
C F. Résultante de C D et de C E.
C F. Le pubis est entraîné à la rencontre du promontoire.
G H. Contre-pression fémorale.

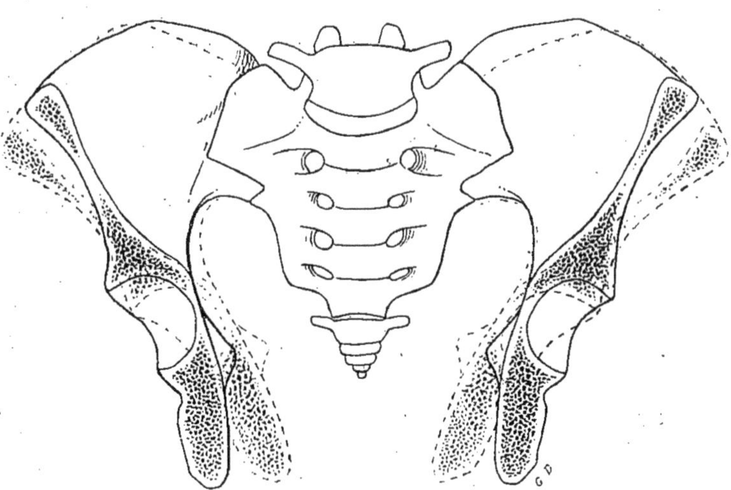

Fig. 8. — Mouvement de bascule des os iliaques, accompagnant les mouvements de nutation du sacrum.

(fig. 8). Comme on peut s'en assurer sur le cadavre, si l'on fait basculer la base du sacrum en avant, on voit simultanément les ailes iliaques se porter en dedans et les ischions en dehors. On exagère ainsi expérimentalement le phénomène qui se produit dans l'enfance sous l'action de la pesanteur, et qui consiste dans l'élargissement du détroit inférieur.

En résumé, l'effet principal de la pression du tronc, dans la station assise, est de déterminer, par un mécanisme complexe, l'aplatissement d'avant en arrière du détroit supérieur, et l'élargissement en tous sens du détroit inférieur.

B. — *Influence de la station debout.* — A la fin de la première année, sous l'influence des efforts que fait l'enfant pour se maintenir en équilibre dans l'attitude debout, nouvelle pour lui, on voit se dessiner davantage la lordose lombaire déjà formée au cours de la station assise. Afin de réagir contre sa tendance naturelle à tomber en avant, l'enfant contracte ses muscles sacro et dorso-lombaires; les tractions ainsi exercées sur les lames vertébrales ont pour effet de rapprocher ces lames les unes des autres, et par conséquent, de faire courber fortement en avant l'ensemble des corps vertébraux lombaires. L'obliquité d'incidence de la colonne vertébrale sur le sacrum devient encore plus accusée que dans la station assise, et la propulsion du promontoire d'arrière en avant s'en trouve accrue. Le bassin devrait donc s'aplatir de plus en plus pendant la marche, et par conséquent ses diamètres transverses devraient s'agrandir en même temps, si la mise en jeu des membres inférieurs, dans la station debout, ou dans la locomotion, ne venait opposer une influence modératrice au point de vue de l'aplatissement, ainsi que nous allons le voir.

Cette influence est constituée par l'effet des contre-pressions qui, venant du sol et propagées de bas en haut par les membres inférieurs, sont transmises au bassin par les têtes fémorales. Les cavités cotyloïdes, symétriquement situées sur les côtés de la ceinture pelvienne, au-dessous et un peu en avant des extrémités du diamètre transverse du détroit supérieur, répondent au point d'application de ces contre-pressions, et celles-ci exercent une influence plastique complexe sur les parois du bassin, car il se fait, au niveau de chaque cavité cotyloïde, une décomposition des forces transmises par le fémur, et ces forces vont se répartir en trois directions différentes : une première partie se dirige de bas en haut, localise son action à la partie supérieure du rebord cotyloïdien, et n'influe en rien sur la configuration de l'enceinte pelvienne. — Une autre partie se propage de dehors en dedans, et tend à amener à la rencontre l'une de l'autre les deux moitiés latérales du bassin, par conséquent à restreindre l'étendue des diamètres transverses du détroit supérieur ; c'est à cette force composante qu'est exclusivement dévolu le rôle modérateur qui s'oppose à l'exagération de l'aplatissement sacro-pubien lié à la pression rachidienne, parce qu'il empêche le bassin de s'agrandir dans le sens transversal, et que l'aplatissement antéro-postérieur est impossible sans agrandissement transversal. — Mais les cavités cotyloïdes se trouvant plus rapprochées de la partie antérieure que de la partie postérieure du bassin, et ayant leur ouverture tournée obliquement en dehors et en avant, il résulte de leur orientation qu'une troisième partie des forces, répondant à la décomposition des contre-pressions fémorales, se propage d'avant en arrière. Cette dernière composante est donc à son tour modératrice de la précédente.

Ce n'est pas seulement à la partie supérieure des parois pelviennes, c'est-à-dire aux points où elles se trouvent directement appliquées, que les contre-pressions fémorales exercent leurs effets plastiques ; elles influent également sur la configuration du détroit inférieur. En effet, lorsque les membres abdominaux demeurent en extension et supportent le poids du tronc, la capsule articulaire et les muscles pelvi-trochantériens insérés ou réfléchis sur les tubérosités ischiatiques, se trouvent tendus ou contractés; ces agents d'attache attirent donc les ischions en haut et en dehors, et élargissent ainsi le détroit inférieur suivant son diamètre bis-ischiatique.

Influence des forces plastiques d'ordre intrinsèque. — A côté des actions mécaniques d'ordre extrinsèque, qui constituent les éléments principaux de l'évolution de forme du bassin, pendant qu'il passe de l'état fœtal à l'état adulte, il nous reste à envisager les influences plastiques d'ordre intrinsèque. Nous entendons par là les modifications qui sont liées à l'accroissement des os en longueur et en largeur (Hubert). Ici encore, les changements apportés par les progrès de l'âge à la forme du sacrum jouent dans l'évolution de forme du bassin, un rôle plus important que les modifications de croissance des os coxaux.

Après la naissance, principalement à partir du sixième mois, au moment où apparaissent les points d'ossification complémentaires du sacrum, les ailerons de cet os commencent à prendre leur expansion en sens transversal, et l'on voit le coin osseux qui forme la paroi postérieure du bassin s'élargir progressivement. En complétant son développement, le sacrum écarte de plus en plus les os iliaques l'un de l'autre, et contribue ainsi à agrandir en travers le détroit supérieur en même temps que l'excavation pelvienne.

Plus tard, à la puberté, il s'opère chez la femme une poussée rapide dans le développement du bassin. Ce travail d'expansion des os se relie à l'épanouissement des organes génitaux internes. S'il est difficile d'admettre avec Fehling, que la présence de l'utérus et de ses annexes préside, dès le quatrième mois de la vie intra-utérine, à l'élargissement de l'excavation pelvienne, puisque les organes internes de l'appareil génital se trouvent encore à cette époque presque entièrement situés au-dessus de la marge du bassin, on ne saurait méconnaitre cette influence au moment de la puberté. Il se produit alors dans le bassin, en même temps que se caractérisent en tous points les formes féminines, un changement et un accroissement très rapides, que nous ne pouvons mieux comparer, au point de vue de leur essence, qu'aux modifications dont le larynx des garçons devient le siège à l'occasion de la puberté.

Cette corrélation manifeste qui existe entre le développement du bassin et celui de l'appareil génital, trouve d'ailleurs sa confirmation dans les faits d'atrésie primitive de l'appareil génital; dans ce dernier cas, en effet, on constate presque toujours un rétrécissement généralisé du bassin, consistant en un défaut d'étoffe des parois pelviennes.

Résumé. — En résumé, les divers éléments dont nous venons d'envisager le rôle plastique, c'est-à-dire la malléabilité infantile des os, l'antagonisme des pressions, des tractions et contre-pressions exercées sur le squelette pelvien, la symétrie dans la répartition des forces à la surface extérieure du bassin, la régularité dans l'expansion progressive des pièces osseuses de ce segment du squelette, ont pour effet d'imprimer au bassin, par leur concours harmonieux, une configuration parfaitement adaptée à la forme du fœtus, et appropriée au passage de l'enfant, pendant la parturition.

Des anomalies isolées ou associées de ces divers éléments, dépendent les viciations de forme du bassin. On peut, dès lors, asseoir sur la pathogénie une classification rationnelle des malformations pelviennes.

Quant aux anomalies d'inclinaison du bassin, elles sont trop inconstantes et trop variables pour que nous en voulions faire l'objet d'une étude spéciale et d'ensemble. Nous les exposerons donc à propos de chaque groupe de malformations.

§ 2. — Classification.

Considéré au point de vue obstétrical, le bassin normal, revêtu de ses parties molles, constitue une filière dont les dimensions doivent être exactement proportionnées au volume du fœtus à terme, de façon à permettre à celui-ci un passage spontané.

Lorsque cette exacte proportion se trouve rompue par anomalie dans la conformation du bassin, on dit qu'il existe une viciation pelvienne.

Au moment de l'accouchement, une autre condition favorable à l'accommodation et à l'engagement de la partie fœtale, réside dans l'inclinaison normale du bassin. Le plan du détroit supérieur, pour ne parler tout d'abord que de celui-ci, forme, en moyenne, un angle de 60° avec l'horizon. (V. tome I, p. 33.)

Toute anomalie de cette inclinaison peut être considérée comme un élément de viciation pelvienne; mais il s'en faut, dans la pratique, que les bassins viciés par malformation et viciés par mauvaise direction offrent une égale importance. Les anomalies d'inclinaison, presque toujours associées aux malformations, comptent peu au point de vue de la dystocie; aussi les nomme-t-on viciations secondaires, par rapport aux autres qui sont dites viciations principales. Nous n'adopterons donc pas la classification des bassins viciés, en bassins mal formés et en bassins mal dirigés.

Les altérations de forme portant sur l'étendue des diamètres du bassin, peuvent être de deux ordres opposés : tantôt les diamètres sont trop grands, et il y a viciation par excès d'amplitude; tantôt ils sont trop petits, et il y a rétrécissement du bassin.

La classification des bassins en trop grands et trop petits est, comme la précédente, insuffisante au point de vue pratique ; en général, on a affaire à des viciations complexes : sur un même bassin malformé et quelquefois mal dirigé, on trouve que certains diamètres sont rétrécis, tandis que d'autres conservent leur étendue normale, ou même se trouvent agrandis par une sorte de compensation.

Il existe, il est vrai, des bassins uniformément trop grands et d'autres uniformément trop petits (voir Article 5), mais il ne s'agit là que de cas exceptionnels.

Ce qu'il importe surtout d'apprécier dans le cas de malformation, ce n'est pas l'excès, mais le défaut de longueur des diamètres pelviens ; aussi, dans le langage courant, les mots rétrécissement et viciation du bassin sont-ils très souvent employés comme termes synonymes.

C'est en ne tenant compte que de l'élément rétrécissement que P. Dubois admettait une classification des malformations du bassin par étages, et formant des groupes différents selon que 1° le détroit supérieur, 2° l'excavation, 3° le détroit inférieur, étaient le siège du rétrécissement.

Cette classification a le mérite d'être très simple, mais elle offre l'inconvénient de confondre les termes de rétrécissement et de malformation du bassin. Or, la diminution d'étendue de l'un des diamètres d'un plan quelconque du bassin, n'est pas le seul élément qu'il faille considérer en clinique. Dans la plupart des faits, au rétrécissement de l'un des détroits du bassin, s'oppose l'élargissement de l'autre détroit ; il en est de même pour les divers diamètres d'un même plan : quand l'un d'eux est diminué, souvent un diamètre opposé se trouve agrandi, comme par compensation.

Une objection plus sérieuse encore s'adresse à la classification de P. Dubois : elle ne tient pas compte de la nature variable des éléments pathogéniques qui président aux malformations du bassin. Or, plusieurs éléments, d'ordre tout à fait disparate, peuvent déterminer un rétrécissement pelvien de même siège et de même direction, alors que chacun d'eux est susceptible d'imprimer au bassin, en le déformant, une physionomie particulière, et peut ainsi influer d'une façon spéciale sur l'évolution et le mécanisme de l'accouchement.

Il nous a donc semblé préférable, d'étayer la classification des malformations du bassin sur la pathogénie.

Classification des malformations du Bassin.

Déformations par excès de malléabilité du tissu osseux		bassin rachitique. bassin plat non rachitique. bassin ostéomalacique.
Anomalies dans la répartition des pressions rachidiennes sur le bassin		bassin lordotique. bassin scoliotique. bassins cyphotiques.
Anomalies par déplacement de la colonne vertébrale sur le bassin		bassin spondylizémateux. bassin spondylolisthésique.
Anomalies dans la répartition des contre-pressions fémorales.	asymétriques	bassins viciés par claudication simple ou unilatérale.
	symétriques	bassins viciés par claudication double ou bilatérale.

*Anomalies du développement initial des os du bassin......... *	généralisées et symétriques.	bassin vicié par excès de développement généralisé.
		bassin vicié par défaut de développement généralisé.
	localisées et asymétriques	bassin oblique ovalaire.
	localisées et symétriques...	bassin oblique ovalaire double.
		bassin vicié par fente symphysaire des pubis.
		bassins viciés par adjonction de pièces osseuses au sacrum.
		bassins viciés par arrêt de développement du corps du sacrum.
Déformations atypiques............		bassins viciés par tumeurs et fractures des os pelviens.

ARTICLE II

DÉFORMATIONS DU BASSIN PAR EXCÈS DE MALLÉABILITÉ DU TISSU OSSEUX

Les affections ou dystrophies osseuses, susceptibles d'amoindrir ou de faire disparaître la consistance normale des parois du bassin, ainsi que celle de tout le reste du squelette, sont au nombre de deux : ce sont le rachitisme et l'ostéomalacie. Quant au bassin plat non rachitique de la plupart des auteurs, nous croyons devoir le rattacher au rachitisme, au point de vue de son essence, bien que nous lui ayons consacré un paragraphe spécial pour la commodité de la description.

§ I. — Rachitisme.

Bibliographie chronologique. — M.-J. WEBER. Ueber die Conform. des Kopfes und Beckens. Journ. f. Chirur. u. Augenh. von Graefe. u. Walther. Bd. IV, Hft. 4, 1823. — KILIAN. Beitr. zu einer genaueren Kentniss des algem. Knochenerweich. d. Frauen, etc. Bonn, 1829. — J. GUERIN. Mém. sur les caract. génér. du rachitisme, Paris, 1839. — MICHAELIS. Das enge Becken, etc., 1851.— VIRCHOW. Das normale Knochenwachsthum und die rachitische Störung derselben. Arch. für pathol. anat., Bd. V, 1853. — LITZMANN. Die Formen. d. eng. Beck. Berlin, 1861.— SCHWARTZ. Ueber Haufigkeit des eng. Beck., 1865. Monatsschr. für Geb., vol. XXVII, p. 437. — DEPAUL. Art. Bassin. Dict. encyclop. sc. méd., 1868, t. VIII.— STANESCO. Rech. clin. sur les rétréciss. du bassin, th. Paris, 1869. — WEGNER. Ueber heredit. Syph. etc., 1870. Virch. Arch., t. L, p. 305-323. — RIGAUD. Examen clinique de 396 cas de rétréciss. du bassin, th. Paris, 1870. — PARROT. Soc. biolog., 1er juin 1873, p. 176. — KEHRER. Zur Entwick. gesch. des rachit. Beck., 1873. Arch. für gynäk., t. V, p. 55. — PINARD. Nouv. recherch. de pelvim. et de pelvigraph., etc. Th. Paris, 1874. — L. TRIPIER. Dict. encyclop. des Sciences méd., art. Rachitisme, t. I, 3e série, 1874. — VON HECKER. Ueber den Gesundheitszustand der Wochnerin, etc., Aerztl. intelligbl. München, 1876, p. 23. — FEHLING. Die Enstehung der Rachit. Beckenform., 1877, Arch. f. Ginäk., vol. XI, p. 173. — PARROT. Achondroplasie. Bull. Soc. anthropol., 1878, p. 297 à 308. — FASBENDER. Ueber das pseudo und das rachitisch Osteomal. Beck., 1878, Zeitsch. f. Geb., t. II, p. 338. — DELORE. Étude sur le bassin rachitique. Gaz hebdom., 1880. — FISCHEL. Ueber Frequenz und Prognose der Geb. bei. eng. Beck., 1882. Allg. Wien. med. Zeit., n° 42. — SPIEGELBERG. Lehrb. d. Geburtsh., 1882, p. 440. — WINCKEL. Klin. Beobacht. zur Dystokie durch. Beck. eng. Centr. f. Gynäk., 1882, p. 669. — CORNIL et RANVIER. Manuel d'histol. norm. et pathol., t. I, p. 436, 12e édit, 1884. —

SCHAUTA. Handb. der Geburtsh. v. Müller, t. II, 1888. — PORAK. De l'achondroplasie. Nouv. Arch. d'obstétr. et de gynéc., déc. 1889.

Nomenclature alphabétique des auteurs cités dans la bibliographie chronologique.

CORNIL et RANVIER, 1884.	KEHRER, 1873.	SCHAUTA, 1888.
DELORE, 1880.	KILIAN, 1829.	SCHWARTZ, 1865.
DEPAUL, 1868.	LITZMANN, 1861.	SPIEGELBERG, 1882.
FASBENDER, 1878.	MICHAELIS, 1851.	STANESCO, 1869.
FEHLING, 1877.	PARROT, 1873-1878.	L. TRIPIER, 1874.
FISCHEL, 1882.	PINARD, 1874.	M.-J. WEBER, 1823.
GUERIN, 1839.	PORAK, 1889.	WEGNER, 1873.
VON HECKER, 1876.	RIGAUD, 1870.	WINCKEL, 1882.

De toutes les affections de l'appareil locomoteur qui sont susceptibles d'influer sur la conformation du bassin, la plus importante par sa fréquence, est le rachitisme.

Étiologie. — Cette affection appartient presque en propre à la première enfance. Elle se déclare ordinairement vers la fin de la première année ; mais elle peut éclater beaucoup plus tôt, quelques semaines après la naissance ; on admet dans ce dernier cas qu'il s'agit d'un rachitisme congénital ou fœtal, dont les manifestations ne sont devenues apparentes qu'après la naissance.

Nous avons vu (tome II, page 350), que le rachitisme intra-utérin ne différait pas dans son essence du rachitisme de l'enfance. Porak a cependant établi que le rachitisme d'origine intra-utérine pouvait parfois revêtir une forme spéciale, à caractères microscopiques et macroscopiques bien tranchés, variété à laquelle cet auteur a donné le nom d'achondroplasie (voyez bassins viciés par défauts de développement généralisé).

Cependant il n'est pas rare que le rachitisme se déclare plus tardivement, vers l'âge de 18 mois ou de 2 ans. En ce cas, la marche qui avait commencé au temps normal (12 mois environ) est interrompue : l'enfant cesse de marcher, ou marche mal.

L'étiologie du rachitisme réside presqu'exclusivement dans la misère physiologique, acquise ou congénitale. Le sevrage hâtif et brusque, l'alimentation au biberon mal dirigée, l'habitat de locaux mal aérés, froids et humides, en sont les causes principales. Aussi les effets de cette maladie infantile se rencontrent-ils de préférence chez des femmes observées à l'hôpital, c'est-à-dire dans la clientèle des quartiers pauvres et encombrés des grandes villes.

L'influence du climat et des pays, quoique difficile à préciser, n'est pas douteuse ; certaines régions montagneuses, comme la Suisse, la vallée du Rhin, les pays à climat humide comme la Bretagne côtière, fournissent un contingent important de cas de rachitisme ; par contre, il existe des régions montagneuses dans lesquelles l'hygiène des classes pauvres est très négligée (l'Espagne par exemple), et où le rachitisme constitue une affection exceptionnelle. Il en est de même pour les races autochthones du nouveau continent.

Le rachitisme s'observe beaucoup plus fréquemment chez la femme que chez l'homme.

L'hérédité ne manifeste son action directe que dans la forme achondroplasique ; elle peut toutefois influer indirectement sur l'éclosion du rachitisme banal : la tuberculose, l'alcoolisme des ascendants, y prédisposent les enfants. Parrot voyait dans le rachitisme une manifestation de la syphilis héréditaire, cette dernière maladie troublant, d'après cet auteur, la périostogenèse, et déterminant une chondrocalcose et une transformation gélatiniforme de la moelle des os. La syphilis héréditaire donne naissance, il est vrai, à des lésions osseuses qui sont très analogues par leur aspect macroscopique à celles du rachitisme, telles que nous les envisageons plus loin, mais les recherches histologiques, celles de Wegner en particulier, ont permis d'établir une différence bien nette entre les caractères anatomiques propres à chacune des deux dystrophies osseuses.

Fréquence. — Il est difficile d'apprécier avec précision la fréquence des viciations pelviennes de nature rachitique. La plupart des statistiques n'ont trait qu'à la clientèle des hôpitaux ; de plus, elles sont souvent entachées d'erreur. Tantôt, en effet, elles ne comprennent que les faits où les lésions rachitiques ont été assez accentuées pour entraîner de la dystocie ; tantôt elles englobent, sous le titre de viciations rachitiques, toutes les malformations du bassin qui comportent un aplatissement antéro-postérieur, c'est-à-dire dans lesquelles le promontoire est accessible au doigt par le toucher vaginal.

Les chiffres indiqués par les auteurs sont des plus variables : La fréquence des rétrécissements est de 1 p. 100 pour Hecker ; de 2,8 p. 100 pour Winckel ; de 13 p. 100 pour Michaelis ; de 14,9 p. 100 pour Litzmann ; de 16 p. 100 pour Fischel ; de 22 p. 100 pour Schwartz. Schauta se rallie au chiffre moyen de 20 p. 100.

Sur un total de 715 femmes accouchées dans un laps de 8 mois à l'hôpital de la clinique de la Faculté, et que nous avons personnellement examinées au point de vue de la conformation de leur bassin, nous en avons compté 114 dont le bassin était mal formé. Sur ce total de cas, 100 au moins avaient trait à des femmes rachitiques.

D'après les diverses statistiques que nous venons de citer, la proportion des viciations de nature rachitique serait donc de 15 p. 100, tandis que toutes les viciations pelviennes réunies n'atteindraient que le chiffre de 16 p. 100 ; ce qui revient à dire que lorsqu'on se trouve en présence d'un bassin vicié, 15 fois sur 16 il s'agit de rachitisme.

Pathogénie. — Le rachitisme frappe les os dans la période de leur croissance. Son action porte sur les éléments aux dépens desquels ces organes se développent en longueur et en épaisseur. C'est donc une maladie des cartilages d'ossification juxta-épiphysaires, et de la couche ostéogénique sous-périostée.

Les lésions les plus importantes sont celles du tissu cartilagineux. Dans leur évolution, ces lésions passent sans démarcation bien tranchée par trois phases successives.

Dans la période du début, il se fait une prolifération exagérée des cellules cartilagineuses : les noyaux d'ossification s'allongent et s'élargissent ; ils affectent une direction sinueuse et s'étranglent par places. La couche juxta-épiphysaire devient ainsi plus épaisse et moins régulière qu'à l'état normal. En même temps, les vaisseaux sanguins se dilatent et poussent des prolongements anormaux. Les parois des boyaux d'ossification s'incrustent prématurément d'un excès de sels calcaires. La zone d'ossification juxta-épiphysaire, étant creusée de canaux trop larges et à parois inégales, offre une certaine analogie avec le tissu d'une éponge, de là le nom d'état spongoïde, assigné par J. Guérin à cette première période.

Dans une seconde phase, les vaisseaux sanguins qui avaient amené dans le tissu cartilagineux un excès de sels calcaires, résorbent non seulement cet excès de sels, mais encore une partie de ceux qui sont nécessaires à la composition normale du parenchyme osseux. Les os, considérablement ramollis du fait de cette résorption, se déforment dès lors sous l'influence de la pesanteur et des tractions musculo-ligamenteuses. Il se produit au niveau des épiphyses un tassement et un boursouflement constituant les nouures des membres; les diaphyses s'incurvent, et quelquefois même se fracturent. Cette seconde phase est celle des déformations osseuses.

A la troisième période, lorsque la mort n'est pas survenue par consomption rachitique, répond la guérison. C'est l'état de consolidation définitive; mais cette consolidation s'effectue dans des conditions vicieuses, et il ne reste plus qu'un nombre insuffisant d'éléments destinés à assurer la croissance ultérieure des os. Aussi, le squelette des rachitiques est-il le plus souvent incomplètement développé, et se trouve-t-il restreint dans sa hauteur. L'exiguïté de la taille est portée au plus haut point, lorsque le défaut de croissance vient joindre ses effets à ceux des courbures vicieuses des os.

Du côté du périoste se produisent des modifications concomitantes de celles qui frappent le tissu cartilagineux. Au début, la couche sous-périostée s'épaissit, s'indure par prolifération conjonctive, et devient plus adhérente à l'os. Cette couche ostéogène ainsi altérée constitue le tissu ostéoïde (Virchow). Dans une période secondaire, répondant à la guérison, une partie des ostéoplastes se trouve détruite, et disparaît, comme étouffée par la prolifération conjonctive; l'expansion des os se trouve donc arrêtée en épaisseur, comme elle l'est en longueur. Cependant on observe dans quelques cas rares, une évolution inverse dans l'ossification sous-périostée : au lieu d'un amincissement du tissu compact, le rachitisme détermine une augmentation d'épaisseur, de poids et de consistance des os, et cette forme mérite le nom de pseudo-hypertrophique.

En résumé, le rachitisme développé pendant l'enfance, traduit ses effets à l'âge adulte par la distorsion des os, et par l'arrêt du développement du squelette. De ces deux ordres d'altération, d'ailleurs très variables dans leur degré, le second est moins apparent que le premier; il n'en a pas moins une grande importance au point de vue obstétrical.

Suivant les cas, la courbure anormale et l'arrêt de développement des os peuvent l'un ou l'autre prédominer dans la constitution vicieuse du squelette.

Tous les os sont susceptibles d'être frappés par le rachitisme, mais il s'en faut que la répartition des effets de la maladie sur le squelette soit uniforme. Celle-ci évolue habituellement en propageant ses effets d'un os à un autre, en suivant le sens même dans lequel se fait sentir l'action de la pesanteur ; elle suit donc ordinairement, dans son évolution, une marche ascendante. (J. Guérin) (fig. 9).

Il en résulte que les stigmates les plus apparents du rachitisme se ren-

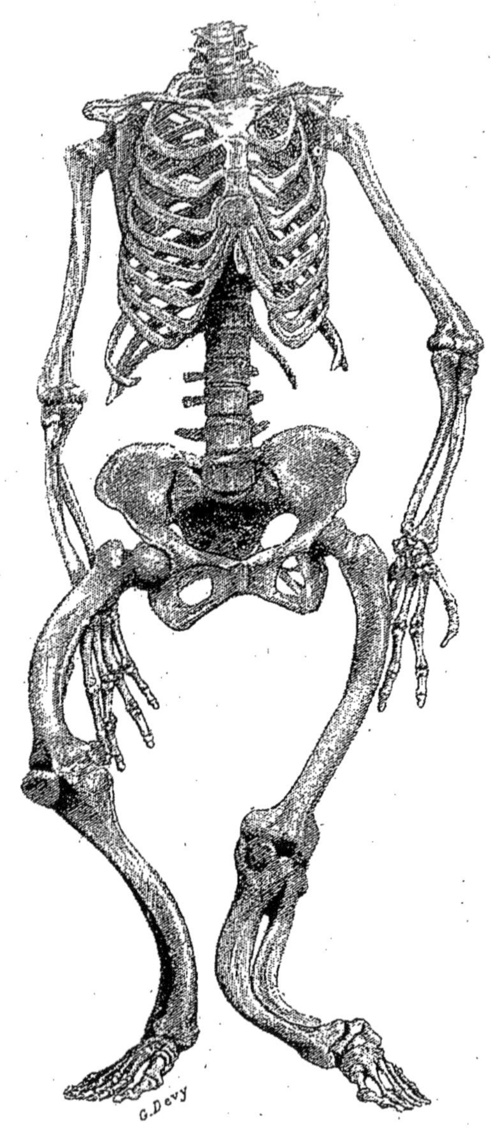

FIG. 9. — Squelette rachitique (musée Dupuytren).

contrent d'habitude sur les membres inférieurs ; mais les exceptions à cette règle générale sont loin d'être rares.

Souvent la distribution des lésions se montre très irrégulière : à côté de certains segments du squelette qui demeurent indemnes, ou qui ne sont que peu touchés par le rachitisme, on en rencontre d'autres qui sont très déformés ou singulièrement arrêtés dans leur développement. Tantôt, c'est un membre inférieur dont le volume ou la forme différent de ceux du membre opposé, à un point tel qu'il en résulte de la claudication ; tantôt, c'est la colonne vertébrale qui semble avoir concentré en elle toute l'action déformatrice de la maladie, et on la voit alors décrire des gibbosités, la plupart du temps, complexes et très étendues.

En certains cas, on trouve un bassin très déformé, alors qu'il faut beaucoup d'attention pour découvrir quelques vestiges du rachitisme sur le tronc, la tête ou les membres.

D'autres fois, au contraire, le bassin conserve sa forme et sa capacité normales, au milieu d'un squelette distordu à l'extrême. Mais si l'on met à part ces derniers faits qui sont exceptionnels, et dans lesquels les effets du rachitisme sur le bassin se trouvent annihilés en totalité, ou tout au moins en partie, par ceux des déviations vertébrales (bassin cypho-rachitique), on doit admettre qu'il existe une corrélation habituelle entre la déformation totale du squelette et celle du bassin. C'est en se fondant sur cette corrélation, comme sur une loi générale et précise, que certains auteurs ont pensé, mais à tort, pouvoir apprécier la capacité du bassin d'après l'examen des dimensions de la tête de la femme.

La ceinture pelvienne, soumise aux pressions du tronc et aux contre-pressions des membres inférieurs, se trouve singulièrement exposée à se déformer lorsque ses parois se trouvent pathologiquement ramollies. La pression du tronc exagère les effets de l'aplatissement naturel lié à l'action de la pesanteur, ou détermine une distorsion asymétrique du bassin, selon que le rachis conserve une direction correcte, ou se trouve tordu latéralement. De même, pour les contre-pressions exercées par les tiges fémorales, les effets varient selon que les membres inférieurs sont symétriques, ou qu'ils offrent une différence de longueur d'un côté à l'autre.

Les troubles apportés par le rachitisme à l'expansion intrinsèque des pièces osseuses, viennent joindre leur action à celle de la pesanteur, pour vicier le bassin.

D'après la prédominance d'action de l'un ou de l'autre de ces deux éléments pathogéniques, ramollissement et arrêt de développement des os, les malformations rachitiques du bassın peuvent se diviser en deux classes :

1° Si les os conservent une ampleur suffisante dans leur développement, seuls les effets de la pesanteur sur les os ramollis sont appréciables, et la malformation se caractérise par un aplatissement antéro-postérieur qui est localisé au détroit supérieur, ou étagé sur la totalité ou sur une partie seulement de la hauteur de l'excavation pelvienne. Cette forme de viciation, la plus commune, constitue le type dit bassin plat rachitique (fig. 10).

2° Si l'arrêt de développement constitue la manifestation dominante du rachitisme, le détroit supérieur et l'excavation se rétrécissent suivant tous leurs diamètres, mais toujours il y a prédominance de l'angustie sur les diamètres étendus d'arrière en avant. Alors le bassin manque d'étoffe ; aussi,

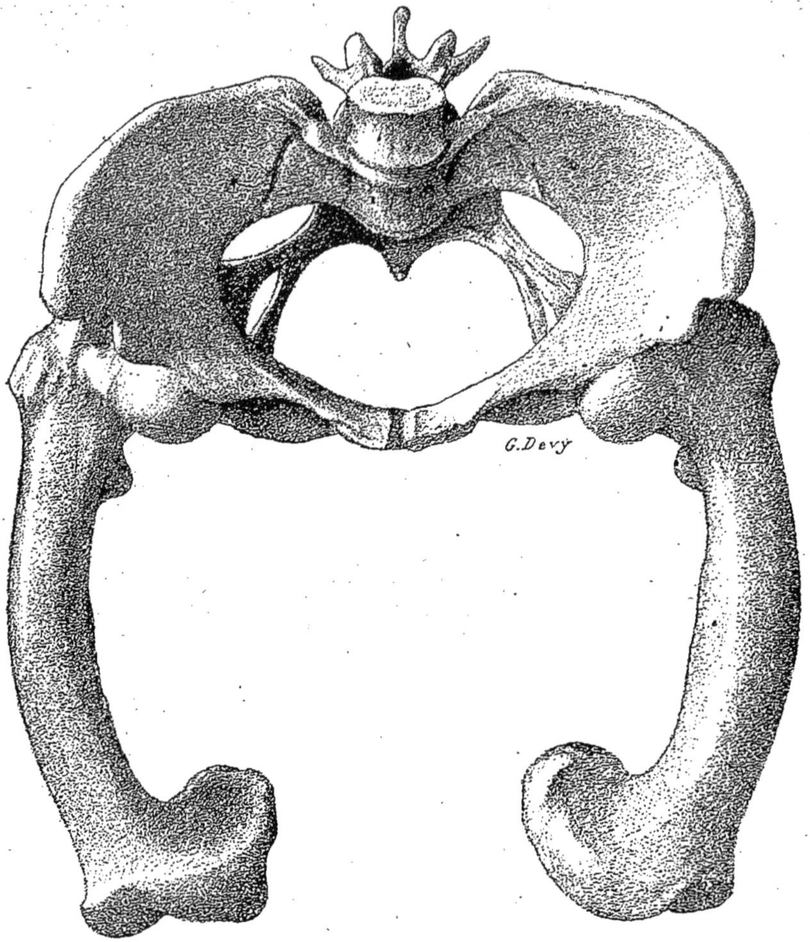

FIG. 10. — Bassin plat rachitique (musée Depaul).

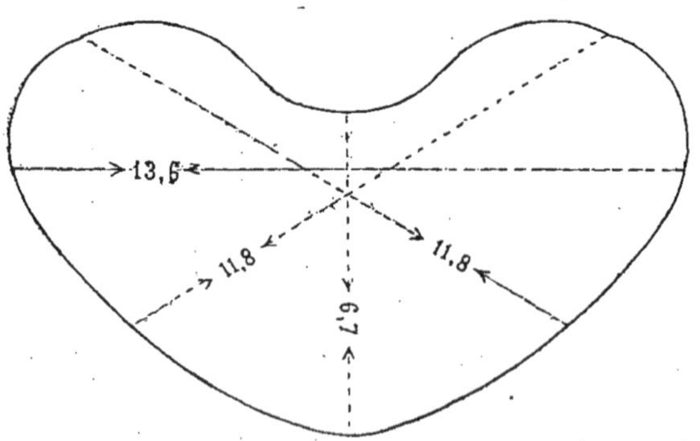

FIG. 10 *bis*. — Diagramme du détroit supérieur de la figure 10.

l'appelle-t-on bassin généralement rétréci rachitique, ou, plus explicitement,

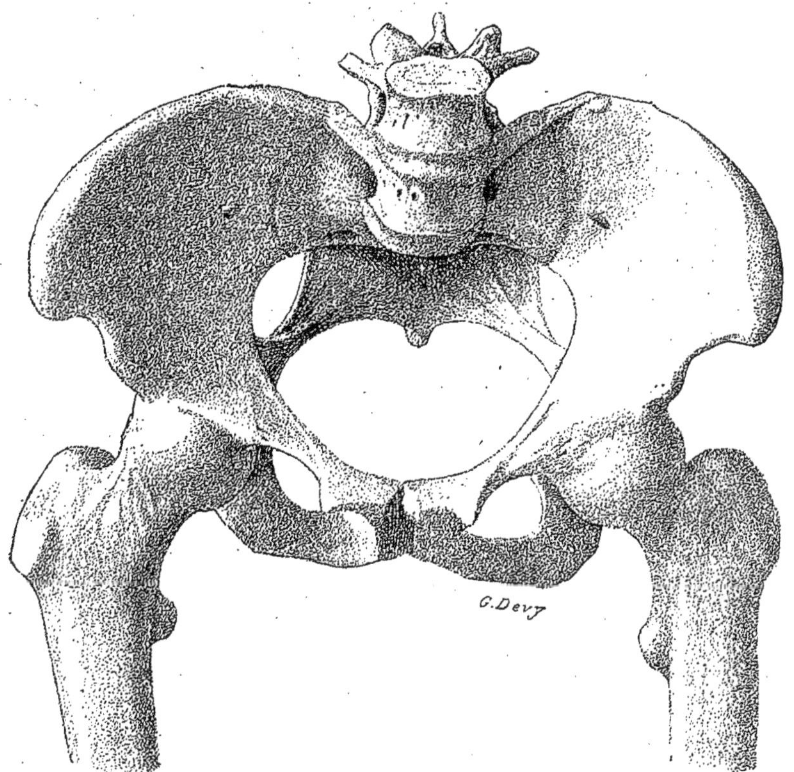

FIG. 11. — Bassin rachitique généralement rétréci (musée Depaul).

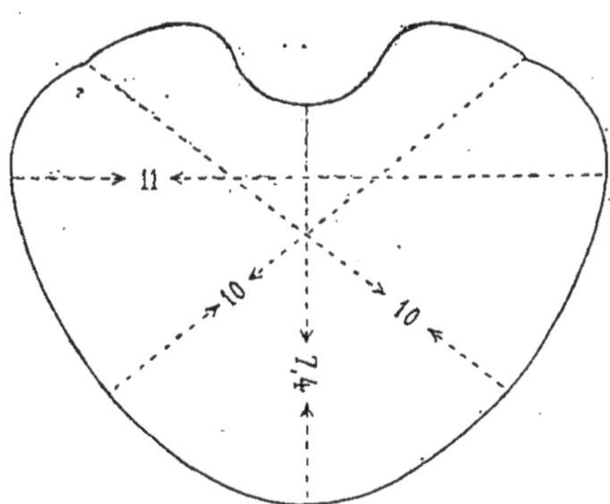

FIG. 11 *bis*. — Diagramme du détroit supérieur de la figure 11.

bassin aplati et généralement rétréci rachitique (bassin atrophique, Michaëlis) (fig. 11).

L'arrêt de développement des os du bassin dépend exclusivement de l'intensité du processus histogénique de la maladie. A ce point de vue, les effets du rachitisme sont plus difficiles à prévoir et à prévenir, dans le temps même où la dystrophie osseuse suit son évolution aiguë, que ceux qui se traduisent par des déformations liées à l'action de la pesanteur sur les os ramollis.

Ces dernières déformations, en effet, sont subordonnées, dans leur apparition, à l'usage que l'enfant fait de son appareil locomoteur, au cours de la période aiguë de la maladie; aussi, conçoit-on qu'à l'aide d'un traitement prophylactique bien dirigé, par exemple en maintenant l'enfant dans le décubitus abdominal ou dorsal jusqu'à ce que les os soient solidifiés, c'est-à-dire pendant toute la durée de l'évolution du rachitisme, on arrive à soustraire le bassin à l'action de la pesanteur, et à prévenir ainsi sa déformation mécanique.

Topographie du bassin rachitique.

La configuration générale du bassin rachitique dépend de la synthèse des déformations que subit chacune des pièces constituantes de la ceinture pelvienne. Ces pièces, envisagées au point de vue du retentissement des pressions et des contre-pressions déformatrices, sont au nombre de trois qui sont :

1° le massif sacro-coccygien, 2° et 3° les deux os iliaques.

Aux modifications que subissent ces divers segments osseux, il convient d'ajouter celles qui portent sur les articulations extrinsèques du bassin. De ces dernières dépendent les rapports de direction du pelvis avec le reste du squelette.

Effets du rachitisme sur le sacrum. — A l'état normal, et en dehors du rachitisme, le sacrum, prolongé par le coccyx, affecte une disposition variable suivant les individus; cette variabilité des caractères anatomiques dépend du mode suivant lequel la pesanteur a retenti sur le bassin dans l'enfance, et, plus particulièrement, des différences individuelles qui existent dans l'ébauche initiale de l'os. Ainsi, d'une femme à une autre, alors que la conformation générale du squelette est bonne, on peut trouver le sacrum, soit régulièrement concave de haut en bas, soit partiellement aplati sur sa face antérieure ; il est tantôt large et tantôt étroit ; dans certains cas, l'os est haut situé entre les pièces iliaques, et ce caractère donne au bassin normal le type dit à promontoire élevé ; d'autres fois au contraire, la situation est inverse, et le bassin est dit à promontoire bas (Froriep). La forme et le degré de la saillie que forme en avant la base du sacrum sont également des plus variables. La conformation du promontoire, qui dépend de ces deux derniers éléments, imprime au détroit supérieur, en dehors de toute malformation, la configuration circulaire, ovalaire, ou cordiforme.

Trop accusée et, à ce titre, devenue pathologique, la saillie du promontoire rétrécit le diamètre promonto-pubien; alors elle détermine la malformation dite bassin plat non rachitique. (Voir plus loin.)

Si, chez la femme dont le squelette est bien constitué, les variations de forme du sacrum sont communes, elles sont encore plus fréquentes et plus accusées chez la femme rachitique. Sous l'action de la poussée que le poids du tronc exerce de haut en bas sur la base de l'os, la colonne des corps vertébraux sacrés s'enfonce verticalement entre les os iliaques ; en même temps, elle s'invagine en quelque sorte entre les deux ailerons sacrés, de telle sorte que le plateau articulaire de l'os peut atteindre le plan horizontal passant par le rebord supérieur des ailerons, et parfois même descendre assez bas pour tomber au-dessous de ce niveau (fig. 12).

Le sacrum rachitique se raccourcit plus ou moins en hauteur ; sa base et sa pointe se rapprochent l'une de l'autre, soit par l'effet d'une incurvation régulière et excessive, soit par la production d'une coudure brusque de l'os, située habituellement au voisinage du point d'union de son 1/4 inférieur avec

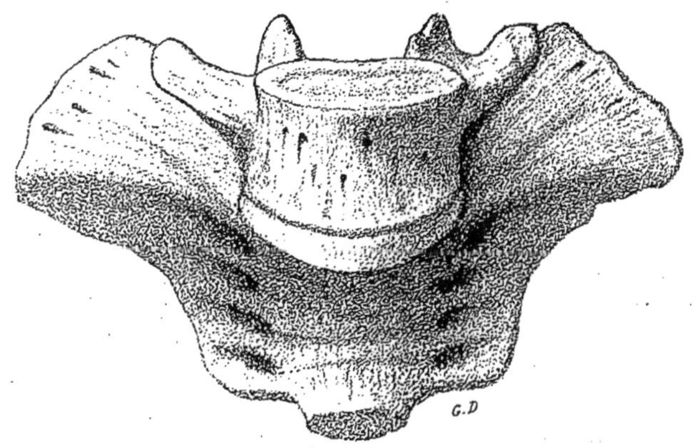

FIG. 12. — Montrant le promontoire abaissé au-dessous du niveau du bord antérieur des ailerons sacrés.

ses 3/4 supérieurs (fig. 13). En ce dernier cas, la face antérieure du sacrum, au-dessus du point de plicature, perd sa courbure naturelle concave en longueur et en largeur, et il n'est pas rare de lui voir affecter une disposition convexe dans tous les sens.

Les effets de la propulsion d'arrière en avant, à laquelle obéit le sacrum sous la poussée que lui imprime la tige rachidienne, se localisent tantôt à la base seule de l'os, et tantôt se répartissent, en s'étageant en hauteur, sur une étendue variable du massif des corps vertébraux sacrés.

Dans le premier cas, le sacrum bascule par un mouvement de nutation exagérée, et sa direction générale se rapproche alors de l'horizontale : tandis que sa base se porte à la rencontre des pubis, sa pointe s'éloigne de l'arc antérieur du bassin, et se déjette proportionnellement en arrière. Dans cette condition, le détroit supérieur se trouve seul rétréci ; au-dessous de lui l'excavation pelvienne offre un agrandissement progressif, de sa partie supérieure à sa partie inférieure. [Rétrécissement annelé (Pinard).]

Dans le second cas, lorsque le rachitisme porte ses effets sur la totalité ou sur une partie au moins des corps vertébraux sacrés, le sacrum est propulsé

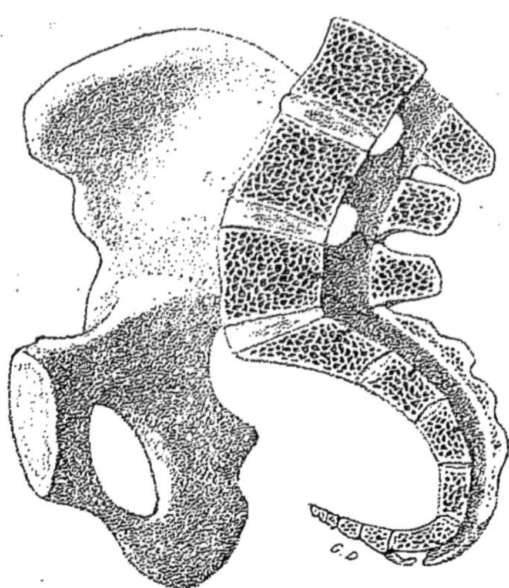

Fig. 13. — Bassin rachitique. Rétrécissement localisé au détroit supérieur (musée Depaul).

en masse d'arrière en avant, et il vient former à l'intérieur du petit bassin un

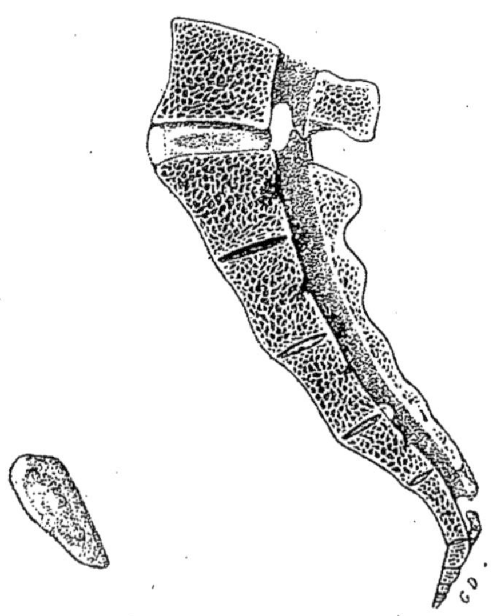

Fig. 14. — Sacrum d'un bassin rachitique (musée Depaul). Coupe antéro-postérieure montrant le rétrécissement étagé.

véritable pilastre de hauteur et de relief variables. Les portions latérales de l'os, qui répondent aux arcs vertébraux, sont maintenues en arrière par leur extrémité externe, grâce à leurs solides attaches aux os coxaux, et elles demeurent en retrait des corps vertébraux qui deviennent convexes dans tous les sens (fig. 14).

Cette sorte de hernie que fait la partie médiane du sacrum en avant des

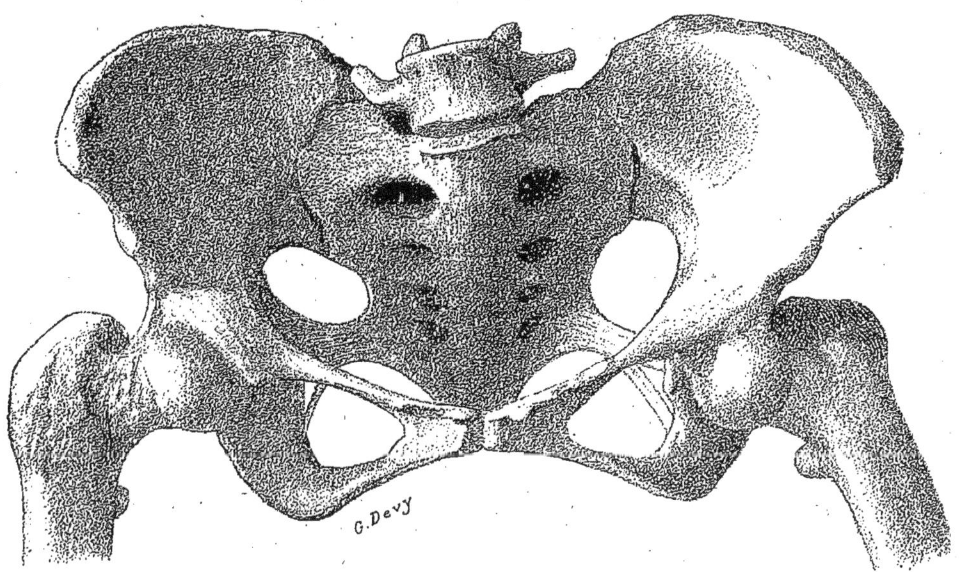

Fig. 15. — Bassin rachitique avec rétrécissement étagé (faux promontoires sacrés) (musée Depaul).

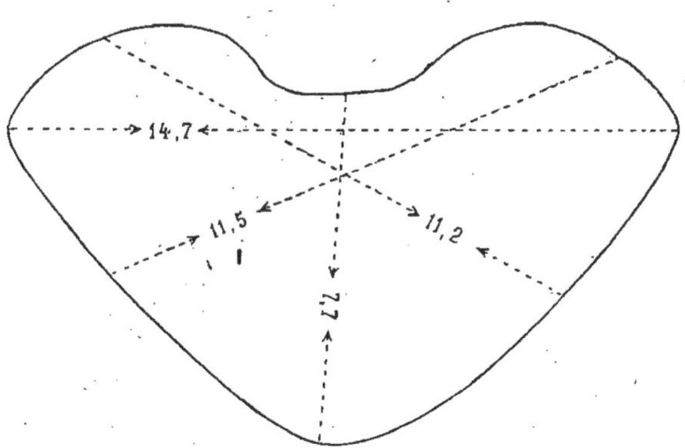

Fig. 15 *bis*. — Diagramme du détroit supérieur de la figure 15.

parties latérales de l'os, ne s'effectue pas sans entraîner un tiraillement des articulations intervertébro-sacrées dans la direction verticale; les interlignes articulaires demeurent béants sur la face antérieure de l'os, et les rebords antérieurs des plateaux adjacents, anormalement écartés, dessinent une série de reliefs tranversaux et linéaires qui constituent ce que l'on nomme les faux promontoires sacrés. Le rétrécissement d'avant en arrière ne se localise plus au détroit supérieur, comme dans le cas où seule la base du sacrum a basculé en avant, mais il règne sur une hauteur variable de l'excavation pelvienne, et constitue ainsi une viciation à étages (fig. 15). [Rétrécissement canaliculé (Pinard).]

Lorsque le bassin rachitique revêt le type généralement rétréci, le sacrum est insuffisamment étoffé ; l'arrêt de développement se manifeste alors tout spécialement par un défaut d'expansion transversale des ailerons ; en ce cas, indépendamment de l'aplatissement d'avant en arrière, qui est la caractéristique invariable de l'action du rachitisme sur le bassin, le détroit supérieur et l'excavation pelvienne présentent de plus un rétrécissement de leurs diamètres transverses et obliques.

Influence du rachitisme sur l'os iliaque. — A l'état primordial, l'os iliaque est constitué par la réunion de trois pièces : l'ilion, l'ischion, et le pubis. Jusqu'à la quinzième ou la seizième année, ces trois pièces sont réunies par des bandelettes de cartilage qui dessinent, par leur convergence, un Y ouvert en haut et en arrière (fig. 16), dont les trois branches se rejoignent au fond de la cavité cotyloïde.

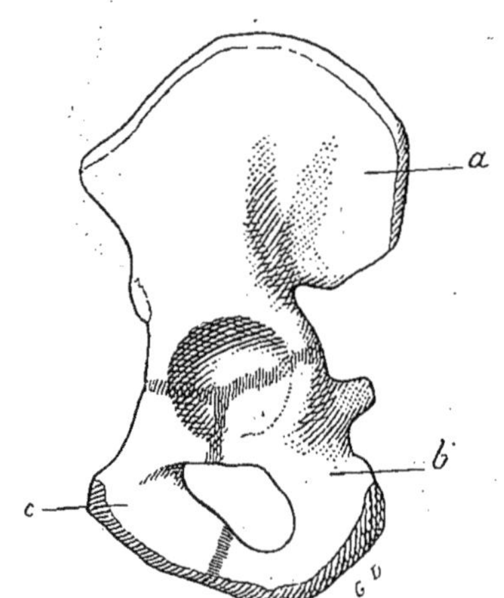

FIG. 16 (demi-schématique). — Os iliaque fœtal.

A. Ilion. — B. Ischion. — C. Pubis.

Dans l'enfance, ces trois os demeurent donc distincts ; aussi, conservent-ils entre eux une certaine indépendance vis-à-vis des pressions et des contre-pressions que leur imprime la pesanteur ; ils sont, par conséquent, susceptibles de se déplacer individuellement, et de se courber les uns sur les autres en des directions différentes.

a. — *Ilion.* — Bien que cette pièce forme la plus grande étendue des parois du bassin, ses déformations ne sont pas celles qui jouent le rôle le plus important au point de vue obstétrical. La majeure partie de l'ilion répond, en effet, au grand bassin, et nous verrons que la conformation de cette portion du squelette pelvien n'influe pas sur l'évolution de l'accouchement. Néanmoins, le rachitisme modifie notablement cette pièce osseuse : les ailes iliaques, sollicitées par les tractions du grand et du moyen fessiers qui les entraînent en bas et en arrière, et par la réflexion du psoas-iliaque qui les repousse en ce dernier sens, refoulées en outre, de haut en bas, par la pression du paquet intestinal qui est habituellement météorisé au cours de la phase aiguë de la maladie, s'inclinent en bas et en dehors ; en même temps, leur crête perd sa courbure en S, et devient presque rectiligne. Leur écartement maximum répond alors aux épines iliaques antéro-supérieures. De là résulte un renversement dans le rapport d'étendue qui existe à l'état normal entre les diamètres reliant, d'un côté à l'autre du bassin, les deux épines antéro-supérieures et les points médians des deux crêtes iliaques (fig. 17).

En arrière du sacrum, les ilions obéissent, dans leur courte portion rétro-articulaire, aux tractions que leur impriment les ligaments sacro-iliaques postérieurs, et l'antépulsion rachitique du sacrum entraîne une surdistension de ces ligaments; de là résulte un excès dans les tractions que subissent les portions rétro-articulaires des ilions, et celles-ci s'infléchissent en dedans et en avant. Les épines iliaques postéro-supérieures se rapprochent ainsi l'une de l'autre et, par conséquent, de la crête sacrée.

La portion pelvienne de l'ilion forme les deux tiers postérieurs de la ligne

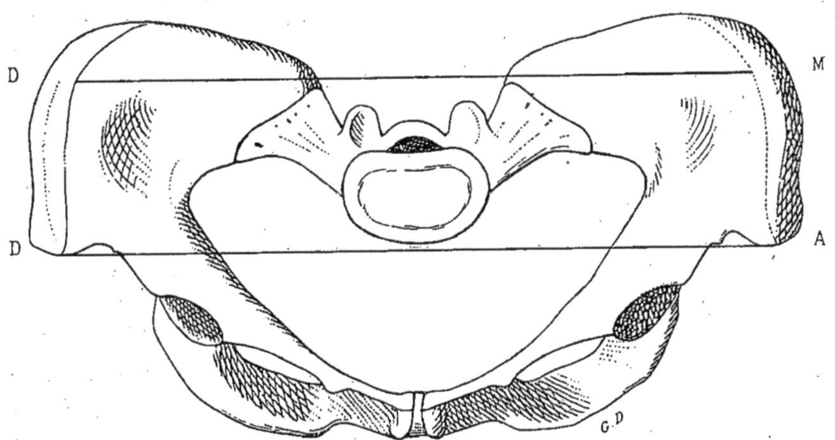

Fig. 17. — Diamètres du grand bassin (Rachitisme).

D M. Diamètre reliant le milieu des deux crêtes iliaques.

D A. Diamètre bis-épineux iliaque antérieur.

innominée et la bordure antéro-supérieure de l'échancrure sciatique; sous l'influence du rachitisme, la contre-pression fémorale, par sa composante dont l'action s'exerce d'avant en arrière sur les ilions, modifie la forme de la ligne innominée (voy. p. 14). Au cas où les os ne sont que modérément ramollis, la courbure de cette ligne subit une simple exagération ; mais assez souvent, au lieu de dessiner un arc à plus petit rayon qu'à l'état normal, elle se déforme par une coudure angulaire qui se produit dans le voisinage de l'interligne sacro-iliaque.

Nous verrons plus loin comment, dans le cas où le ramollissement des os est excessif, la déformation de la ligne innominée peut être toute différente, lorsque c'est la composante dirigée de dehors en dedans qui joue le rôle prépondérant dans les effets de la contre-pression fémorale.

En aucun point du bassin, l'amincissement rachitique des os ne se montre plus manifeste que sur les ilions. En examinant le squelette à l'état sec, on voit que la partie moyenne de ces os est translucide ; en certains cas même, on la trouve perforée.

b. — *Ischion.* — Ramollie par le rachitisme, la tubérosité de l'ischion se tasse et s'épaissit dans la position assise, sous l'influence du poids du tronc. Dans la station debout, cette pièce osseuse se trouve attirée en dehors par les tractions ligamenteuses et musculaires ; cette déviation se transmet à la branche ascendante de l'ischion et, par l'intermédiaire de celle-ci, à la branche descendante du pubis qui lui est attenante.

c. — *Pubis.* — A l'âge où se développe habituellement le rachitisme, les deux

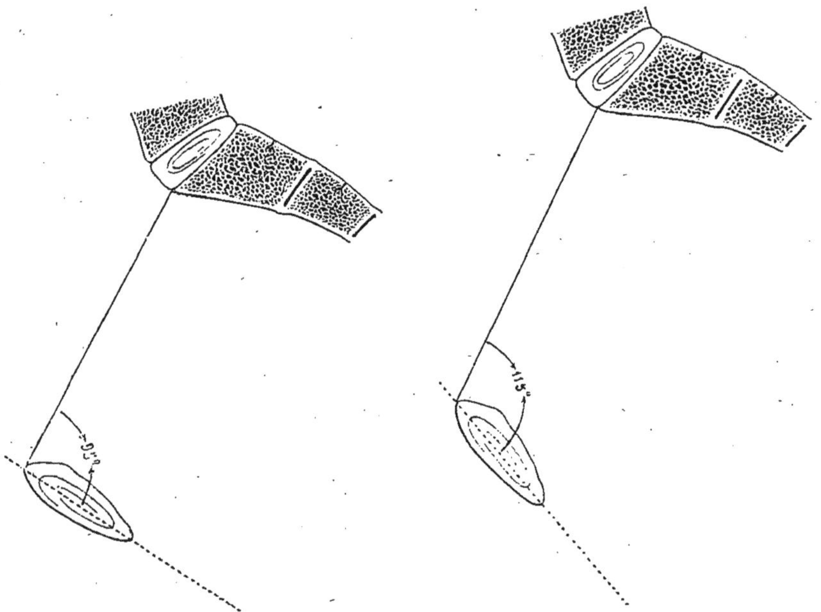

Fig. 18. — Inclinaison moyenne du pubis par rapport au détroit supérieur.

Fig. 19. — Anomalie d'inclinaison par augmentation de l'angle compris entre l'axe des pubis et le plan du détroit supérieur.

pubis, conjugués par leur symphyse, forment en avant du bassin un arc à paroi mince et malléable. Leur ossification est si peu avancée, qu'il y a peu de différence entre la consistance du cartilage médian et celle du corps des pubis ; aussi peut-on considérer les deux pubis, comme formant un massif unique, faisant vis-à-vis au massif sacro-coccygien. Le rachitisme diminue la résistance, déjà très faible chez l'enfant, de cette portion des parois pelviennes. L'arc antérieur du bassin, sollicité par l'écartement des lignes innominées qui se portent en dehors par suite du mouvement que leur impriment médiatement les ligaments sacro-iliaques postérieurs (voir p. 12), obéit outre mesure à cette influence, à cause de son ramollissement dyscrasique ; il subit donc un déplacement d'avant en arrière beaucoup plus accusé qu'à l'état normal, et qui ne fait qu'accroître l'aplatissement pathologique du bassin déjà déterminé pour la plus grande part, ainsi que nous l'avons dit, par la propulsion excessive du promontoire en avant (voir page 12).

A l'état de bonne conformation du squelette, le pubis, ainsi que le sacrum, offre une disposition originelle qui est des plus variables selon les sujets, au point de vue de son inclinaison, de sa hauteur, et de son épaisseur.

Un plan mené par le milieu des corps des pubis forme en moyenne un angle de 95° avec le détroit supérieur (Delore) (fig. 18). Sur le bassin rachitique, l'inclinaison des pubis est tantôt augmentée (fig. 19), et tantôt diminuée (fig. 20). Nous verrons combien la connaissance de cette disposition est importante pour la pratique de la pelvimétrie (p. 62).

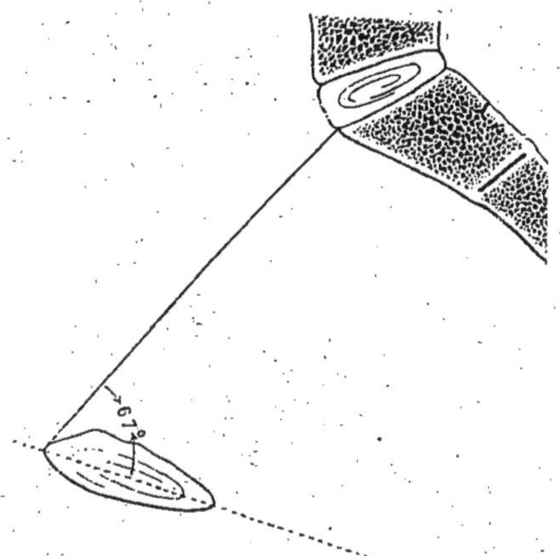

Fig. 20. — Anomalie d'inclinaison par diminution de l'angle compris entre l'axe des pubis et le plan du détroit supérieur.

La hauteur des pubis, sur le bassin bien conformé, varie de deux centimètres et demi à cinq centimètres et demi (Chantreuil). Budin et nous-même l'avons vue atteindre 6 centimètres. C'est là une exception, et cet excès de hauteur constitue l'un des deux éléments de cette malformation pelvienne, assez mal définie, que l'on désigne sous le nom de barrure de bassin, et dont l'autre élément répond à l'inclinaison exagérée du pubis en bas et en arrière. La hauteur moyenne sur le bassin rachitique est de 31 millimètres (Delore). L'excès de hauteur, dans ce cas, est une véritable rareté.

L'épaisseur du pubis, à l'état normal, mesurée de part en part de la symphyse, oscille de six à vingt et un millimètres, la moyenne étant de douze millimètres (Crouzat).

Chez la femme bien conformée, mais avec une grande variabilité d'un cas à un autre, cette épaisseur est loin d'être uniforme sur toute la hauteur de l'arc antérieur du bassin : la face postérieure des pubis se montre d'ordinaire irrégulièrement convexe ; à l'état normal, on y trouve une pointe osseuse nommée point saillant rétro-pubien, plus ou moins accusée, dont le siège se trouve en moyenne à 6 millimètres (Pinard), ou à 1 centimètre (Crouzat) au-dessous du bord supérieur des pubis (fig. 21). Dans le rachitisme, cette saillie rétro-pubienne est souvent exagérée ; en outre, on rencontre fréquemment, formant bordure à l'interligne articulaire, un double relief vertical et linéaire dont la saillie peut atteindre deux ou trois millimètres ; cette crête osseuse constitue une sorte de bavure du tissu compact, produite par le tassement mutuel des deux pubis préalablement ramollis par la dystrophie osseuse.

Sur le bassin rachitique, les branches ischio-pubiennes, mesurées à leur partie moyenne, offrent ordinairement une épaisseur de deux à quatre millimètres ; cependant, sur un bassin du musée de la clinique, dont les os offrent un aspect particulièrement massif (rachitisme pseudo-hypertrophique, hyperostose de Spiegelberg), nous avons trouvé les branches ischio-pubiennes épaisses de six millimètres.

Le ramollissement rachitiques des os du bassin détermine, dans quelques cas, un genre spécial de déformation qui peut devenir la source de complications particulièrement graves au cours de l'accouchement. Les pubis sont le siège d'élection de ces déformations : les épines pubiennes et les crêtes ilio-pectinées se transforment en pointes acérées, ou en arêtes tranchantes comparées par Depaul à des flammes de vétérinaires. Ce mode de retentissement du rachitisme sur le squelette pelvien a reçu de Kilian le nom de bassin à épines, ou à arêtes tranchantes (acanthopelys) (fig. 22).

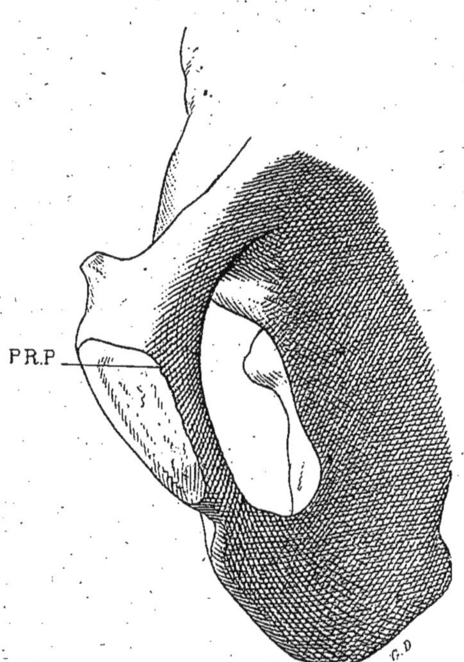

Fig. 21. — Épaisseur des pubis au niveau de la symphyse.

P. R. P. Point saillant rétro-pubien.

Action du rachitisme sur l'articulation coxo-fémorale. — Des trois forces composantes qui se répartissent sur l'ilion, l'ischion et le pubis, au fond de la cavité cotyloïde (voir page 14), et qui représentent l'effet des contre-pressions exercées par les têtes fémorales, celle qui se propage d'avant en arrière, agit chez la femme rachitique avec une intensité anormale sur les parois pelviennes, et contribue à accroître la déformation du bassin d'avant en arrière.

Avant même que le sujet rachitique commence à marcher, les cavités cotyloïdes offrent une orientation irrégulière ; elles se trouvent déjà déviées dans la station assise, en raison de l'excès d'aplatissement initial du bassin par la pression du tronc, et elles regardent plus directement en avant qu'à l'état normal. Dès lors les contre-pressions ne s'appliquent plus aux extrémités du diamètre transverse du détroit supérieur, mais en avant de celles-ci, et la force dirigée de dehors en dedans qui, à l'état normal et dans a station debout, est destinée à modérer l'élargissement du bassin, ne joue plus qu'un rôle compensateur très imparfait; par contre, l'action de la composante dirigée d'avant en arrière se trouve singulièrement accrue par suite du changement d'orientation des cotyles, et son effet se traduit par un surcroît

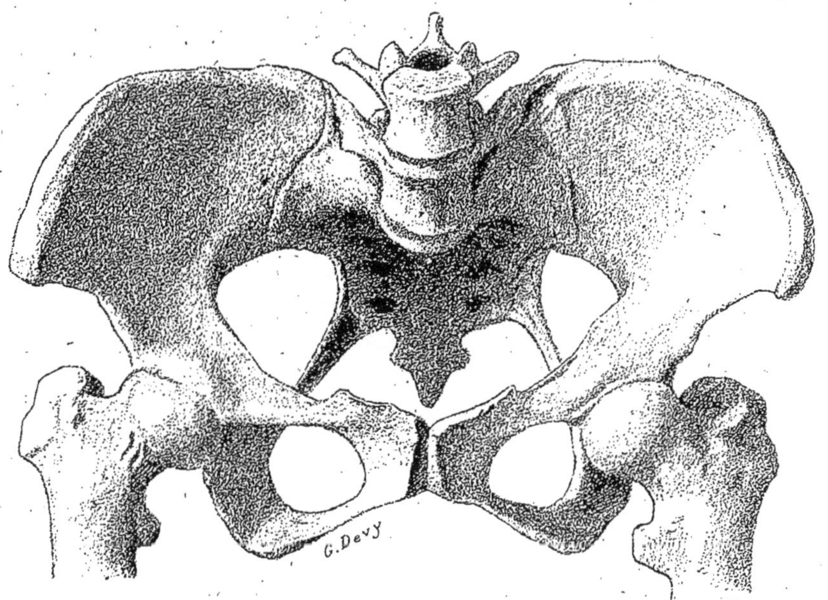

Fig. 22. — Bassin à arêtes tranchantes (musée Depaul).

de refoulement des pubis à la rencontre du sacrum. La station debout a donc pour effet d'accroître l'aplatissement du bassin chez les rachitiques, et non pas de le restreindre, ainsi que cela a lieu dans les conditions normales.

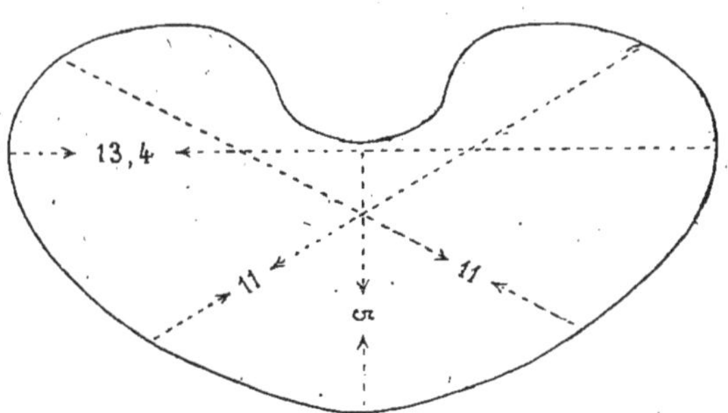

Fig. 22 *bis*. — Diagramme du détroit supérieur de la figure 22.

Dans certaines circonstances, alors que l'enfant a continué à marcher pendant la période aiguë de la dyscrasie osseuse, c'est-à-dire en plein stade de ramollissement des os, et alors que les cavités cotyloïdes n'ont pas pu changer d'orientation sous l'influence de la station assise, il arrive que les têtes fémorales exercent sur la paroi du bassin ramolli une pression en direction nor-

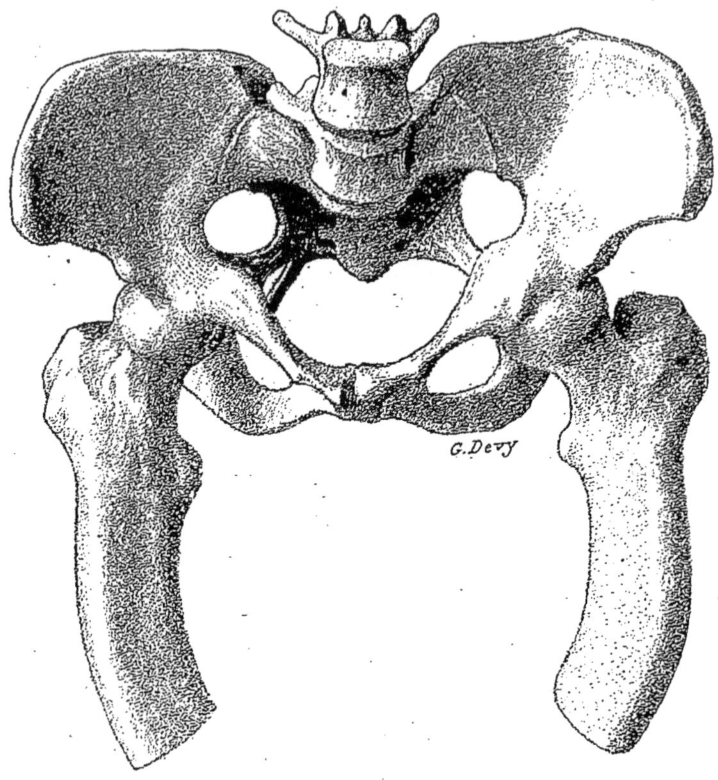

FIG. 23. — Bassin rachitique pseudo-ostéomalacique (musée Depaul).

male, toutefois avec prédominance de la pression dirigée de dehors en dedans;

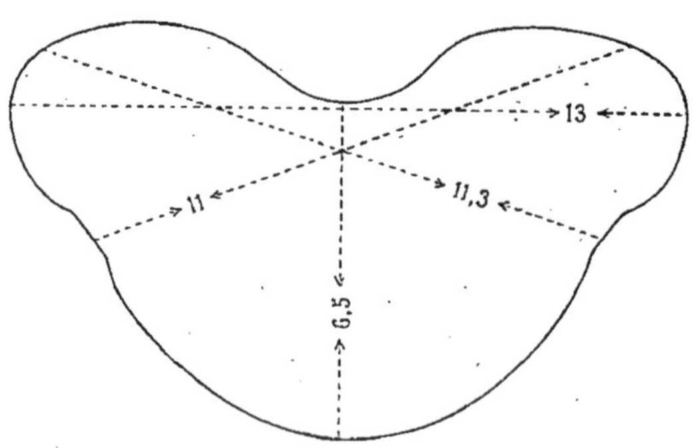

FIG. 23 *bis*. — Diagramme du détroit supérieur du bassin (fig. 23.)

elles repoussent alors au-devant d'elles le fond des cavités cotyloïdes, et le refoulent, de chaque côté, à l'intérieur de l'excavation pelvienne. Le bassin affecte en ce cas le type dit pseudo-ostéomalacique (fig. 23).

Action du rachitisme sur l'articulation sacro-vertébrale. — Les déformations du sacrum et celles de la colonne vertébrale lombaire retentissent les unes sur les autres, quelle que soit la nature de la distorsion de ces os ; cette influence réciproque se transmet par l'intermédiaire de l'articulation sacro-vertébrale.

Sur les bassins dans lesquels la base seule du sacrum se trouve projetée en avant, alors que la portion sous-jacente de l'os a basculé en arrière et de bas en haut, l'angle du promontoire est très saillant ; au-dessus du promontoire, le rachis

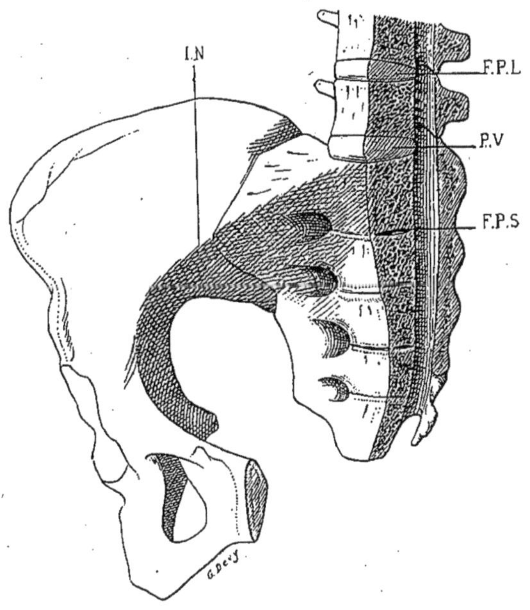

FIG. 24. — Vue oblique d'une coupe antéro-postérieure du bassin montrant les faux promontoires, et la contiguïté du vrai promontoire avec le bord antérieur de l'aileron du sacrum.

P.V. Promontoire vrai.
F.P.L. Faux promontoire lombaire.
F.P.S. Faux promontoire sacré.
I.N. Ligne innominée.

lombaire décrit une courbure lordotique exagérée ; dans la concavité de cette lordose, on voit les arcs des dernières vertèbres lombaires se rapprocher les uns des autres, et la compression qui résulte de leur tassement mutuel peut entraîner une atrophie des apophyses épineuses. Le disque fibro-cartilagineux sacro-vertébral, fortement comprimé en arrière, est refoulé d'arrière en avant; grâce à sa mollesse, il vient former dans l'interstice sacro-vertébral, fortement béant en avant, une sorte de hernie dont l'épaisseur atteint parfois un centimètre.

Lorsque le sacrum affecte la disposition inverse de la précédente, c'est-à-dire lorsque les corps vertébraux de cet os se trouvent projetés en masse en avant, la lordose lombaire physiologique disparaît en grande partie ; l'inflexion angulaire lombo-sacrée paraît alors à peine indiquée, et l'interligne sacro-vertébral, très resserré habituellement, ne diffère en rien, par ses caractères de saillie en avant ou d'épaisseur, des interlignes intervertébro-sacrés (faux promontoires sacrés) (voyez fig. 14) ou intervertébro-lombaires (faux promontoires lombaires) (fig. 24).

Inclinaison du bassin rachitique. — L'inclinaison du bassin dépend du degré de l'angle formé par la direction de la colonne lombaire et celle du sacrum ; d'après ce qui précède, on conçoit comment, dans le rachitisme, l'inclinaison se montre tantôt exagérée et tantôt diminuée. L'antéversion du bassin se rencontre plus particulièrement dans les rétrécissements localisés au détroit supérieur, tandis que la rétroversion pelvienne accompagne d'habitude les rétrécissements étagés. Sur 18 bassins rachitiques, Delore a trouvé sept fois le bassin dévié en avant, et cinq fois en arrière. Six fois l'inclinaison était normale.

Du bassin rachitique en général. — Le bassin rachitique tire les caractères généraux de sa viciation, d'une part, de l'arrêt de développement de ses pièces constituantes ; d'autre part, de l'ensemble des déformations localisées que nous venons d'examiner en détail.

De l'arrêt de développement dépend une légèreté de poids plus grande, et une apparence plus gracile qu'à l'état normal. D'après Gürlt, le bassin rachitique ne pèse que de 320 à 350 gr., alors que le bassin bien constitué pèse en moyenne 760 gr. L'épaisseur de l'os iliaque offre un contraste en différents points, selon qu'on la mesure sur la partie moyenne ou sur les bords de l'os : tandis que l'aile iliaque et les branches ischio-pubiennes se montrent minces et comme laminées, on trouve les épiphyses et les tubérosités épaissies, en quelque sorte boursouflées. Cette disposition est due au tassement par pression, et aux tractions musculo-ligamenteuses que subissent les os au cours de la période du ramollissement ; elle tient aussi à ce que les épiphyses marginales du bassin ne se développent et ne s'ossifient que longtemps après que l'évolution de la phase aiguë ou atrophiante du rachitisme est terminée. Nous rappelons cependant qu'en certains cas les parois pelviennes peuvent être singulièrement épaissies (forme hypertrophique du rachitisme).

Si l'on examine le bassin au point de vue de ses dimensions verticales, on constate toujours une diminution de la hauteur totale. Le rejet des ailes iliaques en bas et en dehors, l'excès de courbure du sacrum ou la rétrodéviation de l'os dans son ensemble, l'évasement de l'arcade pubienne et la faible hauteur du pubis en avant, rendent compte de cette disposition.

Quant aux déformations pelviennes inhérentes aux différents plans superposés de la filière du petit bassin, elles offrent des caractères spéciaux selon qu'on les étudie au détroit supérieur, aux divers étages de l'excavation et au détroit inférieur.

Détroit supérieur du bassin rachitique. — La déformation essentielle du bassin rachitique consiste, ainsi que nous l'avons vu, dans l'aplatissement d'avant en arrière du détroit supérieur; on se base sur ce caractère fondamental pour établir une échelle des rétrécissements rachitiques, d'après le degré de la diminution du diamètre antéro-postérieur de ce détroit. Cette diminution est très variable; mais on peut admettre, comme loi générale, que la fréquence des viciations pelviennes est en raison inverse du degré de ces viciations, de telle sorte que si l'on dresse une statistique d'après l'étroitesse du rétrécissement, on voit les malformations rachitiques du bassin devenir de plus en plus rares à mesure qu'elles sont plus accentuées, et de plus en plus communes à mesure qu'elles sont plus légères. Sur un ensemble de 1,020 cas de rétrécissements rachitiques du bassin, relevés dans les registres de la Maternité, de 1884 à 1892, on en compte 478 avec un diamètre promonto-pubien compris entre 11 et 9 1/2 cent.; 395 entre 9 1/2 et 8 1/2 cent.; 147 au-dessous de 8 1/2 cent. On peut donc dire que s'il est exceptionnel de rencontrer des bassins dont les dimensions antéro-postérieures descendent jusqu'à quatre ou trois centimètres, il est au contraire fréquent d'en observer dont le diamètre antéro-postérieur ne s'écarte de la dimension normale que par quelques millimètres en moins.

En dehors de l'aplatissement commun à tous les types de bassins rachitiques, le détroit supérieur est susceptible d'affecter de très nombreuses variétés de configuration. Rarement la symétrie anatomique en est parfaite; mais, sauf le cas particulier où il existe des distorsions excessives des portions sus ou sous-pelviennes du squelette, l'asymétrie se trouve d'habitude assez peu accusée pour échapper à l'investigation clinique. L'inégalité de forme des deux moitiés latérales du bassin rachitique dépend, soit d'un léger défaut de parallélisme dans l'évolution intrinsèque des os d'un côté à l'autre, soit de l'influence des attitudes vicieuses auxquelles l'enfant a pu se trouver soumis au cours du processus déformateur des os.

Madame Lachapelle a distingué les détroits supérieurs d'après leur forme, en réniformes (fig. 25), triangulaires, arrondis, ovalaires, cordiformes, trapézoïdes, trilobés, irréguliers.

Les réniformes, et bilobés (en 8 de chiffre) se rencontrent dans la catégorie des bassins plats; les types arrondis, cordiformes, ou ovalaires, appartiennent aux bassins rachitiques généralement rétrécis; enfin le type trilobé se rattache en propre à la variété dite bassin pseudo-ostéomalacique (fig. 23).

Il ne faut pas oublier que la configuration assignée au détroit supérieur ne répond pas exactement au périmètre de la marge du bassin, mais seulement à la projection sur un même plan des reliefs limitant le pourtour de l'entrée du petit bassin. On sait, en effet, que si le sommet des pubis et les lignes innominées peuvent être considérés comme occupant à peu près un même plan, ce n'est qu'à l'état pathologique que l'on voit le promontoire descendre parfois au niveau de ce plan. Normalement, l'angle sacro-vertébral se trouve situé à 8 millimètres au-dessus; mais il peut être surélevé ou surbaissé par l'action du rachitisme. Delore l'a trouvé à 45 millimètres au-dessus de l'aire pubio-innominée; le plus souvent, il se rapproche de celle-ci, et, dans les cas de viciations rachitiques très accusées, il arrive parfois à tomber à quelques millimètres au-dessous d'elle.

L'épaisseur et la forme du promontoire, d'une part, et la conformation des pubis, d'autre part, font varier la situation et la direction du diagramme pel-

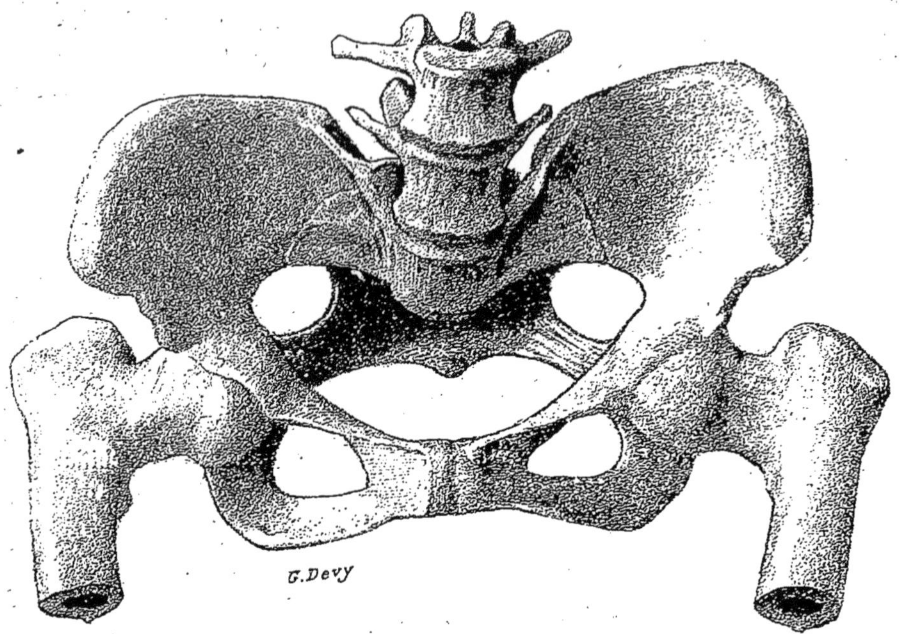

FIG. 25. — Bassin rachitique à détroit supérieur réniforme (musée Depaul).

vien supérieur qui constitue, selon l'expression de Delore, le plan de l'obstacle. Ce plan est mené par les points les plus saillants du promontoire et de la face

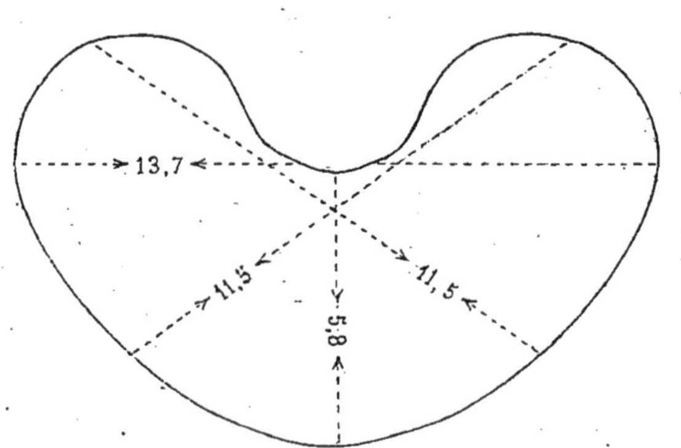

FIG. 25 *bis*. — Diagramme du détroit supérieur de la fig. 25.

postérieure des pubis ; il ne passe donc pas nécessairement par le bord supérieur de ces derniers os. On peut lui donner le nom de détroit supérieur obstétrical, par opposition au détroit supérieur anatomique dont le diamètre antéro-postérieur part toujours du sommet des pubis, pour aboutir à l'angle sacro-vertébral.

Selon que le cartilage sacro-lombaire fait une forte hernie en avant, ou selon que le bord antérieur de l'un des deux plateaux osseux de l'articulation sacro-vertébrale déborde, en avant, le relief du bourrelet cartilagineux et celui de l'autre plateau adjacent, le plan du détroit supérieur obstétrical part du milieu de l'interligne articulaire, ou du bord le plus saillant de l'une des deux bordures osseuses de l'articulation.

Tout aussi variable est le point auquel aboutit en avant le diamètre antéro-postérieur de ce détroit obstétrical : si l'éminence osseuse rétro-pubienne est peu saillante, et surtout si la symphyse se trouve fortement inclinée en bas et en avant, ce diamètre aboutit au sommet des pubis, et arrive ainsi à se confondre avec le détroit anatomique. Habituellement il n'en est pas ainsi, et le plan de l'obstacle se sépare angulairement du détroit anatomique, pour venir aboutir au point saillant post-pubien; cette divergence est plus ou moins marquée suivant les cas. Nous avons vu, en effet, que le point post-pubien pouvait occuper un niveau situé au-dessous du sommet des pubis, à une hauteur variable (voir page 33).

Aux deux détroits supérieurs que nous venons d'envisager, répondent respectivement deux diamètres antéro-postérieurs, l'un anatomique et l'autre obstétrical.

Ce dernier diamètre a reçu des dénominations diverses : diamètre minimum ou diamètre utile (Pinard), diamètre promonto-pubien minimum (Budin). Les auteurs allemands le nomment *conjugata vera*, par opposition à la *conjugata diagonalis* (promonto-sous-pubien) et à la *conjugata normalis* (diamètre sacro-sous-pubien parallèle au diamètre antéro-postérieur du détroit supérieur).

Pour préciser sur les divers bassins la situation du diamètre obstétrical, tout en tenant compte des dispositions anatomiques variables du promontoire et des pubis, on pourrait qualifier différemment ce diamètre, selon qu'il part du bord antérieur de l'un ou de l'autre des deux plateaux articulaires lombaire ou sacré, ou selon qu'il part du milieu du bourrelet cartilagineux saillant en avant, et l'appeler :

Promonto-supérieur . .	⎧	sus
Promonto-médian . . .	⎨	ou
Promonto-inférieur . .	⎩	rétro-pubien

Le second terme de la dénomination varierait suivant que le point des pubis le plus rapproché du promontoire répondrait au sommet de la symphyse ou au point saillant rétro-pubien.

En général, le diamètre transverse du détroit supérieur conserve à peu près la même dimension que sur le bassin normal; rarement il se trouve réellement agrandi par une déformation compensatrice de l'aplatissement antéro-postérieur; il est toujours diminué dans les cas où le bassin offre le type généralement rétréci, ou le type pseudo-ostéomalacique.

Kehrer distingue au détroit supérieur trois diamètres transverses parallèles :

Le premier *M. M.* (fig. 26), diamètre maximum ou anatomique, relie les deux points les plus excentriques des deux courbures innominées, et coupe le diamètre antéro-postérieur à l'union de son tiers postérieur avec ses deux tiers antérieurs (voyez t. I, fig. 17). Le second diamètre *O.O.*, dit transverse obstétrical, coupe perpendiculairement en son milieu le diamètre promonto-pubien minimum ou diamètre utile. Le troisième *A. A.*, transverse antérieur, est étendu d'une éminence ilio-pectinée à l'autre. Quand le détroit supérieur affecte la forme arrondie, les deux premiers diamètres transverses, anatomique et obstétrical, tendent à se confondre ; lorsque le promontoire fait une forte saillie en avant, comme dans le type cordiforme, c'est-à-dire lorsque son relief, au lieu de déborder de 8 millimètres, comme à l'état normal, le plan vertical

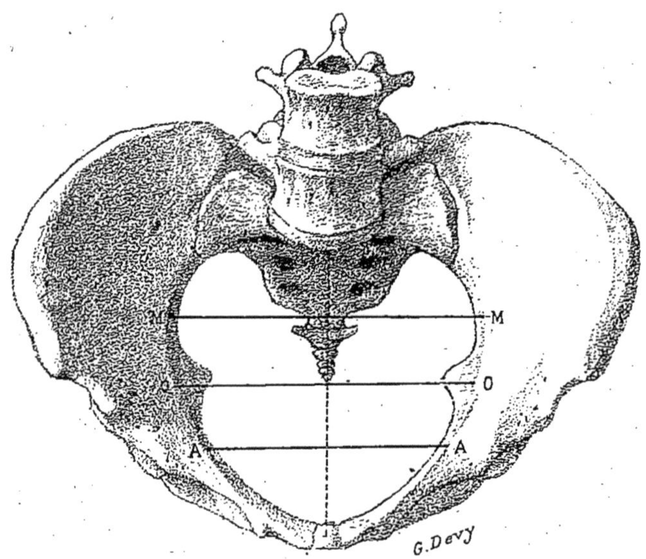

FIG. 26. — Les diamètres transverses du détroit supérieur (d'après Kehrer).

M. M. Diamètre anatomique ou maximum.
O. O. Diamètre transverse médian ou obstétrical.
A. A. Diamètre transverse antérieur ou bis-iléo-pectiné.

qui raserait en avant les articulations sacro-iliaques, proémine de trois à quatre centimètres en avant de ce plan (Delore), le diamètre anatomique est situé très en arrière et l'obstétrical est reporté en avant ; l'intervalle qui sépare ces deux diamètres devient alors très grand. Si ce genre de déformation est porté à l'extrême, comme on en trouve un exemple dans le bassin réniforme (fig. 25 *bis*), le diamètre transverse anatomique arrive à couper en travers la base du sacrum.

Les diamètres obliques conservent sensiblement une étendue moyenne dans les bassins plats rachitiques ; au contraire, ils sont constamment raccourcis dans les bassins généralement rétrécis, plus particulièrement dans la forme pseudo-ostéomalacique. Ils deviennent inégaux dans les bassins asymétriques.

Quant aux diamètres promonto-pectinés, ils diminuent toujours d'étendue quelle que soit la forme de la viciation pelvienne rachitique.

Excavation pelvienne. — Dans le rachitisme, la hauteur de la cavité du petit bassin est toujours moindre que sur le bassin normal. Mais cette cavité est plus spacieuse dans le sens antéro-postérieur, lorsque le sacrum est très incurvé longitudinalement, ou très déjeté en arrière dans sa totalité, ainsi que

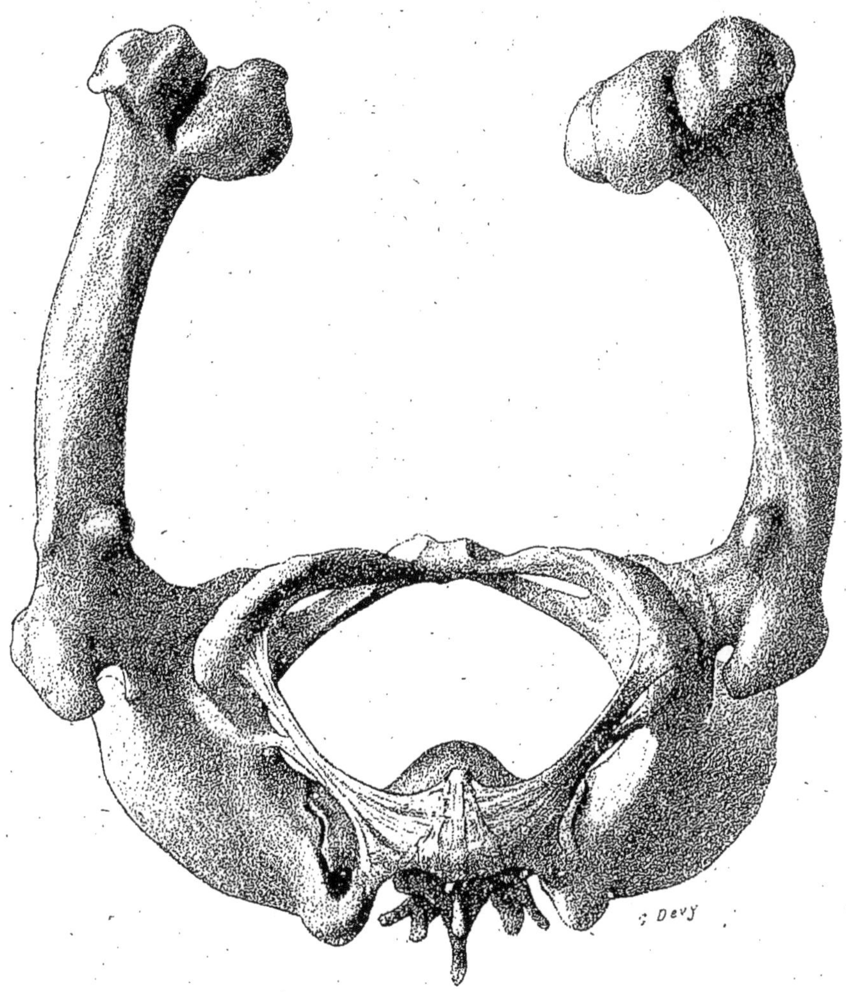

Fig. 27. — Vue du détroit inférieur d'un bassin rachitique (musée Depaul).

cela se voit dans les rétrécissements localisés au détroit supérieur ; au contraire, elle est rétrécie d'avant en arrière quand le sacrum fait en avant une voussure convexe sur toute sa hauteur, et quand il est en outre projeté dans la direction des pubis ; il n'est pas rare, en pareil cas, de trouver l'un des diamètres sacro-pubiens moins étendu que le diamètre promonto-pubien minimum, et de voir le plan réel de l'obstacle descendre au-dessous du détroit supérieur, et siéger à l'intérieur même de l'excavation pelvienne.

A l'inverse de la disposition normale, les dimensions transversales du petit bassin augmentent de la partie supérieure à la partie inférieure de l'excavation; cependant, les épines sciatiques semblent, en certains cas, avoir échappé à l'action atrophiante du rachitisme; elles sont alors déjetées en dedans et longues, de telle sorte que leur conformation détermine un rétrécissement du détroit moyen, en sens transversal (diamètre bi-sciatique).

Détroit inférieur. — Dans sa conformation, le détroit inférieur présente un contraste frappant avec le détroit supérieur; en effet, tandis que le bassin est toujours rétréci au niveau de ce dernier détroit, surtout d'avant en arrière, il est largement ouvert par en bas (fig. 27).

Cependant, l'étendue du diamètre antéro-postérieur du détroit inférieur n'est pas constamment agrandie; il existe des variations qui dépendent de la conformation de l'extrémité inférieure du sacrum, et de la direction du coccyx.

Si, en effet, le mouvement de bascule exagérée auquel le sacrum a obéi, et qui a pour effet de rétropulser la pointe de l'os en arrière, détermine ordinairement un agrandissement de ce diamètre, cependant l'existence d'un rétrécissement coccy-pubien est loin d'être exceptionnelle sur le bassin rachitique: on la rencontre lorsque le sacrum, sous l'influence d'un ramollissement extrême, s'est tassé en sens vertical au point d'avoir sa face antérieure transformée en une sorte de gouttière transversale, ou bien lorsque l'os, convexe en avant dans son segment supérieur, s'est coudé brusquement en avant, en forme de crochet, à sa partie inférieure.

Quant au diamètre bis-ischiatique, il est toujours agrandi. Il en est de même pour toute la série des diamètres transversaux que l'on peut étager parallèlement, depuis le sommet jusqu'à la base de l'arcade pubienne; le rejet en dehors des branches ischio-pubiennes entraîne, en effet, un évasement notable de l'arcade pubienne.

Examen clinique.

Bibliographie chronologique. — BAUDELOCQUE. L'art. des accouch., 1796 (3e édit.), t. I, p. 59. — STEIN. G. W. Kleine Werke zur Prakt. Gebustsh., 1798. — COUTOULY. Mém. et observat., etc., Paris, 1807. — MAYGRIER. Nouv. élém. de la science et de l'art des accouch., t. I, p. 32, 1817. — LACHAPELLE (Mme), 1825, t. III, 11e mém., p. 415. — BOIVIN (Mme vve). Recherches, etc., suivi d'un mémoire sur l'intro-pelvimètre, etc. Paris, 1828. — CAZEAUX. Traité théor. et prat. de l'art des accouch., 1841, p. 495. — P. DUBOIS. Art. Pelvimètre. Dict. de méd. en 30 vol., 1841, t. XXIII. — VAN HUEVEL. Mém. sur la pelvimétrie, Gand, 1841. — MICHAELIS. *Loc. cit.*, 1851. — KILIAN. *Armamentarium Lucinæ*, 1856. — LABORIE. Du rôle des symph. pendant l'accouch., Gaz. hebd., 1862, n° 34. — KEHRER. Die Messung der querdurchmesser der Beckeneing. Beiträge zur klin. und experim. Geburtsk. und Gynäk., t. II, p. 333, 1864-1875. — LENOIR, SÉE et TARNIER. Atlas complém., etc., 1865. — STANESCO. Th. Paris, 1869, p. 74-76. — DOHRN. Ueber Beckenmessung, 1870. Samml. klin. Vorträge, n° 11. — BUDIN. De la tête du fœtus, th. Paris, 1876. — CROUZAT. De la mensur. du diam. promonto-pub. minimum, th. Paris, 1881. — LOHLEIN. Zur Beckenmessung, etc., 1885. Zeitschr. für Geburtsh., t. XI, p. 21. — MULLER. Ueber der einpressen des Kopfes in der Beckenkanal, etc. Samml. klin. Vorträge, décembre 1885. — SKUTSCH. Ueber Beckenmessung. Centr. f. Gynäk., 1886, n° 30. — LITZMANN. L'accouch. dans les rétrécissements du bassin. Traduct. THOMASSET, 1889. — PINARD. Le palper abdom., 2e édit., 1889. — FARABEUF. Ann. de gynécol, 1894, mai juin, p. 377.

Nomenclature alphabétique des auteurs cités dans la bibliographie chronologique.

BAUDELOCQUE, 1796.	FARABEUF, 1894.	MAYGRIER, 1817.
BOIVIN (Mme Vve), 1828.	KEHRER, 1864.	MICHAELIS, 1851.
BUDIN, 1876.	KILIAN, 1856.	MULLER, 1885.
CAZEAUX, 1841.	LABORIE, 1862.	PINARD, 1889.
COUTOULY, 1807.	LACHAPELLE (Mme), 1825.	SKUTSCH, 1886.
CROUZAT, 1881.	LENOIR, SÉE et TARNIER, 1865.	STANESCO, 1869.
DOHRN, 1870.	LITZMANN, 1889.	STEIN, 1798.
DUBOIS (P.), 1841.	LOHLEIN, 1885.	VAN HUEVEL, 1841.

L'examen clinique a pour but de rechercher, à travers l'épaisseur des parties molles qui tapissent les faces interne et externe des parois pelviennes, les caractères pathologiques du bassin, tels que nous venons de les exposer.

Les signes de la viciation rachitique du bassin ont été classés en signes de présomption et en signes de certitude. Sans nous en tenir à cette distinction, nous préférons les faire connaître dans l'ordre même suivant lequel on doit procéder à leur recherche, quand on fait un examen méthodique.

L'examen de toute femme enceinte comporte, comme on sait, les différents temps suivants :

1° L'interrogatoire ;

2° L'investigation de tous les appareils et, en particulier, celle de la portion pelvienne du squelette ;

3° L'examen obstétrical proprement dit, c'est-à-dire la recherche des particularités portant sur l'utérus gravide et son contenu, au moyen de l'inspection, de la palpation, de l'auscultation et du toucher.

La succession des divers temps et la technique de l'exploration générale ne changent pas lorsqu'il s'agit d'une femme rachitique ; seulement, toutes les fois que l'on soupçonne l'existence d'une malformation du bassin, il convient d'ajouter la pelvimétrie aux procédés d'examen que nous venons d'énumérer. Cette dernière n'est habituellement qu'une modalité de la palpation ou du toucher, mais parfois elle fait intervenir certains instruments appelés pelvimètres.

Interrogatoire. — De tous les renseignements qu'il importe de recueillir relativement aux antécédents physiologiques et pathologiques de la femme, deux sont spécialement utiles à rechercher : ce sont, d'une part, les conditions du début de la marche ; d'autre part, au cas où l'on a affaire à une multipare, l'évolution des accouchements antérieurs.

La femme a-t-elle commencé à marcher tard, ou bien, après avoir marché à l'époque habituelle, a-t-elle perdu l'usage de son appareil locomoteur dans le jeune âge, pendant une période variant de quelques semaines à plusieurs mois? Bien souvent, surtout à l'hôpital, la femme, qui n'a reçu que des renseignements très imparfaits sur l'évolution de sa première enfance, rapporte simplement qu'elle a été faible, ou encore qu'elle a été nouée étant toute jeune. Malgré le peu de certitude que comportent ces anamnestiques conservés par ouï dire dans la mémoire de la malade, on cherchera à s'éclairer au sujet de la durée de toute affection osseuse survenue pendant l'enfance, de son acuité et du traitement institué, spécialement en ce qui concerne les attitudes auxquelles l'enfant aura pu être soumise au cours de la période aiguë du rachitisme.

Chez une multipare, on s'enquerra du terme auquel ont pris fin les grossesses ; de la durée du travail ; des variétés de présentations fœtales ; du poids et du volume des enfants ; de l'état de vie ou de mort de ces derniers ; des opérations auxquelles il aura pu être nécessaire de recourir ; enfin, des recommandations éventuelles faites par l'accoucheur au point de vue des grossesses à venir.

Inspection du squelette. — Cet examen doit être pratiqué successivement dans les deux attitudes verticale et horizontale.

En inspectant la femme debout, on appréciera d'abord approximativement la hauteur de la taille, en se réservant de compléter et de préciser cette investigation avec un mètre. La stature se montre tantôt normale et tantôt petite ; elle est normale dans les formes légères du rachitisme, lorsqu'il n'y a ni gibbosité, ni distorsion des membres inférieurs, et lorsque l'arrêt de développement des os est peu prononcé. Au contraire, dans les cas où la dyscrasie osseuse aura été très accusée, on observera un défaut de hauteur du squelette, qui pourra dépendre de deux éléments : ou bien la déformation prédomine sur la colonne vertébrale et, en ce cas, le tassement du tronc contraste avec la longueur relative des bras et des jambes ; il semble alors que si les os étaient encore assez ramollis et malléables pour qu'on puisse les redresser en tirant en sens inverse sur la tête et les pieds, on arriverait à rendre à la taille sa hauteur régulière.

Ou bien, on se trouve en présence d'un squelette insuffisamment développé, dont les pièces osseuses plus ou moins déformées et trop petites offrent cependant une certaine harmonie ; habituellement, en ce cas, les parties molles, plus développées que le squelette, semblent trop largement étoffées. Le tronc et les membres affectent ainsi une apparence particulièrement massive ; ils sont trop larges et pas assez longs ; de là, un aspect courtaud tout spécial aux femmes qui sont atteintes de rachitisme à forme atrophique (Tarnier). Contrairement à l'opinion de Wigand, qui considérait le faible développement des cuisses comme indiquant un rétrécissement général du bassin, Michaëlis fait observer que la disposition inverse est au moins aussi commune : sur 72 femmes qu'il a examinées à ce point de vue, 8 seulement offraient une faible musculature ; 9, au contraire, étaient très fortes et très trapues ; les autres avaient un développement musculaire moyen.

Pour détailler cliniquement l'étude du squelette, on examinera la malade au lit, en procédant des pieds vers la tête, c'est-à-dire en suivant l'ordre dans lequel le rachitisme frappe habituellement les divers os dans son évolution ascendante.

Bien que courts et trapus, les pieds n'offrent pas de déformations typiques. Les os de la jambe ou plutôt les tibias qui, seuls, sont facilement accessibles à travers les téguments, sont généralement les pièces les plus déformées du squelette. Il importe donc, surtout dans les cas légers et douteux, de rechercher minutieusement si ces os n'offrent pas de courbures anormales : en glissant l'extrémité des doigts tout le long de la crête du tibia, on constate, le plus souvent, une déformation de cette crête en S italique; en haut, l'os est tordu et dessine une convexité en avant et en dedans, tandis qu'il est concave en bas. Tarnier insiste sur ce détail que parfois la crête se montre rectiligne, alors que cependant le tibia est touché par le rachitisme; on découvre, en ce cas, une voussure exagérée de la face interne de l'os. D'autres fois, la crête du tibia décrit une courbure régulière à convexité antérieure; chez quelques femmes enfin, ce même os conserve la rectitude de sa diaphyse, mais il se coude à angle obtus à l'union de son corps et de son extrémité supérieure. Le volume des deux épiphyses contraste assez souvent avec la gracilité de la diaphyse.

La déformation des fémurs n'offre rien de régulier : d'habitude ces os décrivent une convexité en dehors et en avant; les deux membres, rapprochés en extension, ne se touchent pas au long de la face interne des cuisses; cet écartement se trouve en outre accru par l'excès de coudure du col du fémur sur le corps de l'os : au lieu de se rattacher à la diaphyse suivant une incidence oblique, comme à l'état normal, le col affecte une direction à peu près horizontale; c'est pour cette raison, que les corps des fémurs sont éloignés des parois du bassin à leur partie supérieure. Quelquefois le squelette des cuisses est incurvé directement en avant, et il dessine à travers les parties molles un relief qui rappelle la forme d'un dos de faucille.

Les deux condyles fémoraux, principalement l'interne, sont très volumineux; leur intumescence, jointe à celle des épiphyses tibiales, constitue la nouure du genou.

D'un membre pelvien à l'autre, on peut observer sur les tibias et les fémurs des déformatins similaires et sensiblement symétriques; mais il est assez commun de voir ces os tordus en des directions opposées. Si la courbure générale des deux membres est convexe en dedans, ceux-ci revêtent l'attitude du genu valgum double; dans la déviation contraire ils dessinent une parenthèse (Pinard); s'ils sont courbés dans leurs deux segments en des directions inverses, ils prennent la forme d'un S. Il arrive enfin, dans les faits où la distorsion du squelette est portée à l'extrême, que les deux cuisses s'entre-croisent, et que les deux membres pelviens offrent dans leur ensemble la disposition d'un X à jambages tordus (voyez fig. 28).

Le thorax, alors même qu'il n'a pas subi de déviation rachidienne, se montre élargi à sa base : la tympanite intestinale, contemporaine de l'évolution du rachitisme, a déjeté les dernières côtes en dehors. Dans sa partie moyenne, la cage osseuse se trouve, au contraire, aplatie en travers et saillante en avant; elle rappelle dans sa forme la disposition du bréchet chez les oiseaux; les articulations chondro-sternales et surtout les articulations chondro-costales dessinent çà et là sur les côtés du sternum une série, souvent incomplète, de nouures qui constituent le chapelet rachitique. Le corps du sternum est tantôt coudé à l'union de son tiers supérieur avec ses deux tiers inférieurs, et tantôt généralement convexe en avant; sa face sous-cutanée est inégale sous le doigt.

La sinuosité des clavicules est d'ordinaire exagérée, et parfois on rencontre, en passant le doigt sur ces os, un renflement analogue à celui qui serait formé par le cal d'une ancienne fracture.

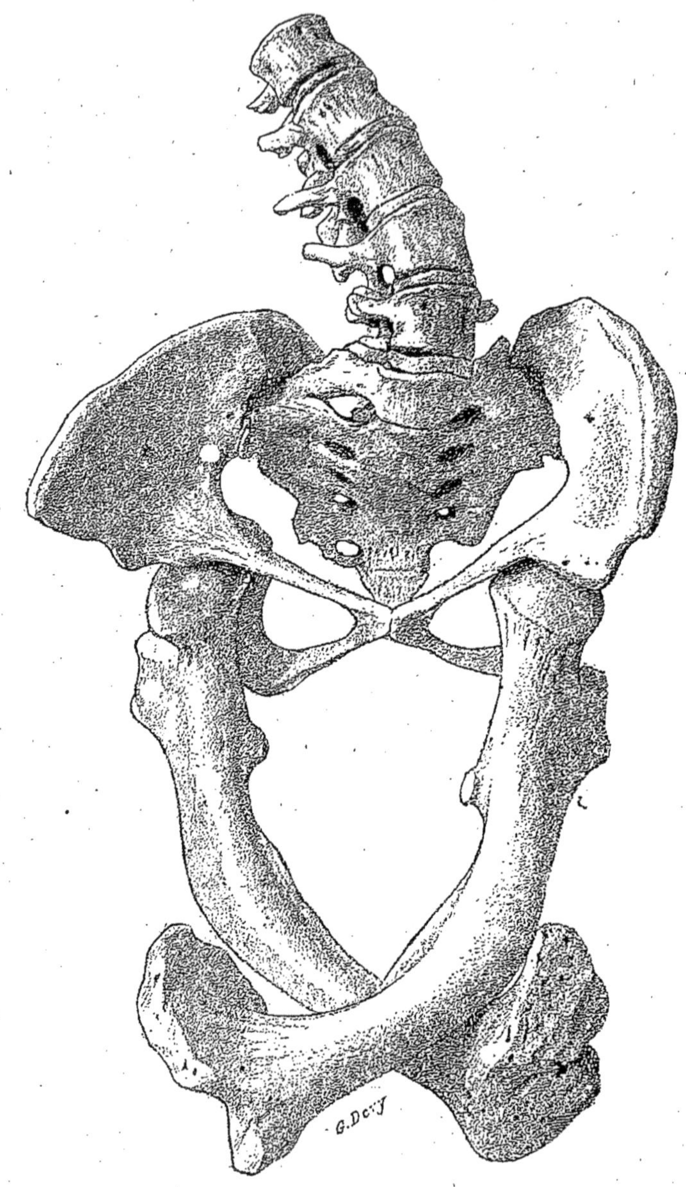

FIG. 28. — Bassin rachitique avec croisement en X des membres inférieurs (musée Dupuytren).

Il importe, pour préjuger de la symétrie ou de l'asymétrie du bassin, d'explorer les courbures de la colonne vertébrale ; pour cela, on suit, avec le doigt, la crête des apophyses épineuses. Toutefois, ce n'est que dans certaines conditions de siège et de courbure que les déviations rachidiennes sont susceptibles d'imprimer au bassin des déformations spéciales (voir Bassins scolio et cypho-rachitiques).

Les membres supérieurs sont le siège de déformations en général beaucoup moins accusées que celles des tibias et des fémurs. Souvent ils sont de forme parfaitement correcte. La pesanteur, en effet, n'a pas d'action sur eux. On rencontre pourtant en quelques cas une déformation de l'humérus, du radius ou du cubitus, consistant en une incurvation à convexité postérieure : parfois l'un des deux os de l'avant-bras se trouve plus incurvé que l'autre. Assez souvent la masse musculaire qui recouvre le tiers supérieur du radius présente un relief exagéré (Tarnier). Les doigts sont courts et noueux, la main large et épaisse.

La tête offre dans sa conformation, spécialement au niveau du squelette facial, des stigmates qui suffisent à appeler l'attention sur l'existence du rachitisme : l'asymétrie du visage donne un air de famille (Pajot) à tous les rachitiques. Il peut exister un léger strabisme (faux trait) ou désharmonie des yeux (Pajot). Le front est à pic (front olympien). Les bosses frontales sont anormalement proéminentes. Des deux maxillaires, tantôt le supérieur, tantôt l'inférieur s'avance au-devant de l'autre, suivant un prognathisme plus ou moins accusé. L'ogive palatine est fréquemment asymétrique. Les couronnes dentaires offrent des altérations analogues à celles qu'on observe dans la syphilis héréditaire, et nous avons vu plus haut que pour Parrot le rachitisme n'était autre chose qu'une dyscrasie osseuse d'origine syphilitique. Les incisives sont atrophiées, striées en travers, et déchiquetées sur leur bord libre en forme de scie.

De la constatation de déformations rachitiques au niveau des parois du thorax ou sur les membres, on n'est pas en droit de conclure à priori à l'existence d'un rétrécissement du bassin ; s'il est légitime d'admettre qu'il existe, en général, une sorte de parallélisme entre le degré des viciations du bassin et celui des distorsions qui frappent le reste du squelette, on doit savoir que cette règle comporte de nombreuses exceptions. Il peut arriver qu'à des déformations peu marquées du tronc et des membres répondent des viciations pelviennes très accusées ; inversement, le bassin peut n'être qu'à peine touché, alors que le reste du squelette est extrêmement contrefait.

Pelvimétrie. — La mensuration des diamètres du bassin porte le nom de pelvimétrie.

Ce mode d'exploration est dit manuel ou instrumental, selon qu'il est pratiqué avec la main seule, ou à l'aide d'instruments particuliers nommés pelvimètres, ainsi que nous l'avons déjà dit.

On distingue la pelvimétrie en externe, interne et mixte ; on l'appelle *pelvimétrie externe*, quand on l'emploie à l'extérieur du bassin ; *pelvimétrie interne*, si la mensuration est faite dans l'excavation pelvienne ; *pelvimétrie mixte*, lorsqu'on mesure la distance qui existe entre deux points de repère osseux, dont l'un est à l'extérieur du bassin, et dont l'autre est situé dans l'excavation pelvienne.

A la pelvimétrie vient s'ajouter la recherche clinique de la configuration et de la capacité du bassin, ainsi que l'étude de la direction variable que la ceinture pelvienne peut affecter avec les segments du squelette qui lui sont adjacents.

On présumera, tout d'abord, que le bassin est bien conformé, toutes les fois que dans l'examen pratiqué sur la femme debout, on constatera que les hanches dessinent une saillie régulièrement arrondie, qu'elles affleurent la verticale tombant dés épaules, et qu'elles débordent en dehors le périmètre de la base du thorax; lorsque la région pubienne ne paraît ni trop plate, ni trop convexe; lorsque le sacrum dessine sous la peau une convexité régulière, et lorsque, au-dessus du bassin, l'ensellure lombaire offre un degré normal de cambrure.

M. J. Weber avait tenté d'établir un rapport entre les dimensions de la tête et celles du bassin. Nous ne ferions pas mention de cette conception, dont l'erreur n'est plus à démontrer, si Mme Lachapelle et Velpeau n'y avaient attaché quelque crédit.

En faisant marcher la femme rachitique, on constate qu'elle se meut en exagérant le balancement latéral qui différencie naturellement la marche de la femme de celle de l'homme; l'allure revêt ce caractère particulier par suite de l'écartement des deux grands trochanters, et cet écartement est lié, d'une part, à l'élargissement du bassin en travers, et dépend, d'autre part, de ce que le col du fémur, au lieu de se détacher de la diaphyse sous un angle obtus, forme avec celle-ci un angle presque droit.

On apprécie le volume du pelvis en saisissant à pleines mains, d'un côté à l'autre, les parois du grand bassin; on se rend compte ainsi du degré du développement des os en étendue et en épaisseur, du rejet des ailes iliaques en bas et en dehors, et de la disparition de la sinuosité des crêtes iliaques. A travers les téguments, on peut encore suivre du doigt le relief postérieur du sacrum, et étudier la courbure, la hauteur et la direction de cet os. On reconnaît de même, par le palper, la hauteur et l'inclinaison de la symphyse pubienne, ainsi que le degré d'écartement des branches ischio-pubiennes.

Nous avons vu que le bassin rachitique offrait une inclinaison variable, et qu'il se trouvait tantôt normalement dirigé par rapport à l'horizon, et tantôt antéversé ou rétroversé.

Quand il y a antéversion, on observe au-dessus de la base du sacrum une dépression des téguments en forme de fossette; en même temps l'ensellure lombaire se montre très accusée, et la direction générale du sacrum se rapproche de l'horizontale quand la femme est debout. L'écartement des fesses à leur partie inférieure, dû à l'évasement en sens transversal du détroit inférieur, met à découvert la région anale, et laisse parfois apercevoir la commissure postérieure de la vulve.

Au contraire, lorsqu'il y a rétroversion du bassin, le segment lombaire du rachis et la base du sacrum occupent l'un et l'autre une direction à peu près verticale; la colonne vertébrale tombe à pic sur la paroi postérieure du bassin, et la cambrure lombaire fait défaut. — Le thorax semble anormalement rapproché du bassin; en pareil cas, la taille est courte et large.

Pour mesurer l'angle d'inclinaison du bassin sur l'horizon, on a imaginé des instruments, compliqués dans leur facture et dans leur maniement, nommés cliséomètres. La difficulté de leur application sur les repères osseux, à travers les parties molles, ne permet pas d'en faire une application clinique courante; aussi n'en ferons-nous pas plus ample mention. Cependant Tarnier a montré dans son cours à la Faculté, un cliséomètre ou sacro-cliséomètre très simple, qu'il a fait construire dans le but de démontrer les oscillations que subit l'inclinaison du bassin dans les divers changements d'attitude du corps; l'emploi de ce petit appareil repose sur ce principe, énoncé par Parow, que l'inclinaison du sacrum reflète assez exactement l'inclinaison géné-

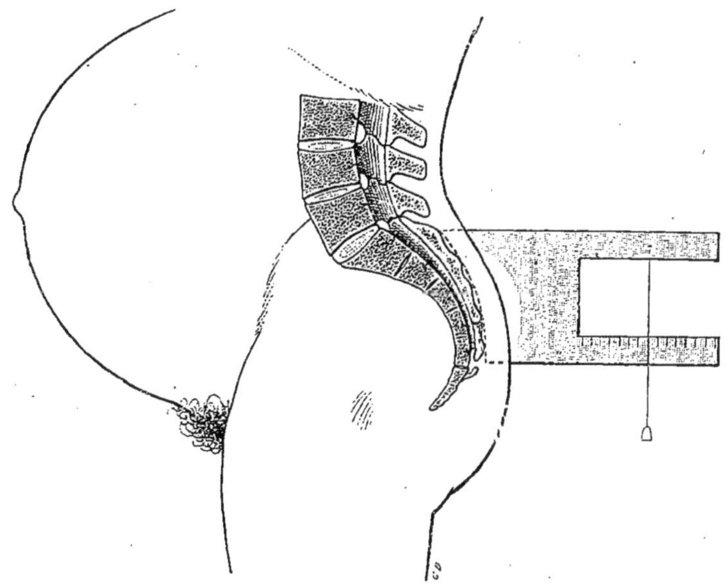

FIG. 29. — Sacro-cliséomètre de Tarnier.

rale du bassin. Cet instrument est formé d'une petite planchette quadrangulaire dont l'un des bords se trouve excavé suivant une courbure un peu plus accusée que la courbure moyenne du sacrum, de façon à pouvoir s'adapter dans tous les cas à la face postérieure du bassin (fig. 29). La femme étant debout, la planchette est appliquée, par son bord excavé, sur la face postérieure du sacrum qu'elle touche en haut et en bas : un fil à plomb, attaché au milieu de son bord, supérieur tombe verdicalement en frôlant le bord inférieur; celui-ci est gradué en centimètres, et porte un repère répondant au point par lequel passe le fil à plomb quand le bassin est incliné à 60°, et se trouve, par conséquent, dans l'attitude régulière propre à la station debout. Si le bassin est dévié en antéversion, la planchette perd sa direction normale et le fil à plomb se rapproche du sacrum. Dans le cas de rétroversion, au contraire, le sacro-cliséomètre s'incline en sens inverse, et le fil à plomb s'éloigne de la paroi postérieure du bassin.

Il est important de déterminer, à travers les parties molles, les rapports que la base du sacrum affecte en arrière, d'une part, avec les tubérosités iliaques, d'autre part, avec la partie terminale de la colonne lombaire. Chez les femmes maigres, on arrive assez aisément à sentir sous la peau le relief des épines iliaques postéro-supérieures; la saillie de ces points osseux se montre d'autant plus accusée, chez les rachitiques, que la base du sacrum se trouve plus repoussée en avant. Entre ces épines et la base du sacrum, les téguments sont quelquefois creusés de deux fossettes ; quand le bassin est bien conformé, l'apophyse épineuse de la cinquième lombaire répond, par son sommet, à une troisième fossette sus-sacrée, dont nous avons parlé plus haut, et qui occupe un niveau situé à 4 ou 5 centim. au-dessus d'une ligne reliant les deux fossettes latérales. Cette distance reste sensiblement la même quand le bassin, vicié par le rachitisme, possède un promontoire élevé; mais lorsque le promontoire est bas, comme c'est le cas le plus fréquent, l'apophyse de la cinquième lombaire se trouve abaissée au niveau de la ligne menée d'une épine iliaque postérieure et supérieure à l'autre, et parfois même descend jusqu'à tomber au-dessous de cette ligne.

Les trois lignes reliant entre eux les repères osseux que nous venons d'indiquer, figurent, par leur intersection, un triangle dont la disposition permet de préjuger presque à coup sûr si le bassin est symétrique ou asymétrique. Lorsque ce triangle est de forme isosèle ou équilatérale, le bassin est symétrique; lorsqu'il y a asymétrie pelvienne, les deux bords latéraux du triangle sont inégaux, et celui-ci prend alors la figure d'un scalène. Dans le cas où l'épaisseur des parties molles empêche de sentir nettement l'apophyse de la cinquième lombaire, on choisit comme point de repère, pour tracer le triangle sus-sacré, le sommet de l'apophyse épineuse de la quatrième ou de la troisième lombaire.

La ligne qui relie les deux épines postéro-supérieures, forme la base d'un second triangle, opposé au précédent, dont le sommet, dirigé en bas, répond au point d'adossement des deux fesses. L'union de ces deux triangles ayant une base commune, constitue le losange de Michaëlis.

Pelvimétrie externe. — La pelvimétrie externe, proprement dite, a pour objet la mensuration directe des diamètres externes du bassin, et l'appréciation médiate de l'étendue de certains diamètres internes ; on calcule la dimension de ces derniers en défalquant de la longueur des diamètres externes, directement mesurés, l'épaisseur présumée des parois pelviennes (os et parties molles).

Cette mensuration s'effectue soit à l'aide du ruban métrique, quand on opère sur des surfaces planes, soit à l'aide d'un compas, ce qui est préférable, parce qu'il peut s'appliquer en toutes directions malgré le relief des parties.

Avec quelque habitude et sans faire usage d'instrument, en portant un doigt de chaque main sur des repères symétriques et diamètralement opposés, choisis sur la surface externe du bassin, tels que les épines iliaques antéro-supérieures ou le milieu des deux crêtes iliaques, on arrive à se rendre un compte approximatif de l'étendue du bassin en largeur ; mais cette évaluation à simple vue comporte de grands risques d'erreur, aussi vaut-il mieux substituer aux doigts les extrémités d'un compas gradué.

Sans énumérer tous les types d'instruments destinés à la pelvimétrie externe, on peut dire qu'ils ne sont pour la plupart que des dérivés du compas

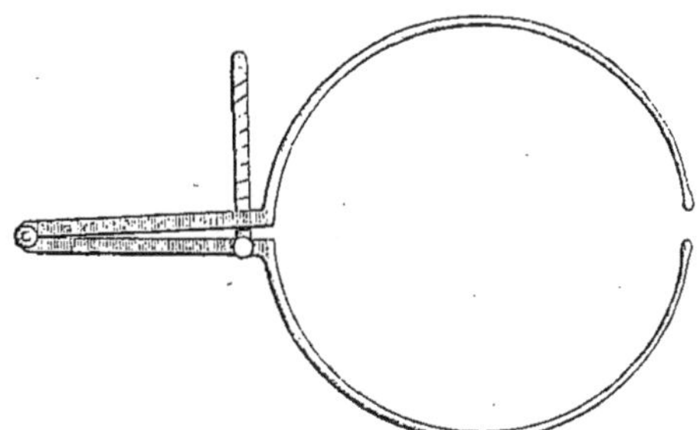

FIG. 30. — Compas de Baudelocque.

d'épaisseur de Baudelocque. Celui-ci est un compas courbe, dont les branches se rejoignent en formant une circonférence parfaite ; cette circonférence est ouverte en haut pour s'adapter aux objets qu'il s'agit de mesurer, et porte au point diamétralement opposé une tige graduée, fixée à l'une des branches ; cette tige s'enfonce et glisse dans une mortaise forée sur le plat de l'autre branche, à mesure que l'on ouvre ou que l'on ferme le compas (fig. 30).

Osiander, Depaul et plus récemment Budin, ont modifié cet instrument.

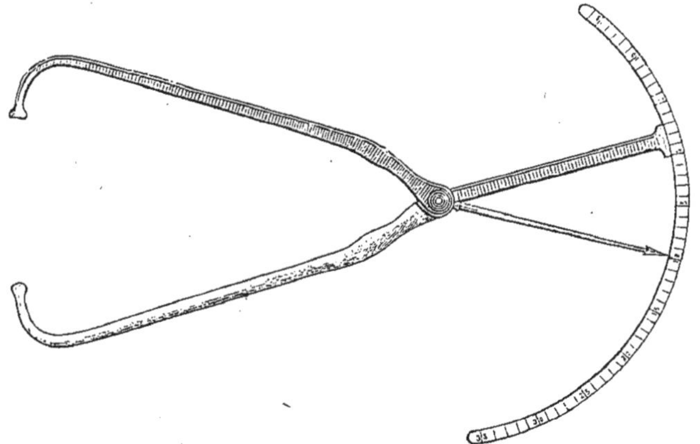

FIG. 31. — Céphalomètre de Budin.

Nous nous servons habituellement du compas de ce dernier auteur, bien qu'il ait été primitivement construit dans le but de recueillir les mensurations de la tête du fœtus, et qu'il ait reçu le nom de céphalomètre (fig. 31).

La variabilité d'épaisseur des parties molles, et les difficultés que l'on rencontre soit pour déterminer le siège des repères osseux, soit pour fixer les boutons du pelvimètre à leur niveau, faussent souvent les résultats de la pelvimétrie externe relativement à l'appréciation exacte de la capacité du bassin.

En imaginant ce procédé d'exploration, Baudelocque avait surtout en vue la mensuration du diamètre antéro-postérieur du détroit supérieur. Mais si, de toutes les recherches que l'on poursuit à l'aide de la pelvimétrie en général, cette mesure est la plus importante à recueillir, on peut dire aussi qu'elle est la moins précise en ce qui regarde la pelvimétrie externe. Le diamètre de Baudelocque, ou conjugué externe des auteurs allemands, part du point du pénil qui correspond au sommet de la symphyse pubienne, et se termine à la fossette médiane qui marque le sommet de l'apophyse de la cinquième lombaire (un peu au-dessous de l'épine de la dernière vertèbre lombaire, dit Baudelocque, 7e édition, t. I, p. 78). Sur un bassin bien conformé, l'étendue de ce diamètre externe doit être de 19 centim., en chiffres ronds, dont il faut défalquer 81 millim. qui se répartissent ainsi : 68 millim. pour l'épaisseur du sacrum, et 13 millim. pour celle du pubis. Chez les femmes grasses ce diamètre dépasse 19 centim. et se trouve augmenté de quelques millimètres. De ce chiffre (19 centim.), Baudelocque retranchait donc 81 millim. chez les femmes maigres, et de 83 millim. à 86 millim. chez les femmes grasses (8 centim. et demi en chiffres ronds). Mais Litzmann a montré qu'on pouvait commettre une erreur de 4 centimètres et demi, en calculant ainsi, par déduction, la longueur du diamètre promonto-pubien, et que dans plus de la moitié des faits où la longueur du conjugué externe oscille entre 19 et 21,5, indiquant ainsi, d'après Baudelocque, une capacité normale du bassin d'avant en arrière, il existe en réalité un aplatissement marqué du détroit supérieur. C'est donc un procédé d'investigation des plus infidèles, tout au plus utile pour indiquer l'existence d'un rétrécissement dans certains cas spéciaux, ceux dans lesquels l'écartement des deux branches du compas est notablement inférieur à 19 centim.

Quand les circonstances le permettent, c'est-à-dire lorsque la paroi abdominale est souple et peu épaisse, on arrive parfois à la déprimer assez fortement pour arriver à porter directement l'un des boutons du pelvimètre au contact du promontoire, et en même temps à fixer l'autre sur la saillie rétro-pubienne; pour cela, on refoule et on déprime les parties molles au-devant des doigts qui conduisent les branches de l'instrument. On peut aussi effectuer cette mensuration à l'aide de l'index, dont la pulpe est portée au contact du promontoire en refoulant les parois abdominales, tandis que le bord radial du doigt est appuyé sur le sommet de la symphyse pubienne (Bandl) (voir plus loin pelvimétrie digitale interne). Cette mensuration externe n'est guère praticable que pendant les suites de couches, par conséquent à un moment où la pelvimétrie vient de perdre tout intérêt pratique immédiat. Tout au plus ce procédé mérite-t-il d'être employé à titre de preuve, dans le but de vérifier les données antérieurement fournies par la pelvimétrie digitale interne.

On a également cherché à évaluer les dimensions du diamètre transverse obstétrical du détroit supérieur au moyen de la pelvimétrie externe. Un premier procédé consiste à mesurer l'écartement des deux trochanters, et à retrancher du chiffre indiqué par le compas 15 centimètres, comme représentant l'épaisseur des deux parois latérales du bassin, y compris celle des deux épiphyses fémorales. On retrouve ici les mêmes causes d'erreur que pour la mensuration du diamètre de Baudelocque.

Un second procédé, préconisé par Kehrer, consiste à déduire l'étendue du diamètre obstétrical de celle du diamètre bis-ilio-pectiné. Il suffirait, suivant cet auteur, d'ajouter 13 millim. à la dimension de ce diamètre transverse antérieur, dont les repères sont aisément accessibles à travers les téguments inguinaux, pour obtenir celle du transverse obstétrical.

La pelvimétrie externe ne fournit, en somme, des renseignements de quelque valeur, que lorsqu'elle porte sur les parois du grand bassin, c'est-à-dire quand elle est appliquée sur une région où les points de repère osseux sont très superficiels, par conséquent faciles à déterminer. Elle permet de préjuger de l'existence du rachitisme, lorsqu'elle indique une diminution dans le rapport des chiffres qui, à l'état normal, indiquent en centimètres l'étendue respective des deux diamètres bis-iliaque médian (28 centim.) et bis-épineux antérieur (24 centim.). Sur le bassin rachitique, par suite du déjettement en bas et en dehors des deux ailes iliaques, ces deux diamètres tendent à devenir égaux (fig. 17). Cette même mensuration fournit un signe de grande probabilité en faveur de l'existence d'un bassin rachitique généralement rétréci, lorsque les deux diamètres en question se trouvent simultanément et notablement diminués d'étendue.

La mensuration externe des diamètres obliques du grand bassin peut servir à évaluer le degré de l'asymétrie pelvienne, liée soit à une déviation scoliotique basse du rachis, soit à une inégalité de longueur des deux membres abdominaux, ou encore à un arrêt de développement unilatéral des parois du bassin (voir Bassin oblique ovalaire).

Pelvimétrie mixte. — La pelvimétrie mixte consiste à mesurer, à l'aide d'un compas, l'étendue de certains diamètres internes du bassin, en comprenant dans la mensuration l'épaisseur de l'une des deux parois pelviennes qui répondent aux extrémités du diamètre interne. Comme dans la pelvimétrie externe, ce mode d'examen comporte la défalcation de l'épaisseur de la paroi du bassin saisie dans l'ouverture du compas; il donne toutefois des résultats plus précis que la pelvimétrie externe, en ce que la défalcation se fait, non plus au moyen d'un calcul approximatif, mais par la mensuration directe de l'épaisseur de la paroi pelvienne, en l'effectuant à l'aide des deux branches du compas, dans un temps secondaire de l'examen.

Ainsi, par exemple, si l'on veut connaître l'étendue du diamètre promonto-pubien, on introduit dans le vagin l'extrémité de l'une des branches du compas, et on l'applique sur le milieu du promontoire, tandis que l'extrémité de l'autre branche de ce compas est placée au-devant et en haut du pubis, en un point bien déterminé; on obtient de cette façon la mesure d'une ligne droite qui irait du promontoire à la partie supérieure et antérieure du pubis. Cela fait, l'extrémité du compas qui avait été appliquée sur l'angle sacro-vertébral, est reportée derrière la partie postérieure du pubis, tandis que la seconde branche du compas demeure là où elle était dans la première mensuration ; l'écartement du compas indique alors l'épaisseur des pubis. On défalque cette épaisseur de la première mesure obtenue, et l'on a l'étendue du diamètre promonto-pubien.

Ce genre de pelvimétrie n'est pas usité dans la pratique courante, car il offre les mêmes inconvénients que ceux que nous objectons plus loin à la pelvimétrie interne instrumentale. Actuellement, cependant, quelques auteurs allemands, Freund, Winkler et Skutsch, en font usage : à cet effet, ils se servent de pelvimètres à tiges souples, construits en métal malléable ; nous ferons remarquer à ce propos que Tarnier, en 1869 (thèse de Stanesco, Paris, 1869, p. 74), avait déjà imaginé d'appliquer l'emploi des tiges métalliques malléables à la pelvimétrie mixte.

Pelvimétrie interne. — Dans la pelvimétrie interne, on obtient les dimensions des diamètres pelviens en portant directement d'une extrémité à l'autre du diamètre recherché, soit un pelvimètre, soit simplement le doigt.

Ce mode d'investigation l'emporte de beaucoup sur la pelvimétrie externe ou mixte; il donne seul la notion certaine de l'existence et du degré des malformations du bassin. Aussi constitue-t-il un temps obligatoire de tout examen obstétrical, temps qu'on ne saurait négliger sans tort, sauf dans le cas où l'engagement profond de la présentation fœtale le rend à la fois inutile ou impraticable. Nombre de rétrécissements du bassin pourraient passer inaperçus, par suite du silence des commémoratifs ou de l'absence de stigmates de rachitisme apparents sur le reste du squelette, qui sont décelés par le toucher explorateur et par le toucher mensurateur, ainsi que Lenoir les appelle.

A la pelvimètrie interne, on ajoute l'étude digitale de la forme ou topographie de l'excavation pelvienne.

L'objet principal de la pelvimétrie interne, dans le cas de viciation rachitique du bassin, est la mensuration du diamètre antéro-postérieur du détroit supérieur; c'est ce diamètre, dit minimum ou utile, qu'il importe avant tout de connaître pour apprécier le pronostic de l'accouchement, et pour régler la conduite à tenir.

Comme il est impossible d'étendre directement le doigt du sommet du pubis au promontoire, on n'arrive pas à effectuer par voie directe la mensuration de ce diamètre, en faisant usage de la main seule. Aussi, s'est-on efforcé, surtout dans le passé, de créer des pelvimètres capables d'atteindre à la fois, par la voie vaginale, les deux points aboutissants du diamètre promonto-pubien, afin de mesurer *in situ* la longueur de ce diamètre.

Pelvimétrie instrumentale. — A priori, la pelvimétrie interne instrumentale semble préférable à la pelvimétrie digitale simple, en ce qu'elle est appelée à donner directement les renseignements que cette dernière ne peut fournir que médiatement, à l'aide d'un artifice de calcul. (Voir plus loin.)

Hâtons-nous de dire que cet avantage n'est que théorique, et que la supériorité de la pelvimétrie instrumentale disparaît devant les difficultés de la mise en pratique que celle-ci comporte. Aussi ne voulons nous faire qu'un exposé très bref des instruments dont on peut faire usage pour mesurer le bassin par la voie vaginale.

Ces pelvimètres sont, pour la plupart, des instruments compliqués : leur application est douloureuse, et constitue une véritable petite opération obstétricale, comportant tous les risques qu'entraînent l'introduction et le maniement de corps étrangers à l'intérieur des voies génitales, chez la femme enceinte ou parturiente ; de plus, elle est incertaine, car il est presque impossible de fixer sûrement l'extrémité des branches de ces instruments sur les points de repère où doivent aboutir les diamètres à mesurer.

Nombreux sont les pelvimètres imaginés depuis cent ans : les uns ont pour but de suppléer complètement le doigt dans la mensuration du diamètre antéro-postérieur du détroit supérieur ; les autres sont destinés à accompagner l'index en lui fournissant une sorte d'armature graduée. On en trouve les figures dans l'*Armamentarium Lucinæ novum* (Kilian, 1856), et dans l'atlas de Lenoir, Sée et Tarnier. Nous ne mentionnerons ici que les types principaux.

Le plus ancien en date est le premier pelvimètre de Stein (petit pelvimètre ou pelvimètre simple) (fig. 32). Il consiste en une tige de bois dont l'extrémité

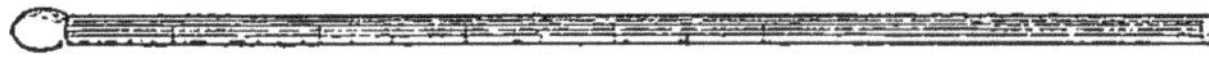

Fig. 32. — Premier pelvimètre de Stein (pelvimètre simple).

mousse est destinée à être fixée sur le promontoire. Cette tige est graduée sur toute sa longueur, et elle est munie d'un curseur qui doit s'arrêter au contact du ligament sous-pubien. Il indique seulement la longueur du diamètre promonto-sous-pubien.

Le même auteur imagina ensuite une pince dont les branches viennent prendre place aux extrémités du diamètre à mesurer (pelvimètre composé). Une

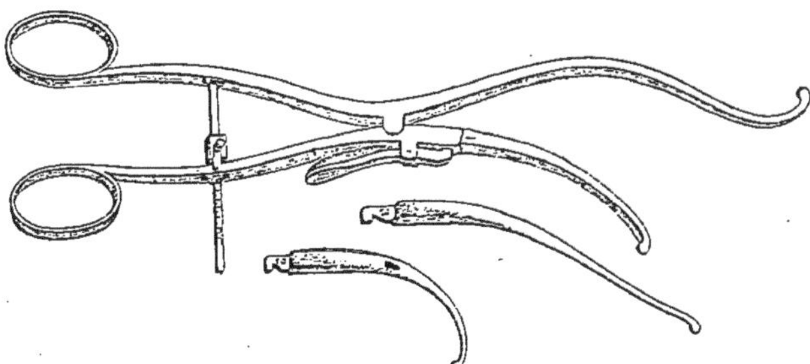

Fig. 33. — Second pelvimètre de Stein (pelvimètre composé).

tige graduée, reliée aux deux branches, permet de lire leur degré d'écartement (fig. 33).

Le pelvimètre de Coutouly (appréciateur du bassin) rappelle par sa disposition l'instrument dont les cordonniers font usage pour mesurer la longueur du pied. Ses deux branches, emboîtées l'une sur l'autre, sont toutes les deux munies à l'une de leurs extrémités d'un ajutage coudé ayant la forme d'une spatule (fig. 34). On fixe sur le promontoire le prolongement vertical de la

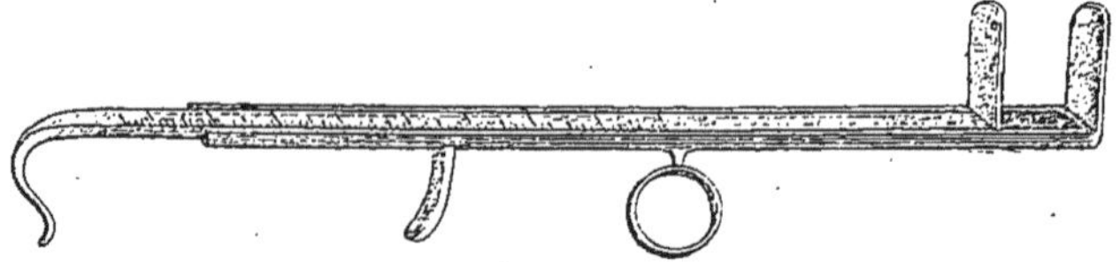

FIG. 34. — Appréciateur du bassin, de Coutouly.

branche engainante; puis, on attire d'arrière en avant la seconde branche qui glisse à l'intérieur de la précédente, et qui est munie d'une graduation, jusqu'à ce que sa portion coudée vienne buter contre la face postérieure des pubis. Le degré

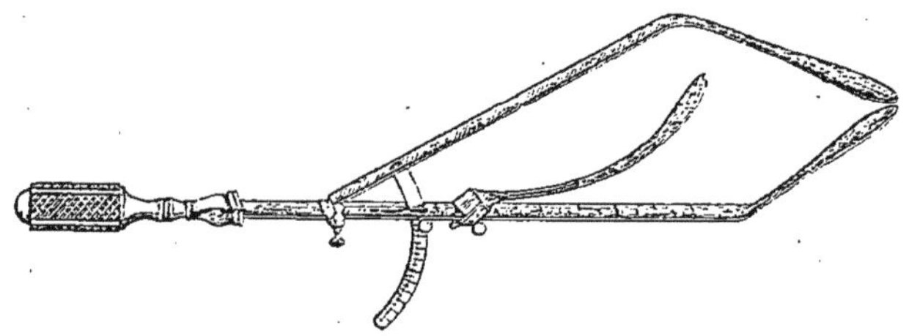

FIG. 35. — Intro-pelvimètre, de Mme Boivin.

d'écartement des deux spatules est indiqué sur la branche graduée; il donne l'étendue du diamètre promonto-pubien minimum.

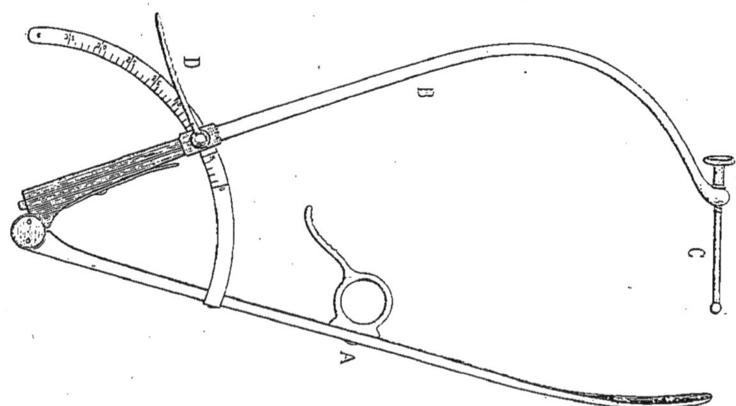

FIG. 36. — Pelvimètre mixte de Van Huevel.

Mme Boivin a imaginé un compas d'épaisseur offrant l'avantage de pouvoir s'appliquer à l'intérieur du petit bassin dans le cas où l'hymen a conservé son intégrité (fig. 35). L'une des branches de ce compas est introduite dans le vagin et vient prendre appui sur la face postérieure du pubis ; l'autre branche pénètre dans le bassin, en glissant dans le rectum, jusqu'à ce qu'elle arrive au contact du promontoire. — Mme Boivin, dans le mémoire où elle décrit son *intro-pelvimètre,* ajoute qu'il pourrait être employé comme *céphalomètre* pour mesurer la tête pendant l'accouchement.

Le type le plus connu des instruments destinés à la pelvimétrie mixte nous est fourni par le pelvimètre de Van Huevel (fig. 36). Il comporte un mode d'application plus compliqué que les pelvimètres précédents, mais il semble appelé à donner des renseignements plus précis que ceux-ci. Il se compose de deux branches articulées en forme de compas ; l'une d'elles *A*, introduite dans le vagin, est fixée sur le promontoire, tandis que l'autre *B*, glissant à la façon d'un curseur sur la première, est amenée sur le haut de la face antérieure du pénil, et y prend contact par une vis *C*. On fait une première mensuration comprenant le diamètre promonto-pubien, plus l'épaisseur du pubis et des

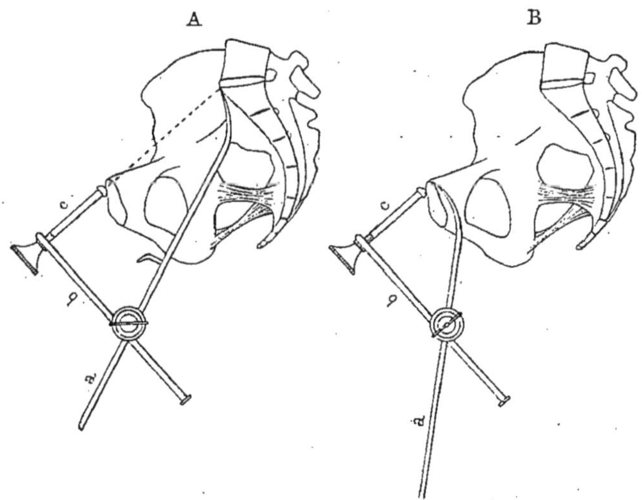

Fig. 37. — Application du pelvimètre de Van Huevel.
A. Premier temps. — B. Deuxième temps.

parties molles qui tapissent celui-ci. Le chiffre obtenu se lit sur un cercle gradué attenant à l'instrument (fig. 37, A).

Dans un second temps (fig. 37, B), on mobilise d'arrière en avant la branche interne primitivement placée sur le promontoire, sans déranger la branche extérieure fixée sur le pénil ; quand la première, ramenée d'arrière en avant, vient buter contre la face postérieure des pubis, le cercle gradué indique l'épaisseur de l'arc antérieur du bassin. Un simple calcul de soustraction donne l'étendue du diamètre promonto-pubien.

Le pelvimètre de Crouzat (fig. 38) est construit sur le type de l'instrument de Coutouly ; il se compose de deux tiges engainées, glissant l'une sur l'autre, dont les deux extrémités prennent appui sur le promontoire et sur le point saillant rétro-pubien. La tige engainante est graduée; elle se termine par un doigtier destiné à s'adapter sur l'ongle, tout en laissant à nu la pulpe du doigt. L'index conserve ainsi toute sa sensibilité de tact nécessaire pour bien se mettre en contact avec le relief du promontoire. L'autre tige joue le rôle d'un curseur; elle est surmontée d'un arc métallique, dont il existe deux modèles de longueur différente. On se sert de l'un ou de l'autre de ces deux arcs, selon le degré de hauteur de la symphyse des pubis. Pour appliquer l'instrument, on commence par mettre l'arc du curseur en contact avec la face postérieure des pubis; on enfonce ensuite l'index coiffé du doigtier,

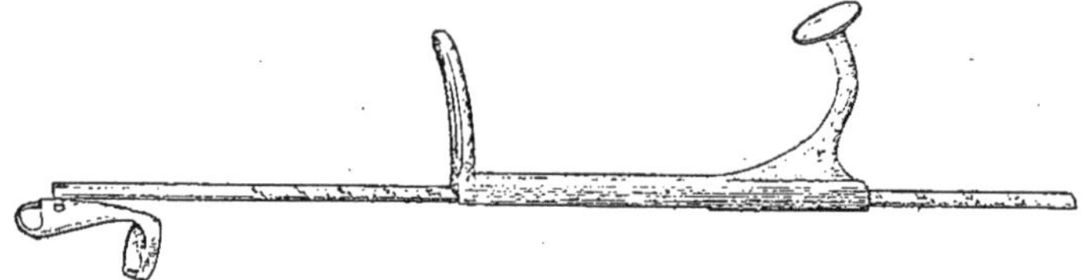

FIG. 38. — Pelvimètre de Crouzat.

usqu'à ce que son extrémité atteigne le promontoire. On n'a plus qu'à lire, sur la tige graduée, la dimension du diamètre promonto-pubien minimum.

Tout récemment (Ann. de Gyn., mai-juin 1894) M. Farabeuf a donné la description d'un pelvimètre qui n'est pas sans quelque analogie avec celui de Crouzat, dont il diffère moins par la forme que par le mode d'application de sa tige rétro-pubienne : au lieu d'introduire celle-ci dans le vagin, et de la placer, par la voie vaginale, au contact médiat du point saillant rétro-pubien, M. Farabeuf introduit cette tige, à laquelle il donne le nom de sonde-équerre vésicale, dans le canal de l'urèthre; une fois dans la vessie, cette sonde-équerre est amenée en contact tangentiel avec le point terminal antérieur du diamètre promonto-pubien minimum.

Pelvimétrie digitale. — Quel que soit le degré d'exactitude attribué par les inventeurs des pelvimètres aux mensurations instrumentales, il suffit et il est préférable, pour les besoins de la pratique courante, de faire usage du doigt nu comme pelvimètre. Ce qu'on pourrait peut-être perdre en précision dans les mesures ainsi obtenues, se trouve largement compensé par la simplicité de l'opération. La pelvimétrie digitale est facile à exécuter pour l'accoucheur, et aisée à supporter pour la femme. Avec le doigt, on n'a pas à craindre de perdre le contact des points de repère qui marquent les aboutissants du diamètre dont on recherche l'étendue.

On ne doit pas oublier, en outre, que si la dimension du diamètre minimum du détroit supérieur constitue la notion capitale à acquérir, on ne saurait se contenter de cette seule donnée pour prévoir et prévenir les difficultés de l'accouchement. La forme et la largeur du bassin, le degré d'élévation ou d'abaissement du promontoire, l'existence de faux promontoires, les variétés de hauteur et d'inclinaison des pubis, sont autant de renseignements que le doigt, à l'exclusion de toute espèce d'instrument, est seul susceptible d'acquérir. C'est donc avec grande raison qu'on a pu dire que le doigt constituait le meilleur des pelvimètres.

Dans la pelvimétrie digitale, on calcule la longueur du diamètre promonto-pubien minimum d'après celle du diamètre promonto-sous-pubien, et celui-ci est toujours facile à mesurer directement sur les bassins viciés par le rachitisme (voir p. 64). Pour effectuer ce calcul, on a recherché le rapport d'étendue qui existe entre ces deux diamètres. L'un et l'autre ont pour point de départ commun, le promontoire, mais ils divergent en se dirigeant vers l'arc antérieur du bassin : le premier tombe soit au sommet du pubis, soit, le plus souvent, sur la saillie osseuse rétro-pubienne ; l'autre aboutit d'une façon immuable au bord tranchant du ligament triangulaire. Les deux lignes droites figurant ces diamètres, et menées à partir du promontoire, forment ainsi un triangle dont le pubis constitue la base (fig. 39, 40 et 41).

L'inclinaison des pubis et l'élévation du promontoire au-dessus du plan horizontal sous-pubien, donnent à ce triangle la forme d'un triangle rectangle ou d'un triangle scalène, dont le grand côté correspond au diamètre promonto-sous-pubien. Abstraction faite des anomalies dues à une exagération extrême dans l'inclinaison ou dans la hauteur de la symphyse pubienne, on peut considérer que la différence qui existe entre la longueur du diamètre minimum et celle du diamètre promonto-sous-pubien, reste sensiblement la même dans la majorité des cas que l'on rencontre en clinique.

Tandis que Velpeau défalquait un centimètre de la longueur du diamètre promonto-sous-pubien pour obtenir celle du diamètre minimum, que P. Dubois et Cazeaux retranchaient de 9 à 11 millimètres pour un grand bassin, et de 6 à 9 pour un petit, que Maygrier, Michaëlis et Litzmann déduisaient 18 millimètres, le plus grand nombre des accoucheurs actuels, après Baudelocque, Capuron, Désormeaux, etc., estiment que la différence moyenne doit être fixée à 15 millimètres. Tarnier (cours professé à la Faculté de médecine en 1887) est arrivé à ce dernier chiffre, après avoir mesuré un grand nombre de bassins rachitiques pris dans les divers musées de Paris, ainsi que ceux qui sont figurés dans la thèse inaugurale de Pinard ; toutefois, il ne s'agit là que d'un chiffre moyen, car il résulte des recherches de Tarnier qu'il convient, pour apprécier avec le plus de justesse possible le rapport des deux diamètres, de diviser les bassins en cinq catégories :

1° Dans les bassins qui mesurent moins de 6 centimètres de diamètre promonto-sous-pubien, on doit retrancher 1 centimètre, avec erreur possible de 5 millimètres au maximum.

2° Dans les bassins dont le diamètre promonto-sous-pubien se trouve compris entre 6 et 8 centimètres, il faut retrancher 15 millimètres.

3° Dans les bassins offrant un diamètre promonto-sous-pubien de 8 centimètres à 8 centimètres et demi, retrancher 20 millimètres.

4° Dans les bassins ayant un diamètre promonto-sous-pubien de 8 centimètres et demi à 10 centimètres, retrancher 15 millimètres.

5° Dans les bassins de plus de 10 centimètres dans leur diamètre promonto-sous-pubien, retrancher 15 à 20 millimètres.

Litzmann avait déjà fait remarquer que la déduction à faire, pouvait varier d'un cas à l'autre de 10 à 29 millimètres. Ces différences se trouvent sous la dépendance de la diversité de forme que peut affecter le triangle promonto-pubien (Van Huevel). L'angle formé par le diamètre promonto-pubien avec l'axe du pubis est en moyenne de 95° (Delore), et le triangle est très légèrement scalène; c'est la disposition la plus commune sur le bassin bien conformé (t. I, fig. 20) et sur le bassin rachitique (fig. 39). Mais la forme scalène devient exagérée, et la différence de longueur entre les deux diamètres partant du promontoire est très grande, lorsque ce dernier est relativement élevé et que la symphyse

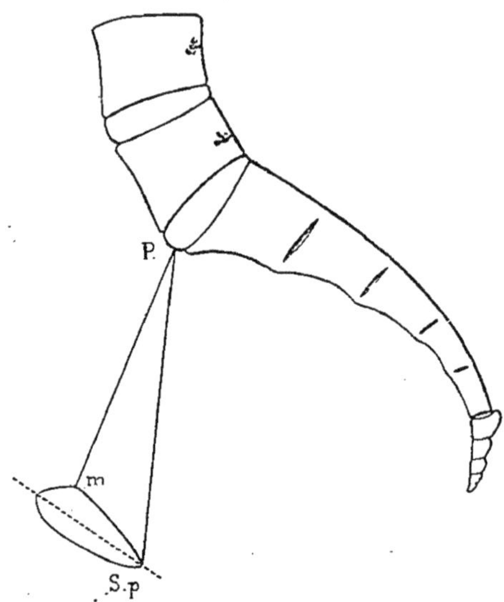

FIG. 39. — Bassin rachitique : inclinaison moyenne du pubis, formant avec le plan promonto-pubien un angle de 95 degrés ; forte saillie du point rétro-pubien ; hauteur moyenne du promontoire ; disque du promontoire très épais, avec diamétre promonto-rétro-pubien partant du milieu de ce disque.

P. M. Diamètre promonto-pubien minimum.

P. S. P. Diamètre promonto-sous-pubien.

P. M. S. P. Triangle promonto-pubien.

pubienne est peu inclinée et se rapproche de la verticale (fig. 40). Si le promontoire est bas, et si en même temps la symphyse pubienne est presque horizontalement dirigée de haut en bas et d'avant en arrière, le triangle devient isocèle (fig. 41). Dans cette dernière disposition, le diamètre promonto-sous-pubien présente la même longueur que le diamètre promonto-rétro-pubien.

Ce serait donc s'exposer à des erreurs très préjudiciables que de s'en tenir systématiquement au chiffre moyen de 15 millimètres, comme mesure de défalcation à retrancher uniformément du diamètre promonto-sous-pubien, pour obtenir la dimension minima du détroit supérieur, d'avant en arrière. Aussi doit-on s'attacher à reconnaître quelle est, pour chaque bassin, la forme du triangle promonto-pubien ; pour cela, il faut étudier du doigt les éléments de déformation du bassin qui dépendent : 1° de la situation et du degré d'élévation du promontoire par rapport au bord supérieur du pubis ; 2° de l'épaisseur du fibro-cartilage sacro-vertébral ; 3° du mode de saillie de l'articulation sacro-vertébrale et de la face postérieure des pubis ; 4° enfin du degré d'inclinaison et de hauteur de la symphyse pubienne.

On procède au toucher mensurateur (Lenoir) avec les précautions usitées pour le toucher explorateur du vagin.

Il importe de vider au préalable la vessie et le rectum. La réplétion de ce dernier organe pourrait masquer le promontoire, et il n'est pas rare de voir un doigt peu expérimenté confondre un amas de scybales avec le relief de l'articulation sacro-vertébrale.

L'attitude à faire prendre à la femme pour effectuer la pelvimétrie interne

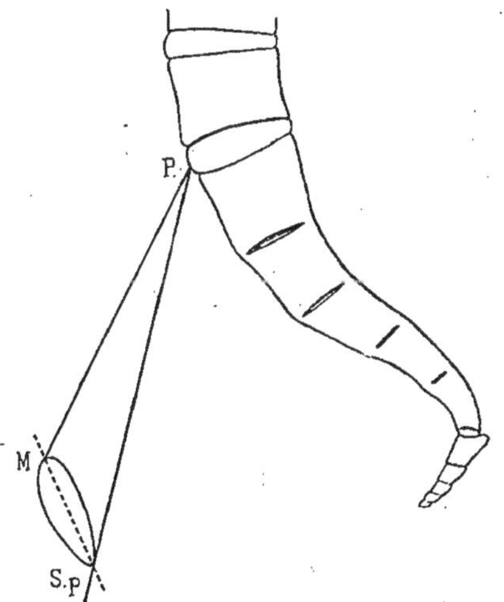

FIG. 40. — Bassin rachitique. Triangle promonto-pubien ; promontoire relativement élevé ; symphyse pubienne se rapprochant de la verticale.

P. M. Diamètre promonto-pubien.
P. S. P. Diamètre promonto-sous-pubien.

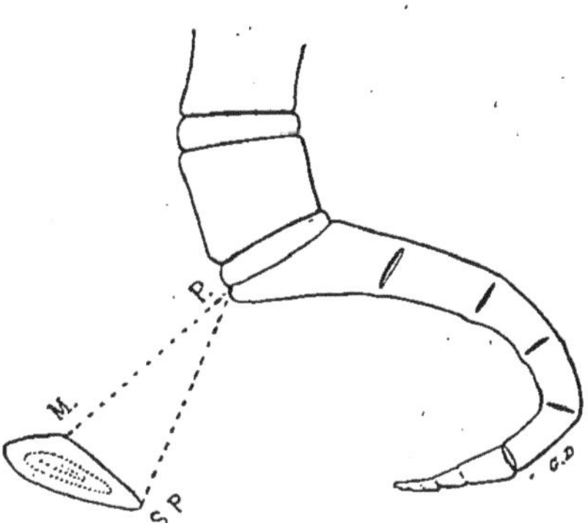

FIG. 41. — Bassin rachitique. Triangle promonto-sous-pubien ; promontoire très abaissé ; symphyse pubienne se rapprochant de l'horizontale.

P. M. Diamètre promonto-pubien minimum.
P. S. P. Diamètre promonto-sous-pubien.

n'est pas indifférente : le déplacement des membres inférieurs, entraînant la mise en jeu des articulations sacro-iliaques, retentit sur la forme et sur les dimensions du détroit supérieur. Dans l'attitude assise, le diamètre promonto-pubien se raccourcit d'environ 5 millim. (M. Duncan). Il en est de même dans la posture de la taille périnéale, ou dans l'attitude obstétricale exagérée, et le promontoire est alors beaucoup plus facilement accessible au doigt. Au contraire, l'extension aussi complète que possible des cuisses avec rejet du tronc en arrière, attitude que l'on obtient lorsqu'on place le siège sur le bord d'une table, le dos reposant sur celle-ci et les membres inférieurs pendants (Crouzat), détermine un mouvement de bascule du sacrum qui se traduit par une rétropulsion de la base de l'os, et le diamètre antéro-postérieur du détroit supérieur se trouve agrandi.

De l'attitude assise à celle des membres pelviens pendants au bord d'une table ou d'un lit, la longueur du diamètre promonto-pubien peut varier de 7 millimètres (Crouzat). Cette dernière posture est considérée par Walcher comme favorisant l'accouchement, quand le bassin est rétréci.

Pour recueillir la dimension exacte du diamètre minimum, il importe d'éviter l'une et l'autre des deux attitudes forcées que nous venons d'indiquer ; il convient donc de placer la femme dans le décubitus dorsal, c'est-à-dire dans la posture qu'elle prend d'elle-même, au moment où va se faire l'expulsion du fœtus. On maintient la tête légèrement fléchie sur le thorax, et les jambes à demi pliées sur les cuisses ; les membres inférieurs sont, en outre, portés en abduction modérée. Le bassin est soulevé par les mains d'un aide, ou mieux par les poings de la femme ; celle-ci, grâce à cette dernière disposition, ayant le siège appuyé sur ses mains, est mise hors d'état d'opposer des mouvements instinctifs de défense qui pourraient gêner l'accoucheur dans son investigation.

Pour pratiquer le toucher on peut se servir soit de l'index seul, soit de l'index réuni au médius ; nous préférons, pour notre part, recourir, autant que possible, à la première de ces deux manières de faire. L'introduction profonde des deux doigts est plus douloureuse que celle de l'index seul ; en outre, les deux doigts en jouant le rôle d'une attelle vis-à-vis l'un de l'autre, perdent une grande partie de leur liberté dans les mouvements de circumduction qu'ils exécutent à partir des articulations métacarpo-phalangiennes.

Il est cependant des cas où l'on ne peut se dispenser de recourir à l'emploi des deux doigts pour la pelvimétrie. Ce sont ceux dans lesquels il est nécessaire de déployer quelque effort pour atteindre le promontoire ; lorsque, par exemple, il faut soulever la partie fœtale amorcée à l'entrée du bassin, déprimer un plancher périnéal doué d'une trop grande tonicité, ou encore quand on se trouve en présence d'un bassin vicié dont le promontoire est très haut situé.

L'index bien étendu, mais non raidi, est introduit doucement dans le vagin, de bas en haut (fig. 42). Si l'on est placé sur le côté du lit où repose la femme, on prend soin d'incliner en bas et en avant l'épaule correspondant à la main qui pratique le toucher, afin d'imprimer au doigt la bonne direction dans le plan médian ; de cette façon, l'avant-bras se trouve dans le prolongement de l'axe de la vulve, et on évite de faire dévier le doigt latéralement. En abaissant fortement le coude sur le plan du lit, on s'oriente convenablement de bas en haut, et on ne court pas le risque de se perdre dans la concavité du sacrum.

En pratiquant le toucher unidigital, on ne doit jamais atteindre le promontoire lorsque le bassin est bien conformé, même en enfonçant le doigt aussi profondément que possible ; à ce point de vue, toutefois, une cause d'erreur est à éviter : quand on a affaire à une multipare dont les tissus ont été ramollis par de nombreux accouchements, il peut arriver que le plancher périnéal se laisse très facilement refouler de bas en haut par le poing qui fait suite à l'index mensurateur, et alors l'extrémité du doigt atteint le promontoire sans que pour cela la dimension du diamètre promonto-sous-pubien soit inférieure à la normale.

Assez souvent, ce n'est pas sans quelque difficulté que l'on parvient à reconnaître, de prime abord, le siège précis du promontoire vrai ; si, lorsque le bassin est bien conformé, l'angle sacro-vertébral constitue la seule saillie qui fasse un relief à la partie supérieure de l'excavation pelvienne, il n'en est pas toujours ainsi quand il s'agit d'un bassin rachitique. Dans certains cas, en effet, le doigt promené de haut en bas, ou de bas en haut, rencontre plusieurs interstices vertébraux à bordures saillantes, et semblables entre eux. Tantôt c'est le sacrum, dont la face antérieure est devenue convexe, qui se trouve sillonné d'arêtes transversales bordant les interstices intervertébraux sacrés anormalement élargis; il s'agit en ce cas de faux promontoires sacrés. Tantôt ce sont les

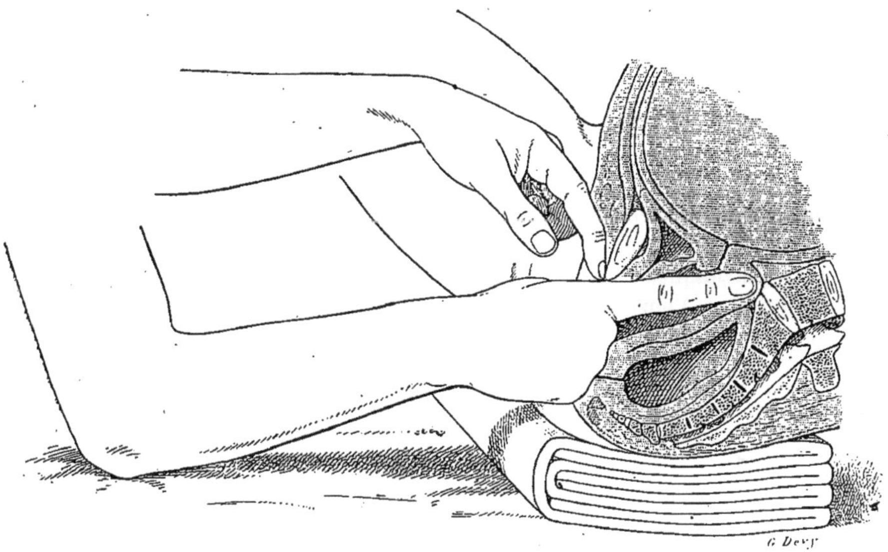

FIG. 42. — Toucher mensurateur.

vertèbres lombaires, dont les corps sont déviés en avant par une lordose exagérée, et qui forment au niveau de leurs lignes de jonction une série de faux promontoires sus-sacrés.

Pour distinguer le vrai promontoire des faux promontoires qui lui sont sus ou sous-jacents, il faut rechercher du doigt la saillie la plus proéminente; c'est à elle que répond le plus souvent l'angle sacro-vertébral, mais on n'acquiert ainsi qu'une simple présomption.

Le seul caractère certain auquel on puisse reconnaître qu'on est arrivé sur le promontoire vrai, réside dans la contiguïté ou dans la continuité de direction que le rebord antérieur des ailerons sacrés affecte avec la saillie médiane de ce promontoire (Budin). Pour être à peu près sûr que le doigt est bien sur l'articulation sacro-vertébrale, il suffit donc de porter la pulpe de l'index d'un côté et de l'autre du promontoire présumé, et de rechercher la situation et la direction du rebord mousse des ailerons du sacrum; si ce rebord est en rapport de continuité ou de contiguïté avec la saillie médiane que l'on a touchée du bout du doigt, il s'agit bien du promontoire vrai. Il faut cependant savoir que dans quelques cas très exceptionnels le rebord des ailerons du sacrum descend jusqu'au niveau de l'articulation des deux premières vertèbres sacrées. Aussi, pour cette recherche, est-il le plus souvent nécessaire de faire usage de deux doigts.

Une fois le promontoire reconnu, on apprécie, en touchant doucement, le relief respectif que font ses deux bordures osseuses articulaires et le bourrelet cartilagineux interposé, de façon à fixer le siège exact du point aboutissant qui doit limiter en arrière le diamètre promonto-pubien minimum.

Dès que l'extrémité de l'index est arrivée au point convenable, on l'y maintient en veillant strictement à ce qu'elle ne subisse pas le moindre glissement; on relève ensuite le bord radial du doigt, jusqu'à ce qu'il vienne buter contre le bord libre du ligament triangulaire, au niveau duquel est située l'extrémité antérieure du diamètre promonto-sous-pubien.

On éprouve parfois quelque peine à percevoir avec netteté au long de l'index le contact du ligament triangulaire. Outre que la sensibilité tactile est peu développée sur le bord radial du doigt, ce ligament ne forme pas une arête nette, surtout chez la femme enceinte, en raison du ramollissement et de l'infiltration gravidiques qui occupent la symphyse pubienne et les parties molles qui la tapissent. Pour ce même motif, la difficulté devient plus grande encore quand on explore le bassin au cours du travail.

Afin de suppléer à l'insuffisance tactile du bord digital, il est utile, avant de procéder à la mensuration digitale, d'effectuer une exploration préalable du sous-pubis, à l'aide de la pulpe de l'index qui ne sert pas au toucher. Cette extrémité digitale est portée, l'ongle d'abord tourné en bas, sous le bord inférieur du pubis; en ce point elle déprime doucement les parties molles et arrive ainsi à reconnaître la crête ligamenteuse qui doit marquer le point aboutissant du diamètre promonto-sous-pubien. Ce repère une fois déterminé, l'extrémité du même doigt pivote sur place, de telle sorte que le dos de l'ongle regarde en haut et en arrière et appuie contre le vestibule, et que l'extrémité de cet ongle vienne se placer exactement au niveau de l'arête du ligament triangulaire, dont elle ne se trouve séparée que par l'épaisseur de la muqueuse.

A ce moment, comme l'autre index (celui qui a été profondément introduit dans le vagin à la recherche du promontoire) est resté en contact parfait avec le promontoire par l'extrémité de sa phalangette, et avec la partie inférieure des pubis par son bord radial, il en résulte que les deux doigts se rencontrent juste au niveau du bord inférieur du ligament triangulaire; dès lors une légère pression de l'ongle suffit pour marquer d'une empreinte la peau de l'index mensurateur, là où celui-ci est venu se mettre en contact avec ce ligament.

La distance qui sépare l'extrémité de l'index de la marque tracée par l'ongle, répond exactement au diamètre promonto-sous-pubien, et l'on procède à sa mensuration à l'aide d'un décimètre ou d'un ruban métrique; il n'y a plus alors qu'à faire la défalcation dont nous avons parlé plus haut (p. 61).

Cette manière de pratiquer la pelvimétrie du diamètre promonto-sous-pubien donne les résultats les plus précis. Lorsque plusieurs personnes suffisamment exercées pratiquent successivement le toucher mensurateur, elles arrivent à recueillir des mesures parfaitement identiques. Mais dès qu'on s'écarte de la technique que nous avons exposée, on s'expose à tomber dans l'erreur ; c'est pour cela que nous l'avons méticuleusement décrite.

Quand on pratique le toucher mensurateur avec deux doigts accolés, on place l'extrémité du médius sur le promontoire, tandis que le bord radial de l'index est relevé contre le bord inférieur du ligament triangulaire ; alors, avec l'ongle de l'autre index on marque le point de contact entre ce bord radial et ce ligament ; puis, on mesure avec un ruban métrique la distance diagonale qui sépare l'extrémité du médius de la marque laissée par l'ongle.

Sur le bassin rachitique, la mensuration est d'autant plus facile à effectuer, que le rétrécissement est plus accusé. Lorsque le bassin n'est que légèrement vicié, comme cela est le cas le plus fréquent, on arrive bien à atteindre le promontoire du doigt, mais souvent l'angle sacro-vertébral se trouve trop éloigné pour qu'il soit possible de maintenir le doigt à sa surface, et d'accoler en même temps le bord radial de l'index au sous-pubis. On se contente alors de dire que le promontoire est accessible. D'ailleurs, il n'y a pas grand avantage à mesurer le bassin lorsque le diamètre promonto-sous-pubien excède onze centimètres, car avec un si faible degré de viciation pelvienne la dystocie est exceptionnelle.

Une fois le diamètre promonto-sous-pubien connu, on étudie la disposition de la face antérieure du sacrum. On s'assure d'abord de la direction de cette face : si le sacrum a subi une torsion autour de son axe longitudinal, cette face regarde une des moitiés latérales du bassin, ce qui est l'indice d'une viciation asymétrique.

On recherche ensuite si cette face est concave ou convexe, régulièrement courbée ou au contraire coudée, si elle est refoulée en arrière, ou bien projetée en avant.

On fait ainsi le diagnostic de la variété du rétrécissement rachitique au point de vue de son étendue en hauteur : Le sacrum est-il concave sur toute son étendue, on a affaire à un rétrécissement localisé au détroit supérieur. Lorsqu'au contraire la face antérieure de l'os est convexe et saillante en avant, soit tout entière, soit seulement à sa partie supérieure, elle est alors généralement sillonnée de faux promontoires, et l'on se trouve en présence d'un rétrécissement étagé; dans ce cas, on mesure avec le doigt la distance qui sépare ces faux promontoires du sous-pubis.

Le diamètre promonto-sous-pubien étant connu, pour évaluer la défalcation qui doit donner la longueur du diamètre promonto-pubien minimum, il est indispensable de tenir compte de la conformation de l'arc antérieur du bassin. Dans ce but, l'index, recourbé en crochet, suit de haut en bas toute la face postérieure de la symphyse, de façon à en reconnaître l'inclinaison, la hauteur et le degré de convexité ; en portant en même temps le pouce sur le pénil on apprécie l'épaisseur de l'arc antérieur du bassin. On conçoit qu'il faudra augmenter ou diminuer le chiffre de la défalcation, selon que la symphyse sera très inclinée en avant et en bas, et que la saillie rétro-pubienne sera très accentuée, ou selon que la disposition du pubis sera inverse de la précédente.

Deux grosses erreurs peuvent faire méconnaître un rétrécissement antéro-postérieur du bassin :

1° Lorsque le sacrum est très concave, si on ne porte pas l'extrémité du doigt assez haut, on n'atteint pas le promontoire, et on s'imagine à tort que le bassin n'est pas rétréci ; c'est une faute que commettent habituellement les commençants, et pour l'éviter il suffit de porter le doigt très fortement en haut et en arrière ;

2° D'autres fois le promontoire est abaissé en même temps que repoussé en avant, et, dans ces conditions, si on porte d'emblée l'extrémité du doigt trop fortement en haut et en arrière, on passe par-dessus le promontoire sans le sentir, et l'on se trouve en contact avec la dernière vertèbre lombaire ; on peut méconnaître ainsi un rétrécissement considérable. Pour éviter ces deux grosses erreurs, le mieux est de porter d'abord le doigt directement et fortement en arrière, et de l'incliner ensuite progressivement de bas en haut, aussi profondément que possible.

Après le diamètre promonto-pubien minimum, celui qu'il importerait le plus de mesurer avec exactitude au niveau du détroit supérieur est le transverse obstétrical ou utile. Malheureusement, la pelvimétrie ne donne pas de résultats précis sur ce point. Par le toucher bimanuel on estime à peu près l'étendue de ce diamètre, mais on n'arrive pas à la mesurer. Velpeau avait conseillé d'introduire la main entière dans le vagin, dans le but de reconnaître l'étendue de ce diamètre, d'après le degré d'écartement qu'on peut imprimer aux doigts, en les portant simultanément au contact des deux lignes innominées; mais ce procédé ne donne que des renseignements des plus incertains, car, une fois la main sortie, il n'est plus possible de rendre aux doigts le degré exact d'écartement qu'on leur avait imprimé à l'intérieur des voies génitales, alors qu'ils touchaient simultanément les deux parois latérales du bassin.

Löhlein a cherché à mesurer médiatement le diamètre transverse, en suivant une technique analogue à celle qu'on emploie pour obtenir, par déduction, la longueur du diamètre promonto-pubien minimum. Cet auteur se fonde sur l'hypothèse qu'il existe un rapport constant entre l'étendue du diamètre transverse et celle d'un diamètre obliquement dirigé du sous-pubis à la partie la plus élevée de la grande échancrure sciatique. Ce dernier diamètre serait, en moyenne, de deux centimètres plus long que le transverse obstétrical. La mensuration digitale de ce diamètre oblique est beaucoup moins aisée à pratiquer que celle du diamètre promonto-sous-pubien ; en effet, le fond de la grande échancrure sciatique est difficilement accessible au doigt, et il n'offre pas, en raison de son contour arrondi, de point de repère précis ; nous ne saurions donc attacher une grande valeur à ce mode d'investigation.

Nous avons vu plus haut que Kehrer conseillait de déduire la dimension du diamètre transverse obstétrical de celle du diamètre bis-ilio-pectiné ou transverse antérieur, lequel est directement mesurable à travers l'épaisseur des parties molles, au moyen de la pelvimétrie externe. Ce dernier diamètre est de 13 millim. plus court que le transverse obstétrical.

Le procédé le plus simple et en même temps le plus pratique, quoique ne donnant que des renseignements approximatifs, consiste, pour apprécier les dimensions transversales du détroit supérieur, à glisser un ou deux doigts de chaque main au long des lignes innominées; ces doigts recherchent, en outre, en passant au-devant des articulations sacro-iliaques, s'il n'existe pas en ces points d'espaces perdus pour l'accouchement, espaces qui se présentent le plus ordinairement sous la forme de gouttières plus ou moins étroites, situées de chaque côté d'un promontoire anormalement saillant.

Pour terminer le toucher explorateur de la partie postérieure du bassin, il reste à relever la direction et la conformation de l'extrémité inférieure du sacrum et du coccyx. Si la pointe du sacrum est anormalement projetée en avant, il peut résulter de cette disposition un rétrécissement antéro-postérieur du détroit inférieur. On mesure directement à l'aide de l'index le diamètre sous-sacro-sous-pubien, en fixant la pulpe du doigt sur l'interligne sacro-coccygien, et en relevant le bord radial au contact du ligament triangulaire comme nous l'avons indiqué plus haut. En ce point, on marque une empreinte sur la peau à l'aide de l'ongle, et on mesure avec un ruban métrique. On reconnaît au préalable, si cela est nécessaire, le siège de l'interligne sacro-coccygien, en faisant coucher la femme sur le côté, et en saisissant le coccyx entre l'index glissé dans le vagin et le pouce placé dans la rainure interfessière, et en imprimant à ce petit os de légers mouvements de bascule, qui ont pour effet de mouvoir et de permettre de découvrir l'articulation sacro-coccygienne.

On complète l'exploration du bassin rachitique par celle des parois latérales de l'excavation, et par celle du contour du détroit inférieur.

Une fois le détroit supérieur exploré, les doigts qui en ont suivi le contour sont glissés au long des parois latérales de l'excavation pelvienne. Ils se rendent compte ainsi du degré de voussure que le fond des cavités cotyloïdes dessine en dedans, en particulier dans le cas où le bassin rachitique revêt le type pseudo-ostéomalacique. On apprécie en même temps la longueur et la direction des épines sciatiques.

Afin d'arriver à un résultat aussi juste que possible, la moitié droite du bassin doit être explorée de la main droite; la moitié gauche, de la main gauche.

Pour acquérir la notion de symétrie ou d'asymétrie, il est indispensable de procéder successivement, mais avec le moins d'intervalle possible, à l'examen de chacune des deux moitiés latérales du bassin. Le temps perdu pour passer d'un côté à l'autre du lit, lorsque la femme est dans le décubitus dorsal ordinaire, amoindrit la netteté du souvenir des sensations tactiles qu'il s'agit de comparer; pour obvier à cet inconvénient, il est donc indispensable de disposer la femme dans la position obstétricale, c'est-à-dire de la placer en travers du lit; l'accoucheur se trouve ainsi en mesure de toucher avec l'une et l'autre main, sans aucune perte de temps.

Pour l'exploration des parties latérales du bassin, l'index suffit le plus souvent; cependant il est quelquefois préférable d'introduire l'index et le médius conjugués; parfois même, surtout si la femme est enceinte ou en travail, on devra, dans le but d'établir avec le plus de certitude possible la topographie du bassin, glisser la main tout entière dans le vagin, le pouce restant seul au dehors de la vulve.

L'élargissement du détroit inférieur s'apprécie d'après le degré d'évasement de l'arcade pubienne, et d'après le degré de déjettement des tubérosités ischiatiques en dehors. Ces caractères anatomiques se reconnaissent aussi bien par la palpation à travers les parties molles du périnée, que par le toucher vaginal.

De la grossesse dans les rétrécissements rachitiques du bassin.

Bibliographie chronologique. — MAURICEAU. Traité des mal. des f. gross., 3e édit., t. I, p. 334, 1721. — SMELLIE. Traité théor. et prat. des accouch. Traduc. DE PRÉVILLE, 1754. — GARDIEN. Traité complet d'accouch., t. I, p. 192, 1824. — VELPEAU. Traité élém. de l'art des accouch., t. I, p. 366, 1829. — MICHAELIS et LITZMANN. Das enge Beck., 1861. — AHLFELD. Bestimm. d. Gross. d. Frucht. Archiv. für Gynäk., t. II, p. 353, 1871. — SCHRŒDER. Man. acc. Traduc. CHARPENTIER, 1875. — LA TORRE. Du développt du fœtus ch. l. f. à bass. vic., 1887. — SCHAUTA. Muller's Handb. d. Geburtsh., 1888. — LITZMANN. Trad. THOMASSET, 1889. — CHARPENTIER. Traité accouch., 2e édit., 1880.

Nomenclature alphabétique des auteurs cités dans la bibliographie chronologique.

AHLFELD, 1871.
CHARPENTIER, 1890.
GARDIEN, 1824.
LA TORRE, 1887.
LITZMANN, 1889.
MAURICEAU, 1721.
MICHAELIS, 1861.
SCHAUTA, 1888.
SCHRŒDER, 1875.
SMELLIE, 1754.
VELPEAU, 1829.

La marche de la grossesse, depuis son début jusqu'au terme normal, n'offre rien de bien particulier, lorsqu'il s'agit de rétrécissements peu prononcés; cependant nous verrons plus loin que souvent l'engagement du sommet fait défaut tant que le travail de l'accouchement n'est pas commencé.

Il n'en est pas de même pour les viciations plus accusées. On voit alors la grossesse revêtir des caractères particuliers, dont les plus constants consistent en anomalies de situation et d'inclinaison de l'utérus, et en troubles de l'accommodation fœtale. En général, ces troubles se montrent d'autant plus fréquents que l'entrée du bassin se trouve moins aisément perméable au fœtus, et ils se rencontrent plus communément chez les multipares que chez les primipares. Chez les multipares, en effet, les parois de l'abdomen et celles de l'utérus ont été fatiguées par la distension des grossesses précédentes ; elles s'adaptent moins énergiquement à la surface de l'œuf que chez les primipares, et, par conséquent, elles fixent moins exactement l'ovoïde fœtal dans la direction de l'axe du détroit supérieur.

Chez la femme rachitique, toutes les dispositions pathologiques de l'utérus et de l'œuf, comme, par exemple, les tumeurs utérines et péri-utérines, l'hydropisie de l'amnios ou l'insertion vicieuse du placenta, agissent plus puissamment pour vicier la présentation du fœtus, que chez la femme dont le squelette et le bassin en particulier sont bien conformés.

Le défaut d'hygiène, qui a pu donner naissance au rachitisme pendant l'enfance, influe parfois d'une façon fâcheuse sur l'état général de la femme adulte ; il entraîne une nutrition vicieuse et des troubles dans le fonctionnement de divers organes ; aussi, doit-on s'attendre à voir les rachitiques supporter plus péniblement que les femmes bien développées, les modifications de l'organisme qui sont liées à l'état de gestation. En particulier, les difformités du rachis et celles du thorax exercent parfois une influence défavorable sur le cours de la grossesse ; dans ces cas, la distension de l'utérus et le refoulement gravidique du diaphragme peuvent produire des troubles très graves dans le jeu des fonctions respiratoires et circulatoires.

L'éclampsie s'observe-t-elle plus fréquemment chez les rachitiques que chez les femmes bien conformées? La coïncidence a semblé assez fréquente à P. Dubois, pour que ce maître ait voulu voir une relation de cause à effet entre l'affection convulsive et les malformations du bassin ; mais avec les données actuelles de la pathogénie de l'éclampsie, cette corrélation est loin d'être démontrée.

Il n'est pas exact, contrairement à l'opinion anciennement émise par Velpeau, que le rachitisme pelvien prédispose à l'interruption de la grossesse ; il semblerait même que l'irritabilité utérine soit plutôt atténuée qu'augmentée, si l'on considère que la majorité des femmes rachitiques sont, de par leur condition sociale, très souvent exposées à des travaux pénibles pendant leur grossesse, et si l'on songe que dans le cas de bassins viciés, on n'arrive pas toujours à provoquer l'accouchement prématuré artificiel aussi vite qu'on le voudrait.

Les rapports de l'utérus avec les parois de l'excavation pelvienne, dans les premières semaines de la grossesse et, plus tard, avec celles de la cavité abdominale, sont subordonnés à la forme et au degré du rétrécissement. Habituellement, au début de la grossesse, l'utérus franchit hâtivement de bas en haut la marge du bassin, lorque le sacrum est plat ou convexe, et lorsque le promontoire dessine une saillie peu marquée ; le fond de l'organe glisse de bas en haut sur le sacrum, comme sur un plan incliné, et il n'est pas rare de le voir dépasser en haut la symphyse pubienne, dès la cinquième ou sixième semaine de la grossesse. Il ne faut cependant pas oublier que le même fait s'observe chez les femmes bien conformées (voyez t. I, p. 185).

Il n'en est plus de même, quand le sacrum, tassé dans le sens de sa longueur, offre une concavité exagérée, ou bien lorsqu'il affecte une direction presque horizontale par suite du refoulement de sa pointe en arrière, car alors le petit bassin se trouve très spacieux d'avant en arrière, et le promontoire forme une saillie très accusée au niveau du détroit supérieur ; dans ces conditions, pendant les premières semaines de la grossesse, l'utérus gravide se développe sans entraves au-dessous de la marge du bassin ; souvent aussi il se montre anormalement mobile, et oscille aisément en toutes directions sous l'impulsion du doigt ; il lui est donc facile de se porter en rétroversion, et jusqu'au troisième mois son fond mal fixé flotte pour ainsi dire dans l'excavation sacrée. Comme l'a indiqué Gardien, il peut arriver, bien que le fait soit peu fréquent, qu'à partir de ce moment le relief du promontoire mette obstacle à l'ascension du globe utérin, et que la rétroversion des premières semaines se transforme en une rétroversion incarcérée (voir t. II, p. 226).

Dans la seconde moitié de la grossesse, la situation de la matrice devient inverse de celle qu'elle affectait au début, et l'utérus demeure tout entier au-dessus du détroit supérieur; à la rétroversion des premières semaines, succède dès lors une antéversion qui augmente avec les progrès de la grossesse, et souvent cette déviation devient excessive. Le raccourcissement de la taille, la lordose lombaire, le défaut d'engagement du fœtus sont autant d'éléments qui mettent l'utérus trop à l'étroit dans la cavité abdominale. Cet organe ne trouvant qu'en avant l'espace suffisant pour se développer, bascule en ce sens, en refoulant et en abaissant au-devant de lui la paroi abdominale antérieure.

La saillie gravidique du ventre s'exagère donc chez les rachitiques, et pour peu que les tissus aient perdu leur tonicité, comme cela arrive principalement chez les multipares, on peut voir, à la fin de la grossesse, le globe de l'utérus tomber au-devant des cuisses (ventre en obusier, en besace, venter propendulus, abdomen pendulum, etc.).

Les gibbosités dorso-lombaires du rachis, assez fréquentes chez les rachitiques, en tassant le tronc verticalement, et en diminuant d'autant la hauteur de la cavité abdominale, poussent l'antéversion à l'extrême : en ce cas, lorsqu'on déprime l'épigastre, par le palper, on arrive à sentir la face postérieure de l'utérus parce qu'elle est devenue antérieure, en raison de la bascule excessive de l'organe gestateur.

Après l'accouchement, les effets de cette surdistension de l'abdomen se traduisent par de l'éventration, car la déhiscence de la ligne blanche a été poussée si loin, que la couche musculo-aponévrotique ne peut plus recouvrer sa tonicité normale.

Pendant que les parois de l'abdomen se trouvent distendues, les expansions musculaires utéro-pelviennes subissent un certain tiraillement, par suite de la situation défectueuse du fond de l'utérus causée par le défaut d'engagement du fœtus ; il en résulte pour les ligaments utérins une perte de tonicité qui se manifeste souvent, dans les suites de couches, par des déviations persistantes, et en particulier par une rétroversion de l'utérus.

Au cours de son expansion gravidique, l'organe à la fois mal soutenu en avant, et mal fixé aux parois pelviennes, prend une forme sphéroïdale qu'il conserve à mesure qu'il se développe. Le défaut de contention périphérique suffit à expliquer cette conformation, qui est commune chez les rachitiques, sans qu'il y ait lieu pour cela d'invoquer l'existence d'une anomalie congénitale dans la forme de la matrice (Schauta).

Parmi toutes les causes des présentations vicieuses, les rétrécissements du détroit supérieur doivent être placées au premier rang. Chez les femmes bien conformées, la proportion des présentations du sommet est de 95 p. 100; chez les rachitiques, ce chiffre tombe à 90 p. 100 (Winckel) ; à 80 p. 100 (Litzmann); à 83 p. 100 (Spiegelberg).

Les chiffres recueillis par Guerlain sur les registres de la Maternité, de 1885 à 1892 inclus, et comportant un ensemble de 1,036 accouchements, dont dix gémellaires, chez des femmes à bassin rachitique, indiquent la proportion suivante pour les diverses présentations :

Sommet	882	soit	1 sur 1,18
Siège	72	—	1 — 14,5
Face	32	—	1 — 32,6
Tronc	44	—	1 — 23,7
Présentations non indiquées.	16		

Ces chiffres n'ont trait qu'aux présentations constatées au cours du travail. Avant le début de l'accouchement, la proportion des présentations vicieuses se montre beaucoup plus grande encore. Les mutations spontanées, soit à la veille du travail, soit dès l'apparition des premières contractions douloureuses, sont beaucoup plus fréquentes que lorsque le bassin est bien conformé.

La plupart du temps, chez les multipares rachitiques, on ne constate la présence d'aucun segment du fœtus fixé au niveau du détroit supérieur, avant que le travail soit commencé; il n'y a pas encore de présentation régulière : la tête, généralement mal fléchie, est déviée vers l'une des fosses iliaques, et repose par le front ou l'occiput sur l'une des lignes innominées. Il est nécessaire, en ce cas, de recourir à l'emploi combiné du palper hypogastrique et du toucher vaginal pour arriver à sentir, avec le bout du doigt, la convexité de la voûte crânienne. Les premières contractions douloureuses suffisent, ordinairement, à ramener et à fixer le sommet au détroit supérieur.

Si l'on considère que chez les multipares l'engagement du sommet, à la fin de la grossesse, s'observe d'autant plus rarement que le nombre des accouchements antérieurs est plus grand, on voit que, sous ce rapport, le rétrécissement du détroit supérieur exagère encore la fréquence de ce défaut d'engagement d'ailleurs inhérent à l'état de multiparité.

Chez les primipares ou chez les pluripares, surtout chez celles qui ont conservé une paroi abdominale résistante, on doit toujours songer à l'existence possible d'une malformation du bassin, lorsqu'au début du travail on trouve une présentation céphalique mal accommodée, et arrêtée au-dessus du détroit supérieur, alors qu'aucune autre particularité, soit du côté de l'œuf et de son contenu, soit du côté de l'organisme maternel, n'est reconnue au cours de l'examen clinique.

Pourtant, le défaut d'engagement au cours de la grossesse, chez les rachitiques, ne constitue pas une règle absolue : Litzmann compte, en effet, que l'on trouve le sommet descendu dans le petit bassin, avant le travail, dans 8,1 p. 100 des cas. Mais il n'en est pas moins vrai que le plus souvent la tête reste au-dessus du détroit supérieur, ou à son niveau, alors même que le bassin est très modérément rétréci, et mesure plus de 9 centimètres et demi. On comprend mal que le diamètre bipariétal, dont le diamètre est ordinairement de 9 à 9 centimètres et demi, ne franchisse pas un pareil détroit; aussi tous les cliniciens ont-ils constaté le fait, sans en donner d'explication satisfaisante.

En théorie, l'engagement ne devrait pouvoir s'effectuer qu'à la condition que le diamètre minimum du bassin ne fût pas inférieur à 9 centim. 5, ou que l'enfant présentât un volume au-dessous de la normale. Cependant, l'engagement peut s'effectuer spontanément avant le travail, même au cas où le bassin se trouve notablement vicié, et l'on trouve parfois, descendue profondément dans l'excavation pelvienne, la tête d'un fœtus offrant un développement moyen. Dans ces faits, la descente s'est effectuée de très bonne heure, grâce, sans doute, à une tonicité excessive des muscles utéro-pelviens, et la tête a pu compléter son développement une fois qu'elle a été incarcérée dans le petit bassin.

Pour notre part, nous avons vu, dans quelques cas, l'enfant naître spontané-

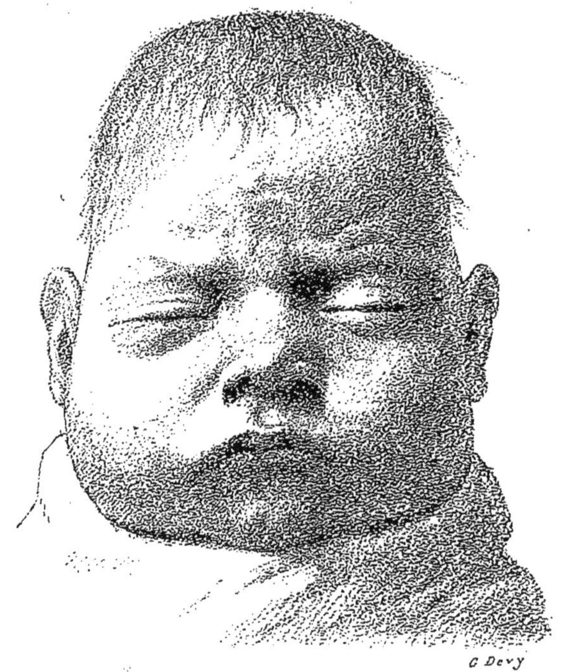

Fig. 43. — Forme de la tête profondément engagée pendant la grossesse dans un bassin rachitique (service de M. Tarnier).

ment avec une forme singulière du crâne, forme qui, à l'inverse des déformations plastiques transitoires du travail, ne disparaît pas dans les premiers jours qui suivent la naissance. La calotte osseuse est de forme aplatie en travers, et elle offre une configuration telle que la longueur des diamètres sagittaux contraste avec l'exiguïté des diamètres transversaux (fig. 43). Il est vraisemblable que cette disposition de la voûte crânienne dépend bien plutôt d'un séjour très prolongé de la tête dans l'excavation d'un bassin dont l'aplatissement est étagé, que d'une anomalie dans l'ébauche initiale des os de la voûte céphalique.

La mauvaise conformation du bassin peut-elle influer sur le volume du fœtus? Les riches statistiques dressées par La Torre ont établi que le degré de développement physique des femmes en général, et celui du bassin en particulier, n'influe en rien sur le volume de l'enfant. Par contre, cet auteur a pu vérifier l'exactitude de l'aphorisme de Mauriceau, à savoir que, la stature et la vigueur du père jouent à cet égard un rôle indéniable.

Même exposées aux plus grandes privations, les femmes rachitiques sont susceptibles d'accoucher à terme d'enfants volumineux. L'ancien traitement prophylactique de la dystocie pelvienne, basé sur l'inanition imposée aux femmes enceintes (Depaul), dans le but d'amoindrir le développement du produit de conception, est donc, à juste titre, généralement rejeté aujourd'hui; pourtant, il a été encore conseillé par Prochownik, en ces derniers temps.

Examen du bassin rachitique pendant la grossesse. — Chez la femme enceinte, les modifications apportées dans la zone génitale par la grossesse facilitent la recherche et la découverte des malformations du bassin, sauf dans le cas où il existe un engagement total ou partiel de la partie fœtale. Le ramollissement des parois du vagin et du plancher pelvien facilite singulièrement l'exploration digitale interne. Porté à l'extrême, ce ramollissement peut même entraîner une cause d'erreur que nous avons déjà signalée plus haut : la laxité du périnée devient telle, en effet, chez certaines multipares enceintes, que sous la pression de la main, dont l'index est étendu et poussé vers le promontoire, le plancher périnéal se laisse repousser de bas en haut jusqu'au-dessus du détroit inférieur. On arrive alors à atteindre du doigt l'angle sacro-vertébral, bien que le promontoire soit situé à distance normale du pubis.

Dans tous les cas où le toucher est difficile à pratiquer, parce qu'il y a atrésie de la vulve et du vagin, ou parce qu'il existe une contracture du releveur de l'anus, on doit, sauf vérification, préjuger de l'existence possible d'un rétrécissement généralisé à tous les diamètres du bassin, ou tout au moins à ceux du détroit inférieur; en effet, le défaut de développement et l'excès de sensibilité ou d'irritabilité des parties molles, se rencontrent fréquemment dans ce genre de malformations pelviennes. Pour établir un diagnostic pelvimétrique complet par la voie vaginale, on peut être obligé, en pareil cas, de recourir à l'emploi du chloroforme. En dehors de ces faits, qui répondent à une forme relativement peu commune des rétrécissements rachitiques, l'exploration intra-pelvienne s'effectue sans difficultés.

Plus encore que chez les femmes ayant un bassin bien conformé, le col et le segment inférieur de l'utérus se présentent mous et flasques à l'investigation du doigt; si l'index n'est pas très exercé, il a quelque peine à trouver et à délimiter les contours du moignon cervical, perdu qu'est celui-ci dans la masse des tissus ramollis, qui constituent le fond du vagin. Parfois on rencontre un bourrelet vaginal très accusé, qu'il faut se garder de confondre avec l'orifice externe d'un col qui serait mal effacé et en voie de dilatation.

Comme d'habitude, le col est dévié en arrière; il est tassé et affaissé sur lui-même; il semble effacé, mais en réalité, à l'inverse de ce qu'on observe chez la plupart des femmes bien constituées, il conserve toute sa longueur jusqu'au début du travail; cette disposition tient à ce que la tête n'appuie pas assez sur le col pour l'effacer, et l'amener à participer à l'ampliation du segment intérieur de l'utérus, sous l'influence des contractions de la fin de la grossesse.

Chez les multipares et chez certaines primipares, il n'est pas rare que le col soit entr'ouvert, et l'on atteint directement les membranes de l'œuf; au travers de celles-ci il n'est pas rare de percevoir la procidence fugace d'un membre ou du cordon ombilical.

La connaissance du volume total du fœtus et, en particulier, celle des dimensions céphaliques, constitue pour l'accoucheur un élément de diagnostic non moins important à acquérir que la notion du degré et de la forme du rétrécissement du bassin. Cette donnée lui est indispensable lorsqu'il veut apprécier au cours même de la grossesse, le pronostic de l'accouchement, et lorsqu'il veut être en mesure d'appliquer en temps opportun un traitement de choix.

On admet que le diamètre bipariétal, appelé à franchir le détroit supérieur dans la direction antéro-postérieure du bassin, mesure, en moyenne, autant de centimètres et de fractions de centimètre que la grossesse compte de mois et de fractions de mois.

Cette évaluation est assurément loin d'offrir une précision absolue, puisque le volume de l'enfant varie non seulement d'une femme à une autre, mais encore, chez la même femme, d'un accouchement à un autre ; on s'exposerait donc à des erreurs de pronostic et de traitement, si on ne cherchait à acquérir au sujet du volume de l'enfant des données plus certaines que celles que peut fournir la connaissance, toujours problématique, dans une certaine mesure, de l'âge de la grossesse.

Dans ce but, Ahlfeld conseille de mesurer à l'aide d'un compas d'épaisseur, dont les deux branches sont appliquées, l'une sur le col au fond du vagin, et l'autre, à travers la paroi abdominale, sur le fond de l'utérus, la hauteur totale de l'ovoïde fœtal ; le chiffre ainsi obtenu représente la moitié de la dimension longitudinale du fœtus porté en extension.

Ce procédé de mensuration est difficile à appliquer, et assez mal supporté par les femmes : un excès d'épaisseur des parties molles, un défaut de souplesse de l'utérus ou une exagération de la quantité de liquide amniotique, suffisent à le rendre infidèle ou impraticable. On en peut dire autant de la fœtométrie tentée à l'aide du compas d'épaisseur de Baudelocque appliqué à travers les parois de l'hypogastre ; cependant, l'un des élèves de Tarnier, le docteur Perret, a tout dernièrement repris cette question, et les résultats auxquels il est arrivé méritent d'attirer l'attention (Thèse de Paris, 1893, p. 24).

Une main exercée constitue un assez bon moyen d'apprécier les dimensions du tronc et de la tête du fœtus.

A l'aide du palper on peut arriver, comme l'a montré P. Müller, à reconnaître le rapport qui existe entre le volume de la tête fœtale et la capacité du bassin ; il suffit pour cela, d'effectuer ou d'essayer d'effectuer l'engagement artificiel de la tête fœtale au moyen de pressions extérieures exercées sur le globe céphalique ; cette manœuvre a reçu du professeur Pinard le nom de palper mensurateur. Après avoir pris soin de vider la vessie et le rectum, on applique les mains de chaque côté de l'hypogastre, et l'on fixe d'abord la tête au détroit supérieur ; puis, on imprime à celle-ci, de haut en bas, des pressions dirigées suivant l'axe de ce détroit, de manière à faire descendre la voûte du crâne dans l'excavation pelvienne. Tant qu'il demeure possible d'introduire le sommet dans le bassin, on est en droit de compter sur l'issue spontanée de l'accouchement.

Quoique péniblement supportée par quelques femmes, et difficile à exécuter lorsque les parois abdominales se trouvent trop épaisses ou trop résistantes, cette manœuvre peut rendre de réels services. Sa réussite donne en effet de la sécurité à l'accoucheur, et lui permet de demeurer dans l'expectation.

Nous ne pensons pas toutefois qu'un échec dans les tentatives d'engagement artificiel, même lorsque celles-ci sont infructueusement réitérées, doive toujours signifier que l'accouchement sera impossible sans intervention. L'engagement spontané du sommet au cours de l'accouchement obéit, en effet, à un mécanisme complexe, dont les différents temps ne sauraient être fidèlement exécutés par la main de l'accoucheur à travers les parois abdominales. Aussi n'est-il pas rare de voir telle tête fœtale, qui se sera refusée à descendre dans l'excavation pelvienne sous la pression des mains, s'engager spontanément, sans grandes difficultés, sous l'action de la poussée utérine.

Lorsque la tête ne s'engage pas dans l'excavation pelvienne, malgré les pressions mises en œuvre pendant le palper mensurateur, ce dernier mode d'investigation fournit cependant d'utiles renseignements, car avec lui on constate si la tête ne fait qu'appuyer sur les pubis sans faire saillie au-dessus de la symphyse, ou si elle les déborde en formant un relief qui permet de mieux établir le diagnostic et le pronostic, suivant que ce relief est plus ou moins accusé.

De l'accouchement dans les bassins rachitiques.

Bibliographie chronologique. — JACQUEMIER. Traité d'accouch., t. II, p. 342, 1846. — MICHAELIS, 1851 (voir page 2). — LITZMANN, 1861 (voir page 2). — TARNIER. Atlas complément., 1865. — BREISKY. Extramediane Einstell. d. Kindeskopfes. Archiv. für Gynäk., t. I, p. 173, 1870. — R. BARNES. Operat. obstetr. Traduct. CORDES, 1873. — SPIEGELBERG. Bemerk. üb. Geburtsverlauf, etc. Archiv. für Gynäk., t. VI, p. 324, 1874. — DOHRN. Ueber das Durchtrittsweise d. Vorhang. Schadels. Archiv. für Gynäk., t. VI, p. 82, 1874. — SIMPSON. Clin. obst. et gyn. Traduct. CHANTREUIL, 1874. — GOODELL. Amer. Journ. of Obstetr., août 1875. — SCHROEDER. Man. accouch. Traduct. CHARPENTIER, 1875. — BUDIN. De la tête du fœtus. Th. Paris, 1876. — MATTH. DUNCAN. The revolut. of the fœt. head, etc. Obstetr. Journ. of Great. Brit., avril et juillet 1878. — NEUMANN. Zur Casuist. der Impress. des Kindl. Schäd. Archiv. für Gynäk., 1878, t. XIII, p. 273. — CHAMPETIER DE RIBES. Le pass. de la tête fœtale, etc. Th. Paris, 1879. — WINCKEL. Dystok. b. eng. Beck. klin. Beobacht., III, 1882. — CAZEAUX et TARNIER. Traité accouch., X^e édit., 1883. — JAMIN. De l'acc. dans les b. vic. Th. Lyon, 1889. — FOCHIER. Préface traduct. LITZMANN, 1889. — CHARPENTIER. Traité accouch., IIe édit., 1890. — TARNIER. Leç. clin. Progr. médic., p. 270, 1890. — F.-J. HERRGOTT. Appendice à la traduct. de SIEBOLD, t. III, p. 47, 1893. — FARABEUF. Annales de gynécologie, mai, juin 1894.

Nomenclature alphabétique des auteurs cités dans la bibliographie chronologique.

BARNES, 1873.
BREISKY, 1870.
BUDIN, 1875.
CAZEAUX et TARNIER, 1883.
CHAMPETIER DE RIBES, 1879.
CHARPENTIER, 1890.
DOHRN, 1874.
M. DUNCAN, 1878.
FARABEUF, 1894.
FOCHIER, 1889.
GOODELL, 1875.
F.-J. HERRGOTT, 1893.
JACQUEMIER, 1846.
JAMIN, 1889.
LITZMANN, 1861.
MICHAELIS, 1851.
NEUMANN, 1878.
SCHRŒDER, 1875.
SIMPSON, 1874.
SPIEGELBERG, 1874.
TARNIER, 1865; 1887; 1890.
WINCKEL, 1882.

L'accouchement dans les bassins rachitiques offre un caractère éminemment dystocique, tant au point de vue des anomalies portant sur les phénomènes physiologiques et mécaniques, qu'à celui des accidents qui peuvent compromettre l'existence ou la santé de la mère et de l'enfant.

L'évolution du travail se montre des plus irrégulières; elle varie suivant la forme, le degré et, accessoirement, suivant l'étendue en hauteur du rétrécissement pelvien; elle dépend, en outre, du volume et de la variété de présentation du fœtus, ainsi que de l'énergie des contractions utérines, etc. On ne saurait donc donner du mécanisme de l'accouchement une description uniformément applicable à tous les bassins rachitiques. Néanmoins, nous pouvons distinguer deux types principaux au point de vue de l'étude de ce mécanisme, selon qu'il s'agit du bassin rachitique généralement rétréci ou du bassin simplement aplati.

1° **Bassin rachitique généralement rétréci ou atrophique.** — Dans cette variété de viciation, tous les diamètres du détroit supérieur et ceux de l'excavation pelvienne se trouvent trop petits, mais le rétrécissement prédomine toujours dans le sens antéro-postérieur.

Nous diviserons ces bassins en trois catégories ou degrés, selon que le diamètre minimum mesure :

1° de 11 à 9 1/2 centimètres
2° de 9 1/2 à 8 —
3° moins de 8 —

Présentation du sommet. — Dans le bassin rachitique généralement rétréci, la présentation du sommet se montre plus commune que dans toute autre variété de forme du bassin rachitique. Le caractère essentiel du mécanisme consiste en une flexion hâtive, complète et persistante de la tête. Le sommet se présente au détroit supérieur par sa petite circonférence, et il cherche à franchir l'entrée du bassin, par ses deux diamètres bipariétal et sous-occipito-bregmatique, tous deux égaux à 9 centim. 5 (fig. 44).

Dès le début du travail, la petite fontanelle occupe le centre de l'aire pelvienne. Comme pour le bassin normal, les positions obliques O. I. G. A. et O. I. D. P. sont les plus fréquentes; il n'est pas rare cependant de trouver une position transversale, mais cette orientation spéciale de la tête ne s'observe guère qu'avant l'apparition des premières contractions douloureuses.

Pour la première catégorie de bassins, ceux qui comportent un rétrécissement de 11 à 9 1/2 centim., le mécanisme de l'accouchement ne diffère de celui que l'on observe lorsque le bassin est normal, que par la flexion prématurée et exagérée de la tête. Malgré l'absence de toute disproportion entre les diamètres du bassin et ceux de la tête fœtale, la présentation ne pénètre dans l'excavation pelvienne qu'au prix d'un certain frottement, et il n'est pas rare qu'on soit

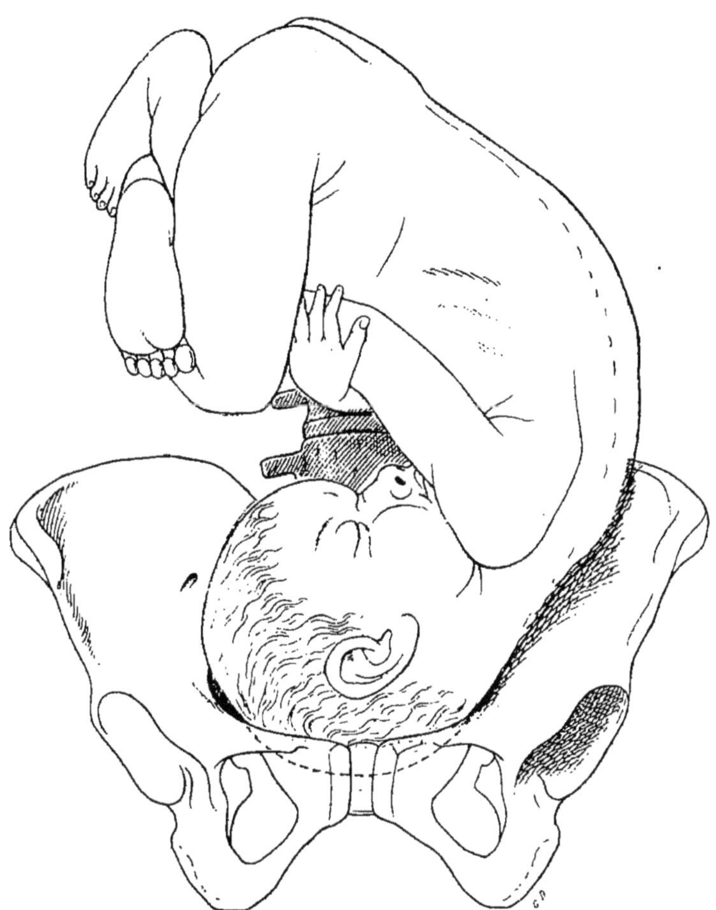

FIG. 44. — Bassin rachitique généralement rétréci, accouchement par le sommet.

obligé de suppléer à l'insuffisance des efforts d'expulsion par une application de forceps pratiquée dans l'excavation pelvienne.

Dans la seconde catégorie (bassins de 9,5 à 8), l'accouchement spontané est encore possible, mais il ne l'est que sous l'influence d'énergiques contractions utérines, et au prix d'une réduction spontanée du volume de la tête par déformation plastique. Très fléchi et d'abord obliquement dirigé, le globe céphalique tourne un peu, pendant un temps variable, sur le détroit supérieur, sans s'y amorcer, et on lui voit exécuter quelquefois de petits mouvements de rotation en sens inverses. La tête demeure généralement synclitique, du début à la fin de l'engagement; parfois elle se défléchit un peu, au moment où elle atteint la moitié inférieure de l'excavation; mais elle se fléchit de nouveau pour obéir au temps de rotation intra-pelvienne. Il n'est pas exceptionnel de voir ce troisième temps de mécanisme s'accomplir avant que la tête soit descendue sur le plancher du bassin.

Litzmann cite cinq observations dans lesquelles on vit la tête s'engager dans le bassin généralement rétréci en affectant une attitude demi-défléchie, et en se présentant en même temps inclinée de côté. On peut se demander si ces faits n'ont pas trait à des bassins aplatis plutôt qu'à des bassins généralement rétrécis.

Dans la troisième catégorie (rétrécissements inférieurs à 8) l'accouchement spontané et à terme doit être considéré comme impossible, à moins, bien entendu, que le fœtus ne soit d'un volume au-dessous de la moyenne, ou que l'ossature de la tête ne soit d'une malléabilité extrême.

Présentation du siège. — La présentation du siège est toujours des plus défavorable dans cette forme de viciation pelvienne; la tête, venant dernière, passe à frottement en attitude fortement fléchie. Lorsqu'il s'agit de rétrécissements inférieurs à 9 centimètres et demi, des tractions vigoureuses, renforcées par le concours d'une expression utérine énergique, sont nécessaires pour assurer l'engagement. Comme l'extraction doit être rapidement menée, afin de soustraire l'enfant à l'asphyxie toujours menaçante lorsqu'il y a rétention de la tête derrière, il faut se hâter d'intervenir et employer une certaine force; l'accommodation de la tête à la forme du bassin par modelage de ses parois, s'exécute alors aux dépens de l'intégrité des enveloppes du crâne et de son contenu, de sorte que l'on tombe d'un danger dans un autre, et celui d'une extraction rapide, bien que ne comportant pas toujours des effets fâcheux aussi immédiats que l'asphyxie, n'en est pas moins grand. (Voir Accidents de la version.)

2° Bassin plat rachitique. — Dans cette forme de viciation pelvienne, le détroit supérieur n'offre de rétrécissement que dans la direction du diamètre promonto-pubien, et la dystocie dépend uniquement du rétrécissement antéropostérieur; s'il est rare de trouver le diamètre transversal réellement agrandi, ce diamètre conserve, tout au moins dans la majorité des cas, une dimension moyenne, et c'est là une condition favorable qu'on ne trouve pas dans le bassin généralement rétréci.

Que le rétrécissement soit localisé au détroit supérieur, ou que l'angustie se répartisse sur une hauteur variable de l'excavation pelvienne, le mécanisme général de l'accouchement évolue suivant le même type, avec cette différence toutefois que les difficultés de l'engagement se montrent plus marquées dans le second cas.

Lorsque le détroit supérieur affecte la forme triangulaire avec enfoncement en dedans des lignes innominées (bassin pseudo-ostéomalacique), ou quand ce détroit est réniforme avec saillie exagérée du promontoire en avant, l'engagement s'effectue suivant un mécanisme spécial tout différent de celui que nous allons décrire pour le bassin aplati commun. (Voir plus loin.)

Les bassins plats rachitiques doivent être divisés en trois catégories, comme les bassins atrophiques de même essence, d'après le degré du rétrécissement, c'est-à-dire selon que le diamètre antéro-postérieur du détroit supérieur mesure:

1° de 11 à 9 1/2 centimètres
2° de 9 1/2 à 8 —
3° moins de 8 —

1°. — Dans la première catégorie de ces rétrécissements, le mécanisme de l'accouchement ne diffère que peu de l'évolution normale : parfois, mais rarement, l'engagement a pu s'effectuer avant le début du travail, et alors l'accouchement se fait comme lorsque le bassin est bien conformé. Si la tête est restée élevée au moment où commence le travail, elle conserve la position transversale qu'elle avait au cours de la grossesse; elle maintient ainsi ses grands diamètres sagittaux orientés suivant les dimensions les plus spacieuses du détroit supérieur, c'est-à-dire dans la direction des diamètres transverses du bassin. La flexion, primitivement très imparfaite, se complète avec le progrès de l'engagement. La rotation s'exécute normalement; toutefois elle peut ne se faire que tardivement, au moment où la tête, après avoir déjà partiellement franchi le détroit inférieur, commence à déprimer le plancher périnéal. Cette dernière particularité s'observe spécialement lorsqu'il existe un rétrécissement étagé.

2°. — Dans l'échelle des rétrécissements rachitiques du bassin, à mesure que le diamètre promonto-pubien devient plus petit, on voit le mécanisme de l'engagement suivre une évolution de plus en plus complexe.

Pour les bassins de 9 1/2 à 8 centimètres, la tête, comme dans les rétrécissements du groupe précédent, dirige ses diamètres sagittaux dans le sens des diamètres transverses du bassin. Le bipariétal, mesurant 9 centimètres et demi, se trouve trop étendu pour pouvoir franchir le détroit supérieur, en affrontant directement le diamètre promonto-pubien minimum. En conséquence, la tête, au lieu d'affecter, comme dans le cas de bassin généralement rétréci, une attitude de flexion extrême devant avoir pour effet d'amener le diamètre bipariétal dans l'espace compris entre le promontoire et la symphyse des pubis, se défléchit plus ou moins; elle arrive ainsi à présenter à l'interstice promonto-pubien un diamètre intermédiaire entre le bipariétal et le bitemporal (Jacquemier), et ce diamètre se trouve d'autant plus rapproché du bitemporal, que la déflexion se montre plus marquée. L'occiput appuie sur la ligne innominée d'un côté, et remonte en partie au-dessus d'elle, tandis que le front s'abaisse de l'autre côté. La tête subit en même temps un léger mouvement de translation dans la direction de l'occiput.

Lorsque le rétrécissement mesure à peu près 9 centimètres et demi, la tête peut franchir le détroit supérieur en conservant l'attitude synclitique. Après s'être légèrement défléchie, elle passe entre le promontoire et le pubis, puis elle se fléchit secondairement par les progrès de la descente, et l'accouchement se termine suivant l'évolution régulière.

Il est aisé de se rendre compte, par l'examen clinique, des différentes phases de ce mécanisme auquel la tête obéit pour pénétrer dans l'excavation pelvienne : au *début de l'engagement*, le front et l'occiput forment au-dessus de l'entrée du bassin, de part et d'autre de la ligne médiane, deux saillies très accusées et nettement perceptibles par le palper ; au toucher, on trouve les deux fontanelles situées sur un même niveau. A mesure que le sommet descend, on sent la petite fontanelle se rapprocher du centre de l'aire pelvienne, et devenir de mieux en mieux accessible, tandis que la grande fontanelle s'éloigne davantage du doigt, et semble fuir en remontant au-dessus de la ligne innominée ; on suit ainsi du doigt les progrès de la flexion. Cette flexion secondaire nous a paru plus lente à s'effectuer dans les cas où le rétrécissement offre la disposition étagée, que dans ceux où le bassin n'est vicié qu'au détroit supérieur.

Cependant, même pour les rétrécissements de 9 cent. 1/2, l'engagement de la tête en attitude synclitique est loin de constituer un phénomène constant, et il n'est pas rare de voir, avec des viciations relativement légères, la tête s'engager en s'inclinant sur l'un de ses côtés.

L'asynclitisme devient la règle lorsque le rétrécissement est inférieur à 95 millimètres. En ce cas, indépendamment du mouvement de déflexion qu'elle exécute autour d'un de ses diamètres transverses comme axe, la tête effectue un second mouvement et s'incline de côté, en tournant autour de son diamètre occipito-frontal comme axe : l'un des pariétaux descend, comme pour faire couvercle sur l'aire du détroit supérieur, tandis que l'autre se relève et regarde en haut. Cette inclinaison latérale a pour but de permettre au globe céphalique de présenter ses divers diamètres transverses au plan du détroit supérieur, non pas d'aplomb, comme lorsque le sommet affecte l'attitude synclitique, mais avec une incidence oblique par rapport à ce plan. L'inclinaison de la tête sur le côté a pour avantage de permettre à ses diamètres transverses, qui sont relativement trop grands, de franchir de biais la marge du bassin (fig. 45).

Ainsi, le diamètre céphalique bitemporal (ou voisin du bitemporal) qui se trouve amené par la déflexion de la tête dans le plan médian antéro-postérieur du bassin, ne vient pas affronter simultanément par ses deux extrémités le promontoire et le pubis, comme il le fait lorsque le sommet se présente sans inclinaison, mais l'une de ses extrémités franchit la première le détroit supérieur dans la direction du diamètre minimum, et elle pénètre d'abord seule à l'intérieur de l'excavation pelvienne ; ce n'est que dans un temps secondaire du mécanisme que la seconde extrémité de ce diamètre va passer à son tour à travers le détroit supérieur.

Cet engagement successif de chacune des extrémités des diamètres céphaliques transversaux, est de tous points comparable au mécanisme qui préside, dans l'accouchement normal, au dégagement du diamètre bisacromial des épaules à travers le détroit inférieur ; on peut encore le comparer à l'artifice auquel on a recours quand on veut faire passer une tige rigide à travers un anneau dont le diamètre se trouve plus petit que la longueur de cette tige.

Quelle est, des deux extrémités du diamètre bitemporal, celle qui franchit la première la marge du bassin? — Avec Michaelis et Litzmann, la plupart des auteurs s'accordent à admettre que des deux moitiés latérales de la tête, celle qui s'abaisse en premier lieu est celle qui est tournée vers les pubis et qui correspond au pariétal antérieur (présentation du *pariétal antérieur*). Pour eux, la présentation initiale du *pariétal postérieur* est plus rare, et

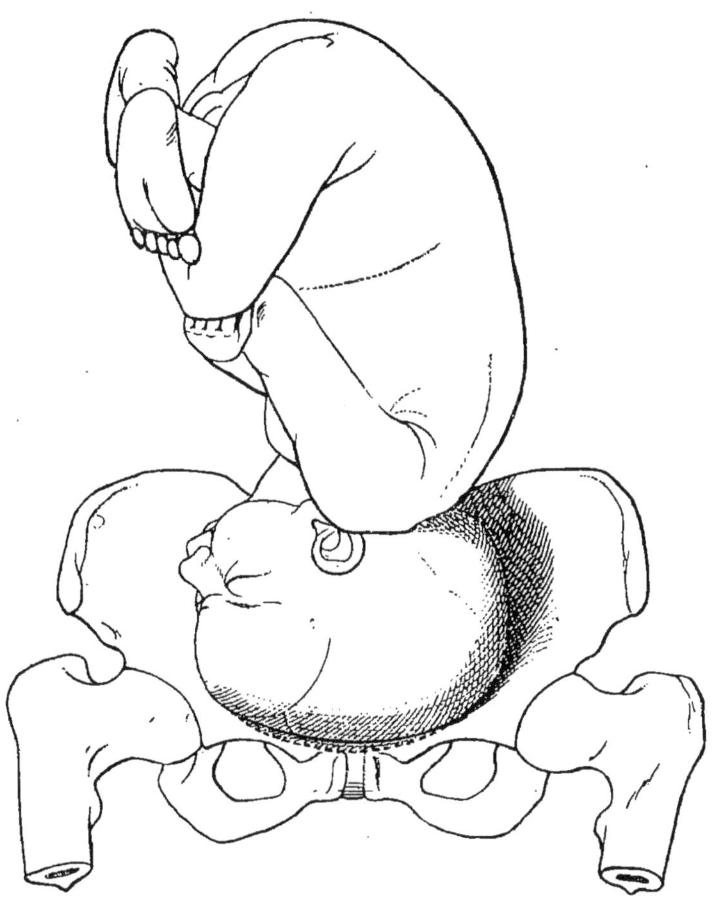

Fig. 45. — Tête défléchie et inclinée sur son pariétal postérieur avant l'engagement.

d'après Litzmann, cette dernière s'observerait, par rapport à la présentation du pariétal antérieur, dans la proportion de 1 à 4.

Ce n'est pas sans quelque surprise que nous avons vu, en entreprenant la rédaction de ce chapitre, cette opinion reproduite dans tous les ouvrages qui traitent de la question. Les investigations très nombreuses et très attentives que Tarnier a poursuivies sur ce point, et qui ont été reprises par ses élèves, dans les cliniques et maternités des hôpitaux de Paris, dans le but de s'assurer de l'exactitude des affirmations des accoucheurs que nous venons de citer, nous permettent de considérer leur opinion comme erronée par rapport à la fréquence relative des inclinaisons sur le pariétal antérieur ou sur le pariétal postérieur. Dans son cours à la Faculté (1887), Tarnier a très explicitement dit comment, loin de constituer une exception, l'inclinaison initiale de la tête sur son *pariétal postérieur*, devait être considérée comme la règle ordinaire du mécanisme de l'accouchement dans les bassins aplatis rachitiques.

Dès 1865, il avait déjà formulé la même idée en ces termes : « Dans la plu- « part des cas de rétrécissements prononcés, le fœtus doit être souvent pelo- « tonné, de telle sorte que la voûte du crâne répond à la paroi abdominale « antérieure, pendant que la base et le cou regardent en arrière, du côté de « l'angle sacro-vertébral. » (Atlas complémentaire de tous les traités d'accouchements par A. Lenoir, Marc Sée, S. Tarnier ; Paris, 1865, p. 285.)

Cette même conception du mécanisme se trouve encore plus explicitement exposée dans une leçon clinique de Tarnier, faite en 1889, et que nous avons publiée en 1890 (in *Progrès médical*, p. 270) à propos de l'application du double levier : « Son application se trouve donc indiquée, bien avant celle « du forceps, dans le cas où la tête reste élevée au-dessus du détroit supé- « rieur ; à plus forte raison au cas où cette tête est défléchie et inclinée sur le « pariétal postérieur, comme c'est la règle dans les bassins aplatis. »

Voici ce que l'investigation clinique décèle dans la grande majorité des cas, lorsqu'on examine la femme dès le début de l'accouchement, et parfois même avant le travail : au palper, on trouve la tête nettement défléchie ; d'un côté le front est en relief, de l'autre il existe une forte dépression répondant à la nuque ; l'inclinaison sur le pariétal postérieur se reconnaît, pour peu que l'épaisseur et la tonicité des parois abdominales ne gênent pas l'examen, à la présence, au niveau de l'hypogastre, d'un sinus répondant à la gouttière qui se trouve formée par le rapprochement du pariétal et de l'épaule tournés en avant.

S'il s'agit d'un rétrécissement très prononcé, il n'est pas rare de constater, immédiatement au-dessus du pubis, l'existence d'une voussure qui déborde en avant l'arc antérieur du bassin. Cette saillie est due au soulèvement de la paroi hypogastrique par la région pariétale antérieure, parfois même par la région sagittale de la voûte crânienne ; elle arrive en certains cas à surplomber en avant les branches horizontales des pubis.

Par le toucher, l'index tombe d'abord sur la surface convexe du pariétal postérieur, qu'il trouve formant un opercule à l'entrée du bassin. La suture sagittale, transversalement ou un peu obliquement dirigée, ne se rencontre pas sans quelques difficultés ; elle doit être cherchée au voisinage, et parfois au-dessus de la face postérieure des pubis. Lorsque l'inclinaison est portée à l'extrême, on arrive à toucher l'oreille postérieure que l'on trouve abaissée sur le côté et au-dessous du promontoire ; en pareil cas, on ne parvient à atteindre la suture sagittale, qu'en recourbant l'index en forme de crochet, et ce n'est alors que par la face dorsale de l'ongle ou par le bord du sillon périunguéal, la phalangette étant poussée de bas en haut jusqu'à l'extrémité supérieure des pubis, qu'on arrive à sentir le relief formé par le chevauchement des deux lèvres de la suture sagittale.

Des deux fontanelles, la grande est toujours la plus aisément accessible; on la trouve ordinairement accolée à l'une des éminences ilio-pectinées, tandis que la fontanelle postérieure est souvent un peu plus en arrière.

Quand, au contraire, la tête se présente inclinée d'emblée sur le pariétal antérieur, offrant ainsi, avec exagération, l'attitude dite obliquité de Nægelé, on trouve la suture sagittale reportée au voisinage du promontoire, tandis que l'oreille antérieure peut être sentie appliquée sur le sommet des pubis. Cette présentation du pariétal antérieur, beaucoup moins fréquente, nous le répétons, que la disposition inverse de la tête, s'observe principalement dans le cas où le bassin plat rachitique offre un promontoire élevé.

Dans la variété d'inclinaison la plus commune, la tête, défléchie et inclinée

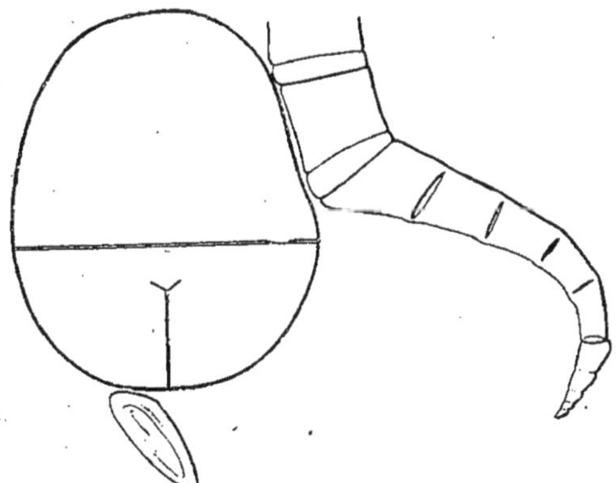

Fig. 46. — Schéma montrant la tête avec inclinaison sur le pariétal postérieur.

sur son pariétal postérieur, va obéir de la façon suivante à la poussée des contractions utérines : celles-ci commencent par appliquer solidement la bosse pariétale la plus basse au-devant de l'aileron du sacrum, sur le côté du promontoire qui répond à la moitié latérale du bassin occupée par l'occiput. Une fois le sommet fixé, les contractions ont pour effet, d'abord de déprimer la région temporo-pariétale postérieure en la tassant sur la saillie du promontoire, ensuite de faire glisser cette région à frottement de haut en bas. Sous l'influence de la forte pression qu'il subit à son extrémité postérieure, le diamètre bitemporal diminue d'étendue; il se réduit avec d'autant plus de facilité que les points de l'enveloppe crânienne qui forment ses aboutissants, se trouvent voisins de confluents de sutures, et que ces sutures relient entre elles des pièces osseuses particulièrement minces et malléables (fig. 46).

Dès que la tête a franchi le détroit supérieur par sa région temporo-pariétale postérieure, il lui reste à faire passer à l'intérieur du bassin la moitié latérale opposée, c'est-à-dire le pariétal antérieur, lequel est demeuré jusqu'ici arrêté au-dessus des pubis. Pour effectuer ce second temps de l'engagement, la tête exécute une révolution ou rotation exactement en sens inverse de la première; elle tourne donc à nouveau autour de son axe occipito-frontal et, en même temps, elle prend un point d'appui sur le promontoire. Le segment du crâne fixé sur l'angle sacro-vertébral sert alors de pivot et demeure immobile. La région sagittale, poussée de haut en bas, abandonne peu à peu le voisinage de l'arc antérieur du bassin; elle glisse au long de la face postérieure des pubis et, pour descendre, décrit un arc de cercle dirigé de haut en bas et d'avant en arrière. Ce mouvement de redressement du globe céphalique se poursuit jusqu'à ce que la suture sagittale ait gagné le diamètre médian transversal de l'aire pelvienne (fig. 47).

Comme le premier, ce second temps de l'engagement du sommet s'effectue au prix d'une forte réduction plastique des parois du crâne; en glissant à

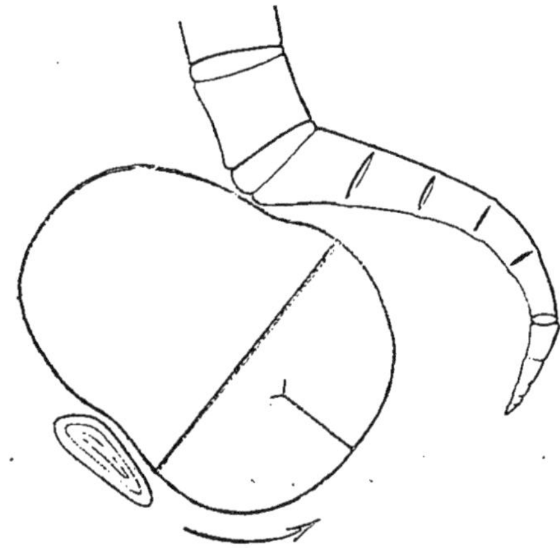

FIG. 47. — Redressement et engagement de la tête primitivement inclinée sur le pariétal postérieur.

frottement sur les branches horizontales du pubis, le pariétal antérieur s'aplatit et se déprime en dedans. Ainsi, le diamètre bitemporal subit par son extrémité antérieure un raccourcissement complémentaire de celui qu'il a déjà éprouvé au niveau de son extrémité postérieure, lors du premier temps de l'engagement.

Lorsqu'il n'existe pas de disproportion exagérée entre le volume de la tête et les dimensions du détroit supérieur, la tête se fléchit graduellement à mesure qu'elle se redresse, et à mesure que la suture sagittale s'abaisse. On sent la petite fontanelle devenir de mieux en mieux accessible vers le centre de l'aire pelvienne. Par contre, la fontanelle bregmatique s'éloigne de plus en plus du doigt et fuit dans la direction de la ligne innominée.

Dès que la suture sagittale a atteint le centre du bassin, la flexion est déjà complète, ou achève de s'effectuer. Au cours de cette flexion secondaire, la bosse pariétale demeurée en arrière contourne le relief du promontoire en décrivant un arc de cercle autour de cette saillie; elle abandonne le côté de l'angle sacro-vertébral sur lequel elle avait pris appui pendant la seconde révolution nécessaire pour l'engagement, et elle arrive ainsi à se placer au-dessous du promontoire, grâce à cette sorte de mouvement tournant (fig. 48).

La descente de la tête s'achève dès lors en attitude synclitique et, une fois que le sommet est arrivé au fond de l'excavation, on le voit s'incliner légèrement sur son pariétal antérieur, comme dans le bassin normal, avant d'exécuter le temps de rotation. Le dégagement s'effectue sans difficultés, en raison de l'élargissement du détroit inférieur, propre au bassin rachitique.

Le mécanisme de l'engagement évolue d'une façon plus complexe encore, lorsque le rétrécissement du bassin se montre plus accusé, c'est-à-dire dans les cas où le diamètre minimum est compris entre 8,5 et 8 centimètres.

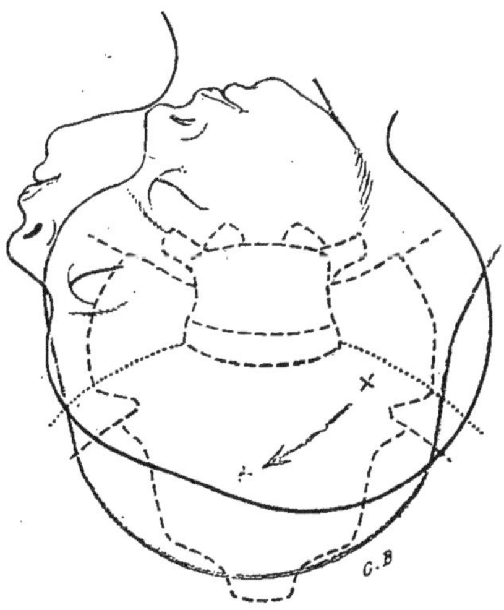

FIG. 48. — Montrant la révolution en arc de cercle décrite par les bosses pariétales, autour et au-dessous de la saillie du promontoire, dans l'engagement. Les petites croix + indiquent les places successives de la bosse pariétale.

La tête étant tout d'abord défléchie, la région temporo-pariétale postérieure vient se fixer sur le côté du promontoire d'après le mécanisme que nous avons indiqué ci-dessus ; elle se déprime en ce point, mais au lieu de glisser en même temps de haut en bas, de façon à effectuer dans ce premier temps un engagement partiel de la moitié postérieure du crâne, comme nous l'avons vu plus haut, elle reste immobilisée sur le détroit supérieur, sans faire pénétrer sa région squameuse au-dessous de la marge du bassin. Ce temps n'est, en somme, qu'une préparation à l'engagement ; il détermine, par compression du crâne, une certaine réduction du diamètre bitemporal, qui est destinée à faciliter l'amorce de la tête au détroit supérieur.

La tête, prenant ainsi appui au-dessus du promontoire, exécute ensuite une révolution en arc de cercle autour de ce point comme pivot, et cette révolution a pour résultat d'abaisser et de ramener d'avant en arrière, d'engager, en un mot, la région pariétale antérieure derrière les pubis.

Une fois que la suture sagittale est arrivée dans le plan médian et transversal du bassin et l'a dépassé, il n'y a encore que l'une des deux régions temporo-pariétales, celle qui est tournée en avant, qui a franchi le détroit supérieur. L'engagement de la tête à travers le détroit supérieur n'est donc qu'à moitié effectué ; pour achever sa pénétration dans le petit bassin, le globe céphalique ne s'arrête pas dans l'attitude synclitique à laquelle il vient d'atteindre, et il poursuit le mouvement en arc de cercle dirigé d'avant en arrière, auquel il

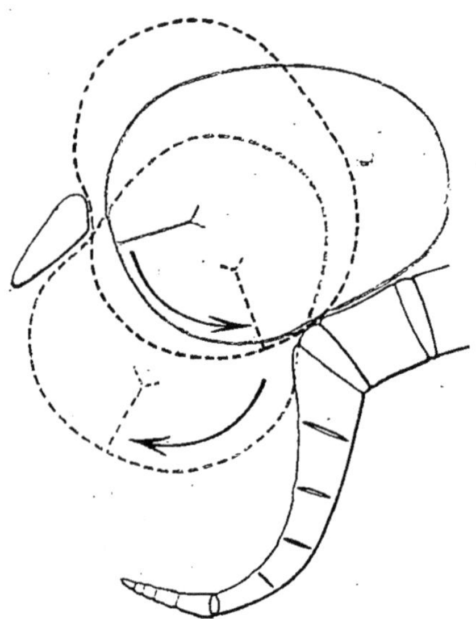

Fig. 49. — Schéma montrant les inclinaisons successives de la tête, d'abord sur le pariétal postérieur, puis sur le pariétal antérieur, pendant l'engagement.

Première inclinaison : trait rouge. — *Deuxième inclinaison :* pointillé noir. *Troisième inclinaison :* pointillé rouge.

obéit depuis le début du travail d'engagement. On voit, en conséquence, suture sagittale s'éloigner de plus en plus de l'arc antérieur du bassin, et arriver finalement jusque dans le voisinage de la face antérieure du sacrum, au-dessous du promontoire.

Dès lors, à cette période du travail, la tête se trouve nettement inclinée sur sa moitié latérale antérieure; mais s'il existe véritablement à ce moment une présentation du pariétal antérieur, il importe de remarquer que cette attitude, toute transitoire, n'est que secondaire à une présentation du pariétal postérieur.

Grâce à la révolution en sens transversal qu'il vient de décrire, le sommet s'est donc partiellement engagé par l'une des moitiés latérales de la voûte du crâne. Pour faire pénétrer dans le bassin la région temporo-pariétale postérieure, celle qui est demeurée arrêtée et fixée jusqu'ici au niveau du promontoire, il va exécuter, en prenant appui sur les pubis, un mouvement de rotation opposé à celui qu'il vient d'effectuer : la suture sagittale revient sur ses pas d'arrière en avant, et regagne peu à peu le centre de l'aire pelvienne ; Pendant ce temps, le côté postérieur de la tête glisse de haut en bas, en se déprimant, sur la base et sur les premières pièces du sacrum (fig. 49).

Dans les rétrécissements étagés, la tête demeure défléchie jusqu'à ce qu'elle ait franchi la limite inférieure de la zone rétrécie. On conçoit qu'en ce cas la descente se montre plus longue et plus laborieuse que lorsque l'obstacle réside exclusivement au détroit supérieur.

Une fois le sommet arrivé sur le plancher pelvien, la rotation et le dégagement s'effectuent sans anomalies ni difficultés spéciales.

Lorsqu'il s'agit d'une présentation primitive du pariétal antérieur, le méca-

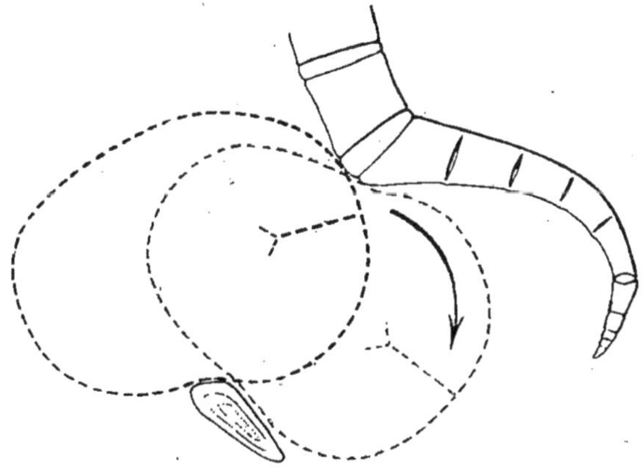

Fig. 50. — Schéma montrant l'engagement de la tête inclinée sur le pariétal antérieur.

nisme de l'engagement comprend, comme premier temps, un redressement de la tête dirigé d'arrière en avant, qui s'exécute autour des pubis comme pivot. En somme, dans cette variété d'attitude du sommet, le mécanisme ne diffère en rien de celui que nous venons de décrire pour le second temps de l'engagement dans les bassins dont le rétrécissement atteint la limite inférieure de 8 centimètres, c'est-à-dire alors que la présentation du pariétal antérieur a succédé temporairement à celle du pariétal postérieur (fig. 50).

Accouchement dans la présentation de la face. — Les présentations de la face s'observent plus fréquemment dans les bassins plats que dans le bassin normal. Elles sont presque toujours secondaires, et résultent d'une exagération de la déflexion primitive qui est nécessaire pour l'engagement. Il est à remarquer qu'elles se rencontrent plutôt dans les cas où le rétrécissement est modéré, que dans ceux où la viciation est extrême. On sait d'ailleurs (voir . I, p. 452) que les malformations du bassin constituent l'un des plus importants éléments étiologiques de ce genre de présentation. La tête, mal fléchie d'emblée, au moment où elle aborde le détroit supérieur appuie par son occiput sur l'une des deux lignes innominées ; sous l'action de la poussée utérine, le segment postérieur du crâne, ainsi fixé, demeure immobile, tandis que le segment frontal, ne rencontrant aucun obstacle au-devant de lui, continue à descendre librement vers l'intérieur de l'excavation pelvienne. Ainsi se complète la déflexion.

En étudiant la présentation du sommet dans les rétrécissements de 9,5 à 8, nous avons vu que la tête se défléchissait et que le fronf s'abaissait. C'est là

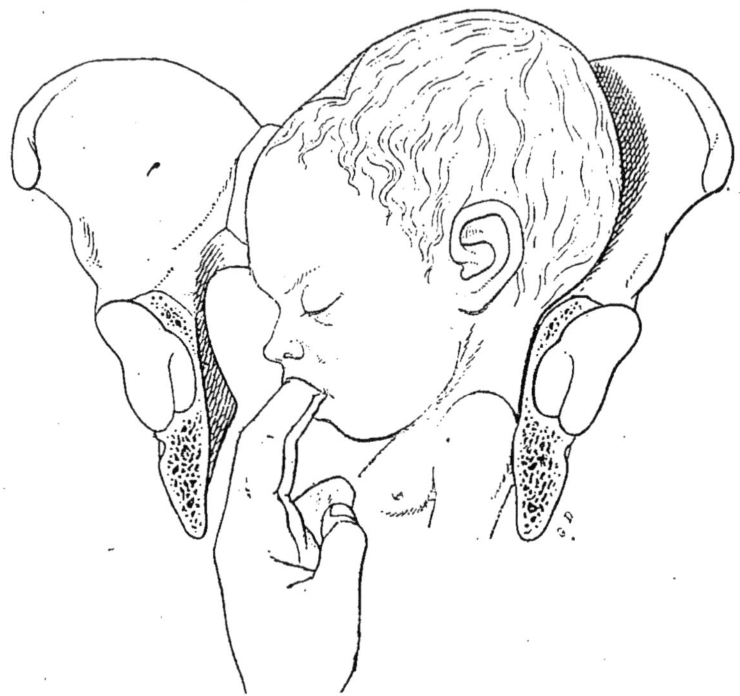

Fig. 51. — La tête est artificiellement refoulée vers l'un des côtés du bassin, de façon à amener son diamètre bitemporal vis-à-vis du promontoire et du pubis (d'après Budin).

une présentation transitoire du front, et celle-ci doit être considérée comme répondant à la règle générale du mécanisme au début de l'engagement ; mais il peut arriver, en particulier lorsqu'il s'agit de rétrécissements étagés, que cette attitude indifférente entre la flexion et la déflexion reste définitive. En ces conditions, l'accouchement offre les plus grandes difficultés dans son évolution mécanique.

On sait que dans la présentation de la face, l'issue favorable et spontanée de l'accouchement se trouve subordonnée à l'exécution du temps de rotation, qui est destiné à ramener le menton en avant, sous les pubis ; dans les déformations rachitiques du bassin, si le sacrum est trop aplati pour que la saillie frontale puisse venir se loger dans la partie postérieure de l'excavation pelvienne, la rotation ne peut s'effectuer. Dès lors, l'accouchement ne se termine que par une intervention, et celle-ci est, en général, d'autant plus laborieuse qu'aux difficultés inhérentes à l'attitude vicieuse de la tête, viennent s'ajouter celles qui sont liées au défaut de spaciosité du bassin.

Accouchement dans la présentation du siège. — Dans la présentation du siège, les particularités du mécanisme de l'accouchement qui sont propres aux bassins viciés ne portent que sur l'expulsion ou sur l'extraction de la tête dernière. Sauf dans le cas où le rétrécissement est extrême, la tête doit se

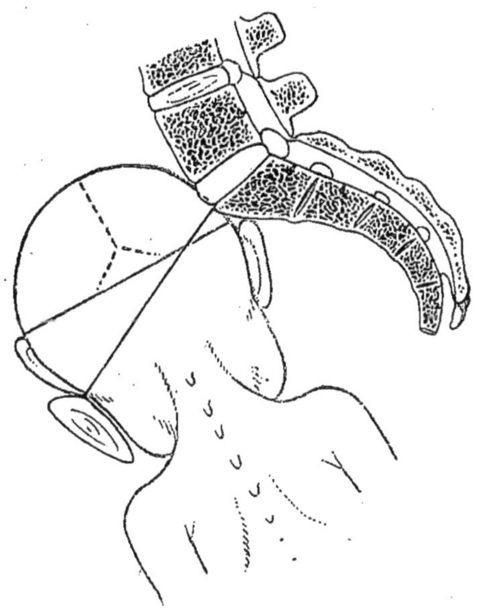

FIG. 52. — La tête venant dernière, s'incline sur son pariétal postérieur, dans le premier temps de son engagement (d'après BUDIN).

trouver déjà fléchie, ou se fléchir secondairement au moment où elle arrive au détroit supérieur (Budin). Les diamètres céphaliques sagittaux s'orientent alors comme dans la présentation du sommet, et, par conséquent, ils se disposent dans le sens transversal du bassin (Deleurye, Simpson).

L'occiput se déjette de côté vers l'une des fosses iliaques, de telle façon que la nuque vient asseoir son ensellure sur l'arête de la ligne innominée (fig. 51). Ce rejet extra-médian du globe céphalique a pour effet d'amener vis-à-vis du promontoire l'extrémité de l'un de ses diamètres transverses compris entre le bitemporal et le bipariétal, ce diamètre étant généralement voisin du bitemporal, ainsi que l'a montré Budin. Cet auteur a constaté que, chez le fœtus à terme, la distance sagittale qui est étendue du sous-occiput à la ligne bitemporale mesure 7 centim.; ce n'est donc que dans les cas où le diamètre transverse du bassin mesure le double de ce chiffre, c'est-à-dire 14 centim., et dans ceux où le fœtus naît avant terme, que le diamètre bitemporal arrive à affronter directement le diamètre minimum du détroit supérieur (fig. 46).

Pour s'engager, la tête s'incline de côté (J. Matthews Duncan) ; c'est d'ordinaire encore, comme pour la présentation du sommet, la bosse pariétale postérieure qui s'abaisse la première, de façon à venir se loger au-devant de l'un des ailerons du sacrum (fig. 52).

Des deux bords latéraux de la base du crâne, celui qui est orienté en avant se trouve ainsi relevé au-dessus des pubis. Au moment où se complète l'engagement, ce bord descend au long de l'arc antérieur du bassin, pendant que la tête exécute de haut en bas et d'avant en arrière une révolution en arc de cercle,

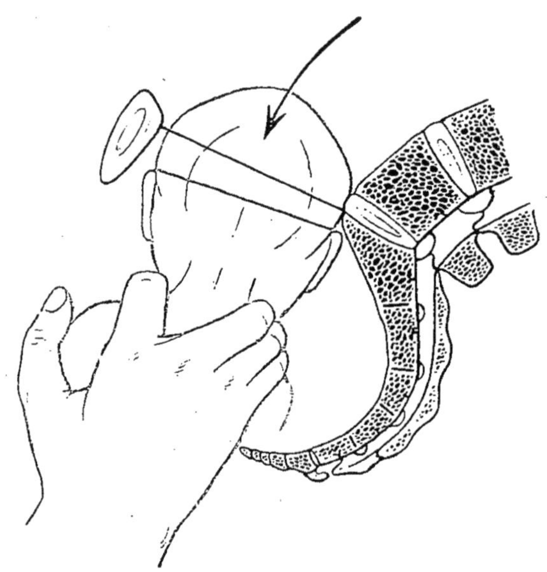

Fig. 53. — Deuxième temps de l'engagement de la tête dernière (d'après Budin).

et cette révolution se poursuit jusqu'à ce que la bosse pariétale antérieure ait franchi le détroit supérieur (R. Barnes). Dans un second mouvement d'inclinaison latérale, la tête bascule suivant un sens inverse de celui du mouvement précédent (fig. 53), et à ce moment seulement la bosse pariétale postérieure descend à son tour dans le petit bassin (Champetier de Ribes).

Dans les rétrécissements très accusés, surtout dans ceux qui occupent une certaine étendue sur la hauteur de l'excavation pelvienne, la tête exécute une série d'oscillations latérales alternant en sens opposés.

3°. — Dans les rétrécissements au-dessous de 8, l'accouchement spontané et à terme est presque toujours impossible ; si par hasard il se fait, son mécanisme est analogue à celui que nous avons décrit pour les bassins mesurant 8,5 à 8 centimètres.

3° Mécanisme de l'accouchement dans quelques variétés particulières de malformations rachitiques du bassin. — Indépendamment des deux types principaux que nous venons de décrire, bassin généralement rétréci et bassin aplati, les malformations pelviennes produites par le rachitisme, constituent des types secondaires ayant des caractères particuliers, dits bassins pseudo-ostéomalaciques, bassins à détroit supérieur réniforme et en huit de chiffre, et enfin bassins asymétriques.

A chacune de ces variétés de viciation correspondent des particularités dans le mécanisme de l'accouchement. Toutefois ces particularités ne sont pas tellement importantes qu'on ne puisse rattacher en général ces diverses variétés, au point de vue du mécanisme de l'accouchement, soit aux bassins généralement rétrécis, soit aux bassins aplatis.

Nous avons vu que le bassin pseudo-ostéomalacique (fig. 23) comportait un

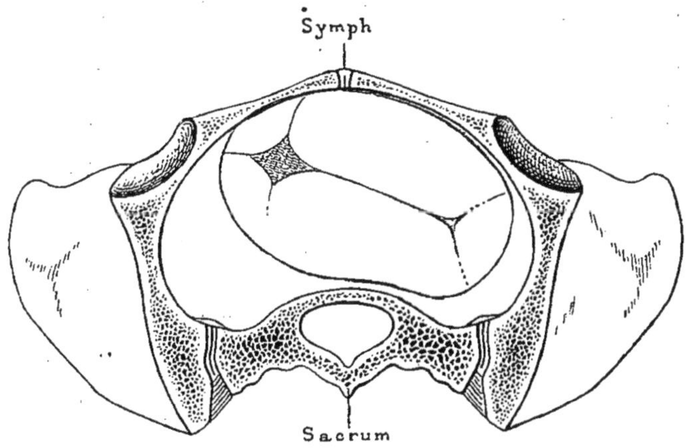

FIG. 54. — Engagement extra-médian de la tête, dans un bassin réniforme.

rétrécissement des diamètres promonto-pubien et transverse obstétrical, en raison du refoulement concentrique que subissent les parois pelviennes aux points où elles reçoivent l'impulsion de la pesanteur, c'est-à-dire au niveau du promontoire et du fond des deux cavités cotyloïdes (voyez p. 35).

Pour s'engager, la tête rencontre exactement le même genre d'obstacles que dans le bassin généralement rétréci (voyez p. 78). Lorsque l'accouchement spontané est possible, le sommet se fléchit donc au maximum et descend en attitude synclitique, généralement en position oblique.

Le bassin réniforme constitue une modalité du bassin aplati, dans laquelle le diamètre transverse maximum se trouve reporté très en arrière, au point de venir parfois couper en travers la saillie du promontoire.

En conséquence, le diamètre transverse obstétrical se trouve très rapproché du diamètre bis-ilio-pectiné; au lieu d'être plus courts que le diamètre transverse utile, les diamètres obliques sont plus longs que ce dernier diamètre.

Aussi n'est-ce pas en direction transversale, comme dans le cas où le bassin est simplement aplati, mais en direction oblique que la tête va orienter ses grands diamètres sagittaux, et chercher ainsi l'espace nécessaire à son engagement. Cet espace n'est suffisant qu'à la condition que le promontoire ne fasse pas à l'intérieur du bassin une saillie exagérée; sans cela, les deux régions sacro-iliaques auxquelles viennent aboutir en arrière les diamètres obliques se trouvent transformées, en raison de la proéminence de l'angle sacro-vertébral, en rainures étroites qui sont inutilisables pour le passage du fœtus.

Une fois diagonalisée (fig. 54), la tête obéit à un mécanisme analogue à celui qu'on observe dans le bassin plat ; elle se défléchit et s'incline sur l'un de ses pariétaux, ordinairement sur le postérieur. Elle amène ainsi son diamètre bitemporal, ou un diamètre intermédiaire entre le bitemporal et le bipariétal, dans la direction de l'un des deux diamètres promonto-pectinés du bassin. La région squameuse postérieure se déprime sur l'un des côtés du promontoire, tandis que l'antérieure se trouve arrêtée au-dessus de l'éminence ilio-pectinée du côté opposé.

Lorsque l'angustie n'est pas tellement accusée qu'il y ait obstacle absolu à l'accouchement, l'engagement s'effectue au moyen des révolutions alternatives de la tête sur les deux côtés du crâne que nous avons décrites en étudiant le mécanisme de l'accouchement dans les bassins plats.

Le mode d'engagement est tout différent lorsque le bassin revêt un type réniforme exagéré, ou encore lorsque le détroit supérieur est en huit de chiffre. Dans ces deux variétés de malformations, il n'y a qu'un segment latéral de l'aire pelvienne qui soit utilisable pour l'accouchement. En effet, le détroit supérieur est étranglé en son milieu, d'avant en arrière ; de chaque côté du promontoire, existent deux rainures profondes qui sont séparées par la saillie exagérée que dessine le sacrum en avant, et au niveau desquelles les deux extrémités de l'ovoïde céphalique ne peuvent trouver simultanément passage, même lorsque la tête est extrêmement malléable. Dans ce cas, le mécanisme de l'accouchement est le même que dans le bassin généralement rétréci. La tête se fléchit d'abord à outrance, puis, se déjetant de côté, elle vient se fixer au-dessus de l'une des moitiés latérales du bassin ; si elle est peu volumineuse, et suffisamment malléable, elle s'amorce peu à peu au détroit supérieur, et elle finit par descendre, au prix des déformations plastiques du crâne les plus accusées, en laissant, en grande partie, inoccupé le segment latéral du bassin situé de l'autre côté du promontoire. Ce mode de descente a reçu de Breisky le nom d'engagement extra-médian.

S'il est rare de trouver chez la femme bien conformée un bassin dont les deux moitiés latérales se montrent absolument symétriques, on peut dire que, dans le rachitisme, l'asymétrie pelvienne est constante ; toutefois, dans la grande majorité des cas, l'inégalité de forme d'un côté à l'autre du bassin échappe aux moyens d'investigation clinique, et elle est trop peu marquée pour offrir un retentissement sur le mécanisme de l'accouchement

Aussi, en clinique, doit-on considérer comme symétriques tous les bassins dans lesquels l'examen pelvimétrique ne permet pas de reconnaître avec le doigt une différence manifeste de forme d'un côté à l'autre.

Les malformations rachitiques qui comportent une inégalité de longueur sensible entre les diamètres obliques du détroit supérieur, ou entre ceux d'un étage quelconque du petit bassin, sont liées, soit à une incurvation scoliotique du rachis, soit à une différence de longueur des deux membres pelviens. Nous les étudierons plus loin (voir Bassin scoliotique et Bassins viciés par claudication).

Phénomènes physiologiques; marche de l'accouchement et phénomènes plastiques.

Les déformations rachitiques du bassin exercent une influence variable, mais toujours préjudiciable, sur les phénomènes physiologiques du travail.

Leur retentissement sur la marche de l'accouchement augmente, d'une façon générale, en raison directe de la disproportion qui existe entre le volume de la présentation et la capacité du bassin. Il se manifeste tout d'abord par des troubles apportés dans le jeu des contractions utérines. Si l'on considère que celles-ci tiennent sous leur dépendance la dilatation du col, la formation et la rupture de la poche des eaux, ainsi que la progression mécanique du fœtus, on comprend que le travail doive suivre une allure d'autant plus dystocique que le rétrécissement est plus accusé, et que les contractions utérines s'écartent davantage des conditions physiologiques habituelles.

Cette influence des malformations pelviennes sur les caractères des contractions utérines se montre des plus variables et celles-ci sont souvent irrégulières. Avec une similitude parfaite de forme et de degré de rétrécissement, d'une part, avec une même présentation et un volume égal de l'enfant, d'autre part, on peut observer d'un cas à un autre des troubles de nature opposée dans le fonctionnement de l'utérus. Il y a tantôt exagération et tantôt insuffisance des contractions, non seulement d'une femme à une autre, mais encore, chez une même femme, d'un accouchement à l'autre.

Les phénomènes physiologiques de l'accouchement ne présentent donc pas une physionomie uniforme, et il est impossible de formuler, au point de vue de la durée du travail, un pronostic général qui soit applicable à tous les bassins rachitiques de même forme, et de même degré d'angustie.

Dans les meilleures conditions possibles, l'allure des contractions ne diffère de celle qu'on observe dans l'accouchement normal, que par un simple surcroît d'intensité. C'est ce qu'on observe habituellement pour les viciations légères du bassin.

Le travail évolue dans le délai moyen; il est seulement un peu plus douloureux et un peu plus fatigant que dans les cas normaux.

Mais souvent, les contractions utérines peuvent être perverties dans leur intensité ou leur fréquence, par excès, par défaut ou bien par irrégularité (Michaëlis).

L'exagération d'intensité se manifeste aux différentes phases du travail.

Les contractions, très courtes et très rapprochées dès le début de l'engagement, quand celui-ci est possible, suivent parfois une allure précipitée jusqu'à ce que le fœtus soit expulsé. On peut voir ainsi des femmes ayant un bassin notablement vicié, accoucher avec rapidité d'enfants volumineux. Mais lorsque la disproportion entre le volume de l'enfant et la capacité du bassin est accusée au point de rendre l'engagement impossible, cet excès d'énergie comporte les effets les plus fâcheux pour l'intégrité du muscle utérin (voyez *Ruptures de l'utérus*), et pour la circulation fœtale. Heureusement cette persistance de la suractivité utérine depuis le commencement jusqu'à la fin du travail, ne s'observe qu'exceptionnellement.

Il est plus commun de voir le muscle utérin perdre progressivement son activité, et finir par tomber dans un état d'inertie complète. L'inertie par épuisement peut survenir avant même que la dilatation du col soit totale; dans les circonstances les moins défavorables, ce n'est qu'après avoir fait franchir à la tête l'obstacle du détroit supérieur, que la matrice arrive ainsi à bout d'énergie.

Assez souvent, le jeu fonctionnel de l'utérus passe par une série de phases alternantes de contractions violentes et de repos complet. Tantôt les premières contractions vont en diminuant de durée et s'espacent de plus en plus, jusqu'à ce que se déclare une inertie définitive; il en est ainsi lorsque l'engagement ne peut s'effectuer en raison du degré excessif du rétrécissement. Tantôt, au contraire, lorsque la tête, n'étant ni trop grosse ni trop consistante, parvient à s'accommoder graduellement à l'entrée du bassin, on voit les contractions utérines gagner en intensité à mesure que l'obstacle est plus près d'être franchi, et c'est précisément à cause de cette intensité qu'il se trouve franchi.

Dans une autre variété de cas cliniques, dès le début du travail, l'utérus se montre inerte d'emblée; les contractions se succèdent languissantes, à de longs intervalles, et la dilatation du col tarde indéfiniment à se compléter. Ces faits s'observent plus particulièrement lorsqu'on a dû provoquer l'accouchement prématuré artificiel; parfois la dilatation du col ne devient suffisante pour permettre l'extraction du fœtus qu'après plusieurs jours de travail. En pareil cas, cependant, il peut arriver que l'énergie utérine s'éveille sur le tard, de sorte qu'à une dilatation lente du col, succède une expulsion rapide de l'enfant.

L'anomalie que l'on rencontre le plus souvent dans les contractions utérines, consiste dans leur irrégularité : la femme éprouve des douleurs extrêmement vives et continues, liées à un état de tétanisme utérin; par moments se produisent des exacerbations, véritables crampes, dues à ce que des contractions viennent se greffer sur l'état de contracture permanente. Si, malgré l'intensité du travail musculaire produit, l'accouchement n'avance pas, la femme est bientôt surmenée, et s'il ne survient pas de rémission par relâchement momentané des parois utérines, qui lui permette de trouver quelque repos, son pouls devient fréquent, sa langue se dessèche, et la malade finit par être emportée par un véritable épuisement ou shock nerveux. En pareille circonstance, l'enfant succombe de très bonne heure à l'asphyxie déterminée par l'arrêt de la circulation dans les sinus utéro-placentaires, qui demeurent spasmodiquement contractés.

Cet état tétanique de l'utérus s'observe plus spécialement dans l'accouchement prématuré, en particulier lorsque la poche des eaux a été rompue prématurément; on le rencontre plus souvent chez les primipares que chez les multipares. Il semble se rattacher surtout aux cas où le bassin offre le type généralement rétréci. Trop souvent, enfin, il est la conséquence d'interventions maladroites, telles que l'administration d'ergot de seigle, ou des tentatives intempestives d'extraction du fœtus à l'aide du forceps.

Michaëlis a tenté de rattacher les divers troubles des contractions utérines à la forme des rétrécissements, et il a recherché la cause de cette relation dans le mode de compression que subissent les parois du segment inférieur sur le pourtour du détroit supérieur : dans le bassin plat, les lèvres du col ne se trouvant comprimées qu'en deux points, sur le promontoire et sur le pubis, cette attrition localisée déterminerait une excitation utérine réflexe; et celle-ci se traduirait par un surcroît de vigueur dans les contractions.

Dans le bassin généralement rétréci, tout le périmètre du col est saisi entre la tête fléchie et la marge du bassin. Cette compression uniformément répartie aurait pour effet d'entraîner, non plus une excitation régulière, mais tantôt une irritation du muscle utérin caractérisée par la perversion des contractions avec tétanisme, tantôt une inhibition se manifestant par de l'inertie persistante.

Sauf d'assez nombreuses exceptions, les faits cliniques semblent confirmer l'exactitude de cette relation qui existe entre le jeu fonctionnel de l'utérus et la forme du rétrécissement. Toutefois, un autre élément peut être invoqué pour expliquer la fréquence de la parésie ou de la contracture utérines dans les bassins généralement rétrécis, nous voulons parler de l'arrêt de développement qui porte sur tout l'appareil génital, et qui frappe le parenchyme du muscle utérin au même titre que les parois de la ceinture osseuse qui entoure cet organe. La matrice se trouve en quelque sorte insuffisamment étoffée pour fournir de bonnes contractions.

Poche des eaux. — Pour bien montrer, à l'aide de la comparaison, les particularités que présente la formation et la rupture de la poche des eaux, dans les bassins viciés, nous rappellerons brièvement les conditions qui président à ce phénomène physiologique quand tout est régulier dans l'accouchement. Lorsque le bassin offre une conformation normale, la tête fléchie se trouve exactement coiffée du segment intérieur de l'utérus, au moment où se déclare le travail; si le sommet n'est pas déjà engagé, il va du moins pénétrer dans le petit bassin sous l'influence des premières douleurs. La tête une fois engagée, refoule au-devant d'elle et comprime partout les parois de l'utérus et de l'œuf intimement accolées l'une à l'autre. Dans le segment de l'œuf situé au-dessous de la zone comprimée, se trouve incarcérée une certaine quantité de liquide amniotique; ce liquide, à mesure que progresse la dilatation du col, distend la portion de membranes mise à nu; ainsi se forme la poche des eaux dans les conditions physiologiques.

A chaque contraction utérine, grâce à l'adaptation parfaite du segment inférieur de l'utérus à la forme de la tête, et grâce, accessoirement, à la compression à laquelle sont soumises les enveloppes membraneuses qui se trouvent serrées entre la présentation et la marge du bassin bien conformé, la quantité de liquide, qui passe au-dessous de la zone de l'œuf circulairement comprimée, est peu considérable (poche des eaux hémisphérique), parfois même elle est presque nulle (poche plate). Tant que l'aire d'ouverture du col demeure peu étendue, les membranes résistent par leur élasticité; elles éclatent sous la pression utérine, une fois que la dilatation est complète.

Dans les viciations du bassin, les conditions sont tout autres : au début du travail, la tête, non engagée et mal fléchie, ne peut adapter sa forme à celle du détroit supérieur; il en résulte qu'il existe autour d'elle des espaces au niveau desquels s'établit une communication facile entre la poche des eaux et le segment de la cavité amniotique qui répond au fond de l'utérus. Pendant les contractions, le liquide poussé de haut en bas afflue librement vers le pôle inférieur de l'œuf, et, à travers l'orifice entr'ouvert, refoule les membranes, soit en forme de doigt de gant, soit en forme de poire; ces membranes peuvent donc se décoller de proche en proche et glisser de haut en bas, sur une grande étendue. Au cas où la résistance et l'élasticité du chorion et de l'amnios sont très développées, on voit la poche des eaux descendre jusque sur le plancher pelvien, et même, très exceptionnellement il est vrai, venir entr'ouvrir le canal vulvaire en le dilatant comme ferait un ballon. Ce développement intempestif et exagéré de la poche des eaux, donne ainsi l'illusion d'un dégagement prochain du fœtus, à un moment où le col n'est souvent encore qu'entr'ouvert.

Il est rare que les membranes qui forment la poche des eaux soient assez solides pour résister longtemps aux impulsions saccadées du liquide amniotique. Dans 26 p. 100 des cas (Litzmann), la rupture de la poche des eaux se fait prématurément, et d'ordinaire elle est très précoce. Elle se produit au contraire plus tardivement, lorsque le bassin rachitique revêt le type généralement rétréci. En ce cas, du reste, la poche des eaux conserve les caractères normaux.

Dilatation du col. — Le col utérin se dilate, comme nous l'avons vu, sous l'influence directe des contractions utérines, et auxiliairement par l'action mécanique des pressions, excentriquement dirigées, que la poche des eaux et la présentation fœtale exercent sur le pourtour de son orifice. On comprend, d'après l'exposé qui précède, que ce phénomène ne puisse s'effectuer en toute régularité lorsque le bassin est rétréci, puisque les agents qui doivent le déterminer se trouvent eux-mêmes mis en jeu dans des conditions vicieuses.

Le défaut d'engagement et d'accommodation de la tête à l'intérieur du segment inférieur de l'utérus, ne permet pas au col de se trouver complètement effacé au moment où le travail se déclare. Le segment inférieur de l'utérus, arrêté au-dessus du détroit supérieur, ou plongeant dans l'excavation pelvienne au-dessous de la présentation, prend l'apparence d'un sac à parois flasques. Le doigt, promené à sa surface, a parfois quelque peine à apprécier la longueur réelle du col.

Les premières douleurs s'emploient à effacer le col. Lorsque l'engagement tarde à s'effectuer, il n'est pas rare de voir, spécialement chez les multipares, la dilatation commencer avant même que tout le cylindre cervical se soit entièrement confondu avec les parois du segment inférieur. Au début du travail, la dilatation a pour agent principal la poche des eaux, et celle-ci est toujours volumineuse. Mais souvent les membranes engagées dans le col se distendent sur place sans franchir l'orifice externe; elles élargissent alors inégalement le cylindre cervical, et le transforment en une cupule dont la limite supérieure se trouve formée par un relief circulaire du muscle utérin, relief qui forme une couronne appliquée sur la voûte crânienne du fœtus. On peut atteindre quelquefois cet anneau musculaire par un toucher profond. On le confond souvent, mais à tort, avec le véritable anneau de contraction ; ce dernier est en réalité situé beaucoup plus haut.

D'autres fois, le canal cervical affecte en se dilatant une disposition inverse de la précédente. L'orifice qui limite supérieurement la portion du col qui n'est pas encore effacée, est béant, mais il résiste à la pression excentrique que lui imprime la poche des eaux, tandis que les parois du canal sous-jacent jusqu'à l'orifice externe inclusivement, se laissent largement étaler en tous sens. Le col prend alors la forme d'une cloche dont le fond serait troué, et la poche des eaux descend profondément dans le vagin, étranglée à sa partie supérieure.

Une fois que les membranes sont rompues, si la tête demeure arrêtée au détroit supérieur, le col, qui semblait auparavant effacé ou du moins en partie dilaté, comme cela se voit lorsque la poche des eaux affecte la disposition précédente, revient sur lui-même et reprend sa forme cylindrique ; il se reforme, se referme partiellement, et flotte pour ainsi dire à la partie supérieure de l'excavation pelvienne, parce qu'il n'est plus refoulé et soutenu par la poche des eaux. Il n'y a cependant là qu'une rétrocession apparente du travail, car le col, quoique non dilaté, reste dilatable, et, sous la pression excentrique des doigts, on arrive sans peine à rendre au canal cervical le calibre de dilatation qu'il offrait avant l'éclatement des parois de l'œuf.

Quand la tête fœtale s'engage en partie dans le bassin avant que le col ait atteint la dilatation complète, elle joue vis-à-vis des parois cervicales le même rôle que la poche des eaux. Son rôle d'agent dilatateur se trouve favorisé par le développement considérable que prend, la plupart du temps, la bosse séro-sanguine.

Si, le col étant dilaté, la tête demeure bloquée au-dessus du détroit supérieur, les contractions utérines tiraillent les parois du segment inférieur de haut en bas, et l'effet de cette distension verticale se propage aux parois du vagin. Aussi, le canal de parturition formé par la continuité du segment inférieur de l'utérus et du vagin s'allonge de plus en plus, et remonte sur la tête fœtale, de sorte que si l'obstacle à l'engagement demeure invincible, et si les contractions se succèdent avec vigueur, celles-ci finissent par déterminer une déchirure, soit en plein segment inférieur de l'utérus, soit dans la continuité du vagin, soit encore au point d'union de ces deux segments du canal de parturition (voir Ruptures de l'utérus).

Les risques de rupture utérine augmentent lorsque les lèvres du col se trouvent fortement comprimées entre la tête et le pourtour du détroit supérieur. Le tiraillement des tissus par les contractions localise alors ses effets aux parois du segment inférieur de l'utérus, au lieu de les répartir simultanément sur toute la longueur du vagin, comme nous l'avons indiqué plus haut.

La compression que subit le tissu utérin entre la tête fœtale et le bassin rend la dilatation de l'orifice externe irrégulière. Habituellement l'ampliation de la lèvre postérieure se fait plus facilement que celle de la lèvre antérieure. En arrière, le col s'efface, s'amincit, et finit par se dilater ; en avant, au contraire, il forme un bourrelet tuméfié et mollasse, offrant une teinte violacée qu'il est facile de reconnaître quand on le voit descendre au-dessous de la symphyse du pubis, en particulier dans les cas où l'on procède à l'extraction du fœtus à l'aide du forceps.

Cette inégalité dans la dilatation des lèvres du col, tient à ce que les tissus maternels sont habituellement comprimés derrière les pubis sur une plus grande étendue que sur le promontoire, et à ce que l'antéversion utérine, en inclinant l'axe de l'ovoïde fœtal en avant de celui du bassin, dirige sur la lèvre postérieure du col la résultante des forces développées par l'utérus.

Dans le cas de bassin généralement rétréci, la compression des tissus affecte une disposition circulaire et symétrique. La tête demeurant arrêtée au-dessus du détroit supérieur, le col se tuméfie uniformément ; il n'arrive pas, en ce cas, à se dilater complètement, mais il devient dilatable.

Phénomènes plastiques. — Les déformations tant superficielles qu'interstitielles que subit la tête fœtale, au cours de l'engagement, se montrent, en général, d'autant plus prononcées que le travail dure plus longtemps, que les contractions utérines s'exercent avec plus d'énergie, que la poche des eaux se rompt plus prématurément, et enfin que la tête glisse à frottement plus dur au long des parois pelviennes.

A ce titre, c'est dans les rétrécissements du bassin que se trouvent réunies les conditions qui favorisent au plus haut point le développement d'une bosse séro-sanguine volumineuse, et qui modifient la forme du squelette crânien soit en lui faisant subir un modelage plastique, soit en enfonçant ses parois.

Bosse séro-sanguine. — La bosse séro-sanguine affecte un siège et une forme qui diffèrent selon que le bassin appartient au type aplati ou au type généralement rétréci. Nous avons vu que dans le premier de ces deux genres de malformation, la tête, afin de s'engager, se défléchissait et s'inclinait d'ordinaire sur son pariétal postérieur ; en conséquence, c'est sur ce pariétal que se développe la bosse séro-sanguine, et celle-ci occupe la région mise à nu au centre de l'aire de dilatation du col. Il s'en faut cependant qu'on voie, dans tous les cas, la tuméfaction superficielle se circonscrire nettement à l'un des côtés de la tête. Le plus ordinairement celle-ci est diffuse et elle se répartit sur une étendue plus ou moins grande du cuir chevelu, en raison des changements d'attitude successifs que subit la tête, au cours d'un travail pénible et prolongé. Ce que l'on constate nettement, c'est qu'elle est plus accentuée sur l'une des régions pariétales que sur l'autre, et qu'elle offre son maximum d'épaisseur dans le voisinage du bregma.

Lorsque le bassin est généralement rétréci, la bosse séro-sanguine occupe principalement la région squameuse de l'occipital ; elle se propage vers la nuque.

Dans cette forme de rétrécissement, il n'est pas exceptionnel de voir la tuméfaction du cuir chevelu se développer avant que les membranes soient rompues. Il s'agit alors, non pas d'une véritable bosse séro-sanguine produite par la différence de pression que subit le fœtus dans la cavité utérine au niveau de l'aire de dilatation du col, mais d'un œdème déterminé par la compression en couronne que subissent les veines cutanées épicrâniennes sur le pourtour du col ou du bassin.

Quelle que soit la forme du rétrécissement, lorsque la tête demeure long-

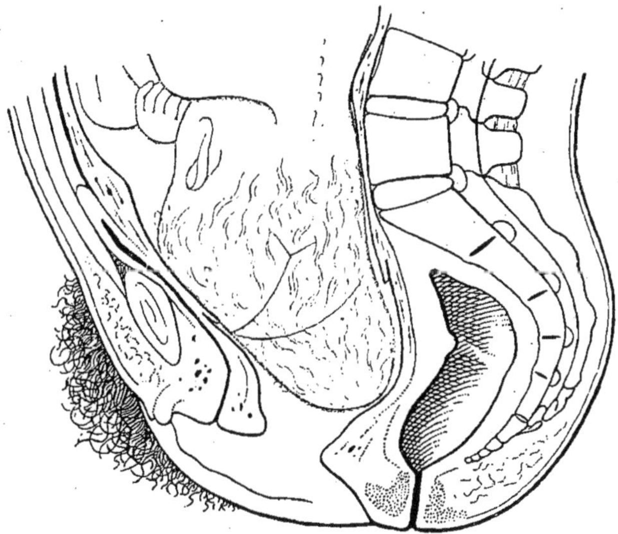

Fig. 55. — Bosse séro-sanguine ; la tête, non engagée, est défléchie et inclinée sur son pariétal postérieur.

temps fixée au détroit supérieur, et lorsque les contractions utérines sont énergiques, la bosse séro-sanguine est susceptible d'acquérir des proportions énormes au point de justifier la qualification de tête postiche (*caput succedaneum*).

La descente dans le vagin de cette masse arrondie, et recouverte de cheveux, pourrait donner, à un doigt inexpérimenté, l'illusion d'un engagement complet de la tête (fig. 55). Mais en pratiquant un toucher profond, en introduisant, au besoin, plusieurs doigts dans le vagin, on arrive à éviter l'erreur : en effet, les doigts constatent que le segment le plus accessible de la masse engagée offre une consistance mollasse et se laisse profondément déprimer ; mais souvent il est nécessaire de remonter jusqu'au voisinage du détroit supérieur, pour arriver à sentir, à travers les parties molles, la résistance osseuse indiquant que c'est en ce point que se trouvent arrêtées les parois du crâne.

Très développée, la bosse séro-sanguine masque le relief des sutures et des fontanelles ; de là, d'assez grandes difficultés pour reconnaître la position exacte du sommet, lorsqu'on n'est appelé à examiner la femme qu'à une période avancée du travail. Le toucher profond est ici encore d'un précieux secours, et il permet dans tous les cas d'assurer le diagnostic ; à défaut de sutures accessibles, il suffit d'aller à la recherche du pavillon de l'une des deux oreilles. D'après l'orientation de l'attache de la conque auditive, on connaît celle de l'occiput (Tarnier).

Le développement d'une bosse séro-sanguine volumineuse constitue un élément favorable au point de vue du pronostic ; ce phénomène est, en effet, l'indice d'une action vigoureuse de l'utérus ; de plus, en formant un prolongement surajouté à la voûte du crâne, la tumeur œdémateuse joue le rôle d'une amorce qui favorise dans une certaine mesure l'engagement de la tête, en empêchant celle-ci de rouler sur la marge du bassin.

Marques de pression. — On décrit sous le nom de marques de pression, des modifications traumatiques dont les téguments épicrâniens sont le siège, et qui ne se développent guère au cours de l'accouchement, que lorsque le bassin est rétréci ; suivant la forme et le degré des rétrécissements, elles se présentent sous l'apparence de sugillations, d'ecchymoses, et même de véritables plaques de sphacèle. Elles sont plus communes et plus accusées dans les cas de bassins aplatis ou asymétriques, que dans ceux de bassins généralement trop petits ; elles ont pour siège d'élection les régions au niveau desquelles le globe céphalique appuie avec le plus de force sur les reliefs du détroit supérieur, lorsqu'il exécute les diverses évolutions nécessaires pour l'engagement ; c'est donc au contact du promontoire et des pubis qu'elles prennent plus particulièrement naissance. En général, l'empreinte laissée par le promontoire présente plus de netteté et plus de profondeur que celle qui se produit derrière les pubis.

Les marques cutanées siègent presque exclusivement sur les parties latérales de la voûte crânienne, et plus particulièrement sur la région pariéto-coronale ; elles dessinent soit des îlots, soit des bandes ecchymotiques. Les îlots dépassent rarement les dimensions d'une pièce d'un franc. A leur niveau la peau se montre déprimée et colorée en rouge.

Parfois, les téguments sont racornis, d'aspect parcheminé, et revêtent une coloration grisâtre et ardoisée ; ces caractères indiquent que le derme est frappé de sphacèle.

Lorsque la marque de pression se présente sous la forme d'une bande ecchymotique allongée, on peut, d'après sa direction, lire en quelque sorte sur le cuir chevelu le sens dans lequel s'est effectué le mécanisme de l'engagement. Cette bande siège habituellement sur le pariétal qui est dirigé en arrière, et ce n'est guère que dans les cas où la tête a subi une forte inclinaison sur son pariétal antérieur, soit primitive, soit consécutive à une inclinaison sur le pariétal postérieur (voyez fig. 49 et 50), qu'elle est assez bien formée pour être facilement reconnaissable.

Ordinairement, la tache ecchymotique longe la suture coronale dans une partie de son étendue ; arrivée au niveau de la tempe, elle se coude et vient gagner le voisinage de l'angle externe de l'œil (fig. 56).

Dans les bassins généralement rétrécis, les marques de pression sont toujours peu nettes dans leurs contours, et elles n'ont pas de siège d'élection propre. Ce sont, tantôt des îlots répondant aux bosses pariétales, tantôt des stries coupant perpendiculairement la direction de la suture sagittale.

Déformations plastiques du crâne fœtal. — La compression prolongée que subit le globe céphalique au-dessus du détroit supérieur ou à l'intérieur du bassin rachitique, détermine dans le squelette ostéo-membraneux du crâne

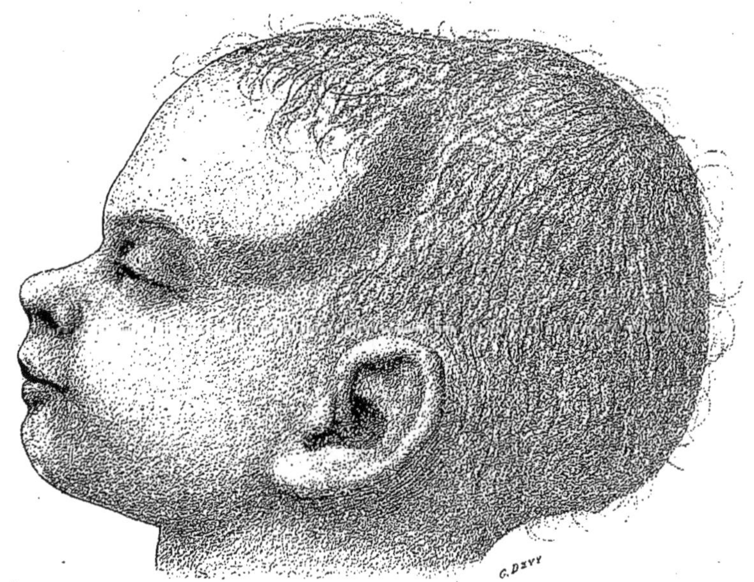

Fig. 56. — Marque de pression cutanée.

des modifications de forme qui ont la même origine mécanique que dans l'accouchement normal.

Dans le bassin généralement rétréci, l'écaille de l'occiput s'enfonce sous le bord correspondant des pariétaux ; en même temps, ces deux derniers os chevauchent fortement l'un sur l'autre par leurs bords internes, et tendent à s'entre-croiser. La forme de la tête est symétrique, et la déformation plastique ne diffère en rien de celle qu'on observe dans l'accouchement naturel par le sommet en position antérieure, si ce n'est par son exagération. Comme dans l'accouchement naturel, elle est transitoire et disparaît après la naissance ; toutefois elle persiste d'autant plus longtemps que le travail a été plus pénible et plus prolongé.

Mais dans le bassin aplati, c'est principalement au niveau de la suture sagittale que le chevauchement des os s'effectue, et lorsque l'asynclitisme initial a été très accusé, et n'a que lentement disparu, la voûte crânienne revêt une conformation asymétrique : l'un des pariétaux, habituellement le postérieur, s'aplatit comme dans l'accouchement normal (voir t. I, p. 680), tandis que celui du côté opposé offre une courbure exagérée. En outre, les deux bosses pariétales cessent d'occuper un même niveau horizontal ; celle du côté aplati se trouve rapprochée de la suture sagittale, tandis que celle du côté incurvé s'en éloigne. Ce déplacement est dû en grande partie au chevauchement mutuel des pariétaux (fig. 57).

La déformation asymétrique de la tête peut se montrer encore plus complexe : quelquefois, en effet, le pariétal postérieur se déplace en totalité (fig. 58), soit du front vers l'occiput (tête défléchie, bassin aplati), soit de l'oc-

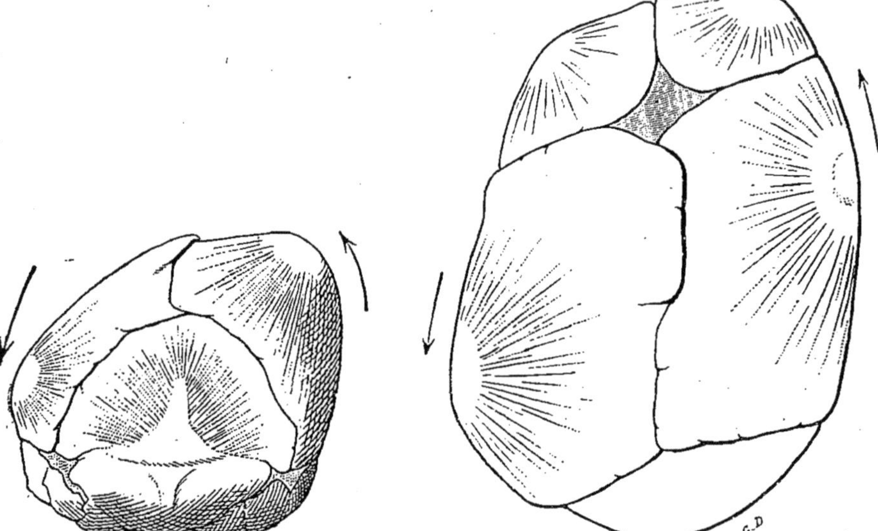

FIG. 57. — Schéma montrant le déplacement asymétrique des bosses pariétales en sens vertical.

FIG. 58. — Schéma montrant le déplacement des bosses pariétales en sens sagittal.

ciput vers le front (tête fléchie, bassin généralement rétréci) (Dohrn). Toutefois, dans ces deux cas, le déplacement du pariétal postérieur, d'après Litzmann, s'effectuerait parfois en sens inverse de celui que nous venons d'indiquer. Les faits d'asymétrie extrême se rencontrent dans les bassins très viciés, surtout dans ceux où le rétrécissement pelvien est étagé.

Lorsque le détroit supérieur affecte la disposition réniforme, la tête tout entière peut être tordue sur un de ses côtés ; sa forme reflète alors celle du bassin dont elle conserve l'empreinte.

Le chevauchement et le tassement excessifs des os du crâne ne vont pas sans entraîner parfois des désordres du côté des organes encéphaliques (voir Dystocie fœtale). Comme manifestation extérieure des effets de la compression intracrânienne, on peut voir apparaître un œdème des paupières, qui parfois s'étend jusqu'aux téguments de la région frontale. Ce phénomène est lié à la compression et au pincement de la veine ophtalmique à son passage entre les lèvres de la fente orbitaire. Nous signalerons encore les ecchymoses sous-conjonctivales du globe oculaire et celles des paupières.

Dépressions par enfoncement du crâne fœtal. — A côté des déformations précédentes, on en rencontre d'autres qui sont, par leur mécanisme de production, par leur situation, et par leur forme, analogues aux marques de pressions cutanées dont elles semblent n'être que le retentissement, mais dont elles diffèrent par la profondeur de leur siège; ce sont les dépressions des os du crâne fœtal par enfoncement.

Michaëlis a distingué deux variétés de dépressions osseuses : les unes, peu profondes, à contours mal limités, mais assez étendues, ont la forme de rigoles

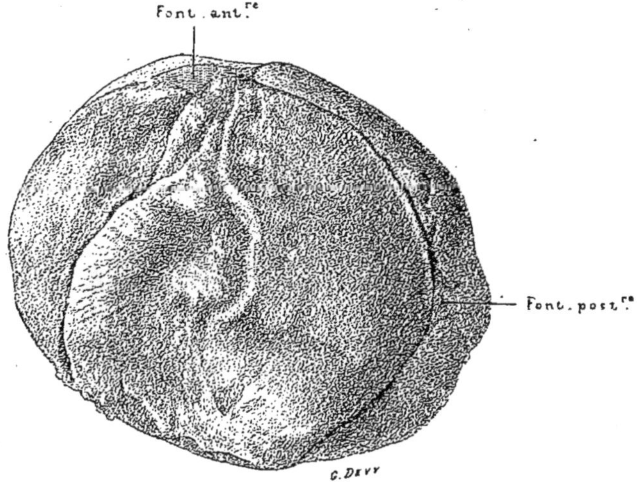

Fig. 59. — Enfoncement du crâne en rigole (d'après une photographie d'Ahlfeld).

ou de gouttières (fig. 59); les autres, mieux délimitées, sont plus profondes; tantôt elles rappellent la forme d'une cuiller, tantôt elles sont produites par un enfoncement brusque; en ce dernier cas, elles offrent une disposition triangulaire et sont assez comparables à un enfoncement de chapeau (fig. 60); elles se produisent avec ou sans fracture.

La genèse des déformations en gouttière répond à un passage lent de la tête à travers la filière pelvienne rétrécie. Les déformations en cuiller prennent naissance quand la tête franchit rapidement le détroit supérieur. Assez rares dans l'accouchement spontané, elles s'observent surtout après l'extraction de la tête dernière, ou encore à la suite d'une application de forceps. Dans cette dernière circonstance, on doit se garder de confondre l'enfoncement en triangle, lequel n'est autre que l'empreinte du promontoire, avec les dépressions osseuses, de forme allongée ou ovalaire, qui se creusent sous la pression directe des cuillers de l'instrument.

Les déformations en rigole n'influent guère sur l'état général de l'enfant; elles disparaissent toujours très vite. Les enfoncements en cuiller, au contraire, peuvent entraîner la mort par compression, contusion, ou déchirure de l'encéphale. Le pronostic qu'elles comportent est d'autant plus grave qu'on les rencontre d'ordinaire sur des têtes incomplètement ossifiées, par conséquent chez des enfants nés prématurément et de vitalité restreinte.

Cependant, on voit quelquefois les déformations en cuiller persister jusqu'à l'âge adulte, sans entraîner d'accidents.

Comme les enfoncements des tables osseuses du crâne, l'excès de chevauchement des os au niveau de leurs sutures, ou le simple redressement de leurs courbures porté trop loin, peut devenir l'origine de désordres anato-

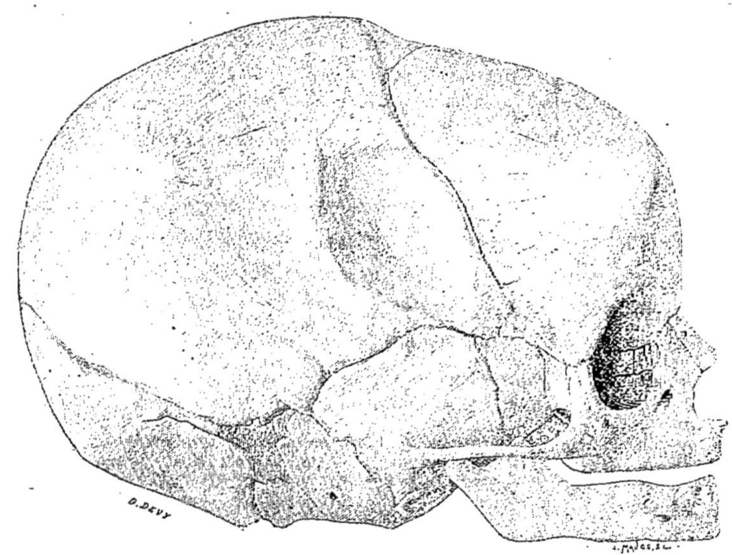

FIG. 60. — Enfoncement triangulaire de la paroi osseuse du crâne (musée Depaul).

miques graves : mentionnons seulement ici les fractures fissuraires incomplètes, l'arrachement des sutures, l'ouverture des sinus veineux et les hémorrhagies méningées, enfin les attritions de l'encéphale.

Pronostic de l'accouchement dans les déformations rachitiques du bassin.

L'exposé que nous venons de faire des phénomènes du travail suffit à donner une idée des dangers et des risques auxquels se trouve exposée la parturiente, même lorsque l'accouchement se termine par les seules ressources de la nature.

Il n'est pas possible de formuler un pronostic général applicable à tous les rétrécissements rachitiques du bassin ; trop variables, en effet, sont les conditions suivant lesquelles peut évoluer l'accouchement. Ces conditions dépendent de la vigueur et de la santé de la femme ; du degré et de la forme des rétrécissements ; de l'énergie et de la régularité d'action de l'utérus ; enfin, de l'attitude du fœtus, ainsi que du volume, de la variété et de la consistance de la présentation.

A l'inverse de ce qu'on observe dans l'accouchement normal, le travail se présente généralement avec des caractères plus dystociques chez les multipares que chez les primipares. La tonicité de l'utérus diminue avec la répétition des grossesses ; les troubles d'accommodation sont plus fréquents, et les risques d'une rupture spontanée de l'utérus augmentent chez les multipares. Ajoutons que le volume et la consistance de la tête fœtale vont d'ordinaire en croissant, d'un premier accouchement aux suivants.

Les conditions les plus favorables se rencontrent lorsque la tête se trouve engagée dès la fin de la grossesse, ou lorsque les premières contractions douloureuses suffisent à la faire pénétrer dans le bassin ; il en est ainsi quand le rétrécissement est léger, quand l'utérus est vigoureux, et quand la tête fœtale est de petit volume ou mal ossifiée.

En ce qui concerne l'influence du type du rétrécissement sur la marche et sur le pronostic de l'accouchement, on s'accorde généralement, avec Michaelis, à voir dans le bassin rachitique généralement rétréci, la variété la plus défavorable. Litzmann est aussi de cet avis : pour lui, le rapport de mortalité, dans le bassin aplati et dans le bassin généralement rétréci rachitique, est de 7,07 p. 100 : : 8,3 p. 100 (voir Litzmann. Traduct. Thomasset, p. 133). En effet, avec un bassin aplati, il reste sur les parties latérales de l'excavation pelvienne assez de place pour que la tête y évolue suivant le mécanisme particulier que nous avons précédemment décrit, et pour faciliter le maniement des instruments, quand leur emploi est nécessaire. Les difficultés augmentent, on le comprend, lorsque le bassin est généralement rétréci.

Lorsqu'une femme à bassin vicié entre en travail à terme, l'issue de l'accouchement est soumise, en dehors de toute intervention, à trois éventualités : tantôt l'accouchement est facile, tantôt il s'accomplit avec difficultés ou accidents, tantôt enfin il est impossible.

Ces trois éventualités répondent sensiblement aux trois catégories de rétrécissements classés par degrés : 1° de 11 centim. à 9 centimètres et demi ; 2° de 9 centimètres et demi à 8 centimètres ; 3° inférieurs à 8 centimètres. Mais les exceptions sont des plus nombreuses : à côté des faits où, par exemple, le bassin offrant 10 centimètres de diamètre minimum, l'accouchement ne peut se terminer sans une intervention de l'art, on en rencontre d'autres, véritablement surprenants, dans lesquels le fœtus à terme parvient à franchir, par les seuls efforts de la nature, des diamètres pelviens dont l'étendue se trouve notablement inférieure à celle des plus petits diamètres de la tête fœtale, même en tenant compte des effets de réduction plastique produits au cours de l'engagement. Mme Lachapelle et Depaul ont vu des femmes accoucher à terme et spontanément avec un rétrécissement de 55 millimètres !

D'après un relevé inédit dressé par Guerlain, sur 1,036 femmes atteintes de viciation rachitique, observées à la Maternité de 1884 à 1892, on en trouve 481 qui sont accouchées à terme et spontanément. Parmi ces 481 dernières femmes :

271	offr.	un rétr. pelv.	de 11 à 9 c. 1/2.	Le poids moy.	des enf. fut de	3,221 gr.
167	—	—	de 9 1/2 à 8 1/2	—	—	3,160 —
43	—	—	au-dessous de 8 1/2	—	—	3,137 —

En examinant ce relevé statistique, on voit combien il est rare qu'une femme accouche spontanément quand son bassin mesure moins de 8 centim. 1/2.

1° Pronostic pour la mère. — Les troubles généraux apportés à l'organisme maternel du fait de l'accouchement, dépendent de la lenteur du travail et de l'excès des douleurs. Le retentissement le plus commun de ces deux éléments de dystocie consiste dans l'épuisement nerveux : celui-ci commence par la simple fatigue qui est caractérisée par l'accélération du pouls avec chaleur de la peau ; puis, la femme tombe dans un état de torpeur dû au surmenage, et, en dehors de toute complication localisée, elle peut succomber dans le collapsus. Parfois l'adynamie fait place à l'ataxie ; la femme s'agite, et dans certains cas, rares il est vrai, l'excitation va en augmentant au point d'aboutir au délire, ou même à la manie, et la malade peut être emportée par un véritable choc nerveux.

La mort du fœtus, en certains cas, entraîne à sa suite celle de la mère : retenu par exemple dans l'œuf ouvert, c'est-à-dire dans un milieu chaud, humide et accessible aux germes venant du dehors, le cadavre du fœtus se putréfie très rapidement; les produits putrides qui prennent ainsi naissance ne tardent pas à pénétrer au travers des parois utérines, et à déterminer dans l'organisme maternel une infection septicémique, si les mesures prophylactiques nécessaires ne sont pas rigoureusement appliquées.

Alors même que l'enfant vit, il peut arriver que le liquide amniotique retenu à l'intérieur de l'œuf rompu s'altère ; il se corrompt et prend une odeur fétide, avec une coloration grisâtre. Il y a là une source d'infection pour la mère et pour l'enfant.

Les complications localisées à l'appareil génital et aux organes voisins, ne s'observent guère que dans les cas où le rétrécissement du bassin est inférieur à 9 centimètres et demi ; elles apparaissent spontanément au cours du travail, ou elles sont la conséquence de tentatives faites pour terminer artificiellement l'accouchement : les premières se rencontrent aussi bien dans l'accouchement terminé par les seules forces de la nature, que dans celui où l'enfant est extrait, en admettant, bien entendu, que leur pathogénie soit, en ce cas, indépendante de l'intervention ; les secondes sont imputables à l'imperfection des instruments employés, à l'insuffisance de leur asepsie, ou à l'impéritie de la main qui les a conduits.

Ces lésions, à leur degré le plus bénin, consistent en ecchymoses, plaques de sphacèle, ulcérations et déchirures siégeant sur la vulve, le vagin ou le pourtour du col.

Les plaies superficielles, contuses ou à bords nets, ne comportent guère d'autre source de dangers, que d'ouvrir des voies de pénétration aux agents septiques venus du dehors.

Les traumatismes qui occupent la paroi antérieure du vagin, exposant beaucoup moins que ceux de la région postérieure à l'ouverture du péritoine, offrent moins de gravité; à ces traumatismes il convient de rattacher la rétention ou l'incontinence d'urine.

Viennent ensuite, par ordre d'importance, les fistules qui font communiquer le vagin ou l'utérus avec la vessie ou le rectum. Ces fistules tiennent soit à la perforation et à la déchirure immédiate des tissus, soit à la chute tardive d'une eschare intéressant la paroi commune des deux cavités viscérales adjacentes.

Nous avons indiqué plus haut, en exposant les modifications que subissent le segment inférieur de l'utérus et le vagin au cours du travail, le rôle des malformations du bassin dans la pathogénie des ruptures spontanées de l'utérus et du vagin. Ces lésions ne se produisent pas toujours suivant le mécanisme que nous avons décrit, c'est-à-dire par tiraillement et éclatement ; elles peuvent également avoir pour origine une section directe des tissus, effectuée à la surface des pointes et des arêtes tranchantes qui bordent le détroit supérieur de certains bassins rachitiques. Quoi qu'il en soit, les rétrécissements du bassin jouent un rôle prépondérant dans l'étiologie des ruptures utérines : Trask a relevé la coïncidence d'une viciation pelvienne dans les trois quarts des faits de ruptures utérines qu'il a pu recueillir.

Citons enfin, parmi les lésions maternelles profondes et graves qui peuvent être la conséquence de l'accouchement, la disjonction de la symphyse pubienne. Cette complication ne se voit qu'exceptionnellement dans l'accouchement spontané; la plupart des observations ont trait à des faits dans lesquels on avait appliqué l'ancien forceps (voir chapitre II).

On ne saurait se faire une opinion exacte au sujet du pronostic des viciations pelviennes pour la femme, à ne considérer que les seuls cas d'accouchements spontanément terminés, ou abandonnés à eux-mêmes par négligence, malgré la possibilité d'une issue fatale. A l'heure présente, il est peu d'états pathologiques contre lesquels le médecin se trouve mieux armé que contre les déformations du bassin ; aussi, peut-on dire que le pronostic de l'accouchement dans les viciations pelviennes, à condition que le traitement ait pu être strictement appliqué dans des conditions opportunes, doit se réduire à celui des opérations obstétricales mises en œuvre.

L'usage de l'antisepsie a totalement changé les chiffres de la mortalité pour les parturientes à bassin vicié; aussi les anciennes statistiques ne peuvent-elles plus guère être citées qu'à titre de simple curiosité. Nous trouvons parmi les meilleures de ces statistiques, celles de Michaelis et de Litzmann, qui indiquent respectivement une mortalité maternelle de 10,5 p. 100 et de 7,3 p. 100.

Les bulletins de la Clinique d'accouchement de Paris, compulsés pour la période de 1852 à 1883 par Stanesco, donnent pour la mortalité maternelle la proportion de 8,3 p. 100.

Dans un relevé dressé par Rigaud, à la Maternité, et portant sur un laps de dix années, de 1860 à 1869, on trouve, à ne tenir compte que des observations précises, une mortalité maternelle de 22,09 p. 100, d'après un total de 344 cas. Les faits d'accouchement spontané à terme ou avant terme, compris dans cet ensemble au nombre de 233 cas, comportent à eux seuls une mortalité de 14,59 p. 100; mais il ne faut pas oublier qu'à cette époque la fièvre puerpérale régnait à la Maternité.

Il n'est donc pas sans intérêt d'opposer, en regard de ces chiffres, un relevé des résultats obtenus depuis l'adoption de l'antisepsie. Nous l'empruntons à la statistique que Tarnier a fait dresser à la clinique de la Faculté par un de ses élèves, Attarian-Caracach; cette statistique porte sur un laps de six années, d'octobre 1885 à octobre 1891. Sur 281 femmes rachitiques, 5 seulement ont succombé, soit 1,7 p. 100. Sur ces 281 faits, 131 fois l'accouchement fut spontané et, pour ces derniers faits, on ne compte pas un seul cas de mort.

A la Maternité, de 1884 à 1892, sur 1,036 femmes rachitiques à bassin vicié, 764 accouchèrent, soit spontanément à terme ou avant terme, soit par l'accouchement prématuré artificiel, sans autre intervention. Sur ce dernier nombre, 6 moururent en couches, dont une en état de mal éclamptique, ce qui porte la proportion de mortalité pour les cas d'accouchements terminés spontanément à 0,78 p. 100; sur les 272 chez lesquelles le fœtus fut extrait artificiellement, 14 succombèrent, ce qui donne une mortalité de 5,15 p. 100. Au total, la proportion de décès pour tous les rétrécissements du bassin a été de 1,91 p. 100.

La statistique établie par Budin, dans son nouveau service de la Charité, d'octobre 1891 à avril 1893 (*Bullet. Soc. obstétr. de France*, 1893), se montre encore plus favorable : sur 131 accouchements dans les cas de bassins viciés par le rachitisme, il n'a eu aucun décès, et seulement une morbidité de 7,63 p. 100. Sur ces 131 accouchements, 106 ont été spontanés et 25 artificiels.

L'abaissement actuel de la mortalité pour les accouchements artificiels n'est pas exclusivement imputable à l'antisepsie ; il dépend aussi, nous le répétons, du perfectionnement des instruments et de l'amélioration des procédés opératoires.

2° **Pronostic pour l'enfant.** — L'influence des rétrécissements du bassin, alors même que l'accouchement se fait dans les meilleures conditions, se montre en général beaucoup plus défavorable pour l'enfant que pour la mère. Ici encore, le pronostic dépend du degré de disproportion qui peut exister entre le volume et la réductibilité de la tête, d'une part, la forme et le degré du rétrécissement pelvien, d'autre part. Il se trouve subordonné à la qualité des contractions utérines, aux éléments éventuels de dystocie fœtale qui peuvent survenir indépendamment des difficultés mécaniques de la progression du fœtus, et dont le plus commun est la procidence du cordon. Le pronostic dépend enfin des accidents graves qui menacent la vie de la mère, et qui influent par contre-coup sur celle du fœtus.

L'enfant peut succomber au cours de l'accouchement, ou seulement après sa naissance, par suite des désordres survenus dans son organisme pendant le cours du travail. Le plus souvent, il ne subit que de légers traumatismes, dont l'effet ne se montre pas incompatible avec la survie définitive.

L'intégrité de la poche des eaux constitue pour le fœtus la sauvegarde la meilleure, bien que celle-ci ne soit pas infaillible. Une fois les membranes rompues, l'excès des contractions et surtout le tétanisme de l'utérus entraînent l'asphyxie par interruption du cours du sang dans les sinus utérins.

A la même cause de mort se rattache aussi la procidence du cordon. Cette dernière complication est fréquente : le défaut de coaptation de la forme de la tête fœtale à celle du détroit supérieur, la mobilité du fœtus, l'écoulement brusque du liquide amniotique en sont les causes principales. Sur les 1,036 accouchements, dont 10 gémellaires, relevés à la Maternité, chez des femmes rachitiques, il y eut 65 fois procidence du cordon, soit une proportion de 6,21 p. 100 sur 1,046 enfants, y compris les 20 jumeaux. La procidence des membres, de même origine, se rencontra dans 29 cas, c'est-à-dire avec une fréquence de 2,77 p. 100.

Les lésions du crâne et celles de son contenu, sans constituer pour l'enfant une cause de mort aussi commune que l'asphyxie, tiennent sous leur dépendance le pronostic fâcheux des premiers jours de la vie. Cependant, même en l'absence de désordres anatomiques apparents, l'enfant peut succomber peu de temps après sa naissance par le fait seul de la prolongation du travail. Litzmann a compté que, pour une durée de six heures de la période d'expulsion, 29 p. 100 des enfants étaient perdus; que pour une période de dix à quinze heures, la mortalité s'élevait à 48 p. 100, et qu'au delà de quinze heures, elle atteignait le chiffre de 77,5 p. 100.

Qu'il naisse en état de mort apparente ou qu'il respire d'emblée, l'enfant est de faible vitalité; il semble, selon la remarque de P. Dubois, avoir perdu droit à la vie par la prolongation du travail. Une fois ranimé, il meurt souvent dès le premier jour, emporté par un affaiblissement progressif, et sans avoir complètement respiré. D'autres fois, la mort survient au milieu de phénomènes convulsifs précoces, dont l'examen nécroscopique n'arrive pas toujours à déceler l'origine. Il n'est pas rare de voir l'enfant se montrer tout d'abord bien vivace; il semble à l'abri de toute influence fâcheuse occasionnée par le travail, mais au bout de quelques jours, il est atteint d'une pneumonie septique, consécutive le plus souvent à l'aspiration, avant la naissance, de liquide amniotique putréfié.

A ces causes de mort communes à l'accouchement spontané et à l'accouchement artificiel, il faut ajouter celles qui dépendent en propre de l'action des instruments, ou des manœuvres opératoires employées pour l'extraction du fœtus (voir Pronostic des opérations).

Le perfectionnement du forceps, et l'amélioration des soins consécutifs à l'accouchement prématuré artificiel, ont fait réaliser à l'obstétrique un progrès dont l'importance, au point de vue du pronostic infantile, n'est guère moins grande que celle de l'antisepsie au point de vue du pronostic maternel.

Les statistiques anciennes de Michaelis, Litzmann, Stanesco, Rigaud, prises intégralement, indiquent respectivement une mortalité fœtale de 38,5 p. 100;

20 p. 100; 52,6 p. 100 et 38 p. 100, y compris les opérations fœticides. La statistique de Rigaud comporte, pour l'accouchement spontané seul, une mortalité de 20 p. 100.

Attarian-Caracach, sur les 281 accouchements qu'il a relevés à la Clinique d'accouchements, du 31 octobre 1885 au 1er novembre 1891, a compté : sur 131 cas d'accouchements spontanés, une mortalité infantile de 5,3 p. 100 ; sur 28 versions, une mortalité infantile de 39,2 p. 100 ; sur 47 applications de forceps, une mortalité infantile de 27,6 p. 100. Il a en outre relevé 72 accouchements prématurés provoqués, qui ont donné une mortalité maternelle de 0, et une mortalité infantile de 26,4 p. 100; viennent enfin 24 cas d'embryotomie.

La statistique de la Maternité que nous avons déjà mentionnée comporte, d'après Guerlain, les chiffres suivants :

Sur 1,046 enfants, 28 étaient morts avant le travail de l'accouchement.

Des 1,012 vivants au début du travail, 122 (y compris 46 cas d'embryotomie) sont mort-nés, et 69 ont succombé avant leur sortie de l'hôpital, ce qui indique une proportion de mortalité de 18,2 p. 100 pendant et après l'accouchement.

80 enfants, nés en état de mort apparente, purent être ranimés et sortirent de l'hôpital en parfait état, soit 7,6 p. 100.

Dans l'accouchement spontané, la mortalité totale fut de 101 sur 751, soit de 13,4 p. 100, et seulement de 10,3 p. 100 si on défalque 23 fœtus mort-nés et macérés.

Dans l'accouchement artificiel, non compris l'accouchement provoqué, la mortalité fut en bloc de 102 sur 243, soit de 41,5 p. 100, et seulement de 37,4 si on défalque 11 enfants mort-nés et macérés.

Dans l'accouchement prématuré artificiel, que les enfants aient été expulsés ou extraits, il en succomba 22 sur 52, soit 42,3 p. 100.

Dans la statistique de Budin, sur 131 enfants, 120 sont sortis vivants de l'hôpital, 11 ont succombé, ce qui donne une mortalité totale de 8,40 p. 100 : 3 étaient morts avant l'entrée dans le service ; pour ceux qui ont succombé à des causes diverses, après leur naissance, il y avait eu accouchement spontané facile.

De la conduite à tenir dans le cas de bassins viciés par le rachitisme.

Bibliographie chronologique. — SMELLIE. Trait. théor. et prat., etc. Traduct. de DE PRÉVILLE, 1754. — BAUDELOCQUE. Traité de l'art des accouch., IIIe édit., 1796. — BOER. Naturl. Geburtsh., t. III, 1817. — LACHAPELLE. Prat. des accouch., t. III, 1825. — OSIANDER. Handb. d. Entbindungskunst, t. III, 1825. — P. DUBOIS. Th. conc., 1834. — NÆGELÉ. Des princip. vices de conform. du bass. Traduct. DANYAU, 1840. — MAC CLINTOCK. Turning, etc. Obstetr. transact., t. IV, p. 175, 1863. — BLOT. De la vers. p. dans les rétr. du bass. Arch. de méd., juillet 1863. — PAJOT. Céphal. répét. sans tract. Arch. méd., 1863. — TARNIER. Atlas complém., 1865. — JOULIN. Forc. et vers. dans les b. rétr. Mém. Acad. méd., 1865. — DELORE. Prééminence de la vers. sur le forceps. Gaz. méd., 1867. — SCANZONI. Lehr. d. Geburtsh., 1867. — DEPAUL. Bass. vic. Dict. encycl., 1868. — FUHRMANN. Wend. bei eng. Beck. Berlin. klin. Wochens., 1868. —

MACDONALD. On the comparat. adr. of turning, forceps, premat. lab. etc. Edinburgh. Med. Journ., 1873. — SIMPSON. Clin. Obstetr. Trad. CHANTREUIL, 1874. — AHLFELD. Therap. bei eng. Beck. Archiv. f. Gynäk., t. VI, p. 448, 1874. — MILNE. The supervalue of turning on the high. forceps. Obst. Journ. of Great. Brit., mars 1874. — SCHRÖDER. Manuel accouch., 1875. — DE SOYRE. Th. concours, 1875. — TARNIER. Art. Embryotomie. Dict. de méd. et chir., 1877. — BUDIN. Obstétr. et gyn., 1886, et Leç. clin. obstétr., 1889. — NAGEL Die Wend. b. eng. Beck. Archiv. f. Gynäk., t. XXXIV, p. 1, 889 — BAR. Embryot. céphal., 1889. — BOUCHACOURT. Pubiotomie. Dict. encycl., 1889 (*Bibliogr.*). — SPINELLI. Symphys. Ann. gynéc., janvier 1892. — CHARPENTIER. Symphyséotomie. Bull. acad. méd. mars 1892. — PINARD. Symphys. Ann. gynéc., février, décembre 1892, février 1893; janvier, mai, juin 1894; Bull. Société obstétr. de France, 1893. — MORISANI. Symphys. Ann. gyn., 1892. — FARABEUF (L.-H.). Agrand. moment. du bass. Ann. gyn., 1892. — QUEIREL. Symphys. Ann. gyn., février 1893. — VARNIER. Symphys. Ann. gyn., 1893. — BUDIN. Discuss. sur la symphys. Bull. Soc. obstétr. France, 1893. — BAR. *Ibid.* — P. FARABEUF. Th. Paris, 1893. — GOTCHAUX. Symphys. Th. Paris, 1893. — LÉOPOLD. Symphys. (Congr., Rome). Ann. gyn., 1894. — M. PERRET. Symphys. et accouch. prémat. Th. Paris, 1894. — GAULARD. Symphys. Presse médic. 1894. — WOERZ. Die Enderfolge der Symphys. Centr. f. Gynäk., p. 865, 1894. — OLSHAUSEN. Symphys. Centr. f. Gynäk., p. 857, 1894. — FRITSCH. Vier Symphys. Centralb. f. Gynäk., mai 1894. — (Voir, pour bibl. complémentaire : OPÉRAT. OBSTÉTRICALES.)

Nomenclature alphabétique des auteurs cités plus haut.

AHLFELD, 1874.	FRITSCH, 1894.	OLSHAUSEN, 1894.
BAR, 1889, 1893.	FUHRMANN, 1868.	OSIANDER, 1825.
BAUDELOCQUE, 1795.	GAULARD, 1889.	PAJOT, 1863.
BLOT, 1863.	GOTCHAUX, 1893.	PERRET, 1894.
BOER, 1817.	JOULIN, 1865.	PINARD, 1892 et années suiv.
BOUCHACOURT, 1889.	LACHAPELLE (Mme), 1825.	QUEIREL, 1893.
BUDIN, 1886, 1889, 1893.	LÉOPOLD, 1894.	SCANZONI, 1867.
CHARPENTIER, 1892.	MAC CLINTOCK, 1863.	SCHRŒDER, 1875.
DELORE, 1867.	MACDONALD, 1873.	SIMPSON, 1874.
DEPAUL, 1868.	MILNE, 1874.	SMELLIE, 1754.
DUBOIS (P.), 1834.	MORISANI, 1894.	TARNIER, 1865; 1877.
FARABEUF (L.-H.), 1892.	NÆGELÉ, 1840.	VARNIER, 1893.
FARABEUF (P.), 1893.	NAGEL, 1889.	WOERZ, 1894.

Toutes les fois que le bassin est assez vicié pour compromettre la bonne terminaison de l'accouchement, la femme doit en être prévenue, et on lui conseillera avec autorité d'aller consulter un accoucheur à chacune de ses grossesses, et de le faire assez tôt pour qu'on puisse, si cela est nécessaire, provoquer l'accouchement prématuré en temps opportun.

L'accoucheur doit avoir pour premier soin de reconnaître les caractères et le degré du rétrécissement pelvien, d'apprécier le volume du fœtus et de distinguer le genre de présentation; il s'assure ensuite de l'état de vie ou de mort de l'enfant, conditions qui ont la plus grande influence sur le choix du traitement obstétrical.

Si les bassins rachitiques sont communs, l'accoucheur est puissamment armé pour surmonter les difficultés qu'ils peuvent occasionner. Les moyens dont il dispose sont les suivants :

Extraction ;

Forceps ;

Levier ;

Version ;

Symphyséotomie;

Opération césarienne;

Accouchement prématuré artificiel;

Avortement provoqué;

Embryotomie avec ses divers modes.

Quelquefois même l'accoucheur est obligé d'employer successivement plusieurs de ces moyens. Sa conduite variera d'ailleurs, non seulement suivant le degré du rétrécissement, la présentation, etc., mais encore suivant diverses autres circonstances; en effet, lorsqu'une femme est atteinte d'un rétrécissement rachitique du bassin, il peut être consulté par elle ou appelé auprès d'elle dans des conditions très différentes :

1° Avant le mariage, ou du moins avant le début de la grossesse;

2° Pendant le cours de la grossesse, soit dans les premiers mois de la gestation, soit un peu plus tard, mais alors que le fœtus est encore loin d'avoir pris tout son développement;

3° Tout à fait à la fin de la grossesse ou pendant le travail de l'accouchement.

Dans le premier cas (avant le mariage ou avant la fécondation), il a quelquefois le devoir de déconseiller le mariage ou de proscrire une grossesse.

Dans le second cas (grossesse commencée), il sera à même de décider si les circonstances nécessitent l'interruption de la grossesse, soit par l'avortement provoqué, soit par l'accouchement prématuré artificiel, et à quel moment celui-ci devra être provoqué. D'autres fois il se prononcera pour l'expectation jusqu'au terme de la grossesse.

Lorsqu'il se trouve dans les deux premières conditions, il suit une conduite de choix.

Dans le troisième cas (grossesse arrivée à son terme, ou travail de l'accouchement commencé), les limites de son intervention sont restreintes, car ayant perdu le bénéfice possible de l'avortement provoqué ou de l'accouchement prématuré artificiel, il n'a plus le choix complet des moyens qu'il aurait eus à sa disposition quelques mois ou quelques semaines plus tôt, et il peut être amené ainsi à opérer dans des circonstances fâcheuses, tout au moins pour l'enfant.

Il est donc très important d'examiner la femme rachitique avant la fin de sa grossesse, car l'accoucheur aura souvent à pratiquer l'accouchement prématuré artificiel, dont nous allons résumer les principales indications lorsqu'il s'agit d'un bassin rachitique.

A moins d'indications dues à un excès de volume du fœtus, ou à une dystocie observée dans un ou plusieurs des accouchements antérieurs, et causée par une angustie pelvienne, il est relativement assez rare qu'on pratique l'accouchement prématuré artificiel pour un rétrécissement mesurant plus de 9 centimètres et demi. C'est surtout pour les viciations pelviennes comprises non seulement entre 9 centimètres et demi et 8 centimètres et demi, mais encore pour celles qui descendent jusqu'à 5 centimètres et demi, qu'il importe d'être appelé de bonne heure près de la femme enceinte. Aux deux chiffres 9 centimètres et demi et 5 centimètres et demi, répondent, en effet, les limites extrêmes entre lesquelles se trouvent comprises presque toutes les indications de l'accouchement prématuré artificiel.

On sait que le plus grand diamètre transverse de la tête, le bipariétal, offre à peu près, en longueur, autant de centimètres ou de fractions de centimètres que la grossesse, depuis son début, compte de mois ou de fractions de mois, et que, par conséquent, il mesure approximativement, à 8 mois, 8 centimètres; à 7 mois et demi, 7 centimètres et demi; à 7 mois, 7 centimètres; à 6 mois et demi, 6 centimètres et demi; etc. (voir *Accouchement prématuré artificiel*). Pour que la tête puisse franchir spontanément le détroit supérieur, on pourra donc, si l'on est prévenu à temps, faire accoucher à 8 mois une femme dont le diamètre promonto-pubien minimum sera de 8 centimètres, etc.

De Soyre a conseillé d'escompter, d'après l'effet des phénomènes plastiques et du modelage de la tête au cours du travail, une réduction d'un demi-centimètre dans la longueur du diamètre bipariétal, et de n'interrompre la grossesse que deux semaines après le moment où ce diamètre aurait égalé en étendue le diamètre minimum du bassin. Cet amoindrissement de la tête produit par le tassement des parois du crâne, ne s'obtient qu'au prix de risques pour l'enfant, dont l'encéphale peut être traumatiquement lésé; en attendant trop longtemps avant d'interrompre la grossesse, on compromet la vitalité de l'enfant en cherchant à accroître sa viabilité. D'ailleurs, ce que le tassement de la tête fœtale peut faire gagner, est à peu près comblé par l'épaisseur de parties molles qui tapissent les parois du bassin de la mère, et Tarnier a fait remarquer que depuis l'invention des couveuses, mieux vaut intervenir un peu trop tôt que trop tard; ainsi, par exemple, quand le bassin mesure 8 centimètres et demi, il provoque l'accouchement à 8 mois et une semaine.

Il convient toutefois de prolonger un peu l'expectation dans le cas où le rétrécissement se trouve compris entre 5 centimètres et demi et 6 centimètres, alors que la femme refuse de se soumettre ultérieurement à toute opération sanglante; en effet, quelque grands que soient les risques, mieux vaut attendre dans ce cas, avant de provoquer l'accouchement, que l'enfant ait au moins atteint la fin du sixième mois, puisque, jusqu'à plus ample informé, c'est actuellement la limite inférieure de la viabilité.

Lorsque l'époque de choix pour l'accouchement prématuré artificiel est passée, on doit néanmoins se hâter d'interrompre la grossesse, à moins qu'on ne préfère attendre le terme, ou un moment voisin du terme, dans le but de recourir à un autre mode d'intervention.

Une fois le travail provoqué, on se comportera comme si la femme était à terme; mais les conditions de l'accouchement seront d'autant moins désavantageuses, qu'on aura pu agir à un moment moins éloigné de l'époque à laquelle l'accouchement prématuré artificiel aurait dû être provoqué, d'après les données fournies par la comparaison entre les mesures du bassin et le volume de la tête.

Enfant mort.

Au point de vue de la conduite à tenir, lorsque le fœtus a succombé, il suffit de diviser les rétrécissements en trois catégories, selon que le diamètre promonto-pubien minimum mesure :

de 11 centim. à 9 centimètres et demi ;
de 9 centimètres et demi à 3 centimètres et demi ;
de 3 centimètres et demi à 0.

1° — *Bassin de 11 centimètres à 9 centimètres et demi.*

Quand l'enfant a succombé, à moins qu'il n'y ait aucun doute sur la facilité d'une extraction par le forceps, auquel cas on procède à l'application de cet instrument, la basiotripsie ou la crâniotomie entre les branches du forceps devient l'opération de choix ; si la mort du fœtus survient avant que le col utérin ne soit dilaté ou dilatable, on peut, sans tarder, procéder simplement à la perforation du crâne, de façon à permettre l'évacuation de la substance cérébrale. Une fois la coque crânienne vidée, le moulage spontané de la tête sur les parois du bassin se trouve singulièrement favorisé. La dilatation du col se complète, et si cela devient nécessaire, on termine l'opération en achevant secondairement le broiement de la tête fœtale à l'aide du basiotribe.

2° — *Bassin de 9 centimètres et demi à 3 centimètres et demi.*

Les faits dans lesquels la viciation rachitique du bassin atteint la limite inférieure de 3 centimètres sont exceptionnels.

Au-dessus de ce chiffre, l'accoucheur dispose de quatre modes d'intervention pour délivrer la femme de son enfant mort :

1° La céphalotripsie répétée sans tractions ;
2° La crânioclasie ;
3° La basiotripsie ;
4° L'application du forceps-scie à double chaîne.

1° La céphalotripsie répétée sans tractions consiste à saisir et à broyer successivement la tête en des directions opposées. Elle détruit entièrement la cohésion du globe céphalique, à condition qu'il soit possible, dans les diverses applications du céphalotribe, de bien saisir la tête suivant ses divers diamètres. Le broiement fait, on retire l'instrument et on laisse la tête se mouler et s'engager d'elle-même à travers la filière pelvienne. Par ce mode d'intervention, Pajot a pu faire accoucher par les voies naturelles une femme dont le bassin ne mesurait que 27 millim. d'avant en arrière.

Quoique simple en apparence, cette opération est des plus difficiles à conduire, lorsque le rétrécissement pelvien est très prononcé ; elle est en outre dangereuse pour la mère. Le céphalotribe est un instrument volumineux et défectueux au point de vue de la sauvegarde de l'intégrité des parois utérines; son maniement ne saurait être comparé à celui du crânioclaste, du forceps-scie. (Voir, pour détails, aux opérations.)

2° Le crânioclaste consiste en une pince dont les deux mors, l'un plein et l'autre fenêtré, s'emboîtent l'un dans l'autre et broient, en se rapprochant, le segment de l'enveloppe céphalique interposé. Une fois serré à fond au niveau de ses deux branches emboîtées, l'instrument ne présente qu'une épaisseur d'une vingtaine de millimètres. Il offre sur la céphalotribe l'avantage de pénétrer plus facilement à travers la zone rétrécie du bassin et de fournir à l'accoucheur une prise solide pour extraire la tête fœtale; mais il a l'inconvénient de ne pas assurer la démolition totale, c'est-à-dire diamétrale, du globe céphalique, et par conséquent de ne pas réduire suffisamment le squelette du crâne pour mettre la tête en mesure de franchir facilement la marge du bassin.

3° La limite inférieure du rétrécissement à laquelle il est possible d'effectuer l'application complète du basiotribe doit être fixée à 4 centimètres et demi. On parvient bien, il est vrai, sur le mannequin, à faire passer une tête broyée et saisie par les trois branches de l'instrument à travers une fente large de 4 centim.; mais nous ne saurions conseiller l'emploi clinique du basiotribe, dans de telles conditions de rétrécissement, en raison des dangers auxquels la violence des tractions et des frottements exposerait la parturiente. Toutefois, on peut trouver dans la basiotripsie les avantages de la céphalotripsie diamétrale et ceux de la crânioclasie, en faisant usage des trois branches de l'instrument pour broyer la tête au-dessus du détroit supérieur, et en ne laissant en place que les deux premières branches pour procéder à l'extraction. Grâce à ce mode d'application, on arrive à extraire un fœtus à travers un rétrécissement de 3 centimètres et demi.

4° Si l'accoucheur ne parvenait pas à introduire dans l'utérus les trois branches du basiotribe destinées à effectuer le broiement préalable à l'extraction, il pourrait avoir recours au forceps-scie à double chaîne de Tarnier. Bien qu'il n'ait jamais été employé en clinique, en raison même de la rareté des faits dans lesquels son application se trouve indiquée, cet instrument, en découpant le globe céphalique en tranches, permettrait vraisemblablement de faire passer le fœtus à travers des rétrécissements de 3 centimètres, ainsi que Tarnier a pu le constater par des expériences dans lesquelles il a réussi, sans grandes difficultés, à extraire un enfant qu'il avait placé dans une boîte en bois, à l'extrémité de laquelle il avait pratiqué une fente ayant moins de 3 centimètres de large.

Au cas où les difficultés de l'embryotomie paraissent insurmontables, ou lorsque ce mode d'intervention semble devoir comporter de trop grands risques pour la femme, on peut, suivant le conseil de Novi et de Queirel, pratiquer la symphyséotomie dans le but de faciliter le passage de l'instrument et l'extraction du fœtus broyé, ou avoir recours à l'opération césarienne.

Les bassins rachitiques n'atteignant pour ainsi dire jamais un degré d'angustie inférieur à 3 centimètres et demi, on voit ainsi qu'il est presque toujours possible d'accoucher les femmes par les voies naturelles.

3° — *Bassins de 3 centimètres et demi.*

Au cas extraordinaire où l'on se trouverait en présence d'un rétrécissement de 3 centimètres et demi ou inférieur à ce chiffre, il n'existerait d'autre ressource, pour délivrer la femme, que de pratiquer l'opération césarienne.

Enfant vivant.

Lorsque l'enfant est vivant, l'accoucheur n'a plus, comme dans la précédente condition, pour unique objectif l'intérêt de la femme, car il doit diriger son traitement de façon à sauvegarder la vie de l'enfant en même temps que celle de la mère, mais en mettant toujours l'intérêt de celle-ci en première ligne.

Pendant le travail de l'accouchement, soit qu'on s'en tienne à l'expectation, soit qu'on intervienne par la version, le forceps ou le levier, y a-t-il avantage à placer le siège de la femme au bord du lit, sur un coussin dur, les membres pendants ? Walcher et quelques accoucheurs de l'étranger, surtout en Allemagne, n'hésitent pas à répondre affirmativement ; toutefois, nous pensons qu'il serait prématuré d'accepter cette opinion sans faire des réserves : en effet, nous admettons bien que dans cette posture, appelée posture de Walcher, le diamètre antéro-postérieur du détroit supérieur s'agrandisse de quelques millimètres, comparativement à sa longueur dans l'attitude couchée (voir p. 64), mais on peut se demander si cet agrandissement ne se produit pas à peu près au même degré chez une femme qui reste dans l'attitude couchée pendant la parturition, lorsque la tête fœtale poussée avec force par les contractions utérines, ou attirée en bas pendant une version ou une application du forceps, tend à s'engager comme un coin dans l'aire du détroit supérieur, et si la pression qui en résulte n'éloigne pas alors l'une de l'autre la base du sacrum et la partie supérieure des pubis, comme le ferait la posture des membres pendants.

Cette question a été posée par Tarnier dans l'une des séances de la Société obstétricale de France (avril 1895), sans recevoir de solution. De nouvelles recherches sur ce sujet sont donc nécessaires. Nous ferons enfin remarquer que l'agrandissement du bassin est très variable suivant les individus.

Cela dit, il nous paraît utile, au point de vue de la conduite à tenir, de diviser les rétrécissements pelviens rachitiques en huit catégories, selon que le diamètre promonto-pubien minimum mesure :

de 11 centimètres à 9 1/2.
de 9 1/2 — à 8 1/2.
de 8 1/2 — à 7 1/2.
de 7 1/2 — à 6 1/2.
de 6 1/2 — à 5 1/2.
de 5 1/2 — à 4 1/2.
de 4 1/2 — à 3 1/2.
de 3 1/2 — à 0.

1° — *Bassins de 11 centimètres à 9 centimètres et demi.*

En général, dans ce degré de viciation pelvienne, on doit laisser la femme aller au terme de sa grossesse. Cependant, si l'on se trouve en présence d'une multipare comptant dans ses antécédents des accouchements dystociques ayant comporté de laborieuses opérations, ou si les enfants ont succombé dans le cours du travail, en raison de ce que celui-ci a été laborieux quoique spontané, on provoquera l'accouchement deux ou trois semaines avant le terme normal.

On cherchera encore à savoir si, dans la nouvelle grossesse, le père de l'enfant est le même que pour les grossesses qui se sont terminées avec difficultés ou complications, et si cet homme est de stature très développée, spécialement en ce qui regarde le volume de la tête et des épaules, ou s'il est, au contraire, d'une complexion inférieure à la moyenne ; cette dernière condition pourra, dans le doute, déterminer l'accoucheur à demeurer dans l'expectation.

Comme nous l'avons dit plus haut, il n'existe pas de procédé d'investigation assez précis pour renseigner avec certitude sur le volume de la tête fœtale. Ce volume peut être approximativement apprécié mais non directement mesuré. On ne négligera pas cependant de recourir, si les conditions de souplesse de la paroi abdominale le permettent, aux tentatives d'engagement artificiel du sommet (voyez p. 77) ; toutefois, nous le répétons, un échec dans cette manœuvre n'est pas probant, et ne comporte pas nécessairement l'obligation d'interrompre la grossesse avant terme (voir aussi p. 76, procédé Perret).

Quand la femme est à terme et en travail, si la tête ne s'engage pas, malgré des contractions utérines énergiques, on se comportera comme dans le cas où le bassin mesure de 9,5 à 8,5 (voir plus loin).

2° — *Bassins de 9 centimètres et demi à 8 centimètres et demi.*

Au point de vue de la conduite à tenir, la plupart des auteurs étudient dans une même catégorie les bassins rétrécis compris entre 9 centimètres 1/2 et 8 centimètres. Mais si l'on veut bien se reporter au relevé statistique de la page 108, on y verra combien il est rare qu'une femme accouche spontanément avec un bassin mesurant moins de 8 centimètres 1/2 ; on verra en outre, à la page 129, quelle grande différence on observe dans les résultats de l'accouchement prématuré, suivant qu'on le pratique dans un bassin ayant moins ou plus de 8 centimètres et demi. C'est en nous appuyant sur ces données, qu'il nous a paru préférable de limiter notre deuxième catégorie entre 9 centimètres et demi et 8 centimètres et demi.

Dans les bassins de 9 centimètres et demi à 8 centimètres et demi, lorsque la femme entre en travail à terme, on doit tout d'abord s'en tenir à l'expectation. Pendant la période de dilatation du col, on veille à ce que la poche des eaux reste intacte le plus longtemps possible, et à ce que la présentation fœtale ne se déplace pas ; on cherche à prévenir les procidences du cordon ou celles des membres, en maintenant la femme couchée, et en s'abstenant d'un toucher vaginal trop profond, car on risquerait ainsi de déplacer la présentation ou de déterminer une procidence. Le toucher doit donc être délicatement pratiqué; au besoin on fixe la présentation à l'aide d'un bandage hypogastrique. Au cas où les contractions utérines se montrent trop faibles, et se succèdent à de trop longs intervalles, on applique l'écarteur utérin de Tarnier ou le ballon de Champetier de Ribes.

Une fois le col dilaté ou reconnu dilatable, dès que la poche des eaux est rompue, on ne persiste dans l'expectation qu'en surveillant de très près l'état général de la mère et celui de l'enfant. Cette expectation est, de toutes les règles de conduite la plus délicate et la plus difficile à suivre. L'accoucheur, obligé de résister aux sollicitations de la parturiente et de son entourage, forcé même de lutter contre sa propre impatience, alors qu'il songe aux dangers éventuels qui menacent la vie de la mère et celle de l'enfant, doit se convaincre que souvent l'attente est pour lui le meilleur des auxiliaires.

Doit-il finalement en arriver à extraire artificiellement le fœtus, il bénéciera, s'il a su attendre, des résultats partiels qu'auront pu donner les efforts de la nature.

L'expectation doit prendre fin on doit être rejetée d'emblée, dans les circonstances suivantes : 1° Lorsqu'il est avéré que la tête est trop grosse pour franchir seule l'entrée du bassin ; 2° Lorsque l'enfant souffre ; 3° Lorsque l'état général de la femme périclite ; 4° Lorsqu'une complication maternelle se produit inopinément ou menace d'éclater.

Il est impossible d'assigner une limite précise à la première de ces indications ; mais l'accoucheur se mettra en garde contre l'illusion d'un engagement parfois simulé par la descente d'une grosse bosse séro-sanguine dans le vagin. Il procédera à l'extraction de l'enfant quand il aura constaté que, malgré les efforts de l'utérus, la suture sagittale demeure immobilisée au voisinage des pubis ou du promontoire, ou encore quand il constatera que le sommet oscille sur le détroit supérieur sans s'y amorcer, malgré les inclinaisons successives de la tête.

De la prolongation et de l'inefficacité des contractions utérines, découlent d'ailleurs les autres indications : la souffrance du fœtus se reconnaît aux signes stéthoscopiques habituels, lenteur, faiblesse, irrégularité des battements du cœur, et à la coloration du liquide amniotique par le méconium, ce qui indique un commencement d'asphyxie fœtale.

En ce qui concerne la mère, l'altération du facies, l'apparition de fuliginosités sur les lèvres, l'état de somnolence ou d'excitation nerveuse, l'accélération du pouls, l'élévation de la température, annoncent que la femme n'est plus en état de supporter plus longtemps la fatigue du travail.

Parmi les complications fortuites qui peuvent nécessiter une intervention sans délai, nous mentionnerons, la rupture utérine, l'éclampsie et les hémorrhagies placentaires, pour la mère ; la procidence du cordon, accompagnée ou non de celle des membres, pour l'enfant.

Le rôle de l'accoucheur, consistant autant à prévenir qu'à traiter les complications graves, on devra toujours se tenir en garde contre la production possible des accidents fortuits maternels ou fœtaux que nous venons d'énumérer. C'est ainsi, par exemple, que lorsqu'on verra ou qu'on sentira à travers la paroi abdominale la saillie musculaire qui répond à l'anneau de contraction, s'accentuer et remonter au voisinage de l'ombilic, on préjugera de la production prochaine d'une rupture utérine, et l'on se hâtera de procéder à l'évacuation de l'utérus.

Dans l'intérêt de la femme également, il convient de terminer l'accouchement, au plus vite, lorsque, le fœtus étant mort, l'œuf se trouve ouvert. La putréfaction intra-utérine devient alors imminente, et l'on sait qu'elle peut entraîner comme conséquence redoutable l'infection septicémique de la mère. En pareil cas, on n'a guère à hésiter entre les différentes opérations obstétricales, car la mort du fœtus indique particulièrement l'emploi des embryotomes.

Quand l'enfant est vivant, l'accoucheur dispose de deux principaux modes d'intervention pour terminer artificiellement l'accouchement, à partir du moment où le col utérin offre une dilatation suffisante : l'application du forceps et la version.

Chacune de ces deux opérations comporte des indications propres, que nous ne pouvons qu'indiquer brièvement ici, mais sur lesquelles nous reviendrons dans la douzième Section (voyez Opérations).

Les indications du forceps répondent principalement :

1° Aux cas où la tête est fixée au détroit supérieur, ou y est engagée ;

2° Aux cas où le bassin offre le type généralement rétréci.

Celles de la version répondent principalement :

1° Aux cas où la tête demeure élevée et mobile au-dessus du détroit supérieur, l'utérus n'étant pas tétanisé ;

2° Aux présentations de l'épaule ou à celles de la face non engagées.

Dans le cas de bassin aplati et symétrique, lorsque la tête se présente fléchie et s'accommode en bonne attitude au niveau du détroit supérieur, lorsqu'en même temps l'utérus a conservé la souplesse de ses parois, l'accoucheur peut opter entre le forceps et la version.

Parallèle du forceps et de la version dans les rétrécissements du bassin. — Peu de questions ont donné lieu à autant de controverses que celle du choix à établir entre le forceps et la version.

Parmi les anciens auteurs qui se sont attachés à l'étude de l'extraction artificielle du fœtus dans les bassins viciés, on ne compte que des partisans exclusifs soit de la version, soit du forceps et, en dehors de l'époque actuelle, nous ne trouvons guère à citer que Scanzoni, comme ayant professé une opinion éclectique.

Pour ne choisir que quelques noms, nous mentionnerons, parmi les partisans exclusifs de la version : Mme Lachapelle, Osiander, Simpson, Schröder avec la plupart des accoucheurs allemands, Mac Clintock, Goodell et Milne; parmi les défenseurs à outrance du forceps, nous trouvons Boër, Baudelocque, P. Dubois, Nægelé, Depaul, Joulin, Winckel, Ahlfeld et la majeure partie des accoucheurs anglais et belges. Tous se sont appuyés, pour soutenir leur cause, soit sur des conceptions théoriques, soit sur l'expérimentation, soit sur les résultats cliniques.

Malgré la conviction que les uns et les autres ont apportée dans leurs recherches, et malgré la vivacité des controverses, on peut dire, avec M. Duncan, qu'il n'y a guère eu sur ce point de la science qu'une guerre de mots, inutile et vaine. Aussi, lorsqu'on cherche à s'éclairer par la lecture des auteurs que nous venons de citer, ne peut-on se laisser convertir à la pratique exclusive de l'un ou de l'autre de ces deux modes d'intervention.

Comme si tout eût été recherché et dit sur le sujet, il semble que les accoucheurs de l'époque actuelle aient considéré la question comme insoluble, et qu'ils aient renoncé à renouveler le parallèle entre la version et le forceps dans les bassins rétrécis. Cependant, l'amélioration apportée par l'antisepsie aux conditions opératoires, le perfectionnement du manuel opératoire de la version dans les bassins viciés dû aux recherches de Duncan, de Budin, de Milne, de Champetier de Ribes, de Goodell, le changement radical apporté dans le mode d'action du forceps par l'application de la traction dans l'axe (forceps de Tarnier), ont modifié de fond en comble, depuis une vingtaine d'années à peine, les éléments sur lesquels reposaient les discussions d'autrefois. Il convient donc, à cette heure, de faire résolument table rase des anciennes pièces du procès.

Les considérations théoriques ne peuvent jeter aucune lumière sur la question. Que la tête se présente par le sommet et soit légèrement défléchie, ou bien qu'elle vienne dernière et soit fortement fléchie, elle tend à s'engager à la façon d'un cône ayant la suture sagittale pour sommet dans le premier cas, et le menton dans le second, l'un et l'autre cône ayant pour base commune un diamètre transversal situé entre le bitemporal et le bipariétal. En théorie, donc, le forceps et la version sont de valeur égale.

Dans le domaine de l'expérimentation, nous manquons de documents suffisants pour apprécier la valeur relative des deux opérations, quand elles sont appliquées dans les limites précises où nous nous plaçons. Les intéressantes expériences de M. Duncan, de Budin, de Milne et de Champetier de Ribes, ont trait pour la plupart à des rétrécissements inférieurs à 8 centimètres et demi ; en outre, ainsi que l'a fait remarquer Budin, elles ont été instituées à une époque où on ne connaissait que le forceps ancien, et dans ce qui est relatif à la version seules les expériences de Budin, puis celles de Champetier de Ribes, ont été faites d'après le procédé d'extraction perfectionné auquel quelques auteurs ont donné le nom de ce dernier accoucheur.

Les recherches poursuivies jusqu'ici sur le mannequin, ne peuvent donc nous servir pour trancher le débat. Si les auteurs ne se sont pas attachés à l'étude du passage de la tête venant soit première, soit dernière, à travers les bassins mesurant de 9 centim. 5 à 8 centim. 5, c'est que, sur le bassin de bronze de Tarnier, ou sur le fantôme de Budin-Pinard, ce passage se montre également facile pour les deux modes d'extraction céphalique. En effet, comme l'a montré Baudelocque, la tête subit aisément une réduction d'un centimètre dans l'un quelconque de ses diamètres, sans qu'un grand déploiement de forces soit nécessaire pour cela, et sans qu'elle éprouve de désordres anatomiques dans sa coque ostéo-membraneuse.

De plus, l'expérimentation sur le bassin sec ne saurait réaliser les conditions de la clinique : d'une part, sur la femme vivante, les parois du bassin sont tapissées de parties molles qui, malgré leur faible épaisseur, sont susceptibles d'influer sur la facilité plus ou moins grande avec laquelle l'accoucheur dirige son intervention, et avec laquelle la tête arrive à franchir la marge du bassin ; d'autre part, en dehors des lésions anatomiques dont les parois céphaliques peuvent devenir le siège, lésions qui sont également possibles, qu'il s'agisse d'un cadavre fœtal ou d'un enfant vivant, il convient de tenir compte des troubles dus à la compression cérébrale ou à l'arrêt de la circulation du fœtus, troubles qui peuvent se produire plus ou moins facilement selon qu'on a recours à l'une ou à l'autre des deux opérations, et dont il faut tenir compte lorsqu'on veut mettre celles-ci en parallèle au point de vue du pronostic.

C'est donc sur les considérations d'ordre clinique, et sur les résultats statistiques qu'on doit se fonder pour apprécier aussi justement que possible la valeur respective du forceps et de la version. Encore, comme nous le montrons ci-après, les résultats sur lesquels repose le pronostic comportent-ils des éléments d'erreur. Avant de faire connaître ces éléments, nous présenterons impartialement les avantages et les inconvénients inhérents à chacune des deux opérations, avantages et inconvénients qu'on trouvera discutés plus au long dans la Section de ce traité consacrée aux opérations obstétricales.

A. — Version. — *Avantages*. — La tête, libre de toute entrave instrumentale, conserve sa mobilité en tous sens, et se meut avec une égale facilité autour de ses divers diamètres pour franchir le détroit supérieur. Elle subit une réduction plastique strictement localisée aux diamètres qui sont directement comprimés entre les points saillants de la zone rétrécie du bassin.

Grâce à l'appui solide que le tronc fournit à la main de l'accoucheur, et grâce à l'introduction d'un ou de deux doigts de l'autre main dans la bouche du fœtus, l'accoucheur est en mesure d'imprimer à la tête l'inclinaison qu'il juge convenable, et de modifier cette inclinaison à tout moment ; il peut ainsi faire exécuter artificiellement à la tête les mouvements qu'elle effectuerait d'elle-même pour s'engager spontanément.

La main, instrument conscient, opère à une très faible distance de l'obstacle pelvien, et tient la tête d'aussi près qu'il est possible ; en conséquence, elle apprécie très exactement l'importance des difficultés d'engagement qui dépendent, d'une part, du volume et de la consistance de la tête et, d'autre part, de la forme et du degré de rétrécissement.

Par la version, en ayant recours à la manœuvre dite de Champetier de Ribes (voir Version), on refoule excentriquement la tête de façon à tasser les parties molles de la nuque sur l'une des lignes innominées (Budin), et à pousser en même temps le front de haut en bas (Champetier de Ribes) ; on arrive ainsi à amener dans la direction du diamètre minimum du détroit supérieur, un diamètre céphalique transverse plus petit que le bipariétal, et ce diamètre céphalique est plus ou moins rapproché du bitemporal, selon que la tête se trouve peu ou très développée de la nuque au front, ou selon que le bassin est plus ou moins spacieux dans son diamètre transverse (Budin).

Inconvénients. — La version est dangereuse pour l'enfant : lorsque la tête est retenue dernière, le fœtus succombe en quelques minutes à l'asphyxie, en raison du retrait que subit le muscle utérin, retrait qui ferme les vaisseaux sanguins irriguant le placenta, et en raison de la compression que le cordon est exposé à subir sur les parois du globe céphalique.

Pour faire face à l'asphyxie, imminente dans tous ces cas, l'accoucheur est obligé de se hâter un peu d'extraire la tête du fœtus; à cet effet, au lieu d'exercer une traction lente, régulière et continue comme il le fait avec le forceps appliqué sur le sommet, il tire plus rapidement qu'à l'aide de l'instrument.

Or, la compression brusque de la tête est probablement plus préjudiciable pour l'enfant (enfoncement du crâne et contusion cérébrale) que la compression lente et progressive (expériences de Duret chez le chien).

La version comporte plus de difficultés et d'accidents éventuels dans son exécution, que l'application du forceps. La main, comprimée à l'intérieur du petit bassin, se fatigue rapidement en tirant du bout des doigts sur le maxillaire inférieur ou sur les côtés de la face du fœtus. C'est au moment où il importe le plus d'agir avec célérité, que surviennent d'habitude les accidents et difficultés qui mettent entrave à l'extraction du fœtus, tels que la rétraction du col utérin autour du cou de l'enfant, et le relèvement des bras sur le côté de la tête.

La version, surtout quand elle est effectuée dans des bassins rétrécis, demande au moins autant de sang-froid de la part de l'accoucheur, que l'application du forceps. L'accoucheur, le plus sûr de lui-même, n'entreprend jamais cette opération, même lorsque les conditions semblent être les meilleures, sans avoir de l'appréhension pour la vie du fœtus.

Après échec de la version, l'accoucheur n'est plus en mesure de remplacer ce mode d'extraction par le forceps sur la tête première ; de plus, la symphyséotomie ne laisse que peu de chances d'obtenir un enfant vivant lorsque la tête est retenue, en raison du temps nécessaire pour pratiquer cette opération.

B. — Forceps. — *Avantages.* — Le temps d'élection pour l'application du forceps n'est pas aussi limité que pour la version.

L'opération devant être conduite lentement du commencement jusqu'à la fin, et ne comportant pas les complications éventuelles que l'on rencontre dans la version, donne à l'accoucheur plus de sécurité que cette dernière.

Le forceps permet d'appliquer à l'extraction de la tête, un effort plus considérable que celui qu'on peut exercer dans la version, tout en ménageant davantage, à égal déploiement de force, les intérêts de l'enfant.

Grâce à l'appareil de traction du forceps de Tarnier, la force peut être employée tout entière à entraîner le fœtus, suivant l'axe des voies génitales. Au point de vue de l'utilisation des forces mises en jeu, le forceps n'est donc plus désormais inférieur à la version. De plus, la vis de pression, dont sont munies les branches de préhension, permet d'exercer sur la tête fœtale une compression régulière, continue et uniforme, laquelle, en raison de l'absence de saccades, est beaucoup moins dangereuse pour l'enfant que celle qu'on détermine en faisant la version, ou en se servant de l'ancien forceps.

Après une première tentative infructueuse de l'application de l'instrument, l'accoucheur reste toujours à même de réitérer son opération s'il le juge à propos, ou bien de remplacer le forceps par la version, lorsque celle-ci est possible, ainsi que Budin l'a fait souvent avec succès, ou encore d'appeler la symphyséotomie au secours du forceps.

Inconvénients. — Lorsqu'il existe une viciation du bassin, il est difficile, dans un grand nombre de cas, de saisir régulièrement la tête à l'aide du forceps. Tantôt la tête est partiellement engagée à travers le détroit supérieur, et souvent alors la difficulté provient de l'inclinaison asynclitique; toutefois, quand il s'agit d'une inclinaison sur le pariétal postérieur, l'obstacle peut être levé par l'emploi préalable du levier. Tantôt la tête est encore mobile au détroit supérieur, et dans ce cas on peut essayer de réduire l'asynclitisme par des manœuvres externes ou internes, mais l'application du forceps devient alors hasardeuse, en raison du déplacement du globe céphalique qui fuit au-devant des cuillers, malgré les mains de l'aide chargé de le maintenir en comprimant les parois utéro-abdominales.

Quel que soit le procédé opératoire auquel on a recours, l'application du forceps empêche, dans une certaine mesure, la tête d'obéir aux mouvements qu'elle tend à effectuer pour s'engager d'elle-même. Le forceps contrarie donc, à ce point de vue, les efforts de la nature.

Les trois procédés qu'il est possible d'employer, application du forceps d'une oreille à l'autre du fœtus et dans le diamètre antéro-postérieur du détroit supérieur, application occipito-frontale dans la direction du diamètre pelvien transverse, application oblique par rapport à la tête et par rapport au bassin, présentent respectivement des inconvénients spéciaux que nous allons indiquer.

1° La saisie de la tête par les cuillers du forceps appliquées d'une région temporale à l'autre (l'instrument étant placé dans le diamètre promonto-pubien du bassin) semble être, en théorie, le meilleur des trois procédés d'application, en ce qu'il permet de réduire directement la tête dans son plus petit diamètre transversal, c'est-à-dire au niveau même des points de la calotte osseuse qui doivent passer entre le pubis et le promontoire. Mais, ici, l'expérimentation et la clinique ne sont pas d'accord avec la théorie (expériences et observations de Budin; voir aussi Opérations); en effet, pour que le forceps ait une prise solide d'une région pré-auriculaire à l'autre, et pour qu'il ne dérape pas ou ne défléchisse pas outre mesure l'extrémité céphalique dès les premières tractions, il est nécessaire que la tête soit artificiellement fléchie avant que les cuillers soient mises en place. La demi-déflexion doit donc disparaître pour que la tête soit solidement saisie, mais alors le diamètre bitemporal, comme l'a démontré Budin, abandonne l'interstice médio-promonto-pubien du bassin, tandis que le diamètre bipariétal, le plus étendu des diamètres transverses, vient prendre sa place.

Un autre inconvénient de cette application vient de ce qu'avec tous les forceps, y compris celui de Tarnier, la cuiller placée au-devant du promontoire constitue une sorte de plan incliné qui empêche à la tête de se mettre en contact avec la concavité de la face antérieure du sacrum, et de l'utiliser comme dans l'accouchement spontané, ainsi que l'a fait remarquer M. Farabeuf; c'est même pour remédier à ce défaut du forceps que M. Farabeuf a imaginé un nouvel instrument auquel il a donné le nom de mensurateur-levier-préhenseur (voyez Opérations).

Ce même mode d'application du forceps comporte encore un autre inconvénient : une fois que l'instrument est fixé sur les côtés de la tête transversalement orientée, les branches de préhension, arrêtées par leur contact avec la commissure antérieure du périnée, se trouvent dirigées trop en avant, et ne peuvent pas être suffisamment refoulées en arrière, parce qu'elles sont dépourvues de courbure sur le plat, au niveau de leur articulation et de leurs manches ; elles restent, par conséquent, inclinées en avant de l'axe du bassin, et les tractions, qui sont exercées parallèlement à ces branches, suivent une direction défectueuse. Au point de vue de l'utilisation de la force déployée, le forceps ordinaire, quand il est appliqué suivant ce premier procédé, agit comme un forceps droit et se montre inférieur à la version ; mais cet inconvénient disparaît en grande partie avec le dernier modèle du forceps de Tarnier (voyez Opérations), parce que la tige de son tracteur peut être tournée au-dessous du périnée, et assez en arrière pour que les tractions soient faites à peu près dans l'axe du détroit supérieur.

2° Si l'instrument est placé dans le diamètre transverse du bassin, l'application occipito-frontale qui en résulte offre sur la précédente l'avantage de permettre, d'une part, de saisir la tête solidement en lui laissant son attitude demi-défléchie, et, d'autre part, de tirer exactement dans l'axe du canal pelvien quand on se sert du forceps de Tarnier ; mais elle présente l'inconvénient capital de déterminer, comme conséquence de la compression du crâne exercée du front à l'occiput, un défaut de réductibilité et même un élargissement du diamètre bitemporal qui est précisément appelé à passer par le point le plus rétréci du bassin, c'est-à-dire entre le promontoire et le pubis.

3° L'application oblique par rapport à la tête et par rapport au bassin, à laquelle la plupart des accoucheurs français donnent la préférence, comporte à la fois les mêmes reproches que les deux précédents modes d'application. Mais ici, les inconvénients que nous venons d'objecter à l'application pré-auriculaire et à l'application occipito-frontale se trouvent très atténués, surtout avec le forceps de Tarnier, et si l'on n'obtient pas, comme dans l'application pré-auriculaire, une réduction directe du diamètre bitemporal, on se met du moins à l'abri de l'élargissement de ce même diamètre, tel qu'on le voit se produire dans l'application occipito-frontale du forceps.

C. — Résultats cliniques. — Grâce à l'antisepsie, et grâce aux perfectionnements du forceps et du manuel opératoire de la version, les deux modes d'extraction du fœtus dont nous nous occupons, pratiqués dans les limites de la viciation pelvienne où nous envisageons leur emploi, sont, à titre égal, sûrement inoffensifs pour les femmes.

C'est donc sur le pronostic pour les enfants qu'on doit s'appuyer pour apprécier la valeur clinique relative de ces opérations. Laissant de côté les anciennes statistiques, celles de Rigaud et de Stanesco, par exemple, qui ont été dressées avant que le forceps et la version fussent améliorés, nous comparerons les résultats fournis actuellement par l'un et par l'autre des deux modes d'extraction au point de vue de la mortalité infantile. Il ne s'agit, nous le répétons, que des rétrécissements compris entre 9 1/2 et 8 1/2, en dehors de l'accouchement prématuré artificiel.

A la Maternité, de 1884 à 1892, 23 versions ont donné 13 enfants vivants et 10 morts, pendant et après l'accouchement, soit une proportion de mortalité de 43,5 p. 100.

Dans le même hôpital, 41 applications de forceps, avec indication de l'état de l'enfant, ont donné 25 enfants vivants et 16 morts pendant ou après l'accouchement, soit une proportion de mortalité de 39,1 p. 100. Comme on le voit, la différence dans les résultats cliniques n'est pas considérable, et si l'on tient compte des faits, au nombre de 6, dans lesquels l'application du forceps est demeurée infructueuse, et dans lesquels on a dû intervenir à l'aide du basiotribe, on trouve que l'avantage se retourne en faveur de la version, car alors la mortalité fœtale après application du forceps est, en bloc, de 46 p. 100.

Si nous consultons à ce même point de vue la statistique de la Clinique d'accouchement de la Faculté, de 1888 à 1893, nous trouvons des chiffres à peu près identiques aux précédents; ici le forceps prend un léger avantage sur la version; nous voyons, en effet, que 25 versions ont donné une mortalité de 9 enfants, soit de 36 p. 100, et 45 applications de forceps, une mortalité de 15 enfants, soit de 33,3 p. 100.

Aux deux principaux modes d'extraction du fœtus que nous venons d'envisager, on peut ajouter l'emploi du levier à titre de moyen auxiliaire du forceps.

Sans vouloir discuter ici la valeur absolue du levier, et mettre en parallèle la valeur relative des divers types de cet instrument (voir Opérations), nous ferons simplement mention du double levier, instrument que Tarnier a fait construire pour répondre aux desiderata des anciens leviers à une branche.

L'emploi du double levier est indiqué spécialement dans les cas où la tête est fortement inclinée sur le pariétal postérieur. Sous la pression des cuillers de cet instrument, on fait disparaître l'asynclitisme, et on effectue en totalité ou en partie l'engagement de la tête; on prépare ainsi une bonne mise en place des cuillers du forceps, s'il est secondairement nécessaire de recourir à son emploi.

Quelle conduite doit-on tenir lorsque, partisan convaincu du forceps, on a échoué dans une première tentative d'application de l'instrument? Dans certains cas, il faut profiter de l'état d'anesthésie dans lequel a été plongée la femme pour réitérer la même opération, mais on prend alors soin de recourir à une mise en place des cuillers différente de celle qu'on a employée la première fois (application oblique ou application antéro-postérieure, par rapport au bassin). L'insuccès dépendant bien souvent de l'attitude asynclitique de la tête, on devra s'efforcer, avant de procéder à la réapplication du forceps, de réduire l'inclinaison pariétale. C'est en ce cas que l'emploi du levier est tout à fait indiqué.

Si l'on échoue encore, on reste en présence de quatre lignes de conduite à tenir : la première consiste à imiter la pratique de P. Dubois : attendre plusieurs heures dans le but de laisser à la tête le temps de se mouler davantage à l'entrée du bassin, puis recommencer l'application du forceps. Nous déconseillons complètement cette temporisation exagérée ; la prolongation du travail et l'introduction réitérée des branches du forceps dans l'utérus ne peuvent que compromettre l'état de la femme; quant à l'enfant, même dans le cas où il vient à naître vivant, il ne conserve guère de chances de survie après une trop longue expectation, ainsi qu'en convenait lui-même P. Dubois.

La seconde ligne de conduite consiste à faire suivre l'application infructueuse du forceps d'une tentative de version. Cette manière de faire a été conseillée par Mme Lachapelle, Simpson, etc., et recommandée aussi par Budin, qui en a obtenu d'excellents résultats, spécialement dans les bassins aplatis ou réniformes. D'après ces auteurs, souvent la tête, qui n'a pu s'engager sous l'influence des tractions du forceps, passe aisément en venant dernière.

Sur 25 accouchements qu'il a eus à terminer artificiellement, dans le cas de bassins viciés, cinq fois Budin a eu recours à la version après avoir tenté en vain l'extraction du fœtus à l'aide du forceps, et dans les cinq cas l'issue a été favorable pour la mère et pour l'enfant.

Ajoutons qu'au cas où l'enfant vient à succomber pendant l'opération et où la tête, retenue au détroit supérieur, n'obéit pas à l'effort des mains, l'extraction à l'aide du basiotribe ne présente guère plus de difficultés, lorsque la crâniotomie est le complément de la version, que lorsque le broyeur est appliqué sur le sommet, après échec du forceps.

La troisième ligne de conduite consistait naguère à effectuer la basiotripsie sur l'enfant vivant; la quatrième, à pratiquer la symphyséotomie. Aujourd'hui, la dernière de ces deux opérations est absolument préférable à la première; on ne fera donc la basiotripsie que si la femme refuse la symphyséotomie.

Comparaison de la mortalité maternelle et infantile relative aux rétrécissements du bassin, suivant qu'on est intervenu par l'opération césarienne, la symphyséotomie ou l'accouchement prématuré artificiel. — Au milieu des transformations que l'antisepsie et le perfectionnement du manuel opératoire font subir en ce moment à ces opérations, il est difficile de se faire une opinion sur leur valeur respective, sans avoir sous les yeux les résultats des statistiques récentes; nous allons donc reproduire quelques-unes de ces statistiques :

Opération césarienne (procédé de Sænger avec ou sans castration).	D'après les relevés publiés par Frommel, et comprenant 132 faits relevés pendant les années 1891, 1892 et 1893, on compte :	Mortalité maternelle....	9 0/0
		Mortalité infantile......	10.6 0/0

Symphyséotomie (statistique en bloc, sans catégories de faits).	Statistique présentée par Morisani au Congrès de Rome de 1894, et comprenant 241 faits publiés de 1887 à février 1893.	Mortalité maternelle....	11.6 0/0
		Mortalité infantile......	22.82 0/0
	Statistique d'après Neugebauer, et portant sur 278 faits.	Mortalité maternelle....	11.1 0/0
		Mortalité infantile......	19 0/0
	Statistique de Pinard et de ses élèves (49 faits).	Mortalité maternelle....	8.16 0/0
		Mortalité infantile......	10.2 0/0
Mortalité de l'accouchement prématuré artificiel pendant le travail et jusqu'à la sortie de l'hôpital.	Statistique de Léopold (sur 45 faits).	Mortalité maternelle....	2.2 0/0
		Mortalité infantile......	33.4 0/0
	Statistique de Braun (sur 54 faits).	Mortalité maternelle....	0 0/0
		Mortalité infantile......	38 0/0
	Statistique de Pinard (sur 100 faits).	Mortalité maternelle....	1 0/0
		Mortalité infantile......	33 0/0
	Statistique de Tarnier du 1er novembre 1888 au 1er janvier 1895 (sur 116 bassins viciés).	Mortalité maternelle....	0 0/0
		Mortalité infantile......	26.72 0/0

Eu égard à l'accouchement prématuré artificiel, les statistiques précédentes portent sur tous les degrés des viciations pelviennes, mais le danger couru par l'enfant est d'autant plus grand que le bassin est plus étroit, parce qu'on est obligé d'interrompre la grossesse très tôt. A ce point de vue, la statistique de Tarnier est particulièrement instructive, car elle se décompose ainsi :

Bassins de 6,6 à 8,5 (30 cas) :

Mortalité infantile..............................	40 0/0
Enfants sortis vivants de l'hôpital..............	60 0/0

Bassins de 8,6 à 9,5 (69 cas) :

Mortalité infantile..............................	20,29 0/0
Enfants sortis vivants de l'hôpital..............	79,71 0/0

Bassins au-dessus de 9,5 (17 cas) :

Mortalité infantile..............................	29,41 0/0
Enfants sortis vivants de l'hôpital..............	70,59 0/0

Si dans cette dernière catégorie (au-dessus de 9,5) la mortalité infantile est plus grande que dans la catégorie précédente (de 8,6 à 9, 5), cela tient vraisemblablement à ce que les femmes qui y sont comprises sont arrivées à l'hôpital après l'époque de choix pour l'accouchement prématuré artificiel.

En examinant les statistiques qui précèdent, on voit qu'actuellement il n'y a pas grande différence entre la mortalité de l'opération césarienne et celle de la symphyséotomie, et que pour les bassins dont le rétrécissement est compris entre 9 centimètres et demi et 8 centimètres et demi, l'accouchement prématuré artificiel donne comparativement d'excellents résultats, puisque dans la statistique de Tarnier la mortalité maternelle est nulle, et que la mortalité infantile n'est que de 20,29 p. 100. A ce degré de rétrécissement, nous préférons donc et nous conseillons l'accouchement prématuré artificiel à l'époque de choix, et même après celle-ci quand on n'est prévenu que tardivement.

3° — *Rétrécissement de 8 centimètres et demi à 7 centimètres et demi.*

Lorsqu'il est consulté avant que la grossesse ait dépassé le terme de 7 mois et demi, l'accoucheur peut opter entre deux conduites de choix qui reposent, l'une sur l'accouchement prématuré artificiel, et l'autre sur la symphyséotomie. Au cas où il se décide pour ce dernier mode d'intervention, il laisse la grossesse aller jusqu'à terme.

Si la femme s'en remet à la décision de l'accoucheur, sur quel élément peut se fonder celui-ci pour régler sa conduite? A notre avis, il convient de se guider sur le degré de rétrécissement. Huit centimètres constituent le chiffre au-dessus duquel on peut préférer l'accouchement prématuré artificiel, sauf à le faire suivre de la version ou du forceps. Mais lequel préférer?

Les expériences de Budin ont montré que, dans l'accouchement prématuré, le passage de la tête s'effectuait plus aisément lorsque celle-ci vient dernière (version) que lorsqu'elle se présente première (forceps). Cet auteur a expliqué cette facilité relative de l'extraction à l'aide de la version, par le faible développement que présente, chez le fœtus avant terme, le diamètre étendu du sous-occiput à la région temporale. Cette notion est importante parce que dans les rétrécissements pelviens, les diamètres antéro-postérieurs de la tête fœtale coïncident habituellement avec le diamètre transverse du bassin, de sorte qu'en refoulant la nuque sur l'une des lignes innominées, ce n'est pas le diamètre bipariétal, mais le diamètre bitemporal, plus petit que le précédent, qui vient correspondre au diamètre promonto-pubien. Dès lors, la tête peut descendre par ses deux régions temporales entre le promontoire et les pubis.

Si ces recherches expérimentales sont concluantes, il convient cependant de faire quelques réserves à propos de la valeur clinique de la version, lorsqu'elle est pratiquée, avant terme, à travers un bassin vicié (Tarnier). En raison de la fragilité de son crâne, l'enfant prématuré résiste mal aux traumatismes encéphaliques.

Au-dessous de 8, il vaut mieux, en raison de la faible viabilité du fœtus, laisser la femme aller à terme, quitte à intervenir alors par une opération.

Quand l'accouchement a lieu à terme, le degré du rétrécissement ne laisse à l'accoucheur que très peu d'espoir d'assister à l'expulsion spontanée du fœtus. Aussi convient-il de ne pas trop temporiser, et de se préparer à intervenir aussitôt que le col sera dilaté ou sera reconnu dilatable.

Pour faire face à la dystocie, on dispose de cinq modes d'intervention : la version, le forceps, la symphyséotomie, l'opération césarienne et la basiotripsie.

L'opération césarienne, dont les indications ne sont que très relatives dans le groupe de rétrécissements compris entre 8 centimètres et demi et 7 centimètres et demi, était cependant assez couramment pratiquée en ces derniers temps à l'étranger; mais actuellement, du moins en Italie et en France, elle cède le pas à la symphyséotomie, et n'est plus guère réservée que pour les cas où le rétrécissement est inférieur à 7,5, et où la section des pubis se trouve contre-indiquée pour des motifs spéciaux.

Restent donc en présence la version et le forceps, la symphyséotomie et la basiotripsie.

La version d'emblée ne doit être tentée que si le bassin est reconnu assez large en travers pour que, l'occiput étant refoulé de côté, le diamètre *bitemporal* ou un diamètre voisin puisse s'abaisser dans le plan médian du bassin de manière à glisser entre le promontoire et le pubis (fig. 50).

Si la version se trouve contre-indiquée, ou si l'on préfère d'emblée recourir à l'emploi du forceps, précédé ou non de celui du levier (voir p. 121), on doit user des plus grands ménagements. Il importe, en effet, de ne pas compromettre l'intégrité des tissus maternels ou fœtaux, au cas où l'on devrait s'adresser à la symphyséotomie, après échec du forceps.

Quand l'enfant est vivant, alors que l'extraction à l'aide du forceps a échoué, et que l'on prévoit d'emblée que la version sera infructueuse, on se trouve réduit à l'alternative d'élargir le bassin en fendant la symphyse des pubis, ou de diminuer le volume de la tête de l'enfant par le broiement. L'accoucheur se guidera, dans son choix, d'après les conditions dans lesquelles il se trouve placé pour opérer ; si ces conditions sont bonnes, si la parturiente est prévenue de la nature de l'opération et y consent, si elle n'est ni trop affaiblie, ni déjà infectée, il pratiquera la symphyséotomie.

Lorsque les conditions opératoires sont absolument défavorables et font prévoir un insuccès, le médecin doit, avant tout, prendre en considération l'intérêt de la femme, et savoir, s'il le faut, se résigner à sacrifier résolument l'enfant; il s'adressera en ce cas à la basiotripsie, opération dont l'exécution est entièrement dépourvue de dangers pour la mère (voir, pour détails, Indications de la basiotripsie et de la symphyséotomie. Opérations).

4° — *Rétrécissements de 7 centimètres et demi à 6 centimètres et demi.*

Appelé en temps opportun au cours de la grossesse, l'accoucheur peut, comme dans la précédente catégorie, faire naître l'enfant avant que celui-ci ait atteint un développement trop grand par rapport à l'angustie pelvienne, ou laisser la grossesse suivre son évolution, dans le but de n'intervenir qu'au cours de l'accouchement à terme. Nous rejetons cette dernière conduite, en raison des risques auxquels elle expose en même temps l'enfant et la mère.

Doit-on se contenter de provoquer l'accouchement prématuré artificiel au moment d'élection, ce moment étant calculé d'après les dimensions probables du diamètre bipariétal? Notre réponse est catégoriquement affirmative pour le cas où la femme se refuse à subir une opération sanglante, ou lorsque dans ses accouchements antécédents, elle a pu avoir des enfants vivants grâce à l'accouchement prématuré. Mais dans tous les autres cas, il est indiqué de laisser le fœtus continuer à prendre du développement jusqu'à ce que sa viabilité soit suffisamment assurée, puis, une fois le huitième mois atteint, de provoquer l'accouchement prématuré, et si cela est nécessaire de pratiquer ensuite la symphyséotomie.

Cette association de la symphyséotomie et de l'accouchement prématuré artificiel a été conseillée pour la première fois par Tarnier en 1865, non toutefois sans quelques réserves nécessitées par les dangers que cette opération faisait courir aux femmes à cette époque. « Il ne serait peut-être pas déraisonnable, « dit Tarnier, de songer à associer l'accouchement prématuré artificiel à la « symphyséotomie, dans les rétrécissements de 6 à 7 centimètres d'étendue » (*Atlas complémentaire*, p. 278). — Proposé aussi par Jacolucci en 1867, ce mode de traitement a été introduit dans la pratique par Ballocchi, puis par Novi (1881).

Lorsque l'accouchement se fait à terme, la symphyséotomie est l'opération de choix. Toutefois elle devient hasardeuse pour la mère et pour l'enfant lorsque le rétrécissement atteint la limite inférieure de cette catégorie. Morisani a fixé à 6 centim. 7 le chiffre indiquant le degré extrême du rétrécissement, au-dessous duquel la symphyséotomie est contre-indiquée.

Quand le bassin mesure exactement 6 centimètres et demi, on arrive, il est vrai, à agrandir le diamètre minimum d'environ 3 centimètres, en portant l'écartement des pubis à 7 centimètres. On expose alors la femme, sinon au diastasis des articulations sacro-iliaques, du moins à la déchirure des parties molles qui doublent en dedans l'arc antérieur du bassin. Cette dernière complication se produit en raison du frottement dur exercé par le passage de la tête fœtale le long des arêtes osseuses qui limitent le bord postérieur des deux pubis dissociés; aussi, dans ces cas, heureusement rares, mieux vaudrait, bien probablement, recourir à l'opération césarienne qu'à la symphyséotomie.

5° — *Rétrécissements de* 6 *centimètres et demi à* 5 *centimètres et demi.*

Consulté en temps opportun, l'accoucheur a deux lignes de conduite à sa disposition : ou bien il pratique l'accouchement prématuré artificiel le plus tôt possible, ou bien il associe la symphyséotomie à l'interruption de la grossesse. La seconde ligne de conduite est de beaucoup la meilleure; la première doit être réservée pour les cas où la femme refuse l'opération sanglante, car c'est un pis aller qui équivaut presque à l'avortement provoqué, tant est précaire la vie de l'enfant, quand on le fait naître à six mois et même à six mois et demi. Aussi, dans les bassins de 6 centimètres à 5 1/2, l'accoucheur doit-il laisser passer d'une ou deux semaines au moins le moment précis auquel il eût été indiqué d'interrompre la grossesse pour avoir une concordance parfaite entre les dimensions des diamètres céphaliques et celles des diamètres du bassin; il escompte ainsi, mais non sans quelques risques pour l'enfant, la réduction plastique du volume de la tête au cours de l'accouchement.

Lorsque la femme accepte la symphyséotomie combinée avec l'accouchement prématuré artificiel, l'accoucheur, suivant le degré du rétrécissement, laisse l'enfant se développer jusqu'à 8 mois et demi au plus, ou jusqu'à sept mois et demi au moins. Les recherches expérimentales de Farabeuf ont montré, qu'avec un rétrécissement de 6 centimètres, il était possible de porter le diamètre minimum du bassin à 81 millimètres, avec un écartement des pubis de 6 centimètres, et à 91 millimètres, avec un écartement de 7 centimètres.

Dans l'accouchement à terme, il n'y a d'autre alternative que de pratiquer l'opération césarienne, avec l'assentiment de la femme, ou la basiotripsie.

6° — *Rétrécissements de 5 centimètres et demi à 4 centimètres et demi.*

Au cours de la grossesse, lorsque la femme réclame l'assistance du médecin dans les six premiers mois, celui-ci dispose de quatre modes d'interventions : 1° provoquer l'avortement; 2° faire l'accouchement prématuré artificiel; 3° associer à ce dernier la symphyséotomie; 4° laisser la grossesse aller à terme, pour pratiquer l'opération césarienne à ce moment.

L'avortement provoqué s'impose lorsque le rétrécissement est au-dessous de la limite supérieure de 5 centimètres et demi, et lorsque la femme refuse toute opération sanglante.

A 5 centimètres et demi, l'accouchement prématuré artificiel est praticable; pour cela, on laisse la grossesse évoluer jusqu'à 6 mois complets, mais cette opération devient alors très aléatoire dans ses résultats. En effet, dans ces conditions, le fœtus est, d'une part, très peu résistant du fait de sa faible viabilité, et, d'autre part, sa vitalité se trouve compromise par le traumatisme que comporte la réduction des diamètres céphaliques nécessaire pour permettre le passage de la tête à travers la zone rétrécie.

Avec un rétrécissement de 5 centimètres, on peut, à l'aide de la symphyséotomie, augmenter l'étendue du diamètre antéro-postérieur du bassin de telle sorte que ce diamètre mesure 79 millimètres ou 8 centim. 5, selon qu'on écarte les pubis de 6 centimètres ou de 7 centimètres (Farabeuf). Cette opération permet donc de faire naître un enfant entre 7 mois et 8 mois. Toutefois, les risques maternels de la symphyséotomie deviennent encore plus grands que dans la catégorie de rétrécissements précédente, et seule l'expérience clinique pourra montrer si l'accouchement prématuré artificiel associé à la section du bassin est un mode d'intervention supérieur ou inférieur à l'opération césarienne, au point de vue des résultats pratiques.

Au terme de la grossesse, c'est à l'opération césarienne qu'il convient d'avoir recours, si la femme s'en remet à l'avis de l'accoucheur. Au cas où la femme se refuse à courir le risque de cette opération, on en est réduit à extraire l'enfant à l'aide du basiotribe.

6° — *Rétrécissements de 4 centimètres et demi à 3 centimètres et demi.*

Dans cette catégorie de rétrécissements, pendant les cinq premiers mois de la grossesse l'accoucheur a le choix entre l'avortement provoqué et la section utéro-abdominale, faite à terme.

Une fois au terme de la grossesse, l'extraction par les voies naturelles au moyen de la crâniotomie est possible, mais au prix de grandes difficultés; l'opération césarienne serait donc préférable, mais si la femme refuse de s'y soumettre, on est amené à pratiquer l'embryotomie. Pour réduire par broiement le volume de la tête du fœtus, le meilleur instrument est le basiotribe. On applique les trois branches de cet instrument afin de détruire complètement la cohésion du globe céphalique; mais pour effectuer l'extraction, on ne laisse en place que les deux premières branches, de telle façon que le basiotribe joue le rôle d'un cranioclaste.

En cas d'échec dans l'application du basiotribe, on pourrait peut-être faire usage du forceps-scie à double chaîne.

7° — *Rétrécissements de 3 centimètres et demi à 0.*

A ce degré d'angustie du bassin, l'extraction par les voies naturelles, même avec le secours du morcellement du fœtus, est impraticable si la grossesse a dépassé le sixième mois. Au cas donc où la femme manifeste en temps utile la volonté absolue de se soustraire plus tard à l'opération césarienne, on doit provoquer l'avortement. On peut, jusqu'au sixième mois, extraire le fœtus à l'aide de pinces à mors étroits et résistants; en effet, jusqu'à ce terme, les tissus conservent assez de mollesse pour qu'il soit possible d'obtenir un laminage de la tête à travers la filière rétrécie, pourvu toutefois que celle-ci ne soit pas d'un calibre inférieur à 2 centimètres; mais les difficultés d'extension sont si grandes, que l'opération césarienne serait préférable.

Passé le terme de six mois, seule l'opération césarienne permet de délivrer la femme.

Tableau synoptique résumant les principales indications de la conduite à tenir dans les malformations rachitiques du bassin.

Enfant mort à terme ou près du terme.

DEGRÉ DES RÉTRÉCISSEMENTS	
1° De 11 à 9 1/2	forceps. version. basiotripsie.
2° De 9 1/2 à 3 1/2	basiotripsie. symphyséotomie combinée à l'embryotomie (Novi). Opération césarienne quand le bassin est très étroit.
3° Au-dessous de 3 1/2	opération césarienne.

Enfant vivant.

1° De 11 à 9 1/2	*avant terme*	attendre le terme, sauf excès de volume du fœtus ou antécédents dystociques.
	à terme (1)	expectation sans exagération. forceps. version. symphyséotomie après forceps infructueux.

(1) Dans tout le tableau, les mots *à terme* sous-entendent que la femme est en travail.

- 2° De 9 1/2 à 8 1/2.
  - *avant terme* : accouchement prémat. provoqué.
  - *à terme* :
    - expectation de moyenne durée.
    - forceps.
    - leviers (de préférence le double levier de Tarnier).
    - version (Budin).
    - symphyséotomie après forceps infructueux.
    - basiotripsie si la femme s'oppose à la symphyséotomie.
- 3 De 8 1/2 à 7 1/2.
  - *avant terme* (Tarnier) :
    - accoucht prémat. artif. (surtout au-dessus de 8) et, si besoin en est, pratiquer la symphyséotomie.
    - attendre le terme et faire la symphyséotomie (surtout au-dessous de 8).
  - *à terme* :
    - symphyséotomie après forceps modéré.
    - basiotr. si la femme s'oppose à la symphyséotomie.
- 4° De 7 1/2 à 6 1/2.
  - *avant terme* :
    - attendre le terme et faire la symphyséotomie.
    - accoucht prémat. artif. au temps d'élection ?
    - provoquer tardivement l'accoucht et pratiquer ensuite la symphyséotomie si besoin en est (Tarnier et Novi).
  - *à terme* :
    - symphyséotomie ou opération césarienne.
    - basiotr. si la femme s'oppose aux deux opérations précédentes.
- 5° De 6 1/2 à 5 1/2.
  - *avant terme* : accoucht. prémat. artif. et symphyséotomie (Tarnier et Novi).
  - *à terme* :
    - opération césarienne.
    - basiotr. si la femme s'oppose à l'opér. césarienne.
- 6° De 5 1/2 à 4 1/2.
  - *avant terme* :
    - accoucht prémat. artif. provoqué de très bonne heure ?
    - accoucht prématuré artif. et symphyséotomie (Novi).
    - avortement provoqué.
    - Attendre le terme et pratiquer l'opérat. césarienne.
  - *à terme* :
    - opération césarienne.
    - basiotr. si la femme s'oppose à l'opér. césarienne.
- 7° De 4 1/2 à 3 1/2.
  - *avant terme* : avortement provoqué si la femme déclare qu'elle s'oppose à l'opération césarienne au terme de sa grossesse.
  - *à terme* :
    - opération césarienne.
    - basiotripsie seule ou associée à la symphyséotomie (Novi, Queirel).
- 8° Au-dessous de 3 1/2
  - *avant terme* :
    - avortement provoqué.
    - Attendre le terme et pratiquer l'opération césarienne.
  - *à terme* : opération césarienne.

§ 2. — Bassin plat non rachitique.

Bibliographie chronologique. — BETSCHLER. Annal. d. Klinik Anstalten. Breslau, 1832, t. I, p. 24, et t. II, p. 31. — MICHAELIS. Das enge Becken., 1865, p. 127-133. — SCHRŒDER. Man. d'accouch. Trad. CHARPENTIER, 1875, p. 433. — LITZMANN. Rétr. du bassin. Trad. THOMASSET, 1889.

Nomenclature alphabétique des auteurs.

BETSCHLER, 1832. LITZMANN, 1889. MICHAELIS, 1865. SCHRŒDER, 1875.

Sous ce nom Betschler, le premier, puis Michaelis et Litzmann ont étudié une forme de viciation pelvienne consistant en une diminution d'étendue des diamètres promonto-pubiens du bassin, tandis que les diamètres transverses des détroits supérieur et inférieur sont normaux ou agrandis.

Pour Michaelis, le bassin aplati non rachitique constituerait la variété la plus commune de tous les rétrécissements du bassin. Cet auteur a compté que sur 72 cas de malformations pelviennes, 31 appartenaient à cette variété et 22 au rachitisme. Litzmann estime son degré de fréquence, vis-à-vis des malformations rachitiques, d'après le rapport 7 :: 5.

Mais cette opinion sur la fréquence des bassins plats non rachitiques ne peut pas être acceptée sans soulever quelques objections : en effet, si l'on considère qu'il est exceptionnel de rencontrer un bassin dont le promontoire soit accessible au toucher, sans qu'on trouve en même temps, par un examen attentif, quelques traces de rachitisme sur le reste du squelette (petite incurvation des fémurs et de la crête des tibias, asymétrie de la face, du thorax, etc.), l'hypothèse de l'existence d'un rachitisme léger, larvé en quelque sorte, survenu dans la première enfance ou plus tard, est soutenable dans la plupart des cas considérés comme des exemples du bassin plat non rachitique, ainsi que nous l'avons dit précédemment (voir p. 18).

A l'appui de la théorie qui fait de cette malformation une viciation indépendante du rachitisme, Schröder fait valoir que l'aplatissement simple du bassin s'observe avec un égal degré de fréquence dans tous les pays, dans ceux où le rachitisme existe à l'état endémique comme dans ceux où on ne le rencontre pas. D'après cette manière de voir, la viciation pelvienne aurait pour cause prédisposante, d'une part, la mollesse des os propre à l'enfance, et, d'autre part, les modifications trophiques du parenchyme osseux, qui sont la conséquence de la congestion dont les os pelviens deviennent le siège au moment de la puberté. Comme cause occasionnelle, on invoque la surcharge du tronc par des fardeaux, surcharge qui a pour effet de transmettre un excès de pression à la base du sacrum, et d'exagérer l'influence plastique qu'exerce le poids du tronc sur la forme du bassin. On peut, toutefois, se placer à un point de vue différent, et admettre que les mauvaises conditions hygiéniques dans lesquelles vivent habituellement les sujets condamnés à de trop rudes travaux physiques dans l'enfance, peuvent devenir à elles seules l'origine d'une dystrophie osseuse, et donner naissance à une sorte de rachitisme larvé, résultat d'un vice de nutrition.

Quoi qu'il en soit de la nature essentielle du bassin plat dit non rachitique, celui-ci se différencie du bassin rachitique type, tel que nous l'avons décrit, en ce qu'il n'y a pas arrêt de développement des os.

Dans ce genre de malformations du bassin, la viciation est toujours peu accusée: la limite inférieure que peut atteindre le rétrécissement du diamètre promonto-pubien minimum a été fixée par Litzmann à 8 centimètres; lorsque l'aplatissement est porté au delà de ce chiffre, l'existence du rachitisme ne peut plus être mise en doute.

Michaelis distingue deux variétés anatomiques du bassin plat non rachitique : dans la première, le promontoire est simple; dans la seconde, il est double et il existe un faux promontoire sacré au-dessous de la saillie de l'angle sacro-vertébral ; à l'union de ses deux premières pièces, le sacrum est coudé en avant, et, au lieu d'une ligne de synostose plus ou moins effacée, on observe en ce point un disque cartilagineux épais.

Cette variété de malformation du bassin se rencontre aussi bien chez les femmes de grande stature que chez celles de petite taille. Les caractères objectifs se reconnaissent, par la mensuration pelvienne, de la même manière que ceux du bassin rachitique ; seule, ainsi que nous venons de le voir, l'origine de la viciation peut être malaisée à déterminer.

En ce qui concerne la marche de la grossesse, l'évolution de l accouchement, son pronostic et son traitement, nous n'avons rien à changer à ce que nous avons dit à propos des bassins plats rachitiques, à degré égal (voir plus haut).

§ 3. — Bassin ostéomalacique.

Bibliographie chronologique. — LAMBERT (de Toulouse) : Relat. mal. Bernard d'Armagnac. Mercure galant, 1700, avril, p. 3; mai, p. 156. — MORAND fils. Hist. de la malad. singulière, etc. Mém. Acad. sc., 1764, p. 206. — SAILLAUT. Sur la mal. singul. de la v^ve Menin, dite la femme aux ongles. Mém. sc. roy. de méd., Paris, 1779. — STEIN (l'ancien) : Kl. Werke., chap. VI, 1793. — KILIAN. Beitr. z. ein genau. Kennt. d. allg. Knochenerweich. Bonn, 1819. — LOBSTEIN. Traité anat. pathol., 1833, t. II, p. 194. — J. GUÉRIN. Ostéom. Gaz. méd. de Paris, 1839. — STANSKI. Th. Paris, 1839. — VIRCHOW. Ueb. ein parenchym. Entzund. d. Knoch. Handb. d. spec. Path. u. Therap., 1851, p. 321. — COLLINEAU. Anal. de 50 cas d'ostéom. Th. Paris, 1859. — MICHAELIS. Beitr. z. Kennt. d. Osteom., (in Die Form. d. Beck). Berlin, 1861, p. 115. — PAGENSTECHER. Stat. d. Kaisersschnit. ueb. Osteom. Monatsschr. f. Geburtsk, 1862, t. XIX, p. 116. — GÜSSEROW. Beitr. z. Lehre v. d. Osteom. Monatsschr. f. Geb., 1862, t. XX, p. 19. — RINDFLEISCH. Ueb. Osteom. Schweiz. Zeitschr. f. Heilk, 1865, t. III, p. 310. — O. WEBER. Zur Keunt. d. Osteom. Virch. Arch., 1867, t. XXXVIII. — CHIARA. Comment. clinic. dell. instit. ostetr. Parma, 1867, p. 3. — AD. TISSIER. Ostéom. chez une f. enc. de 4 m. 1/2. Un. méd., 1868, n° 88. — DEPAUL. Bassin vic. Dict. encycl. sc. méd., 1868. — OLSHAUSEN. Erweit. ein. Osteom. Beck. in d. Geb. Berl. Klin. Wochen., 1869, n° 33. — CASATI. Sull. osteom. osserv. all. matern. di Milano. Th. Milan, 1871. — HUGENBERGER. Osteom. Petersb. med. Zeitschr., 1872, p. 1. — HENNIG. Die häher. Grad. d. Weibl. Osteom. Arch. f. Gynäk., 1873, t. V, p. 494. — BOULEY. De l'ostéom. chez l'hom. et les anim. Th. Paris, 1874. — TROUSSEAU. Clin. méd. Hôtel-Dieu, 1877, 5° édit., t. III, p. 521. — REUSS. Kaiserschn. Arch. f. Gynäk., 1880, t. XV, p. 133. — CORNIL et RANVIER. Man. anat. Path., 1881, 2° édit., p. 433. — WINCKEL. Dystok. durch

Becken Enge, 1882, et Centralb. f. Gynäk, 1890, p. 8 (supplém). — BOUCHARD. Mal. par ralent. nutrit., 1882, p. 52. — BENCKISER. Total Extirpat. d. Uter., etc. Centr. f. Gynäk., 1887, p. 824. — BAUMANN. Ueb. d. Einfl. d. Porro. Op. und Kastrat., etc. Th. Bâle, 1888. — A. PONCET. Ostéomal. in traité chirg. Duplay et Reclus., 1890, t. II, p. 782. — HOFMEIER. Zur Frage d. Behandl. d. Osteom. Centr. f. Gynäk., 1891, p. 225. — RUNGE. Osteom. Porro. op. Arch. f. Gynäk., 1891, t. XLI, p. 116. — FEHLING. Ueb. Wes. und Behandl. d. Osteom. Arch. f. Gynäk., 1891, t. XXXIX, p. 171. — GELPKE. Die Osteom. in Ergoltzthal. Th. Bâle, 1891. — LÖHLEIN. D. Geburtshulf. Therap. b. Osteom. : anal. in Centr. f. Gynäk., 1892 et 1894, p. 1. — GUÉNIOT. Guéris. de l'ostéom. par opér. césar. Arch. méd., 9 février 1892. — PETRONE. Riform. medic., 1892, avril, mai et juillet. — V. VELITS. Ueb. d. Heil. d. Osteom. Zeitsch. f. Geb. u. Gynäk., 1892, t. XXIII, p. 34. — STERNBERG. Ueb. d. Heil. d. Osteom. Zeitung f. Klin. med., t. XXXII, fasc. III, 1893. — SEELIGMANN. Ein. Porro. op. b. Osteom. Centr. f. Gynäk., 1893, p. 374. — LATZKO. Zur Phosphortherap. bei Osteom. Allg. Wien. med. Zeitung, 1894.

Nomenclature alphabétique des auteurs.

Comme le rachitisme, l'ostéomalacie est une maladie du système osseux, accompagnée dans sa période aiguë de troubles de l'état général, et se traduisant par un ramollissement des os qui donne naissance à des déformations du squelette.

Mais ces deux affections diffèrent dans leur essence : le rachitisme est la conséquence d'un développement irrégulier des os en voie de croissance; l'ostéomalacie est une altération du tissu osseux déjà développé.

En raison de la relation d'effet à cause qui rattache intimement cette dernière dystrophie osseuse à la puerpéralité, nous l'étudierons successivement dans ses caractères généraux et dans son retentissement sur la conformation du bassin.

La première mention de l'ostéomalacie remonterait, d'après Lobstein, à Gsuchius ; ce médecin arabe cite le cas d'un homme qui n'offrait d'os qu'à la tête, et dont le squelette se ployait comme un vêtement, de telle sorte qu'il était incapable de marcher et se faisait traîner sur une claie. De toutes les observations anciennes, la plus célèbre, celle qui peut compter comme formant le point de départ de l'étude de l'ostéomalacie, est celle de la femme Supiot, qui fut publiée par Morand fils. La malade fut examinée par Levret; elle mourut en 1752 et son squelette est conservé au musée Dupuytren (fig. 61).

En 1779, Saillaut publia l'histoire de la veuve Menin, dite la femme aux ongles.

Les premières études d'ensemble sur l'ostéomalacie sont dues à Stein (1783), Kilian (1819), Lobstein (1833) et J. Guérin (1839).

Parmi les auteurs contemporains, Fehling a tout particulièrement attaché son nom à cette question, tant à cause de l'étude approfondie qu'il a pu faire de la maladie, grâce au grand nombre d'observations qu'il a pu recueillir à Bâle, qu'à cause du mode de traitement qu'il a préconisé en se fondant sur une conception nouvelle de la pathogénie de cette affection (voir p. 141).

Étiologie. — Comme le rachitisme, l'ostéomalacie se rencontre beaucoup plus souvent chez la femme que chez l'homme. Sur 50 cas réunis par Collineau 43 ont trait à des femmes. D'après un relevé de 360 cas, Bouchard a établi

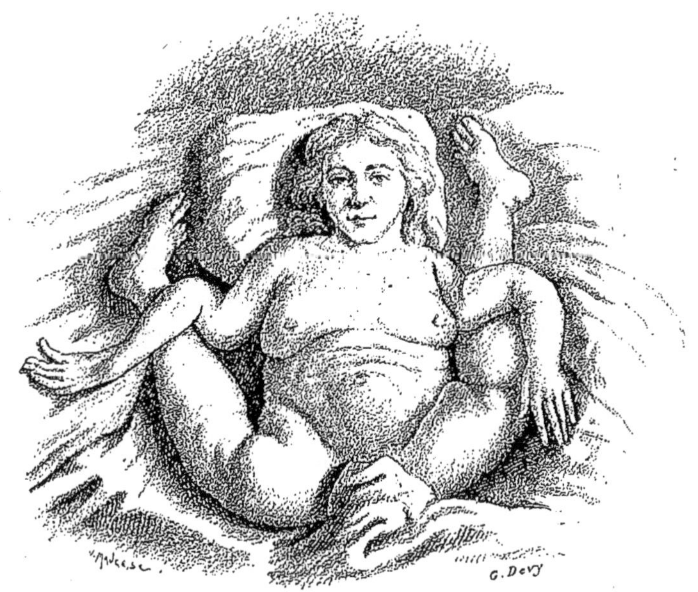

FIG. 61. — Femme Supiot (d'après une gravure du musée Dupuytren).

que 8 fois sur 9 ils s'observaient chez la femme. La maladie n'est pas spéciale à la race humaine : Dugès rapporte le fait d'un écureuil devenu ostéomalacique, et qui mourut de faim, faute de pouvoir faire usage de ses dents incisives.

L'ostéomalacie survient exclusivement à l'âge adulte; elle apparaît en moyenne entre la trentième et la cinquantième année.

Rare en certains pays, notamment en France et en Angleterre, elle semble cantonnée à l'état endémique sur certains territoires d'étendue restreinte. Parmi les foyers principaux, Fehling cite les environs de Bâle et de Vienne, la vallée d'Ergolzthal, Milan, la vallée d'Orlona, Sotteghem dans la Flandre orientale, et, d'une façon plus générale, la Bavière, les bords du Rhin et les Calabres.

Tandis que, dans sa longue pratique de ville et d'hôpital, Depaul n'a pu voir à Paris que deux cas d'ostéomalacie, que nous n'avons trouvé que trois observations de cette affection ayant eu un retentissement sur la forme du bassin et relatées dans les registres de la Maternité pour ces dix dernières années, Fehling en a observé 22 faits dans l'espace de six années.

Latzko en a relevé 50 cas à Vienne en trois ans et demi, et Kehrer 45 cas à Heidelberg.

Gelpke a cherché, dans les modifications telluriques, la raison de la localisation de cette maladie à certains territoires; il l'attribue à la disparition progressive des sels calcaires et du phosphore contenus dans le sol, et, par suite, à l'absence de ces éléments dans l'eau et les aliments. Il en résulterait petit à petit pour les populations une anomalie dans la composition chimique du tissu osseux, et consécutivement une prédisposition à l'ostéomalacie transmissible de génération en génération.

A l'appui de son opinion, cet auteur a institué une série d'expériences renouvelées de Chossat. Il a soumis des pigeons à une privation absolue de sels calcaires, et il a vu, sous cette influence, les animaux succomber en un laps de 1 à 8 mois. Les os étaient friables, dépourvus de calcaires, mais cependant non ramollis.

L'hygiène défectueuse joue un rôle important, mais non absolu ; Winckel incrimine spécialement la mauvaise qualité de l'alimentation, celle du pain en particulier. Toutefois, Kehrer et Fehling ont rencontré l'ostéomalacie chez des boulangères et des bouchères, ou chez des femmes de condition aisée, occupant des habitations salubres. On a encore invoqué comme causes prédisposantes le scorbut, l'impaludisme, le rhumatisme, mais ces affections ne semblent pas avoir d'autre relation avec l'ostéomalacie qu'une communauté d'origine.

La seule influence étiologique qui soit indiscutable est la puerpéralité. La maladie n'éclate qu'exceptionnellement chez les nullipares ou chez les vierges. Elle frappe surtout les femmes qui ont eu des grossesses nombreuses et très rapprochées, et celles qui ont longtemps allaité. Elle prend naissance ou présente de l'exacerbation au cours de plusieurs grossesses successives. Quatorze femmes de 28 à 51 ans, suivies par Fehling, avaient eu en moyenne de 5 à 6 grossesses chacune.

Sur 120 cas réunis jusqu'en 1857, Litzmann a noté que l'affection se trouvait liée 85 fois à la puerpéralité.

Pathogénie. — La nature intime des altérations du parenchyme osseux a été successivement considérée par les auteurs comme dépendant d'une action chimique, d'un vice de nutrition, d'un état inflammatoire des os, d'une infection microbienne.

La première de ces quatre théories repose sur l'action des acides contenus dans l'organisme, acides qui s'accumuleraient à l'intérieur des os : acide lactique (O. Weber et Schmidt), carbonique (Rindfleisch), phosphorique et nitrique (Petrone). Bouchard a montré que l'organisme fabriquait à l'état normal des acides, qu'il détruit ensuite par oxydation ; or, certains états pathologiques, notamment chez les femmes enceintes, sont susceptibles de créer une superproduction ou de causer un défaut de destruction des acides de l'économie.

On constaterait, en effet, dans l'ostéomalacie une réaction acide du tissu osseux. Winckel invoque, à l'appui de cette vue pathogénique, une diminution de l'alcalescence du sang. Fehling n'a pu constater en aucun cas cette modification spéciale du liquide sanguin. Elle existe cependant, mais simplement à titre de phénomène cachectique, dans la phase ultime de la maladie (Vinay).

Si l'on se rattache à la théorie pathogénique de Bouchard, on peut considérer l'ostéomalacie comme produite par les effets combinés d'une action chimique et d'un vice de nutrition. Déjà Lobstein avait émis l'hypothèse que l'ostéomalacie est liée à un vice de nutrition, dont il ne spécifiait pas la nature.

Gubler a cherché la cause de la relation qui existe entre l'état puerpéral avec l'ostéomalacie, dans une désassimilation pathologique des sels calcaires et des phosphates de l'organisme maternel, s'effectuant au profit de l'enfant pendant la grossesse ou la lactation. On peut objecter à cette théorie qu'elle n'est pas applicable aux cas où l'affection se déclare en dehors de l'état puerpéral.

L'explication proposée par Fehling est plus satisfaisante. L'ostéomalacie, pour cet auteur, est un effet de la suractivité des fonctions de l'appareil génital. C'est une trophonévrose d'origine ovarienne, consistant en une excitation des nerfs vaso-dilatateurs des os, laquelle entraîne d'abord l'hyperhémie, puis la résorption du tissu osseux. La grande fécondité des femmes atteintes de cette affection, l'état de congestion de l'ovaire, les altérations des artères de la couche bulbeuse de cet organe chez les ostéomalaciques (Velits), l'existence de varices du plexus pampiniforme qu'on a parfois constatées en pratiquant la castration, le retentissement des divers phénomènes génitaux (menstruation, ponte ovulaire, grossesse) sur l'évolution de la maladie, sont autant d'arguments en faveur de cette opinion. Mais c'est surtout l'heureuse influence de la castration qui donne le plus grand poids à la théorie de Fehling.

D'après Virchow, cette affection n'est autre qu'une ostéomyélite ; l'ostéomalacie offre, en effet, les caractères anatomiques de l'inflammation, c'est-à-dire l'hyperhémie initiale des os et du périoste, la raréfaction consécutive du tissu osseux et la prolifération de la moelle.

La théorie microbienne a été émise par Zuern ; selon cet auteur, l'ostéomalacie est le résultat d'une infection localisée au tissu osseux, et déterminée par la présence d'un microbe ostéolytique spécial. L'argument principal, invoqué pour défendre cette opinion, repose sur le caractère nettement endémique de l'affection.

Petrone, se fondant sur ce fait que la propeptone, que l'on rencontre régulièrement dans l'urine des ostéomalaciques, se développe expérimentalement quand on fait réagir de l'acide nitrique sur l'albumine, considère que la maladie est produite par l'action de ferments spéciaux, agents de nitrification. Il a injecté à des chiens une culture pure de ces ferments, et les a rendus ostéomalaciques.

Selon cet auteur, si la castration réussit à guérir l'ostémalacie, ce n'est pas par l'opération elle-même, mais par la narcose chloroformique à l'aide de laquelle elle est pratiquée. Il a pu guérir une femme ostéomalacique de 50 ans, en lui faisant absorber, pendant trois semaines, 2 grammes de chloral par jour.

Anatomie pathologique. — Les lésions de l'ostéomalacie se traduisent par une ostéoporose progressive, accompagnée d'une prolifération et d'une dégénérescence graisseuse de la moelle des os. Du côté du tissu spongieux, les trabécules disparaissent par résorption; les espaces médullaires se fusionnent et se confondent en de vastes lacunes. La moelle qui remplit ces espaces offre une teinte rougeâtre, avec des taches foncées dues à des infarctus hémorrhagiques.

Dans le tissu compact, les canaux de Havers se dilatent, et deviennent nettement visibles à l'œil nu; le lacis lacunaire qu'ils forment par leurs anastomoses est plein de moelle dégénérée; ces canaux semblent jouer le rôle de tubes à drainage, à travers lesquels les sels calcaires sont entraînés hors de l'os pour être emportés dans le torrent circulatoire. Le tissu compact finit par prendre l'aspect du tissu spongieux; sa surface devient rugueuse. Le périoste se laisse décoller avec la plus grande facilité.

Lorsque la maladie arrive jusqu'au degré d'altération extrême des os, ceux-ci sont entièrement ramollis. Ils ne représentent plus qu'une trame organique mollasse et de couleur lie de vin, enveloppée d'un sac périostique résistant, seul élément qui permette aux os de conserver des vestiges de leur forme primitive.

Lorsque le ramollissement des os atteint son degré le plus accusé, on constate quelquefois l'existence de kystes qui occupent la cavité médullaire. Le volume de ces kystes varie de celui d'un pois à celui d'une grosse noix : leur contenu est tantôt colloïde et tantôt hématique (A. Poncet).

Kilian a distingué l'ostéomalacie en deux variétés : *fracturosa* et *cerea* ou *cohærens*, selon que les os se brisent ou s'infléchissent comme de la cire molle, sous l'influence des pressions ou des tractions exercées à leur surface. Il ne s'agit pas, en réalité, de deux formes distinctes, mais bien de deux étapes successives de la même maladie.

Les fractures sont spontanées ou provoquées, complètes ou incomplètes; leur consolidation s'effectue par cal osseux ou par cal fibreux, mais parfois elle fait défaut. Avec les progrès de la maladie, on peut voir le cal passer de l'état osseux à l'état fibreux.

Dans la forme qui répond à la phase ultime de l'ostéomalacie, les os présentent la mollesse du caoutchouc, et s'incurvent en tous sens; ils se laissent trancher facilement; leur tissu crépite sous le couteau lorsqu'il reste des trabécules solides non résorbées. Leur poids spécifique diminue considérablement; dans un cas rapporté par Saillaut, les os, encore à l'état frais, ne tombaient pas au fond d'un vase rempli d'eau. Le ramollissement peut être porté à un point tel que le parenchyme osseux cède sous le doigt, à la façon du tissu de la rate.

Les altérations chimiques du tissu des os consistent en une diminution considérable des sels alcalins, et en modifications de la trame organique.

La proportion quantitative des phosphates tombe des chiffres 50 ou 80 p. 100 à ceux de 20 à 2 p. 100. Celle des carbonates passe de la proportion de 11 p. 100 à celle de 5 à 1 p. 100. En somme, il existe de 4 à 5 fois moins de sels calcaires qu'à l'état de santé (Vinay).

L'osséine, d'après Bouchard, perd ses caractères normaux en se décalcifiant; elle n'offre plus l'aspect hyalin et devient fibrillaire; elle ne se transforme plus en gélatine par la coction.

La maladie, à son début, reste souvent localisée dans les os développés aux dépens du cartilage. Presque toujours, les parois du bassin ou les vertèbres lombaires sont atteintes les premières; viennent ensuite les membres inférieurs, les membres supérieurs et la cage thoracique; la voûte du crâne, lorsqu'elle est atteinte, se prend en dernier lieu.

Déformations pelviennes. — Non seulement les déformations osseuses produites par l'ostéomalacie apparaissent habituellement tout d'abord au niveau du bassin, mais encore elles y offrent leur maximum d'intensité. Cette élection de siège de la maladie, tient à ce que la ceinture osseuse pelvienne répond au lieu de convergence des pressions et des contre-pressions liées à la pesanteur, et peut-être aussi à ce qu'elle constitue la partie du squelette qui est la plus voisine des ovaires (Fehling).

Le ramollissement des os se montre beaucoup plus accusé que dans le rachitisme; aussi les déformations du bassin sont-elles plus accusées dans l'ostéomalacie que dans la dyscrasie osseuse infantile. L'effet des pressions et des contre-pressions se localise d'abord aux points où les forces s'appliquent; les segments osseux intermédiaires se déforment secondairement. Le poids du tronc enfonce verticalement le sacrum entre les os iliaques, et abaisse le promontoire au-dessous du plan occupé par les lignes innominées. L'excès de courbure en avant des vertèbres lombaires ramollies, détermine une propulsion considérable de la base du sacrum vers le centre du bassin. Comprimé de bas en haut par le plan du lit dans la station assise, cet os se replie sur lui-même, de telle sorte que la concavité de sa face antérieure s'exagère, et se transforme en une étroite gouttière transversalement dirigée.

Les os coxaux sont déformés dans toute leur étendue; les ailes iliaques se coudent en dedans, et se plient autour d'une ligne étendue de l'épine iliaque antéro-supérieure à la tubérosité iliaque : elles dessinent ainsi un sillon appelé *sulcus iliacum* par Kilian ; d'autres fois elles s'enroulent en dedans sur elles-mêmes, et prennent la forme d'une oublie (Depaul).

Les contre-pressions transmises par les têtes fémorales, enfoncent les régions cotyloïdiennes vers le centre du bassin. Les trois points d'application des forces de la pesanteur (voir p. 14) s'avancent donc concentriquement à la rencontre les uns des autres, et les segments de paroi pelvienne interposés se replient sur eux-mêmes; c'est ainsi que se forment, en arrière du bassin, deux rainures profondes, répondant par leur fond aux articulations sacro-iliaques; en avant, il se produit, en dedans des éminences ilio-pectinées, une coudure brusque des branches horizontales des pubis, qui fait converger ces éminences l'une vers l'autre, de telle sorte que les deux moitiés latérales de l'arc antérieur du bassin, conjuguées par la symphyse, tendent à prendre, à partir de cette symphyse, une direction antéro-postérieure, et à devenir parallèles, en ne laissant parfois entre elles qu'une rigole assez étroite pour que le doigt ait quelque peine à y pénétrer. Le pubis proémine alors en forme de bec de canard.

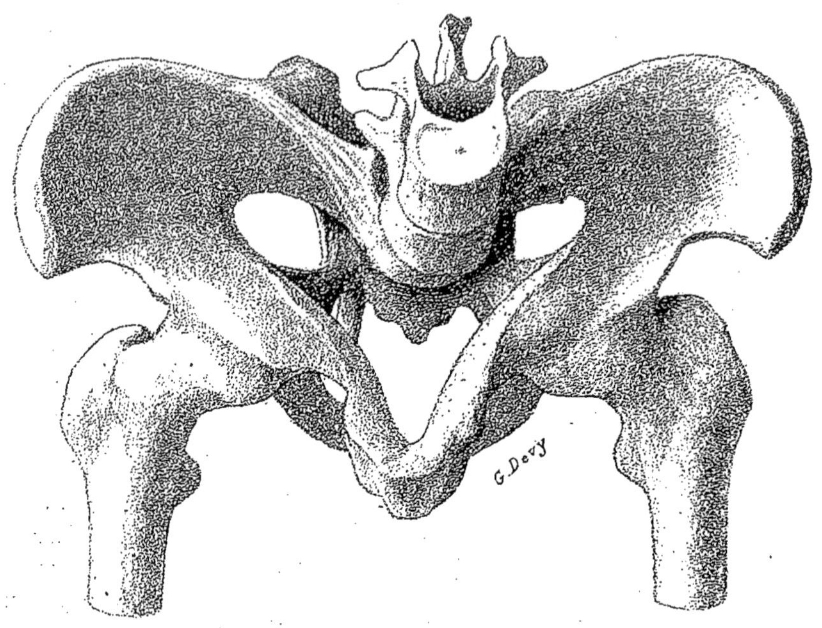

FIG. 62. — Bassin ostéomalacique (musée Depaul).

Il est fréquent d'observer une asymétrie dans les déformations du bassin; cette asymétrie se traduit, notamment, par le déjettement de l'interligne pubien vers la droite ou vers la gauche.

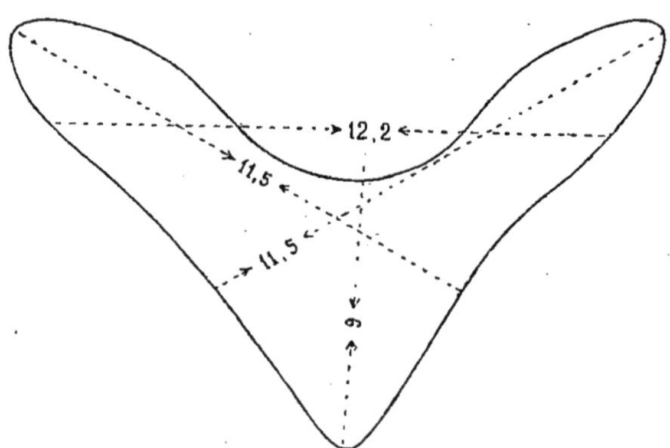

FIG. 62 *bis*. — Diagramme du détroit supérieur de la fig. 62.

L'effet des compressions subies pendant le séjour au lit, retentit spécialement sur les ischions. Ces os se coudent d'ordinaire juste au-dessus de leurs tubérosités ; au niveau de celles-ci, ils se dévient en dehors, tandis que leurs branches ascendantes, refoulées en dedans, se rapprochent l'une de l'autre au point de transformer l'arcade pubienne en une fente étroite.

Le bassin, envisagé dans son ensemble, semble replié sur lui-même (fig. 62) ; il a l'air chiffonné (Depaul). Au premier coup d'œil, on est frappé de ce fait, qu'il a conservé toute l'étoffe d'un bassin normal ; au cas où il se trouve assez ramolli pour justifier la qualification de bassin de caoutchouc, on arrive par un simple modelage manuel à redresser les incurvations vicieuses de ses parois, et à restituer à sa cavité la capacité et la forme normales.

A l'état sec, le bassin donne à la main une sensation de légèreté qui contraste singulièrement avec l'épaisseur des os. Ceux-ci sont de teinte jaunâtre et

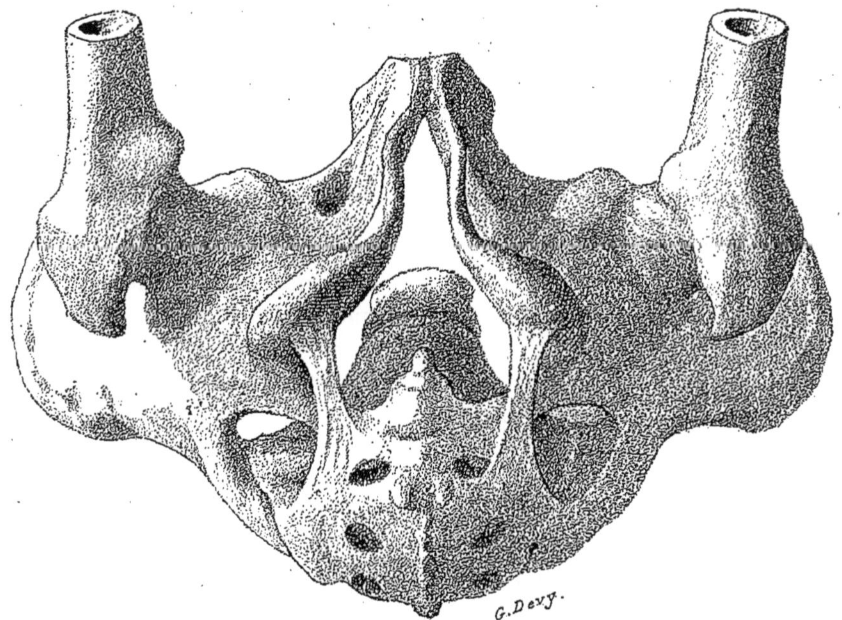

Fig. 63. — Bassin ostéomalacique (vue du détroit inférieur).

d'aspect huileux ; parfois ils ont été brisés et sont mal consolidés ; leur surface est rugueuse.

Le grand bassin, rétréci en travers par le recroquevillement des ailes iliaques, se trouve habituellement comblé dans son échancrure postérieure et sus-sacrée par la saillie lordo-scoliotique que dessinent les vertèbres lombaires. La lordose est telle, en quelques cas, que les vertèbres surplombent de très près le centre du détroit supérieur (bassin couvert), et si à cette lordose exagérée se joint de la scoliose, les corps vertébraux peuvent descendre au contact immédiat de l'une ou de l'autre des lignes innominées.

La configuration du détroit supérieur varie, selon le degré de l'ostéomalacie, depuis la forme d'un triangle à angles mousses et à bords convexes en dedans, jusqu'à celle d'un chapeau tricorne; elle va même jusqu'à se réduire à une rainure en Y. Parfois les deux diamètres obliques et le diamètre promonto-pubien sont relativement peu rétrécis; mais ils se trouvent inutilisables pour le passage de la présentation, dans la plus grande partie de leur étendue.

Le détroit inférieur (fig. 63) est également rétréci en tous sens.

Lorsque l'ostéomalacie éclate chez une femme antérieurement atteinte de rachitisme, on voit les déformations propres à l'ostéomalacie se joindre à celles qui ont eu pour origine la dystrophie datant de l'enfance (bassin de Pagenstecher). Litzmann cite trois faits de malformation pelvienne de ce genre.

Symptômes. — L'ostéomalacie se manifeste tout d'abord par des troubles fonctionnels; ceux-ci se montrent même avant que les altérations osseuses deviennent appréciables par l'examen physique. Le premier symptôme est la douleur; celle-ci apparaît au niveau des échancrures sciatiques ou des ischions; de là, elle gagne la face postérieure du sacrum, la région lombaire, puis les membres inférieurs, et elle finit par se généraliser à tout l'appareil locomoteur.

Cette douleur est spontanée; elle est susceptible de revêtir des caractères variés : selon les cas, elle se montre bien circonscrite et profonde, fixe, continue et gravative; les mouvements ou la pression de la main l'exagèrent; elle diminue avec l'immobilité. Souvent elle s'accompagne d'hyperesthésie cutanée et d'hyperexcitabilité musculaire.

D'autres fois, elle est lancinante, irradiée; elle apparaît, aux moindres mouvements, sous forme de crises intermittentes; elle s'accompagne de fourmillements et de picotements dans la continuité des membres.

D'une façon générale, la douleur va en augmentant avec les progrès de la maladie; elle s'atténue cependant quand la résorption calcaire est complète. Quelquefois elle est accompagnée d'œdème de la région lombo-sacrée; c'est du moins ce que Tarnier a vu dans un cas observé à la Maternité.

Si le mal évolue lentement, la marche peut demeurer possible avec l'aide de béquilles; cependant, la locomotion finit par devenir impossible, autant à cause de l'apparition d'une véritable paraplégie douloureuse liée à la compression de la moelle par tassement des parois du canal vertébral, qu'à cause de la mollesse des os des membres. Une fois la malade condamnée à rester au lit, sa situation devient des plus pénibles : la sensibilité des ischions et du sacrum rend la station assise et le décubitus dorsal également intolérables. La femme, obligée par la douleur de se déplacer à tout moment, ne fait jouer ses articulations qu'au prix des plus vives souffrances. Des contractures musculaires surviennent, en particulier au niveau des adducteurs de la cuisse et du releveur de l'anus, et le contact ou même la simple approche de la main suffit à les faire naître. L'éréthisme nerveux produit par la douleur peut aller jusqu'au délire et aux convulsions. En même temps, l'état psychique s'altère; les femmes prennent un facies particulièrement morose (Güsserow), en rapport avec leurs souffrances.

Cependant, les fonctions digestives restent longtemps conservées. Ce n'est que tardivement qu'on voit apparaître des crises de diarrhée attribuable à l'élimination des sels calcaires par la voie intestinale. Morand a constaté l'existence de plaques calcaires sur la muqueuse de l'estomac et de l'intestin de la femme Supiot. — Les sueurs sont profuses.

La respiration s'altère sous la double influence d'une dyspnée mécanique, occasionnée par les difficultés du jeu de la cage thoracique ramollie et douloureuse, et par des bronchites persistantes de même origine que l'irritation intestinale.

Contrairement à l'opinion des anciens auteurs, les urines, abondantes et claires, ne contiennent ordinairement aucun excès de phosphates ni de carbonates calcaires. Cependant, au début de l'ostéomalacie, elles se montrent parfois troubles et chargées de sédiments terreux ; Tarnier a vu un exemple très net de cette altération des urines. Elles contiennent, en outre, une paralbumine spéciale ou propeptone qui se coagule spontanément, et se dépose sous forme d'un précipité granuleux et grisâtre.

Signes physiques. — C'est ordinairement au niveau du bassin que les premières déformations osseuses peuvent être constatées (voir plus haut). Les incurvations qui se manifestent ensuite sur les os longs du squelette, se reconnaissent à la simple inspection.

Une des premières déviations peut porter sur l'extrémité supérieure des os de l'avant-bras, comme nous en avons vu un cas dans le service de Maygrier, à la Pitié. — Les malades, atteintes de paraplégie douloureuse incomplète, prennent appui sur leurs coudes pour se soulever et se déplacer dans leur lit. Les phalangettes s'aplatissent, et les doigts prennent une forme spatulée ; cette disposition tiendrait, d'après Charcot, aux mouvements de préhension exécutés par la main.

La colonne vertébrale s'affaisse et s'infléchit : il y a d'abord exagération de la lordose lombaire ; viennent ensuite des scolioses et des cyphoses à grand arc, dont la combinaison donne au rachis la forme d'un vilebrequin. Les côtes s'affaissent les unes sur les autres, et la cage thoracique se trouve notablement rétrécie.

Si la malade continue à marcher, autant que le permet le ramollissement des os, les membres inférieurs se tordent suivant des courbures extrêmement irrégulières. Les déviations rachidiennes étant généralement très accusées, la taille peut diminuer d'un demi-mètre au total. La malade, ainsi tassée sur elle-même, semble parfois plus large que haute (femme Supiot).

Les os de la tête n'échappent pas toujours à la maladie. Le diploë des os plats se boursoufle, les sutures disparaissent ; la table externe peut devenir assez molle pour se laisser déprimer sous le doigt. Seules, les dents demeurent intactes ; mais, par suite de leur vacillation dans les alvéoles ramollis, elles deviennent inaptes à la mastication. La comtesse Bernard d'Armagnac, dont Lambert de Toulouse a rapporté l'observation en 1700, ne pouvait, pour cette raison, se nourrir que d'aliments liquides. A l'autopsie de cette femme, le ramollissement des os était porté à un point tel, qu'il fut possible de détacher la calotte crânienne à l'aide d'une spatule.

Marche. — L'ostéomalacie peut éclater brusquement au cours de la grossesse ou de l'allaitement, évoluer rapidement et entraîner la mort en quelques mois. Plus habituellement, elle affecte dès le début une allure torpide et insidieuse; elle progresse très lentement, en passant par des phases alternatives d'état stationnaire et de recrudescence. Ces poussées sont liées aux phénomènes génitaux : menstruation, grossesse ou suites de couches. L'évolution se termine par la mort en deux où trois ans en moyenne, mais elle peut être d'une durée très longue; Litzmann l'a vue se prolonger dix années; Runge a guéri, par l'opération de Porro, une IXpare atteinte d'ostéomalacie depuis treize ans.

L'ostéomalacie qui demeure longtemps localisée au bassin, ainsi que celle qui est d'origine puerpérale, semble avoir une marche plus lente que les autres formes.

La mort peut survenir dans le marasme ; mais le plus communément, la malade est emportée par une complication pulmonaire ou cardiaque intercurrente.

Diagnostic. — Le diagnostic de l'ostéomalacie est des plus difficiles au début ; les premiers troubles fonctionnels n'offrent par eux-mêmes aucun caractère pathognomonique, et la nature de la maladie peut ne se démasquer qu'après une série de plusieurs accouchements, dans lesquels on voit la dystocie aller en croissant de l'un à l'autre.

En l'absence de déformations osseuses évidentes, on peut arriver au diagnostic en songeant à l'état de multiparité habituel des malades, et en procédant par exclusion. L'affection se distingue du rhumatisme par l'absence de gonflement et de douleur localisés aux jointures; de l'ostéoporose sénile et du cancer des os, par l'âge de la femme et par l'état de cachexie caractéristique propre à cette dernière maladie; de la syphilis tertiaire, par la connaissance des manifestations antérieures, et par la localisation, dans cette affection, de douleurs ostéocopes siégeant aux membres inférieurs et à la tête.

Examen pelvimétrique. — Au début de l'ostéomalacie et dans les formes à évolution lente, alors que le reste du squelette a encore conservé sa forme correcte, l'examen pelvimétrique peut permettre d'arriver au diagnostic.

Par la palpation externe, on constate la plicature du sacrum, l'incurvation en dedans des fosses iliaques, et le rétrécissement en sens transversal du grand bassin. On arrive à saisir à travers les téguments, entre deux doigts disposés en pince, la saillie en forme de bec de canard que le pubis dessine en avant.

Lorsque l'on pratique le toucher, on est souvent surpris de sentir le doigt arrêté à la vulve, en raison du rapprochement anormal des branches ischio-pubiennes. Chez une malade, observée par le Dr Ad. Tissier et vue par Tarnier et Depaul, l'attention avait été attirée sur l'existence d'une déformation ostéomalacique du bassin par les difficultés que présentait le coït, difficultés qui se trouvaient précisément liées au rapprochement excessif des deux bords de l'arcade pubienne.

Le doigt, recourbé en crochet et glissé dans le vagin, pénètre d'arrière en avant dans la gouttière rétro-pubienne formée par le rapprochement des deux branches horizontales des pubis.

En présence d'un bassin ostéomalacique, il serait superflu, et d'ailleurs impraticable, de s'attacher à déterminer une mensuration précise des diamètres promonto ou sacro-pubiens, puisque la capacité utilisable du bassin ne se trouve pas proportionnelle à la longueur des diamètres pelviens mensurables. Il importe, par contre, de pratiquer le toucher profond à l'aide de deux doigts, ou mieux, si la capacité du bassin le permet, à l'aide de la main entière. On apprécie ainsi la forme et la saillie en dedans des parois pelviennes. Une recherche non moins utile, est celle de la malléabilité des os du bassin ; lorsque celle-ci peut être constatée, c'est au niveau des ischions et de leurs branches ascendantes qu'on la trouve la plus accusée.

Influence sur la grossesse et l'accouchement. — Nous avons vu qu'en raison de la grande activité fonctionnelle des ovaires, les femmes déjà atteintes d'ostéomalacie étaient particulièrement aptes à la fécondation. D'après Fehling, le chiffre de grossesses pour chacune des femmes ostéomalaciques s'élève à 5,4, au lieu de n'être que de 3,9, chiffre moyen pour l'Allemagne. On ne saurait regarder comme constituant une cause de stérilité la gêne apportée à l'intromission du pénis, par suite de l'étroitesse de l'arcade pelvienne.

En dehors de toute complication grave tenant à la maladie générale, d'ordinaire la grossesse évolue normalement jusqu'à terme. Cependant la déformation du sacrum expose à la rétroversion de l'utérus gravide. Olshausen, dans un cas de ce genre, dut pratiquer au troisième mois de la grossesse l'extirpation totale de l'utérus par la voie vaginale. La malade guérit de l'opération et de l'ostéomalacie.

La marche de l'accouchement se trouve subordonnée à deux éléments prinpaux : la capacité du bassin et la mollesse des os. Lorsque les malformations sont peu accusées, le bassin se trouve assez spacieux pour donner passage au fœtus à terme. Le mécanisme de l'accouchement est alors le même que pour le bassin rachitique généralement rétréci.

Il n'est pas très rare de voir le tissu osseux offrir un ramollissement suffisant pour se laisser déplisser sous l'action de la propulsion du fœtus. Litzmann compte que la mollesse des os se montre assez prononcée pour permettre dans 17 p. 100 des cas l'accouchement par les voies naturelles ; Hugenberger, dans 30 p. 100 des cas. Casati va plus loin : il n'a trouvé les parois pelviennes inextensibles que deux fois sur 41 faits.

Par les progrès de la maladie, il est cependant habituel de voir la dystocie aller en augmentant d'un accouchement à l'autre. Chez la femme opérée par Runge, l'ostéomalacie avait débuté au cours de la troisième grossesse ; le quatrième et le cinquième accouchement se firent seuls ; le sixième et le septième nécessitèrent l'application du forceps ; au huitième, il fallut pratiquer la crâniotomie ; au neuvième, on recourut à l'opération de Porro.

La statistique suivante, rapportée par Hennig et comprenant 128 cas d'ostéomalacie, indique : accouchements spontanés, à terme, 27 ; accouchements spontanés, avant terme, 4 ; avortements, 5 ; accouchements prématurés artificiels, 4 ; versions ou extractions du siège, 12 ; forceps, 25 ; crâniotomies, 11 ; opérations césariennes, 36. Sur ce total, on ne compte qu'une rupture utérine spontanée; mais Litzmann a relevé 7 fois la production de ce grave accident sur un ensemble de 58 accouchements.

Des trois derniers cas observés à la Maternité de Paris, l'un en 1889, le second en 1890, et le troisième en 1891, le premier s'accompagna de la mort de la femme par rupture utérine après deux jours de travail; l'enfant fut extrait par la basiotripsie. Dans le second, l'accouchement se fit spontanément. Dans le troisième, Guéniot pratiqua l'opération césarienne avec succès pour la mère et pour l'enfant.

Traitement. — Nous envisagerons successivement le traitement de la maladie osseuse, au point de vue de la thérapeutique médicale ou chirurgicale, et de la conduite obstétricale à tenir.

On doit, en premier lieu, recourir à l'emploi des agents médicamenteux : en effet, sous l'influence de la thérapeutique interne, des succès ont été enregistrés, quoique, à vrai dire, en très petit nombre. L'administration du phosphore (huile de foie de morue phosphorée à 1/1000) (Sternberg), du carbonate de chaux, de l'huile de foie de morue à haute dose (Trousseau), du phosphure de zinc (Lépine) à la dose de 1 à 3 milligrammes par jour, de bains chauds prolongés (Kehrer), sont autant de moyens susceptibles, peut-être de guérir, tout au moins de ralentir la marche de l'ostéomalacie. Latzko, se fondant sur la theorie pathogénique émise par Petrone, a traité avec succès une femme par les inhalations chloroformique prolongées pendant trois quarts d'heure.

L'intervention chirurgicale préconisée par Fehling (castration) donne des résultats plus certains. La simple ligature des trompes, conseillée par Zweifel, ne saurait suffire; il est nécessaire d'enlever les ovaires, soit en dehors de la grossesse par l'opération de Battey-Hegar, soit à la fin de la grossesse, par l'opération de Porro. Kummer a réuni, jusqu'en mai 1892, 38 faits d'ablation des ovaires par castration simple. Fehling (communication écrite, fin mai 1893) en connaît une cinquantaine de cas, avec trois morts (Fehling, Runge, Winckel); sur l'ensemble de 14 faits qui lui sont personnels, 13 malades ont survécu; 11 ont guéri rapidement; 2 n'étaient pas encore complètement rétablies au moment de la communication de cet auteur, en raison de complications rhumatismales.

D'ordinaire, les douleurs cessent aussitôt après l'opération ou dans le cours de la semaine qui suit.

Le traitement obstétrical doit se régler d'après la marche de l'ostéomalacie et le degré de la viciation pelvienne. Si la maladie évolue lentement, on peut laisser la grossesse aller à terme, en s'en tenant à la thérapeutique médicale. Si la maladie évolue très rapidement et menace la vie de la femme, on interrompt la grossesse (avortement ou accouchement prématuré) et l'on pratique ensuite l'ablation des ovaires.

Tant que l'état général reste bon, lorsque l'on n'a à compter qu'avec l'élément rétrécissement du bassin, on peut, soit provoquer l'accouchement prématuré, soit laisser la grossesse suivre son cours jusqu'à terme, si on a acquis l'espérance de voir la femme accoucher par les voies naturelles grâce au déplissement possible de son bassin; mais, quand le pelvis n'est pas assez malléable pour se déplisser, on se trouve, au moment de l'accouchement, en présence d'une dystocie redoutable, et suivant que le petit bassin est plus ou moins déformé, on aura recours, si l'enfant est vivant, soit au forceps ou à la version, soit à la symphyséotomie ou à l'opération césarienne (voyez Opérations).

Cette dernière opération, exécutée suivant le procédé classique, nous semble meilleure pour l'enfant et pour la mère; elle a, dans un cas, été suivie de guérison de l'ostéomalacie en 10 mois (Reuss).

Cependant l'opération de Porro est encore préférable puisqu'elle comporte la stérilisation absolue. Baumann, dans sa thèse, a réuni 44 cas d'opération de Porro dans l'ostéomalacie, sur lesquels il y a eu 26 guérisons opératoires, et chez ces 26 femmes l'ostéomalacie a disparu.

Depuis cette publication, Fehling a pratiqué la même opération une fois et Kronig deux fois. Dans les trois cas, les femmes ont guéri complètement. Dans un cas, Benckiser pratiqua, au troisième mois de la grossesse, l'extirpation totale de l'utérus par la voie vaginale. La femme guérit.

Une fois la marche de la maladie enrayée par la castration, est-il possible de remédier aux déformations du squelette? Seeligmann a soumis une femme, accouchée et guérie par l'opération de Porro, à une extension avec contre-extension continue. Au bout de huit semaines, la malade avait récupéré 18 centimètres de sa taille : les gibbosités vertébrales avaient disparu, et le bassin s'était élargi au niveau de ses deux détroits.

Si l'enfant est mort, on doit, suivant les cas, opter entre la basiotripsie et l'opération césarienne suivie de la castration.

Nous venons d'indiquer sommairement les opérations applicables à l'ostéomalacie chez une femme enceinte ou en travail, mais on comprend que le choix en est subordonné, non seulement à la malléabilité ou à la résistance du bassin, mais encore au degré du rétrécissement, ou plutôt à l'étendue de l'ouverture restée disponible pour le passage de l'enfant, soit aux détroits supérieur et inférieur, soit dans l'excavation pelvienne. Nous ajouterons toutefois qu'ici la conduite à tenir est analogue à celle que nous avons longuement exposée, quand nous avons décrit ce qui est relatif au rachitisme.

ARTICLE III

BASSINS VICIÉS PAR DÉVIATIONS DE LA COLONNE VERTÉBRALE

Bibliographie chronologique. — CHOULANT. Decas. I et II pelv. spinarumque deformat. Leipz., 1818-1820. — BOUVIER. Leç. clin. sur les mal. chron. de l'app. locomot. Paris, 1858 (avec atlas). — DUCHENNE (de Boulogne). Physiol. des mouvements, Paris, 1867. — BOUVIER et BOULARD. Déviat. vertébr. art. Rachis. Dict. encycl. sc. méd., 1874, 3e série, t. I, p. 521. — J. GUÉRIN. Les courb. vertébr., leur nombre, etc. Bull. Acad. méd., 1878, t. VII, p. 39.

Nomenclature alphabétique des auteurs.

Bouvier, 1858.	Choulant, 1818-1820.	J. Guérin, 1878.
Bouvier et Boulard, 1874.	Duchenne, 1867.	

Les déviations qui portent sur la continuité de la colonne vertébrale consistent soit en un excès, soit en une perversion des courbures naturelles que présente cette portion du squelette; les incurvations pathologiques du rachis peuvent être dirigées en deux sens : les unes se font dans le sens antéro-postérieur, et les autres dans le sens transversal du tronc.

La déviation avec convexité tournée en avant constitue la *lordose;* elle consiste habituellement en une simple exagération de la convexité antérieure naturelle des segments lombaire ou cervical du rachis. Mais elle peut aussi siéger sur la région dorsale du thorax et sur le sacrum; elle est alors l'effet d'une perversion de la courbure naturelle de cette région et de cet os.

L'exagération de la courbure latérale très légère qui normalement répond aux premières vertèbres dorsales, ou encore l'apparition de courbures transversales en des points autres de la colonne vertébrale, constitue la *scoliose.*

Sous le nom de *cyphose*, on comprend l'exagération de l'incurvation naturelle des vertèbres dorsales ou sacrées, dont la convexité est tournée en arrière, et la production, dans le même sens, d'une gibbosité occupant les segments lombaire ou cervical du rachis.

Ces diverses modalités de déviation de la colonne vertébrale sont susceptibles, dans certaines conditions que nous avons à passer en revue, de retentir sur le bassin, et d'imprimer à celui-ci des malformations qui revêtent, pour chacune d'elles, des caractères spéciaux. C'est ainsi qu'on distingue les bassins viciés sous leur influence, en lordotiques, scoliotiques et cyphotiques.

Aux déviations complexes du rachis, correspondent des altérations complexes de la forme du bassin. Tantôt plusieurs courbures surajoutent leurs effets, pour accroître la viciation pelvienne; il en est ainsi lorsque les incurvations ne sont pas dirigées dans un même plan, lorsqu'il y a, par exemple, association de la cyphose à la scoliose, ou de celle-ci à la lordose. Tantôt, au contraire, les influences fâcheuses se contrebalancent, et les effets des courbures vertébrales opposées arrivent à se détruire mutuellement sur le bassin; c'est ce qu'on observe parfois quand la lordose et la cyphose s'étagent l'une au-dessus de l'autre, ou lorsqu'avec une scoliose droite coexiste une scoliose gauche.

Les incurvations complexes du rachis se développent suivant deux processus différents : tantôt les diverses courbures prennent naissance simultanément; tantôt elles se succèdent dans leur apparition, en s'appelant, en quelque sorte, entre elles; une incurvation initiale apparaît, et secondairement s'en développent une ou plusieurs autres qui se dirigent en sens opposé à la première; celle-ci est dite courbure primitive, par opposition aux autres que l'on nomme courbures secondaires ou de compensation, en raison du rôle qu'elles sont appelées à jouer pour corriger les troubles apportés dans la statique par la déviation primitive (voyez p. 9).

Lorsque, par exemple, le rachis s'incurve suivant une scoliose droite, le centre de gravité se trouve déplacé, et se rapproche du côté droit; pour rame-

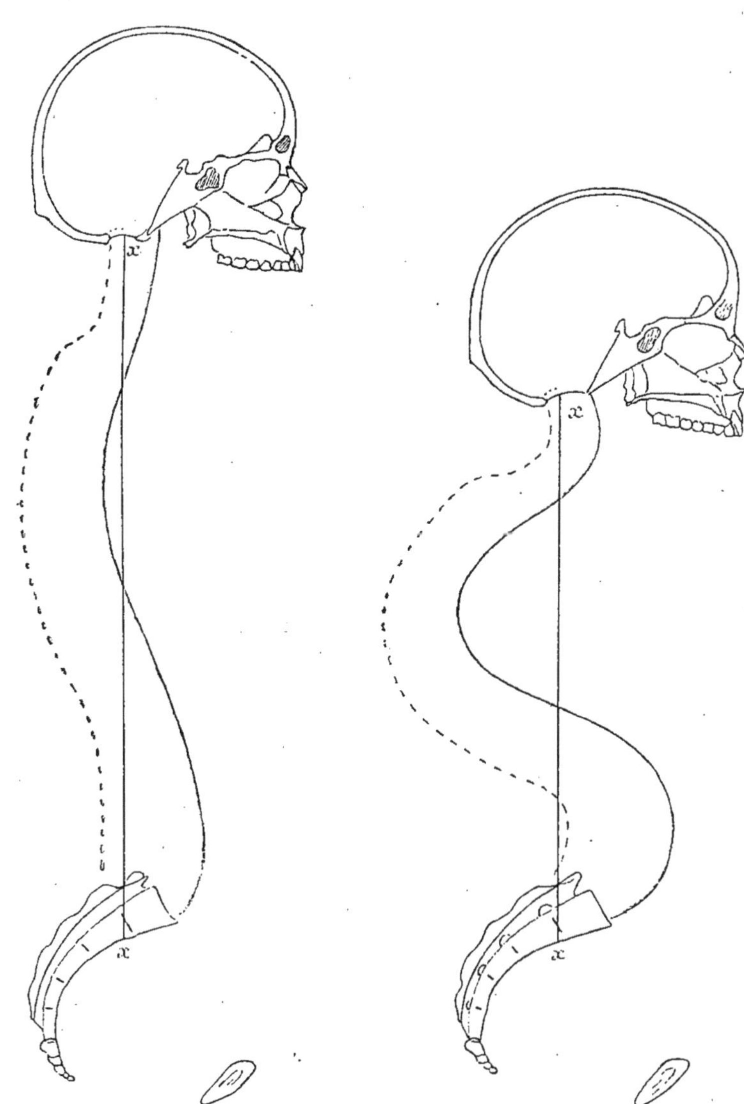

FIG. 64 (A). — Cette figure montre la direction de la ligne du centre de gravité $x\ x$ (rachis normal).

FIG. 64 (B). — Direction de la ligne de gravité xx. Déviation du rachis compensée au-dessus du bassin.

ner ce centre de gravité dans la normale, il se fait, soit au-dessous, soit à la fois au-dessus et au-dessous du foyer de la déviation initiale, une ou deux autres courbures, également scoliotiques, mais dont la convexité est tournée vers la gauche.

De même, dans le cas de cyphose, on voit la compensation s'établir par la production de courbures lordotiques secondaires, qui se développent à la fois au-dessus et au-dessous de la gibbosité.

Pour qu'il y ait équilibre dans la station debout, il est indispensable que la ligne de gravité vienne couper en son milieu l'axe horizontal qui relie les deux têtes des fémurs (voyez p. 9). Sur le squelette bien conformé, cette ligne descend du point d'union de la tête avec le cou, et traverse le sacrum au niveau de la deuxième de ses vertèbres (fig. 59).

Or, dans les déviations de la colonne vertébrale, les courbures secondaires sont tantôt suffisantes pour ramener la ligne de gravité dans sa direction normale, avant d'atteindre le bassin ; tantôt, au contraire, elles sont insuffisantes, même lorsqu'elles comprennent la cinquième vertèbre lombaire, et alors le bassin devra contribuer à ramener la ligne de gravité dans sa direction normale. Dans le premier cas, la ceinture osseuse pelvienne ne change pas de configuration ; dans le second, au contraire, la paroi postérieure du bassin, formée par le sacrum qui n'est autre chose que le segment inférieur de la colonne vertébrale, participe, à titre de partie intégrante, à l'établissement de la courbure de compensation : le sacrum se trouve ainsi entraîné dans la même incurvation anormale que les dernières vertèbres lombaires auxquelles il fait suite.

Les deux os coxaux, intimement reliés au sacrum, subissent le contre-coup des modifications éprouvées par ce dernier os, et changent de forme et de direction en même temps que lui. Le bassin se trouve donc vicié, non pas directement par la déviation vertébrale primitive, mais par la courbure de compensation dans laquelle se trouve englobée sa paroi postérieure.

Il est des cas, cependant, où l'incurvation primitive occupe un siège situé très bas sur le rachis, et comprend dans son arc l'articulation sacro-vertébrale ; elle vicie alors directement le bassin ; les courbures de compensation s'établissent bien, de bas en haut, au-dessus du sacrum, mais elles n'ont aucune influence pour prévenir ou pour modérer la déformation des parois pelviennes.

Un élément non moins important que la disposition alternante des incurvations du rachis destinées à assurer le maintien du centre de gravité dans la normale, réside dans les variations d'inclinaison auxquelles obéit le bassin en pivotant sur les deux têtes fémorales.

Toute courbure anormale du rachis tend à dévier le centre de gravité, soit en avant, soit en arrière de l'axe bi-fémoral. Cette loi s'applique non seulement aux incurvations lordotiques ou cyphotiques, mais encore aux distorsions latérales du rachis, car la scoliose s'accompagne toujours d'un certain degré de cyphose. Toutes les fois que les courbures de compensation sont entièrement situées au-dessus du sacrum, et suffisent à ramener la ligne de pesanteur en bonne direction (fig. 64), le bassin conserve son inclinaison régulière. Dans le cas contraire, le bassin joue le rôle d'un régulateur, et bascule sur les têtes des fémurs pour se porter, soit en antéversion, soit en rétroversion, selon que le centre de gravité se trouve entraîné en arrière ou en avant par la déviation du rachis.

Ainsi, les gibbosités, lorsqu'elles sont insuffisamment compensées, vicient à la fois le bassin dans sa conformation et dans son inclinaison. Nous devons toutefois insister sur ce point, qu'il s'en faut que toutes les femmes bossues ou distordues soient atteintes de viciation pelvienne, car, dans le plus grand nombre des cas, les déviations vertébrales arrivent à se compenser complètement dans la continuité de la portion sus-sacrée de la tige rachidienne. Sur 69 cas de malformations de la colonne vertébrale, Bouvier en a trouvé 57 dans lesquels le bassin conservait une conformation absolument normale.

Les conditions qui président à l'établissement de la compensation au-dessus du bassin dépendent de quatre éléments qui sont :

a. La hauteur à laquelle siège la déviation primitive au-dessus du bassin ;

b. Le rayon de sa courbure ;

c. La nature de la lésion qui lui a donné naissance ;

d. L'âge auquel elle est survenue.

1° *Hauteur de la déviation au-dessus du bassin.* — Plus la courbure initiale se trouve haut située sur le rachis, moins elle offre de retentissement sur le bassin ; la compensation trouve, en effet, d'autant plus de facilités pour s'établir de façon parfaite, sans avoir pour cela à comprendre le squelette pelvien dans sa courbure, que le nombre des vertèbres interposées entre le sacrum et le foyer de la déviation initiale se trouve plus grand.

2° *Rayon de courbure.* — Les déviations dont la courbure offre un grand rayon, se compensent plus aisément que les inflexions à angle aigu, ou celles qui ne comportent qu'un petit rayon. En effet, toutes choses égales d'ailleurs, plus la ligne de gravité se trouve brusquement déjetée hors de la normale, plus la courbure de compensation destinée à rétablir l'équilibre doit être accusée.

Il n'existe donc pas de relation proportionnelle entre le volume des gibbosités et le degré des déformations du bassin.

3° *Nature de l'affection qui a déterminé l'incurvation.* — Les causes communes des déviations rachidiennes primitives sont : le rachitisme, la paralysie ou la contracture des divers groupes musculaires occupant les gouttières vertébrales, le mal de Pott, les attitudes vicieuses de l'adolescence et celles qui sont d'origine professionnelle, l'ostéomalacie, les fractures. En raison de l'influence exercée par le rayon de la courbure initiale sur l'établissement de la compensation, on comprend qu'une coudure très brusque, comme celle qui provient, par exemple, de la fonte tuberculeuse d'un ou de deux corps vertébraux seulement, exige, pour se compenser, une incurvation beaucoup plus forte et plus étendue des segments vertébraux sous-jacents, que celle qui dépendrait d'une difformité primitive d'origine musculaire, et dont la courbure décrirait une voussure à grand arc.

La déviation rachidienne peut tirer son origine d'une altération généralisée de tout l'appareil osseux (rachitisme ou ostéomalacie) ; alors, l'affection qui déforme l'ensemble des vertèbres, influe directement sur les parois pelviennes de la même manière qu'elle agit sur tous les autres segments du squelette, mais son mode de retentissement se montre entièrement différent, selon que la courbure vertébrale est orientée de façon à ajouter ses effets déformateurs sur le bassin, à ceux que celui-ci a déjà subis du fait de la dystrophie osseuse généralisée (bassin scolio-rachitique), ou selon qu'elle exerce des effets qui sont antagonistes de ceux que la dyscrasie osseuse tend à imprimer par elle-même au bassin (bassin cypho-rachitique).

4° *Age auquel apparaît la déviation.* — Les déformations vertébrales peuvent se déclarer avant que le bassin ait achevé son évolution de forme, ou ne survenir qu'à l'âge adulte.

La plupart des incurvations du tronc apparaissent dans l'enfance ou dans l'adolescence ; c'est, en effet, à ces périodes de la vie que se développent plus particulièrement les maladies qui déterminent les gibbosités, c'est-à-dire le rachitisme, les paralysies spinales et le mal de Pott.

Les vertèbres, non encore solidifiées, demeurent dans une certaine mesure malléables chez l'enfant et l'adolescent; aussi, se dévient-elles plus facilement que chez l'adulte. Il en est de même pour les os du bassin.

Si, la plupart du temps, chez les femmes contrefaites, ce sont les difformités rachidiennes qui entraînent à leur suite les viciations pelviennes, il peut arriver par contre, et à notre avis par exception, que ce soit une malformation originelle du bassin qui donne naissance à une disposition irrégulière de la colonne vertébrale.

Il est beaucoup plus commun de voir les malformations des membres inférieurs retentir, par l'intermédiaire du bassin, sur la direction générale du rachis. En effet, l'inégalité de longueur des membres pelviens entraîne un changement d'inclinaison du bassin, et une déviation latérale du centre de gravité. Pour ramener la ligne de la pesanteur dans la normale, le rachis doit s'incurver et décrire une lordose et une scoliose de compensation. Ce genre de déviations vertébrales, produites par la claudication, consiste dans la production de courbures dites d'attitude (voir plus loin); celles-ci ne s'observent que dans la station verticale et disparaissent, sinon en totalité, du moins en grande partie, dans le décubitus dorsal; toutefois, avec les progrès de l'âge, les vertèbres, qui ont été trop longtemps soumises aux pressions asymétriques produites par la courbure d'attitude, finissent par subir des déformations anatomiques de nature à la fois plastique et trophique, d'où il résulte, à la longue, la transformation des courbures primitivement réductibles en incurvations persistantes.

§ 1. — Bassin lordotique.

Bibliographie chronologique. — Bouvier (*loc. cit.*). — Duchenne (*loc. cit.*). — Bouvier et Boulard (*loc. cit.*). — J. Guérin (*loc. cit.*). — Duchenne (*loc. cit.*). — Maisonabe. Lordose. Journ. clin. des difform., 1855, n° 2.

Nomenclature alphabétique des auteurs.

Bouvier, 1858.
Bouvier et Boulard, 1874.
Duchenne, 1867.
J. Guérin, 1878.
Maisonabe, 1855.

La lordose pathologique, constituée par une exagération de l'ensellure qui existe normalement à la région lombaire, est la seule qui soit susceptible d'offrir quelque retentissement sur la conformation du bassin.

Cette déviation de la partie basse du rachis s'observe très fréquemment; mais il est relativement rare qu'elle soit primitive. Elle est liée d'habitude, à titre de phénomène de compensation, soit à une cyphose, ou à une cypho-scoliose, soit à une disposition vicieuse des membres inférieurs (voir *Bassins coxalgiques*).

Primitive, elle peut être causée par le rachitisme, mais le plus souvent, elle est l'effet d'une paralysie. Duchenne de Boulogne distingue deux formes de lordose de cette nature, selon que la paralysie qui la détermine porte sur les muscles spinaux ou sur les muscles de la paroi antéro-latérale de l'abdomen.

Dans le premier cas, le rachis, n'étant pas maintenu à sa partie postéro-inférieure par les muscles de la masse sacro-lombaire, a de la tendance à tomber en avant; il entraînerait avec lui le centre de gravité, s'il ne s'effectuait un rejet des épaules et de la tête en arrière, destiné à rétablir l'équilibre.

Dans le second cas, la tonicité de la paroi abdominale ne fait plus équilibre à celle des muscles spinaux lombaires; ceux-ci, dont l'action n'est plus contrebalancée, rapprochent et tassent les uns sur les autres les arcs des vertèbres auxquels ils s'insèrent, font saillir en avant les corps vertébraux, et font bâiller leurs interstices articulaires.

A l'état normal, la lordose lombaire exagérée constitue un caractère ethnologique propre à certaines races, et même à certaines familles. On la rencontre notamment chez les Hottentotes.

Assez souvent, elle est le résultat d'attitudes vicieuses que prennent les jeunes filles dans le but d'accroître la cambrure de la taille; le port d'un corset mal fait, ou mal appliqué, favorise son apparition. Elle se montre, enfin, d'origine professionnelle chez les porteuses d'éventaires, parce que ces femmes sont obligées de reporter le buste en arrière, afin de faire équilibre au fardeau qu'elles portent devant leur abdomen.

On sait que la gestation détermine une lordose physiologique, en raison de la réaction qu'exerce en avant du rachis le poids de l'utérus gravide. Maisonabe a décrit deux cas de lordose persistant après l'accouchement et devenant définitive, dont il attribue l'origine à l'existence d'un relâchement des ligaments vertébraux, analogue dans son essence à celui que détermine la grossesse au niveau des symphyses du bassin.

Pathogénie mécanique. — Dans la lordose, à l'inverse de ce qui existe à l'état de conformation régulière du rachis, le poids des parties supérieures du tronc ne se transmet pas uniformément, de vertèbre à vertèbre, en s'appliquant sur toute l'étendue des plateaux articulaires qui se trouvent compris dans la courbure pathologique. Le segment postérieur des corps vertébraux est fortement comprimé dans la concavité lordotique; il se trouve surchargé, tandis que le segment antérieur échappe en partie aux pressions dirigées de haut en bas. Il résulte de là une déformation totale des vertèbres; les corps de ces os affectent une disposition cunéiforme, et le sommet du coin est tourné en arrière.

En avant, les interstices vertébraux sont tiraillés verticalement, et les corps des vertèbres tendent à se disjoindre sur la convexité du rachis ; les fibro-cartilages interposés, trop comprimés en arrière, se trouvent refoulés en avant, et font une sorte de hernie au niveau des interlignes articulaires béants. Cet écartement intervertébral se montre surtout accusé au niveau de l'articulation sacro-vertébrale ; le promontoire fibro-cartilagineux forme un bourrelet épais et élastique, dont la saillie déborde fortement en avant des deux plateaux osseux articulaires qui le limitent.

L'incurvation exagérée des lombes fait que le poids du tronc est transmis à la base du sacrum suivant une incidence plus oblique de haut en bas et d'arrière en avant, qu'à l'état normal. Sous cette influence, le sacrum exagère le mouvement de nutation ou de bascule qu'il exécute normalement autour d'un axe transversal, quand il passe de l'état fœtal à l'état adulte (voyez p. 10), et il tend à prendre une direction horizontale, de telle manière que sa face antérieure regarde en bas ; sa base est fortement projetée d'arrière en avant et de haut en bas ; elle vient à la rencontre du pubis, tandis que sa pointe se trouve proportionnellement rétropulsée et déplacée de bas en haut.

La lordose détermine ainsi un abaissement du promontoire et un aplatissement du détroit supérieur, en même temps qu'un agrandissement antéro-postérieur du détroit inférieur; le degré de cette déformation dépend de l'état de malléabilité dans lequel se trouvent les parois osseuses du bassin, au moment où la cambrure lombaire commence à s'exagérer.

On conçoit donc que la lordose rachitique soit celle qui offre le plus grand retentissement sur la conformation du bassin. Dans le rachitisme, l'incurvation pathologique du rachis et la dystrophie osseuse associent d'ailleurs leurs effets pour aplatir le bassin d'avant en arrière. Toutefois, la lordose imprime un cachet particulier à la viciation, en ce qu'elle détermine la production de faux promontoires lombaires, et un abaissement du promontoire vrai.

Dans certains cas où le ramollissement rachitique des os se trouve porté à l'extrême, la colonne lombaire arrive à faire une telle saillie lordotique en avant, qu'elle vient véritablement surplomber le détroit supérieur par son point culminant; le bassin offre alors le caractère qui l'a fait appeler *bassin couvert*.

En dehors des cas où il s'agit du rachitisme ou de la paralysie infantile accompagnée d'atrophie des parois pelviennes, on ne saurait compter comme un élément de grande dystocie, l'aplatissement du bassin lié en propre à la lordose; le détroit supérieur, en effet, ne perd jamais plus d'un ou de deux centimètres au maximum, dans la dimension du diamètre promonto-pubien.

La lordose lombaire s'accompagne constamment d'antéversion du bassin, et celle-ci est liée au changement d'orientation du sacrum.

Examen clinique. — Les femmes atteintes de ce genre de déviation vertébrale ne présentent pas la stature difforme que l'on observe dans les autres variétés que nous décrivons plus loin. Elles ont, en effet, une apparence assez gracieuse due précisément à la cambrure de leur taille. La poitrine est saillante en avant. Les fesses semblent d'un volume exagéré ; elles sont relevées de bas en haut, en forme de croupe ou de selle. Les organes génitaux externes sont déviés d'avant en arrière. Pendant la marche, les femmes ont une allure un peu déhanchée.

La lordose essentielle se distingue des lordoses symptomatiques d'une double luxation fémorale, parce que dans le cas de luxation fémorale, il y a raccourcissement des membres inférieurs (voir plus loin).

Grossesse et accouchement. — L'influence de la lordose sur la grossesse et sur l'accouchement se manifeste presqu'exclusivement par les effets de l'antéversion pelvienne; celle-ci entraîne avec elle un déplacement en même sens de l'utérus gravide Les troubles vésicaux, la déformation en besace du ventre, la surdistension de la paroi abdominale antérieure avec ses conséquences post-puerpérales, la tendance aux chutes en avant, avec les risques d'interruption traumatique de la grossesse qu'elles comportent, enfin le défaut d'accommodation du fœtus, avec toutes les complications qu'il peut entraîner, sont autant de complications éventuelles qui peuvent, bien que rarement, découler de la lordose lombaire exagérée.

Le traitement prophylactique consiste à surveiller l'hygiène des enfants et des jeunes filles, à prohiber les attitudes vicieuses, c'est-à-dire la cambrure artificielle de la taille.

Pendant le travail de l'accouchement, afin de prévenir les fâcheux effets de l'antéversion utérine, on doit maintenir la femme dans le décubitus dorsal; on peut, au besoin, relever et soutenir le globe utérin à l'aide d'un bandage de corps. (Voir Antéversion de l'utérus.)

§ 2. — Bassin scoliotique et scolio-rachitique.

Bibliographie chronologique. — ROKITANSKY. Lehrb. d. pathol. Anat., 1856, t. II, p. 171. — BOUVIER (*loc. cit.*), 1858. — HERM. MEYER. Die Mechan. d. Skol. Virch. Arch., 1866, t. XXXV, p. 225. — J. GUÉRIN (*loc. cit.*), 1878. — LÉOPOLD. Untersuch. ueb. d. Skoliot. und Kyphoskoliot. Beck. Arch. f. Gynäk., t. XIII, 1878, p. 448; t. XV, 1880, p. 143, et t. XVI, 1880, p. I. — SCHAUTA. Muller's Handb., t. II, 1888. — PATAY. Th. Paris, 1895.

Nomenclature alphabétique des auteurs.

BOUVIER, 1858.
J. GUÉRIN, 1878.
LÉOPOLD, 1878, 1880.
H. MEYER, 1866.
PATAY, 1895.
ROKITANSKY, 1856.
SCHAUTA, 1888.

L'incurvation pathologique de la colonne vertébrale sur le côté, ou scoliose, a pour siège d'élection habituelle la partie supérieure de la région dorsale.

Elle consiste le plus habituellement en une exagération de la courbure que décrit le rachis au niveau du point où la crosse de l'aorte se continue avec l'aorte descendante, et elle se présente sous la forme d'une gibbosité mousse dont le sommet est dirigé vers la droite (Bouvier). Sur 9 cas examinés par Léopold, dans son étude obstétricale du bassin scoliotique, sept fois il s'agissait de scoliose dorsale droite, et deux fois seulement de scoliose dorsale gauche.

La scoliose peut n'être pas compensée au niveau du rachis, et peut ne comporter qu'une courbure unique. Ce cas est rare.

Habituellement, la scoliose se compense par des incurvations latérales sus et sous-jacentes au foyer de la déformation originelle; ces incurvations secondaires sont au nombre de deux, et plus souvent encore au nombre de trois (Bouvier). La courbure compensatrice inférieure descend jusqu'à la région lombaire qu'elle comprend dans son arc; le plus souvent elle suffit à ramener le centre de gravité dans la direction normale, avant d'atteindre le niveau du bassin.

La scoliose n'offre d'intérêt obstétrical que dans les faits où l'inflexion latérale des lombes n'arrive pas à compenser entièrement la scoliose primitive, et où la portion sacrée du rachis se trouve englobée dans la courbure de compensation.

Quelquefois la scoliose originelle a pour siège la région lombo-sacrée. Dans ce cas, la conformation de ce segment vertébral auquel le bassin se trouve directement rattaché, diffère par quelques points de celle qu'on observe lorsque la scoliose lombaire n'est que compensatrice d'une déviation dorsale similaire. (Voir Bassins viciés par assimilation asymétrique.)

La plupart du temps, lorsque la scoliose lombo-sacrée précède, et tient sous sa dépendance pathogénique, les distorsions latérales qui règnent au-dessus d'elle sur toute l'étendue du rachis, elle ne constitue elle-même qu'une courbure de compensation, dont on trouve la véritable origine dans une inégalité de longueur des deux membres pelviens.

Au niveau du segment dorsal, la scoliose se montre presque toujours associée à un certain degré de cyphose ; c'est pour cette raison que la scoliose compensatrice lombaire s'accompagne ordinairement de lordose. Malgré cette complexité habituelle de la gibbosité, la scoliose est dite pure, toutes les fois que l'élément cyphose concomitant ne se trouve pas assez accentué pour exercer par lui-même un retentissement sur la forme du bassin, et pour modifier, à ce titre, le retentissement pelvien de la scoliose. Par contre, la scoliose cesse d'être pure, quand on trouve sur le bassin l'empreinte de la cyphose jointe à celle de la scoliose ; on dit alors qu'elle est compliquée de cyphose. (Voir plus loin, Bassin scolio-cyphotique.)

De toutes les déviations vertébrales, la scoliose est celle qui se rattache le plus particulièrement à l'enfance et à l'adolescence. Le rachitisme, les paralysies ou contractures localisées aux muscles des gouttières vertébrales, la faiblesse des ligaments rachidiens liée à une croissance trop rapide du squelette, l'influence persistante des attitudes vicieuses prises par les écoliers, en sont les causes habituelles. La scoliose des adolescents, dite encore essentielle, répond aux deux derniers des éléments pathogéniques que nous venons de citer ; elle se montre au moins aussi commune que la scoliose rachitique ; plus souvent que cette dernière, elle se présente sous la forme pure.

D'après Ketsch, dans 52 p. 100 des cas, la difformité vertébrale apparaîtrait de 1 à 12 ans, et dans 41 p. 100 des cas, de 12 à 18 ans.

Si l'on considère que la scoliose des adolescents se montre plus tardive dans son apparition, et qu'elle comporte des courbures moins aiguës que la variété dépendant du rachitisme de l'enfance, si l'on songe, en outre, qu'elle ne retentit sur le bassin qu'au moment où celui-ci a perdu en grande partie sa malléabilité infantile, on comprend pourquoi la scoliose dite essentielle n'offre qu'une importance obstétricale restreinte, si on la compare à la gibbosité latérale de nature rachitique. D'ailleurs, dans la scoliose essentielle, l'inflexion lombaire arrive presque toujours à établir la compensation parfaite au-dessus du sacrum; au cas où la compensation est imparfaite, la scoliose essentielle agit sur la conformation du bassin dans le même sens que la scoliose rachitique, mais toujours avec beaucoup moins d'intensité.

C'est donc surtout chez la femme rachitique qu'il convient d'étudier les effets de la scoliose au point de vue de la dystocie. Aussi, avec Rokitansky, Schrœder, Léopold et Schauta, prendrons-nous pour type, dans notre étude, le bassin scolio-rachitique.

Pathogénie mécanique. — Dans les conditions de la statique normale, la force qui est dirigée de haut en bas, et qui représente la pesanteur, se distribue par quantités égales sur chacune des moitiés symétriques du bassin. On peut ainsi comparer le massif pelvien à une balance dont les deux plateaux sont également chargés par le poids du tronc.

Lorsque la scoliose ne se trouve pas entièrement compensée au-dessus du bassin, la courbure de compensation comprend le sacrum dans son arc; la force de gravité cesse dès lors de se répartir également sur les deux plateaux de la balance; elle surcharge l'une des deux moitiés du bassin; son influence plastique devient donc asymétrique, et elle détermine ainsi une déformation dans l'ensemble du massif pelvien.

Si nous prenons pour exemple le cas de scoliose dorsale droite primitive (fig. 65), nous voyons que le sacrum, entraîné par sa base dans la déviation compensatrice à convexité gauche des vertèbres lombaires, abandonne sa situation médiane; le poids du tronc tombe sur le bassin en direction excentrique par rapport au plan médian (à gauche dans la figure 65). Dans cette figure, la paroi latérale gauche du squelette pelvien se trouve comprimée, saisie qu'elle est entre la courbure scoliotique lombaire qui la surplombe, et la tête du fémur correspondant qui la refoule de bas en haut et de dehors en dedans; la paroi droite, au contraire, échappe en partie aux pressions et aux contre-pressions résultant de la pesanteur.

La ceinture pelvienne se rétrécit du côté où elle est comprimée; de l'autre côté, au contraire, ne rencontrant aucun obstacle dans son expansion, elle se développe librement et demeure spacieuse.

Le principal élément de la viciation du bassin chez les scoliotiques, dépend donc de la transmission vicieuse de la pesanteur à la base du sacrum, et de sa propagation inégale dans les os coxaux. Les tractions musculaires et ligamenteuses, qui s'exercent à la surface externe des os pelviens avec une inégale énergie d'un côté à l'autre du bassin, constituent un élément secondaire de la déformation.

Mais, chez les femmes ayant un bassin scolio-rachitique, la scoliose des vertèbres lombaires est toujours accompagnée d'un certain degré de lordose lombaire due au rachitisme et à la compensation d'une cyphose qui, nous

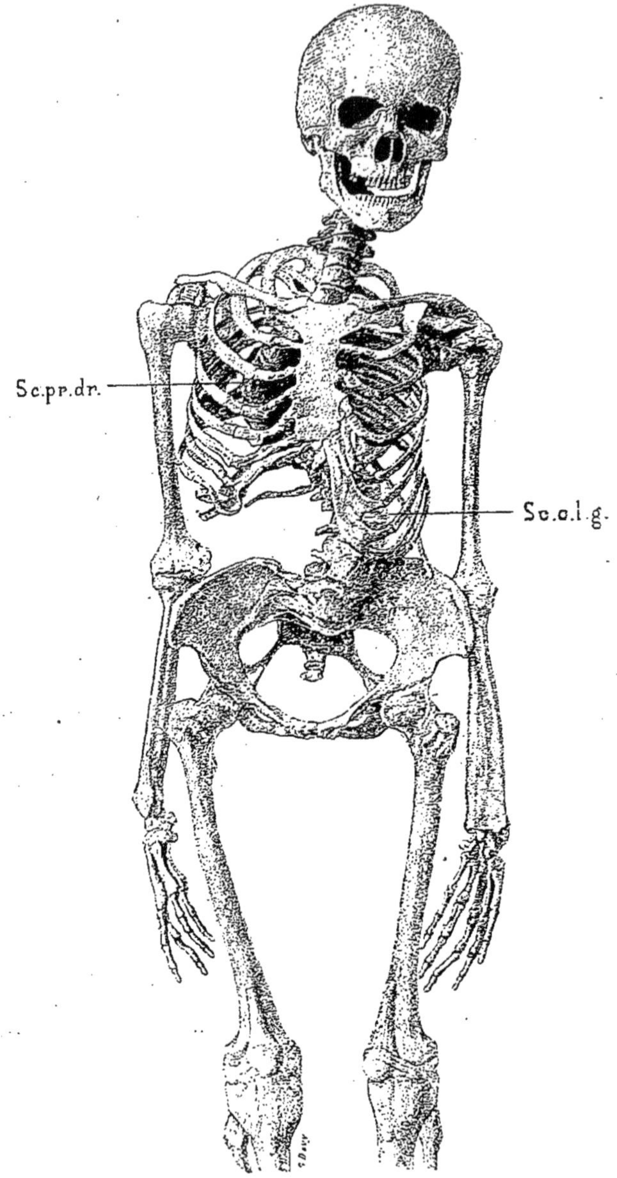

FIG. 65. — Squelette scolio-rachitique (musée de Clamart).
Sc. pr. dr. Scoliose primitive dorsale. — *Sc. c. l. g.* Scoliose compensatrice lombaire gauche.

l'avons déjà dit, se trouve presque toujours associée à la scoliose primitive. De plus, les corps des vertèbres lombaires, déviés par la scoliose, ne sont pas simplement incurvés sur leurs faces latérales : ils subissent en outre une torsion, et pivotent autour de leur axe vertical, de telle façon que leur face antérieure se trouve orientée dans la direction de la convexité de la gibbosité lombaire.

Le sacrum, obéissant à la déformation lombaire, et la continuant pour ainsi dire, subit donc une triple déformation : 1° sous l'influence de la lordose lombaire, la base de cet os est enfoncée et antépulsée dans le petit bassin ; 2° sous l'influence de la scoliose, cette base se trouve déjetée vers l'une des parois latérales du bassin, de telle manière qu'elle s'avance, en quelque

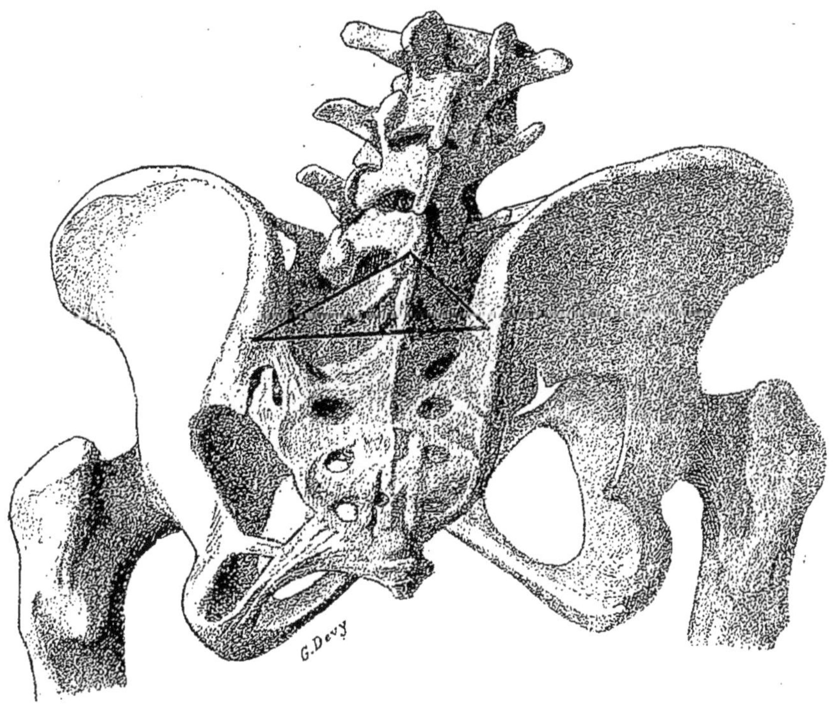

Fig. 66. — Bassin scoliotique vu par sa partie postérieure (musée Dupuytren).

sorte, à la rencontre de la région cotyloïdienne que surplombe la convexité de la scoliose compensatrice lombaire ; 3° sous l'influence de la torsion des vertèbres lombaires sur leur axe longitudinal, la face antérieure du sacrum regarde du même côté que les corps de ces vertèbres (voir plus haut).

La pointe du sacrum, maintenue en place par les ligaments sacro-sciatiques, reste dans le plan médian ; quelquefois, cependant, elle se dévie légèrement et se porte de côté dans une direction opposée à celle qu'a suivie la base de l'os. L'aileron sacré correspondant au côté vers lequel s'incline le promontoire, se trouve tout particulièrement chargé par le poids du tronc ; pressé entre le massif des corps vertébraux du sacrum et la partie postérieure de l'os iliaque, vis-à-vis desquels il joue le rôle de trait d'union, il se tasse en travers et subit, de ce chef, un arrêt de développement; son bord supérieur décrit une ligne courbe concave en avant, qui se termine brusquement au niveau de l'interligne sacro-iliaque.

Indépendamment des changements de direction que nous venons de décrire, la face antérieure du sacrum présente une déformation asymétrique. De concave qu'elle est à l'état normal, elle devient convexe dans les deux sens, vertical et

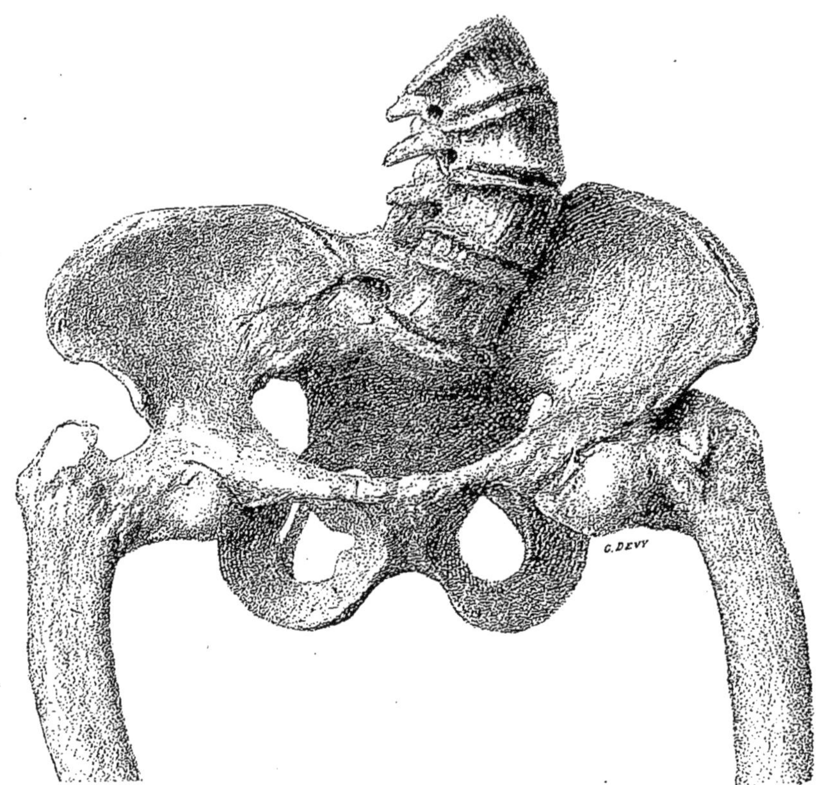

FIG. 67. — Bassin scoliotique (thèse de PATAY).

transversal; toutefois elle conserve généralement sa concavité au voisinage de la pointe de l'os; elle peut même se montrer coudée, en ce point, en forme d'hameçon. En même temps, les trous sacrés cessent d'occuper un même niveau horizontal d'un côté à l'autre; de plus, ceux du côté scoliotique se montrent moins largement ouverts que leurs homologues du côté opposé.

La face postérieure du sacrum est dirigée en sens inverse de la face antérieure (fig. 66); elle regarde donc le côté du bassin qui se trouve en partie soustrait à l'action de la pesanteur; ainsi, dans l'exemple choisi de scoliose lombaire gauche, la face postérieure du sacrum regarde à droite et la crête sacrée se rapproche de la tubérosité iliaque droite. On peut rencontrer cependant, dans les faits où le rachitisme a déterminé un ramollissement extrême des os, une déviation extra-médiane des apophyses épineuses sacrées diamétralement opposée à celle que nous venons d'indiquer; ainsi, avec une orientation de la face postérieure du sacrum vers la droite, on trouve parfois la crête sacrée reportée dans le voisinage de la tubérosité iliaque gauche; cette disposition est liée à une déformation intrinsèque du sacrum ; les arcs sont tordus sur les corps de ses vertèbres, et cette torsion s'effectue principalement au niveau des pédicules. On comprend que si la torsion de la crête sacrée n'est que peu étendue, l'apophyse épineuse de la première sacrée puisse se trouver située à égale distance des deux tubérosités iliaques, quoique cependant la face postérieure du sacrum soit tournée de côté.

L'os coxal directement surplombé par la scoliose lombaire reçoit, comme nous l'avons vu, un excès de pressions et de contre-pressions. Sous cette influence il se déforme dans ses courbures verticale et antéro-postérieure. L'aile iliaque se redresse à pic, et semble remonter à la rencontre de la convexité latérale lombaire (fig. 67), et même il n'est pas rare de voir la partie postérieure de l'ilion arriver au contact des vertèbres déviées de côté, de façon à rebrousser et à couder de bas en haut les apophyses transverses émanant de ces vertèbres. Ces languettes osseuses se trouvent alors étouffées dans leur déve loppement.

En même temps qu'elle est redressée, l'aile iliaque se dévie d'avant en arrière. La rétropulsion de la moitié scoliotique des parois du grand bassin semble encore plus marquée qu'elle ne l'est en réalité : cette apparence est due à la proéminence que dessine la voussure lordotique lombaire en s'avançant et en s'inclinant vers l'une des fosses iliaques internes.

Au contraire, l'aile iliaque vers laquelle est tournée la concavité de la scoliose lombaire, est déviée en bas et en dehors. Léopold attribue cette disposition à la pression que les viscères abdominaux, déjetés de côté par la distorsion du tronc et par la diminution de capacité en hauteur de la cavité abdominale, exercent sur cette paroi du grand bassin.

La ligne innominée, du côté scoliotique, perd sa courbure régulière. Tantôt elle est redressée dans ses deux tiers antérieurs seulement, et se plie alors angulairement à l'union de son tiers postérieur avec ses deux tiers antérieurs; tantôt elle se rapproche de la direction rectiligne dans toute son étendue, et elle rejoint l'aileron du sacrum sans se couder; l'interligne articulaire sacro-iliaque occupe alors le fond d'une gouttière étroite comprise entre la face antérieure du sacrum et la paroi aplatie du bassin.

Dans les cas où, sous l'influence d'un ramollissement rachitique excessif, la viciation pelvienne est portée au plus haut degré, la ligne innominée est tellement repoussée en dedans qu'elle arrive à décrire une ligne courbe dont la convexité regarde l'intérieur du petit bassin (fig. 68) ; cette déformation spéciale est due aux contre-pressions que la tête fémorale a exercées sur le fond et sur le bord supérieur de la cavité cotyloïde, dans le temps où les parois de l'acétabulum étaient extrêmement ramollies. On ne l'observe pas en dehors du rachitisme ou de l'ostéomalacie.

L'aplatissement que subit de dehors en dedans l'os coxal sous-jacent à la scoliose,

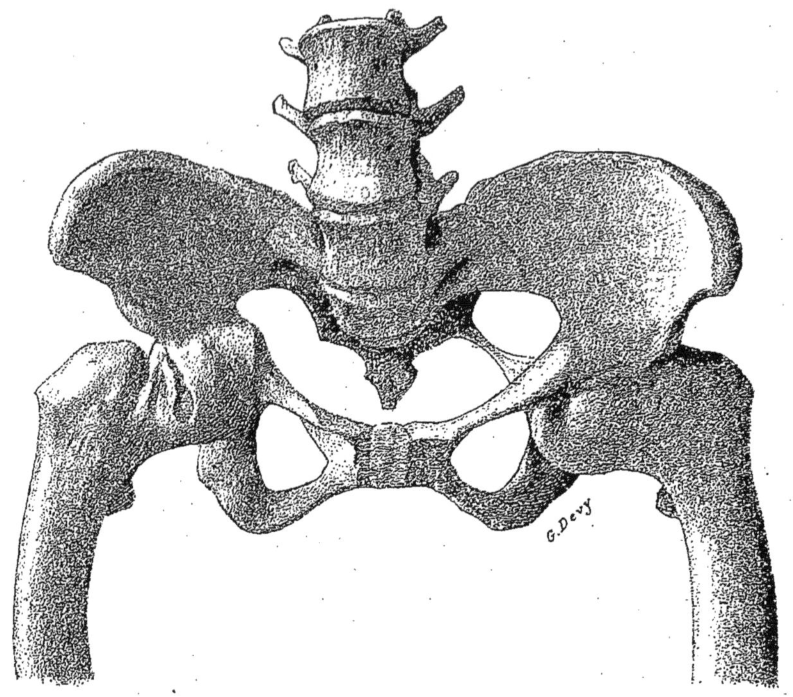

Fig. 68. — Bassin scolio-rachitique à type réniforme, avec enfoncement en dedans de la région cotyloïdienne droite (musée Depaul).

a pour effet de repousser l'interligne pubien vers la moitié latérale du bassin qui se trouve la moins chargée par la pesanteur. La symphyse pubienne aban-

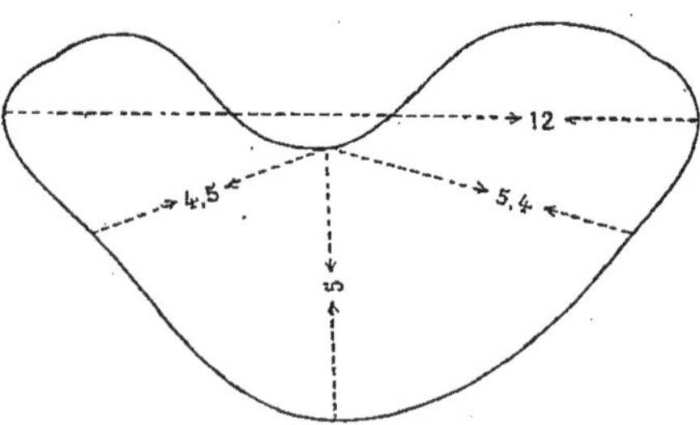

Fig. 68 *bis*. — Diagramme du détroit supérieur du bassin de la fig. 68.

donne ainsi le plan médian du tronc; elle se dévie en sens inverse de la base du sacrum, et elle cesse, par conséquent, de faire vis-à-vis au point médian du promontoire (fig. 69 et 70).

La ligne innominée appartenant au côté le moins comprimé du bassin présente, particulièrement dans son tiers antérieur, une exagération de la courbure concave naturelle (fig. 69). En arrière, sa direction se continue sans démarcation tranchée avec celle de la face antérieure du sacrum, de telle manière que le segment sacro-iliaque de la paroi pelvienne de ce côté n'offre aucune trace de l'encoche naturelle qui, sur le bassin bien conformé, donne au détroit supérieur la conformation cordiforme.

La portion ischiatique de l'os iliaque surchargé se dévie en dehors et en haut

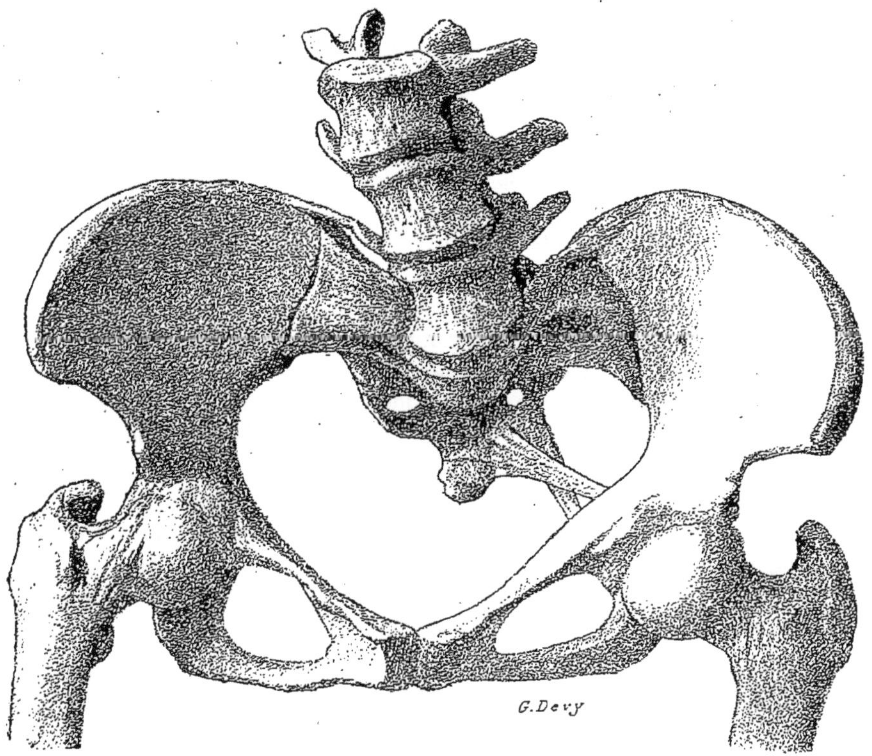

FIG. 69. — Bassin scoliotique (thèse de PATAY).

Elle se déplace ainsi en obéissant aux tractions que lui impriment les ligaments et les muscles pelvi-trochantériens, dont le jeu fonctionnel se trouve exagéré en raison du rôle prépondérant que le membre inférieur correspondant remplit dans la statique. L'ischion du côté opposé conserve sa situation normale.

Lorsqu'on examine le bassin sec et détaché de ses connexions avec le rachis, quelques faits semblent constituer une dérogation au mécanisme pathogénique que nous venons d'exposer, car on y voit l'aplatissement unilatéral du bassin porter sur l'os iliaque vers lequel se trouve orientée, non plus la convexité, mais la concavité de la courbure scoliotique la plus basse. Il en est ainsi dans les scolioses primitives lombo-sacrées que l'on pourrait nommer, en empruntant la qualification donnée par Freund aux bassins cyphotiques, scolioses pélykogènes (πέλυξ, bassin). En ce cas cependant, la scoliose lombaire qui est sus-jacente à la déviation initiale intra-pelvienne se trouve, au même titre que lorsqu'elle a pour effet de compenser une scoliose dorsale, orientée de telle façon que sa convexité est tournée vers le côté aplati du bassin. (Voir Bassins viciés par assimilation.)

Bassin scoliotique dans son ensemble. — Le bassin scoliotique, envisagé dans son ensemble, se caractérise par la déformation asymétrique de ses parois, et par la disposition inverse qu'affecte la viciation asymétrique au niveau de ses deux détroits, supérieur et inférieur.

La lordose, toujours associée à la scoliose, le dévie en antéversion.

Sa hauteur totale ne change pas d'un côté à l'autre, car l'allongement vertical dû au redressement de l'aile iliaque du côté scoliotique se trouve compensé par l'attraction en haut et en dehors que subit l'ischion correspondant. Le redressement de l'une des ailes iliaques, et le rejet en bas et en dehors de l'aile opposée, donnent parfois l'illusion d'une latéro-version-pelvienne. Mais il n'y a, en réalité, aucun changement véritable dans la direction de l'ensemble du bassin, malgré la distorsion de ses deux moitiés, l'une par rapport à l'autre.

Le grand bassin est rétréci transversalement.

Le détroit supérieur affecte la déformation dite à type oblique ovalaire (fig. 70); sa similitude d'aspect avec celle que l'on observe sur le détroit supérieur du bassin de Nægele (voir plus loin) devient complète, lorsque les troubles de nutrition qui dépendent de la surcharge unilatérale du bassin produite par la scoliose, déterminent une synostose sacro-iliaque du côté aplati. (Litzmann.)

Le diamètre antéro-postérieur est constamment rétréci. De plus, si l'on entend sous ce nom le diamètre qui occupe la plan médian du tronc, on voit qu'il ne répond pas, comme sur le bassin normal, à une ligne promonto-pubienne antéro-postérieure, mais à une ligne oblique (voir fig. 70 *bis*) ; cette direction extra-médiane est l'effet de la distorsion qui a entraîné en directions inverses la base du sacrum et la symphyse des pubis.

Des deux diamètres obliques, l'un est rétréci, l'autre est agrandi. Dans le type de scoliose dorsale droite avec scoliose lombaire gauche compensatrice (celui que nous avons jusqu'ici choisi pour exemple), le diamètre oblique droit est le plus long, mais il ne constitue pas nécessairement pour cela le plus utilisable des deux diamètres au point de vue de l'accouchement, car la rainure sacro-iliaque gauche, à laquelle il aboutit en arrière, peut se trouver rétrécie au point de ne pouvoir livrer passage à aucun segment de la présentation fœtale.

Le diamètre sacro-cotyloïdien droit est, de même, plus long que le diamètre sacro-cotyloïdien gauche ; ce dernier est tout particulièrement raccourci dans le cas où le fond de la cavité cotyloïde gauche se trouve refoulé à l'intérieur du petit bassin (fig. 70 et 70 *bis*).

Neugebauer a reproduit la figure d'un bassin scolio-rachitique sur lequel l'enfoncement de la région ilio-pectinée, à l'intérieur du bassin, était tel, que cette éminence arrivait au contact des vertèbres lombaires.

Au niveau du détroit inférieur, la déviation en haut et en dehors de l'ischion

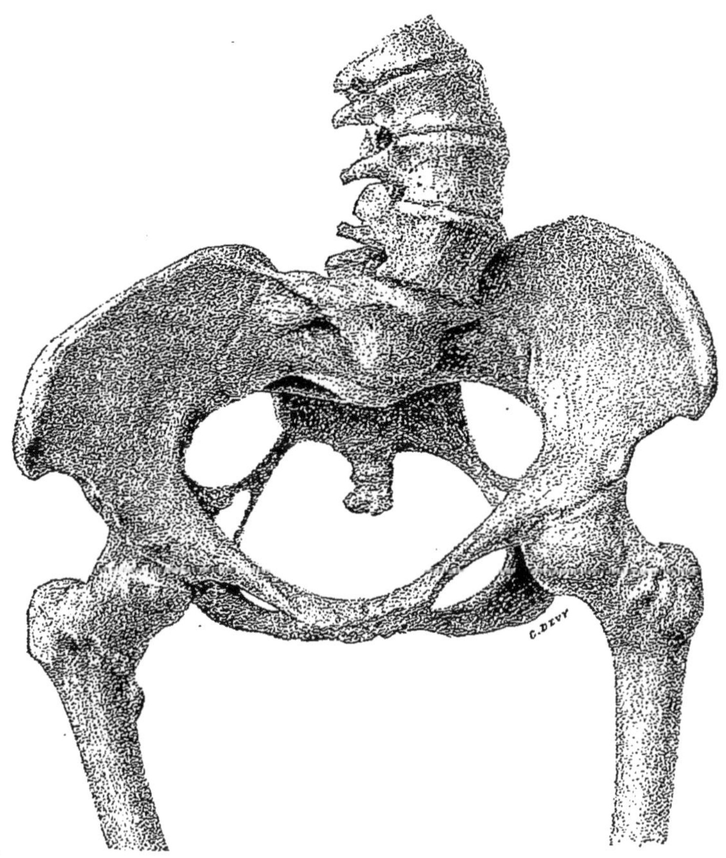

FIG. 70. — Bassin scoliotique avec enfoncement en dedans de la région cotyloïdienne gauche (musée Dupuytren).

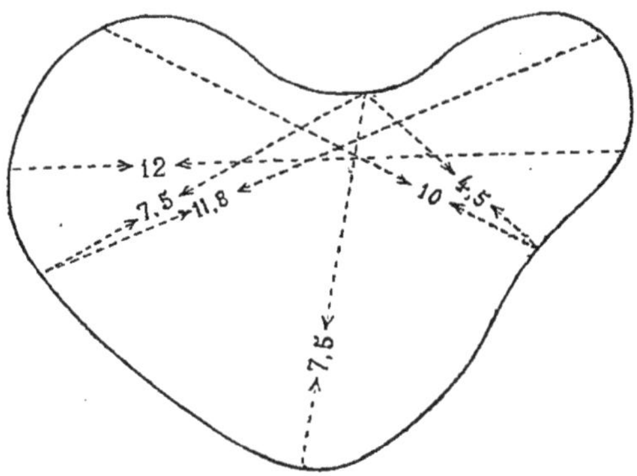

FIG. 70 *bis*. — Diagramme du détroit supérieur du bassin de la fig. 70.

et de la branche ischio-pubienne qui appartiennent à l'os iliaque surchargé, détermine un élargissement unilatéral, et, par conséquent, une disposition asymétrique de ce détroit.

On voit ainsi qu'à l'aplatissement en sens oblique qui règne au détroit supérieur du bassin, répond un élargissement qui occupe le même côté, au détroit inférieur.

L'excavation pelvienne est rétrécie d'avant en arrière dans toute sa hauteur, ou tout au moins dans sa partie supérieure, en raison de la voussure convexe que forme le sacrum en avant; la saillie en dedans du fond de l'une des deux cavités cotyloïdes, rétrécit transversalement l'excavation pelvienne en son milieu.

Examen clinique. — Le premier renseignement à recueillir, quand on se trouve en présence d'une femme atteinte de scoliose, doit être relatif à l'âge auquel est survenue la déformation. Presque toujours, la femme attribuera son infirmité à un traumatisme éprouvé dans l'enfance; on n'attachera d'importance à ce dire qu'au cas où la scoliose offrira une disposition angulaire, et où il y aura lieu de penser, à priori, à l'existence d'un mal de Pott d'origine traumatique, ou à une incurvation dépendant d'une fracture ancienne du rachis. Si la déviation a été contemporaine des premiers essais de la marche dans l'enfance, on pourra, presque à coup sûr, préjuger de la nature rachitique de la malformation. Enfin, si celle-ci n'est apparue qu'à l'adolescence, si, à aucun moment, elle ne s'est accompagnée de troubles de la santé, si, enfin, la courbure se présente avec un grand rayon, il y aura presque certitude que la scoliose répond à la variété dite essentielle.

Chez les multipares, la connaissance du mode de terminaison des accouchements antérieurs, au cas où il y aura eu dystocie, attirera l'attention sur l'existence possible d'une viciation du bassin. Toutefois, de ce que les accouchements précédents auront heureusement évolué, on ne sera pas en droit de conclure à une correction parfaite de la forme du bassin.

Lorsqu'on inspecte la femme debout, on est tout d'abord frappé de l'affaissement et de la distorsion latérale du tronc (fig. 71); par opposition avec le faible développement du buste en hauteur, les bras semblent démesurément longs; dans les cas extrêmes où le tassement est aussi marqué que dans la cyphose, la femme peut saisir ses rotules sans se baisser. Les épaules n'occupent pas un même niveau horizontal : celle qui répond à la scoliose dorsale, est plus saillante et plus élevée que l'autre, et le bras du même côté paraît moins long; l'omoplate correspondante est soulevée; la colonne cervicale s'incurve en un sens opposé à la convexité dorsale, tandis que la tête s'incline vers la gibbosité et s'enfonce en même temps entre les deux épaules.

D'un côté à l'autre, le triangle de la taille, limité par le bord interne du membre supérieur et par le plan latéral du tronc, se montre inégal. Du côté qui répond à la scoliose dorsale primitive, ce triangle se déforme : l'espace compris entre le tronc et le bras pendant naturellement, a la forme d'un croissant à concavité tournée en dedans.

On apprécie les caractères de la scoliose en suivant du doigt, et au besoin en marquant au crayon dermographique, la ligne sigmoïde que dessinent les apophyses épineuses à travers les téguments du dos.

De chaque côté du rachis, les angles costaux forment un relief inégal ; la saillie costale postérieure est exagérée du côté de la convexité scoliotique ; elle contribue pour la plus grande part à former la gibbosité dorsale ; du côté

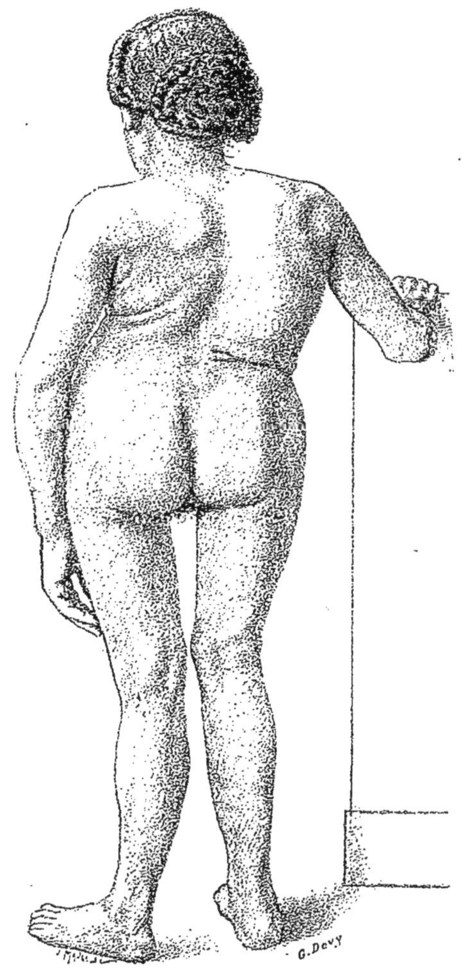

FIG. 71. — Femme scoliotique vue de dos (d'après une photographie du musée Depaul).

opposé, la convexité postérieure des côtes a presque entièrement disparu, et ces os sont redressés et refoulés en dedans dans toute leur étendue, si bien que, dans la concavité de la scoliose, il existe un méplat thoracique qui contraste avec la gibbosité costale du côté convexe.

La lordose lombaire concomitante se reconnaît à l'excès d'ensellure de la taille, et à la difficulté que l'on éprouve pour arriver à sentir, à travers l'épaisseur des parties molles, le sommet des apophyses épineuses répondant aux dernières vertèbres lombaires.

Le tassement et l'incurvation du tronc entraînent la production de plis cutanés qui occupent la concavité des courbures rachidiennes alternantes. Les plis dorsaux sont sous-scapulaires, et ils offrent une disposition concave en haut; les plis lombaires, concaves en bas, se dirigent parallèlement à la crête iliaque.

La hanche répondant au côté surchargé du bassin dessine une plus forte saillie en dehors que celle qui est attenante au côté spacieux. Les membres inférieurs, comme les supérieurs, semblent avoir une longueur anormale. Chez les rachitiques, il n'est pas rare d'observer, en outre, une inégalité dans la longueur des membres pelviens, et, en certains cas, il n'est pas toujours aisé de déterminer si c'est la malformation de la portion sous-pelvienne du squelette qui a donné lieu à une scoliose d'attitude qui serait devenue définitive, ou si, au contraire, le raccourcissement d'un des deux membres est la conséquence d'une déformation par surcharge consécutive à la propagation excentrique du poids du tronc liée à la scoliose.

Examinée de face, la femme scoliotique offre la déformation du ventre dite en besace. Les côtes sont affaissées les unes sur les autres, et les dernières, celles qui naissent juste au-dessus de la convexité lombaire, viennent parfois s'effondrer sur la crête iliaque en chevauchant les unes sur les autres, à la façon des planchettes d'une persienne démolie. Le sternum est dévié dans une direction opposée à celle de la gibbosité dorsale. En conséquence, la ligne droite menée de l'appendice xiphoïde à l'interligne pubien, au lieu de suivre la ligne blanche, affecte une direction oblique et passe en dehors de l'ombilic.

Dans son ensemble, la cage thoracique, plate d'un côté et bombée de l'autre, affecte une conformation extrêmement asymétrique (thorax oblique ovalaire) (Verneuil).

Le visage lui-même participe à l'irrégularité qu'on observe d'un côté à l'autre au niveau du tronc. La moitié latérale de la face, qui répond à la convexité de la scoliose originelle, est abaissée par rapport à la moitié opposée. Les yeux, les ailes du nez et les commissures de la bouche ne se trouvent plus sur une même ligne transversale ; il semble donc que les courbures latérales de compensation se soient propagées de bas en haut, et qu'elles aient englobé les vertèbres céphaliques dans leur arc supérieur.

Lorsqu'on étudie le mode de la locomotion, on voit la femme marcher les pieds écartés et la pointe tournée en dedans; elle affecte une allure que l'on caractérise sous le nom de *marche en cane*.

Examen pelvimétrique. — Par le palper bimanuel, on apprécie l'inégalité de hauteur des deux ailes iliaques, ainsi que le degré d'antéversion du bassin. A travers les téguments, le doigt, promené au-devant de l'arc antérieur du bassin, constate, en déprimant les tissus, que l'interstice pubien se trouve situé en dehors du plan médian du tronc.

Par un procédé de pelvimétrie externe très simple, on arrive à reconnaître l'existence, et, dans une certaine mesure, à apprécier le degré et la forme de l'asymétrie pelvienne : ce procédé repose sur l'examen, pratiqué à l'aide des doigts, de la conformation de la partie inférieure des lombes. Pour cela, on commence par déterminer, avec toute la précision possible, la situation exacte de trois points de repère osseux, dont l'un est médian et les deux autres latéraux ; ces trois points de repère répondent respectivement aux saillies que forment l'apophyse épineuse de la cinquième lombaire et les deux épines iliaques supéro-postérieures ; on relie ces points par trois lignes droites, et on figure ainsi un triangle. Au lieu d'être isocèle, comme lorsque le bassin est symétrique, ce triangle affecte la forme d'un scalène dans le cas de bassin scoliotique ; son plus petit côté, formé par l'interligne lombo-iliaque droit, dans notre exemple choisi de scoliose lombaire gauche, répond à la moitié large (côté droit) du détroit supérieur, parce que le plus souvent, ainsi que nous l'avons dit plus haut, les apophyses épineuses se portent dans un sens inverse de celui vers lequel les corps vertébraux sont orientés (voir p. 164). Plus la différence de longueur que l'on constate entre les deux côtés du triangle est grande, plus l'asymétrie du bassin est accusée. Toutefois, dans le cas de scoliose rachitique, ce procédé d'examen est loin d'offrir la même valeur que lorsqu'il s'agit des asymétries pelviennes d'origine pélykogène (voir Bassin oblique ovalaire). On ne doit pas oublier, en effet, que dans le cas où la cinquième vertèbre lombaire a subi, en même temps que le sacrum, les effets d'un ramollissement rachitique extrême, ces pièces osseuses du rachis peuvent offrir une torsion intrinsèque inverse de celle que nous venons d'indiquer comme étant la plus commune ; nous avons vu, en effet, que l'apophyse épineuse de la dernière lombaire pouvait se trouver rapprochée, non pas de la tubérosité iliaque attenant au côté large du bassin, mais de celle qui appartient à l'os coxal aplati ; en pareil cas, le plus petit côté du triangle scalène répond au côté aplati du bassin. D'après ce qui précède, on comprend qu'il soit possible, alors même que le bassin est asymétrique, de trouver un triangle équilatéral, lorsqu'on relie entre eux par des lignes droites les trois points de repère osseux rétro-pelviens.

Le toucher explorateur pelvien donne, comme toujours, des renseignements beaucoup plus précis que la pelvimétrie externe ; mais ici, on ne doit pas se contenter d'aller simplement à la recherche du promontoire. Il est indispensable, pour pratiquer l'examen pelvimétrique interne, de placer la femme en attitude obstétricale. Un ou plusieurs doigts de chacune des deux mains sont alternativement introduits dans le vagin ; ceux de la main droite étudient les caractères de la ligne innominée et de la paroi pelvienne droites ; ceux de la main gauche explorent la moitié gauche du bassin. A l'aide de l'une ou de l'autre des mains, choisie suivant que la convexité de la scoliose lombaire est orientée à droite ou à gauche, on suit la face antérieure du sacrum dans toute sa hauteur, et on reconnaît ainsi en quel sens est déviée la paroi postérieure du bassin ; avec la même main, on longe en travers toute l'étendue du promontoire, on cherche le milieu de cette saillie, et l'on détermine ainsi le siège précis du point à partir duquel il convient de mesurer le diamètre promonto-pubien du détroit supérieur.

On calcule l'étendue de ce diamètre en recueillant sur le doigt la longueur du diamètre promonto-sous-pubien, d'après la technique que nous avons exposée pour les rétrécissements symétriques du détroit supérieur (voyez p. 61), et en faisant le même calcul de déduction.

Grossesse et accouchement. — En général, la grossesse n'est pas troublée chez les femmes scoliotiques et elle évolue normalement jusqu'à terme. Toutefois, le tassement du tronc ne va pas sans apporter quelque gêne à l'expansion de l'utérus en sens vertical. Vers la fin de la grossesse, cet organe, ne trouvant pas entre le bassin et le diaphragme l'espace suffisant pour se développer, est repoussé en avant et tombe au-devant des cuisses. Les inconvénients de cette antéversion sont les mêmes que ceux que nous avons indiqués à propos du bassin lordotique (voir plus haut).

Nous devons dire cependant que si la grossesse évolue normalement dans la plupart des cas, il en est d'autres dans lesquels apparaissent des troubles circulatoires et respiratoires, et que les uns et les autres sont parfois assez menaçants pour nécessiter l'avortement ou l'accouchement prématuré artificiel. Dernièrement encore, Tarnier en a vu un exemple qu'il a signalé dans l'une de ses leçons cliniques.

Les phénomènes physiologiques du travail suivent la même évolution que dans les rétrécissements rachitiques du bassin en général.

Il n'en est pas de même pour le mécanisme de l'accouchement. Dans ses divers temps, et spécialement dans ses deux premiers, l'accouchement présente des particularités qui sont inhérentes à la conformation asymétrique du bassin. Ces particularités sont subordonnées aux rapports variables d'orientation que peut affecter la présentation avec le périmètre du détroit supérieur. Toutefois, on ne les observe qu'à la condition que l'accouchement soit possible, c'est-à-dire que l'entrée du bassin possède un calibre suffisamment spacieux, et suffisamment régulier pour permettre au fœtus de s'engager.

En général, si la présentation et si la position sont favorables, l'accouchement s'effectue sans difficulté toutes les fois que le diamètre promonto-pubien, mesuré à partir du milieu du promontoire, est de 11 centimètres à 9 centimètres et demi. Nous rappelons à ce propos, qu'il est exceptionnel de voir le rétrécissement tomber au-dessous de cette limite, lorsqu'il s'agit d'une scoliose non rachitique.

Aussi, dans les rétrécissements de 9 centimètres et demi à 8 centimètres et demi, on a presque toujours affaire à une scoliose rachitique. L'accouchement spontané est encore possible, mais le plus souvent on est obligé d'intervenir pour seconder ou suppléer les efforts de la nature.

On doit considérer comme une exception, l'expulsion spontanée du fœtus à terme et bien développé, lorsque la longueur du diamètre promonto-pubien tombe au-dessous de 8 centimètres et demi.

Dans la présentation du sommet, la tête s'accommode dans la direction de l'un des deux diamètres obliques, l'occiput étant tourné soit en avant, soit en arrière. Les conditions sont plus favorables lorsque le sommet s'engage l'occiput en avant, suivant le plus spacieux de ces deux diamètres, c'est-à-dire en position O. I. D. A. dans notre exemple choisi d'aplatissement scoliotique du côté gauche du bassin. L'occiput occupe alors la portion la plus large du détroit supérieur. La tête se défléchit légèrement, comme dans le cas de bassin plat rachitique, de façon à amener le front, c'est-à-dire le segment le moins volumineux du globe céphalique, dans la portion la plus étroite de ce détroit, dans la rainure sacro-iliaque gauche.

Si l'occiput se trouve orienté à gauche et en arrière, ou si, avec une position O.I.D.A. la rainure sacro-iliaque gauche se trouve trop étroite pour loger le front, à plus forte raison si le sommet se présente dans le diamètre oblique gauche, qui est le plus petit, l'accouchement peut devenir impossible. Dans ces deux premières conditions, en effet, une partie de l'aire du détroit supérieur demeure inutilisée pour le passage de la présentation ; dans la troisième, le diamètre oblique est quelquefois trop court pour que la tête du fœtus le franchisse. D'ailleurs, le mécanisme de l'accouchement suit la même évolution que dans le cas où le bassin est généralement rétréci : la tête se fléchit au maximum ; en outre, elle se déjette de côté vers la partie la plus large du détroit supérieur, et lorsqu'elle peut franchir celui-ci, elle descend dans le bassin par engagement extra-médian (Breisky).

Le rôle important que joue la variété de la position permet donc de comprendre comment certaines scoliotiques multipares accouchent tantôt spontanément et facilement, et tantôt péniblement, alors cependant que les enfants se présentent chaque fois par le sommet, et offrent un volume sensiblement égal dans les différents accouchements.

Dans la présentation du siège, on observe les mêmes particularités de mécanisme que pour celle du sommet. L'engagement de la tête dernière s'effectue heureusement quand celle-ci vient affronter le détroit supérieur dans son grand diamètre oblique, le menton étant tourné vers la rainure sacro-iliaque. L'orientation en direction opposée de l'extrémité céphalique entraîne les plus grandes difficultés pour l'extraction, à moins qu'on ne parvienne à effectuer une rotation artificielle de façon à corriger cette position défectueuse.

Pronostic. — La déformation scoliotique, ainsi que nous l'avons vu plus haut, peut exercer par elle-même un retentissement fâcheux sur la santé générale de la femme au cours de la grossesse. Du fait de la diminution originelle de la capacité de la cage thoracique, diminution à laquelle contribue puissamment le développement de l'utérus, les fonctions respiratoires et la petite circulation se laissent facilement troubler. La congestion pulmonaire et l'asystolie entraînent parfois une mort rapide. Le même danger est à redouter aussitôt après l'accouchement.

Le pronostic varie avec la cause de la scoliose et l'âge auquel elle est apparue ; relativement favorable avec une scoliose essentielle, il est beaucoup plus grave avec un bassin scolio-rachitique. Avant tout, il varie avec le degré du rétrécissement, la présentation et la position.

Quant aux lésions que peuvent présenter les parties molles du canal génital à la suite de l'accouchement, elles sont les mêmes que celles que nous avons signalées à propos des rétrécissements rachitiques en général. Il en est de même pour les traumatismes et les déformations plastiques auxquels est exposé le fœtus au cours de l'expulsion.

Conduite à tenir. — Comme dans toutes les viciations pelviennes, l'accoucheur est appelé à tenir une conduite de choix ou d'urgence, selon les circonstances. S'il est prévenu à temps, et s'il reconnaît que le bassin est trop étroit pour pouvoir donner passage au fœtus à terme, il devra recourir à l'accouchement prématuré artificiel. Pour cela, il se fondera sur les données de la pelvimétrie interne, et il décidera du moment auquel il faut intervenir, principalement d'après la mesure du diamètre médio-promonto-pubien ; accessoirement, d'après l'appréciation approximative du degré d'amplitude que présente le détroit supérieur dans la direction de son diamètre oblique le plus petit.

Lorsque la femme est arrivée à terme, et que l'accouchement par les voies naturelles, bien que ne pouvant s'effectuer spontanément, n'est pas reconnu impraticable, on dispose de deux moyens pour extraire le fœtus, ce sont l'emploi du forceps et la version. Ici, chacune des deux opérations présente des indications nettement définies : lorsque le sommet se trouve orienté suivant le grand diamètre oblique du bassin et que l'occiput est tourné en avant, on doit recourir à l'emploi du forceps. Quand la tête occupe le petit diamètre oblique du détroit supérieur, ou lorsque l'occiput, quel que soit le diamètre oblique occupé par la présentation, regarde en arrière, il ne faut pas, en général, employer le forceps, même avec l'arrière-pensée de faire exécuter à la tête une rotation artificielle au-dessus de la marge du bassin. Cette dernière manœuvre instrumentale ne saurait être indiquée, qu'au cas où les conditions nécessaires pour pratiquer la version feraient défaut.

Grâce à la version, au contraire, on est en mesure de faire évoluer le fœtus de façon à ce que l'occiput passe par la portion la plus large du bassin. C'est donc à ce mode d'intervention qu'on devra recourir de préférence, toutes les fois qu'il sera praticable, sauf dans le cas spécial où la tête affrontera le grand diamètre oblique du détroit supérieur en position antérieure (voyez plus haut).

Lorsque la viciation est très prononcée, la conduite est la même que pour tous les bassins rétrécis rachitiques qui ne permettent pas le passage du fœtus (voyez p. 119 à 134).

Toutefois nous ferons remarquer, à ce propos, que la symphyséotomie devient hasardeuse dans les bassins scoliotiques, à cause de l'existence possible et difficile à reconnaître, d'une ankylose totale ou partielle de l'une des deux articulations sacro-iliaques.

Aux cas où l'enfant a succombé, on doit recourir à la basiotripsie, de préférence à toute autre opération.

§ 3. — Bassin cyphotique

Bibliographie chronologique. — Me BOURSIER DU COUDRAY. Abrégé de l'art des accouch., Paris, 1759. — HERBINIAUX. Traité sur l'accouch. laborieux. Bruxelles, 1782, t. I, p. 270. — JOERG. Ueb. d. Verkrumm. d. Menschl. Korp., Leipz. 1810, p. 51. — ROKITANSKY. Lehrb. d. path. Anat., 1856, t. II, p. 171. — BOUVIER. Leç. sur les mal. chron. de l'app. locomot.,

1858. — NEUGEBAUER père. Monats. f. Geburtsk., 1863, t. XXII, p. 297. — GUICHARD. Observ. de bass. obl. ov., Bullet. Soc. méd. d'Angers, 1re série, 1864. — MOOR. Das in Zürich befindl. Kyphot. querverengt. Beck. Zurich, 1865. — BREISKY. Ueber d. Einfl. d. Kyphose, etc. Med. Jahrb. Zeitschr. d. gesell. d. Aerzt. in Wien., 1865, fasc. I, et Becken Ausgang in Archiv. f. Gynäk., t. IV, p. 141, 1871. — SCHMEIDLER. Geb. b. ein. lumbosacralkyph. q. verengt. Beck. Monatss. f. Geburtsk., t. XXXI, janvier 1868. — HUGENBERGER. Ein Fall v. Kyphot. q. ver. Beck. Petersb. Med. Zeitschr., 1868, t. XV, p. 205. — CHANTREUIL. Ét. sur les déf. du bass. chez les cyphot. Th. Paris, 1869. — BAILLY. Obs. de bass. cyphot. Bull. Acad. méd., juin 1869. — FEHLING. Kyphot. Beck., 1872. Arch. f. Gynäk., t. IV, p. 1. — ED. MARTIN. Kyphoskoliot. q. ver. Beck. Zeitsch. f. Geburtsk., 1876, t. I, p. 339. — HIRIGOYEN. De l'infl. des déviat. de la col. vert. sur la conform. du bassin. Th. agrég., 1880. — KORSCH. Beweglischk. d. Gelenkverbind. d. Kyphot. Beck., 1882. Archiv. f. Gynäk., t. XIX, p. 475. — PHŒNOMENOW. Z. Lehr. d. Kyphot. Beck. Zeitschr. f. Geburtsk., v. Gynäk., 1882, t. VII, p. 254. — SCHAUTA. Kyphos. lumbo-sacral. Wien. med. Wochenss., 1883, nos 36 et 37. — FR. BARBOUR. Spinal deformit. in relat. to obstetr. Th. Edimbourg 1883 (avec atlas). — CHAMPNEYS. The Obstetr. of the Kyphot. pelv. Lond. Obstetr. transact., 1883, t. XXV, p. 166. — FREUND. Ueb. d. Sogenannt. Kyph. Beck., 1885. Gynäk. Klin., p. I. — GOTZE. Beitr. z. Kyphot. Beck., 1885. Archiv. f. Gynäk., t. XXV, p. 393. — LAURO. No suppl. Ann. di Ostetr., décembre 1886. — FLEISCHMANN. Zur Kennt. d. Trichterf. Beck. Prag. Zeitsch. f. Heilk., 1888, t. IX, p. 4 et 5. — BUDIN. Leç. clin. obstétr., 1889, p. 222, et Bull. Soc. obstétr. et gyn. de Paris, p. 212, 1894. — NEBEL. Zur Behandl. d. Schwangersch. b. Kyphot. Beck. Centr. f. Gynäk., 1889, p. 888. — TREUB. Rech. s. le bass. cyphot. Leyde, 1889, et Arch. tocol., 1892, p. 161. — FR. NEUGEBAUER. Art. Bass. spondylizém. in Traité accouch. de CHARPENTIER, 1890, IIe édit., t. II. — CARBONELLI. Contrib. all. stud. d. genes. d. bas. cifot. Riv. di Ostetr., 1890, p. 241, 250. — LELIÈVRE. Th. Paris, 1892. — SOLOVNIKOFF. Operat. Kraske. (In Th. MORESTIN, Paris, 1894.) — SCHULTEN. Sect. Cesar. b. Kyphot. Beck. Th. Bonn, 1894.

Nomenclature alphabétique des auteurs.

BAILLY, 1869.	FREUND, 1885.	MOOR, 1865.
FR. BARBOUR, 1883.	GOTZE, 1885.	NEBEL, 1889.
BOURSIER DU COUDRAY, 1759.	GUICHARD, 1864.	NEUGEBAUER (anc.), 1863.
BOUVIER, 1858.	HERBINIAUX, 1782.	NEUGEBAUER (jeune), 1890.
BREISKY, 1865 et 1871.	HIRIGOYEN, 1880.	PHŒNOMENOW, 1882.
BUDIN, 1889.	HUGENBERGER, 1868.	ROKITANSKY, 1856.
CARBONELLI, 1890.	JOERG, 1810.	SCHAUTA, 1883.
CHAMPNEYS, 1883.	KORSCH, 1882.	SCHMEIDLER, 1868.
CHANTREUIL, 1869.	LAURO, 1886.	SCHULTEN, 1894.
FEHLING, 1872.	LELIÈVRE, 1892.	SOLOVNIKOFF, 1894.
FLEISCHMANN, 1888.	MARTIN, 1876.	TREUB, 1889, 1892.

La cyphose est la déviation de la colonne vertébrale avec convexité en arrière. Elle consiste, soit en une exagération de la courbure physiologique dorsale, soit en un renversement en sens inverse de l'une des courbures naturelles dont la convexité est normalement tournée en avant, et dans ce cas les déviations cyphotiques correspondent ordinairement au segment cervico-dorsal, ou dorso-lombaire, ou lombo-sacré, de la colonne vertébrale.

L'incurvation pathologique du rachis en arrière peut cependant occuper uniformément toute la hauteur de la colonne vertébrale. Plus ordinairement, elle se localise à l'un des trois segments que nous venons d'indiquer, et elle se manifeste en ce cas par une gibbosité dont le relief est tantôt mousse, tantôt aigu.

La cyphose est dite pure, lorsque l'arc de la courbure se trouve tout entier compris dans le plan médian antéro-postérieur du tronc ; dans le cas contraire, elle est compliquée de scoliose.

Lorsqu'aux effets que la gibbosité imprime en propre sur le bassin, viennent s'en adjoindre d'autres qui dépendent d'éléments déformateurs surajoutés (tels que le rachitisme, la claudication, les vices originels du processus de l'ossification), les bassins ainsi malformés revêtent des caractères particuliers, et reçoivent le nom de bassins cyphotiques complexes.

Le mode de retentissement de la cyphose vertébrale sur le bassin a été envisagé pour la première fois, au point de vue anatomique, par Herbiniaux, en 1755. Mais avant cet auteur, on n'ignorait pas complètement l'influence fâcheuse que peut exercer la cyphose sur l'évolution de l'accouchement, car Mme Boursier du Coudray rapporte une observation d'opération césarienne qui fut pratiquée pour un cas de rétrécissement dû à cette cause.

Le mécanisme pathogénique de l'agrandissement du détroit supérieur dans le bassin cyphotique fut indiqué par Jörg. Cet auteur montra que cet excès d'amplitude localisée avait pour origine le refoulement du sacrum en haut et en arrière. Rokitansky signala l'influence de la gibbosité vertébrale sur la production des viciations du bassin, influence variable suivant que cette gibbosité siège plus ou moins bas sur la colonne vertébrale.

Neugebauer père fut le premier qui décrivit le rétrécissement du détroit inférieur; mais il eut le tort de l'attribuer à l'atrophie du sacrum.

C'est surtout aux travaux de Breisky et de Chantreuil que nous devons l'étude complète du bassin cyphotique, tant au point de vue de la description topographique et de la pathogénie mécanique, qu'à celui de l'influence que ce genre de viciation peut avoir sur l'évolution de l'accouchement.

Étiologie. — Parmi les affections du squelette susceptibles de donner naissance aux déviations vertébrales en arrière, celles qui influent le plus particulièrement sur la forme du bassin sont le rachitisme et le mal de Pott.

Les cyphoses dites essentielles, qui tirent leur origine des attitudes vicieuses du tronc acquises dans la seconde enfance ou l'adolescence, sont, en général, trop peu accusées pour exercer quelque retentissement sur la conformation du bassin; à ce titre, elles sont donc comparables aux scolioses produites par la même cause et survenant au même âge. A plus forte raison en est-il de même pour les cyphoses qui n'apparaissent qu'à l'âge adulte, c'est-à-dire à une époque de la vie où le bassin se trouve complètement ossifié et fixé dans sa forme définitive. Ces dernières cyphoses sont dues ordinairement à une voussure du thorax liée à un état de dyspnée habituel, ou bien à une incurvation de tout le tronc en avant, telle qu'on l'observe chez les individus accoutumés à travailler la terre, ou à se tenir dans une attitude à demi accroupie (cas de Séraphin — musée Dupuytren). Chez les vieillards enfin, elles résultent habituellement de l'ostéo-arthrite déformante et ankylosante du rachis; mais il va sans dire qu'elles n'offrent alors aucun intérêt obstétrical.

Le rachitisme et le mal de Pott sont loin d'exercer une action identique sur la conformation du bassin. Dans le cas de rachitisme, les effets déformateurs qui découlent de la cyphose se trouvent habituellement contrebalancés, en totalité ou en partie, par ceux que la dyscrasie osseuse exerce directement sur le bassin.

Dans le mal de Pott, au contraire, la cyphose agit sur le bassin à l'exclusion de toute autre cause de déformation.

Dans notre description, nous prendrons donc pour type de cyphose pure, la déviation rachidienne due à l'effondrement tuberculeux du rachis, nous réservant d'envisager à part les effets de la cyphose, lorsque celle-ci est liée au rachitisme.

Pathogénie mécanique. — La gibbosité du mal de Pott se manifeste par une coudure habituellement angulaire, dont le volume total se montre, en général, beaucoup moins grand que celui que dessine la cyphose rachitique.

La déviation rachidienne dépend de la fonte tuberculeuse d'un seul ou d'un petit nombre de corps vertébraux. Ceux-ci s'affaissent en avant les uns sur les autres, tandis que les arcs vertébraux, demeurés sains, ou tout au moins peu altérés si on compare leur état à celui des corps des vertèbres, s'écartent les uns des autres en arrière, et font proéminer fortement leurs apophyses épineuses sous la peau.

Le coudure se fait habituellement suivant un angle obtus ; parfois cependant, lorsque l'effondrement des corps vertébraux est très accusé, elle forme un angle aigu.

C'est parce que le mal de Pott est ordinairement une maladie de la seconde enfance ou de l'adolescence, et parce qu'il détermine une incurvation angulaire du rachis, qu'il imprime à la cyphose des caractères éminemment favorables au retentissement de cette déviation vertébrale sur la forme du bassin.

On ne doit pas perdre de vue, cependant, qu'un élément appelé à jouer, dans la genèse des viciatons pelviennes, un rôle au moins aussi important que la nature de la déviation rachidienne, réside dans la situation qu'occupe le foyer de la gibbosité, au point de vue de la hauteur de son siège au-dessus du bassin.

En conséquence, il importe d'étudier les effets de la cyphose sur la conformation du squelette pelvien selon qu'elle a pour siège :

1° La région cervico-dorsale ;

2° La région dorso-lombaire ;

3° La région lombo-sacrée.

Nous nous réservons enfin d'envisager à part la cyphose pelvienne, comme cause déterminante, et non plus comme effet de la déviation du rachis.

1° Cyphose cervico-dorsale. — La cyphose ayant pour siège les vertèbres du cou, ou les premières vertèbres dorsales, n'offre guère d'intérêt pour les accoucheurs.

En raison de l'étendue du segment vertébral qui sépare son foyer de la marge du bassin, habituellement la déviation originelle se trouve entièrement compensée au-dessus de la base du sacrum.

Cette compensation se manifeste par la disparition (au-dessous de la cyphose) de la convexité dorsale physiologique ; celle-ci fait place à une lordose, qui est destinée à ramener en avant le centre de gravité entraîné en arrière par la déviation cyphotique. Cette lordose thoracique anormale se continue insensiblement avec la courbure naturelle des lombes. Quant à cette dernière, elle reste normale, ou tout au plus se montre légèrement exagérée; aussi, le sacrum et les os iliaques conservent-ils une disposition régulière dans leurs rapports mutuels et dans leur configuration.

Dans ce genre de cyphose élevée et à angle aigu, lorsque par exception le redressement lordotique de la courbure dorsale naturelle ne suffit pas à ramener le centre de gravité dans la direction normale, on voit le bassin se porter en antéversion et basculer en avant suivant un degré variable; toutefois, en pareil cas, jamais le squelette pelvien n'offre de déformations intrinsèques, et toute la viciation consiste dans l'anomalie de direction.

D'autres fois, la lordose secondaire des vertèbres dorsales situées au-dessous de la cyphose est à son tour compensée par la disparition de la lordose lombaire normale, et dans ce cas les apophyses épineuses des dernières vertèbres dorsales, celles des vertèbres lombaires et celles des premières vertèbres sacrées, sont à peu près situées sur une même ligne droite.

2° **Cyphose dorso-lombaire.** — Dans cette variété de cyphose, le foyer de la déviation siége à l'union des segments dorsal et lombaire du rachis. Selon que c'est à une vertèbre lombaire ou à une vertèbre dorsale que répond le point culminant de la gibbosité, la cyphose exerce sur la conformation du bassin des effets plus ou moins accentués.

Le maintien de l'équilibre du tronc sur les têtes des fémurs, dans la station debout, tend à se rétablir par la production d'une courbure lordotique anormale développée au-dessus du foyer de la cyphose, et par l'exagération de la lordose lombaire naturelle sous-jacente à la gibbosité; mais, sauf dans les cas où il ne s'agit que d'une cyphose très légère, et par conséquent dénuée d'importance obstétricale, l'exagération de la lordose lombaire ne suffit pas à déterminer la compensation parfaite, ce qui se comprend aisément si l'on songe que le nombre des vertèbres comprises entre le foyer de la gibbosité et la base du sacrum est trop restreint pour que cette courbure trouve, au-dessus du bassin, les éléments qui lui permettent de se développer suivant un rayon assez étendu. Le sacrum participe donc à la compensation, et les vertèbres qui le constituent changent de direction, de conformation et de rapports avec les os iliaques.

On doit à Breisky l'explication mécanique du retentissement de la cyphose non compensée sur la conformation du bassin.

Les déformations et déviations dont les os iliaques sont le siège, dépendent essentiellement des modifications que la cyphose imprime directement au sacrum; nous commencerons donc par envisager ces modifications, et nous y trouverons la raison pathogénique des divers éléments de la viciation cyphotique du bassin.

Modification du sacrum. — La figure 72 représente la coupe antéro-postérieure d'une colonne vertébrale déviée par cyphose dorso-lombaire; elle est destinée à montrer le mode de transmission des forces liées à la pesanteur dans la continuité de la tige rachidienne coudée, et à faire comprendre l'influence déformatrice qu'exerce, dans ces conditions vicieuses, le poids des parties supérieures du tronc, sur la situation et sur la direction du sacrum.

La tige coudée représentant le rachis est indiquée, sur cette figure, par deux lignes qui se coupent angulairement : l'une, A. B., répond au bras supé-

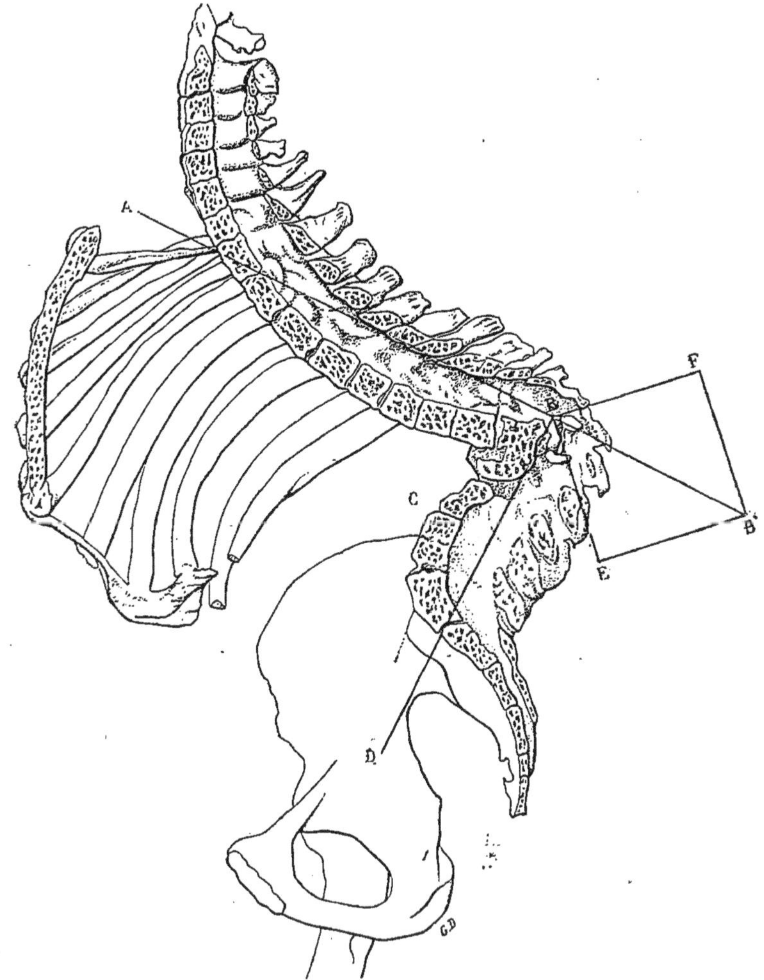

FIG. 72. — Influence de la pesanteur, transmise à travers le rachis cyphotique, sur la conformation du bassin.

A.B.D. Rachis cyphotique.
C. Point d'attache du sacrum avec les os iliaques.
A.B.B'. Force représentant l'action de la pesanteur transmise au sommet B. du bras de levier inférieur de la cyphose.
B.E. Première résultante de la force A.B.B', faisant basculer la base du sacrum en bas et en arrière.
B.F. Deuxième résultante de la force A.B.B', entraînant le sacrum en haut et en arrière.

rieur de la cyphose; l'autre, B. D., répond au bras inférieur, dans lequel se trouve compris le sacrum. Le sommet de la gibbosité est situé au point d'intersection B des deux lignes, et le point C indique schématiquement le lieu d'attache des bords latéraux du sacrum à chacun des deux os coxaux.

Examinons maintenant le rôle de ces deux bras de levier : d'une part, les contractions des muscles de la région postérieure du rachis s'opposent à ce que le bras de levier A. B. s'incline de plus en plus en bas et en avant, et se rapproche du levier B. C. D. ; d'autre part, les altérations anatomiques qui ont pour siège le foyer de la coudure vertébrale, et qui portent à la fois sur le tissu osseux et sur les éléments articulaires, rendent les deux bras de la cyphose à peu près inflexibles l'un sur l'autre ; en conséquence, la pesanteur, impuissante à rapprocher l'une de l'autre les deux branches de la cyphose, va donc se propager intégralement jusqu'au bassin, en suivant la direction coudée du rachis. Le poids de la tête et du thorax se transmet ainsi suivant une ligne A. B. B', oblique de haut en bas et d'avant en arrière ; il parcourt toute la longueur du bras supérieur de la cyphose, et vient s'appliquer, suivant une incidence oblique, au sommet B. du bras inférieur de la cyphose B. C. D., et ce dernier dirige, à son tour, le poids du tronc suivant une incidence oblique B. C., inverse de la précédente, et le conduit ainsi jusqu'à la base du sacrum.

Le bras inférieur est solidement attaché aux parois latérales du bassin, en C. ; grâce à la présence des ligaments sacro-iliaques, la force A. B. ne peut entraîner son point d'application B. dans le sens de sa direction prolongée jusqu'en B', ainsi qu'elle tendrait à le faire, si la mobilité du sacrum n'était très limitée. En conséquence, il se produit au point B. une décomposition de la force A. B. B', en deux résultantes B. E. et B. F.

La résultante B. E. suit une direction verticale de haut en bas ; elle a pour effet de rapprocher les uns des autres, les arcs vertébraux lombaires et sacrés en arrière, et de les comprimer par tassement mutuel sur la face postérieure de cette portion du rachis. Par contre-coup, elle exagère la courbure lordotique que dessinent en avant les corps des vertèbres lombaires. Les pièces du sacrum participent, en nombre variable, à la formation d'une lordose exagérée, de telle manière que la face antérieure de cet os perd sa disposition naturellement concave en tous sens, et arrive à dessiner, tout au moins dans sa partie supérieure, une voussure convexe, tant dans le sens vertical que dans le sens transversal.

Ainsi, au lieu de s'arrêter brusquement à l'interligne sacro-vertébral, la courbure lordotique se propage, suivant une convexité régulière, aux premières pièces du sacrum ; elle descend d'autant plus bas dans le bassin que la compensation rencontre plus de difficultés à s'établir au-dessous de la courbure cyphotique primitive. En raison de l'incurvation en avant qui est devenue commune aux segments rachidiens lombaire et sacré, le relief de l'angle sacro-vertébral disparaît.

Le tassement vertical des arcs vertébraux dans la concavité de la lordose de compensation, sous l'action de la résultante B. E., a pour effet de modifier la conformation de la paroi postérieure du bassin. Indépendamment du renversement des courbures que l'on observe sur la face antérieure du sacrum, et dont nous venons d'exposer le mécanisme de production, cet os présente une inégalité d'étendue en hauteur d'une de ses faces à l'autre : la face postérieure se raccourcit en raison de la compression qu'elle subit de haut en bas; tandis que la face antérieure se trouve au contraire allongée longitudinalement sur la convexité lordotique des corps vertébraux sacrés; cette élongation se traduit par la béance des interlignes articulaires, et par un véritable étirement en longueur de la face antérieure des corps vertébraux. Cette élongation et cette béance se prolongent sur les corps des vertèbres lombaires.

La force B. F. se dirige principalement d'avant en arrière, et accessoirement de bas en haut. Elle a pour premier effet d'imprimer au sacrum un mouvement exagéré de nutation en arrière; en d'autres termes, elle repousse en arrière la base de cet os, et elle déplace proportionnellement en avant son extrémité coccygienne.

Comme second effet, elle tend à arracher la pièce postérieure du bassin de l'interstice inter-iliaque où elle se trouve fixée, et d'entraîner le sacrum, dans sa totalité, d'avant en arrière et de bas en haut. Le massif sacré obéit à l'attraction complexe que lui imprime la force B. F. autant que le permettent, d'une part, la résistance des solides ligaments sacro-iliaques postérieurs, et d'autre part, le mode d'engrènement des surfaces auriculaires.

La force B. F. n'agit pas simplement en changeant la direction du sacrum, par rapport au reste des parois pelviennes; elle détermine, en outre, une déformation spéciale de cette pièce osseuse, déformation qui vient se surajouter à celle qui a pris naissance sous l'action de la force B. F.

Le poids des parties supérieures du tronc se transmettant bien plutôt par les corps que par les arcs des vertèbres, la transmission de ce poids se trouve viciée en passant par l'inflexion cyphotique, et doit, on le comprend, exercer un retentissement plus marqué sur la partie centrale que sur les parties latérales du sacrum.

La colonne des corps vertébraux sacrés obéit à l'attraction qui lui imprime la force B. F., en se herniant en quelque sorte en haut et en arrière, comme si elle tendait à se dégager de ses connexions avec les ailerons, tandis que ceux-ci restent solidement fixés aux os iliaques par leur extrémité externe. De là résulte un changement dans l'orientation du bord supérieur des ailerons : au lieu d'affecter une direction presque horizontale, comme sur le bassin bien conformé, la face supérieure de ces expansions osseuses se relève très obliquement de bas en haut et de dehors en dedans, et elle arrive ainsi à se rapprocher beaucoup plus de la direction verticale que de l'horizontale.

Modifications des os iliaques. — Nous avons montré plus haut (voir p. 12) comment, à l'état physiologique, les mouvements de nutation du sacrum ne pouvaient s'effectuer, sans déterminer des mouvements analogues de bascule du côté des os coxaux, et comment ces derniers mouvements, en s'exécutant autour d'un axe antéro-postérieur, se traduisaient pour chacun des deux os, par un déplacement, en sens contraire, de la crête iliaque et de la tubérosité ischiatique : cette crête se porte en dedans et l'ischion en dehors, à mesure que la base du sacrum s'incline en avant. Mais le mouvement des os iliaques se fait en sens inverse si la base du sacrum est rejetée en arrière, comme cela a lieu dans le bassin cyphotique : à l'attraction exagérée que la base de l'os subit en haut et en arrière, répond une déviation outrée des ailes iliaques

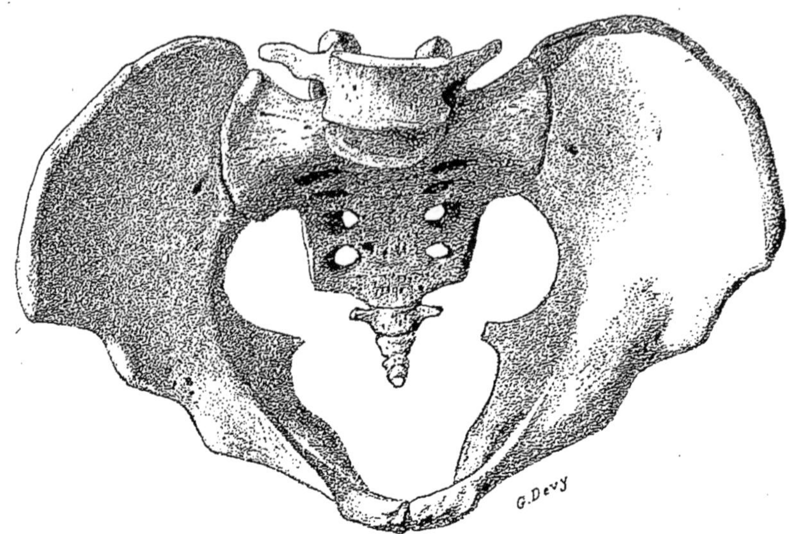

Fig. 73. — Fosses iliaques et détroit supérieur du bassin cyphotique (collection de Budin).

qui se portent en bas et en dehors, tandis que les deux tubérosités ischiatiques s'avancent à la rencontre l'une de l'autre.

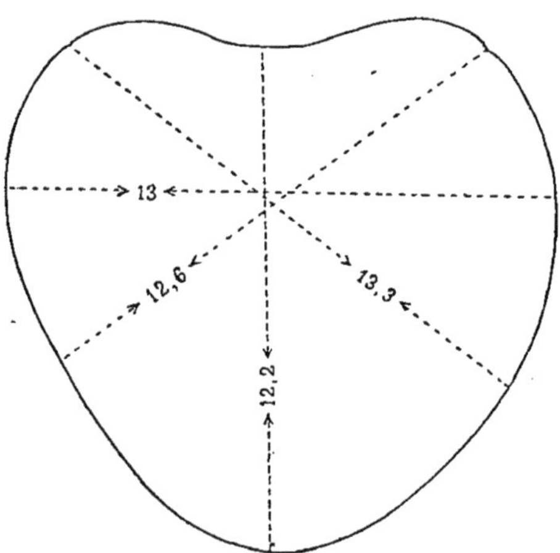

Fig. 73 *bis*. — Diagramme du détroit supérieur du bassin de la fig. 73.

Comme le sacrum, chacun des os iliaques éprouve le contre-coup du changement apporté par la cyphose vertébrale au mode de coaptation des surfaces articulaires sacro-iliaques, ainsi qu'au mode de transmission des forces de la pesanteur à travers les parois du bassin, et chacun d'eux se déforme, à la condition, bien entendu, que les os conservent encore quelque malléabilité dans leurs tissus.

L'os coxal semble avoir subi un étirement d'avant en arrière et de bas en haut; les fosses iliaques sont nivelées sur les deux faces; la crête iliaque a perdu son incurvation en S, et elle se dirige très obliquement de bas en haut, de dehors en dedans et d'avant en arrière (fig. 73 et 73 *bis*). Cette déviation et cette déformation de la partie supérieure de l'os iliaque se trouvent, en outre, favorisées par les tiraillements qu'exercent les muscles et ligaments insérés à la partie antérieure de l'os.

La ligne innominée semble allongée; sa courbure est très atténuée, et se continue avec la direction de la face antérieure du sacrum, sans offrir, au point de jonction, l'inflexion qui donne au détroit supérieur du bassin normal la disposition cordiforme.

Toute la portion de l'os coxal située au-dessous de la ligne innominée se trouve obliquement inclinée en bas et en dedans; sous l'influence de cette déviation, les cavités cotyloïdes se trouvent anormalement rapprochées l'une de l'autre. Les épines sciatiques proéminent fortement en dedans, et, en même temps, elles se dévient légèrement en arrière.

3° **Cyphose lombo-sacrée.** — Dans cette variété de cyphose, l'angle de la gibbosité répond, tantôt à l'une des dernières vertèbres lombaires, et tantôt à l'interligne lombo-sacré même.

La cyphose primitive, dont le siège est juxta-pelvien, est susceptible de retentir à la fois sur l'attitude générale du squelette, et sur la perméabilité obstétricale du bassin, suivant deux modalités distinctes : Son rôle est tout différent selon que la colonne vertébrale, par une longue lordose de compensation, se relève suffisamment pour que l'équilibre se trouve assuré dans la station debout, ou selon que le rachis demeure incliné au-dessus de la marge du bassin, au point de projeter le centre de gravité en avant de la base de sustentation formée par les pieds, et de rendre, par conséquent, la station verticale impraticable lorsque les membres pelviens sont portés en extension.

Cette seconde variété de la cyphose lombo-sacrée a été, à juste titre, dissociée de la cyphose en général par le professeur F.-J. Herrgott, qui l'a décrite comme entité spéciale sous le nom de spondylizème (voir Art. 3). En raison du mode de viciation spéciale que cette modalité de déviation du rachis imprime au bassin, son étude se rattache plus logiquement à celle de l'obstruction pelvienne, qu'à celle des déformations intrinsèques produites sur les parois pelviennes par les distorsions vertébrales.

Dans la première des deux formes de cyphose lombo-sacrée que nous venons de distinguer, la transmission du poids du tronc au bassin à travers le rachis dévié, s'effectue dans des conditions identiques à celles que nous avons examinées plus haut pour la variété dorso-lombaire (voyez p. 182). Rien n'est changé au mécanisme de la décomposition des forces de la pesanteur, si ce n'est que les deux résultantes (voyez fig. 72) exercent immédiatement leur action sur la paroi postérieure de la ceinture pelvienne, c'est-à-dire sur la base du sacrum, au lieu de ne retentir que médiatement sur celle-ci par l'intermédiaire d'un segment rachidien dans lequel se trouve comprise la totalité ou la presque totalité des vertèbres lombaires.

Modifications du sacrum. — Dans la cyphose lombo-sacrée, l'incidence directe du bras supérieur de la cyphose sur la base du sacrum imprime à cet os des déformations intrinsèques qui diffèrent notablement de celles qu'on relève dans la cyphose dorso-lombaire. Ici encore, il existe une différence d'étendue en sens vertical d'une face du sacrum à l'autre, mais, à l'inverse de ce qui s'observe dans la cyphose dorso-lombaire, c'est la face antérieure de l'os qui se trouve raccourcie, tandis que la postérieure subit une élongation.

La diminution de hauteur du sacrum en avant résulte de la compression directe que subit la face antérieure de cet os, en raison de l'incidence angulaire du bras supérieur de la cyphose.

Quant à la face postérieure, non seulement elle échappe complètement à toute pression directe de la part du rachis, mais encore elle subit un véritable étirement en sens longitudinal, du fait de la surdistension et de l'élongation dont les ligaments interépineux sont le siége à la partie postérieure du foyer de la coudure vertébrale.

Comme autre caractère différentiel, l'interligne sacro-vertébral, dans la cyphose lombo-sacrée, occupe un niveau surbaissé, au lieu d'être entraîné en haut, comme dans la cyphose dorso-lombaire.

Modifications des os iliaques. — La conformation des parois latérales du bassin, offre les mêmes caractères pathologiques que dans la viciation liée à la cyphose dorso-lombaire. Toutefois, les déformations iliaques se montrent, en général, d'autant plus accusées que l'angle de la gibbosité occupe un niveau plus déclive. On comprend donc que ce soit dans la cyphose lombo-sacrée que les ailes iliaques présentent leur maximum de rejet en bas et en dehors, et que les ischions offrent leur maximum de convergence vers le plan médian.

Cyphose primitive du bassin. — En opposition avec la conception pathogénique que nous venons de développer, et dans laquelle nous avons montré comment les gibbosités rachidiennes, lorsqu'elles sont insuffisamment compensées en dehors du bassin, influent sur la conformation et la situation du sacrum, Freund considère que la malformation dite cyphotique du bassin est une lésion primitive, et qu'elle tient sous sa dépendance, à titre de phénomène deutéropathique, l'apparition de la cyphose rachidienne; ainsi, d'après Freund, la femme est bossue parce qu'elle a le bassin vicié. Pour nous servir des expressions de cet auteur, la viciation cyphotique du bassin serait d'origine pélykogène (πελυξ, bassin), et non pas d'origine spinogène ou rachiogène, ainsi que nous l'avons admis, d'après Breisky, dans l'exposé qui précède.

Freund ne voit autre chose dans la cyphose pelvienne que la persistance jusqu'à l'âge adulte de la constitution infantile du bassin. Comme appoint à sa théorie, il invoque la similitude de caractères qui existe entre la forme du bassin du nouveau-né et celle du bassin cyphotique. Dans les deux cas, en effet, on observe la même disposition générale en entonnoir, et on voit le sacrum offrir une conformation, une situation et une direction identiques.

Quant au mécanisme de la production secondaire de la cyphose rachidienne, Freund en donne l'explication suivante : la direction générale de la colonne vertébrale se trouve commandée par celle du sacrum ; en raison de l'orientation anormale de la base de cet os en haut et en arrière, le rachis, au lieu de s'incurver en *S* italique, et de décrire une série de courbures alternes, prend une disposition uniformément convexe en arrière. De cette attitude vicieuse des vertèbres résulterait une prédisposition spéciale aux inflammations ostéo-arthritiques du rachis, et aux troubles de nutrition des pièces constituantes de cette tige, altérations dont la tuberculose localisée représente la forme la plus commune. Ainsi, d'après Freund, la cyphose angulaire du mal de Pott se développerait comme conséquence d'une cyphose généralisée et à très grand rayon, et celle-ci dépendrait elle-même d'un vice de développement du bassin.

S'il nous paraît difficile de généraliser l'application de la théorie émise par Freund à tous les cas où il existe une concomitance de malformation cyphotique du bassin et de cyphose rachidienne, on ne saurait cependant avec Treub, la rejeter de façon absolue ; elle trouve, en effet, sa justification dans les faits où l'on rencontre la déformation en entonnoir du bassin coexistant avec une simple disparition des courbures alternantes du rachis, et dans ceux encore où la malformation originelle du sacrum dépend de l'adjonction de la cinquième vertèbre lombaire à la base de cet os (voir Bassins viciés par assimilation).

Du bassin cyphotique dans son ensemble.

Le bassin cyphotique, envisagé dans son ensemble (fig. 73), affecte la forme d'un entonnoir dont l'ouverture répond au pourtour supérieur du grand bassin, et dont l'orifice inférieur est constitué par le détroit inférieur.

Les divers diamètres des deux détroits, supérieur et inférieur, se trouvent profondément modifiés dans leurs dimensions respectives : singulièrement allongés au niveau du détroit supérieur, ils se montrent, par opposition et par compensation, proportionnellement rétrécis au détroit inférieur.

L'écartement en dehors et le déjettement en bas des ailes iliaques a pour effet d'élargir le grand bassin en travers, et de le diminuer en hauteur. Les diamètres transversaux, bis-épineux antérieur et médian, perdent leur rapport d'étendue, qui est à l'état normal de 24 :: 27. Ils tendent à devenir égaux en longueur, quoique, à la vérité, le diamètre bis-iliaque médian se montre toujours un peu plus long que le bis-épineux.

Le diamètre transverse postérieur du grand bassin, ou bis-épineux postérieur, se trouve raccourci dans tous les cas ; sa dimension descend, en moyenne, de 10 à 15 millimètres au-dessous du chiffre normal.

Le détroit supérieur est généralement mais non uniformément agrandi. Son excès d'amplitude résulte de l'allongement des diamètres promonto-pubien, obliques et promonto-pectinés; par contre, ses dimensions transversales ne sont que très rarement accrues : dans la cyphose dorso-lombaire, le diamètre transverse conserve habituellement l'étendue normale, et, dans le cas de cyphose lombo-sacrée, ce diamètre peut offrir une dimension de plusieurs millimètres inférieure à celle que l'on mesure sur le bassin bien conformé. Ainsi modifié, le détroit supérieur affecte la configuration d'un ovale régulier dont le grand axe s'étend du pubis au promontoire.

L'angle sacro-vertébral offre une disposition toute différente selon qu'il s'agit d'une cyphose dorso-lombaire ou d'une cyphose lombo-sacrée.

Dans la cyphose dorso-lombaire, le promontoire se trouve fortement surélevé par rapport au niveau qu'occupent les lignes innominées. Le plan mené par l'interstice sacro-vertébral et par le rebord supérieur des pubis forme avec

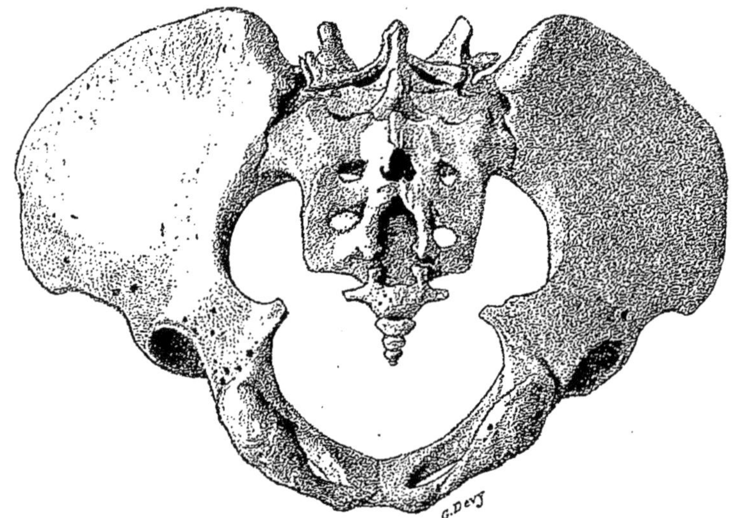

FIG. 74. — Bassin cyphotique vu par son détroit inférieur (collection de Budin).

l'horizon un angle ouvert en arrière, qui se trouve moins aigu que sur le bassin normal. Il y a donc antéversion du détroit supérieur.

Dans la variété lombo-sacrée de la cyphose, le promontoire, au lieu de former un relief en avant, se trouve au fond de l'angle de coudure, où il est pour ainsi dire masqué. Dans ce cas, à l'inverse de ce que nous avons vu dans la variété dorso-lombaire de la cyphose, le promontoire est surbaissé ; le plan promonto-pubien se rapproche donc de la direction horizontale ; par conséquent, le bassin se trouve porté en rétroversion.

Quel que soit le siège de la gibbosité, du moment où la cyphose n'est pas compensée au-dessus du bassin, le détroit inférieur (fig. 74) est rétréci dans tous ses diamètres ; cette disposition du détroit inférieur est donc constante sur le bassin cyphotique, et elle constitue l'élément capital de la viciation au point de vue de la dystocie. En mettant à part l'influence de l'étendue du rayon de courbure de la cyphose, le rétrécissement du détroit inférieur se montre d'autant plus prononcé que la coudure rachidienne occupe un niveau plus rapproché de la base du sacrum. On comprend ainsi que la forme de cyphose la plus fâcheuse, au point de vue des difficultés de l'accouchement, soit la variété lombo-sacrée.

La diminution d'étendue du détroit inférieur en sens transversal, est la conséquence du mouvement de bascule ou de nutation auquel ont obéi les os iliaques en déjetant leurs crêtes en bas et en dehors, et en ramenant leurs tubérosités ischiatiques de dehors en dedans. En outre, tous les diamètres transverses compris entre les branches ischio-pubiennes, depuis le sommet de l'arcade pubienne jusqu'à la partie postérieure des tubérosités ischiatiques, sont raccourcis; de ceux-ci, le plus important au point de vue obstétrical est le bis-ischiatique, et son étendue peut descendre, dans les cas extrêmes, au-dessous de 5 centimètres (44 millimètres : Ed. Martin).

Le détroit inférieur n'est pas seulement rétréci en sens transversal : son diamètre antéro-postérieur est également raccourci en raison de la projection en avant de la pointe du sacrum. Il est, comme le détroit supérieur, défiguré dans sa forme : les grandes échancrures sciatiques, devenues très profondes et très étroites, sont fermées à leur partie inférieure par les grands ligaments sacro-sciatiques déviés en direction presque verticale ; ces ligaments semblent avoir été étirés et entraînés dans l'ascension totale qu'a subie le sacrum.

Entre les deux détroits, les parois pelviennes offrent la disposition de deux plans inclinés anormalement et progressivement convergents de haut en bas ; les diamètres des divers plans étagés de l'excavation sont agrandis au voisinage du détroit supérieur, tandis qu'ils vont en diminuant d'étendue à mesure qu'ils se rapprochent du plan terminal inférieur du petit bassin.

Cette répartition progressive de l'angustie, de la partie supérieure jusqu'à la partie inférieure de l'excavation pelvienne, n'est cependant pas absolument régulière ; en effet, le détroit moyen du petit bassin, dont le diamètre transverse est étendu du sommet d'une épine sciatique à l'autre, se trouve notablement raccourci par rapport aux plans qui lui sont immédiatement sus et sous-jacents. Aussi, ce détroit joue-t-il un rôle important dans la dystocie propre au bassin cyphotique (Budin). Le raccourcissement du diamètre bi-sciatique est lié, comme celui de tous les diamètres transverses, à la déviation concentrique de la paroi pelvienne ; mais, il se trouve exagéré en raison de la saillie que font les épines sciatiques à l'intérieur du bassin ; celles-ci sont étirées sous l'influence des tractions exercées par les petits ligaments sacro-sciatiques auxquels elles donnent attache, ligaments qui se trouvent tendus, ainsi que nous l'avons vu plus haut, en raison du déplacement du sacrum en haut. Dans les faits de viciations extrêmes, le rétrécissement transversal du détroit moyen arrive à atteindre un degré plus accusé que celui du détroit inférieur : ainsi, dans un cas observé par Hugenberger, et rapporté par Chantreuil, l'étendue du diamètre bi-sciatique n'était que de 72 millimètres, alors que le diamètre bis-ischiatique mesurait 85 millimètres.

Une particularité propre au bassin cyphotique examiné à l'état frais, réside dans le relâchement très prononcé que présentent tous les ligaments articulaires; il ne s'agit là que d'une exagération des modifications physiologiques apportées par l'état puerpéral au jeu des symphyses du bassin (Phœnomenow, Tarnier et Potocki). Nous trouvons la raison de cette disposition spéciale des jointures pelviennes, dans les troubles apportés à la coaptation des surfaces articulaires sacro-iliaques et pubiennes, par l'excès de la nutation à laquelle ont obéi le sacrum et les os coxaux au moment où la déformation a pris naissance.

Le relâchement articulaire se manifeste, au simple aspect, par la forme de la symphyse des pubis : l'interstice articulaire se montre béant à sa partie supérieure, et il a la forme d'un V ; toutefois, pour apprécier plus nettement le relâchement, il suffit de prendre en mains le bassin à l'état frais, et d'exercer un léger effort pour faire basculer les uns sur les autres les trois grands os qui le constituent. En procédant ainsi, on arrive aisément, en écartant les ischions, par une traction excentrique, à agrandir le diamètre bis-ischiatique de 2 et même de 3 centimètres (Moor, Phœnomenow, Korsch, Tarnier). On peut de même augmenter le diamètre coccy-pubien d'une étendue équivalente, en appuyant le pouce sur l'extrémité inférieure du sacrum.

Examen clinique. — Dans toutes les distorsions de la colonne vertébrale, qu'il s'agisse de scoliose ou de cyphose, le caractère pathologique qui fixe l'attention, après la déformation générale de la stature, est le raccourcissement du tronc en hauteur. Toutefois, à degré égal d'incurvation rachidienne, le tassement de la taille se montre toujours plus accusé dans la cyphose que dans la scoliose.

Vue debout, la femme cyphotique offre, en apparence, une longueur démesurée des membres (fig. 75 et 76) ; pour peu qu'elle écarte les bras et les jambes, elle revêt un habitus assez comparable à celui d'une araignée à longues pattes appelée *faucheur* (Tarnier).

L'affaissement du tronc sur lui-même est surtout manifeste lorsque la cyphose a pour siège les régions dorsale ou dorso-lombaire du rachis; en ce cas, en effet, le thorax est véritablement effondré.

Dans les cyphoses dorsale ou dorso-lombaire, la tête est rejetée en arrière, et le cou proémine en avant ; les épaules sont surélevées ; les omoplates se détachent de la cage thoracique par leur extrémité inférieure. Au-dessous de la gibbosité, la taille se creuse, en arrière, d'une ensellure lordotique exagérée. Les téguments, distendus du côté du dos par la présence de la bosse, sont au contraire relâchés au niveau de la paroi abdominale antérieure ; le rapprochement du sternum et des pubis rend cette paroi trop étoffée, et celle-ci présente un repli cutané qui se dirige, en forme de demi-ceinture antérieure, au long des crêtes iliaques et du bord supérieur des pubis.

A travers l'épaisseur des parties molles, on reconnaît à la simple inspection, et, mieux encore, à l'aide du palper, le rapprochement anormal de la base du thorax et de la limite supérieure du grand bassin. Au cas où la cyphose comprend dans sa courbure primitive toute l'étendue du segment lombaire du rachis, on peut sentir les dernières côtes descendues jusqu'au contact des crêtes iliaques, et parfois au-dessous et en dedans de ces crêtes. La cyphose rachidienne ne se montrant qu'exceptionnellement à l'état pur, on note habi-

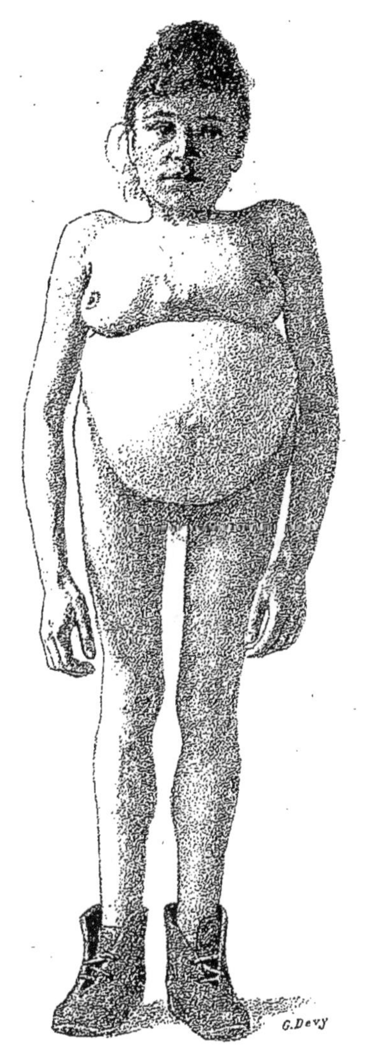

FIG. 75. — Femme atteinte de cyphose dorso-lombaire, vue de face (d'après une photographie du service de Tarnier).

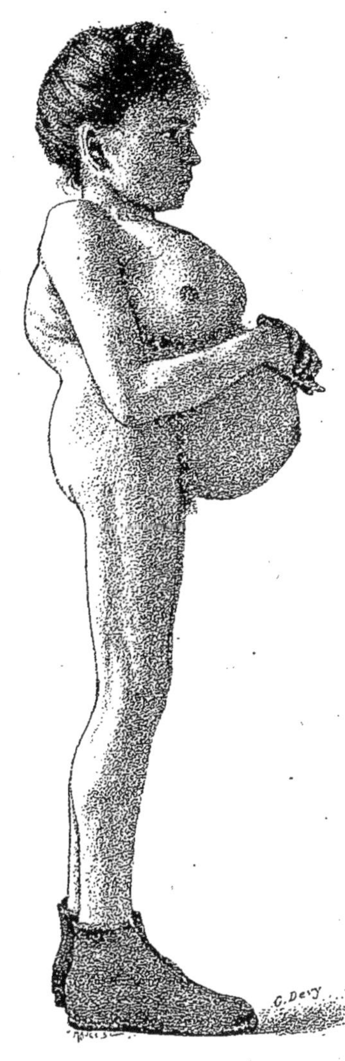

FIG. 76. — Femme cyphotique enceinte, d'après une photographie du service de Tarnier (même femme que pour la fig. 75.)

tuellement une asymétrie dans l'effondrement de la taille, mais cette asymétrie n'est alors qu'une manifestation de la scoliose concomitante.

En regardant de face la femme cyphotique, on voit le sternum dessiner en avant une forte saillie. L'intervalle compris entre l'appendice xiphoïde et le bord supérieur de la symphyse pubienne se trouve notablement diminué. Le raccourcissement en hauteur de la cavité abdominale se traduit en outre par une procidence de sa paroi antérieure. Le ventre, ainsi fortement déformé en besace, tombe au-devant des cuisses, et Chantreuil a très exactement comparé la forme

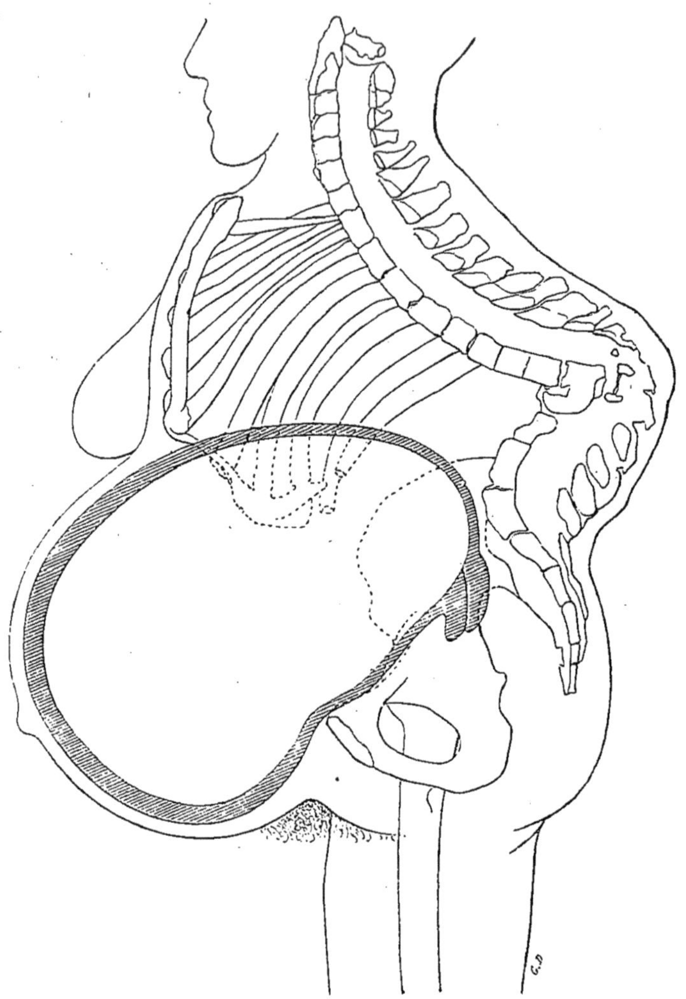

FIG. 77. — Femme cyphotique enceinte. Ventre en besace.

qu'il revêt en ce cas à celle d'une mamelle pendante, dont le mamelon serait représenté par l'ombilic (fig. 77).

Le rapprochement concentrique des deux cavités cotyloïdes, qui résulte de la déformation en entonnoir des parois pelviennes, imprime aux membres inférieurs une attitude spéciale. Les cuisses sont fortement accolées l'une à l'autre par leurs faces internes; dans la marche, la femme porte la pointe des pieds en dedans.

La cyphose lombo-sacrée, est presque toujours liée au mal de Pott (fig. 78); en ce cas, la gibbosité forme un relief en général beaucoup moins considérable que lorsque la bosse occupe la région dorso-lombaire. En arrière, juste au-dessus du bassin, il existe une petite saillie acuminée. Le caractère le plus frappant de ce genre de déviation rachidienne, réside dans l'énorme disproportion qui existe entre le faible volume de la cyphose originelle, et l'étendue de la courbure de compensation qui se développe au-dessus du foyer de la coudure.

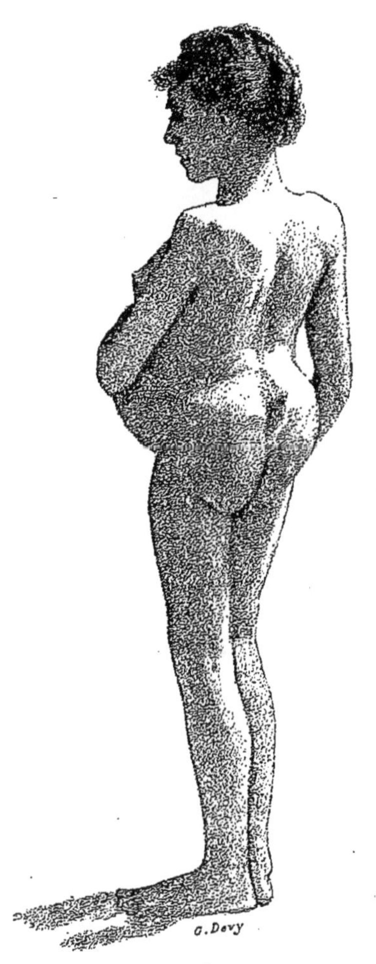

Fig. 78. — Cyphose lombo-sacrée (d'après une photographie du service de P. Bar).

Dans la cyphose primitive du bassin, les modifications de la stature se montrent beaucoup moins accusées que dans les cas où la cyphose pelvienne est la conséquence d'une distorsion vertébrale. Dans la station debout, la femme prend une attitude abandonnée (Freund) : elle est voûtée et sa colonne vertébrale bombe en arrière en dessinant une incurvation régulière, qui s'étend depuis le bassin jusqu'à l'attache de la tête au rachis.

La disposition en entonnoir du bassin cyphotique retentit sur la conformation extérieure de la partie inférieure du tronc, et l'accoucheur peut déjà la reconnaître d'après la simple inspection des formes.

Le massif fessier offre la configuration d'un cône irrégulier dont le sommet est dirigé en bas. De chaque côté, la fesse est élargie à sa partie supérieure, et se termine en pointe : elle est allongée en sens vertical, et plate.

a. — *Pelvimétrie externe.* — Les hanches dessinent une saillie exagérée ; leur partie la plus large répond à l'écartement des deux crêtes iliaques, au lieu de répondre à la proéminence bilatérale des deux régions trochantériennes, comme chez la femme bien conformée. Pour s'en assurer, il suffit de mesurer les deux diamètres bis-iliaque médian et bitrochantérien. Le premier est agrandi de 3 ou 4 cent., tandis que le second est raccourci ; au lieu d'offrir une dimension moyenne de 29 cent. 7, ce dernier diamètre peut se trouver diminué de 4 à 5 centim. Schmeidler a mesuré, dans un cas, un diamètre bitrochantérien qui n'offrait que 24 cent. 3 d'étendue.

On peut, à l'aide d'un tracé graphique, caractériser la déformation de la

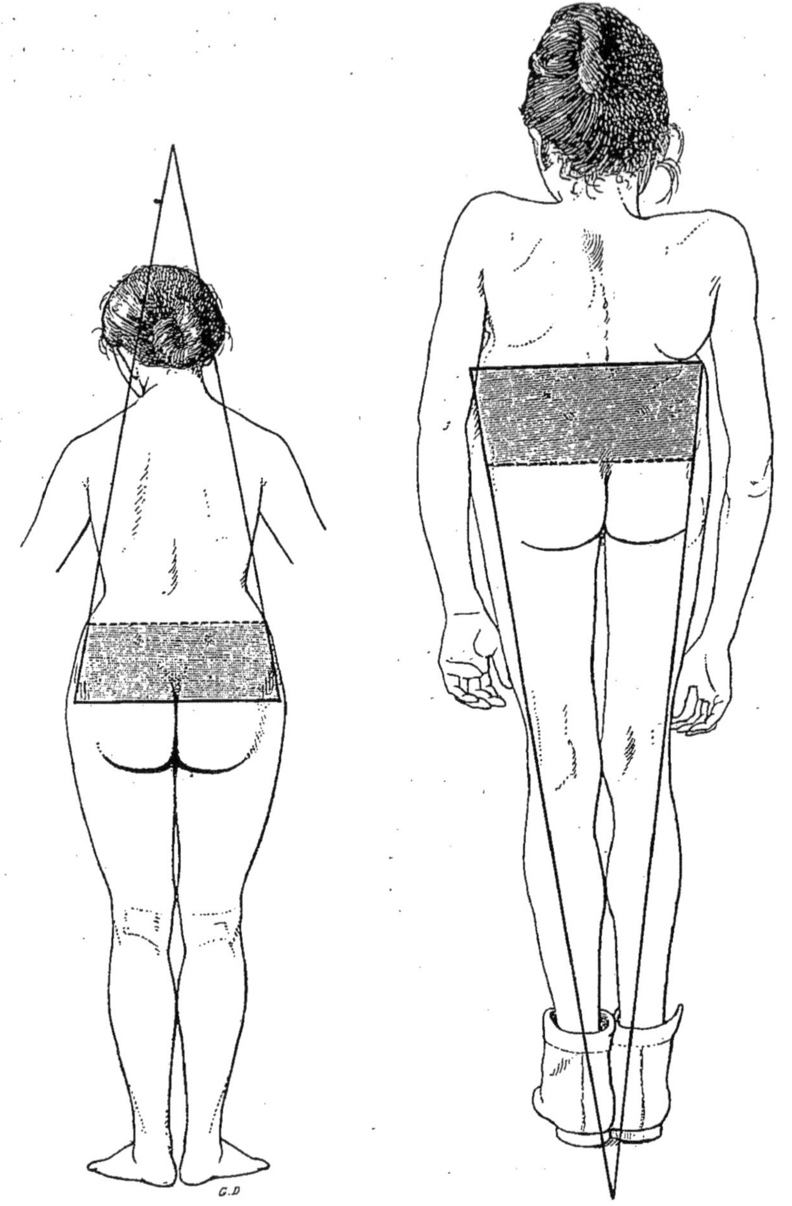

FIG. 79. — Bassin normal. Intersection des lignes ilio-trochantériennes.

FIG. 80. — Bassin cyphotique (service de M. Tarnier). Intersection des lignes ilio-trochantériennes.

partie inférieure du tronc chez la femme cyphotique, et obtenir ainsi un élément de diagnostic qui permet, à défaut d'autres signes objectifs, de distinguer le bassin cyphotique des autres viciations liées à différentes dispositions pathologiques des segments sus et sous-pelviens du squelette (Neugebauer). En effet, si, chez la femme bien conformée, l'on relie par une ligne droite, de chaque côté du bassin, le sommet de la saillie trochantérienne et le point où la crête iliaque se montre le plus déjetée en dehors, et si l'on prolonge cette ligne jusqu'à ce qu'elle vienne couper, dans le plan médian, une ligne similaire tracée sur l'autre côté du corps, on voit que le point d'intersection s'élève au-dessus de la tête (fig. 79).

Dans le cas de cyphose pelvienne, au contraire, l'angle déterminé par la convergence des deux lignes menées par les points de repère que nous venons d'indiquer, offre une disposition inverse de la précédente : Au lieu de s'élever au-dessus de la tête, le sommet de l'angle d'intersection se trouve dirigé en bas, et il semble s'enfoncer dans le sol, au-dessous des pieds de la femme (fig. 80).

Les tracés graphiques revêtent des caractères tout différents, lorsqu'il s'agit de bassins viciés par claudication bilatérale. (Voir plus loin, fig. 108 *bis*.)

b. — *Pelvimétrie interne.* — Comme pour le bassin vicié par le rachitisme, c'est à la pelvimétrie interne que l'accoucheur doit s'adresser pour obtenir les renseignements les plus précis sur la nature, les particularités de forme, et le degré de la viciation pelvienne cyphotique.

D'après l'exposé anatomique qui précède, on comprend que c'est principalement sur les parties latérales de l'excavation pelvienne et du détroit inférieur, que doit porter l'exploration digitale. Pour pouvoir bien étudier la forme du bassin, il est indispensable de procéder à l'examen en disposant la femme de manière à faire directement face aux organes génitaux externes. On est souvent obligé de recourir à la narcose chloroformique : rien n'est plus commun, en effet, que de rencontrer, chez les femmes à bassin cyphotique, une sensibilité douloureuse très accusée de la vulve et du vagin.

Tout d'abord, il suffira d'introduire un ou deux doigts aussi profondément que possible, dans la direction du promontoire, comme pour mesurer d'avant en arrière le détroit supérieur, et l'on se rendra compte de la spaciosité des régions supérieures de l'excavation pelvienne. Non seulement le promontoire et les ailerons du sacrum échappent au toucher, mais encore c'est à peine si le doigt atteint la partie inférieure de la deuxième pièce sacrée. Cependant, dans la cyphose lombo-sacrée, les doigts suivent la paroi postérieure du bassin dans toute sa hauteur ; mais, en ce cas, ils n'arrivent pas à distinguer le siège précis du promontoire ; celui-ci, comme nous l'avons vu, se trouve perdu au milieu des inégalités produites par l'ostéite raréfiante, ou productive, développée au niveau de l'angle de coudure sacro-lombaire.

Pour reconnaître le degré de la déformation en entonnoir de l'excavation pelvienne, il convient de recourir au toucher bimanuel alternatif, et d'explorer successivement la paroi latérale droite à l'aide d'un ou de deux doigts de la main droite, et la paroi gauche avec la main gauche ; c'est là le meilleur procédé pour apprécier la déviation convergente de haut en bas de chacun des deux plans inclinés que forment ces parois.

Comme c'est au niveau du détroit inférieur que l'on rencontre les diamètres les plus petits, en raison même de la disposition infundibuliforme du bassin, on devra tout spécialement s'attacher à la mensuration de ces diamètres.

Celui dont la connaissance précise importe le plus à l'accoucheur, est le bis-ischiatique. C'est lui qu'il convient de considérer comme le diamètre le plus utile au point de vue de l'accouchement; souvent, d'ailleurs, il est plus rétréci que le diamètre antéro-postérieur ou coccy-sous-pubien, aussi, est-ce d'après la notion de son étendue que l'on a coutume de diriger le traitement obstétrical.

Trop souvent, cependant, on a le tort de négliger dans la prévision des difficultés dystociques, le rôle du rétrécissement antéro-postérieur du détroit inférieur. A ce point de vue, Budin a justement insisté, en ces temps derniers, sur l'importance de la mensuration du diamètre coccy-pubien (voir plus loin) du bassin cyphotique, comme il avait déjà auparavant insisté sur le retentissement fâcheux que la saillie des épines sciatiques en dedans peut exercer sur le mécanisme de l'accouchement.

Il importe donc de procéder avec une même attention à la mensuration du diamètre coccy-pubien ou sous-sacro-pubien, et à celle du diamètre bis-ischiatique.

Pour mesurer le diamètre antéro-postérieur du détroit inférieur, le premier soin de l'accoucheur doit être de déterminer le point où ce diamètre aboutit en arrière. Or, ce point varie selon que le coccyx a conservé une mobilité parfaite sur l'extrémité du sacrum, ou selon que l'articulation sacro-coccygienne se trouve ankylosée. Dans le premier cas, le massif coccygien est susceptible d'être rétropulsé sous la poussée de la présentation fœtale, au cours de l'ampliation du périnée, si bien que le diamètre antéro-postérieur utile, devient alors sous-sacro-pubien. Dans la condition contraire, le diamètre utile part de l'extrémité inférieure de celle des articulations inter-coccygiennes qui est située au-dessous de l'ankylose (voyez Atlas de Lenoir, Sée et Tarnier, p. 7), et correspond au diamètre sous-coccy-sous-pubien ou médio-coccy-sous-pubien.

A titre de recherche préalable à cette mensuration pelvimétrique, on doit donc s'assurer du degré de mobilité de la symphyse sacro-coccygienne, en saisissant le coccyx entre deux doigts; le pouce est glissé dans le vagin, au contact de la face antérieure de ce petit os, et l'index est appliqué sur les téguments, au milieu de la rainure interfessière; puis, on exerce de petits mouvements d'avant en arrière.

Une fois cette notion acquise, on mesure, avec l'index introduit dans le vagin, la longueur du diamètre utile, en fixant la pulpe du doigt, soit sur l'interligne sacro-coccygien, soit au sommet même du coccyx ou sur l'une des articulations intercoccygiennes, suivant les cas, et en relevant ensuite l'index jusqu'à ce qu'il appuie contre le ligament sous-pubien, et soit bien en contact avec lui. Ce point de contact est marqué sur la peau de ce doigt, au moyen d'une pression exercée par l'ongle de l'index de l'autre main. A partir de cette empreinte, on applique au long de ce doigt un ruban métrique. Cette technique, comme on voit, ne diffère pas de celle que l'on emploie pour mesurer le diamètre promonto-sous-pubien du bassin aplati (voyez p. 65).

La mensuration du diamètre bis-ischiatique, offre plus de difficultés que celle du diamètre précédent. Il faut déjà posséder quelque expérience du toucher explorateur pelvien, pour arriver à déterminer avec précision les points qui marquent les limites de ce diamètre : les tubérosités ischiatiques sont allongées et obliquement dirigées d'avant en arrière et de dedans en dehors; en outre, elles n'offrent pas d'arête vive qui permette au doigt de limiter leur contour, et de se fixer aisément à leur surface; on se souviendra que c'est la partie postérieure des deux ischions que doit relier le diamètre transverse. Chez les femmes dont la paroi vaginale est souple, et dont le tissu adipeux est peu développé, on reconnaîtra les points de repère indiquant les aboutissants du diamètre cherché, à la petite saillie osseuse qui répond à l'attache antérieure du grand ligament sacro-sciatique.

Différents procédés ont été recommandés par les auteurs pour effectuer la pelvimétrie du diamètre bis-ischiatique; on peut les employer les uns après les autres, dans le but de faire la preuve du résultat fourni par celui auquel on a donné la préférence, et auquel on a eu recours en premier lieu. Ces divers procédés reposent sur des manœuvres internes, externes ou mixtes.

Breisky introduit à l'entrée du vagin un compas d'épaisseur dont il écarte ensuite les branches, jusqu'à ce que les extrémités de celles-ci viennent simultanément se mettre au contact des points de repère osseux choisis sur la face interne des ischions. Au chiffre indiqué par la graduation du compas, il suffit d'ajouter un centimètre, afin de tenir compte de l'épaisseur des parties molles, et l'on obtient ainsi la dimension du diamètre bis-ischiatique.

Les manipulations nécessaires pour appliquer le compas à l'intérieur du vagin sont douloureuses pour la femme, en raison de l'existence presque constante d'un certain degré d'hyperesthésie vulvo-vaginale (Moor-Bailly); elles sont, en outre, difficiles à exécuter : d'une part, à cause de l'étroitesse de l'arcade pubienne qui gêne les mouvements des doigts; d'autre part, à cause de l'instabilité des parties molles qui glissent à la surface des ischions, lorsqu'on cherche à immobiliser les extrémités du compas sur les repères osseux.

Un autre procédé, préconisé par Moor, Schmeidler et Chantreuil, a pour objet de mesurer le diamètre bis-ischiatique sans introduire d'instrument à l'intérieur des voies génitales. La main joue le rôle de pelvimètre. La femme étant disposée dans l'attitude génu-pectorale, on glisse, en travers de la vulve, trois ou quatre doigts étendus et solidement accolés entre eux; on pousse le coin digital ainsi formé vers la partie inférieure de l'arcade pubienne, et on l'enfonce jusqu'à ce que l'on arrive à sentir ses bords enclavés dans la partie la plus large de l'espace inter-ischiatique. Dès lors, on retire la main, sans changer la disposition des doigts, et tout aussitôt on saisit le massif digital entre les deux branches d'un compas gradué, au niveau des points qui conservent la sensation du contact avec les tubérosités ischiatiques.

Quoique peut-être moins délicat à appliquer que le précédent, ce procédé ne donne guère de résultats plus précis. Outre qu'il est difficile d'éviter le chevauchement des doigts, lorsque ceux-ci, enduits au préalable d'un corps gras destiné à faciliter leur introduction, se trouvent comprimés en travers, la sensibilité tactile de leurs faces latérales se trouve trop peu développée pour qu'on ait la certitude, d'une part, d'avoir exactement affronté le diamètre bis-ischiatique véritable, d'autre part, de retrouver, au moment de l'application du compas, les points précis qui avaient été portés au contact des repères osseux.

A ces tentatives de mensuration directe du diamètre transverse par manœuvres internes, nous préférons, avec Tarnier, la mensuration médiate, effectuée à travers les téguments par la pelvimétrie externe.

Pour cela, la femme étant placée, soit sur le dos en position obstétricale, soit préférablement en attitude génu-pectorale, on porte les pouces des deux mains, les ongles tournés en dedans, sur la face interne des deux tubérosités ischiatiques. On enfonce les pouces comme pour leur faire franchir le détroit inférieur, en refoulant au-devant d'eux les téguments du périnée. En déprimant ainsi les parties molles, on arrive à sentir, non sans quelques tâtonnements, les points qui doivent établir les limites du diamètre transverse. Les pouces étant maintenus immobiles, un aide est chargé de mesurer avec un compas, l'espace compris entre les ongles de ces deux doigts qui se font vis-à-vis. Le chiffre recueilli indique l'étendue du diamètre cherché, diminué de l'épaisseur des parties molles séparant ces ongles de la surface des ischions. Pour connaître la longueur réelle, il convient donc d'ajouter à l'écartement du compas, un chiffre variant de 10 à 15 millimètres pour chaque côté, selon le degré d'épaisseur du périnée et de l'extrémité du pouce. Il est encore plus simple d'employer pour cette mensuration un ruban métrique, qui sera tendu entre les deux ischions et fixé par l'extrémité des deux pouces (Tarnier), et alors on n'a plus qu'à lire sur ce ruban le degré d'écartement compris entre les ongles des deux pouces, et à y ajouter 10 ou 15 millimètres pour chaque côté.

D'après la technique indiquée par Frankenhæuser, au lieu de laisser en place les ongles des pouces une fois que ceux-ci ont atteint les points de repère ischiatiques, on imprime, avec leur extrémité, une marque sur les téguments. L'intervalle mesuré en ligne droite entre ces deux empreintes, représente l'étendue exacte du diamètre bis-ischiatique. D'après ses expériences sur le cadavre, Frankenhæuser estime que ce procédé de mensuration ne comporte qu'un maximum d'erreur d'un demi-centimètre.

Une fois la dimension des deux diamètres antéro-postérieur et transverse du détroit inférieur ainsi recueillie, l'accoucheur ne connaît pas encore exactement le degré de perméabilité de l'orifice de sortie du bassin, au point de vue du passage du fœtus. Il doit recourir à une exploration spéciale complémentaire, dans le but de se rendre compte du degré de relâchement des symphyses pelviennes, et d'apprécier, d'après le degré de mobilité en direction excentrique des trois pièces constitutives des parois du bassin, de quelle étendue pourront s'agrandir les diamètres du détroit inférieur au moment où la présentation fœtale viendra exercer une pression excentrique sur les points saillants qui limitent ce détroit.

Pour effectuer cette dernière recherche, on maintient la femme en position obstétricale ou génu-pectorale, et l'on introduit le pouce dans le vagin, en portant la pulpe sur l'extrémité inférieure du sacrum, puis on cherche à rétropulser cet os, par une sorte de mouvement de pédale. D'après l'étendue du déplacement on préjuge ainsi de l'accroissement possible du diamètre sous-sacro-sous-pubien. On répète la même manœuvre pour le diamètre bis-ischiatique, en glissant dos à dos les deux pouces dans le canal vulvo-vaginal, et en refoulant simultanément en dehors les deux tubérosités ischiatiques.

Grossesse et accouchement. — Examinons maintenant les particularités dont peuvent s'accompagner la grossesse et l'accouchement.

Grossesse. — Sous l'influence des modifications apportées par la grossesse aux fonctions circulatoires et respiratoires, la femme cyphotique se trouve exposée à des complications cardio-pulmonaires de même nature que celles que nous avons déjà signalées en étudiant le bassin scoliotique. Même au début de la grossesse, à l'occasion d'un coup de froid ou d'un effort, on peut voir se déclarer brusquement une congestion des deux poumons, avec insuffisance fonctionnelle du cœur droit, et la mort survenir en quelques heures, à moins qu'une saignée copieuse, pratiquée à temps, ne parvienne à rétablir l'équilibre de la petite circulation.

Le raccourcissement en hauteur de la cavité abdominale ne permet pas à l'utérus gravide de trouver, entre le diaphragme et la marge du bassin, un espace suffisant pour se développer librement. De là résulte une double anomalie dans la direction et dans la situation de la matrice.

L'anomalie de direction se traduit par l'antéversion utérine : dans aucune autre variété de viciation pelvienne, cette déviation ne se montre aussi accusée que dans le cas de cyphose (fig. 77).

L'anomalie de situation consiste en un abaissement de l'utérus; cette disposition se trouve d'ailleurs singulièrement favorisée par l'élargissement du détroit supérieur. Le segment inférieur de la matrice est poussé de haut en bas par la présentation fœtale ; celle-ci descend hâtivement et profondément à l'intérieur du petit bassin, et il n'est pas rare de constater dès le septième mois, chez les multipares comme chez les primipares, un engagement du sommet jusqu'au niveau du détroit moyen ou bi-sciatique.

Comme toujours, la présentation du sommet est la plus commune ; il semble même que les présentations vicieuses soient beaucoup plus rares que dans les autres modalités de viciation du bassin. En raison de son engagement profond, le sommet affecte d'ordinaire, de très bonne heure, une position définitive.

Une particularité propre au bassin cyphotique consiste dans la fréquence des positions occipito-pubiennes ou occipito-sacrées, positions que l'on ne rencontre qu'à titre d'exceptions rares dans le cas de bonne conformation du bassin. Cette orientation insolite de la tête fœtale à l'intérieur du petit bassin résulte, d'une part, de l'agrandissement du diamètre antéro-postérieur, d'autre part, du rétrécissement relatif du diamètre transverse du détroit supérieur ; cette disposition a pour effet d'appeler les grands diamètres de la tête dans la direction du diamètre promonto-pubien, afin que l'accommodation soit aussi parfaite que possible.

Accouchement. — L'évolution de l'accouchement n'offre de particularités qu'au point de vue du mécanisme. Les phénomènes physiologiques ne diffèrent pas dans leur allure de ceux que l'on observe dans les cas où le bassin est normal ; rien, en effet, ne vient troubler l'accommodation de la tête fœtale, aussi bien dans le segment inférieur de l'utérus, qu'au pourtour du détroit supérieur ; la dilatation du col s'effectue régulièrement, et la poche des eaux n'offre de caractères spéciaux, ni dans son mode de formation, ni dans sa rupture.

Les difficultés qui peuvent survenir dans l'expulsion du fœtus n'apparaissent qu'au détroit inférieur, lorsque le rétrécissement y est assez marqué pour que la tête soit arrêtée, ou pour qu'elle ne puisse passer qu'à frottement entre les ischions et le coccyx.

Il convient, au point de vue de l'étude de la dystocie mécanique, de diviser les rétrécissements cyphotiques du bassin en trois catégories, selon que le diamètre bis-ischiatique mesure :

1° de 11 à 9 centimètres ;

2° de 9 à 7 centimètres ;

3° moins de 7 centimètres.

1° *Rétrécissements de* 11 *à* 9 *centimètres.* — Dans cette catégorie de rétrécissements, l'accouchement est toujours des plus simples, souvent même il se termine avec une rapidité anormale. Cette facilité d'évolution se comprend si l'on songe qu'au moment où va commencer l'expulsion, la présentation a déjà exécuté les deux premiers temps du mécanisme de l'accouchement, quand elle est très engagée en position oblique, et même les trois premiers, au cas où il s'agit d'une position occipito-pubienne ou occipito-sacrée, cas dans lesquels la rotation est toute faite avant le début du travail. Dès lors, il ne reste plus à la tête qu'à se dégager, en faisant passer son diamètre bipariétal dans l'intervalle inter-ischiatique.

Pour la catégorie de viciations qui nous occupe, cet intervalle se trouve toujours assez spacieux pour donner passage au fœtus ; si primitivement le diamètre bis-ischiatique est un peu trop étroit, comme dans le cas où le rétrécissement est voisin de la limite inférieure de 9 centimètres, il s'élargit secondairement, grâce au refoulement excentrique que le globe céphalique imprime aux deux ischions, sous l'influence des forces expultrices.

2° *Rétrécissements de 9 à 7 centimètres.* — Dans les viciations cyphotiques de cette seconde catégorie, l'accouchement spontané à terme est encore possible ; toutefois, dans la plupart des cas, on est obligé de recourir à une intervention et d'extraire l'enfant.

Dans l'accouchement spontané, le fœtus doit, pour se dégager, surmonter successivement deux obstacles : le premier répond au rétrécissement bi-sciatique de l'excavation pelvienne ; le second est constitué principalement par le rapprochement des deux ischions, et accessoirement par la projection de la pointe du sacrum en avant.

Quelle que soit la présentation, le fœtus franchit les deux détroits, moyen et inférieur, en obéissant à un mécanisme identique ; suivant les cas, les difficultés dystociques peuvent prédominer tantôt au niveau du détroit moyen, tantôt au niveau du détroit inférieur ; mais, dans la grande majorité des cas, c'est pour franchir le détroit inférieur qu'elles apparaissent le plus manifestes. Pour ce motif, et en raison de la similitude des mouvements qu'exécute la tête pour traverser les deux détroits moyen et inférieur, nous étudierons spécialement la dystocie localisée à ce dernier détroit.

Accouchement dans la position occipito-pubienne. — Dans la présentation du sommet en position occipito-pubienne, la tête, avant de commencer à se dégager à travers le détroit inférieur, est obligée de descendre plus profondément, et de déprimer le plancher périnéal plus fortement que dans les conditions normales. Avec un bassin bien conformé, l'occiput pénètre dans le vide de l'arcade pubienne dès que son attache à la nuque atteint le niveau du sommet de cette arcade ; mais dans le bassin cyphotique, il en est autrement : en effet, la déformation en entonnoir comporte un rapprochement anormal des deux branches ischio-pubiennes, de sorte que l'arcade des pubis n'offre pas, à sa partie supérieure, une largeur suffisante pour permettre à l'occiput de s'engager entre ses bords de manière à toucher le ligament triangulaire. De là, nécessité pour la tête de descendre outre mesure, jusqu'à ce qu'elle soit assez abaissée pour que la partie postérieure du crâne puisse trouver passage entre les deux branches ischio-pubiennes. Or, ce lieu de passage est d'autant plus rapproché de la base de l'arcade, c'est-à-dire de l'espace inter-ischiatique, que le rétrécissement est plus étroit.

Une fois que le sommet s'est engagé aussi profondément que possible, la tête affecte avec le détroit inférieur les rapports suivants : elle est fléchie au maximum, et elle appuie sur les trois saillies concentriquement rapprochées (tubérosités ischiatiques et pointe du sacrum) qui limitent le détroit inférieur de l'entonnoir pelvien. En raison de la profondeur de l'engagement et de l'étroitesse de l'arcade pubienne, il existe, entre la tête et le sommet de l'arcade pubienne, un espace vide, inutilisable pour l'accouchement, et dans lequel on peut facilement insinuer le bout du doigt (fig. 81).

Ainsi disposé, le sommet butte par sa région sagittale sur la pointe du sacrum projetée en avant ; il ne peut, par conséquent, reculer suffisamment d'avant en arrière pour permettre à son diamètre bipariétal d'arriver jusqu'à un diamètre transverse obstétrical assez large pour le laisser passer. Pour franchir le détroit inférieur, la tête fœtale a donc à surmonter deux obstacles qui proviennent de ce que, d'une part, le diamètre coccy-pubien est trop court, et de ce que, d'autre part, elle ne peut amener son diamètre bipariétal assez en arrière pour que le sommet puisse franchir le diamètre bis-ischiatique. Ce dernier élément de dystocie est le plus important des deux : en conséquence, la difficulté que la nature doit surmonter pour effectuer le dégagement de la tête fléchie à travers le détroit inférieur du bassin cyphotique, se montre de tous points comparable à celle qui constitue l'obstacle à l'engagement de la tête demi-fléchie dans le détroit supérieur du bassin aplati. Dans les deux cas, le problème consiste à faire passer une tige de 9 centimètres et demi,

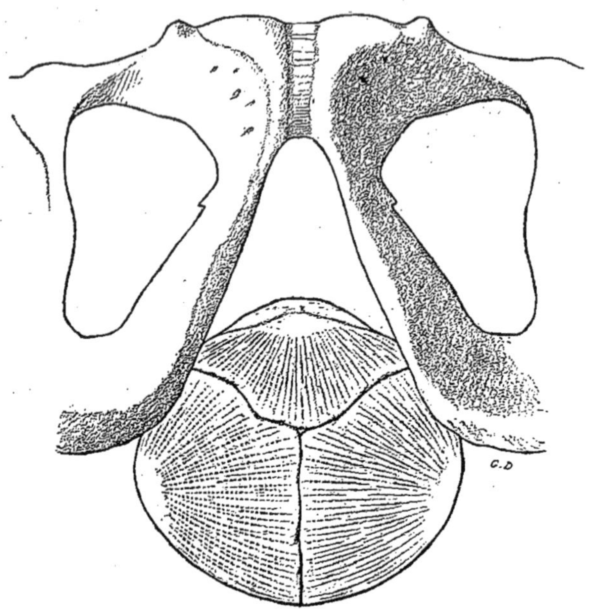

Fig. 81. — Défaut d'adaptation de la forme de la tête à celle de l'arcade pubienne.

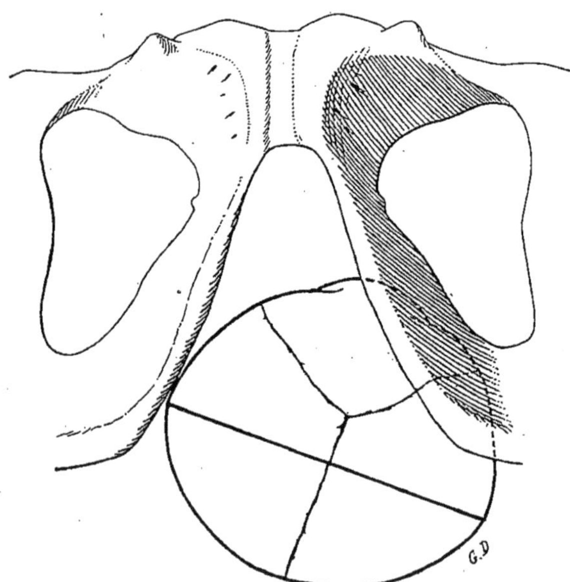

Fig. 82. — Dégagement de la tête au détroit inférieur d'un bassin cyphotique.

dans un espace dont la largeur est moindre, et il se résoud de la même manière pour l'un et l'autre de ces deux cas : ici, le diamètre bipariétal franchit l'espace inter-ischiatique en deux temps (fig. 82) ; dans un premier temps, la tête s'incline indifféremment sur l'une ou sur l'autre de ses deux moitiés latérales ; elle commence ainsi par abaisser l'une des deux bosses pariétales au long de la tubérosité ischiatique correspondante; dans un second temps, elle exécute une révolution en sens transversal autour de son diamètre sagittal comme axe, et elle prend une attitude asynclitique qui est absolument inverse de la précédente ; ce mouvement est destiné à faire descendre à son tour la seconde bosse pariétale au-dessous du détroit inférieur. Le mouvement de bascule alternative sur l'un et l'autre des deux pariétaux, n'est pas le seul auquel la tête obéit pour franchir la limite inférieure de la filière pelvienne ; il s'y ajoute un déplacement oblique des deux bosses pariétales qui se produit en même temps que la tête bascule de côté. La bosse pariétale qui s'abaisse la première glisse, non pas verticalement, mais obliquement de haut en bas et d'arrière en avant au long de la tubérosité ischiatique, tandis que la bosse opposée, au moment où elle descend, se trouve reportée en sens inverse, c'est-à-dire en arrière de l'autre tubérosité ischiatique. Cliniquement, la déviation oblique du diamètre bipariétal se traduit par l'obliquité de la tête, au moment où celle-ci arrive sur le plancher périnéal.

En suivant attentivement du doigt l'évolution de cette phase du mécanisme de l'accouchement, on constate que, le plus souvent, ce n'est qu'au prix de plusieurs oscillations successivement exécutées sur chacun des deux pariétaux, que la tête parvient à franchir, comme par degrés, le diamètre transverse du détroit inférieur.

Accouchement dans la position occipito-sacrée. — Lorsqu'il s'agit d'une position occipito-sacrée, sans rotation de l'occiput en avant, le dégagement à travers le détroit inférieur rencontre moins de difficultés pour s'effectuer que lorsqu'il existe une position occipito-pubienne.

En effet, la tête se fléchit au maximum comme dans la précédente position, à mesure qu'elle glisse par son extrémité occipitale, comme sur un plan incliné, au long de la face antérieure du sacrum. Au moment où elle atteint le détroit inférieur, elle affecte les rapports suivants : le bregma dirigé en avant, vient appuyer sur la face postérieure des deux branches de l'arcade pubienne ; quant au diamètre bipariétal, au lieu d'affronter, comme dans la position occipito-pubienne, l'espace interpubien ou inter-ischiatique, là où l'arcade du pubis est trop étroite, il glisse en arrière de celle-ci, c'est-à-dire au niveau du diamètre transverse maximum du détroit inférieur. Le mécanisme du dégagement comporte, comme dans la position occipito-pubienne, une succession d'oscillations de la tête sur l'un et l'autre de ses deux pariétaux. Grâce à la disposition acuminée de son extrémité frontale, la tête adapte mieux sa forme à celle de l'arcade pubienne que lorsque l'occiput regarde directement en avant; aussi, au moment où va s'effectuer le dégagement en position occipito-sacrée, le vertex remplit-il en entier le vide interpubien, et ne trouve-t-on pas, entre la partie fœtale et le ligament triangulaire, un aussi grand espace inutilisable pour l'accouchement, que celui dont nous avons parlé plus haut à propos de la position occipito-pubienne.

Accouchement dans la présentation de la face. — Ce que nous avons dit du rétrécissement de l'arcade pubienne, permet de comprendre comment de toutes les présentations, celle de la face se montre la plus favorable, au point de vue de l'expulsion du fœtus, à condition toutefois qu'il s'agisse d'une position mento-antérieure.

Een effet, lorsque la rotation s'est effectuée, le menton trouve toute facilité, grâce à sa forme acuminée, pour se dégager à travers l'arcade pubienne, en passant par la partie supérieure de cette arcade, au ras du ligament triangulaire. Une fois en partie dégagé par son extrémité antérieure, le diamètre occipito-mentonnier se trouve raccourci d'autant, et sa portion intra-pelvienne bascule alors aisément à l'intérieur du bassin. Grâce à la conformation conique du massif facial, à mesure que la tête se fléchit, la bouche, le nez et le front passent successivement, sans grandes difficultés, entre les deux branches ischio-pubiennes, malgré l'étroitesse de l'arcade.

Dans cette révolution, les bosses pariétales décrivent un demi-cercle dont le rayon est à peu près représenté par une ligne étendue du point sous-mentonnier au milieu de la suture sagittale, car cette ligne offre une longueur suffisamment restreinte pour qu'il soit possible à la voûte du crâne de glisser, depuis le bregma jusqu'à l'occiput, au-devant de l'extrémité inférieure du sacrum projetée en avant.

Dans cette révolution, les bosses pariétales passent par la partie la plus élargie de l'espace inter-ischiatique.

Accouchement dans la présentation du siège. — Dans la présentation du siège, le mécanisme du dégagement de la tête venant dernière offre une grande analogie avec celui qu'on observe dans la présentation de la face. Une fois le tronc dégagé et la base du crâne amenée au détroit inférieur, la nuque vient occuper exactement le sommet de l'arcade pubienne, grâce au tassement que les parties molles du cou subissent en ce point. Le menton d'abord, et après lui le massif conique de la face, glisse entre les deux ischions, en pivotant de haut en bas et d'arrière en avant, autour du point d'appui que prend le sous-occiput au bas de la face postérieure des pubis; comme dans la présentation de la face, le vertex décrit un arc de cercle, mais ici, le rayon est représenté par une ligne qui s'étend du sous-occiput au milieu du diamètre bipariétal, et qui se trouve encore plus courte que celle qui est en jeu dans le dégagement de la face. La voûte du crâne trouve ainsi toutes facilités pour passer au-devant de la pointe du sacrum, au fur et à mesure que le massif facial se dégage en avant.

3° *Rétrécissements inférieurs à 7 centimètres.* — Dans cette catégorie de rétrécissements, l'accouchement spontané doit être considéré comme une rare anomalie. Il n'est possible qu'à la condition que le fœtus ait une tête petite et peu ossifiée, ou encore que le relâchement des symphyses soit porté à l'extrême. Le mécanisme ne diffère pas de celui que nous venons de décrire pour la précédente catégorie.

Pronostic. — A consulter les statistiques, on pourrait croire que l'accouchement dans le cas de bassin cyphotique comporte un pronostic des plus défavorables. C'est ainsi que, sur vingt cas, Phœnomenow n'a relevé que quatre faits d'accouchement spontané, dont un avant terme. Pour ces vingt cas, on compte : 6 accouchements prématurés artificiels, 4 applications de forceps et 5 opérations césariennes.

Dans la statistique, plus récente et plus riche, publiée par F. Neugebauer, et comprenant 56 cas de cyphoses (mis à part les faits de spondylizème proprement dit), 26 femmes ont succombé, et des 92 enfants que ces femmes avaient eus, et dont le sort a été indiqué, 41 sont morts.

Dans les registres de la Maternité de Paris, de 1887 à 1893, nous avons trouvé 12 observations d'accouchements chez des femmes atteintes de cyphose simplement qualifiée de *dorsale* ou *lombaire*. Sur ce nombre, il n'y eut que 4 accouchements spontanés ; une fois, on provoqua l'accouchement prématuré ; quatre fois on eut recours au forceps ; une fois à la version ; une fois à l'extraction du siège ; une fois à la basiotripsie ; une fois enfin, à l'opération césarienne.

Des douze femmes, une seule succomba ; ce fut celle qui subit cette dernière opération. Des douze enfants, huit naquirent vivants ; un était mort et macéré (cas de basiotripsie).

En réalité, malgré la gravité indiquée par les statistiques, nous estimons que le pronostic de l'accouchement, à degré égal d'angustie pelvienne, doit être considéré comme moins défavorable pour les rétrécissements du détroit inférieur que pour ceux du détroit supérieur. Notre opinion nous semble suffisamment motivée, si l'on songe au jeu considérable que le relâchement des symphyses pelviennes peut donner aux parois du petit bassin, et en particulier aux saillies osseuses qui limitent le détroit inférieur. Souvent d'ailleurs, on est frappé de la facilité et de la rapidité avec lesquelles accouchent à terme des bossues chez lesquelles on n'aurait pas hésité à provoquer l'accouchement prématuré artificiel, si l'on avait été appelé à temps.

Une autre raison sur laquelle nous nous appuyons, est la facilité relative des interventions dans les cas de bassin cyphotique (mise à part la version, à cause de l'engagement profond de la présentation). Au lieu, en effet, d'agir dans la profondeur du bassin, comme lorsqu'il s'agit de rétrécissement du détroit supérieur, l'accoucheur opère presque à découvert, puisque la présentation fœtale se trouve arrêtée juste au-dessus du plancher pelvien.

En réalité, la gravité du pronostic tient en grande partie à ce que le rétrécissement du détroit inférieur, quand il n'est pas considérable, est souvent méconnu par les médecins ou les sages-femmes, parce qu'ils trouvent la tête profondément engagée, et qu'ils restent alors dans une expectation démesurément prolongée, s'imaginant bien à tort que rien ne s'opposera à la terminaison spontanée de l'accouchement.

Un accident des plus communs, et dont la pathogénie s'explique par la descente exagérée que doit subir la tête sur le plancher pelvien avant de se dégager, est la déchirure totale ou partielle du périnée. Tantôt cette lésion a pour point de départ la fourchette vulvaire ; tantôt elle consiste en un éclatement central du plancher pelvien.

Les complications les plus graves de l'accouchement chez les cyphotiques sont : la rupture de l'utérus (Moor), ou celle de la symphyse pubienne (Horwitz).

Comme dans tous les cas de rétrécissements, l'enfant présente fréquemment à sa naissance des marques de pression sur les téguments ou sur les os du crâne : le plus souvent ce sont des sugillations ecchymotiques de la peau ; parfois, on rencontre des enfoncements osseux en rigole.

Les marques cutanées offrent d'habitude une disposition linéaire, comme si elles avaient été tracées à l'aide d'un poinçon ; elles se produisent au contact

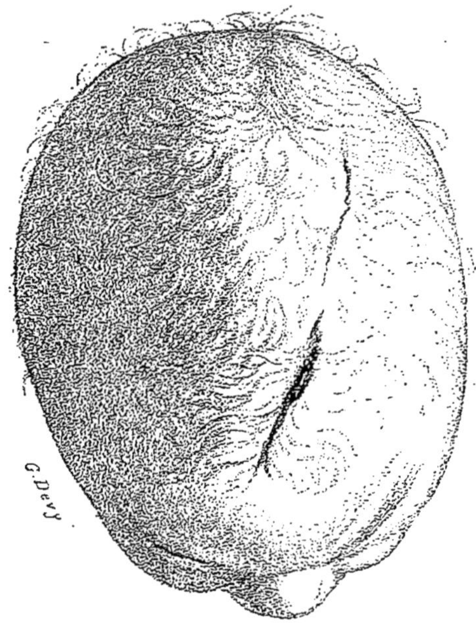

Fig. 83. — Marques de pressions cutanées produites par les épines sciatiques. Bassin cyphotique (d'après une photographie de la thèse de Lelièvre).

des épines sciatiques, dans le temps où la tête exécute une ou plusieurs inclinaisons latérales pour franchir le détroit moyen (Budin).

La figure 83, empruntée à la thèse de Lelièvre, montre la disposition qu'offrait la marque de pression cutanée dans un cas d'accouchement prématuré, avec présentation du sommet en position occipito-pubienne ; il s'agissait d'une femme cyphotique dont le bassin mesurait 7 centimètres au niveau du diamètre bis-ischiatique.

Conduite à tenir. — Comme dans toutes les variétés de viciations du bassin, l'accoucheur peut être appelé à tenir une conduite de choix ou d'urgence, selon les circonstances.

Pour la première catégorie de rétrécissements, ceux dans lesquels le diamètre bis-ischiatique mesure 9 centimètres au moins, on doit compter sur un accouchement spontané, et laisser la grossesse évoluer jusqu'au terme normal.

Pour les rétrécissements de 9 à 8 centimètres et demi, on peut encore demeurer dans l'expectation, à moins que le fœtus ne soit très volumineux, ou que la mobilité des symphyses du bassin ne fasse entièrement défaut. Cependant, si l'on a quelques doutes sur le volume du fœtus et sur la mobilité articulaire du bassin, on ne doit pas hésiter à faire accoucher la femme à huit mois et demi.

Lorsque le diamètre bis-ischiatique mesure de 8 centimètres et demi à 5 centimètres, l'accouchement prématuré artificiel, combiné au besoin avec la symphyséotomie, en particulier lorsque le rétrécissement se trouve compris entre 6 et 5 centimètres, s'impose comme opération de choix.

Dans ce dernier cas, on ne se fondera pas exclusivement sur la dimension précise du diamètre bis-ischiatique, pour décider du moment auquel il convient d'interrompre la grossesse, car suivant le degré de mobilité des ischions de dedans en dehors, et de la pointe du sacrum en arrière, on pourra retarder le moment de l'intervention de deux à quatre semaines.

Lorsque la femme est arrivée à terme, et qu'au cours du travail se manifestent des difficultés dystociques, ou des accidents menaçant la santé de la mère ou de l'enfant, on aura recours à l'emploi du forceps pour procéder à l'extraction du fœtus, à moins qu'il ne devienne avéré que ce genre d'opération est impraticable ou dangereux pour l'enfant, en raison du degré de rétrécissement.

Les deux premiers temps de l'application du forceps se font sans difficulté, la tête étant arrêtée à la partie inférieure de l'excavation pelvienne, et par conséquent très accessible. Mais pour faire franchir à la tête le diamètre bis-ischiatique, il est utile, comme toujours, d'agir autant que possible dans le sens des efforts de la nature. Or, la tête exécutant pour se dégager spontanément une série d'oscillations latérales alternantes, on aura soin d'imprimer au forceps de légers mouvements de pendule en sens transversal, pour aider au dégagement de l'extrémité céphalique fléchie. On peut aussi mettre à profit l'influence de l'attitude des membres pelviens sur les dimensions du détroit inférieur, et placer la femme dans la posture obstétricale exagérée qui, suivant les expériences de MM. Duncan et Laborie, agrandit ce détroit.

Si l'emploi du forceps était d'emblée reconnu impraticable, ou si on échouait dans une tentative d'application de cet instrument, on devrait faire la symphyséotomie, car sans cela on se trouverait réduit à l'alternative de pratiquer soit la crâniotomie, soit l'opération césarienne.

La crâniotomie est la seule opération indiquée, quand l'enfant a succombé; elle devra également être mise en œuvre, l'enfant étant vivant, lorsque les conditions de l'état général de la femme, ou celles du milieu opératoire, feront considérer comme dangereux pour la parturiente tout mode d'intervention reposant sur la section des tissus maternels.

L'embryotomie céphalique est praticable dans le bassin cyphotique même lorsque le rétrécissement du diamètre bis-ischiatique atteint la limite extrême de 35 millimètres. Toutefois au-dessous de la dimension de 5 centimètres, il est indispensable de faire usage soit du cranioclaste, soit des deux premières branches seulement du basiotribe.

Les procédés d'intervention sanglante destinés à agrandir le détroit inférieur consistent dans la symphyséotomie et dans l'opération de Kraske.

Ainsi que l'avait dit Chantreuil, la symphyséotomie trouve dans le cas de bassin cyphotique son application la meilleure ; on sait, en effet, que, par l'incision de la symphyse pubienne, on peut agrandir le diamètre bis-ischiatique d'une étendue sensiblement égale à l'écartement que l'on imprime aux deux moitiés de l'arc antérieur du bassin sectionné.

Au lieu de s'adresser à la symphyséotomie pour donner du jeu aux parois de l'excavation pelvienne, on a songé à agrandir directement le détroit inférieur rétréci, en supprimant une partie de l'obstacle. Solovnikoff a communiqué, au quatrième congrès de Pirogoff en 1891, une observation de bassin en entonnoir pour lequel il a pratiqué l'opération de Kraske : cette opération consiste à détacher les ligaments sacro-sciatiques de leurs insertions sacrées et coccygiennes, puis à couper le sacrum en travers, au-dessous des troisièmes trous sacrés (Morestin).

Cette opération, n'étaient les difficultés plus grandes du manuel opératoire et la gravité du traumatisme qu'elle comporte, pourrait être préférée à la symphyséotomie, en ce qu'elle donne des résultats définitifs au point de vue de l'élargissement antéro-postérieur du bassin, et en ce qu'elle agrandit le bassin dans ce sens pour les accouchements ultérieurs.

Quant à l'opération césarienne, bien qu'elle ait donné des succès entre les mains de Fritsch (th. de Schulten, février 1894), elle ne saurait être indiquée du moment où l'on est en mesure de lever sûrement l'obstacle à l'accouchement, en ayant recours à l'une des deux opérations sanglantes ci-dessus mentionnées, et de délivrer la femme sans lui faire courir des risques aussi grands que ceux d'une hystérectomie abdominale.

§ 4. — Bassins cyphotiques complexes.

A l'action de la cyphose sur le bassin, peut venir se joindre et s'associer celle d'autres éléments de déformation; il en résulte la production de viciations complexes.

Ces éléments concomitants consistent, soit en incurvations vertébrales surajoutées à la cyphose, soit en altérations du tissu osseux du bassin, soit encore en malformations de la partie sous-pelvienne du squelette (ce qui détermine une répartition vicieuse des contre-pressions fémorales sur le bassin), soit enfin en anomalies originelles dans le mode de développement des os pelviens (concomitance de la malformation de Nægelé avec la déformation cyphotique, bassin de Guichard) (fig. 84).

Nous envisagerons particulièrement, dans ce chapitre, les déformations causées par la combinaison des effets de la cyphose avec ceux de la scoliose ou du rachitisme, selon que ces deux derniers genres d'altération du squelette se trouvent isolément ou simultanément associés à la cyphose.

Bassin cypho-scoliotique. — Lorsque la gibbosité vertébrale est à la fois cyphotique et scoliotique, la courbure complexe du rachis influe sur la forme du bassin, suivant les lois générales que nous avons indiquées plus haut.

Selon qu'il y a prédominance de l'élément scoliose ou de l'élément cyphose dans la déviation du tronc, on voit, lorsque le sacrum se trouve englobé dans

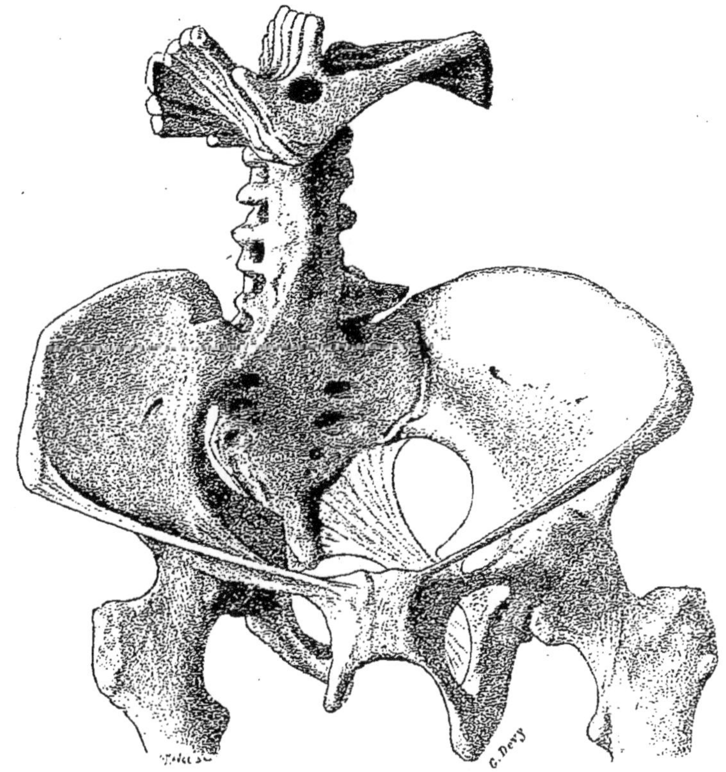

FIG. 84. — Bassin cyphotique oblique ovalaire de Guichard (d'après un moulage du musée Depaul).

la courbure de compensation, le bassin se rapprocher dans sa forme du type cyphotique ou du type scoliotique.

Toutefois, lorsque les deux courbures pathologiques participent à degré égal à la formation de la gibbosité, c'est toujours l'action de la cyphose qui l'emporte dans le retentissement sur le bassin, en admettant, bien entendu, que la déviation vertébrale complexe ne se trouve pas compensée au-dessus du sacrum.

Ce rôle prépondérant de la cyphose se comprend, si l'on songe que celle-ci compte, parmi les effets qu'elle produit sur le bassin, le rejet du promontoire en arrière; elle fait donc ainsi disparaître ou, tout au moins, elle atténue l'un des caractères anatomiques du bassin scoliotique, celui qui consiste dans la projection de l'angle sacro-vertébral en avant.

Au détroit inférieur, l'influence respective des deux courbures rachidiennes se manifestant par des effets opposés, la scoliose atténue en partie le rôle déformateur de la cyphose; en effet, tandis que cette dernière tend à rétrécir le détroit inférieur en sens transversal, la scoliose, au contraire, tend à déterminer un élargissement unilatéral de ce détroit, en attirant en dehors l'un des deux ischions.

Bassin cypho-rachitique. — Il existe un antagonisme absolu entre les effets de la cyphose et ceux du rachitisme sur le bassin : la cyphose attire en haut et en arrière la base du sacrum; le rachitisme, au contraire, refoule le promontoire en bas et en avant; le premier de ces deux éléments agrandit le détroit supérieur d'avant en arrière, tandis que le second l'aplatit. L'un rétrécit le détroit inférieur en travers; l'autre, au contraire, l'élargit.

Il résulte de ce conflit que lorsque le ramollissement rachitique des os coïncide avec la cyphose, c'est-à-dire lorsqu'il retentit en même temps sur la colonne vertébrale, en déviant celle-ci en arrière, et sur les os pelviens en les privant de consistance, les effets pathologiques complexes propres à l'action de la double dystrophie osseuse se détruisent les uns les autres au niveau des parois du bassin.

Il arrive ainsi qu'une femme atteinte de distorsions du squelette des plus accusées, possède un bassin sensiblement normal au point de vue de la capacité, et qu'elle accouche avec facilité.

Il est rare cependant que cette compensation soit parfaite. S'il s'agit d'une cyphose rachitique élevée, la courbure lordotique compensatrice sous-jacente peut se développer avec excès, en raison même du degré de ramollissement des os. En ce cas, le bassin est aplati dans le sens antéro-postérieur, et prend le type lordo-rachitique, bien que la femme soit bossue.

Par contre, la production d'une cyphose lombaire chez une femme rachitique, détermine parfois une viciation en entonnoir de toute l'excavation pelvienne.

Bassin cypho-scolio-rachitique. — On doit considérer comme une véritable anomalie l'existence d'une cyphose pure d'origine rachitique; presque toujours la gibbosité est complexe et offre la disposition cypho-scoliotique.

A l'inverse de ce qui a lieu pour la cypho-scoliose non rachitique, on voit prédominer sur le bassin les effets de la scoliose. On comprend qu'il en soit ainsi, puisque les effets de la cyphose et ceux du rachitisme se compensent sur le bassin, tandis que ceux de la scoliose et du rachitisme agissent dans le même sens.

Le bassin cypho-scolio-rachitique ne diffère en somme du bassin scolio-rachitique, qu'en ce que les effets d'aplatissement antéro-postérieur se trouvent en partie corrigés par l'influence de la cyphose; mais si l'aplatissement antéro-postérieur du bassin est atténué, la déformation des deux détroits en sens oblique n'est en rien modifiée.

La disposition complexe de la déviation vertébrale joue, comme on le voit, un rôle favorable, et le bassin cypho-scolio-rachitique se montre moins impropre au passage du fœtus que le bassin simplement scolio-rachitique.

Suivant la prédominance de l'un des éléments déformateurs (cyphose, scoliose ou rachitisme) dans chaque variété du bassin cyphotique complexe, on verra l'accouchement évoluer d'après le mécanisme propre au bassin cyphotique pur, ou au bassin scolio-rachitique.

On établira le diagnostic, et on règlera la conduite à tenir d'après les données que nous avons exposées dans les paragraphes consacrés à l'étude de ces deux dernières variétés de viciations pelviennes.

ARTICLE IV

BASSINS VICIÉS PAR DÉPLACEMENT DE LA COLONNE VERTÉBRALE PAR RAPPORT AU PELVIS

(BASSINS COUVERTS. PELVIS OBTECTA.)

La région d'attache de la colonne vertébrale avec le bassin peut être le siège d'altérations anatomiques, qui vicient les rapports de continuité que le rachis affecte, à l'état normal, avec la paroi postérieure du bassin.

Ces altérations retentissent sur le squelette suivant deux modalités différentes, selon que le foyer pathologique répond aux corps ou aux arcs des vertèbres adjacentes au sacrum.

En d'autres termes, le déplacement du rachis par rapport au bassin, comporte deux variétés bien distinctes, tout au moins au point de vue pathogénique :

1° La tige rachidienne s'affaisse sur elle-même et penche en avant, par suite de la destruction des corps vertébraux qui avoisinent ou qui constituent directement l'articulation sacro-vertébrale. A cette disposition vicieuse répond la variété de déplacement nommée affaissement vertébral ou spondylizème. (σπόνδυλος, vertèbre ; ἵζημα, affaissement).

2° La colonne vertébrale, mal fixée à sa partie inférieure, par suite d'une malformation de la cinquième ou de l'une des dernières vertèbres lombaires, glisse en totalité d'arrière en avant, et suivant le degré ou la variété du glissement, vient tantôt surplomber le détroit supérieur, tantôt tomber à l'intérieur de l'excavation pelvienne. Ce déplacement porte le nom de glissement vertébral ou de spondylolisthésis (σπόνδυλος, vertèbre ; ὀλισθήσις, glissement).

Dans le spondylizème, la lésion originelle qui donne lieu au déplacement vertébral, porte sur le corps d'une ou de plusieurs vertèbres ; dans le spondylolisthésis, elle a pour foyer l'arc d'une des dernières vertèbres lombaires, le plus habituellement, celui de la dernière.

Ces deux dispositions pathologiques de la colonne vertébrale présentent un caractère commun, au point de vue obstétrical, dans leur mode de retentissement sur la filière pelvienne : elles bouchent l'entrée du bassin, soit directement, soit à distance; elles apportent ainsi une entrave à l'engagement du fœtus. Dans le spondylizème, l'obstacle siège au-dessus du détroit supérieur; dans le spondylolisthésis, tantôt il se trouve localisé au niveau même de ce détroit, tantôt il occupe la marge du bassin et même l'excavation pelvienne. De là est venue la dénomination de bassin couvert, ou de *pelvis obtecta*, donnée indistinctement à ces deux variétés de malformations pelviennes, en raison de l'obstruction qu'elles déterminent au-dessus ou au niveau de la marge du bassin.

Cette qualification, commune au spondylizème et au spondylolisthésis, offre l'inconvénient d'établir une confusion entre deux malformations du squelette qui sont, ainsi que nous venons de le voir, tout à fait dissemblables par leur origine. F.-J. Herrgott, en 1876, a fait disparaître cette confusion, en différenciant, sous le nom de spondylizème, l'affaissement vertébral lié à une destruction des corps des vertèbres, du glissement occasionné par l'élongation ou le diastasis d'un arc vertébral.

A la vérité, si le départ établi entre les deux modalités de déplacement du rachis que nous venons de distinguer, se trouve parfaitement justifié au point de vue pathogénique, il s'en faut qu'il soit toujours aisé à établir en pratique, lorsqu'on est appelé à se prononcer, pièces anatomiques en main, sur la nature exacte de la lésion vertébrale à laquelle on a affaire en certains cas. En effet, les modifications de forme et de texture qui tirent leur origine de la nutrition vicieuse des pièces osseuses rachidiennes directement intéressées, entraînent au niveau du foyer de glissement ou d'affaissement vertébral, la production de déformations telles, qu'on peut avoir la plus grande peine à reconnaître si l'altération osseuse primitive a porté sur l'arc ou sur le corps des vertèbres.

§ 1. — Spondylizème.

Bibliographie chronologique. — BELLOC. Transact. médic., 1833, t. III, et LENOIR, Atlas complém., 1865. — ROKITANSKY. Œsterreich. med. Iahrb., 1839, t. XIX, p. 202. — KILIAN. De Spondylolisthesi. Bonn, 1853. — HOWITZ. Hospital. Tidende, 1855, 20 septembre. — OLSHAUSEN. Monats. f. Geburtsk., 1861, t. XVII, p. 255, et 1864, t. XXIII, p. 190. — DIDIER. Cyph. angul. sacr. vertébr. Th. Nancy, 1874. — FEHLING. Pelvis obtecta, etc. Archiv. f. Gynäk., 1872, t. IV, p. 1. — F. J. HERRGOTT. Du spondylizème. Arch. Tocol., février-mars 1877, et Spondyliz. et Spondylolisth., Ann. Gyn., mai 1883. — DEPAUL. Rapport Acad. méd., 23 janvier 1877.

Nomenclature alphabétique des auteurs.

BELLOC, 1833.
DEPAUL, 1877.
DIDIER, 1874.
FEHLING, 1872.
F.-J. HERRGOTT, 1877 et 1883.
HOWITZ, 1855.
KILIAN, 1853.
LENOIR, 1865.
OLSHAUSEN, 1861 et 1864.
ROKITANSKY, 1839.

La description du bassin spondylizémateux a été établie par F.-J. Herrgott (*Annales de gynécologie*, 1877 et 1883) d'après l'étude ou l'examen direct de sept pièces anatomiques dues à Belloc, Stoltz, Fehling, Glüge, Olshausen, Howitz et Depaul.

Le spondylizème, envisagé en dehors du rôle dystocique spécial qu'il joue en déterminant une obstruction sus-pelvienne, rôle qui lui a valu une place à part dans le cadre de la pelvilogie, à titre d'entité bien précise, n'est autre, au point de vue de la lésion originelle de la colonne vertébrale, qu'une variété de cyphose offrant un siège lombo-sacré ou exclusivement sacré et affectant une disposition angulaire.

Sous l'influence d'un processus inflammatoire, lié d'ordinaire à la tuberculose, les corps des vertèbres intéressées subissent une raréfaction de leur tissu; une fois dépourvus de consistance, ils s'effondrent sous la pression du poids du tronc.

Lorsqu'on examine, après la cessation des phénomènes inflammatoires, la disposition anatomique du segment vertébral ainsi déformé, on constate que les corps vertébraux primitivement altérés n'existent plus qu'à l'état de vestiges; ce sont des noyaux informes, tantôt en partie dissociés, tantôt réunis en une masse unique qui affecte d'ordinaire une disposition cunéiforme. Le coin ainsi formé a sa base tournée en arrière, où elle est munie d'un prolongement constitué par l'arc vertébral demeuré relativement intact; ce coin semble avoir été enfoncé d'arrière en avant dans la partie postérieure du rachis.

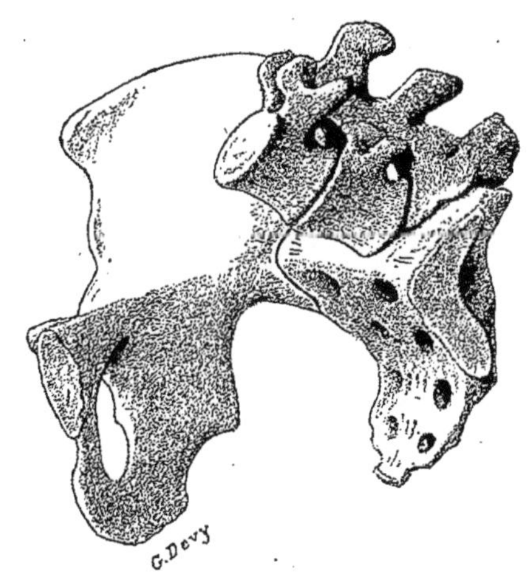

Fig. 85. — Bassin spondylizémateux de Stoltz (d'après le professeur F. Herrgott).

La colonne vertébrale, en quelque sorte sapée par sa base, s'infléchit tout d'une pièce en avant, et s'abaisse fortement, de telle sorte qu'elle vient surplomber de plus ou moins près la marge du bassin.

En raison de cette bascule, l'apophyse épineuse de la cinquième lombaire se relève de bas en haut, et affecte une direction presque verticale; au lieu d'être en contact avec celle de la première sacrée, elle s'en trouve très éloignée (4 centimètres, Didier).

Le foyer le plus commun du spondylizème répond à la cinquième lombaire (bassin de Stoltz) (fig. 85). Sur le bassin de Credé, étudié par Fehling, ce foyer est plus étendu; les corps vertébraux des quatrième et cinquième lombaires se trouvent, sur cette pièce, presque entièrement détruits dans leur partie antérieure; leurs débris sont fusionnés en une masse unique qui se trouve plus développée en épaisseur et en hauteur du côté droit que du côté gauche.

Sur cette même pièce on voit que la première sacrée est fortement érodée en son milieu. Indépendamment de l'affaissement qu'elle présente en direction verticale, la colonne vertébrale a subi un glissement partiel en avant, de

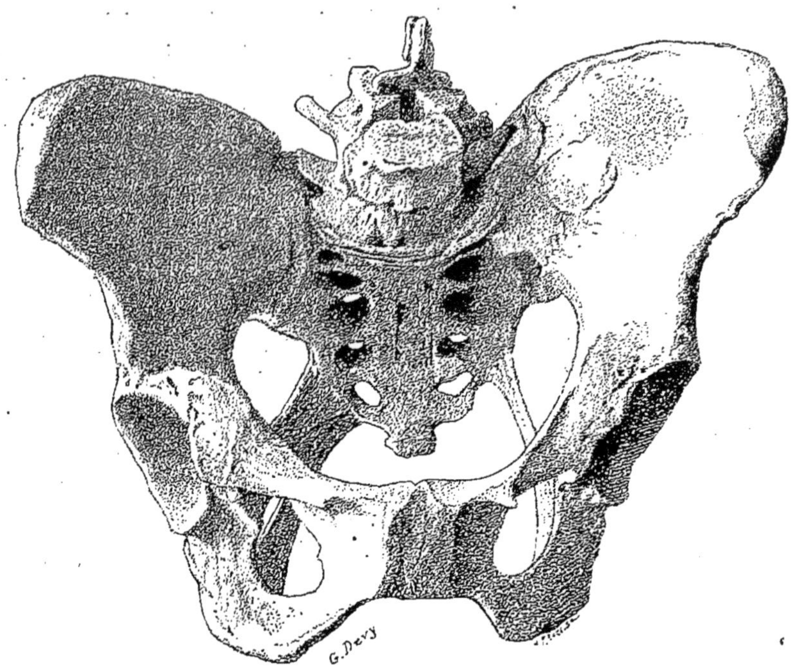

FIG. 86. — Bassin spondylizémateux avec raréfaction du tissu osseux (musée Depaul).

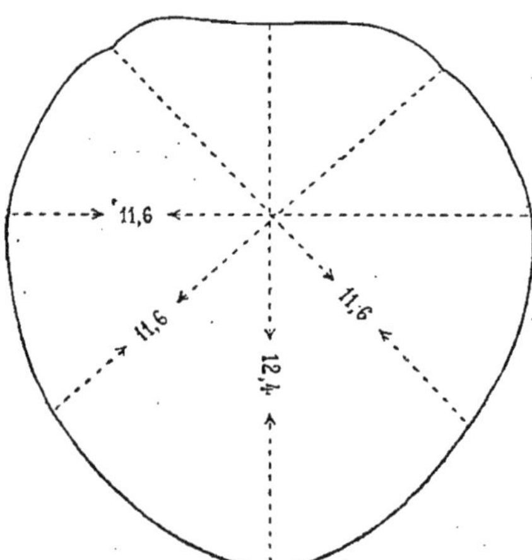

FIG. 86 *bis*. — Diagramme du détroit supérieur du bassin spondylizémateux de la figure 86.

telle manière qu'elle est venue se souder, suivant une incidence oblique, sur la face antérieure du sacrum.

Sur le bassin de Belloc-Lenoir, la colonne vertébrale offrait la même disposition au point de vue de ses rapports anormaux avec le sacrum. Un des corps vertébraux de la région lombaire avait complètement disparu.

Sur le bassin de Howitz, la lésion originelle a pour siège la cinquième lombaire et la première sacrée ; les deux corps vertébraux sont presque entièrement détruits par l'ostéite, dans leur partie antérieure.

Les bassins de Glüge et de Depaul constituent des types de spondylizème à siège exclusivement sacré. Sur le bassin de Glüge, la première vertèbre du sacrum a subi un effondrement, en sens vertical, tellement prononcé que sa hauteur n'excède pas deux millimètres en avant. Sur la seconde pièce, conservée au musée de la Clinique (fig. 86) la première vertèbre du sacrum a été détruite non seulement dans son segment médian, mais encore sur une notable étendue de ses ailerons; la dernière vertèbre lombaire se trouve directement soudée, à angle obtus, à la deuxième pièce du sacrum.

Les bassins de Stoltz et de Depaul offrent, indépendamment de la déformation liée en propre au spondylizème, une altération toute particulière, généralisée à l'ensemble de leurs parois; cette altération consiste en une raréfaction, uniformément répartie, de tout le parenchyme osseux ; il semble que les pièces constituantes du bassin aient été atteintes d'une ostéite, dont le processus se serait limité à la phase de raréfaction, sans qu'il y ait eu réparation consécutive. Le bassin de Stoltz pèse 365 grammes et celui du musée de la clinique 250 grammes. Ce dernier semble, de plus, avoir subi dans le tissu compact de ses parois un ramollissement contemporain de la raréfaction du tissu aréolaire. On voit, en effet, la face intra-pelvienne du sacrum hérissée de crêtes éburnées multiples, et entrecoupées dans leurs directions, comme si le tissu compact avait été froncé en tous sens sous l'action de la pesanteur.

La déformation intrinsèque des parois du bassin ne diffère pas, dans le spondylizème, de celle que l'on observe dans la cyphose lombo-sacrée : elle consiste dans la disposition en entonnoir de l'excavation pelvienne et dans la rétroversion du bassin.

La saillie du promontoire fait entièrement défaut; à la place de l'angle sacro-vertébral, on trouve une encoche angulaire, à parois irrégulières, dont l'aire se montre habituellement comblée par des ostéophytes.

Le détroit supérieur, généralement agrandi, peut offrir une configuration variable d'un cas à l'autre ; sur le bassin de Stoltz, le diamètre antéro-postérieur est seul agrandi : le diamètre A.P. mesure 12 centimètres et le diamètre transverse 13 centimètres et demi.

Sur le bassin de Depaul, le diamètre antéro-postérieur se montre également plus étendu qu'à l'état normal, mais le transverse est rétréci (diam. A. P. = 124 millimètres; diam. Tr. = 116 millimètres).

Sur le bassin de Howitz, tous les diamètres de ce même détroit offrent des dimensions inférieures à la moyenne (diam. A. P. = 97 millimètres ; diam. Tr. = 117 millimètres).

Le degré d'amplitude du détroit supérieur en sens transversal est subordonné à la disposition anatomique, et au développement en travers des ailerons du sacrum. Sa capacité d'avant en arrière est accrue ou diminuée, selon que l'angle rentrant qui répond à la région sacro-vertébrale demeure béant, ou se trouve comblé par des ostéophytes.

Le caractère original de la viciation spondylizémateuse du bassin réside dans l'imperméabilité de l'entrée de la filière pelvienne au point de vue de l'accouchement : affaissée sur elle-même et inclinée en avant, la colonne vertébrale forme une véritable barricade au-dessus de la marge du bassin; le plan de l'obstacle que doit franchir le fœtus pour s'engager se trouve ainsi reporté au-dessus du détroit supérieur. La direction de ce plan est commandée par le sommet des pubis et par le point du rachis qui vient surplomber de plus près l'aire supérieure du petit bassin. Son diamètre antéro-postérieur est donc un diamètre pré-vertébro-pubien.

L'étendue de ce diamètre peut, en certains cas, se montrer de beaucoup inférieure à celle du diamètre promonto-pubien; c'est ainsi qu'on la voit mesurer 38 millimètres sur le bassin de Fehling, et 80 sur celui de Stoltz.

L'histoire clinique des bassins spondylizémateux est peu connue. Cependant, dans la belle et très complète observation de Belloc-Lenoir, la première en date (1833) dans la description du spondylizème et du spondylolisthésis, tant au point de vue clinique qu'au point de vue anatomo-pathologique (Tarnier, cours de 1887), il s'agissait d'une VIIpare, qui n'avait pu accoucher qu'une fois d'un enfant vivant. Au septième accouchement, Baudelocque neveu pratiqua sur elle l'opération césarienne. La malade succomba, et l'autopsie en fut faite par Belloc. Le corps de la cinquième vertèbre lombaire avait disparu, tandis que son apophyse épineuse persistait; la colonne vertébrale était soudée à angle droit sur la face antérieure du sacrum (1).

Le bassin de Bruxelles, étudié par Glüge, provient d'une IIIpare. Cette femme, accouchée deux fois d'enfants morts après extraction avec le forceps, succomba au troisième accouchement à une rupture de l'utérus.

Il n'existe pas de renseignements au sujet des bassins de Stoltz et de Depaul. Ce dernier bassin fut recueilli par B. Anger sur une table d'autopsie.

Le bassin d'Olshausen a été recueilli sur une femme morte d'éclampsie. L'enfant avait succombé pendant le travail; il avait été extrait, par Hecker, à 'aide du forceps.

Examen clinique. — Malgré la pénurie des faits cliniques, on peut dire que l'attitude de la femme atteinte de spondylizème est caractéristique. L'inflexion du rachis en avant est tellement aiguë, que ni la production d'une longue courbure lordotique dorso-lombaire, ni la rétroversion du bassin portée à l'extrême, ne suffisent à ramener le centre de gravité sur la base de sustentation habituelle, alors que la femme cherche à se tenir debout.

Pour se maintenir en équilibre en reposant sur les pieds, la femme doit fléchir les membres inférieurs et prendre l'attitude demi-accroupie; vient-elle à porter les membres inférieurs en extension complète, elle est obligée de

(1) Transactions médicales, 1833, t. XIII, p. 285. Lenoir, Sée et Tarnier, Atlas complémentaire de tous les traités d'accouchements, Paris, 1865, p. 82 à 86.

prendre un appui supplémentaire à l'aide des mains, afin de soutenir par le haut le tronc projeté en avant. Elle marche appuyée sur des cannes, et affecte ainsi l'allure des quadrupèdes (Olshausen). Dans l'observation rapportée par Belloc-Lenoir, la malade se tenait courbée en deux. Son ventre tombait au-devant des cuisses au point de masquer les organes génitaux. « Elle ne pouvait « marcher qu'en fléchissant les jambes, le tronc fortement porté en avant et « à gauche, les épaules et les coudes en arrière, la face tournée en haut..... « Les personnes qui la fréquentaient comparaient sa marche à celle d'un « cerf. » (Lenoir, Sée et Tarnier, p. 84.) Dans le cas de Fehling, l'inflexion du tronc était telle que la tête se trouvait abaissée au niveau du bassin. La femme se trouvait pliée en deux.

§ 2. — Spondylolisthésis.

Bibliographie chronologique. — KIWISCH. Die Geburtskunde. Erlangen, 1851, 2e part., p. 168. — KILIAN. De spondylolisthesi, etc. Bonn, 1853. — LAMBL. Das Wes. v. d. Enstch., d. Spondylol. Scanzoni's Beitr., 1855, t. VIII, p. 189 et Centr. f. Gynäk, 1881, p. 257 et 1885, p. 356. — OLSHAUSEN. Ein Neue. Beitr. z. Spondylol. Monats. f. Geburtsk., 1864, t. XXIII, p. 190. — LANGE. Lehrb. d. Geburtsh. Erlangen, 1868, p. 680. — BREISKY. Zur diagn. d. Spond. Beck. a. d. lebend. Frau, Archiv. f. Gynäk., 1876, t. IX, p. 1-9.— FR. NEUGEBAUER. Zur Entw. gesch. d. spondylol. Th. Dorpat, 1881; Archiv. f. Gynäk., 1882, t. XIX, p. 441; 1882, t. XX, p. 133; 1891, t. XXXIX, p. 324, Ann. gynéc., 1886, p. 168; Spondylolisth. et spondyliz. Rech. de 1880 à 1892, Paris, 1892. — STRASSER. Breslauer Aerztlich Zeitschr., 1882, n° 3. — SWEDELIN. Ein n. Fall. von. Klin. beobach. Spondyl. Archiv. f. Gynäk., 1884, t. XXII, p. 290. — GRYNFELT. Ann. gyn., 1886, p. 284. — KUFFERATH. De la déf. du bas. appelé Spondylol. Presse méd. Belge, 1884, nos 21, 23, 26. — ARBUTHNOT LANE. Three forms of spinal deform. Medic. chir. transact., juin 1884, t. LXVII, et *Lancet*, 1893 (spondylectomie). — MENZEL. Ein Beitr. z. Differ. diagn. d. eng. Beck. Centr. f. Gynäk., 1884, p. 433. — SIMON THOMAS. Nederl. Tyd. v. Geneestk., 1885. — KRUKENBERG. Beschreib. dreier spondylol. Beck. Archiv. f. Gynäk., 1885, t. XXV, p. 13.

Nomenclature alphabétique des auteurs.

ARBUTHNOT LANE, 1884 et 1893.	KUFFERATH, 1884.	OLSHAUSEN, 1861 et 1864.
BREISKY, 1876,	LAMBL, 1885 et 1885.	STRASSER, 1882.
GRYNFELT, 1886.	LANGE, 1868.	SWEDELIN, 1884.
KILIAN, 1851.	MENZEL, 1884.	S. THOMAS, 1885.
KIWISCH, 1851.	MEYER, 1887.	
KRUKENBERG, 1885.	FR. NEUGEBAUER, 1881 à 1892.	

Le glissement d'avant en arrière de la colonne vertébrale, produit par la rupture ou par l'élongation des attaches du rachis avec la paroi postérieure du bassin, a été décrit en 1854, par Kilian, sous le nom de spondylolisthésis, et étudié par lui d'après un ensemble de quatre pièces anatomiques (1853).

Toutefois, avant Kilian, en 1839, Rokitansky avait publié la description de deux bassins offrant tous les caractères de la malformation spondylolisthésique.

Mais le nom de F. Neugebauer se rattache d'une façon toute particulière à l'étude de ce chapitre de la pelvilogie pathologique. Cet accoucheur, en effet, est le premier qui ait nettement mis en lumière la nature exacte des lésions vertébrales, le mécanisme de production du glissement, le mode de retentissement du spondylolisthésis sur la conformation du bassin, et les caractères cliniques qui permettent de reconnaître cette affection sur le vivant. Les recherches de Neugebauer, dont les résultats ont paru dans une série de publications successives, portaient, en 1890, sur un ensemble de 56 examens anatomiques et de 43 observations cliniques. Depuis, cet auteur a pu ajouter 11 autres cas à ce total, soit : 7 observations cliniques et 4 examens anatomiques.

Pathogénie mécanique. — Kilian avait défini le spondylolisthésis : une uxation lente et progressive de la cinquième vertèbre lombaire sur la base du sacrum. Kiwisch en faisait la manifestation d'une malformation congénitale du rachis.

Lambl a montré que la cause première de la dislocation de la tige rachidienne, se trouvait liée à un défaut originel d'union des points d'ossification qui répondent, de chaque côté de la vertèbre malformée, au massif commun des apophyses articulaires supérieure et inférieure, et déterminent la division de ce massif en deux fragments superposés et mobilisables l'un par rapport à l'autre.

Si Lambl a bien indiqué la nature exacte de la lésion, il en a donné une interprétation pathogénique erronée : il a admis, en effet, que la dissociation de la pièce osseuse intéressée pouvait dépendre de deux causes : soit de l'adjonction d'un arc vertébral isolé à la partie postérieure du rachis lombaire, véritable coin ayant pour rôle de faire glisser d'arrière en avant les parties sus-jacentes de la colonne vertébrale, soit de l'existence d'une hydrorachis d'origine fœtale, localisée à la partie inférieure du segment lombaire de la colonne vertébrale.

En ce qui concerne la première interprétation, Lambl a fait une confusion entre le spondylolisthésis et le spondylizème : la présence d'un arc vertébral isolé intercalé à la partie postérieure du rachis dépend, en effet, non pas de l'adjonction d'une pièce osseuse supplémentaire, mais de la destruction complète du corps vertébral attenant à cet arc ; cette disposition est propre au spondylizème.

Quant à la seconde interprétation, elle est purement hypothétique, et il est permis de rejeter, avec Neugebauer, comme invraisemblable, la localisation de l'hydrorachis à une pièce isolée de la colonne vertébrale.

D'après les données dues en grande partie aux travaux de ce dernier auteur, on peut assigner quatre origines différentes au glissement vertébral :

1° Il dépend d'un défaut d'union unilatéral ou bilatéral des deux apophyses articulaires superposées d'une même vertèbre, habituellement de la cinquième lombaire : Spondylolysis (Lambl), Spondyloschyzis (Neugebauer).

2° Il est la conséquence d'une rupture de l'arc vertébral, consécutive à un travail d'ostéite (Herrgott).

3° Il résulte d'une arthrite primitive des arthrodies lombo-sacrées (Strasser).

4° Il consiste en une simple élongation de l'arc vertébral, avec ou sans solution de continuité du tissu osseux (Arbuthnot Lane).

Sur la plupart des pièces anatomiques de spondylolisthésis, on constate la présence, au niveau du foyer de glissement vertébral, de lésions d'ostéite, raréfiante par places, productive sur d'autres.

Lorsqu'il n'existe pas de solution de continuité de l'arc de la vertèbre, et que celui-ci se montre allongé d'avant en arrière, on peut admettre, avec Arbuthnot Lane, qu'il ne s'agit que d'une simple déformation ostéoplastique, produite par une répartition inégale de l'action de la pesanteur sur les divers segments de la vertèbre intéressée, et de tous points comparable à celle que l'on observe au niveau du genou, dans le genu valgum.

Dans les cas les plus communs de tous, ceux où il y a solution de continuité dans l'arc de la vertèbre, on peut admettre que les altérations osseuses inflammatoires sont liées au vice de répartition des effets de la pesanteur sur la vertèbre primitivement malformée et fendue (Neugebauer), ou que le processus inflammatoire a formé, au contraire, le point de départ de la lésion, en déterminant un affaiblissement du tissu osseux et, comme conséquence de cette altération anatomique, une fracture de l'arc de la vertèbre (Herrgott).

A l'appui de son opinion, Neugebauer invoque la fréquence du spondylolysis primitif siégeant en un point quelconque de la colonne vertébrale, autre que la partie terminale du segment lombaire. En 1890, cet auteur avait pu recueillir 240 exemples de spondylolysis de cette nature. Il fait remarquer, en outre, que le défaut de synostose des parties constituantes de la vertèbre atteinte, ne s'accompagne de déformation générale du rachis et de lésions inflammatoires, que dans le cas où la vertèbre occupe un niveau assez déclive pour recevoir de fortes pressions du fait de la pesanteur.

La lésion de l'arc vertébral peut être unilatérale ou bilatérale ; le plus communément elle se montre symétrique. Sur 56 pièces de spondylolysis siégeant à la partie inférieure de la colonne vertébrale, Neugebauer a vu la malformation porter 47 fois sur la cinquième lombaire ; 8 fois sur la quatrième ; 1 fois sur la première sacrée (Meyer).

Étiologie. — Le spondylolisthésis se rencontre presque exclusivement chez la femme ; Neugebauer n'en connaît que cinq exemples cliniques constatés chez l'homme. Schauta attribue cette fréquence relative chez la femme à une prédisposition spéciale résultant de la puerpéralité ; suivant cet auteur, la grossesse agirait mécaniquement et physiologiquement : mécaniquement, en entraînant les corps vertébraux d'arrière en avant, sous l'influence du déplacement du centre de gravité, qui préside à la production de la lordose gravidique naturelle ; physiologiquement, en ramollissant les tissus fibreux destinés à maintenir en contact les deux apophyses articulaires d'un même arc vertébral lorsque, par spondylolysis, celles-ci ne sont pas synostosées entre elles.

Comme cause déterminante, on peut invoquer toutes les conditions pathologiques susceptibles de produire, selon la théorie pathogénique à laquelle on se rattache, soit une dislocation entre les fragments congénitalement dissociés d'une vertèbre, soit une solution de continuité de l'arc préalablement altéré par ostéite.

Parmi les principaux facteurs étiologiques, nous citerons : la surcharge continue et excessive du tronc par des fardeaux, dans l'enfance ou dans l'adolescence ; les chutes d'un lieu élevé, principalement sur le siège ; les traumatismes directement portés sur la région lombaire (coups de bâton, Arbuthnot Lane) ; les mouvements de flexion subite et forcée du tronc sur les membres abdominaux. Wenzel a décrit, comme un exemple de lordose, un fait d'ensellure lombaire survenu chez un homme qui avait reçu, dans sa jeunesse, de fréquents coups de poing sur la région lombaire ; mais on peut se demander si, en ce cas, il ne s'agissait pas en réalité d'un spondylolisthésis.

Anatomie pathologique. — La vertèbre directement intéressée présente sa déformation principale au niveau de l'arc, et une déformation secondaire

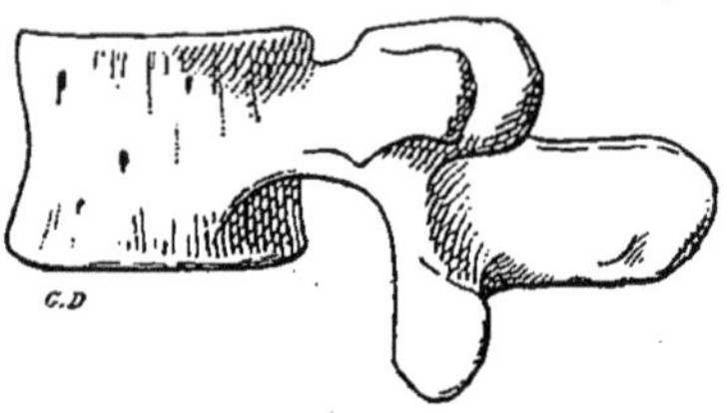

FIG. 87. — Vertèbre lombaire avec disposition régulière des apophyses articulaires.

au niveau du corps de cet os. Elle a subi un aplatissement en sens vertical, et une élongation d'arrière en avant. Le trou vertébral affecte la forme d'une ellipse à grand axe antéro-postérieur.

Les deux apophyses articulaires, soit d'un seul, soit des deux côtés de la vertèbre, selon que la lésion est unilatérale ou symétrique, ne sont plus exactement superposéee l'une à l'autre comme à l'état normal (fig. 88) ; l'apophyse

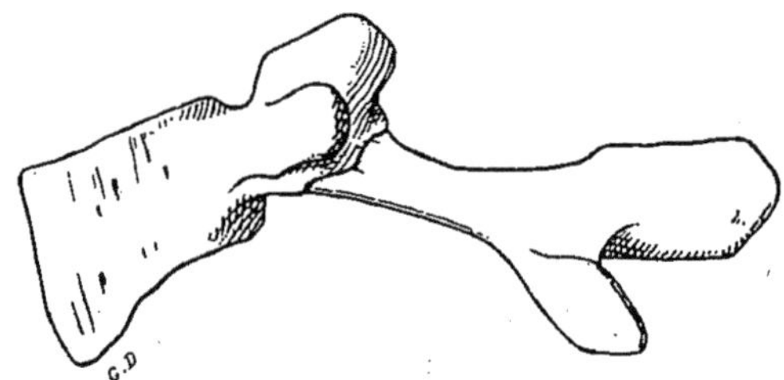

FIG. 88. — Vertèbre lombaire élongée par suite de spondylolisthésis.

supérieure a glissé d'arrière en avant, et l'inférieure est demeurée en retrait, en quelque sorte butée sur l'apophyse articulaire supérieure de la pièce vertébrale sous-jacente.

A partir du moment où, par le progrès de l'élongation de l'arc vertébral, le corps de l'os arrive à déborder en avant la base du sacrum, cet arc s'incurve ou se coude de haut en bas en son point le plus aminci, c'est-à-dire au niveau de l'interstice qui sépare les deux apophyses articulaires dissociées (fig. 88).

Lorsqu'il existe une solution de continuité osseuse, tantôt celle-ci revêt la forme d'une simple fêlure festonnée et linéaire, tantôt elle constitue un large hiatus comblé en partie par des trousseaux fibreux très résistants (bassin de Krukenberg).

Le corps de la vertèbre semble avoir subi un véritable laminage dans sa partie postérieure ; il prend ainsi la forme d'un coin dont la pointe est orientée en arrière ; cette disposition, comme on voit, est exactement inverse de celle qu'on observe dans le spondylizème.

Les altérations inflammatoires du tissu osseux font rarement défaut ; on les constate, non seulement au niveau même de la vertèbre élongée et fissurée, mais encore sur les vertèbres voisines. Sous la forme hyperplasique, elles créent tout autour du foyer du glissement vertébral, une véritable cicatrice ou adhérence éburnée qui peut avoir pour rôle providentiel de limiter les progrès du déplacement du rachis en avant. Il arrive, toutefois, que ces ostéophytes d'arrêt se brisent secondairement ; dès lors, le spondylolisthésis, un moment arrêté dans son évolution, continue à obéir à la tendance naturelle que lui imprime l'action de la pesanteur, jusqu'à ce qu'il se soit complété par la chute des vertèbres lombaires à l'intérieur du petit bassin.

Lorsque le déplacement total du rachis s'effectue, comme cela est le cas le plus fréquent, par diastasis de l'articulation sacro-lombaire, les rapports de la première vertèbre lombaire avec la base du sacrum se pervertissent de plus en plus, à mesure que s'accentue le glissement d'arrière en avant.

Tandis que la partie postérieure de l'arc de la vertèbre, arrêtée par ses apophyses articulaires sur les saillies correspondantes du sacrum, demeure en place, le corps s'avance dans l'aire du détroit supérieur à mesure que la portion de plus en plus amincie de l'os s'élonge davantage, ou que la solution de continuité, qui sépare les apophyses articulaires supérieures et inférieures de la cinquième lombaire, va en s'élargissant.

L'interprétation de Kilian, qui faisait du spondylolisthésis une luxation progressive du rachis sur le bassin, n'est pas entièrement juste, puisque les arthrodies sacro-lombaires demeurent intactes ; elle n'est pas non plus tout à fait erronée, puisque les deux plateaux de l'amphiarthrose sacro-vertébrale se déplacent l'un par rapport à l'autre.

Bassin spondylolisthésique. — Au point de vue du retentissement du spondylolisthésis sur la conformation du bassin, Lambl a distingué trois degrés successifs dans le glisssement vertébral.

Dans le premier degré, le plateau articulaire inférieur de la cinquième lombaire déborde légèrement la base du sacrum en avant (spondylolysis).

Dans le second degré, le corps de la vertèbre bascule en s'inclinant sur le détroit supérieur, sans toutefois franchir entièrement la marge du bassin (spondyloklisis) (fig. 89).

Dans le troisième degré, la colonne vertébrale tombe dans l'excavation pelvienne (spondyloptosis) (fig. 90).

Au premier degré de la déviation, on voit s'exagérer la lordose lombaire naturelle ; le sacrum, encore solidement attaché à la vertèbre sus-jacente, subit, en conséquence de cette lordose, un fort mouvement de nutation qui incline sa base en avant, et rétropulse sa pointe en arrière. Le promontoire dessine une arête très saillante en avant, et le diamètre promonto-pubien se trouve légèrement rétréci ; en même temps le bassin se dévie en antéversion.

Au second degré du glissement, il se produit un changement complet dans le mode de viciation du bassin. Sous l'influence de la dissociation qui s'accentue de plus en plus entre la colonne vertébrale et le sacrum, et de l'inclinaison progressive en sens oblique de haut en bas et d'arrière en avant du plateau inférieur de la cinquième lombaire sur la base du sacrum, cette dernière, au lieu de continuer à suivre directement le rachis dans son

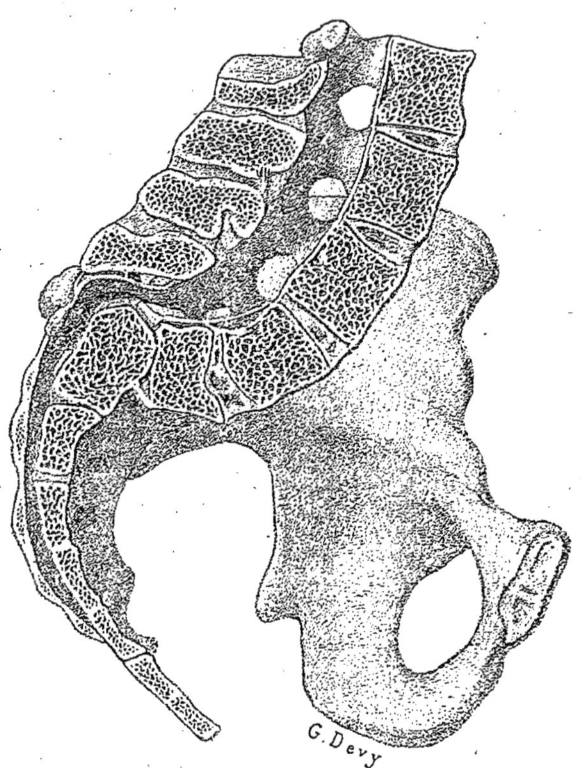

Fig. 89. — Bassin spondylolisthésique (spondyloklisis) (d'après Neugebauer).

déplacement en avant, subit une rétropulsion. Cette nutation en arrière a donc pour effet d'imprimer à la paroi postérieure du bassin, une déviation en sens opposé à celui auquel elle avait obéi dans le premier degré du spondylolisthésis.

Au troisième degré, lorsque le prolapsus du rachis dans le petit bassin devient complet, la disposition des parois du bassin reste la même que dans le second degré du glissement vertébral.

Les os coxaux basculent en même temps que le sacrum ; les ailes iliaques se déjettent en bas et en dehors, tandis que les tubérosités ischiatiques se rapprochent l'une de l'autre. Le bassin se dévie en rétroversion.

Ainsi, le bassin spondylolisthésique présente, lorsque le glissement vertébral en est à son degré le plus léger, les caractères du bassin lordotique et, lorsque le spondylolisthésis à atteint son degré extrême, ceux du bassin cyphotique.

Indépendamment des modifications qu'il subit dans la conformation de ses parois, le bassin spondylolisthésique présente, comme élément de viciation spéciale, une obstruction de sa cavité, déterminée par la procidence du rachis.

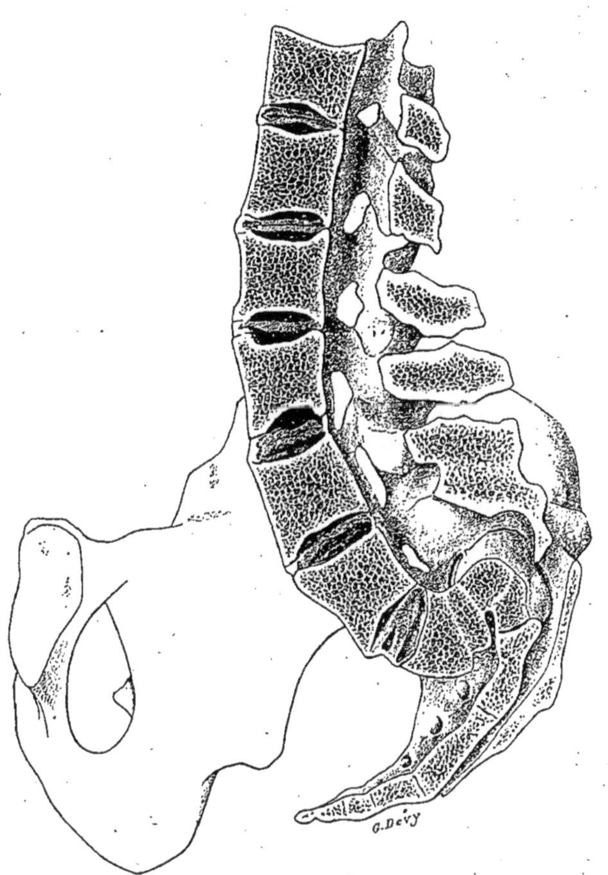

FIG. 90. — Bassin spondylolisthésique (spondyloptosis) (d'après NEUGEBAUER).

Suivant le degré de glissement, tantôt l'obstruction ne répond qu'au détroit supérieur (tel est le cas lorsque la cinquième lombaire déborde simplement la base du sacrum en avant), tantôt elle règne sur presque toute la hauteur du petit bassin, ainsi qu'il arrive lorsque les corps vertébraux, profondément prolabés, viennent doubler d'un pilastre volumineux la face antérieure du sacrum.

Dans le spondylolisthésis complet, les diamètres transverses du bassin sont normaux ou agrandis au détroit supérieur, rétrécis au détroit inférieur. Quant aux diamètres antéro-postérieurs, ils se trouvent diminués du haut en bas de la filière pelvienne, au détroit supérieur comme à l'étage inférieur de l'excavation. Ces diamètres, au lieu d'être promonto et sacro-pubiens, deviennent prévertébro-pubiens ; ils perdent, dans leurs dimensions, une étendue équivalente à l'épaisseur des vertèbres prolabées.

Lorsque le spondylolisthésis n'est qu'unilatéral, le glissement ne s'effectue jamais au point d'entraîner la chute complète du rachis à l'intérieur du bassin. La vertèbre atteinte se déplace en pivotant excentriquement autour d'un axe vertical ; elle s'incline latéralement, et ne déborde la base du sacrum que du côté répondant à l'élongation de son arc. Il en résulte la production d'une déformation asymétrique du bassin, de tous points comparable à celle qui prend naissance sous l'influence de la scoliose.

Examen clinique. — L'étude des anamnestiques est d'importance capitale, lorsqu'on se trouve en présence d'une femme dont l'habitus extérieur éveille l'attention au sujet de l'existence possible d'un spondylolisthésis. On devra donc, en pareil cas, commencer par s'enquérir si cette femme s'est trouvée exposée aux effets de l'un des éléments étiologiques que nous avons mentionnés plus haut.

Souvent la malade, à la suite d'un traumatisme subi dans le jeune âge, a éprouvé soit des troubles paralytiques, avec douleurs irradiées dans les membres inférieurs, soit simplement une douleur continue et localisée à la région lombaire. Tantôt ces troubles moteurs et sensoriels ne se sont développés que très lentement, en offrant des exacerbations passagères survenues à l'occasion des grossesses, tantôt ils sont apparus brusquement, contemporains du traumatisme ; la malade accuse parfois, en ce dernier cas, une douleur aiguë « comme si on lui enfonçait un couteau dans les reins » (Neugebauer).

L'attitude extérieure passe par deux états diamétralement opposés, selon qu'on examine la femme au premier ou au troisième degré du spondylolisthésis.

Dans le premier degré, l'attitude est exactement la même que celle que l'on observe dans la lordose paralytique, et elle ne présente aucun signe distinctif qui éveille l'attention sur l'existence d'un glissement vertébral. Au troisième degré, elle devient caractéristique, et les particularités qu'elle comporte, jointes à la déformation apparente du bassin, suffisent pour établir le diagnostic de spondylolisthésis par la simple investigation extérieure.

Examinée dans la station debout, la femme atteinte de glissement vertébral, avec chute du rachis dans le bassin, se présente suivant deux modalités d'attitude très différentes : ou bien elle se tient très droite, la colonne vertébrale tombant en quelques sorte à pic sur le bassin (fig. 91), ou bien elle est incapable de demeurer debout en ayant les membres pelviens en extension complète, le tronc se trouvant infléchi à angle aigu sur le bassin. En ce dernier cas, si les mains ne prennent pas un appui en avant, la malade ne peut se tenir sur ses pieds qu'en se plaçant dans l'attitude demi-accroupie, comme dans le spondylizème (voir p. 216), et comme dans l'observation de Belloc (p. 217).

A l'inspection de la région dorsale, on est frappé du raccourcissement considérable de la taille : le tronc paraît descendu à l'intérieur du bassin, et celui-ci semble, de son côté, s'être démesurément élargi d'une crête iliaque à l'autre, comme pour recevoir le rachis. Un indice des plus manifestes de la disposition vicieuse du squelette réside dans l'apparition de replis cutanés qui sillonnent

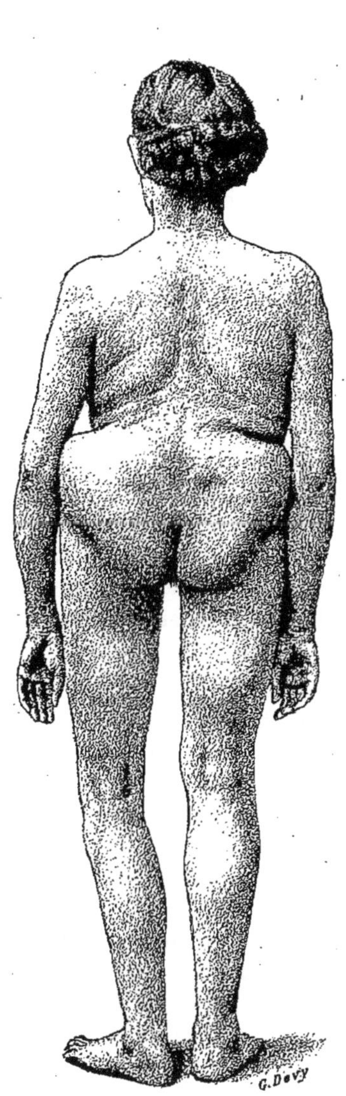

FIG. 91. — Femme atteinte de spondylolisthésis, vue de dos (d'après une photographie du musée Depaul).

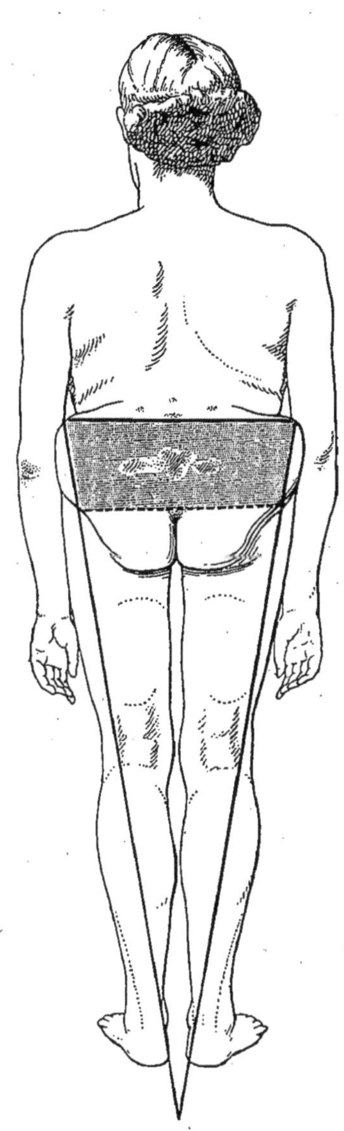

FIG. 92. — Bassin spondylolisthésique (lignes ilio-trochantériennes).

la région lombaire, et qui s'étendent, en forme de ceinture complète, au-dessus de la circonférence iliaque du bassin.

Les hanches dessinent une saillie exagérée qui répond à l'écartement des crêtes iliaques. Les fesses sont aplaties; élargies à leur partie supérieure, elles se terminent en pointe à leur partie inférieure.

Si l'on relie par des lignes droites, de chaque côté du bassin, les repères osseux constitués par le sommet des grands trochanters et par le milieu des crêtes iliaques, et si l'on prolonge ces lignes jusqu'à leur point d'intersection, on les voit se couper en formant un angle dont le sommet est dirigé au-dessous des pieds de la femme (fig. 92). La disposition de la figure géométrique ainsi formée est, comme on voit, identique à celle que l'on peut tracer, d'après les mêmes points de repère, sur le bassin cyphotique.

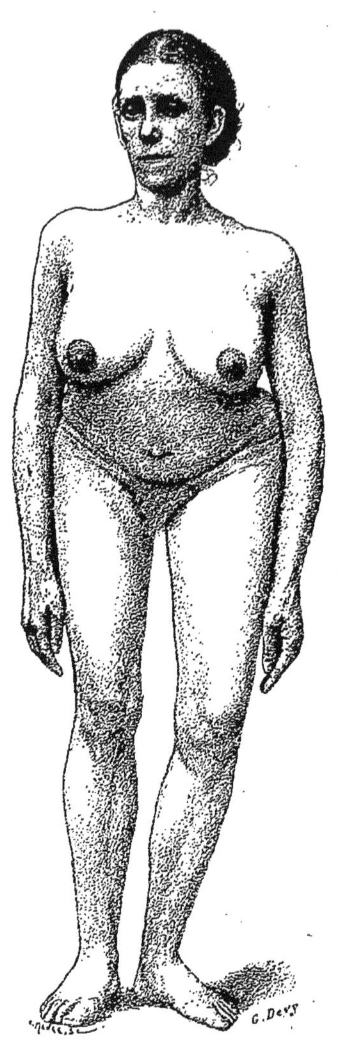

Fig. 93. — Femme atteinte de spondylolisthésis vue de face (d'après une photographie du musée Depaul).

A l'examen du plan antérieur de la femme, le tassement vertical du tronc se manifeste par un rapprochement anormal de l'appendice xiphoïde et du bord supérieur des pubis. Le ventre tombe en besace au-devant des organes génitaux externes; ceux-ci se trouvent fortement déviés d'arrière en avant, en raison de la rétroversion dans laquelle se trouve entraîné le bassin (fig. 93).

Lorsqu'on fait marcher la femme, l'allure du déplacement des membres inférieurs rappelle exactement celle que l'on observe pour le bassin cyphotique.

La palpation externe des parois du bassin suffit à faire reconnaître la disposition infundibuliforme de l'excavation pelvienne. Appliqué à la colonne vertébrale, ce même mode d'investigation indique la nature de la malformation du tronc : en descendant au long de la crête formée par les apophyses épineuses, la main suit la colonne vertébrale jusqu'à ce qu'elle arrive à l'ensellure lombaire; à partir de la 2e ou 3e lombaire, elle perd le contact de la crête du rachis. En descendant plus bas, elle atteint la marge du bassin en arrière, et, à ce niveau, elle se trouve brusquement arrêtée par la base du sacrum; qui fait une saillie en forme de marche d'escalier (Neugebauer). La face postérieure de cet os est rejetée en arrière; elle affleure le plan vertical transversalement mené par les deux épines iliaques postéro-supérieures (Simon Thomas).

En pratiquant le toucher vaginal, on constate, outre un rétrécissement réparti dans tous les sens, la présence d'une tumeur osseuse saillante à l'intérieur du petit bassin, et reliée intimement à la face antérieure du sacrum qu'elle masque à sa partie supérieure. Pour apprécier au mieux les caractères de cette tumeur formée par le rachis prolabé, il convient de disposer la femme dans le décubitus abdominal ou latéral.

Le doigt, dirigé en haut et en arrière dans son exploration par le vagin, vient, en remontant, buter sur le plateau inférieur de la cinquième lombaire; au-dessous de ce relief, il rencontre une dépression, en forme d'encoche, qui a reçu le nom d'angle de glissement.

Au cas, d'ailleurs fréquent, où des ostéophytes garnissent l'encoche lombo-sacrée, on est amené à se demander si la saillie rencontrée par le doigt ne représente pas simplement un promontoire extrêmement surbaissé. Le doute est tranché si l'on va à la recherche du bord supérieur des ailerons sacrés : ceux-ci ne sont jamais attenants à la saillie osseuse formée en avant par le spondylolisthésis.

Comme autre caractère pathognomonique du spondylolisthésis, Olshausen a signalé l'abaissement du point de bifurcation de l'aorte, lequel se trouve entraîné de haut en bas en même temps que le rachis qui lui sert de tuteur. On arrive, en ce cas, à percevoir les pulsations de l'aorte par le toucher vaginal, à l'intérieur du petit bassin. Toutefois la valeur de ce signe n'est pas absolue, puisque Breisky en a signalé l'existence dans certains faits de cyphose lombo-sacrée.

Diagnostic. — Nous avons vu que le spondylolisthésis ne se décelait, à son début, par aucun signe caractéristique ; on ne peut donc porter qu'à titre hypothétique le diagnostic du glissement vertébral, lorsque l'affection n'en est qu'à la phase du spondylolysis.

Au stade ultime de la déviation rachidienne, le spondylolisthésis pourrait être confondu avec toutes les lésions du squelette donnant lieu à un raccourcissement de la taille, telles que les gibbosités, le spondylizème, et les luxations doubles des membres inférieurs.

Les gibbosités, se reconnaissent à la simple inspection de la colonne vertébrale.

Il n'en est pas de même pour le spondylizème. Nous avons vu, en effet, que sous l'influence du glissement vertébral, le rachis pouvait s'infléchir en bloc sur la base du sacrum, de telle manière que l'attitude générale du sujet devient identique à celle qu'on observe quand il existe un effondrement des corps vertébraux lombo-sacrés. Si l'on n'a pas été à même de suivre dans son évolution le mal de Pott qui a pu déterminer un spondylizème, et si l'on n'est appelé à se prononcer qu'en examinant la femme arrivée à l'âge adulte, on éprouve des difficultés de même ordre, mais bien plus considérables encore que lorsqu'il s'agit de décider, pièces anatomiques en mains, si la viciation se rattache au spondylolisthésis ou au spondylizème.

Nous exposerons plus loin les caractères différentiels qui permettent de distinguer le spondylolisthésis de la luxation double des fémurs. (Voir Bassins viciés par claudication bilatérale.)

Grossesse et accouchement. — Les particularités de la grossesse, qui dépendent du défaut de spaciosité de la cavité abdominale et de l'antéversion utérine, sont les mêmes que dans tous les cas où le tassement du tronc diminue la hauteur de la cavité abdominale.

L'évolution mécanique de l'accouchement est essentiellement subordonnée au degré du glissement des vertèbres en avant, et, dans le cas spécial où le spondylolistésis est complet, au degré de nutation de la base du sacrum en arrière, et à la projection de la pointe de cet os en avant.

Cependant les fâcheux effets de l'obstruction sus ou intra-pelvienne peuvent se trouver en partie contre-balancés par le relâchement excessif dont les ligaments articulaires du bassin sont habituellement le siège ; ce relâchement se rencontre dans le spondylolisthésis au même titre que dans les viciations cyphotiques. Ce n'est que par la laxité excessive des symphyses pelviennes qu'on peut s'expliquer l'observation rapportée par Breisky (Bassin de Prague), dans laquelle la femme, bien qu'offrant un bassin spondylolisthésique dont le diamètre prévertébro-pubien ou utile ne mesurait que 6 centimètres 3/4, put accoucher quatre fois à terme et spontanément d'enfants vivants.

Pronostic. — D'après la statistique dressée par Swedelin, huit femmes sur dix-neuf succombèrent au cours de l'accouchement.

Les lésions produites sur les parties molles pendant l'expulsion ou au cours de l'extraction du fœtus, sont de même ordre que celles que l'on observe dans le cas de viciation cyphotique : elles consistent principalement en fistules utéro ou vésico-vaginales, et en ruptures périnéales.

En ce qui concerne le pronostic pour l'enfant, Neugebauer a compté, sur 122 accouchements, 34 enfants mort-nés. Le sort des enfants n'est pas mentionné dans 18 des faits réunis par cet auteur.

Traitement. — Le traitement du spondylolisthésis doit être distingué aux points de vue prophylactique, chirurgical et obstétrical.

La meilleure mesure prophylactique consiste à soustraire les enfants ou les adolescents aux professions comportant une surcharge de poids appliqué à la partie supérieure du tronc ; on peut ainsi prévenir l'élongation de l'arc de la cinquième vertèbre lombaire, au cas où il existerait un spondylolysis congénital de cette vertèbre, ou empêcher la production d'une ostéite localisée qui entraînerait, à titre de conséquence, une fracture partielle de cette pièce osseuse.

Le traitement chirurgical a été appliqué par Arbuthnot Lane (avril 1893). Ce chirurgien pratiqua la laminectomie chez une femme de 35 ans qui présentait des phénomènes de compression des nerfs de la queue de cheval, accidents survenus à la suite de coups violents, reçus douze ans auparavant, sur la région lombaire.

Quant au traitement obstétrical, on le dirige d'après le degré du rétrécissement mesuré dans la direction des diamètres prévertébro-pubien et bis-ischiatique, et l'on s'appuie sur les règles de conduite que nous avons exposées plus haut, à propos des rétrécissements de natures diverses du détroit supérieur et du détroit inférieur.

Dans tous les cas où le diamètre prévertébro-pubien reste supérieur à 9 centimètres, condition qui ne peut se rencontrer que dans les faits de glissement partiel, on laisse la grossesse évoluer jusqu'à terme.

Dans le spondylolisthésis complet, on doit pratiquer, suivant les circonstances, soit l'accouchement prématuré artificiel, soit l'avortement, à moins, toutefois, que la femme ne veuille se soumettre à l'opération césarienne.

Lorsque l'accouchement se déclare à terme, alors qu'on ne se trouve plus à même de prévenir les effets de la dystocie, l'extraction du fœtus par les voies naturelles, ne peut réussir, en dehors de l'embryotomie, qu'à condition que le rétrécissement ne soit pas inférieur à 8 centimètres. Dans quinze faits rapportés par Neugebauer, l'application du forceps permit d'extraire dix enfants; sur onze cas, du même auteur, où l'on eut recours à la version, il fut nécessaire pour cinq d'entre eux de terminer l'accouchement à l'aide de l'embryotomie.

Pour les rétrécissements inférieurs à 8 centimètres, l'accoucheur se trouve réduit à l'alternative de pratiquer la crâniotomie ou l'opération césarienne. Sur six cas où l'on fit cette dernière opération, dont deux chez la même femme, il y eut quatre morts (Neugebauer).

Quant à la symphyséotomie, elle ne saurait être conseillée dans le spondylolisthésis, en raison des altérations dont les articulations sacro-iliaques sont généralement le siège. Cette opération, tentée une fois par Morisani (Neugebauer, communication écrite), fut suivie de mort.

ARTICLE V

DES MALFORMATIONS DU BASSIN DANS LEURS RAPPORTS AVEC LES DIFFÉRENTES ESPÈCES DE CLAUDICATION

Bibliographie chronologique. — PEU. La prat. des accouch., 1694, p. 107. — MAURICEAU. Traité des mal. des fem. gross. etc., 7e édit., 1740, t. I, p. 260. — LEVRET. Art des accouch., 1746, p. 13. — DE LAMOTTE. Trait. compl. d'accouch., 1765, t. I, p. 559. — HERBINIAUX. Traité sur les accouch. labor., 1782. — PALETTA. Adversar. chirurg., 1788. — VOILLEMIER. Th. agrég., 1844. — GURLT. Einig. d. Erkrank. d. Gelenkverbind. Mistalt. d. menschl. Beck. Berlin, 1854. — J. GUÉRIN. Leç. clin. s. les mal. chron. app. locom., 1858. — PROUVOST. Bass. vic. par boiterie, Th. Paris, 1889. (Voir en outre bibliogr. des § suiv.)

Nomenclature alphabétique des auteurs.

DELAMOTTE, 1765.
J. GUÉRIN, 1858.
GURLT, 1854.
HERBINIAUX, 1782.
LEVRET, 1746.
MAURICEAU, 1740.
PALETTA, 1788.
PEU, 1694.
PROUVOST, 1891.
VOILLEMIER, 1844.

Dans la station debout, lorsque le corps se trouve dans l'attitude normale du repos, s'il n'y a aucune altération anatomique de l'appareil de la locomotion, les contre-pressions fémorales s'exercent simultanément et symétriquement de chaque côté du bassin, au niveau des cavités cotyloïdes.

Dans les conditions physiologiques de la locomotion, lorsque l'individu marche ou court, le poids entier du tronc porte alternativement, à chaque pas, sur l'un et sur l'autre des deux os iliaques. Il n'en est plus de même lorsqu'il existe une claudication.

L'irrégularité de la marche se traduit alors par une inégalité dans la longueur des pas, par une différence d'attitude des deux membres dans leur déplacement, et par la production d'oscillations du tronc qui se font, soit dans le sens vertical, de bas en haut et de haut en bas, soit dans le sens antéro-postérieur ou transversal. La transmission des forces liée à la pesanteur cesse donc de se répartir symétriquement sur les deux moitiés latérales du bassin; le côté de la ceinture osseuse pelvienne qui répond au membre dont l'activité prédomine dans la marche, et qui joue un rôle prépondérant dans l'appui que prend le corps sur le sol, supporte le poids du tronc plus longtemps que son congénère.

A la claudication se rattache, à titre de variété, le trouble de la marche consistant en une exagération des oscillations du tronc, trouble qui peut exister indépendamment de toute asymétrie du pas. Lorsque les oscillations pathologiques se font dans le sens latéral, l'allure porte le nom de déhanchement.

Ce dernier genre d'oscillations liées à la boiterie est ordinairement symptomatique d'une transmission vicieuse des contre-pressions fémorales à la surface du bassin, bien que chacun des deux os iliaques reçoivent une égale quantité de pressions dirigées de bas en haut, car alors ces pressions s'exercent en dehors de leur point normal d'application.

Dans la claudication, les pressions venues du tronc et les contre-pressions parties du sol se répartissent en direction irrégulière à travers les parois pelviennes.

Simple ou double, la boiterie dénature les effets plastiques qu'exerce la pesanteur sur le bassin à l'état normal et, à ce titre, elle détermine des déformations pelviennes d'origine mécanique.

On ne saurait décrire sous la qualification générale de bassins viciés par boiterie, tous les types de bassins malformés qu'on peut rencontrer chez les boiteuses; la claudication, en effet, n'est qu'un symptôme commun à un grand nombre de lésions de l'appareil locomoteur. En certains cas, la lésion frappe directement les parois du bassin et peut même s'y localiser. Alors, quand elle détermine une viciation pelvienne, ou bien celle-ci peut se produire indépendamment de l'action de la pesanteur, par exemple lorsqu'elle apparaît avant que l'individu ait fait usage de son appareil locomoteur, ou bien elle peut reconnaître une origine complexe, ainsi qu'on l'observe quand la pesanteur vient secondairement ajouter ses effets déformateurs à ceux dont la dystrophie originelle a préalablement frappé les os du bassin. On doit donc distinguer, chez les boiteuses, les malformations du bassin exclusivement ou accessoirement produites par la claudication, de celles qui sont entièrement indépendantes de l'exercice de la marche.

Il s'en faut de beaucoup qu'à tous les faits de boiterie de même origine répondent des types identiques de déformation du bassin. D'abord, les malformations pelviennes font souvent défaut chez les boiteuses; puis, lorsqu'elles existent, elles peuvent revêtir des caractères variés, et même inverses d'un cas à un autre.

Leur pathogénie (comme celle des déformations pelviennes liées aux dispositions pathologiques de la colonne vertébrale) dépend de plusieurs éléments, qui sont : 1° l'âge du sujet ; 2° la nature de la lésion ; 3° le repos ou les variétés de locomotion ; 4° les attitudes pathologiques du membre malade ; 5° le traitement chirurgical ou prothétique appliqué.

1° **Influence de l'âge.** — Les effets de la claudication sur le bassin se montrent d'autant plus marqués que l'affection causale a débuté à un âge plus précoce.

On sait que les trois pièces dont se compose l'os coxal (ilion, ischion et pubis) demeurent isolées par des interlignes cartilagineux jusqu'à la quinzième année, et qu'elles reçoivent les contre-pressions fémorales au niveau de leur point de convergence, c'est-à-dire au fond de la cavité cotyloïde dont les parois demeurent, dans une certaine mesure, malléables jusqu'à leur synostose complète. L'excès ou le défaut d'intensité de ces forces, de même que la déviation de leur point d'application sur l'un des deux os iliaques, pourront donc exercer chez l'enfant une influence plastique vicieuse sur la conformation générale du bassin, influence dont les effets seront le plus souvent nuls lorsque la claudication, de même origine, surviendra chez un adulte.

2° **Influence de la nature de la lésion.** — Nombre d'affections passagères ayant pour siége l'un quelconque des systèmes osseux, articulaire, musculaire ou nerveux, faisant partie intégrante de l'appareil locomoteur, sont susceptibles de déterminer une claudication transitoire, sans pour cela offrir le moindre retentissement sur la conformation du bassin.

Nous laisserons complètement de côté ces claudications momentanées pour n'envisager que celles qui dépendent d'une disposition pathologique définitivement acquise, ayant son siège dans la continuité ou portant sur l'attache pelvienne de l'un ou des deux membres inférieurs. L'état pathologique, cause de la boiterie, consiste, soit en une anomalie de forme, de longueur et de nutrition des os, soit en un vice de coaptation des surfaces articulaires de la hanche, soit enfin en un obstacle anatomique apporté au jeu naturel de l'une ou de plusieurs des jointures intrinsèques de l'un des membres pelviens.

De ces lésions de natures diverses (amputations, résections, luxations, fractures), les unes se traduisent par un simple raccourcissement affectant l'un des deux membres abdominaux, et ne s'accompagnant pas d'altérations trophiques notables des pièces du squelette qui se trouvent adjacentes au foyer pathologique dont le raccourcissement dépend. Le bassin, en ce cas, n'est modifié que par la répartition inégale des effets des contre-pressions fémorales d'un côté à l'autre.

Les autres affections déterminent des modifications dans la texture du parenchyme osseux ; celles-ci consistent soit en une atrophie (paralysie infantile, luxations congénitales), soit en une raréfaction par inflammation ou par fonte tuberculeuse (coxalgie).

Lorsqu'aux altérations trophiques des parois du bassin qui sont spécialement sous la dépendance de ces dernières affections, viennent se joindre les déformations plastiques liées au fonctionnement inégal des deux membres pelviens, la viciation affecte un type des plus complexes.

3° **Influence des différents modes de fonctionnement de l'appareil locomoteur.** — Lorsque la portion sous-pelvienne du squelette demeure dans l'inaction pendant toute la durée du développement du squelette, en d'autres termes, lorsque le bassin ne subit jusqu'à l'âge adulte aucune contre-pression fémorale, les déformations pelviennes d'origine mécanique ne peuvent se produire. Il n'en est pas de même si les malades, malgré la mauvaise conformation ou les altérations du tissu du squelette des membres inférieurs, se sont tenus debout et ont marché de bonne heure.

Lorsque les boiteuses restent au repos dans l'attitude verticale, elles font habituellement porter le poids du corps sur le membre sain. De là résulte une surcharge par la pesanteur de la moitié correspondante du bassin, et un excès de contre-pressions exercées par le fémur qui est attenant à celle-ci. Néanmoins, dans quelques cas particuliers, le tronc repose avec prédominance sur le membre mal conformé ou malade.

Les effets de la surcharge se traduisent par l'enfoncement en dedans de la paroi pelvienne; ils s'observent donc le plus souvent du côté répondant au membre abdominal sain, par conséquent plus rarement du côté malade.

La répartition asymétrique de la pesanteur offre ses effets les plus complets, dans son retentissement sur la forme du bassin, quand la malade non seulement se tient debout, mais encore se met à marcher de bonne heure; ici, en effet, un nouvel élément de déformation pelvienne vient s'ajouter à celui que nous venons d'envisager pour la station debout au repos : nous voulons parler du rôle exercé par le genre de claudication adopté par la femme (l'influence des appareils prothétiques étant mise à part). Nous avons vu que la boiteuse marchait en faisant exécuter au tronc des oscillations anormales dirigées soit verticalement, soit d'avant en arrière, soit transversalement ; le plus ordinairement ces trois genres d'oscillations se combinent, mais il est rare que l'un d'eux ne prédomine pas. La boiterie à oscillations transversales, ou déhanchement, est celle qui influe le plus puissamment pour déformer le bassin.

On ne saurait assigner à chaque groupe de lésions similaires de l'appareil locomoteur un mode uniforme de claudication : chaque sujet boite à sa manière. Aussi, pour une même affection, peut-on observer des déformations plastiques du bassin qui se produisent tantôt du côté sain, tantôt du côté malade; les premières prennent naissance au cas où le boiteux contracte l'habitude de soustraire l'os iliaque malade à l'action des contre-pressions, et prend un appui prépondérant sur le membre sain; les secondes prennent naissance au cas où le boiteux surcharge le côté malade du bassin, en particulier lorsque, dans la marche, il affecte une allure de déhanchement, et laisse tomber le poids du corps sur le côté malade.

L'influence de la diversité d'allure des boiteuses permet de comprendre pourquoi les déformations du bassin ne se montrent pas nécessairement proportionnelles à celles des membres inférieurs.

4° **Influence de l'attitude imprimée au membre par la maladie.** — Lorsque l'équilibre dans la tonicité des groupes musculaires antagonistes qui relient le fémur aux parois du bassin, vient à être rompu, il se produit, au cas où cette rupture d'équilibre n'existe que d'un seul côté du bassin, un défaut de parallélisme des deux membres pelviens, et, quand elle est bilatérale, une déviation simultanée et ordinairement symétrique de ces deux membres.

Qu'il s'agisse d'une paralysie ou d'une contracture des groupes musculaires pelvi-trochantériens, l'effet produit est le même : la tête du fémur cesse d'appuyer exactement sur le point de convergence des trois pièces constitutives de l'os coxal; elle se trouve entraînée excentriquement, en dedans ou en dehors, par la rotation du membre malade, ainsi que par l'adduction ou par l'abduction qui accompagnent respectivement l'une ou l'autre des deux précédentes déviations, et, suivant les cas, elle appuie avec prédominance sur l'ilion, sur l'ischion ou sur le pubis; ainsi, au lieu de répartir régulièrement sa pression sur les trois pièces conjugées de l'os iliaque, elle la localise, même dans la station couchée, sur une seule ou sur deux de ces trois pièces osseuses. Sous cette influence, la paroi du bassin perd sa conformation normale.

On conçoit que les déformations liées à un mode de contact irrégulier de la tête fémorale avec les parois du bassin atteignent leur maximum, lorsqu'il existe un déplacement articulaire de la hanche; en pareil cas, la pression fémorale s'applique en dehors de la cavité cotyloïde, et d'habitude elle porte exclusivement sur la fosse iliaque externe. La rupture d'équilibre dans la tension et dans la tonicité des groupes musculaires antagonistes, se trouve portée au plus haut degré dans les luxations. L'inégale distension des groupes musculaires qui occupent des situations diamétralement opposées autour de l'articulation coxo-fémorale, est la conséquence du déplacement de la tête du fémur, quand il s'agit de luxations acquises. Mais cette rupture d'équilibre apparaît beaucoup plus fréquemment à titre de phénomène primitif; alors, loin d'être la conséquence du déplacement du fémur, comme dans le cas précédent, elle en constitue la cause efficiente. Il en est ainsi pour la presque totalité des cas de luxations dites congénitales, bien qu'on les observe plutôt dans la première enfance que chez le fœtus même (Verneuil).

Les pressions exercées en lieu anormal par l'épiphyse luxée ne constituent pas le seul agent de déformation du bassin, car celle-ci dépend aussi de l'attitude vicieuse du membre luxé : en effet, les muscles et ligaments, distendus en raison du déplacement de leur point d'attache fémorale, tiraillent excentriquement le segment de la paroi pelvienne sur lequel ils s'insèrent, et ils en changent ainsi la configuration.

5° **Influence du traitement.** — Les affections osseuses ou articulaires de l'appareil locomoteur comportent deux principaux genres de traitement destinés à obvier à la claudication, l'un est prophylactique et l'autre palliatif.

La prophylaxie repose sur la thérapeutique chirurgicale : dans le cas de fracture, par exemple, un appareil bien fait devra empêcher la production d'un raccourcissement et, par conséquent, prévenir toute claudication ultérieure persistante. Dans le cas de coxalgie, l'immobilisation de la cuisse malade en attitude correcte, au besoin combinée à l'extension artificielle, parera à la déviation et à la rotation du membre soit en dehors, soit en dedans, ainsi qu'au raccourcissement réel.

Il est à noter que le procédé employé pour exercer la contre-extension n'est pas indifférent au point de vue de l'influence plastique que celle-ci peut exercer sur la conformation du bassin. Tout appareil de contre-extension qui prend appui sur l'ischion est susceptible d'entraîner, en raison des pressions qu'il détermine, un changement de forme et une déviation de la tubérosité de cet os, de telle façon que la partie inférieure de l'excavation pelvienne se trouve viciée. Il en est de même du rôle que peuvent jouer les pièces de prothèse appliquées dans le but de soutenir ou de suppléer dans la marche le membre mal formé, lorsque ces pièces prennent directement appui sur le bassin.

Le traitement palliatif de la claudication consiste à soustraire totalement, ou partiellement, à l'action de la pesanteur, par l'emploi d'une canne ou d'une béquille, la moitié du bassin qui correspond au membre impotent, ou bien à rétablir l'équilibre dans les contre-pressions fémorales exercées sur le bassin, au moyen de pièces orthopédiques qui sont destinées, les unes à allonger le membre trop court ou dévié, les autres à renforcer celui-ci par une sorte de tuteur.

Bien dirigé et prolongé jusqu'à ce que le bassin ait terminé son évolution de forme, le traitement prothétique peut prévenir la déformation pelvienne d'origine mécanique. Parfois, au contraire, l'usage de la béquille ou de la canne, de même que celui des appareils orthopédiques, devient la source de déformations pelviennes spéciales; il en est ainsi lorsque le boiteux se sert de la canne ou de la béquille pour se soutenir exclusivement par son membre sain, ou bien lorsque les pièces adaptées au membre malade sont mal construites, et dépassent le but poursuivi en procurant à ce membre un allongement exagéré. En pareil cas, l'équilibre des contre-pressions se trouve rompu comme il l'est en l'absence de tout traitement, avec cette différence, toutefois, que la surcharge de la pesanteur exerce ses fâcheux effets sur l'os iliaque du côté malade, au lieu de les localiser au côté sain.

Division du sujet. — La façon suivant laquelle s'exercent ou se combinent les influences que nous venons de passer en revue, nous permet de comprendre comment une même lésion originelle de l'appareil locomoteur est susceptible de s'accompagner de déformations des parois du bassin entièrement disparates, et pourquoi l'étude de la pathogénie mécanique des malformations pelviennes liées à la boiterie se présente comme particulièrement compliquée.

Il n'est donc pas surprenant que le retentissement des lésions de claudication sur le bassin ait été mal connu des anciens.

Mauriceau et Peu, ce dernier principalement, considèrent les femmes boiteuses comme nécessairement vouées à la dystocie. De Lamotte, au contraire, estime qu'elles accouchent très facilement. Levret partage cette dernière opinion, tout en établissant une juste restriction pour les cas où l'affection causale de la claudication est survenue dans le jeune âge.

L'étude anatomo-pathologique des bassins viciés par boiterie commence avec Herbiniaux (1782), qui signale l'aplatissement d'un des côtés du bassin, et qui assigne comme cause à cette déformation la surcharge unilatérale due au poids du tronc ; cette étude se continue avec Paletta, qui décrit l'asymétrie liée à l'atrophie osseuse unilatérale, et avec Mme Lachapelle, à laquelle on doit l'observation anatomique très détaillée et commentée d'un bassin vicié par suite d'une amputation de cuisse pratiquée dans le jeune âge.

L'erreur de Dupuytren (1826), qui professe que les phénomènes qui se passent à l'extérieur du bassin n'influent en rien sur le développement de la cavité pelvienne, est relevée par Sédillot (1838). Ce dernier auteur analyse les effets produits sur le bassin par les luxations de la hanche simples ou doubles; il montre le point caractéristique des déformations, en opposant les vices de conformation du détroit supérieur à ceux du détroit inférieur. Rokitansky complète l'œuvre de Sédillot en prenant spécialement comme sujet d'étude le bassin vicié par la coxalgie ; mais, c'est à tort que cet auteur généralise l'appellation de coxalgiques à tous les bassins altérés par la claudication. Chanoine (1863) envisage en particulier les déformations produites par le raccourcissement des membres.

Parmi les travaux plus récents, nous mentionnerons la thèse d'agrégation de Guéniot (1869) sur les bassins viciés par boiterie (bassins ilio-fémoraux) ; les recherches de Léopold (1873) sur le rôle des attitudes et de la marche dans la pathogénie des déformations, et celles de Démelin (1890) sur l'influence des déviations des membres pelviens dans la coxalgie. Enfin les deux thèses de Tracou (1889) et de Prouvost (1891).

En suivant le plan général que nous avons adopté pour la description des bassins viciés, c'est-à-dire en nous plaçant au point de vue de la pathogénie, nous pouvons diviser les malformations pelviennes liées à la claudication, en malformations par claudication simple, et par claudication double, selon que la lésion de la boiterie originelle est unilatérale ou bilatérale, et, par conséquent, selon que les contre-pressions fémorales, viciées dans leur mode d'application, s'exercent asymétriquement ou symétriquement sur le bassin.

§ 1. — Bassins viciés par claudication unilatérale.

La classe des bassins viciés par claudication unilatérale comprend comme types principaux : le bassin coxalgique; le bassin vicié par luxation unilatérale de la hanche; le bassin vicié par paralysie infantile, et le bassin vicié par raccourcissement d'un des deux membres pelviens.

Dans ces différents types de bassins, on trouve de nombreux points de similitude; nous les étudierons donc dans leur ensemble, en décrivant successivement : 1° leur pathogénie mécanique et leur anatomie pathologique ; 2° l'examen clinique ; 3° le diagnostic ; 4° la grossesse et l'accouchement ; 5° le pronostic ; 6° le traitement.

1° *Pathogénie mécanique et description anatomique.*

La pathogénie mécanique et la description anatomique de ces bassins est assez importante pour exiger de longs développements relatifs à chacun de ces bassins.

A. — Bassin coxalgique.

Bibliographie chronologique. — V. RITGEN. Ueb. d. Erkernt. d. schräg Frauen Beck. Monatsschr. f. Geburtsk., 1853, t. II, p. 444 à 454. — LITZMANN. Das schrag Ov. Beck. Kiel, 1853, p. 10. — GURLT. (*Loc. cit.*). — HUBERT. Mém. sur le dévelop. du bass., etc. Bruxelles, 1856, p. 53 à 60. — ROKITANSKY. Lehrb. d. Path. anat., 1856, 3e édit., t. II, p. 300. — BLASIUS. Rein coxalg. Bec. Monatsschr. f. Geb., 1859, t. XIII, p. 329. — LENOIR. Atlas complém., 1865. — OTTO. Schräg od. einseit. vereng. Beck Monatssch. f. Geb., 1866, t. XXVIII, p. 81. — GUÉNIOT. Des luxat. cox. fém. Th. agrég., 1869. — LEFORT. Leç. sur la coxal., recueil. par PAULIER. L'école de méd., 1876-1877, p. 5. — VERNEUIL. Coxalg. de l'enfance et grossesse. Bull. Soc. chir., 1877, t. III, p. 312. — FÉRÉ. Coxalg. gauche, rétr. du bass. côté sain. Bull. Soc. anat., 1877, p. 227. — HECKER. Ueb. ein durch. rechtseit. chron. Coxit. verengt. Beck. Archiv. f. Gynäk., 1881, t. XVIII, p. 44. — IRESCO. Infl. de la gross. sur les ostéo-arthr. Th. Paris, 1883. — LANNELONGUE. Leç. s. la coxo-tuberculose. Paris, 1886. — TRACOU. De l'infl. des coxal. sur la conf. du bassin. Th. Lille, 1889. — DÉMELIN. Bass. coxal. Rev. génér. Gaz. Hôp., 1890, p. 1025. — DUPLAY et CAZIN. Atroph. musc. dans les ostéo-arthr. Arch. gén. de méd., 1891, janvier. — PROUVOST. Bass. vicié par boiterie. Th. Paris, 1891.

Nomenclature alphabétique des auteurs.

BLASIUS, 1859.	HUBERT, 1856.	PROUVOST, 1891.
DÉMELIN, 1890.	IRESCO, 1883.	V. RITGEN, 1853.
DUPLAY et CAZIN, 1891.	LANNELONGUE, 1886.	ROKITANSKY, 1856.
FÉRÉ, 1877.	LEFORT, 1876.	TRACOU, 1889.
GUÉNIOT, 1869.	LENOIR, 1865.	VERNEUIL, 1877.
GURLT, 1854.	LITZMANN, 1853.	
V. HECKER, 1881.	OTTO, 1866.	

L'ostéo-arthrite de la hanche, liée dans la grande majorité des cas à la tuberculose, est de toutes les affections de l'appareil locomoteur celle qui agit avec le plus de puissance et de variété pour modifier la forme du bassin.

Dans la coxalgie, en effet, toutes les influences pathogéniques que nous avons énumérées plus haut entrent simultanément en œuvre pour déformer le bassin : la maladie débute presque toujours avant le terme de l'ossification définitive de l'os iliaque ; elle peut consister en une altération primitive du tissu osseux de la paroi pelvienne ; elle détermine des attitudes vicieuses du membre frappé, et, sauf le cas exceptionnel où la guérison est parfaite, elle laisse derrière elle une claudication persistante. A la production de cette boiterie concourent le plus souvent trois éléments : la subluxation du fémur, l'ankylose de la hanche et l'arrêt de développement du membre. Il est très rare que l'un de ces trois éléments, au moins, n'existe pas dans les coxalgies les mieux guéries. L'importance du traitement chirurgical, au point de vue de la prophylaxie des déformations pelviennes liées en propre à la claudication, se montre plus manifeste que pour toute autre affection de l'appareil locomoteur.

On doit distinguer les bassins coxalgiques en bassins à type pur et à types complexes, selon que les déformations dépendent exclusivement des troubles nutritifs dont la paroi pelvienne atteinte est le siège, ou selon qu'aux malformations d'ordre trophique viennent se joindre les effets de la répartition asymétrique des forces de la pesanteur à travers la ceinture du bassin.

Au point de vue pathogénique, on peut substituer aux dénominations de bassins coxalgiques purs et complexes, celles de bassins coxalgiques couché et debout.

Bassin coxalgique couché. — La coxalgie revêt les formes fémorale ou cotyloïdienne, suivant que l'altération osseuse frappe exclusivement ou au moins avec prédominance, l'un ou l'autre des deux segments articulaires de la hanche.

Variété fémorale. — Dans cette variété, d'ailleurs la plus commune, l'os coxal échappe complètement à l'envahissement tuberculeux et à l'ostéite, ou ne se trouve qu'accessoirement atteint sur sa face externe et sur le pourtour de la cavité cotyloïde. Bien qu'en ce cas le siège originel de la coxalgie soit extra-pelvien, l'affection n'en retentit pas moins sur la conformation de la moitié de la ceinture osseuse à laquelle se trouve reliée la tête fémorale malade. En effet, le voisinage immédiat du foyer de la coxalgie détermine des troubles trophiques qui se traduisent par un arrêt de développement de l'os iliaque, et qui frappent souvent en même temps la portion attenante du sacrum. Cette moitié latérale de la ceinture pelvienne, comparée à celle du côté sain, se montre moins épaisse que l'autre et moins développée en surface.

Le défaut d'expansion transversale de l'aileron sacré reconnaîtrait pour cause, d'après Blasius, la pression continue à laquelle les surfaces auriculaires sont soumises, en raison de la contracture permanente dont sont le siège les deux muscles psoas-iliaque et pyramidal ; mais il semble plus logique d'admettre que l'arrêt de développement de cette portion du sacrum, ainsi que celui de l'os coxal en entier, constitue un trouble trophique consécutif à l'inactivité fonctionnelle et à la dégénérescence dont sont atteints les muscles qui s'insèrent aux parois du bassin.

Dans la coxalgie à forme fémorale le bassin couché revêt les caractères d'un bassin atrophique unilatéral.

Parfois l'aileron sacré et la partie postérieure de l'os coxal qui lui est jointe se soudent par synostose sacro-iliaque.

Le grand bassin conserve à peu près la disposition normale ; cependant, par suite du défaut d'expansion de l'aile iliaque, la crête du côté malade se trouve moins élevée que celle du côté sain. Pour la même raison, l'épine iliaque antéro-supérieure du côté malade fait en avant une saillie moindre que celle du côté sain.

Le détroit supérieur affecte une configuration asymétrique : des deux lignes innominées, celle qui répond au côté malade est moins étendue en longueur et moins incurvée que l'autre ; elle représente un petit arc de grand cercle, tandis que celle du côté sain représente un grand arc de petit cercle (Prouvost) (fig. 94).

La base du sacrum, qui joue le rôle d'un trait d'union entre les deux lignes innominées, est attirée en avant par l'un de ses ailerons, celui qui est attenant à l'os iliaque trop peu étoffé, ce qui la fait tourner de façon à regarder la paroi latérale du bassin qui est opposée au foyer de la coxalgie. La symphyse pubienne reste ordinairement située vis-à-vis du point médian du promontoire, ou se dévie légèrement vers le côté malade.

L'atrophie unilatérale du bassin donne naissance à un rétrécissement qui porte à la fois sur les diamètres antéro-postérieurs et transverses.

La diminution du diamètre promonto-pubien est généralement peu considé-

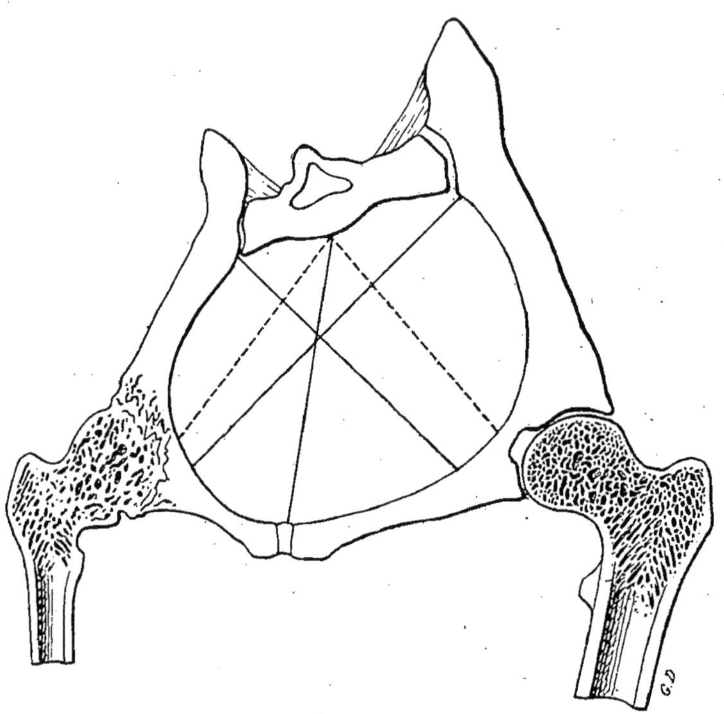

FIG. 94. — Coupe du bassin coxalgique couché (figure schématique).

rable; elle peut cependant varier de quelques millimètres à trois centimètres.

Des deux diamètres obliques, celui qui part de l'éminence ilio-pectinée du côté coxalgique est un peu plus long que le diamètre opposé. — Les diamètres sacro-cotyloïdiens sont à peu près égaux, à moins qu'il n'y ait épaississement ou enfoncement de l'arrière-fond du cotyle malade (fig. 95).

Le détroit inférieur conserve les caractères propres au bassin couché infantile : il est généralement rétréci, par suite du défaut d'action des muscles ischio-fémoraux; de plus, il est asymétrique. Ce dernier caractère de la déformation dépend de l'atrophie de l'ischion qui avoisine le foyer coxalgique; cette tubérosité occupe un niveau plus élevé et se trouve plus rapprochée du plan médian que celle du côté sain.

Variété cotyloïdienne. — La coxalgie à forme cotyloïdienne imprime au bassin des changements de forme spéciaux, et ceux-ci, considérés indépendamment des effets exercés par la pesanteur, se montrent beaucoup plus accentués que ceux que nous venons d'envisager dans la variété fémorale de l'affection. L'envahissement de la paroi pelvienne par le processus tuberculeux ou inflammatoire localisé en partie au fond de la cavité cotyloïde, se traduit soit par de l'ostéite productive, soit par de la raréfaction ou par une fonte tuberculeuse du tissu osseux. Habituellement ces deux ordres de lésions coexistent (Lannelongue).

Un des premiers effets de l'ostéite cotyloïdienne est d'entraîner l'ossification prématurée de l'Y cartilagineux. Par suite de cette synostose intempestive, l'expansion progressive de l'os coxal se trouve étouffée de bonne heure, et la totalité de cet os est frappée d'arrêt de développement.

Par un processus inverse, il peut arriver que l'inflammation osseuse ait pour résultat d'entraîner un excès de développement de la paroi pelvienne malade (Hubert) : au lieu d'amener une synostose hâtive des trois pièces de l'os iliaque, l'irritation du cartilage d'ossification détermine une superproduction de tissu osseux qui se dépose sur les bords adjacents des trois pièces constitutives de l'os. Sous cette influence, il se produit à la fois un épaississement, un élargissement et un allongement d'avant en arrière de la région cotyloïdienne; plus tard, quand la synostose s'est effectuée, l'étendue de ce segment de la paroi pelvienne contraste avec l'arrêt de développement dont le reste de l'os coxal devient secondairement le siège.

Les effets de l'ostéite productive se manifestent plus communément dans le sens de l'épaisseur que dans celui de la longueur de l'os. Des couches osseuses de nouvelle formation se déposent successivement sur le fond de la cavité cotyloïde, et la face intra-pelvienne du plancher de l'acétabulum arrive à dessiner une voussure convexe, et à faire tumeur à l'intérieur du petit bassin (voir plus loin Bassins atypiques). Plus souvent, le processus d'hyperostose se répartit irrégulièrement, et se caractérise par la production d'ostéophytes plus ou moins proéminents à l'intérieur du petit bassin. Dans un cas rapporté par Hecker, il s'était ainsi formé une véritable tumeur osseuse du volume d'une orange, et l'excavation pelvienne se trouvait rétrécie au point de n'admettre que le passage de deux doigts, dans le sens des diamètres transversaux. Cette production d'os nouveau du côté du bassin est tout à fait analogue à ce que les dentistes ont si bien décrit dans la carie dentaire, dans laquelle, à mesure que la carie détruit les couches superficielles de l'ivoire, il s'en produit de nouvelles dans la cavité de la dent, au niveau du point malade. Nulle part l'influence curative de la bonne nature n'apparaît plus manifeste.

L'ostéite raréfiante qui accompagne la fonte tuberculeuse détermine une véritable usure de la paroi pelvienne. A son degré le plus léger, la perte de substance osseuse consiste en une disparition du poli du tissu compact sur la face interne du bassin; à son degré extrême répond la destruction totale du fond de la cavité cotyloïde, avec ou sans pénétration de la tête du fémur dans l'excavation pelvienne; en ce dernier cas, la viciation se complique d'une obstruction par défoncement du plancher cotyloïdien, et par luxation intra-pelvienne du fémur.

D'autres fois, le plancher de l'acétabulum, ramolli et privé de consistance par l'ostéoporose, se laisse refouler en dedans sous la pression des têtes fémorales (fig. 95). Otto cite un fait de déformation pelvienne de cette nature, dans lequel il existait, de chaque côté des parois du petit bassin, deux tumeurs arrondies et d'inégal volume. Ce genre de viciation se rattache encore à l'obstruction par enfoncement des parois latérales du bassin.

Le refoulement en dedans des parois pelviennes n'est pas nécessairement lié à l'action directe de la pesanteur. On l'observe aussi bien sur le bassin couché que sur le bassin debout. Les contractures musculaires permanentes, symptomatiques de la coxalgie, suffisent à lui donner naissance, en raison des pressions exagérées qu'elles déterminent sur le fond du cotyle, par l'intermédiaire de l'épiphyse fémorale. On sait d'ailleurs que la luxation spontanée du fémur dans la coxalgie a pour cause, outre l'usure progressive du rebord

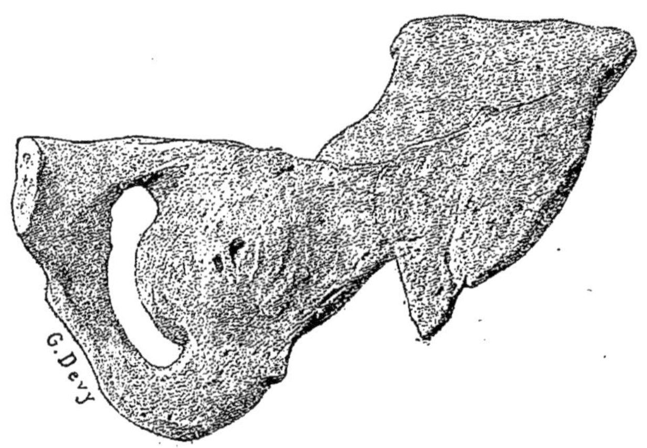

Fig. 95. — Enfoncement de la cavité cotyloïde dans la coxalgie.

cotyloïdien, l'action prolongée de ces mêmes contractures, et qu'une des meilleures méthodes de traitement de cette affection consiste dans l'extension continue, qui a pour but de faire cesser cette contracture.

Bassin coxalgique debout. — Dans la station debout, et sous l'influence de la locomotion, le bassin coxalgique revêt des caractères pathologiques qui diffèrent de ceux qu'on observe sur le bassin couché, en ce que, à l'action déformatrice de la dystrophie osseuse localisée à un côté du bassin, vient se surajouter celle qui est due à la surcharge unilatérale de la ceinture pelvienne, et à la répartition asymétrique des contre-pressions fémorales.

Le type de la déformation du bassin coxalgique debout est loin d'être uniforme pour tous les cas. Il varie avec les habitudes d'attitude et d'allure que les malades prennent au repos ou dans la marche : tantôt, en effet, la coxalgique prend appui exclusif sur l'un de ses membres pelviens, tantôt elle fait usage des deux, d'une manière équivalente.

1° *Contre-pressions fémorales exercées exclusivement sur le côté indemne du bassin.* — La condition la plus commune dans laquelle le bassin coxalgique reçoit les contre-pressions fémorales, est celle où le membre sain supporte avec prédominance, ou même supporte exclusivement le poids du corps, dans la station debout.

Au moment où la coxalgique commence à se tenir sur ses pieds, que la guérison soit complète ou non, elle est frappée d'une impotence tantôt partielle, tantôt absolue de son membre malade. Le raccourcissement réel ou le raccourcissement apparent lié à une attitude vicieuse, l'atrophie des muscles pelvi-trochantériens qui succède à la contracture, ainsi que la sensibilité douloureuse et le défaut de mobilité de la hanche, obligent la malade à se tenir en équilibre sur le pied sain, pour un temps variable, et à localiser ainsi les pressions et les contre-pressions de la pesanteur sur l'os iliaque indemne. Que cette attitude devienne définitive, ou qu'elle se prolonge longtemps et soit acquise par habitude, l'os iliaque sain, surchargé par le poids du tronc, se déformera et changera de direction par rapport sacrum, d'une part, et à l'os iliaque coxalgique, d'autre part.

Les modifications plastiques que va subir l'os coxal opposé au siège de la coxalgie, se développent sous l'influence des trois forces composantes représentant l'action mécanique de la contre-pression du sol, forces que nous avons vues se transmettre par le fémur sur les parois internes de la cavité cotyloïde (p. 14).

Nous savons que, de ces trois forces, la première s'exerce directement de bas en haut, et porte sur la partie supérieure du rebord cotyloïdien ; elle détermine, sous l'influence de la surcharge unilatérale du bassin, une surélévation totale de l'os coxal par rapport à l'os opposé, et un redressement avec refoulement de l'aile iliaque en dedans.

La seconde force, dirigée d'avant en arrière, rétropulse la moitié surchargée du bassin ; la partie postérieure de l'os iliaque ainsi rétropulsé entraîne dans sa déviation l'aileron sacré adjacent, et fait tourner le sacrum autour d'un axe vertical, de telle manière que la face antérieure de ce dernier os arrive à regarder le côté non coxalgique du bassin.

La troisième force, propagée de dehors en dedans, tend à refouler le fond de la cavité cotyloïde vers l'intérieur du bassin ; or, comme les divers segments de la paroi latérale du pelvis se trouvent en général solidaires les uns des autres, par rapport aux pressions qu'ils reçoivent sur leur face externe, bien que leur synostose demeure imparfaite jusqu'à la quinzième année, l'effet de la surcharge unilatérale du bassin, dirigé en sens transversal, se traduit par un redressement de la courbure concave en dedans que l'os coxal présente à l'état normal.

Vu dans son ensemble, le bassin debout des coxalgiques qui prennent appui prédominant sur le membre sain, se caractérise donc : 1° par un arrêt de développement de la moitié latérale attenante au foyer de l'arthrite ; 2° par un aplatissement et une rétropulsion du côté sain (fig. 96).

Sur le grand bassin, l'asymétrie se manifeste par les déformations suivantes : du côté malade, l'aile iliaque est arrêtée dans son développement et conserve sa conformation régulière, tandis que de l'autre côté, tout en étant bien développée, l'aile iliaque est déviée en raison du refoulement qu'elle a subi de bas en haut, et se trouve déformée par l'exagération de la sinuosité en S de sa crête ; cette déformation particulière de l'ilion reconnaît pour cause l'excès de tension du psoas-iliaque, dont les fibres vont s'attacher au petit trochanter après s'être réfléchies sur le bord antérieur de l'os des iles ; l'action du muscle psoas-iliaque se trouve d'autant plus développée que c'est à ce muscle qu'incombe le rôle principal dans le maintien du centre de gravité au-dessus du membre sain, lorsque la malade se tient debout et en équilibre sur ce membre.

Le détroit supérieur affecte à un degré plus ou moins accusé la déformation dite à type oblique ovalaire. La ligne innominée du côté coxalgique, en

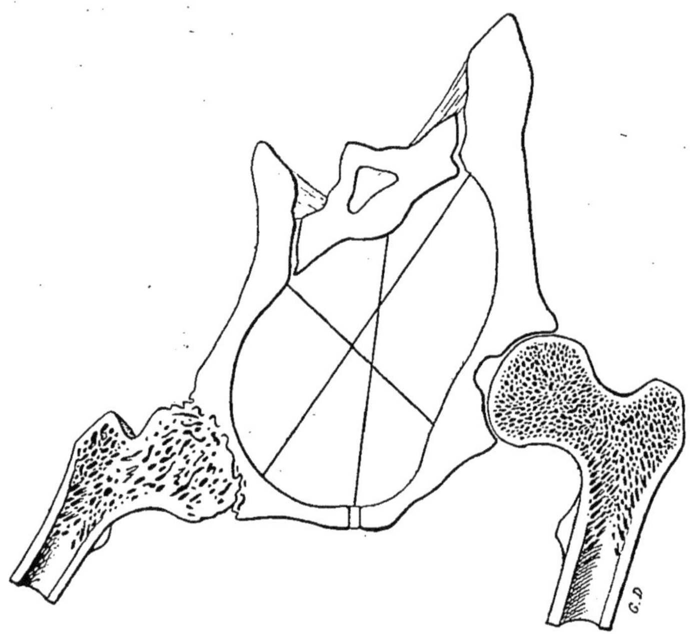

FIG. 96. — Coupe du bassin coxalgique debout avec appui prédominant sur le membre sain (figure schématique).

même temps qu'elle se trouve raccourcie du fait de l'atrophie osseuse, offre une exagération de sa courbure concave en dedans, due à ce qu'elle se trouve soustraite à l'action de la contre-pression fémorale.

La ligne innominée du côté indemne est au contraire plus allongée et moins incurvée qu'à l'état normal. Nous avons vu plus haut que l'os iliaque, en perdant sa courbure concave en dedans et en s'allongeant, repoussait en arrière l'aileron sacré et qu'il faisait tourner la face antérieure du sacrum vers le côté non coxalgique du bassin ; ce dernier os subit ainsi un mouvement de rotation analogue à celui que l'on observe sur le bassin couché, mais beaucoup plus accentué ; cette torsion verticale s'apprécie, en outre, à l'extérieur du bassin par une déviation de la crête sacrée; celle-ci se trouve rapprochée de la tubérosité iliaque du côté coxalgique du bassin (fig. 96).

L'aileron sacré attenant à l'os iliaque sain, surchargé par la pesanteur, ne se dévie pas seulement dans sa direction, car il subit, en même temps, un excès de pression dirigé de dehors en dedans, ayant par conséquent pour effet de le déformer en modifiant ses dimensions transversales; il est donc rétréci sur sa face intra-pelvienne, et, au contraire, élargi sur sa face postérieure. Comme autre conséquence de l'excès de pression que subit l'aileron sacré attenant au côté sain, on voit parfois se produire une synostose sacro-iliaque, véritable trouble trophique qui se trouve lié au surmenage dont la symphyse devient le siège dans la station debout.

Toutefois, la production d'une synostose sacro-iliaque du côté opposé à la coxalgie constitue un fait assez rare. Sur dix cas où il a relevé l'existence d'une ankylose unilatérale, Prouvost ne l'a vue siéger que trois fois sur la moitié du bassin opposée à la coxalgie, tandis que dans les sept autres faits, elle occupait le côté coxalgique.

L'ankylose de la symphyse sacro-iliaque attenante à l'os coxal sain, imprime au pourtour du détroit supérieur une configuration de tous points identique à celle qui existe au même niveau sur le bassin de Nægelé.

L'extrémité antérieure de l'os iliaque resté sain, obéissant à la poussée fémorale exercée de dehors en dedans, se trouve refoulée de côté, dans la direction du foyer coxalgique. Aussi, le diamètre reliant le milieu du promontoire à l'interligne pubien n'occupe plus le plan médian antéro-postérieur du tronc, mais coupe celui-ci en direction oblique.

Les diamètres transverse et promonto-pubien du détroit supérieur diminuent tous deux de longueur; toutefois le rétrécissement transversal l'emporte toujours sur le rétrécissement antéro-postérieur. Le diamètre oblique partant du côté sain devient notablement plus court que le diamètre oblique opposé. Il en est de même pour les diamètres sacro-pectinés et sacro-cotyloïdiens.

Comme le détroit supérieur, le détroit inférieur offre un contour asymétrique; sa configuration est variable, et elle dépend de la situation de l'ischion du côté sain. Tantôt cet ischion subit une déviation indépendante de la situation occupée par l'ilion et le pubis, tantôt il se trouve entraîné dans un déplacement commun avec les deux autres pièces constituantes de l'os des iles. La première disposition (déviation indépendante) est particulière aux cas dans lesquels l'excès des contre-pressions fémorales a pu exercer ses effets sur les parois du cotyle, avant que les trois pièces de l'os infantile aient été soudées; l'ischion s'est alors déplacé seul, en obéissant, non à la pression directe de l'épiphyse, mais à la tension des muscles rotateurs de la cuisse qui l'ont attiré en dehors et en avant.

On rencontre la seconde disposition (déplacement commun) dans les cas où l'os coxal, au moment où commence à s'exercer la surcharge du bassin du côté sain, se trouve suffisamment soudé dans ses trois pièces constituantes, pour que ces trois pièces soient entièrement solidaires : l'ischion obéit alors à l'impulsion imprimée par la tête fémorale à la totalité de l'os dont il fait partie, et il se dévie en haut et en arrière en même temps que l'ilion et le pubis.

La tubérosité ischiatique du côté malade n'est guère modifiée dans sa forme que par les effets de l'arrêt de développement ; on la trouve moins haute et moins volumineuse que celle du côté indemne.

En somme, dans sa moitié latérale qui répond au côté surchargé du bassin, le détroit inférieur se montre tantôt élargi (surcharge unilatérale du pelvis dans l'enfance, avant la soudure des trois pièces de la cavité cotyloïde), et tantôt rétréci (surcharge unilatérale après ossification intrinsèque de l'os iliaque).

La hauteur des parois pelviennes se montre toujours diminuée du côté dystrophié; il en est de même pour le côté sain, quand l'ischion s'est laissé entraîner en haut et en dehors. Le refoulement en dedans de la paroi indemne du bassin, joint au défaut de développement de la paroi opposée, détermine un rétrécissement transversal de l'excavation; à ce point de vue, la conformation des divers étages de la cavité du petit bassin est analogue à celle du détroit supérieur.

2° *Bassin coxalgique debout, avec répartition des contre-pressions fémorales aux deux côtés du bassin* (*influence de la marche*). — Dans la locomotion, la localisation exclusive des contre-pressions fémorales à la moitié indemne du bassin, ne peut s'observer que si le membre malade demeure constamment et entièrement suppléé par l'emploi d'une béquille.

Au cas où la coxalgique fait usage des deux membres pelviens, et marche sans béquille ou simplement en s'appuyant sur une canne, les deux moitiés du bassin reçoivent tour à tour les contre-pressions venant du sol; mais du moment où il y a boiterie, elles ne les reçoivent jamais avec une intensité égale d'un côté à l'autre. Selon que c'est le membre sain ou le membre malade qui fournit l'appui prépondérant dans la marche, les déformations mécaniques prédominent sur l'os iliaque indemne, ou sur l'os dystrophié.

Divers éléments peuvent faire varier chez les coxalgiques le mode de répartition des contre-pressions fémorales d'un côté à l'autre du bassin ; nous ne reviendrons pas ici sur l'influence qu'exercent, à ce point de vue, les oscillations en directions variables que la malade peut imprimer au tronc dans le but de faire de celui-ci un véritable balancier régulateur de la marche, pas plus que sur le rôle des plus importants que joue le port de pièces orthopédiques adaptées au membre dystrophié. (Voir p. 234.)

De tous ces éléments, celui qui doit fixer l'attention, avant tous les autres, réside dans l'attitude imprimée au membre malade par la coxalgie. Cette attitude est variable ; elle dépend du traitement qui a été appliqué à l'ostéo-arthrite, et, lorsque ce traitement est demeuré inefficace ou quand il a été mal dirigé, elle dépend de la période de la maladie à laquelle le membre atteint s'est trouvé fixé par ankylose en attitude vicieuse.

Nous sommes ainsi amenés à examiner les caractères de la viciation pelvienne, chez les coxalgiques, dans leurs rapports avec l'attitude du membre malade. Ces caractères varient avec les circonstances suivantes :

1° Selon que le membre malade se présente en extension parfaite, avec ou sans raccourcissement, qu'il y ait simplement ankylose, ou immobilisation par ankylose osseuse ou fibreuse consécutive à la résection de la hanche.

2° Selon que le membre est dévié de l'attitude normale par la demi-flexion de la cuisse sur le bassin, et selon que la tête fémorale s'est soudée au bassin pendant la seconde période de la coxalgie, c'est-à-dire en attitude de demi-flexion, d'abduction et de rotation en dehors.

3° Selon enfin, comme c'est le cas de beaucoup le plus commun pour les coxalgies négligées et invétérées, que l'ankylose est survenue à la troisième période, à la suite d'une subluxation spontanée du fémur, auquel cas le membre malade se trouve immobilisé en attitude de demi-flexion, d'adduction, et de rotation en dedans.

Les éléments de la viciation portent à la fois sur la conformation et sur l'inclinaison du bassin. Ce dernier élément s'observe principalement lorsque la malade marche; on peut toutefois le constater dans l'attitude debout au repos, ou même dans le décubitus horizontal, toutes les fois que la femme cherche à corriger les effets de la déviation du membre malade, et revêt l'attitude qu'elle est obligée de prendre lorsqu'elle veut marcher.

a. — *Ankylose du membre coxalgique en extension complète, sans raccourcissement.* — Dans cette attitude, les deux membres pelviens affectent une disposition parallèle; mais dans la marche ils n'effectuent pas un travail égal. Le membre sain est le plus actif, et à chaque pas il supporte plus longtemps que son congénère le poids du corps. Le côté indemne du bassin reçoit ainsi un excès de contre-pression, et subit, en conséquence, un aplatissement dirigé de dehors en dedans. Au demeurant, les caractères de la viciation pelvienne ne diffèrent pas de ceux que nous avons assignés au bassin coxalgique debout, lorsque la malade prend, au repos, un appui exclusif sur le membre indemne.

b. — *Ankylose du membre coxalgique en extension complète avec raccourcissement.* — Si le raccourcissement du membre coxalgique est assez peu considérable, pour permettre à la malade de prendre un appui suffisant sur le sol par le pied correspondant, les modifications plastiques subies par le bassin restent les mêmes que dans la précédente variété d'attitude. L'inclinaison du bassin n'est en rien troublée dans la marche.

Dans les cas où le raccourcissement est prononcé, au point que le pied ne touche le sol que par les orteils, la locomotion ne devient possible qu'à la condition que le pied malade soit abaissé, par artifice, à chaque pas.

A cet effet, la boiteuse incline son bassin du côté du membre déformé. Pour contrebalancer les effets de cette latéroversion qui, si elle n'était compensée, entraînerait une perte de l'équilibre dans la marche et occasionnerait la chute sur le côté malade, la partie supérieure du tronc se déjette de côté dans le sens opposé à la latéroversion ; cette attitude détermine à la région dorsale la production d'une scoliose compensatrice, scoliose qui se trouve elle-même compensée par une incurvation de même nature occupant la partie inférieure de la colonne vertébrale et offrant sa convexité orientée vers le côté surbaissé du bassin.

Il est aisé de concevoir que si le membre raccourci se trouve muni d'une chaussure bien faite, à semelle épaisse, la latéroversion pelvienne et les scolioses d'attitude n'existent pas, et même si l'appareil orthopédique est trop élevé, le vice d'inclinaison du bassin peut s'effectuer dans un sens opposé à celui qui se produirait en l'absence de toute prothèse.

c. — *Ankylose du membre coxalgique avec flexion de la cuisse sur le bassin.* — Dans cette attitude, la locomotion n'est possible, en dehors du secours d'un appareil orthopédique, qu'à condition que les deux pieds arrivent à reposer simultanément sur le sol en même temps que la malade maintient le tronc en attitude verticale (voyez p. 8). Il ne peut donc s'agir que de la demi-flexion du membre, et non de sa flexion à angle aigu sur le bassin, car celle-ci ne rend la station debout possible qu'en attitude accroupie.

Pour obvier au raccourcissement relatif dépendant de l'élévation du pied malade au-dessus du sol, et pour rapprocher autant que possible de la verticale le fémur qui est obliquement dirigé en avant, le bassin exécute un double déplacement : il se porte en latéroversion du côté coxalgique et, en même temps, il s'incline d'arrière en avant.

A titre de déformation compensatrice destinée à assurer le maintien de l'équilibre, il se produit une lordo-scoliose d'attitude à la région lombaire.

d. — *Ankylose du membre coxalgique avec abduction et rotation en dehors.* — Lorsque l'ankylose survient dès la seconde période de la coxalgie, le membre malade se trouve écarté du plan médian du corps dans l'attitude du repos, et sa face interne est déviée en avant; le pied repose sur le sol la pointe tournée en dehors; la jambe et la cuisse se trouvent toutes les deux demi-fléchies.

Le maintien de cette attitude rendrait l'exercice de la marche impraticable; pour que la locomotion devienne possible, il est indispensable que le membre dévié change de position et se rapproche le plus possible de la direction et de la disposition du membre sain. Cette correction ne peut se faire, en raison de l'ankylose, au niveau de l'articulation coxo-fémorale coxalgique; elle s'effectue par la mise en jeu simultanée de l'articulation de la hanche saine, et de l'articulation sacro-vertébrale; elle se traduit par un changement complexe apporté à l'orientation du bassin.

Pour prendre appui sur le sol, le membre écarté et demi-fléchi est ramené de dehors en dedans et de haut en bas. Dans ce premier mouvement, l'os iliaque, qui par suite de la raideur articulaire, fait corps avec le fémur à la façon du levier coudé d'une sonnette, bascule de haut en bas, et s'abaisse au-dessous du niveau horizontal occupé par son homologue. Ainsi se produit une latéroversion pelvienne dirigée vers le côté dystrophié. En outre, la demi-flexion de la cuisse se compense, comme nous l'avons vu plus haut, par un excès d'inclinaison du bassin en avant. Enfin, pour que l'axe du pied malade se rapproche le plus possible de la direction antéro-postérieure, l'avant-pied doit subir une rotation de dehors en dedans. Ce mouvement de correction s'exécute, comme les précédents, au niveau de la ceinture pelvienne :

le bassin pivote excentriquement autour d'un axe vertical passant par l'articulation sacro-iliaque, de telle manière que l'os iliaque opposé à l'ankylose se trouve refoulé en arrière, tandis que celui du côté sain, antépulsé, dessine une saillie exagérée en avant du plan médian et transversal du tronc.

L'antéversion, la latéroversion et la torsion pelviennes, se trouvent secondairement compensées par la lordose, la scoliose et la torsion des vertèbres de la région lombaire, déviation secondaire qui assure le maintien de l'équilibre dans la marche ; la convexité de la scoliose regarde vers la paroi latérale dystrophiée et surbaissée du bassin, et cette scoliose est elle-même compensée par une inflexion latérale des vertèbres dorsales.

Quant à la conformation intrinsèque de la ceinture pelvienne, ici comme dans les diverses attitudes que nous venons d'envisager, elle demeure identique à celle du bassin coxalgique debout lorsque le corps prend un appui prédominant sur le membre sain (voyez fig. 96).

e. — *Ankylose du membre coxalgique avec adduction et rotation en dedans.* — Dans cette attitude, le membre malade offre, un raccourcissement absolu dont l'origine complexe est liée, d'une part à la subluxation de l'épiphyse fémorale en haut et en arrière et, d'autre part, à l'atrophie consécutive à l'ostéo-arthrite qui le frappe dans toute son étendue ; il présente, en outre, un raccourcissement relatif, inhérent à la flexion de la cuisse sur le bassin, et à la flexion de la jambe sur la cuisse, attitude qui accompagne toujours l'ankylose vicieuse à la troisième période de la coxalgie.

Le membre malade chevauche en avant sur le membre sain ; il repose sur la face antérieure de ce dernier par sa face interne ; la pointe du pied est tournée en dedans.

Les divers éléments de cette déviation complexe se corrigent de la façon suivante, aux dépens de l'inclinaison du bassin :

En cherchant à se rapprocher de la direction verticale et à se mettre en parallélisme avec celle du membre valide, la cuisse coxalgique fait basculer et relève de bas en haut l'os coxal auquel elle est soudée. Ainsi se produit une latéroversion pelvienne qui se trouve orientée dans la direction opposée au côté du bassin où siège la lésion. Dans la statique, les effets de la demi-flexion se corrigent, comme toujours, par la production d'une antéversion pelvienne, La rotation du pied en dedans se réduit grâce à un mouvement de torsion du bassin : l'os iliaque coxalgique est entraîné en arrière, tandis que celui du côté sain proémine en avant du plan médian transversal.

Sur le rachis apparaissent, à titre de déviations d'attitude, une lordose lombaire, et une scoliose avec torsion des vertèbres dont la convexité se trouve dirigée vers le côté opposé à la coxalgie.

Nous voyons ainsi qu'au point de vue des vices d'inclinaison, les deux variétés d'attitudes vicieuses, l'abduction et l'adduction, mise à part l'antéversion pelvienne qui est commune à l'une et à l'autre, impriment au bassin des caractères diamétralement opposés. Dans l'abduction, le bassin, du côté malade, est abaissé et attiré en avant, tandis qu'il reste élevé et qu'il est rétropulsé dans sa moitié qui répond au côté sain (voyez fig. 96) ; dans l'adduction la disposition se montre inverse (voyez fig. 97).

La différence n'est pas moins nettement accusée en ce qui concerne les malformations intrinsèques dont la ceinture osseuse pelvienne est le siège.

La coxalgique qui a le membre malade dévié en adduction prend sur celui-ci un appui prépondérant dans la marche ; elle reporte ainsi le poids du corps sur la moitié élevée et rétropulsée du bassin.

Au lieu de prédominer du côté de l'os coxal indemne, les effets plastiques de

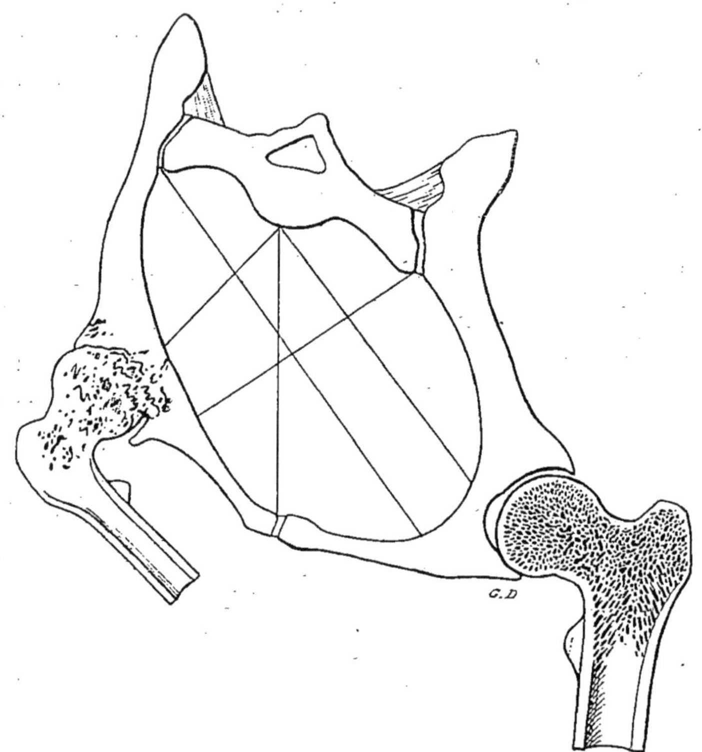

Fig. 97. — Coupe du bassin coxalgique debout avec déviation en adduction et rotation en dedans du membre malade (signe schématique).

la pesanteur se développent presque exclusivement sur la moitié latérale dystrophiée du bassin. Ainsi se produit un aplatissement de la paroi pelvienne attenante au foyer de la coxalgie, aplatissement qui s'effectue avec d'autant plus de facilité que le tissu osseux se trouve au préalable dénué d'une partie de sa résistance, en raison des altérations trophiques qu'ont déterminées l'inflammation et la tuberculose (fig. 97).

Le détroit supérieur se trouve rétréci exclusivement dans son segment latéral répondant à l'os iliaque coxalgique. La ligne innominée, déjà déformée et raccourcie du fait de l'arrêt de développement, tend à prendre une direction rectiligne, tandis que celle qui lui fait vis-à-vis, du côté indemne, conserve ses dimensions et offre une courbure exagérée au niveau de l'éminence ilio-pectinée (fig. 98).

La déformation se répartit, en conservant les mêmes caractères, du haut en bas de l'excavation pelvienne. Au détroit inférieur, la tubérosité de l'is-

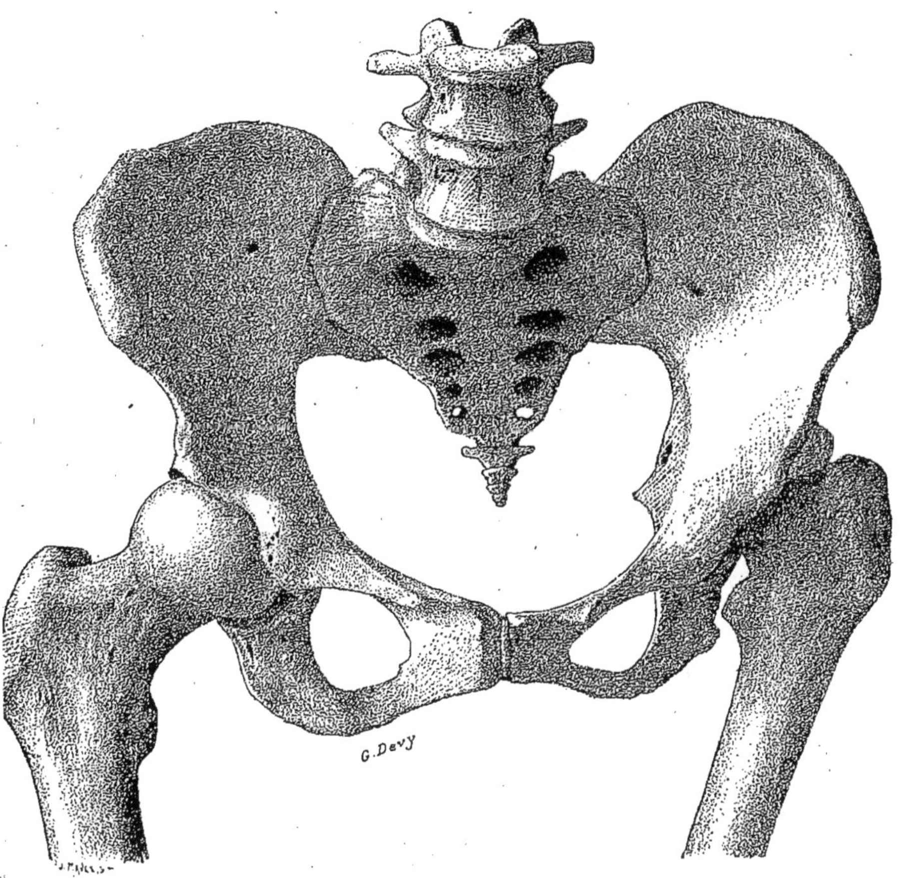

Fig. 98. — Bassin coxalgique avec adduction du membre malade (côté gauche); enfoncement de la paroi pelvienne (musée Depaul).

chion et la branche ischio-pubienne du côté malade sont déjetées en dedans et se rapprochent du plan médian du corps.

C'est donc, comme on peut voir, chez les femmes dont la coxalgie a évolué jusqu'à la troisième période, en déterminant une ankylose, que le bassin se déforme suivant le type le plus complexe. La viciation consiste, d'une part, en une angustie généralisée et d'autant plus accusée que le processus inflammatoire a suivi une évolution plus prolongée, et, d'autre part, en un rétrécissement prédominant en sens transversal, depuis le détroit supérieur jusqu'au détroit inférieur inclus. A ce point de vue le bassin des coxalgiques, dont le membre malade est fixé en adduction, présente comme élément de déformation caractéristique, un rétrécissement du détroit inférieur, portant sur le diamètre bis-ischiatique.

Si l'on considère que c'est dans cette dernière forme de la viciation coxalgique, laquelle répond aux types graves de la maladie, que l'on rencontre le plus communément une synostose sacro-iliaque siégeant du côté malade, et qui s'est développée par propagation inflammatoire, on voit que la conformation du bassin coxalgique arrive à affecter en certains cas des caractères presque identiques à ceux qu'on rencontre sur le bassin oblique ovalaire de Nægelé. Il importe toutefois de ne pas confondre ces deux genres de malformations pelviennes l'une avec l'autre, tant elles diffèrent au point de vue de leur pathogénie.

Dans la description du *bassin oblique ovalaire*, dit bassin de Nægelé (voir plus loin), dans lequel nous assignons à la malformation une origine toujours congénitale, nous opposons la qualification de bassin oblique ovalaire à celle de bassin à *type oblique ovalaire*. Cette dernière dénomination s'applique à la variété de bassins coxalgiques avec adduction, telle que nous venons de la décrire. En ce cas, en effet, la déformation asymétrique se montre toujours acquise et consécutive à un travail inflammatoire.

B. — Bassins viciés par luxation unilatérale du fémur.

Bibliographie chronologique. — DUPUYTREN. Répert. génér. d'anat., t. II, p. 82, 1826. — SÉDILLOT. Anat. pathol. des luxat. d. fém. (2 obs.) Journ. d. connaiss. médico-chir., 1836, p. 307, Contrib. à la chirurg., 1868, t. I, p. 296. — J. GUÉRIN. Rech. s. les luxat. congénit., Paris 1841. — PRAVAZ. Luxat. congén. du fém., Lyon, 1847. — CRUVEILHIER. Anat. path., 1849, t. I, p. 474. — VERNEUIL. Un. médic., 1852, p. 421 et Gaz. hebd., n°s 23, 32, 34, 36, 1866. — GURLT. (V. p. 229), 1854. — BOUVIER. Leç. clin. s. les mal. chron. app. locom., 1858. — LENOIR. Déformat. du bassin par luxat. Arch. gén. de méd., 1859, t. LXIII, p. 5 et 182. — BLOT. Discuss. Soc. chir. Bullet. Soc. chir., 1865, t. VI, et observat. divers., in TH. GUÉNIOT, 1869. — DEPAUL. Discuss. Soc. chir. Bullet., 1865, t. VI. — GUÉNIOT. Des luxat. coxo-fém. Th. agrég., 1869. — SPIEGELBERG. Zur Lehre v. Schrag. verengt. Beck. Archiv. f. Gynäk., 1871, t. II, p. 146. — LÉOPOLD. Ueb. d. Verander. d. Beck. f. durch. einseit. Angebor. od. erworb. Oberschenck. luxat. Archiv. f. Gynäk., 1873, t. V, p. 446. — DELLESTABLE. Luxat. du fém. au point de vue des accouch. Th. Paris, 1877. RECLUS. Luxat. paral. fémur. Rev. mens. méd. et chir., 1878, p. 16. — KRUKENBERG. Die Beck. form. bei Neugeb. mit Huftgel. Luxat. Arch. f. Gynäk., 1885, t. XXV, p. 253. — HENNIG. Ueb. die Folg. der in d. Kindl. erworb. Gebrauchstor. ein. Huftgel. Centr. f. Gynäk., 1887, p. 149 et 1888, p. 60. — SCHAUTA. Muller's Handb., 1888, t. II. — PROUVOST. Th. Paris, 1891. — BAR et LAMOTHE. Bullet. Soc. obstét. France. Sess., 1893.

Nomenclature alphabétique des auteurs.

La luxation de la hanche, qu'elle soit congénitale ou acquise, répond, sauf de rares exceptions, à la variété iliaque et consiste, par conséquent, en un déplacement de la tête du fémur en haut et en arrière.

Les modifications apportées à la forme du bassin par le déboitement articulaire, tirent à la fois leur origine de l'arrêt de développement osseux lié à l'arthrocace et des effets de la répartition vicieuse de la pesanteur à travers les parois pelviennes. Ces deux éléments pathogéniques entrent en jeu soit simultanément, soit à l'exclusion l'un de l'autre. Leur influence déformatrice varie selon que la luxation est de nature congénitale ou acquise, selon qu'elle survient chez l'enfant ou chez l'adulte; elle varie, en outre, suivant que le malade fait usage de ses membres inférieurs de bonne heure ou, au contraire, suivant qu'il ne commence à marcher que lorsque la période de développement du squelette pelvien se trouve déjà avancée ou terminée.

Dans la luxation congénitale se trouvent réunies les conditions les plus efficaces qui président habituellement à la déformation du bassin des boiteuses. Dans la grande majorité des cas, l'affection articulaire est d'origine paralytique, et elle ne devient manifeste qu'à l'occasion des premières tentatives de marche que fait l'enfant (Verneuil). Elle peut cependant exister à titre véritablement congénital; elle reconnaît alors pour cause soit une attitude vicieuse des membres du fœtus dans la cavité utérine, comme cela s'observe lorsque l'enfant se trouve trop directement comprimé par le muscle utérin, par suite d'une insuffisance de liquide amniotique (Krukenberg), soit une atrésie originelle de la cavité cotyloïde, avec soudure précoce des trois os qui la constituent (Lannelongue), soit enfin une malformation de la tête fémorale (Bar).

Quelle que soit l'origine de la luxation dite congénitale, celle-ci s'accompagne toujours d'un défaut de développement, qui porte non seulement sur les diverses parties constituantes du membre lésé, mais encore sur la moitié correspondante du bassin. C'est à ce dernier point de vue qu'elle intéresse spécialement l'accoucheur.

Les caractères du bassin vicié par luxation congénitale examiné à l'âge adulte, diffèrent selon que le sujet n'a pas fait usage de ses membres pelviens jusqu'au développement complet des os, ou selon qu'il a marché avant. On doit donc, au point de vue de la pathogénie mécanique, diviser les bassins viciés par luxation unilatérale et congénitale en bassins couché, assis et debout.

Bassin couché. — La conformation de ce bassin rappelle celle du bassin coxalgique couché (voir p. 237). Toutefois, dans la luxation, les os présentent dans le sens de leur longueur et de leur hauteur un défaut d'expansion plus accusé que dans la coxalgie. Ici, en effet, la lésion est contemporaine du début de l'ostéogénèse, tandis que dans la coxalgie elle frappe des os dont l'ossification s'est déjà en partie effectuée dans les conditions régulières : la tête fémorale ayant abandonné d'emblée la cavité cotyloïde, les trois pièces de l'os coxal échappent, au niveau de leur convergence, à l'influence trophique qu'exerce le contact des deux surfaces articulaires emboîtées. A l'état normal, ce contact a pour effet de maintenir ouverte la cavité cotyloïde, et de s'opposer au tassement concentrique de l'ilion, de l'ischion et du pubis les uns sur les autres. Quand il y a luxation congénitale, la cupule articulaire ne se développe pas et n'est reconnaissable à l'état adulte que par des vestiges. L'action trophique ainsi amoindrie et viciée ne se localise pas aux parois de l'acétabulum : elle se répand sur l'os coxal tout entier, si bien que celui-ci se développe mal et manque d'étoffe dans toutes ses dimensions.

Les deux parois du grand bassin sont asymétriques : l'aile iliaque du côté luxé offre, en longueur et en hauteur, une étendue moindre que celle du côté sain.

Au détroit supérieur, le défaut d'expansion d'avant en arrière de l'os coxal lésé donne aux cordes qui sous-tendent les arcs des deux lignes innominées des dimensions inégales d'un côté à l'autre; la corde répondant au côté luxé est plus courte que l'autre.

Des deux ailerons du sacrum, celui qui avoisine l'os iliaque mal développé se trouve attiré en avant ; en conséquence, le sacrum, entraîné par sen bord correspondant, tourne sur son axe longitudinal de telle façon que sa face antérieure et le promontoire qui la surmonte regardent vers le côté normal du bassin. Comme on le voit, cette disposition ne diffère en rien de celle que l'on observe sur le bassin coxalgique couché (voir fig. 95).

Ainsi le détroit supérieur devient asymétrique; en outre, en raison du défaut de développement unilatéral des parois du bassin, il se rétrécit dans les diamètres antéro-postérieur et transversal, et dans le diamètre oblique partant du côté sain.

Le détroit inférieur est également moins spacieux qu'à l'état normal; il conserve le type propre au bassin infantile; il offre en même temps une disposition asymétrique qui a pour origine le retrait en haut et la déviation en dedans de la tubérosité ischiatique sous-jacente au foyer de la luxation.

Bassin assis. — Lorsque l'enfant atteint de luxation se tient assis, le poids du tronc repose avec prépondérance sur l'ischion répondant à la moitié mal développée du bassin (Spiegelberg). La raison de la surcharge pelvienne unilatérale est la suivante : alors que les deux tubérosités ischiatiques portent simultanément sur le plan du lit, c'est du côté de la lésion articulaire que s'incline le bassin. La latéroversion ainsi produite a pour effet de dévier l'incidence suivant laquelle la colonne vertébrale tombe sur le sacrum en lui transmettant le poids du tronc; cette incidence devient oblique et elle reporte le centre de gravité vers la moitié altérée du bassin. La surcharge unilatérale qui en résulte augmente encore la déviation du sacrum déjà produite par l'arrêt de développement asymétrique que nous venons d'envisager en étudiant le bassin couché; en outre, propulsée à la fois de côté et d'arrière en avant, la base du sacrum se rapproche des pubis.

En même temps que le bassin s'aplatit, la courbure des deux lignes innominées augmente, de telle façon que le rétrécissement antéro-postérieur du bassin se trouve, dans une certaine mesure, compensé par l'élargissement relatif du détroit supérieur.

Au détroit inférieur, l'ischion du côté luxé, obliquement comprimé de bas en haut et de dehors en dedans par le plan du lit, se déjette vers la ligne médiane. Le diamètre bis-ischiatique se rétrécit donc, mais exclusivement par son segment latéral répondant au côté luxé du bassin. Pour la même raison le diamètre oblique partant de ce même côté, devient plus court que l'autre.

Bassin debout. — L'enfant atteint de luxation congénitale apprend d'ordinaire de très bonne heure à faire usage de son membre mal formé et il arrive, par l'habitude, à lui faire exécuter dans la marche un travail presque équivalent à celui qu'effectue le membre sain.

Dans la station debout, le bassin n'offre pas son assise symétrique et régulière sur les deux têtes fémorales : du côté sain, il reste bien soutenu par l'emboîtement parfait de l'épiphyse dans la cavité cotyloïde ; du côté luxé, il glisse au long de l'épiphyse fémorale jusqu'à ce qu'il soit arrêté dans sa descente par la tension des muscles et des ligaments pelvi-trochantériens ; de ce côté, il se trouve véritablement supendu à la tête du fémur.

De ce mode de fixation asymétrique du bassin résulte tout d'abord la production d'une latéroversion qui est dirigée vers le côté malade ; en outre, comme la luxation congénitale dévie la tête fémorale en arrière en même temps qu'elle la reporte en haut, le bassin bascule en antéversion, la colonne vertébrale s'incurve en décrivant une lordose lombaire et les épaules se rejettent en arrière, de manière à ramener en arrière le centre de gravité dévié en avant.

Dans ces conditions, bien que le poids du tronc se répartisse à quantités égales sur les deux membres pelviens, une partie seulement des forces transmises de haut en bas par l'intermédiaire de la colonne vertébrale traverse les parois du petit bassin pour venir affronter les contre-pressions fémorales ; c'est celle qui passe par l'os iliaque répondant à l'articulation normale. Du côté malade, la contre-pression s'exerce au-dessus du petit bassin, et l'action de la pesanteur ne retentit que sur la paroi du grand bassin ; l'aile iliaque, directement comprimée par l'épiphyse luxée, se redresse de bas en haut, et se déprime localement en dedans, au contact de la tête fémorale. La fosse iliaque interne perd ainsi sa concavité régulière et dessine une voussure convexe.

Le refoulement en haut et en dedans de l'aile iliaque détermine un rétrécissement transversal de la cavité du grand bassin. Comme le segment supérieur de l'os coxal subit en même temps une rétropulsion, il se produit, en outre du rétrécissement transversal, une asymétrie dans la conformation du grand bassin ; le refoulement en arrière de l'ilion dépend de la tension permanente du muscle psoas-iliaque ; les effets de ce tiraillement, dû à l'allongement du muscle dont les extrémités s'éloignent l'une de l'autre en même que leurs points d'insertion aux os, se localisent au niveau de la réflexion de ce muscle sur la base de l'aile iliaque.

Au détroit supérieur, la ligne innominée du côté luxé, échappe à l'effet des contre-pressions et présente une courbure exagérée. Celle du côté bien développé se redresse sous l'action de la contre-pression fémorale, et s'aplatit. Le sacrum tourne sur lui-même autour de son axe longitudinal, dans le même sens que celui auquel nous l'avons vu obéir sur le bassin couché ; mais ici la déviation de côté de la face antérieure de cet os, se montre beaucoup plus accusée. En effet, cette rotation ne se trouve plus simplement commandée par le défaut de développement de la ligne innominée appartenant à l'os dystrophié, mais elle est produite, en outre, par un refoulement d'avant en arrière de l'aileron sacré du côté surchargé du bassin, refoulement qui se trouve lié à la disparition de la courbure concave de la ligne innominée. Ainsi, la face antérieure du sacrum se trouve amenée à faire vis-à-vis à la paroi pelvienne aplatie qui appartient, avons-nous dit, au côté sain (fig. 99).

La déformation du détroit supérieur revêt donc le type oblique-ovalaire.

Le bassin s'aplatit d'avant en arrière, sous l'influence complexe de l'antéversion exagérée, du défaut d'expansion unilatéral de la ceinture pelvienne et du manque de contre-pressions fémorales sur l'un des côtés du petit bassin.

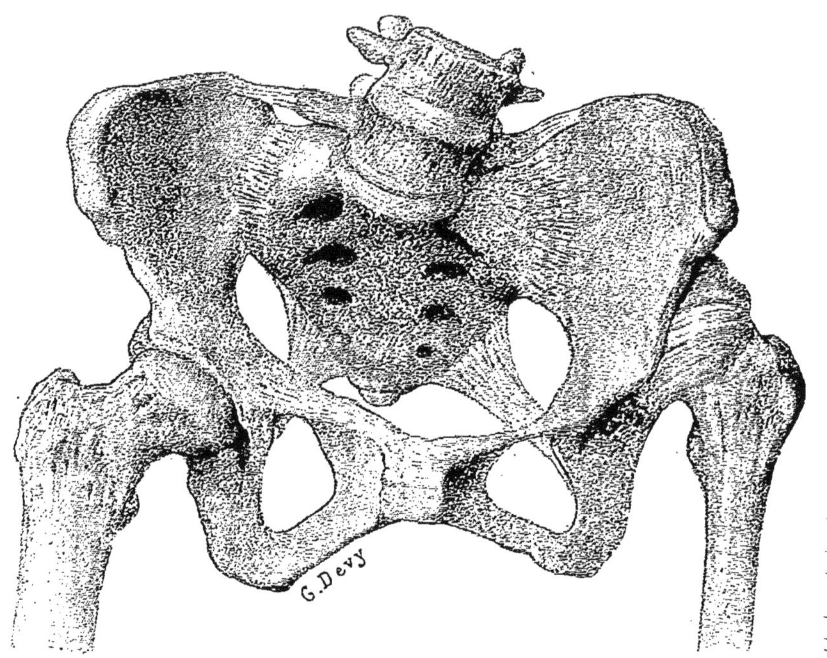

Fig. 99. — Bassin vicié par luxation congénitale unilatérale du fémur (Lenoir).

D'après les mesures qu'il a recueillies sur 14 bassins, Prouvost a trouvé que le diamètre promonto-pubien offrait une longueur moyenne de 9 centim. 2.

L'exagération de la courbure de la ligne innominée du côté luxé modère le rétrécissement apporté au diamètre transverse par l'aplatissement du côté opposé. Comme sur le bassin couché, le diamètre oblique qui part du côté de la luxation est plus long que le diamètre oblique opposé.

Au niveau du détroit inférieur, l'ischion sous-jacent au foyer de la luxation subit une forte déviation en dehors et en haut ; sa tubérosité, qui donne attache à une partie des ligaments coxo-fémoraux et des muscles pelvi-trochantériens, se trouve sollicitée par le tiraillement dont sont le siége les moyens d'union de l'articulation coxo-fémorale en raison du déplacement qui entraîne de bas en haut leur insertion supérieure. La pointe du sacrum, entraînée à la suite de la tubérosité ischiatique par l'intermédiaire du grand ligament sacro-sciatique, s'incline de côté vers le foyer de la luxation. L'ischion entraîné en dehors détermine un élargissement de la moitié latérale du détroit inférieur répondant à la luxation; mais, si le diamètre bis-ischiatique se trouve agrandi, par contre, le déplacement de la pointe du sacrum et du coccyx en avant et de côté, entraîne un rétrécissement du diamètre coccy-sous-pubien.

L'excavation pelvienne diminue de hauteur au long de celle de ses parois latérales qui est à la fois mal développée et mal conformée. La déviation en dehors de la branche ischio-pubienne du côté lésé agrandit l'arcade pubienne, et rétrécit en même temps le trou obturateur dans le sens vertical. En aucun point du bassin les effets de l'arrêt de développement n'apparaissent plus manifestes qu'au niveau de cette branche ischio-pubienne. Celle-ci peut être amincie au point de se réduire à l'état d'une mince bandelette osseuse.

Malformations du bassin dans les luxations acquises. — Dans ces malformations, nous distiguerons trois variétés : iliaque, ischio-pubienne, ischiatique.

Luxation iliaque. — C'est la plus commune des luxations coxo-fémorales acquises. Lorsque le déplacement articulaire survient chez l'enfant, les effets des luxations acquises sur la conformation du bassin sont de même nature que ceux des luxations congénitales. Ils sont d'autant moins accusés que le sujet est plus avancé en âge au moment où se produit l'accident.

Chez l'adulte, on n'observe pas d'arrêt de développement de l'os iliaque; mais lorsque le sujet se trouve en mesure de faire usage de ses membres inférieurs, il peut se produire à la longue un léger aplatissement qui porte sur le côté du détroit supérieur correspondant à la hanche saine.

Luxation ischio-pubienne. — Trois observations de Astley-Cooper, de Gurtl et de Prouvost, ont trait à ce genre de luxation, envisagée dans ses rapports avec la déformation du bassin. Dans le premier fait, la tête du fémur se trouvait herniée à l'intérieur du petit bassin, à travers le trou obturateur. Le grand trochanter faisait saillie au-dessus de la marge du bassin et déterminait, de ce chef, une véritable obstruction sus-pelvienne. Dans le cas rapporté par Prouvost, le membre, luxé en avant, n'avait pu servir à la marche. Le bassin s'était néanmoins aplati du côté sain, sous l'influence de contractures musculaires.

Luxation ischiatique. — Dans une observation de luxation ischiatique due à W. Gruber, la tête fémorale était venue se loger dans la grande échancrure sciatique; toute la portion de l'os coxal située au-devant d'elle et de l'épine sciatique avait subi un refoulement d'arrière en avant. L'asymétrie du bassin consistait en une distorsion de ses deux moitiés latérales, dont l'une était refoulée d'avant en arrière, et l'autre d'arrière en avant.

C. — Bassins viciés par paralysie infantile.

Bibliographie chronologique. — BELLUZI. 5 obs. de viciat. pelv. par anomal. des membr. infér. Compte rendu Acad. sc., Bologne, 1877, t. VIII, *cité par* SCHAUTA, in MULLER's Handb., 1888, t. II, p. 474.

Nomenclature alphabétique des auteurs.

BELLUZI, 1877. SCHAUTA, 1888.

La paralysie d'origine spinale de l'enfance, lorsqu'elle frappe la totalité d'un membre pelvien et la moitié correspondante du bassin, laisse comme trace apparente chez l'adulte une atrophie plus ou moins marquée de tous les

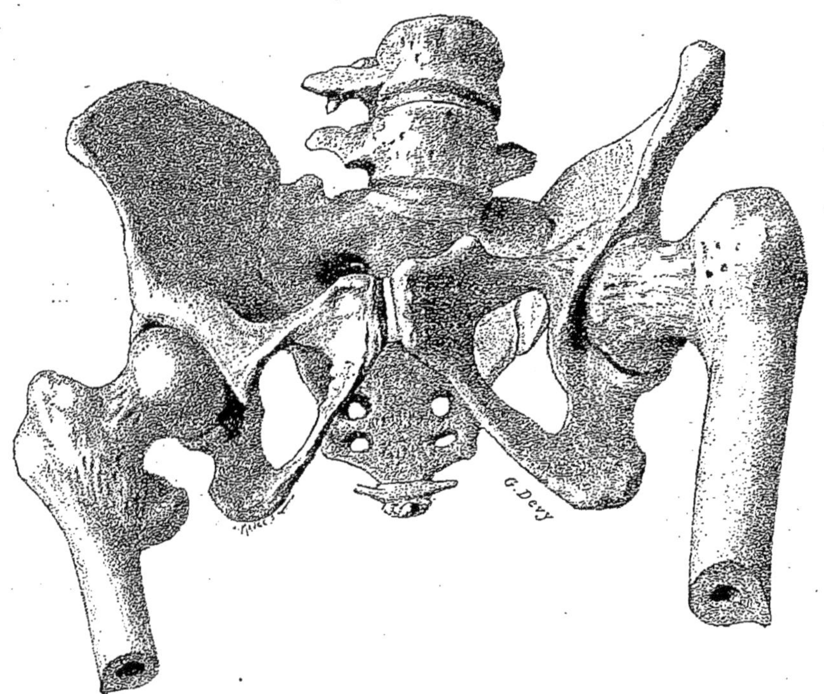

FIG. 100. — Bassin vicié par paralysie infantile du côté droit, avec atrophie du fémur correspondant. Le bassin est aplati du côté non paralytique (musée Depaul).

éléments constituants des régions atteintes. Aussi les os apparaissent-ils étouffés dans leur croissance en longueur et en épaisseur.

Les déformations du bassin ne diffèrent en rien de celles que nous avons envisagées plus haut à propos du retentissement des luxations unilatérales et de la coxalgie à forme fémorale sur le bassin couché et assis. Toutefois l'arrêt de développement de l'os iliaque se montre toujours plus prononcé dans la paralysie infantile que dans toute autre variété de bassin vicié par boiterie.

Dans la station debout, le membre malade est habituellement incapable de tout service ; il pend inerte au côté du bassin, et doit être entièrement suppléé dans la marche par une béquille. Des deux parois latérales du bassin, celle du côté indemme est donc seule à supporter le poids du corps ; sous l'influence de cette surcharge, elle subit un refoulement et un aplatissement de dehors en dedans, de telle manière que le détroit supérieur affecte le type oblique ovalaire, le plus petit des deux diamètres obliques étant celui qui répond en avant au côté sain. (Fig. 100 et 100 *bis.*)

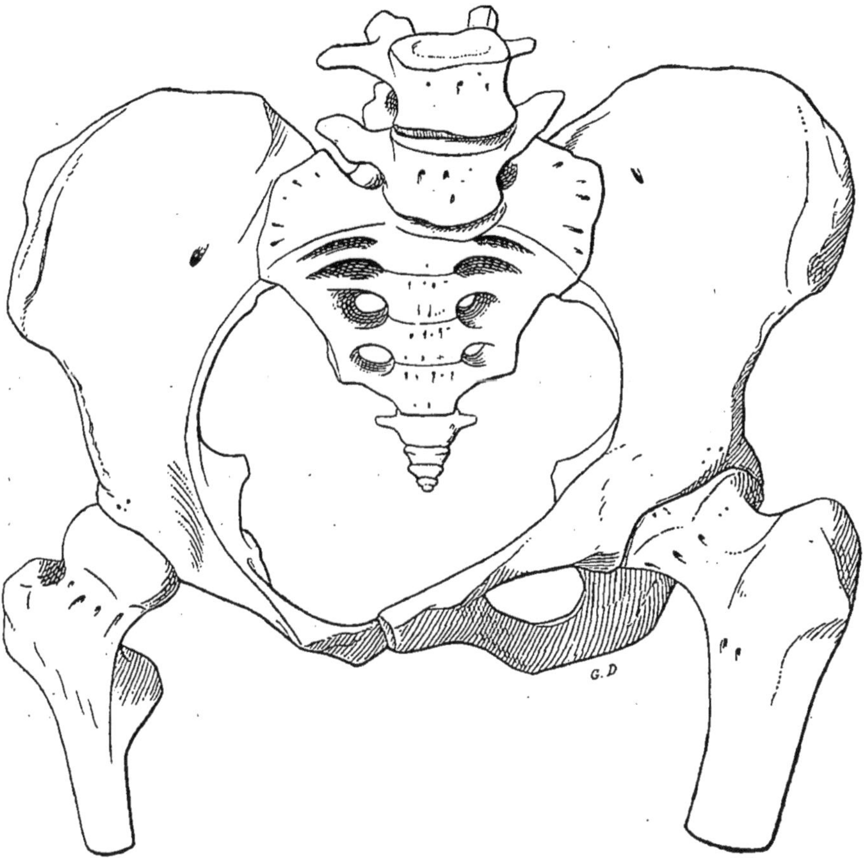

Fig. 100 *bis.* — Esquisse linéaire du bassin de la fig. 100.

Si le membre frappé par la paralysie infantile a conservé quelque tonicité, il peut n'être pas complètement inactif dans la marche et servir, dans une certaine mesure, à la sustentation à l'aide d'une allonge adaptée au pied. Les contre-pressions se répartissent en ce cas aux deux moitiés du bassin ; la paroi pelvienne du côté de la paralysie, dépourvue d'une partie de sa consistance du fait de l'atrophie osseuse, résiste moins que la paroi opposée aux pressions qu'elle reçoit de la tête fémorale, et elle se laisse enfoncer en dedans. La ligne innominée correspondante s'aplatit donc, et la déformation du détroit supérieur offre alors (fig. 101 et 101 *bis*) une disposition inverse de celle que nous venons d'indiquer pour le cas où le membre paralysé est frappé d'impotence absolue.

L'aplatissement du côté atrophié peut aussi reconnaître quelquefois pour

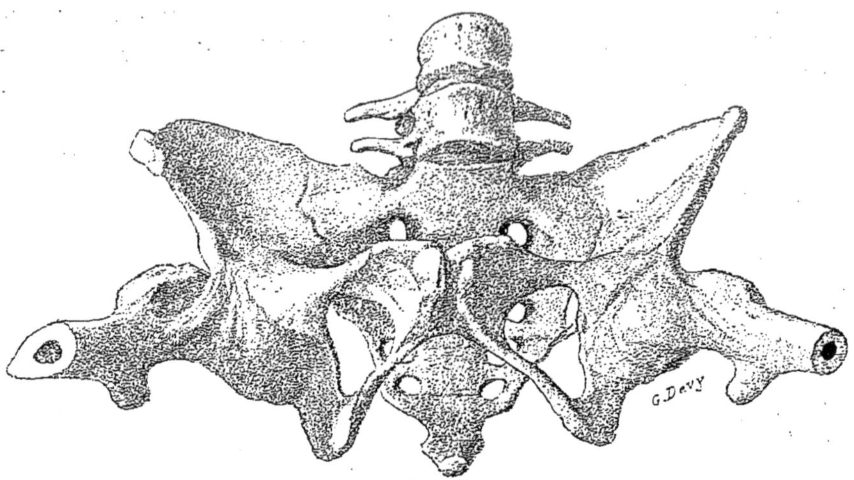

Fig. 101. — Bassin vicié par paralysie infantile du côté gauche, avec atrophie du fémur correspondant (bassin aplati du côté mal développé) (musée Depaul).

origine l'application d'un appareil de prothèse destiné à suppléer totalement le membre malade, lorsque cet appareil prend son point d'appui directement sur la paroi pelvienne.

D. — Bassins viciés par claudication liée à un raccourcissement dans la continuité d'un membre.

Bibliographie chronologique. — Lachapelle (Mme). Prat. des accouch., 1825, t. III, p. 413. — Spiegelberg. Zur Lehr. v. Schragverengt. Beck. Arch. f. Gynæk., 1871, t. II, p. 1060. — L. Dumas. Amput. du fém., etc. Montpell. médic., 1879. — Féré. Bassin vic. par amput. de cuisse. Gaz. Hôp., 1885, n° 19. — Kashkaroff. Ueb. ein glückl. ausgef. Kaiserssehn. Centr. f. Gynæk., 1890, p. 275.

Nomenclature alphabétique des auteurs.

L. Dumas, 1879. Kashkaroff, 1890. Spiegelberg, 1871.
Féré, 1885. Mme Lachapelle, 1825.

Le raccourcissement de l'un des deux membres pelviens peut être absolu ou relatif : il est absolu, lorsque l'ensemble des mensurations recueillies sur les divers segments du membre indique une longueur totale inférieure à celle du côté sain ; il en est ainsi dans les cas de fracture vicieusement consolidée, d'arrêt de développement unilatéral ou de distorsion de nature rachi tique, d'amputation ou de résection. Il est relatif, lorsque le membre atteint ne peut pas s'allonger complètement et prendre l'attitude d'extension parfaite; l'ankylose angulaire du genou et le genu valgum sont les exemples les plus communs de ce raccourcissement relatif.

Quelle que soit la cause de l'inégalité de longueur des deux membres, il se produit dans la marche une latéroversion pelvienne inclinée en bas vers le côté malade, en même temps qu'un aplatissement de la ligne innominée du côté bien développé. Toutefois, la déformation du détroit supérieur fait défaut lorsque

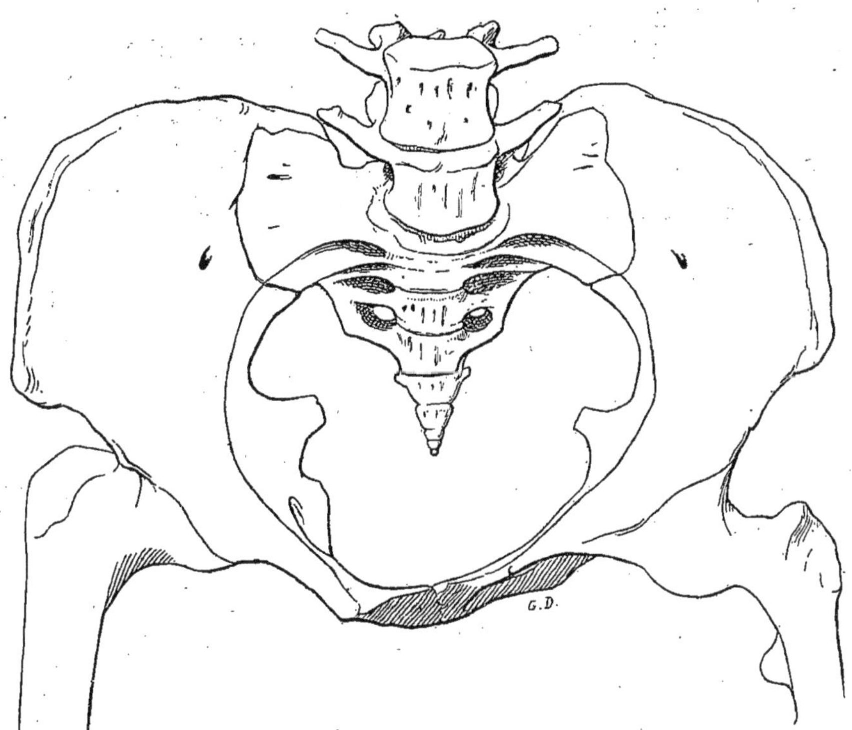

Fig. 101 *bis*. — Esquisse linéaire du bassin de la figure 101.

la claudication survient à un âge avancé, ou bien lorsque, celle-ci étant apparue dans l'enfance, il a été fait usage, dès le début de la locomotion, d'un appareil orthopédique suffisant à pallier les effets du raccourcissement.

Bien que ce soit presque toujours du côté du membre indemne que le bassin se trouve aplati, la disposition inverse peut s'observer. Spiegelberg a rapporté un cas de ce genre, dans lequel le bassin était aplati obliquement, et offrait le type oblique ovalaire, avec ankylose du côté qui répondait au membre dont le raccourcissement était lié à une fracture ancienne remontant à l'âge de 3 ans et demi. Cette anomalie dépendait sans doute de l'allure adoptée par la malade dans la marche: elle boitait avec un déhanchement très marqué.

On n'observe de déformation de l'os iliaque par arrêt de développement qu'au cas où l'inégalité de longueur des membres tient, soit à une résection de la hanche, soit à une amputation pratiquée dans le jeune âge et portant sur la partie supérieure de la cuisse (bassins viciés par amputation décrits par Mme Lachapelle et L. Dumas). Les caractères de la déformation du bassin sont alors identiques à ceux qu'on observe dans la paralysie infantile. L'emploi d'une jambe artificielle ou d'un pilon prenant appui sur l'ischion détermine, en outre, une déviation de la tubérosité de cet os en arrière et en dedans, et donne lieu ainsi à une viciation asymétrique du détroit inférieur.

Lorsqu'il s'agit d'une résection de la hanche, comme dans le cas rapporté par Kashkaroff, et dans lequel la résection avait été pratiquée à l'âge de huit ans pour une coxalgie datant de la troisième année, le rétrécissement peut être assez marqué pour rendre impossible l'accouchement à terme par les voies naturelles. Dans le fait que nous citons, le diamètre promonto-sous-pubien ne mesurait que 80 millimètres, et Kashkaroff eut recours à l'opération césarienne après deux jours de travail; celle-ci fut suivie de guérison.

1° *Examen clinique des bassins viciés par claudication unilatérale.*

Les déformations du bassin étant soumises, au point de vue de la variabilité de leurs caractères, aux conditions pathogéniques que nous avons exposées plus haut, on doit, avant de procéder à l'examen du bassin, s'attacher à connaître la nature, la date d'apparition, la durée et le mode d'évolution de l'affection qui a donné lieu à la boiterie. On ne négligera pas, en outre, d'interroger la femme au sujet du traitement auquel elle aura été soumise, et de l'usage qu'elle aura pu faire de ses membres pelviens, tant au cours de l'évolution de la maladie, qu'après la guérison.

Les troubles passagers de la marche survenus chez les adultes ne pouvant avoir de retentissement sur la conformation du bassin, il n'y a pas indication spéciale de pratiquer sur eux l'exploration pelvienne, à moins qu'on ne se trouve en présence de boiteries datant de l'enfance ou de l'adolescence, et définitivement acquises.

Pour établir le diagnostic de la nature de l'affection causale de la claudication, on s'adressera aux divers procédés usuels d'investigation chirurgicale, mais il ne rentre pas dans le cadre de ce traité de les décrire en détail.

On inspectera donc l'attitude, la forme et la longueur des membres; on explorera à travers les parties molles la continuité des diverses pièces du squelette; on essaiera le jeu des diverses articulations et tout particulièrement celui de la hanche; on étudiera les rapports de direction du grand trochanter avec l'ischion et l'épine iliaque antéro-supérieure (ligne de Nélaton); on comparera la longueur des segments cruraux des deux membres, d'après les mensurations indiquées par P. Richer; enfin on appréciera le degré d'atrophie des parties molles, et on relèvera les stigmates de suppuration, anciens ou récents, qui peuvent exister à leur surface.

Une fois la cause de la claudication reconnue, on pourra déjà préjuger de l'existence et des caractères des déformations du bassin; toutefois, afin de transformer la présomption en probabilité, on devra compléter l'examen en recherchant de quelle façon les pressions et les contre-pressions liées à la pesanteur se trouvent transmises à travers les parois du bassin. Pour acquérir cette notion, on commencera par inspecter la femme debout, puis on analysera son mode de claudication en la faisant marcher. Après cela, on disposera la femme dans le décubitus horizontal, et on recommencera l'examen de son squelette, dans cette nouvelle attitude.

Nous avons vu que la boiteuse, examinée debout et au repos, se tenait en équilibre sur les membres inférieurs en prenant deux attitudes opposées : tantôt elle repose exclusivement sur le membre sain, et tantôt elle cherche à répartir également les contre-pressions fémorales sur les deux moitiés du bassin, en s'appuyant sur les deux pieds.

Dans le premier cas, le membre trop court, ou relativement raccourci par la flexion du genou avec ou sans déviation en dehors ou en dedans, ne touche le sol que par les orteils ou l'avant-pied.

Le membre sain se porte en extension complète. Parfois même cette extension s'exagère au point de changer la forme générale du membre : au lieu d'être rectiligne, celui-ci arrive alors à décrire une courbure dont la convexité est tournée en arrière. Du même côté, le pied pose à plat sur le sol, et il peut subir lui-même les effets de la surcharge unilatérale due à la pesanteur et se traduisant par un affaissement de la voûte plantaire.

Sauf le cas de coxalgie avec adduction de la cuisse malade, le bassin se trouve toujours comparativement surélevé du côté sain. Cette déviation se répercute sur la forme des fesses et détermine notamment une élévation du pli sous-fessier, ainsi qu'une disposition asymétrique de tout le massif des parties molles; le sillon interfessier, au lieu de suivre une direction verticale, se trouve incliné obliquement de haut en bas et de côté, de telle façon que sa terminaison inférieure se trouve portée vers le côté surélevé du bassin, c'est-à-dire vers la cuisse indemne. En avant, le pli inguinal du côté malade est abaissé; il en est de même pour la grande lèvre, et la vulve est déviée.

En comparant la saillie que forment les deux hanches, on voit que celle du côté surélevé est plus proéminente que l'autre, et qu'elle se trouve surmontée d'un ou de deux plis cutanés disposés parallèlement à la direction de la crête iliaque; ces plis se prolongent plus ou moins vers la région lombaire, selon que l'antéversion du bassin, qui ne fait jamais défaut, est elle-même plus ou moins accusée (voir p. 266 et fig. 103).

Dans la coxalgie avec adduction du membre, c'est au contraire du côté malade qu'on observe la saillie exagérée de la hanche, et que se produit l'élévation de la fesse; l'extrémité inférieure du sillon interfessier se dirige, en ce cas, vers la cuisse coxalgique (fig. 102). En avant, la vulve regarde souvent de côté.

En suivant du doigt la ligne des apophyses épineuses, on se rend compte du degré de la lordose et de la scoliose inférieure, dont la convexité regarde le côté abaissé du bassin.

Lorsque la femme boiteuse demeure quelque temps immobile dans la station debout, on la voit assez souvent changer son mode d'appui sur le sol, et prendre la seconde des deux attitudes dont nous parlons plus haut : pour donner du repos au membre sain qui vient de rester trop longtemps surchargé, elle reporte, pour un temps variable, le poids du tronc sur l'autre membre pelvien. A cet effet, elle descend à plat, au contact du sol, le pied du côté malade;

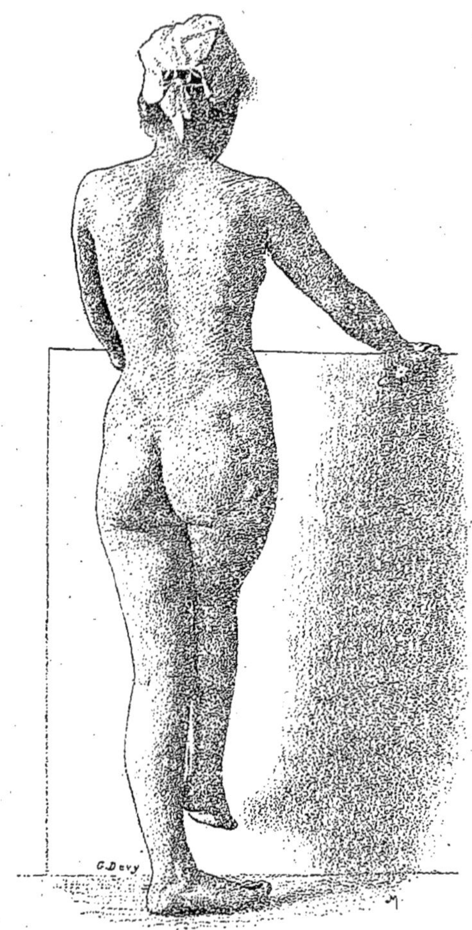

Fig. 102. — Femme coxalgique avec adduction du membre malade (d'après une photographie communiquée par L. H. Petit).

pour y arriver, elle fléchit la jambe saine, de façon à ce que toute la plante des deux pieds appuie bien sur le sol. Il en est de même pendant la marche.

Ce changement d'attitude a pour effet de réduire la latéroversion pelvienne, et, en même temps, la scoliose d'attitude. L'emploi d'une chaussure orthopédique, destinée à rétablir l'égalité de longueur entre les deux membres pelviens, agit comme l'attitude de demi-flexion imprimée au membre sain, et suffit à faire disparaître, ou du moins à atténuer la latéroversion du bassin, ainsi que la scoliose d'attitude.

Pour apprécier le rôle que joue le genre de la claudication dans la pathogénie mécanique des viciations du bassin, l'accoucheur doit se rendre compte de l'allure que prend la femme en marchant : il note avec soin le sens des oscillations que décrit le tronc à chaque pas, en se souvenant que la claudication avec balancement transversal du tronc, ou déhanchement, est celle qui exerce le retentissement le plus grand dans la déformation mécanique du bassin.

Après l'inspection de la malade debout, vient l'examen de la femme en situation couchée. Dans cette attitude, on arrive facilement à faire disparaître les distorsions du tronc et l'inclinaison vicieuse du bassin qu'on avait observées alors que la femme, examinée debout, s'appuyait exclusivement sur le membre attenant au côté comparativement surélevé du bassin : il suffit, pour cela, de laisser prendre au membre malade l'attitude qui lui est naturellement donnée par l'affection originelle. Mais la scoliose lombaire, comme l'anté-latéroversion du bassin reparaissent dès qu'on cherche à ramener les deux membres pelviens dans une attitude aussi correcte que possible.

Chez les sujets âgés qui boitent depuis l'enfance, on n'arrive pas toujours à corriger complètement la déviation du rachis de la manière que nous venons d'indiquer. Quelle que soit l'attitude que l'on imprime au membre mal conformé, la femme étant couchée, il persiste toujours un certain degré de scoliose lombaire. Cela tient à ce que la scoliose d'attitude, primitivement réductible, est devenue immuable, en raison des déformations que les vertèbres, mal dirigées les unes par rapport aux autres, ont subi sous l'influence de la station debout prolongée au cours du développement du squelette.

Pelvimétrie. — On arrive, par la palpation externe, à préjuger de l'asymétrie du bassin : en portant simultanément les mains sur les deux crêtes iliaques, on reconnaît sans difficulté la latéroversion pelvienne, ainsi que le refoulement en haut et en arrière de l'un des deux os iliaques. Un autre caractère de l'asymétrie se manifestant par la torsion du sacrum sur son axe vertical, il suffit de suivre du doigt le relief de la crête sacrée, à travers les téguments, pour constater que cette crête se trouve déjetée de côté.

En étudiant les procédés de pelvimétrie du détroit inférieur, nous avons montré (p. 197), comment on devait rechercher, à travers les parties molles extérieures, la situation relative des deux tubérosités ischiatiques. Ici, la viciation de ce détroit se reconnaîtra à la disposition asymétrique des deux ischions.

A l'aide du compas de Baudelocque, dont l'emploi est utile dans la pratique pourvu que les parties molles n'offrent pas une épaisseur excessive, on peut recueillir, d'un côté à l'autre du bassin, des mensurations sur lesquelles on se fonde pour apprécier les différences de développement et de conformation qui existent entre les deux os iliaques. Si, de chaque côté du bassin, on mesure les deux distances qui ont comme point de départ commun l'épine iliaque antéro-supérieure, et qui aboutissent, l'une à l'épine iliaque postéro-supérieure, et l'autre à la tubérosité ischiatique du même côté, et si l'on compare ensuite ces deux distances mesurées sur le côté droit avec celles mesurées du côté gauche, on arrive à trouver un raccourcissement qui peut aller jusqu'à 2 centim. pour les deux mesures qui répondent à la moitié du bassin mal développée et malformée. (Voir, pour plus de détails, Bassin de Nægelé, p. 294.)

Le toucher vaginal pelvien doit, de toute nécessité, être pratiqué dans la position obstétricale, comme dans tous les cas où l'on a quelque raison de prévoir une asymétrie du bassin. L'introduction du doigt dans les voies génitales rencontre parfois quelques difficultés; c'est ce qui arrive dans le cas spécial où le membre coxalgique se trouve ankylosé en demi-flexion avec adduction exagérée, car on ne peut pas toujours atteindre le canal vulvaire par le plan antérieur du corps, en glissant la main à plat entre les cuisses; dans ces conditions, il est nécessaire d'élever fortement le bassin, ou de coucher la femme alternativement sur l'un et l'autre plan latéral, afin de pouvoir glisser les doigts dans le vagin en plaçant la main en arrière de la face postérieure du haut des cuisses.

Deux ou trois doigts de la main étant successivement introduits dans le vagin, on explore avec ceux de la main droite la moitié droite du bassin, et avec ceux de la main gauche le côté gauche du bassin. On arrive de cette manière à confirmer ou à compléter les notions déjà acquises par la pelvimétrie externe, et l'on reconnaît ainsi l'arrêt de développement, en toutes directions, de l'une des parois pelviennes, l'aplatissement unilatéral du détroit supérieur, les inégalités osseuses liées à la coxalgie cotyloïdienne, la déviation de la face antérieure du sacrum, le degré de saillie des épines sciatiques, enfin la situation respective des deux ischions.

En saisissant les branches ischio-pubiennes et les pubis entre l'index introduit dans le vagin et le pouce appliqué sur les téguments, ces deux doigts jouent ainsi le rôle d'une pince, et apprécient l'inégalité d'épaisseur des os d'un côté à l'autre du bassin.

La mensuration du diamètre utile du détroit supérieur s'effectue suivant la technique accoutumée que nous avons exposée plus haut (p. 64).

Pour estimer d'avance les particularités qui pourraient survenir dans l'accouchement, il ne suffit pas de s'en tenir à la seule conformation des parois osseuses de l'excavation pelvienne; l'accoucheur doit, en outre, tenir compte des conditions anatomiques dans lesquelles se trouvent les parties molles qui garnissent la cavité et le détroit inférieur du bassin. Dans le cas où l'affection causale de la boiterie s'accompagne d'un notable arrêt de développement portant sur la totalité du membre atteint, surtout quand la lésion a son foyer très proche du bassin, on note fréquemment une asymétrie frappante dans le développement des muscles intra-pelviens d'un côté à l'autre. Les tissus auxquels l'os iliaque atrophié donne attache par sa face interne sont flasques, amincis et dégénérés. Du côté du membre valide, au contraire, la musculature trouvant, au contact des os bien développés, de meilleurs éléments de nutrition, présente une hypertrophie souvent des plus manifestes, spécialement au niveau du releveur de l'anus.

Lorsqu'on se trouve en présence d'une coxalgie suppurée, alors qu'il existe une perforation de l'acétabulum établissant une communication entre le foyer de la lésion et le tissu cellulaire pelvien, l'induration et l'infiltration purulente des parties molles peuvent être telles, que l'exploration minutieuse des parois osseuses par le toucher vaginal devient impossible.

Dans nombre de cas, en particulier dans la coxalgie, il peut être utile de compléter l'investigation interne du bassin par le toucher rectal. L'index, introduit profondément dans le rectum, arrive jusqu'aux deux articulations sacro-iliaques ; on reconnaît l'état d'intégrité, d'inflammation, ou d'ankylose de ces jointures, en promenant la pulpe de l'index au fond des grandes échancrures sciatiques. La localisation de la douleur au niveau du bord inférieur de l'interligne articulaire est un bon indice de l'existence d'une sacro-coxalgie. De plus, si l'on fait marcher la femme sur place, en maintenant par la voie vaginale le doigt sur l'interligne sacro-iliaque, on constate, lorsqu'il y a ankylose, que les deux os adjacents demeurent immobiles l'un sur l'autre à chaque mouvement exécuté par la femme pendant qu'elle marque le pas.

2° *Diagnostic relatif aux bassins viciés par claudication unilatérale.*

A l'examen du bassin sec, isolé de ses connexions avec les pièces voisines du squelette, on est frappé de la similitude d'aspect que les déformations liées à certaines claudications présentent avec celles qui dépendent de la scoliose. Les unes et les autres ont, en effet, pour caractère commun d'imprimer au détroit supérieur une déformation à type oblique ovalaire. Le seul élément différentiel consiste dans l'existence de l'arrêt de développement unilatéral des os propre au bassin vicié par boiterie, arrêt de développement qui fait défaut lorsqu'il s'agit d'un bassin scoliotique, ou qui se trouve uniformément réparti à tout le bassin lorsque la scoliose a été produite par du rachitisme à forme atrophique.

Dans l'examen clinique, la confusion entre le bassin scoliotique et le bassin vicié par boiterie est toujours aisément évitable, bien qu'il existe des signes communs à ces deux genres de malformation. Dans l'un et l'autre cas, lorsque la malade est examinée debout, on constate une distorsion généralisée du squelette, et on relève l'existence d'incurvations rachidiennes dirigées, non seulement de côté, mais encore d'avant en arrière ; il y a inclinaison anormale et conformation asymétrique du bassin ; enfin la marche est irrégulière. Mais il suffit d'explorer attentivement et de comparer l'un à l'autre les deux membres pelviens, pour savoir si le point de départ de l'attitude vicieuse de tout le squelette réside dans une lésion de claudication. De plus, dans la scoliose primitive comportant un retentissement sur la forme du bassin, les courbures vertébrales alternantes se montrent toujours beaucoup plus accusées que dans le cas où elles ne sont que compensatrices d'une malformation de l'un des membres inférieurs. Enfin, en faisant coucher la femme, on arrive à faire disparaître, au moins partiellement, l'incurvation latérale du rachis liée à la claudication, tandis que dans la scoliose primitive la distorsion demeure immuable, quelle que soit l'attitude.

Dans le cas de luxation unilatérale du fémur, si l'on examine le plan postérieur de la femme placée debout (fig. 103), on remarque immédiatement que, du côté luxé, la fesse est plus saillante en haut et en dehors, et que le pli sous-fessier est relevé. Quand on fait marcher la femme, le grand trochanter soulève, à chaque pas, les parties molles qui recouvrent la fosse iliaque externe, lorsque le pied du côté luxé vient appuyer sur le sol.

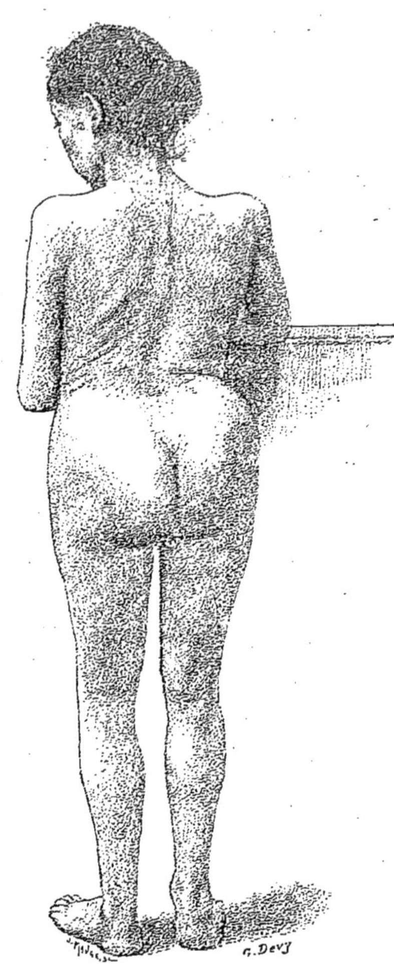

FIG. 103. — Luxation unilatérale du fémur droit (d'après une photographie du musée Depaul).

Il est parfois très difficile de se faire une opinion précise au sujet de la pathogénie mécanique des déformations pelviennes, quand il s'agit de femmes rachitiques dont un des membres abdominaux se trouve moins développé et plus court que l'autre, et qui offrent en même temps une torsion scoliotique des vertèbres.

En pareil cas, il est permis d'admettre que la claudication et la déviation rachidienne ont uni leurs effets pour imprimer au bassin une déformation asymétrique.

3° *Grossesse et accouchement.*

Chez les boiteuses, les difficultés que la situation instable du centre de gravité apporte à l'exercice de la marche, augmentent lorsque ces femmes deviennent enceintes. Le développement et la saillie de l'utérus gravide déplacent le centre de gravité et le portent en avant; aussi, les boiteuses se trouvent-elles particulièrement exposées aux chutes sur l'abdomen, et par conséquent aux traumatismes de la zone génitale.

Cependant, à la lecture des observations, et contrairement à l'opinion émise par Peu, opinion que De Lamotte et les historiens s'accordent, non sans quelque malice, à considérer comme partiale, il ne semble pas que la grossesse soit plus fréquemment interrompue avant terme chez les boiteuses que chez les femmes bien conformées.

Comme toutes les causes de viciation du bassin, la claudication trouble l'accommodation du fœtus : à ce titre, elle gêne l'engagement et constitue une prédisposition aux présentations vicieuses, ainsi qu'aux procidences du cordon et des membres.

En ce qui regarde les présentations vicieuses, sur trente-six faits d'accouchement dans le cas de bassin coxalgique, Prouvost a relevé deux présentations du siège au terme de la grossesse.

La présentation de la face trouve une cause prédisposante dans la latéroversion pelvienne qui détermine consécutivement une inclinaison latérale de l'utérus. En effet, la tête fœtale, mal accommodée et mal fléchie au moment où commence l'engagement, se trouve déjetée dans la direction de l'une des lignes innominées ; elle accroche en quelque sorte la marge du bassin par son segment occipital, et peut, par conséquent, se défléchir.

On conçoit aisément que la grossesse et l'état puerpéral n'aient aucun retentissement fâcheux sur la lésion qui a déterminé la claudication, lorsque celle-ci se trouve indépendante de toute diathèse ou de tout état inflammatoire récent.

Il n'en est pas de même lorsqu'il s'agit d'une coxalgie dont le processus n'est pas complètement éteint. Parfois, en ce cas, on voit apparaître sous l'influence de la grossesse de nouvelles poussées inflammatoires ; les fistules anciennes se rouvrent, ou bien il s'en produit de nouvelles par lesquelles s'écoule un pus septique. La coxalgie devient de son côté susceptible de troubler gravement l'état général ; elle expose la femme à l'infection puerpérale, soit par suite du réveil d'un microbisme latent qui se trouve avivé par le traumatisme obstétrical (Verneuil), soit par l'effet d'une contamination directe des voies génitales par le pus qui s'écoule de fistules voisines de la vulve, ou qui pénètre, à travers le fond de l'acétabulum, jusque dans le tissu cellulaire pelvien. Enfin, le pus peut encore être porté dans le canal génital par l'intermédiaire des doigts ou des linges de pansement.

Comme dans toutes les viciations pelviennes, la marche de l'accouchement est subordonnée au degré des malformations. S'il s'agit d'un bassin à type debout, offrant une déformation oblique ovalaire du détroit supérieur, l'engagement se fait sans difficultés, à condition que le sommet se présente en position antérieure, de telle manière que ses grandes dimensions s'adaptent au plus long des deux diamètres obliques du détroit supérieur. Au contraire, l'accouchement peut être difficile lorsque la présentation se trouve orientée suivant le plus petit des deux diamètres obliques, ou quand il s'agit d'une position occipito-postérieure. (Voir Bassin oblique ovalaire.)

Le déjettement en dedans de l'un des ischions, ainsi que la proéminence anormale de l'une des épines sciatiques à l'intérieur du petit bassin, met parfois obstacle à la rotation de la tête. Cette anomalie du troisième temps retentit à son tour sur l'évolution du quatrième. Le dégagement de la tête s'effectue alors spontanément en position oblique, en menaçant l'intégrité du périnée ; mais parfois on est obligé d'exécuter artificiellement la rotation et le dégagement à l'aide du forceps.

Dans les cas exceptionnels où la tête du fémur se trouve herniée à l'intérieur du petit bassin, comme dans ceux où elle a refoulé au-devant d'elle le fond de l'acétabulum, et où il existe une véritable obstruction pelvienne, l'accouchement par les voies naturelles est impraticable (Hecker).

L'attitude vicieuse du membre malade suffit parfois à elle seule à apporter une grande gêne à l'expulsion du fœtus. Cette source de dystocie ne s'observe que dans la coxalgie arrivée à la troisième période, alors qu'aux inconvénients de l'adduction forcée se joignent ceux de l'immobilisation du membre par ankylose. L'accolement intime et le frottement des deux cuisses, dont les faces internes sont baignées par d'abondants écoulements leucorrhéiques, donnent naissance à des érythèmes, à des ulcérations et à des végétations; dans un fait rapporté par Marchusson, il s'était produit, sous l'influence de l'irritation prolongée des téguments, une symphyse cutanée d'une cuisse à l'autre.

L'antéversion du bassin et l'obstruction de l'orifice vulvaire occasionnée par le croisement des cuisses, déjà susceptibles de gêner le coït, mettent obstacle à l'expulsion du fœtus si la femme est placée dans le décubitus dorsal habituel. De ces deux phénomènes extrêmes de la génération, le premier ne peut guère s'accomplir qu'en attitude particulière (*more canis*); quant au dernier, il nécessite l'emploi de la position génu-pectorale, ou, ce qui est préférable, celui du décubitus latéro-abdominal. Pour obvier à ces inconvénients, plusieurs chirurgiens (Verneuil, Tillaux, etc.) conseillent de rétablir le parallélisme entre les deux membres par l'ostéoclasie ou par l'ostéotomie; mais il n'y a pas lieu de pratiquer ces opérations pendant la grossesse ou l'accouchement.

4° *Pronostic relatif aux bassins viciés par claudication unilatérale.*

De toutes les viciations du bassin liées à la claudication, celles qui comportent le pronostic le moins favorable pour la mère et pour l'enfant sont celles qui dépendent de la coxalgie. Néanmoins, il s'en faut de beaucoup que les troubles et accidents de l'accouchement soient, en ce cas, comparables en gravité et en fréquence à ceux qu'on observe dans les bassins rachitiques.

Sur une cinquantaine de faits relevés par Prouvost, on trouve que 40 fois l'accouchement se termina spontanément et eut une issue heureuse pour la mère et pour l'enfant. Sur douze cas d'accouchements laborieux, il y eut 7 fois mort de l'enfant.

Ce même auteur n'a réuni que 4 faits de mort pour les mères, encore ceux-ci appartiennent-ils à la période pré-antiseptique, et doivent-ils être imputés à une infection puerpérale qui probablement eût été évitée de nos jours.

Les statistiques de Tracou et de Démelin indiquent respectivement une mortalité maternelle de 9 sur 26 et de 3 sur 20.

Mais le pronostic a beaucoup diminué de gravité depuis l'instauration de l'antisepsie : à la Maternité de Paris, de 1884 à 1893, on a relevé 16 observations d'accouchements chez des coxalgiques, et 13 fois l'expulsion du fœtus eut lieu à terme et spontanément; ces 13 femmes guérirent, et les 13 enfants naquirent vivants.

Sur ces seize cas, trois fois seulement on fut obligé d'intervenir : une fois par le forceps, une fois par la version suivie de basiotripsie; dans le troisième cas, Guéniot fit la symphyséotomie (diamètre promonto-pubien de 7 centimètres). Les trois femmes guérirent, et les deux enfants extraits vivants survécurent.

Quant au pronoctic de l'accouchement dans le cas de luxation unilatérale, il est ordinairement favorable (Thèse de Guéniot). Sur trois faits relevés à la Maternité, de 1884 à 1895, il n'y eut ni difficultés, ni complications.

5° *Traitement relatif aux bassins viciés par claudication unilatérale.*

Le rétrécissement du bassin chez les boiteuses non rachitiques n'étant jamais inférieur à 6 centimètres (sauf dans les cas exceptionnels d'obstruction pelvienne), on peut toujours compter sur la naissance d'un enfant viable. On ne saurait donc considérer, avec Peu et Depaul, ce genre de malformations du bassin comme constituant une contre-indication absolue au mariage et à la grossesse. Cependant, quand il s'agit de coxo-tuberculose, si l'état général de la femme fait redouter un réveil ou une généralisation de la tuberculose, sous l'influence des modifications qui seraient apportées à l'organisme par la gestation et par l'état puerpéral, il est indiqué de proscrire le mariage et la grossesse.

Comme pour tous les cas envisagés jusqu'ici, la conduite obstétricale à tenir est basée sur l'appréciation des dimensions du bassin utilisables pour l'accouchement, et spécialement sur celle du diamètre promonto-pubien. Il convient de provoquer l'accouchement prématuré artificiel toutes les fois que ce dernier diamètre mesure moins de 95 millimètres, sauf exceptions motivées par l'engagement de la tête ou par la petitesse du fœtus.

Lorsque la femme entre en travail à terme, si l'accouchement spontané est reconnu impossible, on procède à l'extraction du fœtus à l'aide du forceps ou de la version. L'application du forceps est indiquée quand la tête se trouve orientée l'occiput en avant, et suivant le grand diamètre oblique du détroit supérieur. Au cas où le sommet est mobile au-dessus du détroit supérieur, ou lorsqu'il occupe le petit diamètre de l'entrée du bassin, dans le cas également où il s'agit d'une position occipito-postérieure, la version est indiquée de préférence au forceps.

Si les tentatives d'application du forceps ou de version demeurent infructueuses, on se trouve réduit à l'alternative de terminer l'accouchement par la section du bassin ou par la basiotripsie. Malgré le succès obtenu par Guéniot, la symphyséotomie ne saurait être recommandée sans quelques réserves, excepté dans le cas spécial où il est avéré que les deux articulations sacro-iliaques ont conservé leur intégrité; mais s'il existe une sacro-coxalgie, ou une synostose de l'aileron sacré avec l'os coxal adjacent, ce dernier os, immobilisé dans son attache au sacrum, ne peut exécuter dans la symphyséotomie le mouvement de volet destiné à élargir le bassin. En incisant la symphyse du pubis, on n'arriverait qu'à obtenir une partie seulement des résultats que doit donner la symphyséotomie, au point de vue de l'accroissement de la spaciosité du petit bassin. Nous ajouterons que les tiraillements subis par l'articulation malade, au cours de cette opération, pourraient avoir une influence fâcheuse sur l'évolution ultérieure d'une sacro-coxalgie préexistante.

Faudrait-il alors pratiquer l'ischio-pubiotomie (Farabeuf)? Mais c'est là une grosse opération à laquelle on ne peut avoir recours que dans des conditions particulièrement favorables au point de vue de l'outillage et des aides.

Si l'on se trouve en présence d'un cas d'obstruction du petit bassin déterminée par un ostéophyte volumineux du fond de l'acétabulum, on n'a qu'à imiter la conduite suivie par Hecker en pareille circonstance, et à pratiquer l'opération césarienne.

§ 2. — Bassins viciés par boiterie bilatérale.

Bibliographie chronologique. — GURLT. (*Voir p. 229.*) Berlin, 1854. — LEFEUVRE. Les luxat. congénit. du fémur. Th. Paris, 1861. — GUÉNIOT. Th. agrég., 1869. — SASSMANN. Das Beck. b. angebor. doppel. Huftgel. Luxat. Arch. f. Gynäk., 1873, t. V, p. 337. — KRUKENBERG. Die Beck. f. b. neugeb., etc. Arch. f. Gynäk., 1885, t. XXV, p. 253. — FISCHER. Beck. b. doppel. Luxat. Arch. f. Gynäk., 1885, t. XXV, p. 337. — SCHAUTA. Muller's Handb., 1888, t. II.

Nomenclature alphabétique des auteurs.

FISCHER, 1885.
GUÉNIOT, 1869.
GURLT, 1854.
KRUKENBERG, 1885.
LEFEUVRE, 1862.
SASSMANN, 1873.
SCHAUTA, 1888.

Les bassins viciés par boiterie bilatérale comprennent, comme types principaux, la luxation double des fémurs et l'attitude vicieuse des deux membres inférieurs par pieds bots, etc.

A. — Luxation coxo-fémorale double.

L'influence de la luxation double et symétrique des fémurs sur la conformation du bassin se caractérise par la production de déformations symétriques.

La lésion originelle est toujours congénitale ou, tout au moins, contemporaine du début de la marche : à ce titre, elle a pour effet constant, quelle qu'ait été l'attitude observée par les femmes pendant le jeune âge, d'entraîner un arrêt de développement de l'ensemble des parois pelviennes.

La difformité varie selon que la pesanteur vient ajouter ou non, au cours de la période de croissance, l'effet des pressions rachidiennes et des contre-pressions fémorales à celui de l'arrêt de développement des os.

Bassin couché. — Lorsque la malade demeure dans le décubitus horizontal jusqu'à l'âge adulte, comme dans le cas cité par Gurlt d'une femme hydrocéphale morte à 31 ans, le grand bassin et le détroit supérieur conservent le type infantile. Le sacrum est étroit et presque plan ; les os coxaux, atrophiés en longueur et en hauteur, n'offrent pas, aussi accusée qu'à l'état normal, la coudure qui forme le relief de la ligne innominée ; les ailes iliaques sont redressées à pic ; les lignes innominées, à peine incurvées, se rejoignent angulairement au niveau de l'interligne pubien.

Le détroit supérieur présente la forme d'un triangle dont le grand axe est

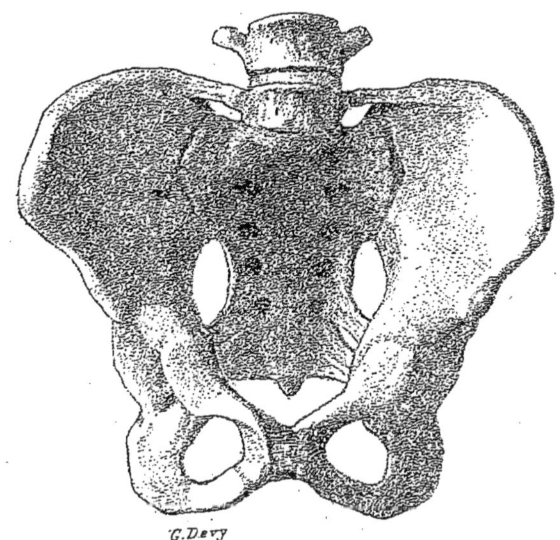

Fig. 104. — Luxation congénitale double des fémurs. Fille de 12 ans. Bassin couché (d'après un moulage en cire du musée Dupuytren).

dirigé d'avant en arrière, et dont la base répond au promontoire ; tous les diamètres, mais principalement le transverse, se trouvent diminués de longueur. Cette configuration est des plus manifestes sur le bassin d'une fille de 12 ans dont le moulage en cire est conservé au musée Dupuytren (fig. 104).

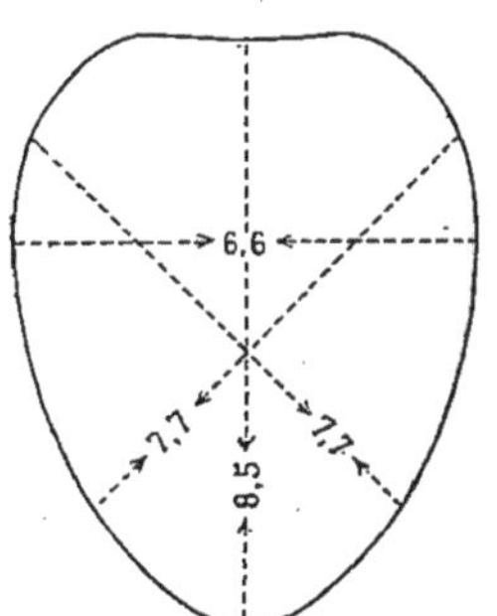

Fig. 104 *bis*. — Diagramme du détroit supérieur du bassin de la fig. 104.

La forme du détroit inférieur diffère de celle qu'on observe sur le bassin infantile. La pièce ischiatique se trouve coudée sur le reste de l'os iliaque, suivant un angle ouvert en dehors. L'attraction des ischions en dehors et en haut est due à l'allongement et au tiraillement que subissent les ligaments et muscles ischio-trochantériens, sous l'influence du déplacement de bas en haut que le déboîtement articulaire imprime à leurs insertions fémorales. Le détroit inférieur se montre ainsi beaucoup plus large en travers que dans les autres directions.

Bassins assis et debout. — Dans les deux attitudes assise et debout, la pression du tronc agit sur les parois du bassin sans être contrebalancée dans ses effets plastiques par l'action modératrice des contre-pressions fémorales (voyez p. 14). Ces dernières manquent dans l'attitude assise; dans la station debout, elles s'exercent au-dessus des parois du petit bassin.

Aussi, l'enfoncement du sacrum entre les os iliaques, et l'incurvation d'avant en arrière des lignes innominées, ne rencontrent pas d'influence qui puisse les limiter, si ce n'est la résistance des ligaments sacro-iliaques postérieurs et le défaut d'élasticité du tissu osseux.

Directement comprimées au contact des têtes fémorales déplacées, les ailes iliaques se redressent et se portent en dedans. Elles se courbent en même temps d'avant en arrière, sous l'influence de la tension du psoas-iliaque réfléchi au niveau des éminences ilio-pectinées, et du tiraillement des ligaments articulaires insérés au bord antérieur de l'os coxal. Le bassin demeure comme suspendu aux deux épiphyses supérieures des fémurs par les attaches ilio-fémorales élongées.

Les tractions exercées par les muscles et les ligaments ischio-trochantériens déterminent également une déviation des ischions en haut en dehors. En s'écartant excentriquement, ces deux tubérosités entraînent avec elles les grands ligaments sacro-sciatiques, de telle manière que la pointe du sacrum se trouve attirée en avant, par l'intermédiaire de ces ligaments. Sous cette influence, jointe à l'action de la pression rachidienne, le sacrum s'incurve en excès sur sa face antérieure.

Vu dans son ensemble (fig. 105), le bassin offre rarement une symétrie absolue; il est exceptionnel, en effet, que les têtes fémorales déplacées reposent en des points exactement symétriques sur l'une et l'autre des parois externes du grand bassin; aussi trouve-t-on habituellement l'une des ailes iliaques plus relevée que l'autre, et l'ischion correspondant plus saillant en dehors.

Le bassin semble amaigri (Guéniot); la minceur des os est parfois telle que les branches ischio-pubiennes offrent la disposition de lames de tissu compact à bords tranchants.

Le grand bassin est rétréci en tous sens par l'arrêt de développement, et plus particulièrement en travers, en raison de la déviation des ailes iliaques en dedans.

La forme du détroit supérieur se rapproche beaucoup de celle du bassin plat rachitique. Cependant, quelques auteurs, considérant que les dimensions du diamètre transverse sont parfois de 2 à 3 centim. inférieures au chiffre normal, estiment que le détroit supérieur a pour caractère principal d'être rétréci en travers. Ce rétrécissement transversal, lorsqu'il existe, est lié au défaut d'expansion de tous les os du bassin, ou à la déformation propre au bassin couché; mais, en réalité, dans les cas où le diamètre transverse mesure moins de 13 centimètres et demi, il suffit de comparer sa dimension à celle du diamètre promonto-pubien pour voir que ce dernier diamètre se trouve proportionnellement beaucoup plus rétréci que le transverse, et que le bassin vicié par luxation double des fémurs doit être classé, au point de vue de sa forme, dans la catégorie des bassins aplatis. D'après Prouvost, l'étendue moyenne des diamètres transverse et antéro-postérieur du détroit supérieur est de 13 centimètres pour le premier, et de 9 centim. 3 pour le second.

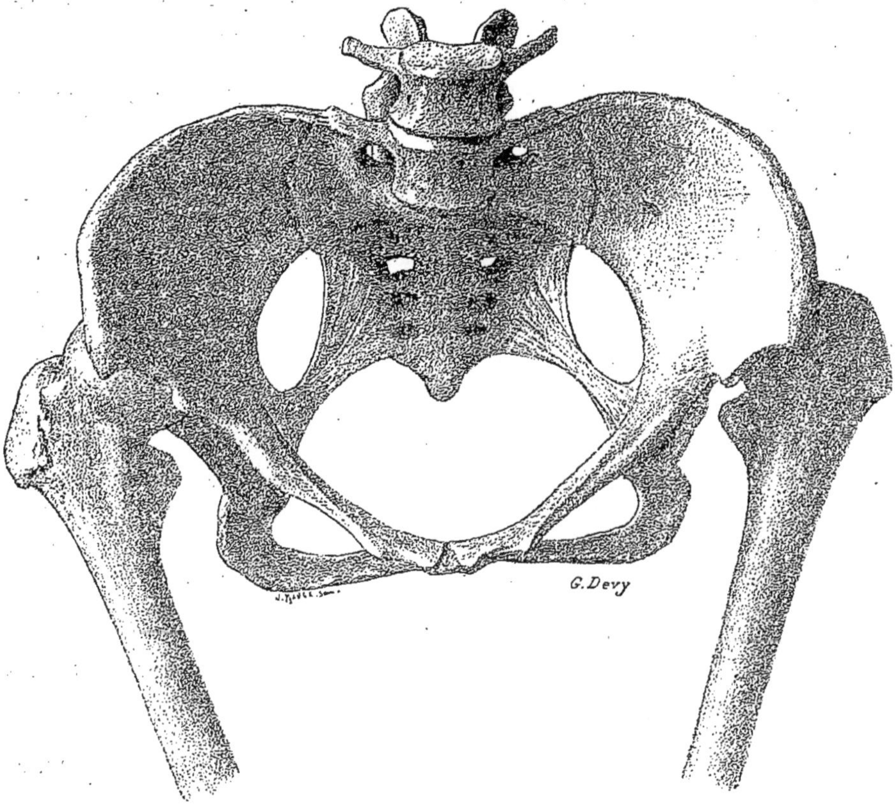

FIG. 105. — Bassin vicié par luxation double des fémurs (musée Depaul).

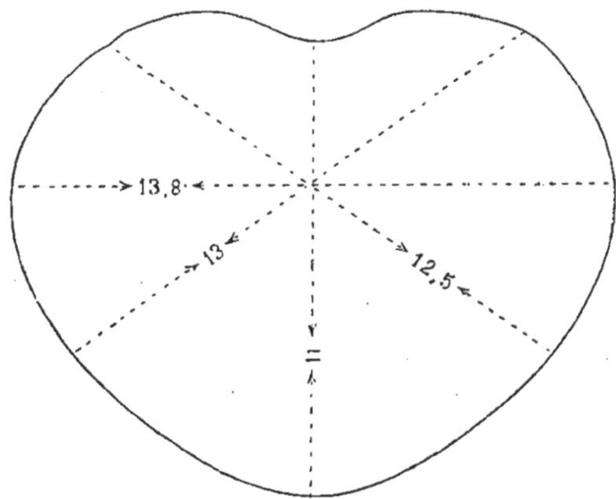

FIG. 105 *bis*. — Diagramme du détroit supérieur du bassin de la figure 105.

Le détroit inférieur est largement évasé dans le sens transversal (fig. 106) : le diamètre bis-ischiatique peut atteindre 15 centimètres. L'angle sous-pubien est très obtus ; au lieu de mesurer 70°, cemme à l'état normal, il formait, dans un cas de Gurlt, une ouverture de 149°. Par contre, le détroit inférieur se trouve rétréci d'avant en arrière : le diamètre sous-sacro sous-pubien se réduit en moyenne à une étendue de 8 à 9 centimètres (Prouvost).

L'écartement en dehors des branches ischio-pubiennes et l'incurvation exagérée du sacrum en sens vertical, diminuent de 2 centimètres et plus la hauteur de l'excavation pelvienne.

Assez souvent, les épines sciatiques sont anormalement développées et font

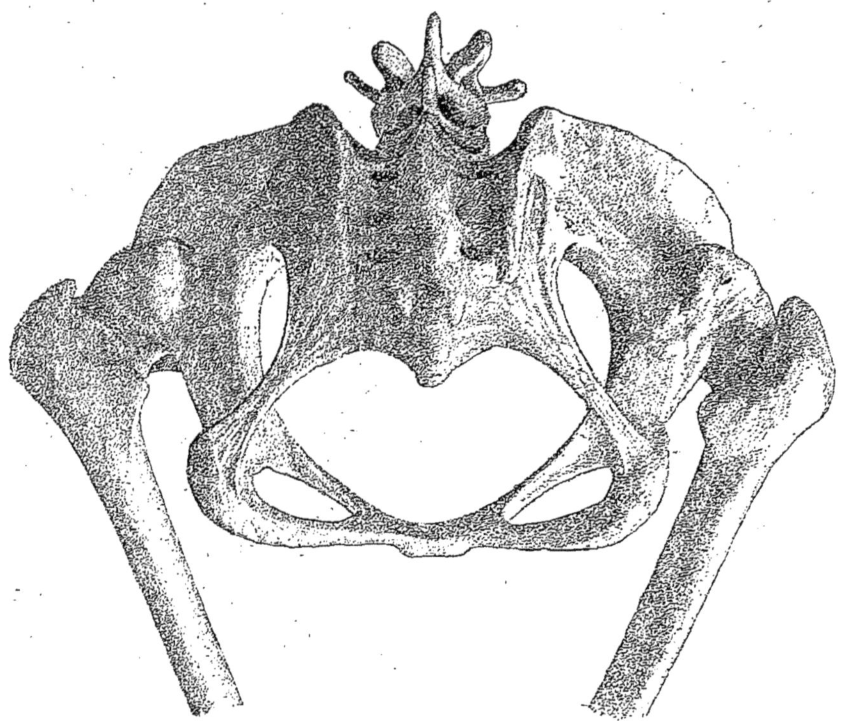

Fig. 106. — Bassin vicié par luxation double des fémurs vu par son détroit inférieur (musée Depaul).

une saillie aiguë en dedans : il peut exister, de ce fait, un léger rétrécissement transversal du détroit moyen.

Indépendamment de ses déformations intrinsèques, le bassin vicié par luxation double présente une inclinaison anormale. Il est toujours antéversé, et son inclinaison en avant peut porter à 90°, et même à 94° (Lefeuvre), l'angle que forme le plan du détroit supérieur avec l'horizon.

A l'antéversion correspond, dans la station debout, une lordose lombaire proportionnelle. Ces deux déviations du bassin et du rachis, en agissant en sens contraires, ont pour but de ramener en bonne direction le centre de gravité déplacé par la luxation des deux têtes fémorales.

Examen clinique du bassin vicié par luxation double des fémurs. — Dans la luxation double des fémurs l'antéversion excessive du bassin se compense, dans la station debout, par une forte lordose d'attitude, et l'aspect général du tronc rappelle celui qu'on observe chez les femmes lordotiques : on est frappé du grand relief des fesses, du degré d'ensellure lombaire, de la proci-

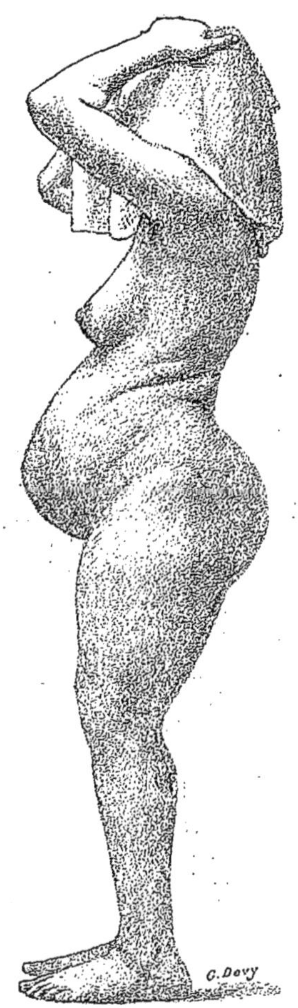

Fig. 107. — Luxation congénitale double des fémurs (d'après une photographie du service de M. Budin).

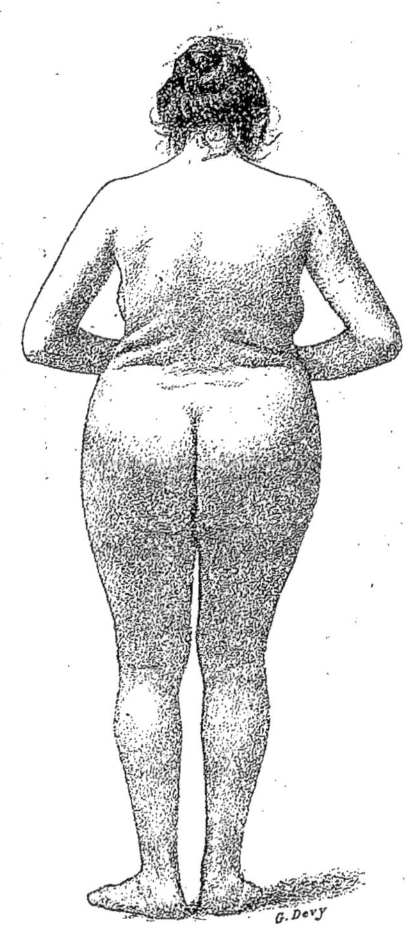

Fig. 108. — Femme atteinte de luxation congénitale double des fémurs (d'après une photographie du service de M. Budin).

dence du ventre en besace, du rejet des épaules en arrière (fig. 107). Les organes génitaux externes sont parfois orientés en arrière à un point tel que le pénil échappe presque tout entier à la vue quand on regarde la femme de face.

Les hanches et les fesses sont considérablement élargies par la saillie que les grands trochanters dessinent en dehors des ailes iliaques (fig. 108). Les deux fémurs, déviés en adduction et en rotation interne, sont parfois très écartés l'un de l'autre à leur extrémité supérieure ; plus bas, ils se rapprochent de plus en plus, si bien qu'ils arrivent à s'accoler fortement par leurs faces internes à la hauteur des genoux. Si, de chaque côté du bassin, on relie par deux lignes droites le sommet du grand trochanter et le milieu de la crête iliaque, on voit en prolongeant ces lignes dans la direction de leur convergence, qu'elles viennent se couper, non pas au-dessus de la tête, comme à l'état normal (voyez fig. 79, p. 194), mais beaucoup plus bas, c'est-à-dire au niveau de la région dorsale (fig. 108 *bis*).

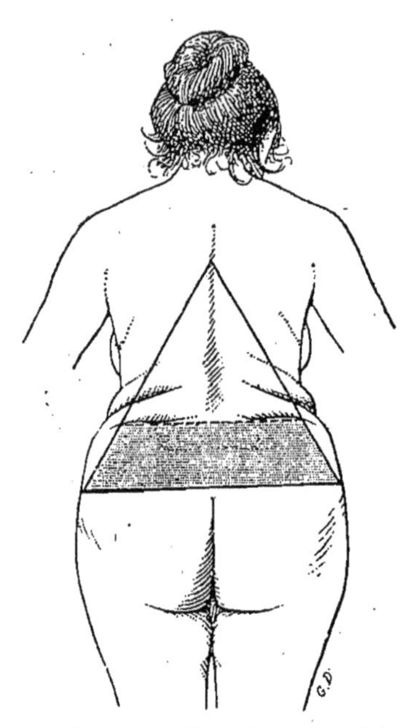

FIG. 108 *bis*. — Luxation congénitale des fémurs (service de M. Budin).
Lignes iléo-trochantériennes prolongées jusqu'à leur intersection.

Dans l'attitude couchée, en prenant soin de placer les deux membres pelviens dans l'attitude de la demi-flexion, on fait disparaître entièrement l'excès de lordose.

Pendant la marche, à chaque pas, les grands trochanters font alternativement une forte saillie en haut ; la malade tourne les pieds en dedans et marche en cane. Pourtant il est des femmes qui arrivent à masquer leur infirmité en substituant au dandinement par oscillations transversales, un déplacement du tronc en sens vertical.

La palpation extérieure du bassin permet de reconnaître le redressement des ailes iliaques, l'incurvation exagérée de la face postérieure du sacrum, et l'écartement des tubérosités ischiatiques. Ce dernier caractère se traduit d'ailleurs à la vue par l'élargissement et par le peu de développement d'avant en arrière du plancher périnéal.

Au toucher, on constate que les parois pelviennes présentent une disposition sensiblement symétrique ; le défaut de hauteur du bassin se reconnaît à la facilité avec laquelle on atteint et on suit les lignes innominées ; on apprécie aisément, du bout du doigt, le degré de saillie en dedans des épines sciatiques, ainsi que l'abaissement et la proéminence du promontoire. Quand on procède au toucher mensurateur, il importe, pour évaluer la dimension réelle du diamètre promonto-pubien minimum, de tenir compte de la faible hauteur de la symphyse des pubis, et de l'abaissement du promontoire ; aussi, est-il en général suffisant de déduire dix millimètres de l'étendue du diamètre promonto-sous-pubien, pour obtenir la mesure aussi exacte que possible du diamètre utile du détroit supérieur.

Diagnostic. — L'apparence générale de la femme atteinte de luxation double des fémurs rappelle par beaucoup de points celle qu'on observe dans les cas de spondylolisthésis. L'une et l'autre de ces deux malformations du squelette, entraînent une diminution de la hauteur totale du corps : cet affaissement de la stature est dû, dans le premier cas, à la descente du bassin entre les fémurs ; dans le second, elle est liée à la descente du rachis à l'intérieur du petit bassin. Les deux affections comportent un élargissement des hanches ; dans la double luxation, cette déformation tient à la saillie des grands trochanters ; dans le spondylolisthésis, elle est due au rejet en dehors des crêtes iliaques.

La mensuration de la longueur relative du tronc et des membres inférieurs, le déplacement des grands trochanters, leur saillie pendant la marche, leurs rapports avec les crêtes iliaques, rapports indiqués par la direction et par le degré de convergence des lignes droites menées par ces deux repères osseux et prolongées jusqu'à leur intersection, la réductibilité de la lordose excessive dans la luxation double, permettront d'établir le diagnostic.

D'ailleurs, l'exploration vaginale, en mettant l'accoucheur à même de toucher du doigt les corps vertébraux prolabés à l'intérieur du petit bassin, quand il s'agit d'un spondylolisthésis, lèvera tous les doutes.

Grossesse et accouchement. — L'influence de la luxation double sur l'évolution de la grossesse est la même que celle de la luxation unilatérale, avec cette différence, toutefois, que la déviation du bassin étant plus prononcée dans la luxation double, les inconvénients de l'antéversion utérine s'accusent davantage dans cette dernière.

L'engagement de la partie fœtale s'effectue d'après le mécanisme propre aux bassins plats légèrement rétrécis. Quant au dégagement, il se trouve singulièrement favorisé par la faible hauteur de l'excavation pelvienne et par l'élargissement du détroit inférieur. Aussi n'est-il pas rare d'assister à un travail précipité.

On conçoit par conséquent que le pronostic soit souvent favorable ; il est d'ailleurs analogue à celui qui est indiqué aux pages 268 et 269.

Le traitement consiste dans l'expectation au cours de la grossesse. — Au moment de l'accouchement, il pourra devenir nécessaire de compléter l'engagement de la présentation à l'aide d'une application de forceps ; mais cette intervention est rarement indiquée ; nous n'avons relevé qu'un seul cas d'application de forceps pour ce motif dans les registres de la Maternité pendant ces dix dernières années. Au détroit inférieur, loin d'avoir à favoriser le dégagement du fœtus, comme dans la plupart des viciations du bassin, l'accoucheur devra au contraire veiller à ce que l'expulsion de l'enfant ne suive pas une marche trop rapide, de crainte qu'une distension subite des parties molles n'entraîne une déchirure du périnée.

B. — Bassins viciés par attitude vicieuse des deux membres inférieurs.

Bibliographie chronologique. — H. V. MEYER. Missbildungen des Beckens. Iéna, 1866. — SCHAUTA. Müller's Handb., 1888, t. II, p. 472.

Nomenclature alphabétique des auteurs.

H. V. Meyer, 1866. Schauta, 1888.

Pour que le bassin conserve pendant la marche son inclinaison moyenne de 60 degrés, il est nécessaire que les membres inférieurs se meuvent en conservant leur attitude naturelle, c'est-à-dire, qu'ils se déplacent parallèlement l'un à l'autre, avec une légère rotation de l'avant-pied en dehors. Grâce à cette disposition régulière des membres, les parois de l'excavation pelvienne esquivent le choc brusque qui, à chaque pas, tend à se transmettre à travers la continuité du membre ; ce choc se trouve amorti par la flexion des articulations du pied et de la jambe, et se perd au niveau des interstices articulaires.

Parmi les dispositions vicieuses de l'appareil locomoteur qui sont susceptibles de retentir sur la conformation du bassin, nous citerons comme exemple, avec Schauta, le double pied bot varus.

Dans cette affection, le pied et les segments sus-jacents du membre pelvien sont disposés en rotation interne. Cette attitude entraîne, à double titre, une viciation du bassin : elle donne lieu, d'une part, à une antéversion pelvienne exagérée et, d'autre part, à un rétrécissement transversal réparti à tous les étages de l'excavation.

D'après Schauta, la pathogénie mécanique de ces deux éléments de viciation est la suivante : l'antéversion excessive est liée à la rotation de la cuisse en dedans, et à la situation que la tête fémorale occupe à l'intérieur de la capsule articulaire, en raison de cette rotation permanente.

Le ligament ilio-fémoral antérieur reste constamment distendu ; il entraîne de haut en bas et en avant son point d'attache à l'épine iliaque antéro-inférieure, et il fait ainsi basculer le bassin en antéversion.

Les deux membres, déviés en rotation interne, perdent la faculté de se plier au genou et au cou-de-pied, à chaque pas ; ils demeurent en extension forcée dans la marche, et se comportent comme des tiges rigides par rapport aux parois du bassin. A chaque contact du pied avec le sol, la cavité cotyloïde reçoit donc un choc brusque, et ce choc se transmet d'autant mieux en direction transversale que la locomotion s'accompagne d'oscillations de déhanchement très accusées. De la répétition de ces pressions produites par à-coup, et qui viennent frapper alternativement les deux parois latérales du petit bassin, il résulte un refoulement en dedans des deux parois latérales du petit bassin, et un rétrécissement transversal qui règne du haut en bas de la ceinture osseuse pelvienne.

En conséquence, le bassin revêt la disposition en entonnoir ; il ne diffère du type infantile que par l'abaissement du promontoire entre les deux os iliaques, et par l'antéversion pelvienne.

ARTICLE VI

ANOMALIES DANS LE DÉVELOPPEMENT DU SQUELETTE PELVIEN

Le processus du développement des os du bassin peut subir différents troubles, et ceux-ci sont tantôt généralement et uniformément répartis, tantôt localisés à un seul ou à un petit nombre des points d'ossification du squelette pelvien.

Les premiers de ces troubles déterminent un excès ou un défaut de développement de tout le squelette pelvien, et engendrent les bassins généralement trop grands ou trop petits.

Les seconds se manifestent sous deux formes opposées : dans une première catégorie de faits, tantôt les points d'ossification intéressés font entièrement défaut ou se montrent insuffisants, tantôt ils envahissent trop rapidement et trop complètement les cartilages destinés à assurer la croissance lente et progressive des os ; dans l'un et l'autre cas, il existe une dystrophie localisée par défaut de développement. Dans la seconde catégorie, un ou plusieurs foyers d'ossification supplémentaires apparaissent d'emblée en même temps que les points normaux, ou se développent consécutivement à ceux-ci. Ces foyers déterminent la production de rallonges osseuses qui viennent se surajouter aux parois du bassin. La dystrophie ainsi constituée consiste en un excès de développement partiel.

Ces deux formes d'anomalies, limitées à un ou à deux segments du massif osseux pelvien, exercent un retentissement à double effet sur la conformation du bassin : elles déterminent directement une malformation localisée ; elles entraînent indirectement une déformation générale, en détruisant l'harmonie des pièces constituantes du bassin dans leurs rapports mutuels.

Selon que la dystrophie porte sur une seule des moitiés latérales du pelvis, ou selon qu'elle frappe des deux côtés, et à un même degré, les points d'ossification homologues, la viciation du bassin revêt une disposition asymétrique ou symétrique.

Les sièges d'élection de ces foyers de développement anormal occupent le voisinage des articulations du bassin ; on les rencontre par ordre de fréquence : au niveau d'une seule ou des deux régions sacro-iliaques, sur l'un des côtés ou de part et d'autre de l'articulation lombo-sacrée, à l'union du coccyx avec le sacrum, sur la symphyse pubienne, et enfin au voisinage des articulations intervertébro-sacrées.

Les anomalies par défaut localisé de développement, portent spécialement sur les points d'ossification contigus aux articulations intrinsèques du bassin ; les anomalies par excès, ne s'observent qu'au voisinage de la base et de la pointe du sacrum, c'est-à-dire au niveau de l'attache de cette pièce osseuse, d'une part, avec la cinquième vertèbre lombaire et, d'autre part, avec le coccyx.

Les viciations du bassin par anomalies dans le développement du squelette pelvien, comprennent :

1° Les bassins viciés par excès ou défaut du développement de tout le squelette pelvien ;

2° Le bassin oblique ovalaire de Nægelé;

3° Le bassin oblique ovalaire double;

4° Le bassin avec fente symphysaire congénitale des pubis;

5° Les bassins viciés par adjonction de pièces osseuses au sacrum;

6° Les bassins viciés par défaut de développement des corps vertébraux sacrés.

§ 1. — Bassin vicié par excès ou par défaut de développement de tout le squelette pelvien.

Les dimensions de la ceinture osseuse du bassin ne se montrent pas toujours exactement proportionnées à celles des portions sus et sous-jacentes du squelette. S'il est habituel de rencontrer, chez des femmes dont la taille est au-dessus ou au-dessous de la moyenne, une filière pelvienne offrant des diamètres supérieurs ou inférieurs en étendue à ceux d'un bassin de capacité moyenne, il arrive parfois qu'une femme de petite taille possède un bassin extraordinairement spacieux, et inversement.

Si nous savons que les malformations du bassin, consistant en un excès ou en un défaut d'amplitude, sont liées à une anomalie dans le mode d'expansion des os pelviens, du sacrum en particulier, nous ne connaissons pas les causes qui président à la déviation du processus d'ossification. On peut dire qu'il en est des dimensions du bassin comme de celles de la tête, et il est permis de considérer, avec Nægele, ces anomalies de l'étoffe osseuse du bassin comme ne répondant qu'à de simples jeux de la nature.

Que le bassin soit généralement trop grand, ou qu'il soit généralement trop étroit, il offre, au premier coup d'œil, une conformation sensiblement régulière; il semble avoir conservé la perfection de sa forme (P. Dubois). Toutefois, dans la grande majorité des cas, cette perfection n'est qu'apparente : une exploration attentive, effectuée à l'aide du compas, montre, en effet, que l'harmonie dans la proportion d'étendue des divers diamètres comparés entre eux, soit à un même étage, soit d'un étage à un autre du bassin, se trouve habituellement détruite. Aussi, pour cette raison, adopterons-nous, de préférence à la qualification de basssins viciés avec perfection des formes, celle de bassins viciés par excès ou par défaut de développement de tout le squelette pelvien.

A. — Bassin vicié par excès généralisé de développement.

Bibliographie chronologique. — PUZOS. Traité des accouch., 1759, p. 3. — LEVRET. Art. des accouch., 1766, p. 19. — VELPEAU. Traité acc., 1829, p. 31. — DEPAUL. Art Bassin. Dict. encyclop. sc. méd., 1868. — DOHRN. Zur Kennt. d. Allg. zuweit. Beck. Archiv. f. Gynäk., 1884, t. XXII, p. 47. — SCHAUTA. Muller's Handb., t. II, 1888.

Nomenclature alphabétique des auteurs.

DEPAUL, 1868. LEVRET, 1766. SCHAUTA, 1888.
DOHRN, 1884. PUZOS, 1759. VELPEAU, 1831.

L'excès d'amplitude du bassin se rencontre dans deux conditions différentes :

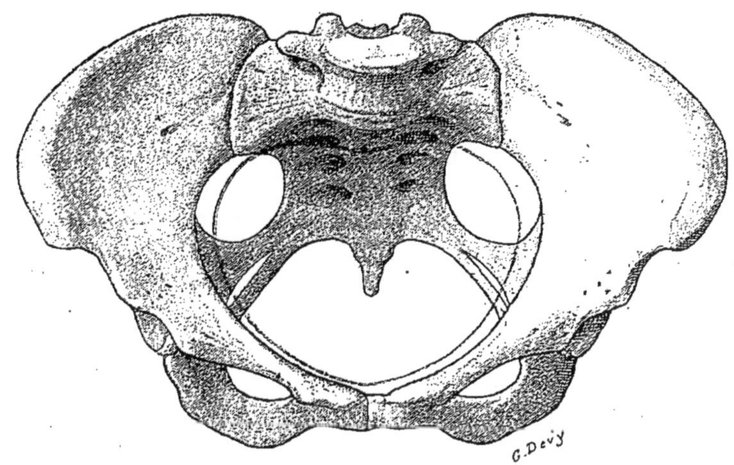

FIG. 109. — Bassin vicié par excès de développement généralisé (musée Depaul). Le trait rouge représente les dimensions moyennes du détroit supérieur.

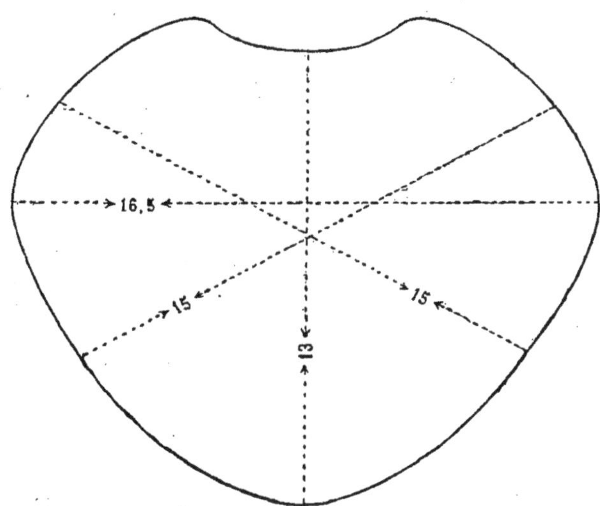

FIG. 109 *bis*. — Diagramme du détroit supérieur du bassin de la fig. 109.

on peut l'observer chez les femmes dont la stature est extraordinairement développée ; c'est le cas le plus commun. Le bassin offre alors des dimensions qui sont en harmonie avec celles des autres segments du squelette ; il conserve, au sens propre du mot, la perfection de ses formes.

Dans la seconde condition, ce n'est plus chez une géante, mais chez une femme de taille moyenne ou même chez une femme de petite taille, que l'on constate l'existence d'un bassin trop grand.

Quel que soit le degré de développement du squelette en totalité, qu'il y ait gigantisme ou stature ordinaire, l'excès d'amplitude ne comporte qu'à titre exceptionnel une augmentation de plus de 30 millimètres, pour les diamètres les plus agrandis (fig. 109).

Le bassin le plus spacieux que l'on connaisse a été recueilli par G. de la Tourette. Sur cette pièce, le diamètre promonto-pubien minimum mesurait 149 millimètres, le diamètre transverse 176 millimètres, et le bis-ischiatique 149 millimètres.

En dehors des cas de gigantisme, dans lesquels la forme régulière du bassin est ordinairement conservée, si l'on mesure les différents diamètres pelviens, et si l'on compare ceux qui occupent un même plan à ceux d'un autre étage de l'excavation, on trouve qu'ils offrent entre eux des rapports d'étendue tout à fait anormaux.

En ce qui concerne le mode de répartition de l'hypermégalie aux différents étages du bassin, on voit constamment celle-ci prédominer au niveau du détroit supérieur. En raison de cette disposition, le détroit inférieur se trouve relativement, mais non absolument, rétréci. C'est donc à juste titre que Spiegelberg a pu assimiler la forme du bassin trop grand, quand celui-ci n'appartient pas à une géante, à celle des bassins viciés en entonnoir.

De tous les diamètres du détroit supérieur, c'est ordinairement le transverse qui se montre le plus agrandi. On peut déduire de la constatation de ce caractère, que c'est à l'expansion exagérée du sacrum en sens transversal qu'est dévolu le rôle pathogénique prépondérant dans le développement de la malformation qui nous occupe. Ainsi s'explique la discordance qui existe entre les dimensions du détroit supérieur et celles du détroit inférieur.

Les mensurations suivantes, que nous avons relevées sur trois des bassins conservés au musée Depaul, suffiront à donner une idée de l'inégalité et de l'irrégularité qu'on peut observer d'un bassin à un autre, dans la répartition de l'excès d'amplitude :

1er bassin	*Détroit supérieur*....	Promonto-pubien min..	127 mill.
		Transverse anat......	150 —
		Obliques............	140 —
	Détroit inférieur....	Bis-ischiatique.......	147 —
2e bassin	*Détroit supérieur*....	Promonto-pubien min..	125 mill.
		Transverse anat......	160 —
		Obliques............	150 —
	Détroit inférieur....	Bis-ischiatique.......	120 —
3e bassin	*Détroit supérieur*....	Promonto-pubien min..	115 mill.
		Transverse anat......	130 —
		Obliques............	125 —
	Détroit inférieur....	Bis-ischiatique.......	120 —

Le premier de ces bassins se rattache assez exactement au type du bassin trop grand, dit avec perfection des formes.

Le second répond à la variété la plus commune : il offre la déformation en entonnoir, avec excès d'amplitude du détroit supérieur, surtout en direction transversale.

Le troisième constitue un type exceptionnel en ce qu'il présente un détroit supérieur agrandi d'un demi-centimètre dans le sens antéro-postérieur, et en même temps rétréci dans son diamètre transverse sur une étendue équivalente.

Généralement, le développement en épaisseur des parois pelviennes se montre proportionnel à l'excès d'expansion en superficie; cependant, il arrive parfois que les os du bassin offrent une apparence des plus graciles, comme si ces os ne possédaient que l'étoffe d'un bassin de dimensions moyennes, qui aurait été élargi en tous sens par distension excentrique de ses parois.

Le diagnostic de la viciation du bassin par excès d'amplitude ne peut être établi qu'à l'aide de la pelvimétrie externe.

En présence d'une femme qui est de taille exceptionnelle, ou qui offre une largeur exagérée des hanches, le reste du squelette étant d'ailleurs parfaitement conformé, on n'aura qu'à mesurer avec le compas d'épaisseur l'étendue du diamètre de Baudelocque, celle des diamètres bis-iliaques médian et antérieur, et celle du diamètre bitrochantérien, pour voir que toutes les dimensions extérieures du bassin sont au-dessus de la normale.

Au cours de la grossesse, l'utérus trop au large dans l'excavation pelvienne, tarde à s'élever par son fond au-dessus de la marge du bassin. Dès le début, il se porte habituellement en rétroversion (Levret), et la déviation ainsi produite, bien que ne comportant pas la production d'un enclavement irréductible, devient, par sa persistance, la source de ténesmes de la vessie et du rectum. A une période avancée de la grossesse, il n'est pas rare de voir s'ajouter à ce ténesme une constipation opiniâtre, l'apparition d'hémorrhoïdes, le développement de varices et d'œdème des membres pelviens; ces troubles reconnaissent pour origine commune la compression qu'exerce sur le plancher pelvien la présentation fœtale trop prématurément et trop profondément engagée (Lenoir).

Tous les auteurs, à l'exception de Mme Lachapelle, s'accordent pour attribuer à la viciation du bassin par excès d'amplitude un rôle dystocique; ce rôle consiste en une perturbation de la marche de l'accouchement, qui donne à celui-ci une allure exactement opposée à celle que l'on observe dans les autres variétés de malformations : l'accouchement est précipité.

Ce n'est pas simplement la disproportion qui existe entre le volume du fœtus et la capacité du bassin qui entraîne cette anomalie dans l'évolution du travail; un second élément entre en jeu, c'est l'excès de développement de la musculature utérine; il semble qu'il y ait une sorte de parallélisme, au point de vue de l'hypertrophie, entre la disposition anatomique des parois du bassin et le parenchyme de la matrice.

Nous avons vu que la trop grande amplitude de l'excavation pelvienne permettait un engagement complet et prématuré de la présentation au cours de la grossesse; dès le début du travail, par conséquent avant que la dilatation du col soit complète, la tête fœtale descend coiffée par le segment inférieur de l'utérus, et entre en contact médiat avec le plancher périnéal; ce contact détermine, par voie réflexe, la production intempestive d'efforts d'expulsion. Portal cite un cas dans lequel, sous cette influence, l'utérus tout entier fut chassé au dehors de la vulve.

En raison de l'expulsion trop rapide et trop violente du fœtus, la femme est exposée aux déchirures du col et du périnée. Le fœtus étant brusquement projeté au dehors, il arrive assez souvent, si l'on ne se met pas en garde contre cette éventualité, que le cordon ombilical se rompe ou que le placenta subisse un décollement traumatique. (Voir Dystocie relative aux parties molles.)

La conduite à tenir dans le cas de viciation du bassin par excès d'amplitude se réduira donc à prévenir, au cours même du travail, les inconvénients inhérents à l'accouchement précipité.

B. — Bassin vicié par défaut généralisé de développement.

Bibliographie chronologique. — DEVENTER. Neue Hebammelicht. Iena, 1717. — PUZOS. Traité des accouch., 1759, p. 4. — STEIN (Jun.). Lehr. d. Geburts., 1825, t. I, p. 78. — VELPEAU. Trait. d'accouch., 1825, p. 32. — IS. GEOF. ST-HILAIRE. Hist. anomal. organisme, nains, 1832, t. I, p. 140. — P. DUBOIS. Th. conc., 1834. — NÆGELE. Des princ. vic. d. conf. du bass. Traduct. DANYAU, 1840, p. 120. — GURLT. Ueb. einig. Mistalt. etc., Berlin, 1854. — MICHAELIS. D. enge Beck., 1865, p. 134. — LŒHLEIN. Ueb. d. Kunsth. etc. Th. Berlin, 1870. — WINKLER. Ein Fall. von Rachit. mit Micromel. Arch. f. Gynäk., 1871, t. II, p. 102. — PARROT. Achondroplasie. Archiv. physiol., 1876, p. 112 et 430. — DEPAUL. Sur une malform. spéc. du syst. oss. Arch. Tocol., 1877, p. 641 et 1878, p. 1, 321, 424, et 449. — P. MUELLER. Zur Frequenz. u. Etiol. d. allg. verengt. Beck. Archiv. f. Gynäk., 1880, t. XVI, p. 155. — RÉVEIL. Et. nouv. du bass. génér. rétréci. Th. Lyon, 1882. — KASSOWITZ. Die norm. Ossif. und d. Erkrank. d. Knoch., etc. Wien, 1882. — ZWEIFEL. Lehrb. d. Geburtsh., 1887, p. 377. — PORAK. Achondroplasie. Nouv. arch. obst. et gyn., 1889. — WIEDOW. Das eng. Beck. als Degenerationzeichen. Central. f. Gynäk., 1891, p. 519. — TREUB. Ueb. d. Einfluss. d. Unwelk. genital., etc. Centr. f. Gynäk., 1891, p. 127. — BOECKH. Ueb. Zwergbeck. Arch. f. Gynäk., 1892, t. XLIII, f. II.

Nomenclature alphabétique des auteurs.

BOECKH, 1892.	LŒHLEIN, 1870.	RÉVEIL, 1882.
DEPAUL, 1877.	MICHAELIS, 1860.	STEIN, 1825.
DEVENTER, 1717.	P. MÜLLER, 1880.	TREUB, 1891.
P. DUBOIS, 1834.	NÆGELE, trad. par Danyau, 1840.	VELPEAU, 1825.
GURLT, 1854.	PARROT, 1876.	WIEDOW, 1891.
IS. GEOFFROY ST-HILAIRE, 1832.	PORAK, 1898.	WINKLER, 1870.
KASSOWITZ, 1882.	PUZOS, 1759.	ZWEIFEL, 1887.

L'existence de la viciation du bassin liée à un simple défaut d'amplitude de la cavité pelvienne a été signalée pour la première fois par Deventer sous le nom de *pelvis nimis parva;* cet auteur opposait ce genre de rétrécissement à celui qui résulte d'un aplatissement antéro-postérieur du bassin, et qu'il qualifiait de *pelvis plana.*

« Je comprends sous cette dénomination, dit Michaëlis (p. 175), un bassin « tel que tous ses plans sont symétriquement rétrécis, et tel qu'au détroit « supérieur, comme au détroit inférieur, tous ses diamètres sont diminués « d'une égale quantité.

« Il me semble que les polémiques soulevées sur ce point sont le résultat « d'une méprise, qui repose sur ce qu'on a voulu assigner un même type et une « même origine à des rétrécissements de natures diverses. »

Le bassin généralement trop petit a été spécialement étudié par Stein, le jeune, puis par Nægele, qui lui donna le nom de *pelvis simpliciter seu æqualiter justo minor*. Il a reçu ensuite les dénominations suivantes : *bassin vicié par étroitesse absolue* (Velpeau) ; *bassin régulièrement et généralement rétréci avec perfection des formes* (P. Dubois) ; *bassin uniformément rétréci* (Depaul).

Stein, Nægelé et P. Dubois ne voyaient dans cette malformation qu'une réduction régulière et bien proportionnée des dimensions normales, donnant au bassin l'apparence d'une véritable miniature. Mais Depaul a démontré, en se fondant sur l'analyse minutieuse de six observations rapportées par Faurichon, Nichet et V. Gensoul, qu'il ne s'agissait pas, en réalité, d'une simple réduction de capacité, mais bien d'une déformation véritable qui se caractérise, d'une part, par la répartition inégale de l'angustie aux différents étages du bassin, et, d'autre part, par la perte des rapports normaux que doivent présenter entre eux, au point de vue de leurs dimensions, les divers diamètres du bassin.

De tous les diamètres, celui qui se montre le plus réduit est habituellement le promonto-pubien. Ce point a été nettement mis en lumière par O. Réveil. En raison de cette particularité, le bassin généralement rétréci pourrait donc se rattacher à la catégorie des bassins aplatis.

Il importe cependant de remarquer que l'insuffisance généralisée de développement du bassin ne répond pas à un type uniforme, ni à un genre unique de viciation : la malformation produite par un manque d'étoffe dans les parois pelviennes peut, en effet, affecter cinq modalités principales, sans compter le bassin aplati et généralement rétréci de nature rachitique, que nous avons étudié dans l'article II. Ces cinq modalités sont :

1° Le bassin achondroplasique ;

2° Le bassin aplati et généralement rétréci sans traces apparentes de rachitisme ;

3° Le bassin infantile ;

4° Le bassin à type masculin ;

5° Le bassin de naine.

1° *Bassin achondroplasique.* — Confondue par Parrot avec le rachitisme, l'achondroplasie a été dissociée de cette dernière affection par Porak, qui a donné une description minutieuse des lésions achondroplasiques du squelette et du bassin en particulier.

Se fondant sur les recherches de H. Müller et de Kassowitz, Porak différencie l'achondroplasie du rachitisme et de la syphilis héréditaire, et la définit ainsi :

« L'achondroplasie est une dystrophie du cartilage primordial qui accom-
« pagne la première poussée ostéogénique du troisième au sixième mois de la
« vie fœtale, qui a parcouru toute son évolution dans le dernier tiers de la
« grossesse. Elle est caractérisée au point de vue anatomo-pathologique par
« une lésion des cellules cartilagineuses, surtout au niveau des épiphyses.
« Elle siège donc de préférence sur
« les os longs dont le développement
« est imparfait dans le sens longitudi-
« nal, tandis qu'il n'est pas gêné, et
« même quelquefois exagéré, dans le
« sens transversal.

« Le cartilage présente une disposi-
« tion lacunaire plus marquée; il ploie,
« mais ne se brise pas, et lorsqu'il est
« envahi par l'ossification, le tissu qui
« le remplace est remarquable par sa
« compacité. On ne trouve donc pas,
« dans l'achondroplasie, l'ostéoporose
« comme dans le rachitisme. Les frac-
« tures chez le fœtus, la pseudo-para-
« lysie chez le nouveau-né, sont liées
« au rachitisme et surtout à la syphilis,
« mais pas du tout à l'achondroplasie. »

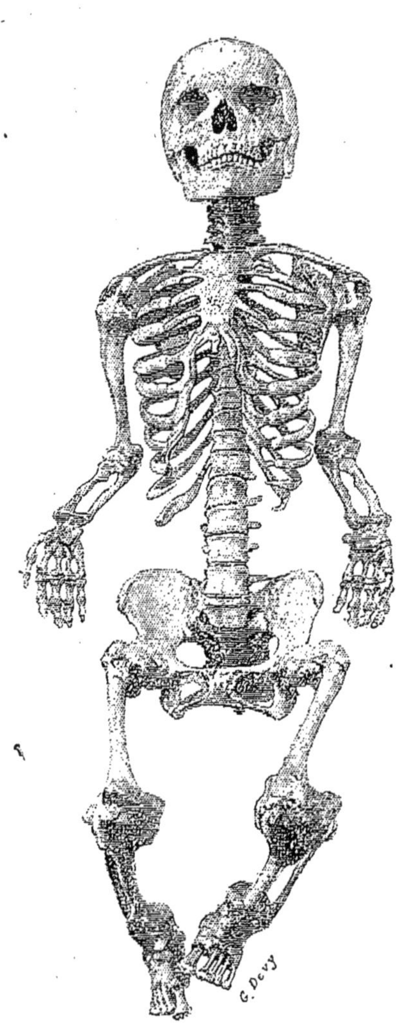

Fig. 110. — Squelette achondroplasique (musée Depaul).

Quant aux caractères morphologiques de la stature, ils sont nettement distincts de ceux qui appartiennent au nanisme proprement dit, ou à l'ectromélie : « Les fœtus achondroplasiques
« sont remarquables par le dévelop-
« pement normal du tronc, normal
« plutôt qu'exagéré de la tête, qui
« tranche d'une façon frappante avec
« la brièveté des membres supérieurs
« et inférieurs, par le développement
« de la peau qui fait des plis en plu-
« sieurs endroits. C'est cette apparence
« caractéristique que nous allons re-
« trouver chez les adultes et qui va
« nous permettre de reconnaître chez
« eux cette maladie. »

Porak a décrit les caractères du bassin achondroplasique, d'après l'examen d'un squelette ayant appartenu à une femme sur laquelle P. Dubois pratiqua l'opération césarienne. Ce squelette a été conservé au musée de la Clinique (fig. 110).

Les os du bassin sont très minces. Le grand bassin offre une déformation analogue à celle du bassin rachitique généralement rétréci; en effet, le diamètre bis-épineux antérieur est, à 3 millimètres près, de même longueur que le diamètre bis-iliaque médian (172 millimètres pour le premier, et 175 pour le second). Il y a assimilation unilatérale droite de la cinquième vertèbre lombaire au sacrum (voir plus loin).

Le détroit supérieur est à la fois asymétrique, généralement rétréci et aplati (fig. 111).

Le diamètre promonto-pubien utile mesure......	60 millim.
Le transverse utile..........................	94 —
L'oblique gauche (aboutissant en arrière du foyer de l'assimilation)........................	85 —
L'oblique droit............................	78 —

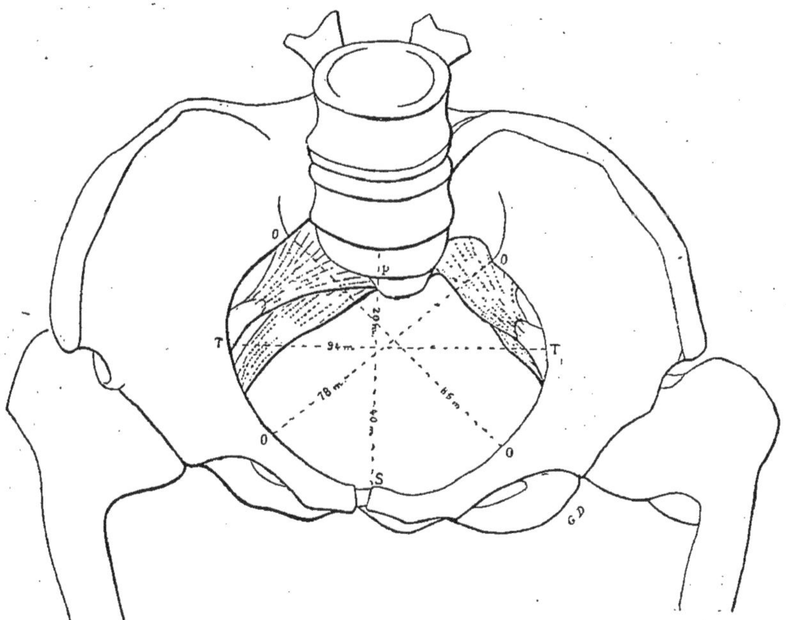

FIG. 111. — Bassin achondroplasique de la fig. 110 (musée Depaul).

La base du sacrum a basculé d'avant en arrière, tandis que le corps de l'os, long et très étroit, a subi un refoulement en sens inverse. L'excavation pelvienne est relativement spacieuse, et le détroit inférieur est large, par rapport aux dimensions du détroit supérieur. En effet, ce détroit mesure, dans le diamètre sacro-sous-pubien, 106 millimètres, et dans le diamètre bis-ischiatique, 89 millimètres.

Les caractères du bassin achondroplasique sont, comme on le voit, inverses de ceux qu'on observe sur le bassin de naine proprement dit. Tandis que ce dernier est infundibuliforme, le bassin achondroplasique s'évase en allant de haut en bas, et se rapproche, à plus d'un titre, du bassin rachitique généralement rétréci et en même temps aplati (voir p. 44).

2° *Bassin aplati et généralement rétréci sans traces apparentes de rachitisme.* — L'origine essentielle de la dystrophie osseuse qui donne naissance à ce genre de viciation, prête aux mêmes discussions que celle du bassin plat dit non rachitique. Comme pour cette dernière viciation, il n'est pas illogique d'admettre que la malformation se trouve sous la dépendance d'une sorte de rachitisme larvé, dont les effets se localiseraient à la ceinture osseuse du bassin, et se manifesteraient simplement par un arrêt de développement, dépendant lui-même d'une calcification prématurée des cartilages d'ossification des pièces pelviennes. La plupart des auteurs se contentent d'admettre, avec Nægele, que le défaut d'expansion des os iliaques et du sacrum constitue un phénomène d'ordre purement congénital.

Dans une longue série d'observations recueillies à Berne, P. Müller a fréquemment rencontré l'atrésie uniforme du bassin chez des femmes atteintes de crétinisme, et il rattache la pathogénie de la viciation du bassin par excès d'étroitesse généralisée, soit au crétinisme qui frapperait le système osseux avec la totalité de l'organisme, soit au rachitisme.

Sur 1,177 cas de rétrécissements pelviens de toute nature, P. Müller en a compté 88 ressortissant au type de bassin *généralement rétréci* ou *justo minor*. Sur ces 88 bassins, 10 seulement offraient des stigmates de rachitisme.

En opposition avec la statistique de P. Müller, qui indique un degré de fréquence relativement considérable du bassin généralement rétréci, un relevé dressé par Hecker montre que cette malformation pelvienne serait, au contraire, des plus rares en dehors du rachitisme : en effet, sur un ensemble de 17,220 femmes examinées au point de vue de la conformation de leur bassin, ce dernier auteur n'a rencontré que 7 faits de bassin *justo minor*, indemnes de toute tare rachitique apparente.

Ainsi que l'a explicitement formulé Puzos, la viciation généralisée par défaut de développement, peut se rencontrer, de même que la viciation d'ordre opposé, aussi bien chez les femmes de grande taille que chez celles de petite stature.

Une des pièces conservées au musée de la Clinique montre nettement jusqu'où peut aller, chez les femmes de haute taille, la disproportion qui existe entre les dimensions de la ceinture pelvienne frappée d'arrêt de développement, et celles des autres segments du squelette (fig. 112). La longueur des fémurs fait un contraste frappant avec le faible volume du bassin.

Toutefois, c'est chez des femmes de petite taille, à cuisses courtes, tantôt grêles et tantôt épaisses, que l'on rencontre, dans la grande majorité des cas, le bassin en miniature.

Envisagés isolément, au point de vue de leur degré de développement, les os du bassin offrent des caractères variables : en certains cas, ils se montrent graciles et légers, et ils semblent manquer d'étoffe, aussi bien à leur superficie que dans leur épaisseur ; en d'autres cas, ils sont trapus, épais, et présentent un aspect très analogue à celui des os qui sont modifiés par la forme hypertrophique du rachitisme. Le plus souvent ils conservent une épaisseur

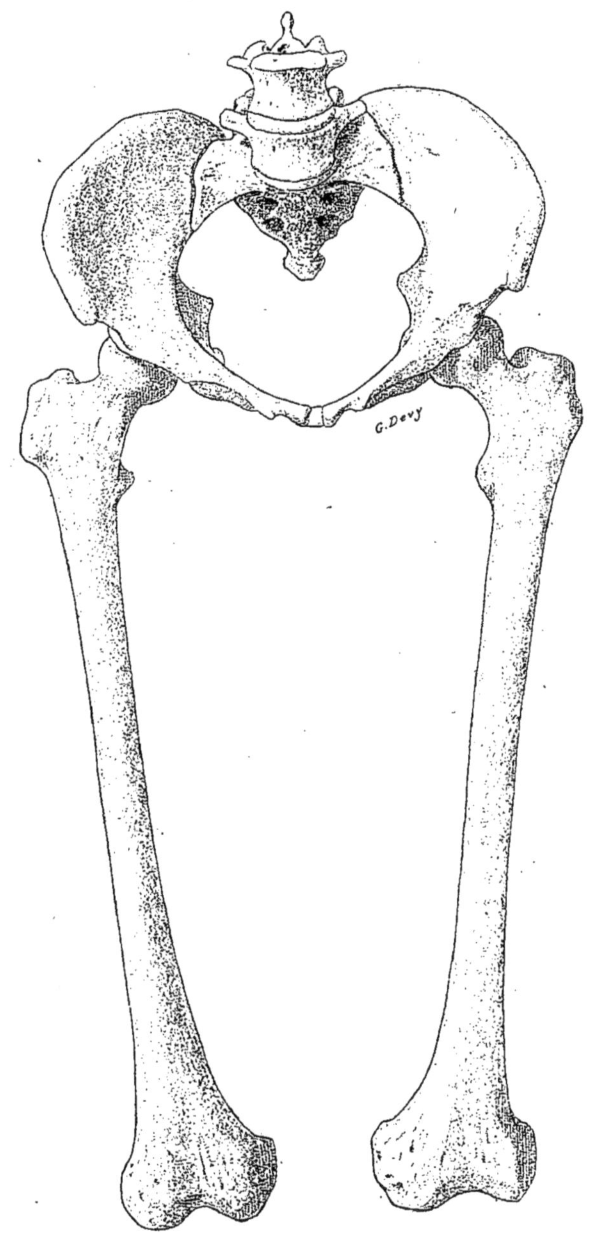

Fig. 112. — Bassin généralement rétréci non rachitique (musée Depaul).

proportionnée au volume général du bassin et, à ce point de vue, la qualification de bassin en miniature se trouve justifiée.

Les os coxaux conservent une disposition régulière au point de vue de l'inclinaison des ailes et de la courbure des crêtes iliaques. Les deux diamètres qui relient, l'un les épines iliaques antérieures et supérieures, l'autre le point médian des deux crêtes iliaques, perdent chacun de 3 à 4 centim. dans leurs dimensions, mais ils conservent toujours entre eux le rapport d'étendue qu'on relève sur le bassin normal, car le diamètre bis-iliaque médian reste de 3 centim. plus long que le bis-épineux antérieur. Ce caractère particulier permet de différencier le bassin généralement et simplement trop étroit, du bassin généralement rétréci de nature rachitique. (Voir p. 55.)

Le sacrum affecte une conformation, une situation et une inclinaison qui ne diffèrent en rien de celles qui existent à l'état de bonne conformation du bassin.

Au détroit supérieur, on constate une réduction de tous les diamètres. La diminution du diamètre promonto-pubien n'est pas ordinairement considérable : Stein estimait que ce diamètre ne perd jamais plus de 14 millim. ; Michaëlis ne l'a jamais vu descendre au-dessous d'une longueur de 95 millimètres.

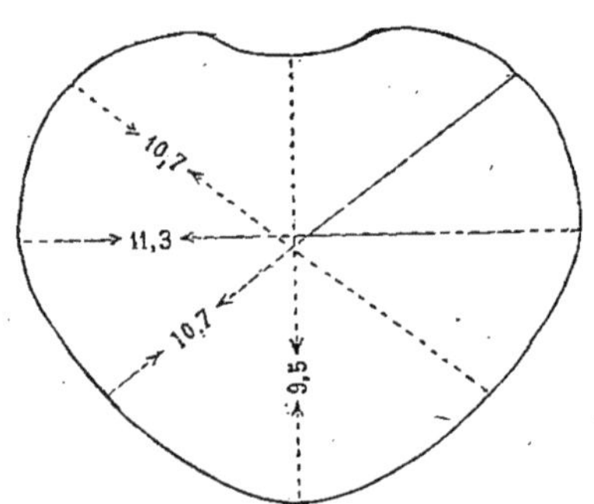

FIG. 112 *bis*. — Diagramme du détroit supérieur du bassin de la fig. 112.

Mais d'après les mensurations de Réveil, le raccourcissement du diamètre promonto-pubien varie entre 11 et 37 millim. et celui du diamètre transverse entre 10 et 32 millim. Il s'en faut, malgré la similitude des chiffres qui précèdent, que ces deux diamètres affectent simultanément un égal degré de réduction ; tantôt, en effet, le rétrécissement prédomine en sens antéro-postérieur, ce qui est le cas le plus commun, et tantôt il est plus accusé en direction transversale.

Sur l'un des bassins mesurés par Réveil, le diamètre promonto-pubien se trouvait de 37 millim. au-dessous de la moyenne, alors que le diamètre transverse ne se trouvait diminué que de 16 millim. ; le même auteur a relevé, au contraire, sur un autre bassin, une diminution de 11 millim. pour le diamètre promonto-pubien, alors que celle du diamètre transverse atteignait 24 millim.

Comme le détroit supérieur, le détroit inférieur se trouve altéré dans sa conformation. Le diamètre coccy-sous-pubien perd, en moyenne, de 11 à 43 millim., et le bis-ischiatique de 10 à 39 millim. (Réveil).

3° *Bassin infantile*. — La persistance définitive de la conformation infantile du bassin constitue la troisième catégorie des bassins généralement trop étroits.

C'est précisément en se fondant sur la connaissance des faits de viciation de cette nature, que Velpeau rejetait, comme étant inexacte, la qualification de bassin généralement et régulièrement rétréci : « Il arrive, dit cet auteur, chez un grand nombre de femmes que le bassin conserve après la puberté la plupart des caractères qu'il avait dans l'enfance, et qu'il se rapproche plus ou moins de celui de l'homme, sans que pourtant, sa capacité absolue soit au-dessous de celle qu'elle doit être à l'état normal. »

Le défaut de développement du bassin avec persistance de la disposition infantile, se rencontre moins communément que la malformation de la précédente catégorie. On l'observe dans trois conditions pathogéniques différentes :

a. Chez des femmes qui sont demeurées dans le décubitus horizontal jusqu'à l'âge adulte, et chez lesquelles la pesanteur n'a pas exercé son action plastique sur les parois pelviennes. Ce type de bassin porte le nom de bassin couché. L'observation de Gürlt, que nous avons précédemment indiquée (voir p. 6), en est un remarquable exemple.

b. Chez les femmes dont les organes génitaux internes sont entièrement ou partiellement atrésiés dès la puberté (Treub). En ce cas, l'influence trophique que le développement de l'utérus et des ovaires doit normalement exercer sur l'expansion des parois pelviennes, fait ici défaut.

c. Chez des femmes qui n'ont présenté aucune tare pathologique dans leur enfance, et dont le squelette, ainsi que l'appareil génital, offre toutes les apparences d'une conformation normale. Dans cette catégorie de faits, la disposition infantile accompagnée d'un défaut de spaciosité du bassin, se trouve liée à un vice d'ossification du sacrum. Litzmann attribue le défaut d'expansion de cet os (défaut qui se montre particulièrement manifeste dans le sens transversal) à un envahissement prématuré des cartilages par les sels calcaires, car cette calcification nuit à la croissance des os qui devraient continuer à grandir jusqu'à l'âge adulte, aux dépens des cartilages. Sous l'influence de conditions étiologiques qu'il n'est pas possible de déterminer, au lieu de mettre quatre années de plus que les os coxaux pour atteindre son développement complet, le sacrum se synostose dans ses diverses pièces constituantes à la même époque que ces derniers os.

Le défaut de développement avec persistance du type infantile se caractérise par la déformation en entonnoir de la cavité pelvienne. Dans la variété constituée par le bassin couché, le sacrum ne s'incurve pas en avant, et il demeure incliné de haut en bas et d'arrière en avant, ayant sa base très haut située entre les deux os coxaux.

Dans les deux autres variétés, la disposition infundibuliforme est moins accentuée, et le sacrum présente ses courbures normales, tout en se montrant très étroit en sens transversal.

Quelle que soit la variété du bassin à type infantile, le rétrécissement prédomine en direction transversale au niveau de chacun des plans étagés de l'excavation pelvienne.

4° *Bassin à type masculin.* — Sous le nom de bassin à type masculin, Michaëlis décrit une variété de rétrécissement généralisé constituée par une réduction régulière et proportionnée de toutes les dimensions du bassin, et caractérisée par un épaississement et par un aspect trapu des os, qui donnent à ceux-ci l'apparence d'os masculins.

5° *Bassin de naine.* — Chez les naines, le développement du squelette du bassin se montre proportionné à celui du tronc et des membres. A ce titre, les dimensions sont de beaucoup inférieures à celles que l'on peut mesurer

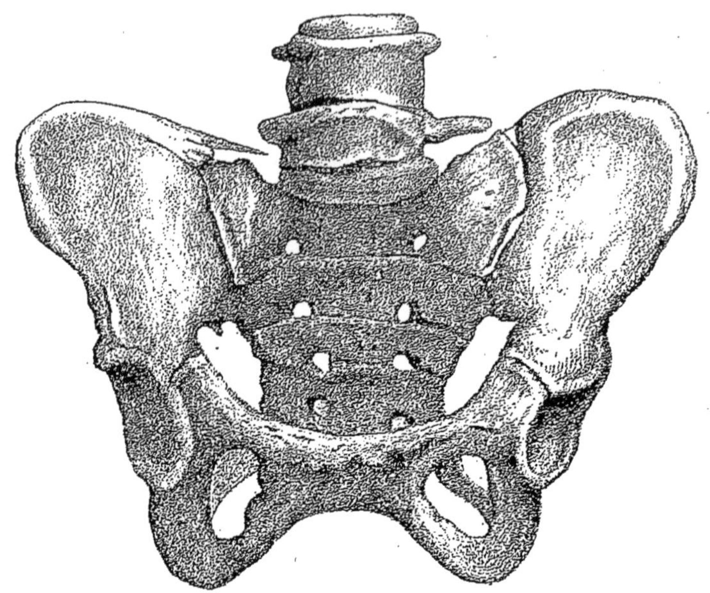

FIG. 113. — Bassin de naine (d'après BŒCKH).

sur le bassin normal. La ceinture pelvienne est petite parce que la femme est petite, mais la longueur relative des différents diamètres de la filière

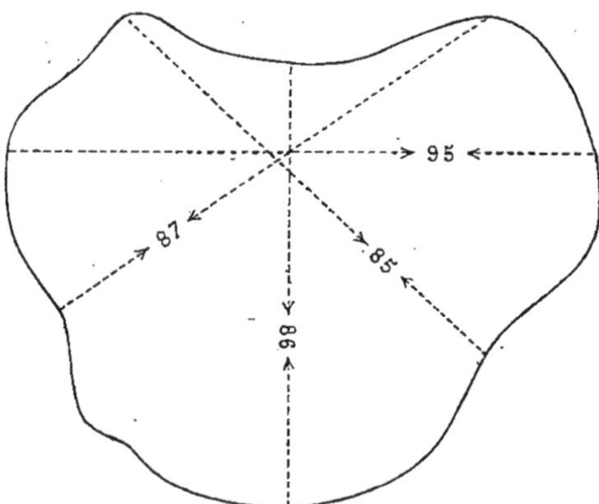

FIG. 113 *bis*. — Diagramme du bassin de naine de la fig. 113 (d'après BŒCKH).

osseuse se trouve régulièrement conservée. Cependant, chez certains sujets, le bassin peut offrir la déformation en entonnoir (cas de Bébé rapporté par Porak), ou se montrer aplati en même temps qu'infundibuliforme (Heim).

Is. Geoffroy Saint-Hilaire donne la définition suivante du nanisme : « On doit entendre, en tératologie, par *nain* un être chez lequel toutes les parties du corps ont subi une diminution générale, et dont la taille se trouve ainsi de beaucoup inférieure à la taille moyenne de son espèce et de sa race. » Le même auteur distingue trois sortes de nanisme qui répondent aux cas suivants :

a. Individus qui pendant la vie utérine et pendant l'enfance sont restés d'une taille au-dessous de la moyenne, et qui ne se sont développés que secondairement et imparfaitement.

b. Individus nés avec des proportions normales, qui n'ont pas continué à se développer.

c. Ceux qui sont nés insuffisamment développés, et qui ne se sont pas développés ultérieurement.

Ces individus ont conservé une harmonie de formes parfaite, ou à peu près : les uns sont dégénérés à la fois au point de vue intellectuel et au point de vue physique ; ils meurent de bonne heure. D'autres ont un organisme bien constitué : ils sont intelligents et peuvent se reproduire.

Dans la plupart de ces cas, le bassin offre une disposition spéciale et caractéristique (fig. 113) : les lames cartilagineuses qui relient entre eux les divers points d'ossification persistent sans s'ossifier, même lorsqu'il s'agit d'un sujet arrivé à l'âge adulte ; ainsi, le sacrum reste formé de vertèbres partiellement indépendantes les unes des autres, et les trois pièces primitives de l'os coxal demeurent conjuguées par leur Y cartilagineux. A ce point de vue, le bassin de naine pourrait être qualifié de bassin infantile, si cette appellation n'avait été appliquée spécialement au bassin déformé en entonnoir.

Les pièces anatomiques de bassins de naines que l'on a pu recueillir sont des plus rares : Réveil en rapporte quatre exemples, dont deux se rapportent à des naines ayant eu un appareil génital mal conformé. D'après Löhlein, les dimensions du diamètre promonto-pubien varient de 80 à 94 millimètres et celles du diamètre transverse du détroit supérieur, de 97 à 119 millimètres.

Dans une observation recueillie sur le vivant par Bœckh, chez une femme que l'on dut faire accoucher prématurément au sixième mois de la grossesse, le diamètre promonto-sous-pubien mesurait 70 millimètres.

Examen clinique. — Chez les naines, chez les femmes de très petite taille et chez celles qui sont atteintes de crétinisme, le vice de développement généralisé du squelette force en quelque sorte le médecin à pratiquer l'examen de la ceinture pelvienne. L'achondroplasie se caractérise, chez l'adulte, par le développement normal du tronc contrastant avec l'exiguïté des membres, par le grand volume du crâne, par la lordose lombaire très prononcée et par le rétrécissement du bassin (fig. 114). Mais lorsque c'est chez une femme de stature ordinaire qu'existe le rétrécissement généralisé du bassin, aucun signe extérieur frappant ne vient appeler l'attention sur l'existence possible d'une malformation pelvienne. Aussi, arrive-t-il bien souvent que le diagnostic de cette cause importante de dystocie ne se trouve porté qu'à l'occasion de difficultés survenant au cours de l'accouchement.

Les procédés d'investigation clinique qui permettent de diagnostiquer la malformation et d'apprécier le degré du rétrécissement, sont les mêmes que pour le bassin rachitique généralement rétréci. On arrive à reconnaître la nature de l'angustie pelvienne généralisée, en recherchant avec soin l'absence ou l'existence de stigmates du rachitisme sur le reste du squelette. En outre, la conformation extérieure du grand bassin, appréciable à travers les parties molles, diffère pour les bassins rachitiques et pour les bassins non rachitiques. Tandis que sur ces derniers on trouve que le rapport de longueur qui existe entre les deux diamètres transverses bis-iliaques est conservé, ces deux diamètres, dans le cas de rachitisme, tendent à devenir de même étendue. En dehors de tout autre caractère, on reconnaîtra la nature rachitique du rétrécissement à la déformation de la face antérieure du sacrum, et à l'évasement des branches ischio-pubiennes en dehors.

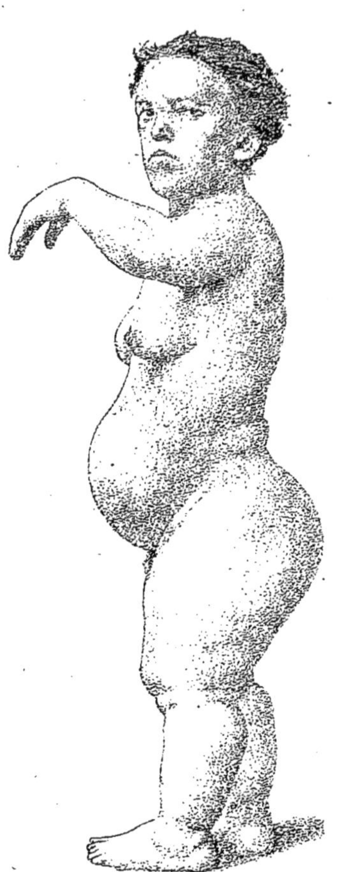

Fig. 114. — Femme achondroplasique (d'après une photographie du musée Depaul).

Dans la variété infantile proprement dite, « le bassin offre une certaine élégance de « formes. Les femmes sont habituellement « d'une taille moyenne, d'une apparence et « d'une allure gracieuses. Les hanches sont « peu développées. Ces femmes sont très agiles « et grandes marcheuses ; elles dansent volon« tiers jusqu'à un âge avancé ; leur intelli« gence et leur aptitude pour les sciences sont « au-dessus de la moyenne ; ces femmes pré« fèrent la société des hommes à celle des per« sonnes de leur sexe (Michaëlis, p. 135) ».

Le bassin à type masculin se reconnaît sur le vivant à la réduction symétrique de toutes les dimensions du bassin, à une épaisseur exagérée de tous les os (notamment à la largeur des vertèbres lombaires), au volume des articulations coxo-fémorales, enfin au développement très accusé du système musculaire, qui contribue à donner à ces femmes l'aspect masculin.

Pronostic et conduite à tenir. — L'évolution de la grossesse, le mécanisme de l'accouchement, le pronostic et la conduite à tenir ne diffèrent en rien de ce que nous avons dit à propos du bassin rachitique généralement rétréci.

§ 2. — Bassin oblique ovalaire (bassin de Nægele).

Bibliographie chronologique. — Nægele. Des princip. vic. d. conf. du bass. Trad. Dantau, 1840. — Ed. Martin. Progr. de pelv. obl. ovat. Iéna, 1841. — Hohl. Zur Pathog.

d. Beck. Leipzig, 1852, p. 61. — V. RITGEN. Ueber die Erkennt. d. coxalg. Beck. Monats. f. Geburtsk., 1853, t. II, p. 433. — LITZMANN. Das Schräg oval. Beck. Kiel, 1853, et Monatsch. f. Geb., 1864, t. XXIII, p. 249. — S. THOMAS. Das Schräg. ver. Beck. Leipzig, 1861. — FABBRI. Descriz. di una pelv. obl. ovat. Bologne, 1866 et 1870. — DEPAUL. Art. Bassin. Dict. encycl. Sc. méd., 1888. — KLEINWACHTER. Geb. bei Queverengt. Beck. Archiv. f. Gynäk., 1870, t. I, p. 156, — SCHRÖDER. Man. accouch. Traduct. CHARPENTIER, 1875, p. 536. — SPIEGELBERG. Lehrb. d. Geburtsh., 1880. — SABATIER. Bass. rétréc. avec ankyl. sac-il. Lyon méd., décembre 1889 et 1892, n°s 3 et 5. — FARABEUF. De l'agrand. moment. du bass. obl. oval. Ann. gyn., déc. 1892. — THCHÉRÉPAKHINE. 122 obs. de bass. obl. oval. Th. Paris, 1893.

Nomenclature alphabétique des auteurs.

Sous le nom de bassin oblique ovalaire (*pelvis obliqua ovata*), Nægele a décrit le premier, comme entité pathologique distincte, une viciation du bassin consistant en un rétrécissement dirigé en sens oblique, et réparti sur toute la hauteur de l'excavation pelvienne.

Cette malformation est caractérisée par trois éléments essentiels qui sont :

1° L'arrêt de développement du segment postérieur de l'une des moitiés latérales du bassin ;

2° La synostose de l'articulation sacro-iliaque comprise dans ce segment ;

3° La déformation par redressement de la courbure antéro-postérieure de l'os coxal dystrophié.

« Pour donner à ceux qui n'ont jamais vu de bassins pareils, une idée aussi nette que possible, dit Nægele, nous ferons observer qu'au premier abord ces bassins font l'effet d'avoir été déformés par une pression qui aurait porté de bas en haut et de dehors en dedans, dans une direction oblique, sur une des moitiés latérales de la paroi pelvienne antérieure et sur la région cotyloïdienne, tandis qu'en même temps l'autre moitié semble avoir été pressée de dehors en dedans, mais à sa paroi postérieure. »

« Une autre particularité de ces bassins, c'est qu'ils ne diffèrent les uns des autres que par le degré de leur obliquité et du côté seulement où le sacrum s'est soudé à l'os iliaque, tandis que dans tout le reste, c'est-à-dire par toutes les particularités de leur viciation, ils se ressemblent comme deux œufs. C'est à ce point qu'un homme exercé qui ne connaîtrait pas cette circonstance serait tenté de prendre deux exemplaires différents, et qui lui seraient présentés isolément, pour le même, et qu'il est même difficile de lui persuader qu'il a tort. »

Ce genre de viciation du bassin n'était pas tout à fait inconnu avant les travaux de Nægele ; Charles G. de Siebold et Veidmann avaient, en effet, signalé dès 1779 des faits d'ankylose sacro-iliaque unilatérale. Les auteurs du commencement du siècle, Fischer (1802) et Roux (1824) notamment, tirèrent argument de la connaissance des faits de cette nature pour combattre la pratique de la symphyséotomie. Une observation de Mme Lachapelle (1825), à laquelle se rapporte une pièce anatomique conservée au musée de la Maternité, a servi de document à Nægele. Ce dernier auteur, après avoir fait deux communications en 1832 et en 1834, et après avoir réuni 17 exemples de la viciation pelvienne à laquelle il a attaché son nom, publia l'étude complète du bassin oblique ovalaire dans un mémoire paru en 1839. L'année suivante Danyau donna de ce travail une traduction française accompagnée de commentaires.

Toutefois, si Nægele n'a rien laissé à ajouter à la description anatomique, il n'a guère fait qu'effleurer l'étude pathogénique du bassin oblique ovalaire.

Martin (1841), Ritgen, Hohl (1851), Simon Thomas (1861), Litzmann (1864) ont complété l'œuvre de Nægele, en controversant sur l'origine de la lésion ostéo-articulaire caractéristique, et en exposant les particularités du mécanisme de l'accouchement liées à ce genre de malformation pelvienne.

Dans une thèse soutenue à Paris en 1893, Tchérépakhine a recherché tous les faits anatomiques connus jusqu'à ce jour, et est arrivé à en réunir 122.

Il importe, tout d'abord, de répartir les 122 faits colligés par cet auteur en deux catégories : les uns ont trait au bassin oblique ovalaire pur, tel que l'a envisagé Nægele ; les autres répondent aux cas dans lesquels la distorsion du bassin se rattache, à titre d'effet causal, à la préexistence de malformations de nature variée ayant pour siège les segments sus ou sous-pelviens du squelette. Mais, dans les faits appartenant à la seconde catégorie, il est exceptionnel de voir la disposition du bassin affecter, aux divers étages de l'excavation pelvienne, des caractères identiques à ceux qu'on observe sur le bassin typique de Nægele.

En étudiant les malformations du bassin liées à la scoliose et à la claudication unilatérale, nous avons montré comment les troubles apportés dans la statique du squelette en attitude verticale, entraînaient, comme conséquence de la surcharge d'une des moitiés du bassin, l'enfoncement en direction oblique de la paroi pelvienne correspondante ; mais si la déformation du détroit supérieur offre, dans ces cas, une disposition semblable à celle qu'on observe sur le bassin de Nægele, la conformation des parois du petit bassin, et celle du détroit inférieur sont toutes différentes. Aussi, doit-on distinguer ces bassins sous le nom de bassins *à type oblique ovalaire* ou, pour parler plus explicitement, de bassins offrant la déformation oblique ovalaire seulement au niveau du détroit supérieur, et les différencier du bassin oblique ovalaire proprement dit.

C'est ce dernier que nous avons exclusivement en vue ici ; nous confondons dans la même description deux variétés anatomiques, pour lesquelles la conformation générale du bassin se montre identiquement la même, et qui ne diffèrent qu'au point de vue du mode d'union du sacrum avec l'os iliaque du côté dystrophié. Ces deux variétés ont d'ailleurs été distinguées par Nægele lui-même : dans l'une la synostose sacro-iliaque est complète ; dans l'autre elle n'est que partielle, ou même fait entièrement défaut.

Pathogénie. — Pour Nægele, l'ankylose sacro-iliaque et l'arrêt de développement unilatéral de la paroi correspondante du bassin sont deux phénomènes d'origine congénitale. Bien que cet auteur n'émette son opinion qu'à titre d'hypothèse, il la considère comme plus satisfaisante à l'esprit que d'autres théories qui chercheraient la source de la malformation du bassin dans un processus inflammatoire postérieur à la naissance, ou dans une incurvation vicieuse primitive de la colonne vertébrale.

Les successeurs de Nægele se sont efforcés d'être plus explicites, mais parmi ceux qui ont voulu assigner un point de départ unique et exclusif à la malformation qui nous occupe, il s'en faut que l'accord ait été unanime. On s'est adressé tour à tour à chacun des trois éléments principaux de la viciation du bassin, pour y voir la lésion fondamentale et primordiale de laquelle découleraient les deux autres, à titre de conséquence.

D'après une première opinion, la déformation du bassin a pour origine la synostose sacro-iliaque. Selon Kiwisch, la fusion de l'os iliaque et du sacrum serait déterminée, chez le fœtus, par un vice dans le processus d'ossification, vice qui consisterait en un envahissement intempestif des cartilages articulaires sacro-iliaques par le tissu osseux.

Il se produirait ainsi, par anomalie chez l'homme, un phénomène analogue à celui qu'on observe, à titre physiologique, chez certaines races animales, dans lesquelles on voit les surfaces articulaires sacro-iliaques se souder l'une à l'autre par le progrès du développement du squelette.

Lambl attribue également la synostose sacro-iliaque à une ossification des cartilages articulaires; mais, pour cet auteur, le processus pathologique ne débute qu'après la naissance; le tissu cartilagineux est envahi par les sels calcaires dans les cas où le cartilage, primitivement interposé entre les deux os dont il doit, à l'état normal, tapisser les surfaces articulaires, ne suit pas son évolution régulière, et ne subit pas le clivage interstitiel qui est destiné à donner naissance à la cavité articulaire. Lambl suppose que ce défaut de clivage se trouve lié à un développement vicieux des points d'ossification qui sont attenants de part et d'autre à l'articulation sacro-iliaque.

D'autres auteurs encore (E. Martin, Hohl, S. Thomas et Schröder) assignent à la synostose sacro-iliaque le rôle prépondérant dans la genèse de la malformation du bassin ; mais au lieu de considérer ce phénomène comme un simple vice de développement par jeu de la nature, ils en font le résultat d'une inflammation articulaire survenue, soit au cours de la vie intra-utérine, soit dans le premier âge. D'origine fœtale, cette ostéo-arthrite serait de nature plastique; mais lorsqu'elle apparaît chez l'enfant, elle serait tantôt plastique (rhumatismale), et tantôt suppurative (sacro-coxalgie). En certains cas, elle pourrait être la conséquence directe d'un traumatisme; c'est ainsi qu'on a invoqué l'influence des tractions exercées sur les membres inférieurs, au cours de l'extraction de l'enfant par le siège, comme point de départ étiologique de la viciation de Nægele.

Sous l'action du travail inflammatoire, les cartilages juxta-épiphysaires situés de part et d'autre de l'articulation sacro-iliaque s'incrustent prématurément de sels calcaires ; par contre-coup, les os se trouvent étouffés dans leur développement ultérieur.

Le rôle de l'arthrite sacro-iliaque ne se limite pas à la production d'un arrêt de développement des os; il comporte de plus la mise en jeu d'une véritable atrophie régressive du tissu osseux situé en bordure de la jointure altérée ; cette atrophie est analogue à celle que l'on voit survenir au voisinage des diarthroses atteintes d'arthrite chronique, et secondairement frappées d'ankylose (S. Thomas).

D'après cette conception pathogénique, l'aplatissement de l'un des deux os iliaques, et la torsion du sacrum autour de son axe vertical, ne jouent qu'un rôle accessoire dans l'évolution de la viciation de Nægele ; ce sont des phénomènes d'origine purement mécanique qui se trouvent liés à la répartition vicieuse des pressions et des contre-pressions de la pesanteur, à travers la ceinture osseuse inégalement développée d'un côté à l'autre du bassin.

De nombreuses exceptions infirment la valeur de cette théorie pathogénique, si on la considère comme exclusive ; elles ont trait aux cas dans lesquels l'ankylose sacro-iliaque fait défaut alors que les caractères généraux de la déformation du bassin de Nægele existent au complet. Spiegelberg a donné la description d'un fait, qu'il considère comme unique, et dans lequel la viciation typique de Nægele avait pris naissance à la suite d'une sacro-coxalgie, alors que cependant l'arthrite sacro-iliaque n'avait pas entraîné d'ankylose.

Une deuxième opinion assigne comme point de départ à la production du bassin de Nægele, l'arrêt de développement localisé des os ; la lésion originelle réside dans un manque total ou dans une insuffisance de développement des points d'ossification qui répondent, d'une part, à la partie postérieure de l'un des os coxaux, et, d'autre part, à la masse latérale correspondante des premières vertèbres sacrées. Les deux autres éléments, c'est-à-dire l'aplatissement oblique et l'ankylose, n'apparaissent que secondairement, et se développent de la façon suivante : dans la station verticale, celle des deux moitiés latérales du bassin qui se trouve incomplètement développée, reçoit, proportionnellement à son étendue en surface, un surcroît de pressions de la part de la portion sus-jacente du squelette, et, sous cette influence, elle s'aplatit en sens oblique. La déviation et la déformation de l'os iliaque du côté dystrophié entraînent à leur tour un changement dans la situation du sacrum : ce dernier os pivote autour de son grand axe, et vient regarder par sa face antérieure, l'os coxal aplati.

Comme on le voit, la déformation oblique du bassin reconnaîtrait ainsi une origine exclusivement mécanique.

Quant à l'ankylose, elle prend naissance sous l'action de la surcharge unilatérale du bassin due à la pesanteur ; cette surcharge entraîne un surcroît d'activité de l'articulation sacro-iliaque, qui a pour conséquence la production d'une arthrite plastique (Hohl, Hubert, Litzmann, Spiegelberg).

D'après cette théorie, seul le point de départ de la malformation pelvienne est de source congénitale, et la viciation ne se développe, avec ses caractères complets, qu'au cours de la vie extra-utérine.

Une troisième opinion fait de l'aplatissement oblique du bassin l'élément originel de la viciation.

D'après Fabbri, les pressions exercées en sens oblique à la surface de la ceinture pelvienne pendant la vie intra-utérine, et même après la naissance, déterminent une altération primitive de la forme du bassin ; la synostose sacro-iliaque et l'arrêt de développement n'apparaissent que secondairement, à titre de troubles trophiques.

Litzmann estime que cette théorie trouve sa justification dans un certain nombre de faits; aussi l'admet-il conjointement avec la précédente.

Pendant la vie intra-utérine, la compression que subit le bassin en sens oblique peut être due à un défaut d'extensibilité des parois utérines, par exemple, quand le fœtus se développe dans un utérus unicorne (Ruge), ou lorsqu'il y a une quantité insuffisante de liquide amniotique. Nous avons nous-même rapporté un fait de déformation congénitale et oblique ovalaire du bassin, liée à une absence complète de liquide amniotique. Il existait d'ailleurs dans ce cas une altération très complexe du squelette, et le fœtus offrait des malformations multiples (hydrocéphalie; incurvation scoliotique du rachis; torsion des membres pelviens).

L'observation due à Spiegelberg et mentionnée plus haut (page 298) semble apporter un appoint à la théorie pathogénique de Fabbri : il s'agissait d'un aplatissement oblique du bassin, avec défaut de développement de la moitié latérale du sacrum et ankylose sacro-iliaque du côté droit; la viciation s'était produite à la suite d'une fracture de la jambe droite qui s'était consolidée avec raccourcissement. Par anomalie, l'aplatissement du bassin s'était produit du côté du membre raccourci. Ce fait, qui se rattache bien plutôt à l'étude des malformations du bassin dues à la claudication, qu'à celle du bassin de Nægele, ne peut s'expliquer que par l'influence du mode de locomotion adopté par la malade. Le côté lésé s'était aplati par surcharge de la pesanteur, probablement parçe que la malade affectait une allure de déhanchement très accusé dans la marche.

Sans rejeter de façon absolue l'opinion de Fabbri, au point de vue de la pathogénie des bassins obliques ovalaires purs, nous pensons qu'elle s'applique plus exactement aux viciations du bassin dites à type oblique ovalaire, observées chez les sujets atteints de scoliose ou de claudication unilatérale, qu'à la malformation de Nægele proprement dite.

S'il est permis d'invoquer, suivant les cas, chacune des trois théories pathogéniques que nous venons d'exposer, et de considérer que le caractère prédominant de la malformation pelvienne peut résider, tantôt dans l'ankylose sacro-iliaque, tantôt dans l'atrophie sacro-iliaque, ou enfin dans la déformation oblique ovalaire du bassin, on ne saurait généraliser à tous les faits l'application de l'une de ces théories, à l'exclusion des deux autres. Il existe, en effet, des variétés imparfaites du bassin oblique ovalaire pur, dans lesquelles les trois principaux éléments de la viciation ne se montrent pas également accusés; c'est ainsi qu'on rencontre, sur certains bassins, un arrêt de développement localisé à la région sacro-iliaque, en même temps qu'un aplatissement oblique étagé sur toute l'excavation pelvienne, alors que l'articulation sacro-iliaque a conservé son intégrité, ou n'est du moins que partiellement synostosée. Nægele fait mention de trois cas de cette nature. D'autres fois, l'aplatissement oblique et la fusion unilatérale du sacrum avec l'os coxal sont des mieux caractérisés, mais la paroi latérale du bassin intéressée conserve une étoffe sensiblement normale dans toute son étendue.

Il peut enfin arriver que, des trois éléments simultanés de la viciation, ce soit la déformation oblique qui se montre la moins accusée.

Caractères anatomiques. — Pour étudier les caractères anatomiques du bassin oblique ovalaire, nous passerons successivement en revue les anomalies de conformation et de direction que présente chacune des trois grandes pièces osseuses pelviennes; puis, nous examinerons, dans une vue d'ensemble, la

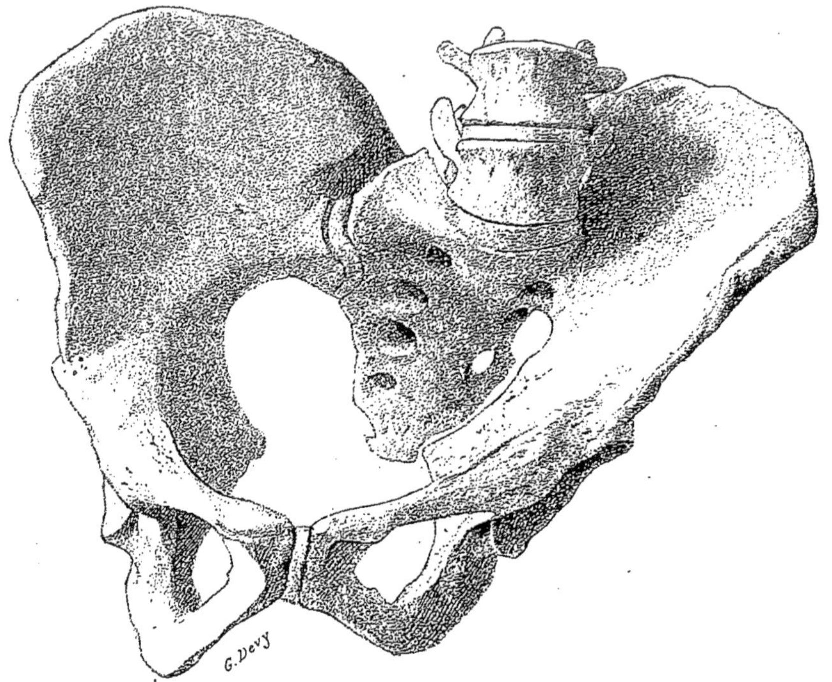

Fig. 115. — Bassin de Nægele (musée Depaul).

forme et le degré d'amplitude des divers étages de la filière du bassin (fig. 115 et 115 *bis*).

La synostose sacro-iliaque est complète ou incomplète. Quand la viciation ne s'est produite que pendant l'enfance, il n'est pas rare de rencontrer, au voisinage du point où devrait siéger l'interligne articulaire, des stigmates d'un processus inflammatoire ancien; ces lésions d'ostéite affectent plus souvent la forme raréfiante que la forme productive.

Tantôt, l'aileron du sacrum du côté dystrophié manque totalement, et alors les premiers corps vertébraux du sacrum se soudent directement à l'os coxal; tantôt, ce qui est le cas le plus commun, l'expansion latérale osseuse n'a qu'incomplètement disparu, et se montre sous forme d'un tractus osseux qui est moins haut, moins large et moins épais que l'aileron du côté opposé.

La face antérieure du sacrum présente une disposition et une configuration asymétriques : l'os est développé de façon rudimentaire dans sa moitié latérale attenante au foyer de la synostose ; les trous sacrés antérieurs, à droite et à gauche, n'occupent pas un même niveau transversal ; ceux qui appartiennent au côté dystrophié du sacrum sont surélevés ; ils se montrent en outre plus étroits que leurs homologues du côté opposé.

L'os coxal synostosé avec le sacrum offre une grande inégalité de développement dans ses divers segments ; ses dimensions en superficie sont considérablement réduites au niveau de son tiers postérieur, c'est-à-dire dans la portion où les points d'ossification ont été étouffés dans leur développement,

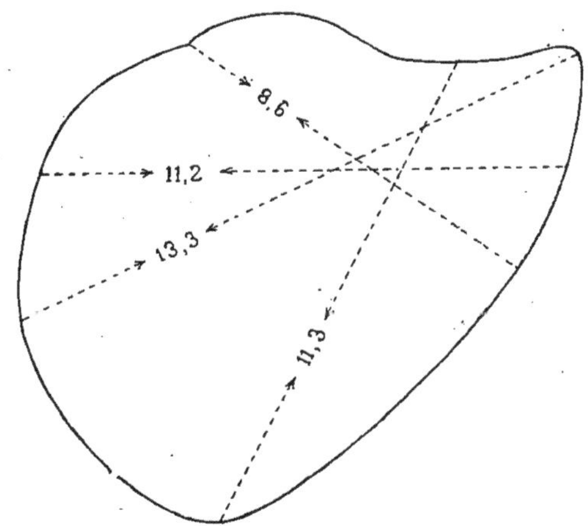

Fig. 115 *bis*. — Diagramme du détroit supérieur du bassin de la fig. 115.

tandis que les deux tiers antérieurs, tout en étant déformés, offrent une étendue normale.

La dystrophie dont l'os iliaque est le siège, n'altère pas l'épaisseur de la paroi pelvienne intéressée.

Les deux os coxaux se trouvent l'un et l'autre déformés, mais de façon diamétralement opposée. Celui qui est directement frappé de dystrophie est le plus défiguré des deux : dans sa portion supérieure, celle qui répond à l'aile iliaque, cet os semble avoir subi un redressement de bas en haut. La ligne innominée a perdu sa courbure régulière ; elle affecte une disposition quasi rectiligne, et se dirige d'arrière en avant et de dehors en dedans.

Cette déformation et cette déviation ne se localisent pas au détroit supérieur, mais elles se continuent, de haut en bas, dans toute l'étendue de la paroi pelvienne, jusqu'à l'ischion inclusivement. Le plan incliné ainsi formé se trouve déjeté en dedans, suivant une direction assez oblique pour venir affleurer, par son extrémité inférieure, le plan médian antéro-postérieur du tronc. La grande échancrure sciatique du côté malade est plus profonde, et en même temps moins large que celle du côté opposé.

L'os iliaque dystrophié semble avoir été refoulé, dans sa totalité, en haut et en arrière.

Du côté bien développé, la déformation de la paroi pelvienne n'est que la conséquence de celle qui frappe primitivement l'os iliaque dystrophié ; à ce point de vue, on doit la considérer comme un phénomène compensateur. Au lieu d'être aplati de dehors en dedans comme le précédent, l'os offre un tel excès d'incurvation, que la courbure de la ligne innominée représente un arc dont le rayon est beaucoup plus court que celui qu'on mesure sur un bassin normalement conformé. Cette courbure est, en outre, irrégulière; elle se montre beaucoup plus accentuée sur le segment antérieur de l'os des iles,

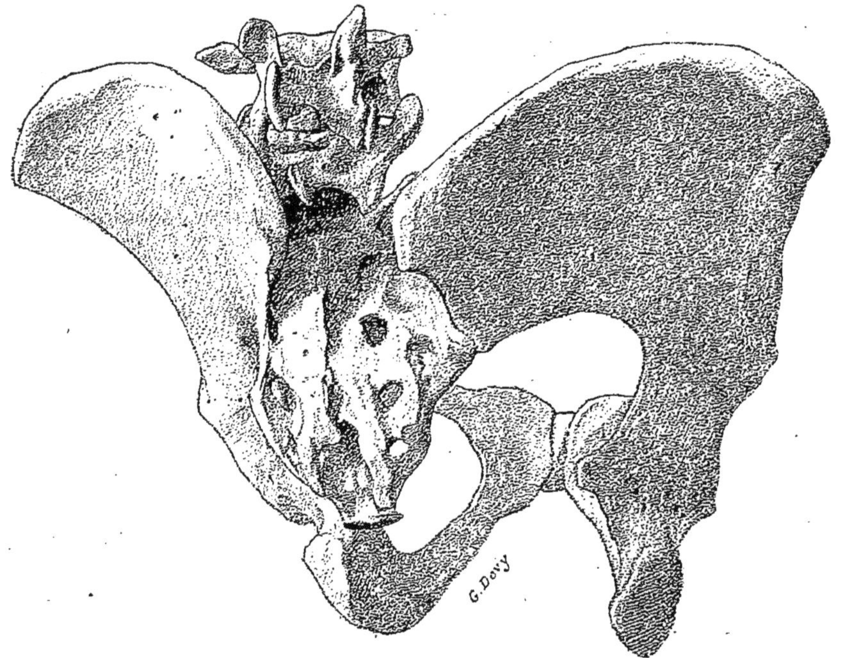

Fig. 116. — Bassin de Nægele vu par sa face postérieure (musée Depaul).

entre l'épine du pubis et la partie postérieure de la région cotyloïdienne, qu'au niveau du tiers postérieur, c'est-à-dire au voisinage de l'articulation sacro-iliaque indemne.

Le sacrum se dévie sous l'influence des changements de forme et de direction que présentent, en sens inverse, les deux os iliaques; il est sollicité sur ses bords latéraux par deux impulsions que ses attaches avec les os coxaux lui impriment en directions contraires ; l'une tend à rétropulser le bord de l'os qui est attenant au foyer de la dystrophie, l'autre attire en avant le bord opposé ; le sacrum tourne donc autour de son axe longitudinal, et il est ainsi amené à regarder, par sa face antérieure, le côté aplati du bassin. En même temps, la base de l'os s'incline souvent, mais non toujours, vers le siége de la synostose, tandis que sa pointe se trouve déjetée vers l'ischion du côté bien développé; il se produit, en ce cas, une légère scoliose lombaire de compensation.

Quand on examine extérieurement la configuration générale du bassin, l'asymétrie du squelette pelvien se manifeste par les caractères suivants : les deux cavités cotyloïdes sont asymétriquement situées par rapport au plan transversal et au plan médian antéro-postérieur du tronc : celle qui appartient au côté dystrophié regarde presque directement en avant; l'autre, au contraire, a son ouverture reportée en arrière.

Tout à fait en arrière, l'asymétrie se traduit par la torsion latérale de la face postérieure du sacrum, et par le développement inégal en largeur des deux moitiés droite et gauche de cet os. Cette face postérieure est tournée vers le côté élargi du bassin, et, en raison du défaut de développement de l'un des ailerons sacrés, la crête sacrée se rapproche beaucoup de la tubérosité iliaque à laquelle le foyer de la dystrophie est attenant (fig. 116).

Détroit supérieur. — Le détroit supérieur affecte la disposition d'une ellipse irrégulière, dont le grand axe est étendu de l'éminence ilio-pectinée du côté sain au foyer de la synostose sacro-iliaque. La grosse extrémité de cette ellipse est orientée en avant et de côté; la petite extrémité se présente sous l'apparence d'une rainure dont la largeur est variable, et qui se montre d'autant plus étroite que l'arrêt de développement de l'aileron sacré, la torsion latérale du sacrum, et l'aplatissement de la ligne innominée, sont eux-mêmes plus accusés.

Le diamètre médio-promonto-pubien coupe obliquement le plan médian antéro-postérieur du tronc. La déviation de cette ligne est liée au déplacement que subissent en directions inverses ses deux points aboutissants. Tandis, en effet, que le promontoire se tord de côté comme pour se porter à la rencontre de l'os iliaque aplati, la symphyse des pubis se dévie en sens opposé, sous la double influence du redressement que l'os coxal dystrophié a subi dans sa courbure, et de l'excès d'incurvation compensatrice dont l'os homologue est le siége. Dans le cas où la déformation est portée à l'extrême, le diamètre promonto-pubien tend à devenir parallèle, et presque tangent à la ligne innominée aplatie. Ce diamètre est, en outre, légèrement rétréci.

Des deux diamètres obliques, l'un est agrandi, et l'autre diminué (fig. 115), mais le degré d'allongement de celui qui est agrandi ne compense jamais exactement le rétrécissement de l'autre. Tandis, en effet, que le plus grand des deux n'arrive guère à excéder que de 10 millimètres la dimension normale (12 centimètres), il n'est pas rare de voir le plus petit mesurer beaucoup moins de 10 centimètres. On s'est basé sur l'écart variable qui existe dans les dimensions relatives de ces deux diamètres, pour diviser les bassins de Nægele en bassins larges et en petits bassins; cet écart peut être très grand, car sur un bassin de Vienne, Litzmann l'a vu s'élever à 7 centimètres.

Entre les deux diamètres sacro-cotyloïdiens, on constate une inégalité d'étendue encore plus accusée qu'entre les deux précédents diamètres : la différence varie de 35 à 40 millimètres en moyenne ; elle atteignait 74 millimètres sur un bassin examiné par Ed. Martin.

Le diamètre transverse du détroit supérieur, inscrit dans le plan transversal et médian du tronc, n'est pas perpendiculaire au diamètre promonto-pubien, comme dans l'état normal, mais il le coupe obliquement. Ce diamètre transverse est toujours plus court que sur le bassin normal ; son étendue moyenne mesure de 105 à 110 millimètres.

Le promontoire est habituellement très abaissé, en particulier dans les cas où il existe un certain degré de lordo-scoliose lombaire.

Détroit inférieur. — Le détroit inférieur n'est pas moins modifié dans sa conformation que le détroit supérieur. Comme ce dernier, il représente une aire ovalaire dont le grand diamètre répond à celui des deux diamètres obliques qui part du côté bien développé du bassin . La déformation affecte donc aux deux détroits une disposition parallèle (fig. 115).

L'arcade pubienne est très asymétrique : des deux branches ischio-pubiennes, celle qui répond à l'os coxal dystrophié est refoulée de dehors en dedans, et elle tombe presque à pic dans le plan médian antéro-postérieur du tronc ; celle du côté opposé conserve une inclinaison oblique sensiblement normale. La déviation en dedans de l'un des deux ischions entraîne, au niveau du diamètre bis-ischiatique, un rétrécissement de 10 à 15 millimètres en moyenne.

Excavation pelvienne. — Les divers plans fictifs que l'on peut superposer du haut en bas de l'excavation pelvienne offrent tous, à l'exception de celui qui répond au détroit moyen, une configuration analogue à celle des deux détroits supérieur et inférieur. L'inclinaison oblique en bas et en dedans de l'une des parois latérales du bassin entraîne une diminution d'étendue de tous les diamètres transversaux. Bien que progressif de haut en bas, le rétrécissement transversal offre habituellement son maximum au niveau du détroit moyen : d'une épine sciatique à l'autre, la distance n'excède pas une étendue moyenne de 85 millimètres.

Examen clinique. — Nombre de faits de viciation oblique ovalaire pure du bassin échappent à l'observation, lorsque l'attention de l'accoucheur n'est pas attirée sur l'existence possible d'une mauvaise conformation du bassin, par la connaissance de difficultés dystociques passées ou présentes. Depaul a publié la figure d'un bassin oblique ovalaire provenant d'une femme de haute stature et de bonne conformation apparente, qui mourut après être accouchée spontanément; or, on avait décidé de conserver son squelette comme un modèle de conformation parfaite, lorsqu'on reconnut, au cours de la préparation anatomique, que le bassin était le siège d'une viciation de Nægele.

En effet, que l'on examine la femme à l'état de repos ou pendant la marche, on ne trouve, ni dans l'attitude du tronc, ni dans celle des membres, aucun signe de distorsion assez caractérisé pour appeler d'emblée l'attention sur la conformation du bassin, et pour imposer le diagnostic, au premier coup d'œil en quelque sorte, comme lorsqu'il s'agit d'une gibbosité ou d'une claudication.

Ce n'est d'ordinaire qu'après avoir pris connaissance des anamnestiques obstétricaux, quand il en existe, ou après avoir pratiqué le toucher vaginal explorateur, que l'accoucheur est amené à se mettre à la recherche des signes extérieurs d'une asymétrie pelvienne. Dans les faits particuliers où la difformité du bassin a pris naissance dans le jeune âge, notamment dans ceux où elle est survenue à la suite d'une sacro-coxalgie suppurée, on peut préjuger, à priori, de l'existence d'une viciation oblique ovalaire, à la vue des cicatrices cutanées qui sont les stigmates de fistules anciennes, lorsque ces cicatrices siègent au niveau de l'une des régions sacro-iliaques. Nous rappelons toutefois qu'en pareil cas, il est exceptionnel (cas de Spiegelberg) qu'il s'agisse d'un bassin de Nægele pur.

Budin a bien montré comment l'asymétrie du squelette pelvien se reflétait au dehors, sur le massif fessier et même sur la totalité du tronc. Les deux fesses sont dissemblables de forme : celle qui répond au foyer de la dystrophie ostéo-articulaire offre une longueur moindre que sa congénère. Dans un cas rapporté par Budin, la distance étendue de la rainure interfessière à l'un et à l'autre des deux grands trochanters était de 12 centimètres pour le côté aplati, et de 16 pour l'autre. Cette différence de largeur des deux moitiés latérales de la partie inférieure du tronc se continue de bas en haut jusqu'à la partie supérieure, mais elle va en s'atténuant de plus en plus, à mesure qu'on la recherche à un niveau plus élevé au-dessus du bassin. Chez une femme atteinte de malformation de Nægele, que nous avons examinée à l'asile Michelet, et qui était enceinte pour la première fois, notre attention fut attirée sur l'existence possible d'une malformation pelvienne par la constatation d'un défaut complet d'engagement de la partie fœtale au huitième mois de la grossesse ; chez elle, la ligne sacro-trochantérienne mesurait 16 centimètres du côté indemne et 12 centimètres du côté dystrophié. La conformation des régions supérieures du dos était absolument symétrique.

Le pli sous-fessier du côté de la synostose occupe un niveau surélevé par rapport à l'autre; le sillon interfessier s'incline obliquement de haut en bas, et du côté mal développé vers le côté large du bassin. A ne regarder que la région fessière, lorsqu'on examine la femme debout et au repos, on pourrait penser à l'existence d'une latéroversion pelvienne, liée à une lésion de boîterie; mais on évite l'erreur en constatant que la portion sous-pelvienne de l'appareil locomoteur se trouve, dans le cas où il s'agit d'un bassin oblique ovalaire, en état d'intégrité parfaite (fig. 117).

Des deux fossettes tégumentaires qui marquent à l'état normal le niveau des épines iliaques postérieures et supérieures, celle qui répond au côté dystrophié du bassin, n'existe pas ; l'autre présente sa forme et sa situation régulières (Budin). Lorsque la base du sacrum, en s'incurvant de côté, s'incline dans la direction du foyer de la synostose, il n'est pas rare de constater l'existence d'une légère scoliose lombaire. En ce cas, on reconnaît que la malformation du bassin n'est pas sous la dépendance de la distorsion vertébrale, à ce que le degré d'asymétrie des parois pelviennes est loin de se montrer proportionnel à celui de la déviation rachidienne ; cette dernière, en effet, est alors toujours très peu accentuée.

L'inspection des formes, pratiquée de face, permet encore de reconnaître l'asymétrie du bassin : la symphyse des pubis se trouve déjetée dans la direction de l'os iliaque bien développé ; de part et d'autre de l'interligne articulaire, on constate que les régions pubio-inguinales répondant aux deux segments latéraux de l'arc antérieur du bassin, présentent une longueur inégale : la région pubio-

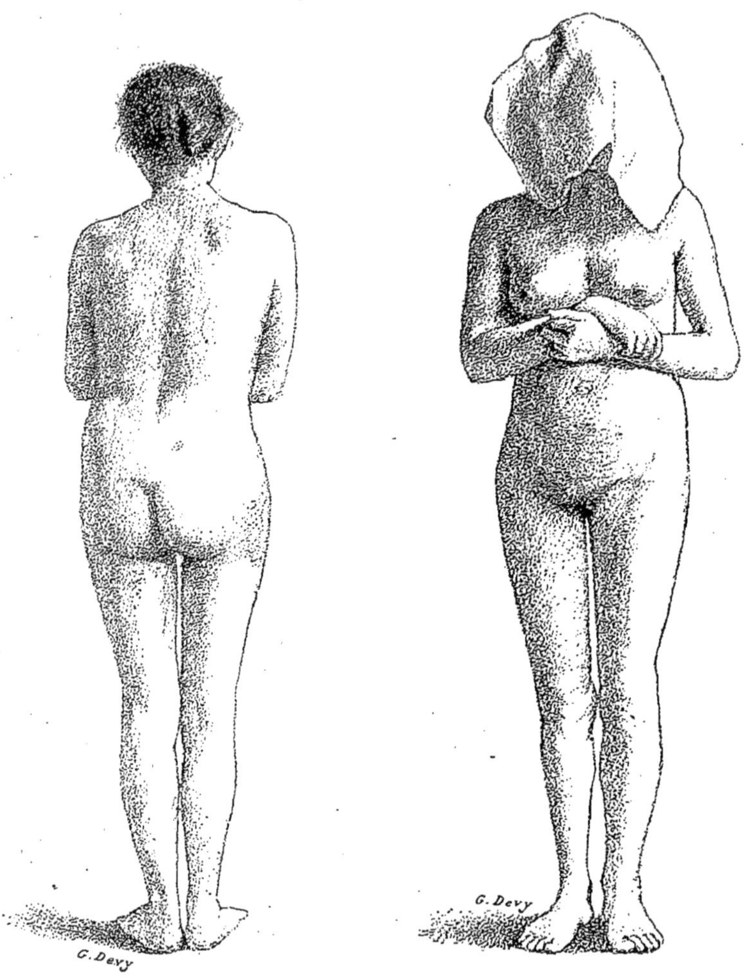

FIG. 117. — Femme à bassin oblique ovalaire (côté gauche), d'après BUDIN.

FIG. 118. — Même femme que dans la fig. 117 (d'après BUDIN).

inguinale du côté aplati est notablement plus étendue que son homologue. Toutefois, l'asymétrie des formes est toujours moins manifeste en avant qu'en arrière (fig. 118).

Pelvimétrie. — Nægele conseille de rechercher l'existence et d'apprécier le degré de l'asymétrie totale du bassin d'après la mensuration des diamètres suivants :

1° De la tubérosité ischiatique d'un côté, à l'épine iliaque postéro-supérieure du côté opposé ;

2° De l'épine iliaque antérieure et supérieure d'un côté, à l'épine iliaque postérieure et supérieure du côté opposé ;

3° De l'apophyse épineuse de la dernière vertèbre lombaire, à chacune des deux épines iliaques antérieures et supérieures ;

4° Du grand trochanter d'un côté, à l'épine iliaque postérieure et supérieure du côté opposé ;

5° Du bord inférieur de la symphyse des pubis, à chacune des deux épines iliaques postérieures et supérieures.

Si ces mensurations sont très démonstratives quand on les recueille sur une pièce anatomique, il n'en est pas de même quand on veut les déterminer sur le sujet vivant.

Plusieurs des points de repère osseux choisis par Nægele se trouvent masqués par un épais capiton de parties molles ; aussi, en cherchant à fixer l'extrémité d'une branche de compas sur le grand trochanter ou sur l'ischion, dans le cas où la femme offre quelque embonpoint, on commet facilement une erreur d'appréciation qui atteint un centimètre et plus, lorsque l'on répète la recherche pelvimétrique d'un côté à l'autre du bassin. Nous ajouterons, que les dimensions des diamètres mesurés du grand trochanter, ou d'une apophyse épineuse, à un point quelconque du bassin, varient avec les attitudes de la femme pendant l'examen.

Nous reproduisons ici, à titre de spécimen, les mensurations que nous avons recueillies sur notre malade de l'asile Michelet. La dystrophie sacro-iliaque siégeait du côté droit.

1° Du sommet de l'apophyse épineuse de la cinquième lombaire, à l'épine iliaque postéro-supérieure :

A gauche = 48 millimètres.
A droite = 32 millimètres.

2° Du sommet de l'apophyse épineuse de la cinquième lombaire, à l'épine iliaque antéro-supérieure :

A gauche = 185 millimètres.
A droite = 150 millimètres.

3° De l'épine iliaque postéro-supérieure d'un côté, à l'épine iliaque antéro-supérieure du côté opposé :

A gauche = 198 millimètres.
A droite = 170 millimètres.

4° De l'ischion d'un côté, à l'épine iliaque antéro-supérieure du côté opposé :

A gauche = 192 millimètres.
A droite = 178 millimètres.

De nos différentes mensurations, la première est celle qui donne les renseignements les plus frappants au sujet de l'asymétrie du bassin. Pour la pratiquer, on commence par déterminer le siège précis des trois points de repère constitués par le sommet de l'apophyse épineuse de la cinquième lombaire, et par les deux épines iliaques postéro-supérieures ; on relie ensuite ces trois points par des lignes droites tracées à l'aide du crayon dermographique. Au lieu de figurer un triangle isocèle, comme lorsque le bassin est symétrique, cet ensemble linéaire représente un triangle scalène, dont le petit côté répond à la face postérieure du foyer d'atrophie et de synostose osseuses.

Un autre procédé d'examen externe, destiné à déceler l'asymétrie spéciale du bassin sans le secours de la mensuration, a été recommandé par Nægele ; il est des plus faciles à appliquer : la femme étant debout et bien adossée à un mur vertical, lorsqu'on place deux fils à plomb, l'un sur l'apophyse épineuse de la dernière lombaire et l'autre sur l'interligne pubien, on voit que les deux fils, au lieu d'occuper exactement le plan médian antéro-postérieur du tronc et perpendiculaire au mur, ainsi qu'il arrive quand le bassin est bien conformé, limitent un plan oblique par rapport à ce plan médian, et s'écartent d'autant plus de ce dernier que l'asymétrie se trouve plus accusée.

Les données que fournit l'exploration digitale interne, bien que ne permettant pas d'évaluer en chiffres précis le degré du rétrécissement du bassin, sont cependant plus importantes pour l'accoucheur que celles de la pelvimétrie externe.

On pratique le toucher explorateur pelvien suivant la technique que nous avons déjà exposée plus haut, à propos des bassins asymétriques (voir Bassin scoliotique). La femme étant disposée dans la position obstétricale, on aura donc recours au toucher bi-manuel alternatif.

En pénétrant dans le canal vulvo-vaginal, l'index vient heurter la branche ischio-pubienne de l'os iliaque dystrophié, qui se trouve anormalement rapprochée du plan médian, et dont la tubérosité inférieure est refoulée en haut, en arrière et en dedans. Contournant ce premier obstacle, le doigt en rencontre un second, situé au-dessus du précédent et du même côté, et constitué par la saillie que l'épine sciatique fait en dedans.

On reconnaît le siège de l'interstice pubien en saisissant l'arc antérieur du bassin entre l'index glissé dans le vagin et le pouce appliqué sur le pénil, et en promenant ces deux doigts, ainsi disposés en forme de pince, de la gauche vers la droite, et inversement.

L'index, porté aussi profondément que possible d'avant en arrière, suit dans toute sa longueur la face antérieure du sacrum, et remonte jusqu'au promontoire, sans difficultés dans la plupart des cas ; toutefois, pour pratiquer le toucher, il est préférable de faire usage de l'index associé au médius, afin de mieux apprécier le degré de rotation du sacrum sur son axe vertical, et de bien déterminer le siège du point médian du promontoire, au cas où l'on jugerait utile de mesurer le diamètre médio-promonto-sous-pubien.

De tous les détails de la conformation vicieuse du bassin que l'on doit s'attacher à étudier, en pratiquant le toucher et l'exploration bi-digitale de la paroi postérieure du bassin, le plus important est la disposition anatomique de l'espace inter-ilio-sacré qui répond au foyer de la synostose. Cet espace se présente au doigt sous la forme d'une gouttière ou d'une rainure, et cette disposition paraît d'autant plus manifeste que la région homologue du côté opposé du bassin, examinée par comparaison, n'offre aucune inflexion dans sa courbure. Tarnier attache la plus grande importance à la constatation de ce signe qu'il considère comme pathognomonique de la viciation de Nægele, surtout lorsqu'on le rencontre en dehors de toute distorsion du rachis ou des membres pelviens. Il importe, en outre, d'apprécier avec soin le degré d'angustie de la gouttière sacro-iliaque, si l'on veut se rendre un compte aussi exact que possible de la capacité utilisable du bassin au point de vue de l'accouchement.

Le diamètre minimum du détroit inférieur répond au plus petit des deux diamètres obliques ; pas plus que son homologue du détroit supérieur, ce diamètre ne peut être mesuré directement. Pour obvier à cet inconvénient, Ritgen a proposé de calculer médiatement l'amplitude et le degré d'asymétrie du bassin, d'après des mensurations spéciales directement recueillies à la partie inférieure de l'excavation pelvienne. Ce procédé de pelvimétrie consiste à déterminer, en se servant du doigt comme pelvimètre, la longueur relative de deux lignes repérées sur chacune des deux parois latérales du bassin, et auxquelles Ritgen donne le nom de sthénocordes antérieure et postérieure. Ces deux lignes ont pour point de départ commun le sommet de l'épine sciatique ; de là, elles divergent en direction oblique : l'une, la sthénocorde antérieure, vient se terminer au sous-pubis ; l'autre, la sthénocorde postérieure, aboutit au fond de la grande échancrure sciatique.

Seules les sthénocordes antérieures peuvent facilement se mesurer à l'aide du toucher vaginal. Sur le bassin bien conformé elles sont de longueur égale d'un côté à l'autre ; dans le cas de viciation oblique ovalaire, la sthénocorde antérieure du côté aplati est plus longue que celle du côté opposé ; par compensation, les deux sthénocordes postérieures offrent un rapport inverse dans leurs dimensions relatives. En comparant du doigt l'étendue des deux lignes sous-pubio-sciatiques, droite et gauche, on arrive donc à calculer approximativement le degré d'asymétrie du bassin de Nægele. Chez la femme, que nous avons examinée à l'asile Michelet, et que nous avons fait accoucher prématurément à l'Hôtel-Dieu, la sthénocorde antérieure droite, celle qui répondait au côté aplati, était longue de 95 millim. ; celle de gauche mesurait 80 millim.

Grossesse et accouchement. — Dans la viciation oblique ovalaire du bassin, les troubles apportés à l'évolution de la grossesse ne diffèrent pas de ceux que nous avons signalés à propos des rétrécissements rachitiques en général.

Le mécanisme de l'accouchement se rapproche par plus d'un point de celui que nous avons décrit à propos du bassin scoliotique (voir p. 174). Toutefois le mécanisme évolue de façon beaucoup plus complexe, et comporte des éléments spéciaux de dystocie qu'on ne trouve pas dans les cas où la malformation pelvienne est d'origine vertébrale, et qui dépendent de la répartition du rétrécissement, en sens oblique, sur toute la hauteur de l'excavation pelvienne.

Le mécanisme varie selon que l'aire du détroit supérieur est perméable à la présentation fœtale dans toute l'étendue du plus grand diamètre oblique, ou seulement dans une partie de ce diamètre ; il varie, en d'autres termes, suivant que la rainure sacro-iliaque, dont le fond répond au foyer de la synostose, se trouve suffisamment spacieuse, ou suivant qu'elle est, au contraire, trop étroite pour pouvoir loger le segment de la présentation fœtale qui tendrait à s'engager entre ses bords.

En outre, lorsque le grand diamètre oblique est utilisable dans son entier, les conditions de l'accouchement par le sommet diffèrent singulièrement selon que la présentation du sommet affecte, en occupant ce diamètre, une position antérieure ou une position postérieure. Dans la position oblique antérieure, l'occiput étant tourné en avant, répond à la partie évasée de l'aire pelvienne; en ce cas l'engagement se fait *au large*, suivant l'expression de Ritgen.

Lorsque, au contraire, le sommet est disposé en position occipito-postérieure, et aussi dans tous les cas (quelle que soit la position) où il se présente de telle manière que ses grands diamètres viennent s'adapter au petit diamètre oblique du bassin, l'engagement se fait *à l'étroit.*

Tous les auteurs, à l'exception de S. Thomas, s'accordent à considérer l'engagement des grands diamètres de la tête dans le petit diamètre oblique comme étant de beaucoup le moins favorable.

Litzmann professe une opinion éclectique, et estime que l'engagement *à l'étroit,* quoique fâcheux au point de vue de la terminaison spontanée de l'accouchement, devient au contraire avantageux quand on veut appliquer le forceps. En effet, la tête ainsi orientée affronte les petites dimensions du détroit supérieur, et les cuillers de l'instrument, pour venir se placer sur les deux bosses pariétales, trouvent un large espace libre dans la direction des extrémités du grand diamètre oblique du bassin.

Si l'engagement *au large* est le meilleur au point de vue de la pénétration de la tête à l'intérieur du bassin, il est, par contre, défavorable en ce qui concerne le dégagement à travers le détroit inférieur (Litzmann). En effet, au cas où la tête, après s'être engagée l'occiput tourné en avant, demeure dans la direction du grand diamètre oblique, elle se trouve arrêtée en arrivant sur le plancher pelvien, car elle vient à ce moment buter, par son occiput, sur l'ischion du côté bien développé du bassin, tandis qu'elle demeure en quelque sorte accrochée par l'un de ses pariétaux sur l'ischion dystrophié et déjeté en dedans (Litzmann).

Pour que le dégagement puisse s'effectuer dans ces conditions, il est nécessaire (Litzmann) que la tête exécute un mouvement de rotation ayant pour effet de ramener le diamètre occipito-frontal dans la direction du petit diamètre oblique du détroit inférieur. L'avantage de l'engagement *à l'étroit* (Simon Thomas) serait précisément de ne pas rendre nécessaire cette rotation au détroit inférieur.

Dans l'engagement *à l'étroit,* l'accouchement s'effectue suivant un mécanisme identique à celui qu'on observe dans le cas de bassin généralement rétréci ; ce mécanisme comporte donc, comme premier temps indispensable, une flexion outrée de la tête. Il en est de même lorsque le sommet se présente dans le grand diamètre et en position occipito-antérieure, si ce diamètre ne se trouve pas utilisable dans la portion qui répond à la rigole sacro-iliaque.

Dans l'observation personnelle dont nous avons déjà parlé, la tête, bien qu'orientée favorablement dès le début de l'accouchement, c'est-à-dire avec son grand diamètre dans le grand diamètre oblique du détroit supérieur, en O.I.G.A., ne put s'engager dans cette position. La rainure sacro-iliaque droite était trop étroite pour recevoir le front. La tête, très fléchie, se plaça en position intermédiaire entre O.I.G.T. et O.I.G.P. et descendit péniblement jusqu'au tiers inférieur de l'excavation, où elle demeura fixée. On s'assura alors, par le toucher, que l'obstacle était constitué par la saillie en dedans de l'épine sciatique du côté dystrophié. Il fut nécessaire de recourir à l'emploi du forceps, pour extraire, non sans quelque effort, un enfant vivant du poids de 2,100 gr. A un certain moment, l'instrument subit un ressaut brusque, dû au glissement du plat de la cuiller sur la saillie de l'épine sciatique. La difficulté fut moindre pour dégager la tête à travers le détroit inférieur que pour lui faire franchir le détroit moyen. La mensuration du diamètre bis-ischiatique, effectuée avant l'accouchement par le procédé de Tarnier (voir p. 198), et répétée par la voie vaginale après la naissance de l'enfant, indiqua une dimension du diamètre bis-ischiatique d'environ 78 millimètres.

A priori, la présentation de la face semble avantageuse lorsqu'elle s'engage dans le grand diamètre oblique en position mento-postérieure, parce que la pointe du menton se loge plus facilement dans la rainure sacro-iliaque que tout autre segment de la tête ; mais, en réalité, cette présentation doit être considérée comme moins favorable que celle du sommet, en raison de ce que l'une des parois pelviennes latérales est projetée dans le bassin, et y fait une saillie qui peut s'opposer à l'exécution du temps de rotation.

La présentation du siège est la meilleure de toutes, au point de vue des facilités qu'elle comporte pour la terminaison artificielle de l'accouchement; elle offre, en effet, l'important avantage de permettre à l'accoucheur de modifier l'orientation de la tête à son gré et par une manœuvre très simple, au cours de l'expulsion ou de l'extraction du fœtus. Une fois le tronc dégagé, on se trouve en mesure de ramener la tête dans le grand diamètre oblique du bassin en portant le menton en arrière pour favoriser l'engagement, et de la faire tourner ensuite dans le sens du petit diamètre oblique (Litzmann), lorsqu'il s'agit de lui faire franchir le détroit inférieur.

Pronostic. — Si les variétés de présentation et de position influent puissamment sur l'évolution mécanique de l'accouchement, le rôle du degré d'amplitude utilisable du bassin n'est pas moins important pour le bassin de Nægele, que pour tous les autres types de rétrécissements pelviens.

Quand on consulte les faits cliniques rassemblés par Tchérépakhine dans la thèse où il a relevé toutes les observations publiées jusqu'à ce jour, la viciation oblique ovalaire du bassin semble comporter un pronostic dont la gravité dépasse de beaucoup celle de toutes les autres espèces de rétrécissement. Mais, si l'on songe que nombre de bassins obliques ovalaires échappent à l'observation, même à celle des accoucheurs les plus attentifs, comme le prouve le fait de

Depaul rapporté plus haut; si l'on considère, en outre, que les observations jugées dignes d'être publiées sont principalement celles qui s'accompagnent de particularités dystociques graves; si l'on tient compte, enfin, de ce que la plupart des faits rapportés par les auteurs datent de la période pré-antiseptique de l'obstétrique, le pronostic est en réalité un peu moins effrayant qu'il ne le paraît à la lecture des chiffres suivants :

Sur un ensemble de 54 observations accompagnées de renseignements cliniques, Tchérépakhine compte 46 cas de mort pour les mères, dont 44 survenus dans les suites de couches; 29 femmes, parmi celles qui ont succombé, étaient des primipares, 8 des secondipares, et les autres étaient multipares. Dans plus de la moitié des faits, la cause du décès peut être imputée à l'infection puerpérale; 14 fois elle a été la conséquence d'une rupture de l'utérus ou du vagin; 4 fois elle a été due à l'épuisement, et 2 fois à l'opération césarienne. Six femmes ont succombé non accouchées. Le pronostic pour l'enfant ne semble pas meilleur; sur 79 enfants dont le sort a été indiqué, 68 sont morts, parmi lesquels 52 avaient été extraits artificiellement.

A ces chiffres, nous opposerons une observation de Budin : chez la même femme, dans trois accouchements, alors que le diagnostic n'avait pas été fait, les opérateurs ont dû recourir à l'embryotomie céphalique; dans quatre accouchements qui ont eu lieu après l'établissement du diagnostic, Budin a obtenu quatre enfants vivants.

Conduite à tenir. — Lorsque l'accoucheur a reconnu de bonne heure, au cours de la grossesse, l'existence d'une viciation oblique ovalaire, il peut recourir, à son choix, à l'un des modes de traitement obstétrical que nous avons indiqués comme applicables aux rétrécissements pelviens en général. Ici, l'accouchement prématuré artificiel constitue le mode d'intervention auquel on doit donner la préférence; toutefois, lorsqu'on veut recourir à cette opération, une question s'impose : à quel moment convient-il d'interrompre artificiellement la grossesse? Chez les multipares, les renseignements concernant l'évolution des accouchements antérieurs, au point de vue des difficultés qui ont pu se produire au cours du travail, la notion des diverses modalités de présentation et de position qu'ont pu affecter les fœtus, et celles des opérations auxquelles on a pu être obligé de recourir pour terminer l'accouchement, permettent assurément de juger si l'interruption artificielle de la grossesse est indiquée, mais ils ne donnent pas la solution du problème au point de vue du moment auquel il convient d'agir. Chez les multipares, comme chez les primipares, on s'efforcera de trancher la question, en se fondant sur un examen minutieux du bassin, effectué par la voie vaginale.

Puisque la mensuration du diamètre médio-promonto-sous-pubien est ici dénuée d'utilité pratique, la seule donnée pelvimétrique précise d'après laquelle on puisse régler le traitement, repose sur la connaissance de l'étendue du diamètre transverse du détroit inférieur; on a pu constater, par des mensurations effectuées sur les pièces anatomiques, que pour le bassin de Nægele ce dernier diamètre se trouve, en moyenne, de 5 millimètres plus court que le plus petit des deux diamètres obliques du détroit supérieur; par conséquent, si nous supposons un diamètre bis-ischiatique de 7 centimètres, on se mettra dans des conditions favorables en faisant accoucher la femme à 7 mois.

Au cas où l'on conserve quelque doute sur l'exactitude de la mesure recueillie, mieux vaut avancer quelque peu la date de l'accouchement prématuré artificiel que de trop attendre. En effet, avec la viciation de Nægele, l'une des articulations sacro-iliaques étant synostosée, l'os du pubis correspondant est immobilisé, et la symphyse pubienne perd une partie de sa laxité; cette dernière symphyse ne présentera donc pas, au contact appuyé de la tête fœtale pendant l'accouchement, la même souplesse ni le même élargissement que dans un bassin normal ou cyphotique. (Expériences de Tarnier *in* Titres scientifiques de Potocki, Paris, 1892.)

Lorsque la grossesse est arrivée à terme, tous les efforts de l'accoucheur doivent tendre à disposer le fœtus de telle manière que la tête adapte sa conformation à celle du détroit supérieur; on peut atteindre ce résultat à l'aide de manœuvres externes. Dans le cas où le sommet occupe une position occipito-postérieure, et où on ne peut parvenir à ramener l'occiput en avant, il est indiqué d'abaisser le siège au détroit supérieur, au moyen de la version par manœuvres externes.

Les précautions à observer pendant le travail, dans le but de prévenir la rupture prématurée de la poche des eaux ou la procidence du cordon et des membres, sont les mêmes que pour tous les autres rétrécissements.

Une fois que la dilatation du col est complète, si la tête est convenablement orientée par rapport au bassin, et si elle n'est pas trop volumineuse, on voit généralement l'accouchement s'effectuer sans difficultés. Toutefois il peut être nécessaire de recourir à l'emploi du forceps, soit pour compléter l'engagement à travers le détroit moyen, soit pour effectuer la rotation artificielle et l'extraction.

Lorsque le sommet tend à s'engager *à l'étroit*, l'indication de la version podalique est formelle. Ce n'est qu'au cas où cette opération serait rendue impraticable par la rétraction des parois utérines, qu'il faudrait tenter d'effectuer une rotation artificielle de la tête, au détroit supérieur, à l'aide du forceps, de façon à placer le diamètre occipito-frontal dans le grand diamètre oblique du bassin, contrairement à l'opinion de Litzmann (voir p. 310).

Si la version et la tentative d'engagement à l'aide du forceps échouent l'une et l'autre, l'accoucheur se trouve réduit à choisir, comme dernière ressource, entre le broiement du fœtus, l'opération césarienne et la section du bassin.

La basiotripsie n'est absolument indiquée que lorsque le fœtus a succombé. La symphyséotomie, en raison de la synostose dont l'une des deux articulations sacro-iliaques est le siège, ne fournit qu'un écartement insuffisant des parois du bassin. Guéniot cependant l'a pratiquée avec succès dans un cas de coxalgie compliquée de sacro-coxalgie, alors que le bassin affectait la déformation du type oblique ovalaire. La section simultanée de la branche horizontale du pubis et de la branche-ischio-pubienne du côté aplati (ischio-pubiotomie, Farabeuf) offre une dernière ressource; elle a été heureusement exécutée par Pinard dans un cas de bassin oblique ovalaire. (Voir Opérations.)

§ 3. — Bassin oblique ovalaire double (bassin de Robert).

Bibliographie chronologique. — ROBERT. Beschreib. ein in hochst. grad. querverengt Beck. Carlsruhe, 1842, et Berlin, 1853. — KIRKOFFER. Neue Zeitsch. f. Geb., 1846, t. XIX, p. 305. — SEYFERT. Verhandl. d. phys. med. Gesells. in Wurzburg, 1852, t. III, p. 324. — LAMBL. Prager vierteljahrsschrift, 1853, t. II, p. 142. — MICHAELIS. Das enge. Beck., 1865, p. 140. — GRAF. Th. Zurich., 1864. — LITZMANN. Monatsschr. f. Geburtk., 1864, t. XXXIII, p. 249. — KEHRER. Fall. ein. synost. querver. Beck. Monatsch. f. Geburtsk., 1864, t. XXXIV, p. 1. — GRENSER. Ein F. v. querver. Beck. Th. Leipzig, 1866. — KLEINWACHTER. Geb. b. querver. Beck. Arch. f. Gynäk., t. I, p. 156. — MARTIN. Ein währ. d. Geb. erkennt. querver. Beck., 1870. Th. Berlin, 1870. — FERRUTA. Studi di Ostetr. Milan, 1890.

Nomenclature alphabétique des auteurs.

FERRUTA, 1890.
GRENSER, 1866.
KEHRER, 1864.
KIRKOFFER, 1846.
KLEINWACHTER, 1870.
LAMBL, 1853.
LITZMANN, 1864.
ED. MARTIN, 1870.
MICHAELIS, 1864.
SEYFERT, 1852.

Peu de temps après la publication du mémoire de Nægele, en 1841, sur le bassin oblique ovalaire, Robert découvrit, dans la collection du musée de Wurtzbourg, un bassin offrant l'anomalie de développement caractéristique du bassin de Nægele, mais cette anomalie, au lieu d'être localisée à un côté du bassin, se trouvait répartie symétriquement aux deux régions sacro-iliaques.

Sur cette pièce, les deux ailerons sacrés faisaient défaut ; il existait une double synostose sacro-iliaque, et les parois latérales du petit bassin étaient déviées de haut en bas et de dehors en dedans, offrant ainsi la déformation en entonnoir, c'est-à-dire une disposition convergente très prononcée, surtout au niveau des ischions.

Ce premier bassin provenait d'une primipare de 31 ans ; on avait reconnu, au moment de l'accouchement, l'existence d'un rétrécissement transversal du bassin tellement accusé, qu'il n'était possible qu'à grand'peine de faire passer deux doigts en travers de l'espace inter-ischiatique. Rien dans les antécédents de la femme ne permettait de découvrir l'origine de cette malformation. On dut recourir à l'opération césarienne pour extraire l'enfant. La mère mourut au sixième jour.

Le même auteur donna, en 1853, la description d'un second cas de même nature. Il s'agissait d'un bassin recueilli à Paris par P. Dubois, et qui se trouve actuellement conservé au musée Dupuytren (fig. 119 et 119 *bis*). Dans l'intervalle des deux publications de Robert, deux observations anatomiques semblables avaient été rapportées, l'une par Kirkoffer, l'autre par Lambl et Seyfert.

Plus tard, d'autres faits ont été observés par Kleinwächter, Spaeth, Ehrendorfer, Comelli, et Kehrer ; nous en avons observé un, en 1888, avec Tarnier; mais ces diverses observations, recueillies chez la femme vivante, manquent de contrôle anatomique : il n'est donc pas permis de les rattacher, sans quelques réserves, à la viciation pelvienne décrite par Robert.

Il existe, à Paris, un second spécimen de ce genre de rétrécissement ; sur

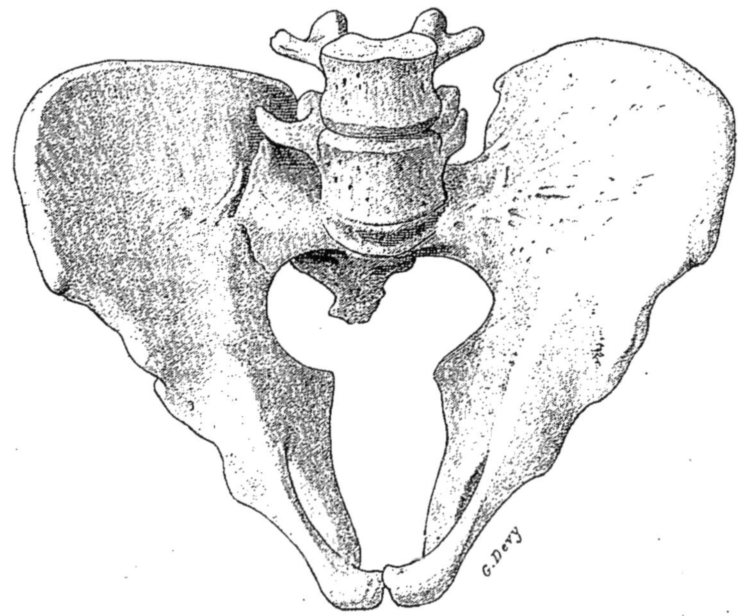

FIG. 119. — Bassin de Robert (musée Dupuytren).

ce bassin, qui a été déposé au musée de la Clinique par Depaul, l'origine inflammatoire de la dystrophie symétrique ne saurait être mise en doute : les os iliaques et le sacrum synostosés présentent, en effet, des stigmates d'ostéite raréfiante. D'ailleurs, l'observation recueillie par Landouzy, de Reims, indiquait que la femme atteinte de cette malformation avait subi un traumatisme grave à l'âge de douze ans. Elle était tombée sous une voiture chargée de paille, dont l'une des roues lui avait passé sur le bassin.

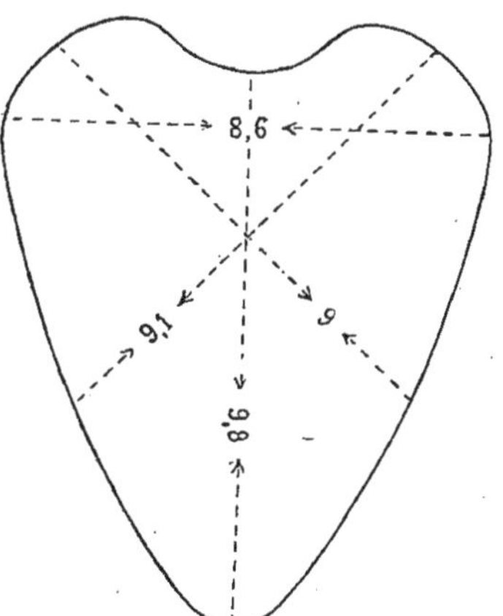

FIG. 119 *bis*. — Diagramme du détroit supérieur du bassin de la fig. 119.

S'il n'est pas douteux que la viciation de Robert, comme celle de Nægele, puisse prendre naissance à l'occasion d'une sacro-coxalgie survenue dans le jeune âge, il est non moins certain qu'elle peut également présenter une origine franchement congénitale : en effet, Graf en a observé un exemple chez le nouveau-né. Sur cette pièce, les ailerons sacrés faisaient absolument défaut ; le rétrécissement transversal du bassin et la convergence des parois pelviennes en bas et en dedans étaient tels, qu'il existait une occlusion presque complète du détroit inférieur.

L'origine pathogénique de la déformation propre au bassin de Robert réside exclusivement dans l'arrêt de développement des ailerons du sacrum et des masses latérales des vertèbres sacrées; s'il est de règle de rencontrer en même temps une synostose sacro-iliaque double, on ne saurait admettre qu'il y ait nécessairement relation de cause à effet entre ces deux éléments de la viciation. Il existe, d'ailleurs, des faits dans lesquels on rencontre une synostose double des deux articulations postérieures, sans que le bassin offre les autres caractères du bassin de Robert. Dans deux mémoires, publiés dans le *Lyon médical* en 1889 et en 1892, Sabatier a rapporté trois observations de synostose sacro-iliaque double. Deux de ces faits ont trait à des bassins rachitiques, dont l'un était aplati d'avant en arrière, et l'autre rétréci en direction oblique; le troisième se rattache, croyons-nous, au type de malformation que nous décrivons plus loin sous le nom de bassin vicié par assimilation.

Bien que la lésion originelle se montre symétrique dans son siège, il ne s'ensuit pas qu'elle soit symétrique au point de vue du degré de l'arrêt de développement qu'elle comporte d'un côté à l'autre. Aussi, voit-on le bassin oblique ovalaire double offrir une conformation qui est, suivant les cas, tantôt symétrique et tantôt asymétrique. Les deux bassins de Paris (celui de P. Dubois (fig. 119) et celui de Depaul) constituent des types de déformation symétrique; ceux de Kirkoffer et de Lambl-Seyfert, ainsi qu'un troisième décrit plus récemment par Ferruta, se montrent, au contraire, nettement asymétriques.

Les caractères du bassin de Robert à forme symétrique, sont les suivants : l'axe longitudinal du sacrum occupe exactement le plan médian du tronc. Les deux ailerons de cet os manquent, ou bien n'existent qu'à l'état de rudiments. Dans le premier cas, la double synostose sacro-iliaque consiste dans la soudure immédiate des parties latérales des corps vertébraux sacrés avec les surfaces auriculaires iliaques.

La face antérieure du sacrum présente une disposition convexe en travers et concave de haut en bas ; sur le premier bassin décrit par Robert, cette face offrait une coudure angulaire à l'union de son quart inférieur avec les trois quarts supérieurs de l'os.

Le coin sacré, amoindri dans ses dimensions transversales, se trouve profondément enfoncé entre les deux os iliaques ; il est en même temps projeté d'arrière en avant, comme si le poids du tronc avait exercé un retentissement exagéré sur la paroi postérieure du bassin, avant que la synostose fût établie. Le promontoire est bas, et la portion postérieure des ailes iliaques qui déborde le sacrum en arrière, se trouve plus étendue que sur le bassin normal. Les deux tubérosités iliaques postérieures perdent leur disposition régulière : elles se rapprochent l'une de l'autre et toutes deux se dévient d'arrière en avant, avec tendance à se rejoindre et à venir au contact de la face postérieure du sacrum.

Chacun des deux os coxaux offre une déformation identique à celle que l'on rencontre sur le côté aplati du bassin de Nægele. Les ailes iliaques se relèvent à pic. Les lignes innominées sont redressées de dehors en dedans; au lieu de décrire deux arcs de cercle, elles dessinent deux lignes droites qui se dirigent obliquement d'arrière en avant, et viennent se couper au niveau du point de jonction des pubis. Les surfaces articulaires de la symphyse pubienne ne s'affrontent que très imparfaitement ; elles ne se touchent que par leur partie postérieure, de telle manière que l'interstice articulaire se trouve beaucoup plus fortement béant en avant qu'à l'état normal.

Vu dans son ensemble, le bassin offre quelque analogie de forme avec le bassin de certains quadrupèdes. Son développement en hauteur, et dans le sens antéro-postérieur, contraste avec l'exiguïté des dimensions transversales.

L'aire du détroit supérieur affecte la disposition d'un triangle isocèle très allongé. L'axe de ce triangle, formé par le diamètre promonto-sus-pubien, conserve, malgré la projection du sacrum en avant, à peu près la même longueur que sur le bassin normal, ou du moins il est peu rétréci. Recueillies sur les deux bassins de Depaul et de P. Dubois, les dimensions de ce détroit sont les suivantes :

	BASSIN DE DEPAUL	BASSIN DE P. DUBOIS
Diamètre promonto-pubien.....	100 millim.	98 millim.
Diamètre transverse maximum..	100 —	86 —
Diamètres obliques...........	108 et 105	91 et 90

En raison de l'excès de convergence des parois de l'excavation, le bassin prend au plus haut degré la forme en entonnoir. Les diamètres transverses étagés de l'excavation vont en diminuant à mesure qu'on se rapproche du détroit inférieur ; toutefois le diamètre transverse du détroit moyen se trouve toujours le plus rétréci de tous.

	BASSIN DE DEPAUL	BASSIN DE P. DUBOIS
Diamètre bi-sciatique...........	55 millim.	43 millim.
Diamètre bis-ischiatique.........	70 —	59 —

Le bassin de Robert, rendu asymétrique par suite de l'inégalité dans le degré d'arrêt de développement des deux ailerons du sacrum, se rapproche d'autant plus du type de Nægele, que la discordance est plus accusée d'un côté à l'autre du bassin. Sur la pièce décrite par Kirkoffer, l'aileron sacré gauche fait totalement défaut, et celui du côté droit est rudimentaire. Le bassin de Lambl-Seyfert possède ses deux ailerons à l'état rudimentaire ; toutefois celui du côté droit est encore plus atrophié que celui de gauche.

Sur ces deux bassins, l'asymétrie se traduit par une inégalité de longueur des deux diamètres obliques et des deux diamètres promonto-pectinés. Le sacrum est dévié dans sa direction : comme sur le bassin de Nægele, il tourne autour de son axe longitudinal, de manière à regarder par sa face antérieure le côté le plus aplati du bassin.

Examen clinique. — Sur le vivant, l'existence d'une viciation oblique ovalaire double peut être soupçonnée par une simple inspection extérieure, lorsqu'il existe en arrière de chacune des deux régions sacro-iliaques des cicatrices qui sont les vestiges d'une sacro-coxalgie ancienne.

La pelvimétrie externe fournit des signes de probabilité ; ceux-ci reposent sur le raccourcissement simultané des diamètres bis-iliaques, bi-trochantérien et bis-ischiatique, tandis que le diamètre de Baudelocque conserve sensiblement une étendue normale, et peut même se trouver augmenté (Michaëlis).

A l'aide du palper, on a peine à atteindre la face postérieure du sacrum. Les deux tubérosités iliaques se touchent; elles sont, en outre, couvertes par l'apophyse épineuse de la cinquième lombaire (Michaëlis). Le sillon interfessier est démesurément long, et se prolonge en haut jusqu'à la base du rachis, sous la forme d'une gouttière étroite et profonde.

Mais le diagnostic ne peut être établi avec certitude qu'à l'aide de l'exploration bimanuelle interne. Au moyen de ce procédé d'examen, on constate l'absence de toute trace d'encoche sacro-iliaque, la disposition rectiligne et la convergence angulaire en avant des deux lignes innominées, le resserrement transversal de l'arcade pubienne et la proéminence en dedans des épines sciatiques.

On apprécie le degré du rétrécissement en mesurant le diamètre bis-ischiatique. A l'inverse de ce qui s'observe sur le bassin cyphotique, les dimensions de ce diamètre demeurent immuables sous la pression excentriquement dirigée avec les mains, en raison de la fixité des parois du bassin due à l'existence de la double synostose sacro-iliaque.

La malformation du bassin de Robert entraîne une angustie extrême de l'excavation pelvienne, et celle des détroits, supérieur et inférieur; on ne doit donc pas compter, lorsque la femme est à terme, sur la terminaison de l'accouchement par expulsion spontanée du fœtus, ni même sur la réussite de l'extraction artificielle par les voies naturelles, sans le secours de l'embryotomie. Comme intervention de choix, lorsqu'on sera appelé à temps, on aura donc recours à l'accouchement prématuré artificiel. Si le rétrécissement du détroit moyen est porté à l'extrême (51 millimètres sur le premier bassin de Robert) on se décidera à provoquer l'avortement. Si la femme est arrivée à terme, on se trouvera réduit à l'alternative de faire une basiotripsie, ou de pratiquer l'opération césarienne. C'est à celle-ci qu'il faudrait avoir recours de préférence, si l'enfant était vivant.

§ 4. — Bassin vicié par défaut d'union congénitale des pubis.

(BASSIN FENDU. LITZMANN.)

Bibliographie chronologique. — Petit. Descrip. d'un fœt. diff. Mém. acad. roy. de sc. Paris, 1716, p. 82. — Bonnet. Philosoph. transac., 1724, t. XXXIII, p. 142. — Lesage. Journ. de méd. de Paris, 1780. — Walter. Von d. Spalt. d. Schambog. in schwer. Geb. Berlin, 1782, p. 22. — Crève. Krankheit d. weibl. Beck., 1795, p. 128 et Pl. X. — De Quatrefages. De l'extrovers. de la vessie. Th. Strasbourg, 1832. — Vrolick. Tabul. ad illustrand. embryog. homin. et mammal. Amsterdam, 1849, pl. 30. — Gurlt. Ueb. einig. d. Erkrank., etc. Berlin, 1854, p. 13. — Ayres. Congenit. exstroph. of the urin. bladd. New-York, 1859. — Duncan. On the defic. of the urin. bladd. Edinb. med. and surg. Journ., 1865, p. 43. — Wood. Canstatt's. Iahrb., 1869, t. II, p. 169. — Freund.

Einseln. Mssbild. an Bauch und Beck., etc. Arch. f. Gynäk., 1872, t. III, p. 381. — LITZMANN. Das gespalt. Beck. Arch., f. Gynäk., 1872, IV, p. 266. — A. HERRGOTT. De l'exstrophie vésicale. Thèse de Nancy, 1874. — AHLFELD. Pelvis inversa. Arch. f. Gynäk., 1877, t. XXI, p. 156. — GUESSEROW. Ein Geburt. bei gespal. Beck. Berl. Klin. Wochenschr., 14 janvier 1879, p. 13. — MAGGIOLI. Due Pelv. con deformaz. rara. Ann. univ. di med., 1881, p. 245. — SCHAUTA. Müller's Handb., 1888, t. II. — KLEIN. Ein geb. bei gespalt. Beck. Arch. f. Gynäk., 1893, t. XVIII, p. 549.

Nomenclature alphabétique des auteurs.

AHLFELD, 1877.	GURLT, 1854.	PETIT, 1716.
AYRES, 1859.	GUESSEROW, 1879.	SCHAUTA, 1888.
BONNET, 1724.	HERRGOTT, 1874.	VROLICK, 1849.
CRÈVE, 1795.	KLEIN, 1893.	WALTER, 1782.
DE QUATREFAGES, 1832.	LESAGE, 1780.	WOOD, 1869.
DUNCAN, 1865.	LITZMANN, 1872.	
FREUND, 1872.	MAGGIOLI, 1881.	

La séparation congénitale des deux os pubis, constitue un phénomène d'ordre tératologique. Cette malformation s'accompagne d'un défaut de réunion de la paroi abdominale antérieure, sur une étendue variable de la portion sous-ombilicale des lames ventrales. La vessie est exstrophiée, et vient faire hernie au niveau et au-dessus du vide inter-pubien.

Cette concomitance de la malformation des parties molles et des parties dures qui forment la paroi antérieure de l'abdomen, est de règle presque absolue ; comme exception, on ne connaît guère que le fait de Walter, ayant trait à un homme de 35 ans, d'une stature de 5 pieds, parfaitement constitué sauf l'existence de la diastasis pubienne, et l'observation de G. Vrolick, dans laquelle on vit l'exstrophie de la vessie guérir spontanément, et la paroi abdominale se fermer secondairement.

La diastasis des pubis s'observe, à l'encontre de la plupart des malformations congénitales, beaucoup plus souvent chez l'homme que chez la femme. Sur 41 faits qu'il a pu réunir, Duncan en a compté 33 chez l'homme et 8 chez la femme ; Wood estime qu'on la rencontre dans le sexe masculin dans la proportion de 90 p. 100 des cas ; A. Herrgott est du même avis.

L'observation la plus ancienne en date est due à Petit (1716), mais les rapports de cette malformation avec l'obstétrique ont été exposés pour la première fois par Bonnet en 1724. Cet auteur rapporte l'observation détaillée d'une primipare de 23 ans chez laquelle on mesurait un écart de deux pouces entre les pubis. Les deux os disjoints se trouvaient reliés par une bande fibreuse qui mit obstacle à l'accouchement, et dut être incisée.

La seconde observation obstétricale est due à Ayres (1859). Le vide interpubien était, en ce cas, de 87 millimètres. La femme, primipare de 28 ans, accoucha spontanément d'un enfant qui succomba au cours du travail.

Indépendamment de ces deux premières observations, on en compte encore cinq dans la science : une de Litzmann, deux de Günsbourg, une de Güsserow et une de Klein, la plus récente en date.

Litzmann, Freund, Maggioli et Schauta se sont particulièrement attachés à l'étude obstétricale du bassin fendu.

On ne connaît pas plus l'origine première du défaut d'union des parties latérales et antérieures de l'extrémité inférieure du tronc, qu'on ne connaît celle du bec-de-lièvre compliqué, auquel elle est tout à fait comparable dans son essence. Aussi se contente-t-on d'admettre simplement qu'il s'agit d'un arrêt de développement local. Roose pense que la malformation est d'origine extra-embryonnaire, et qu'elle reconnaît pour cause première un traumatisme maternel : cette vue hypothétique trouve un appoint dans une observation rapportée par Freund, dans laquelle il est mentionné que la mère avait fait une chute au quatrième mois de sa grossesse.

Pathogénie mécanique. — La déformation du bassin dépend de deux éléments : 1° de la déhiscence plus ou moins large des deux moitiés de l'arc antérieur du bassin ; 2° des changements apportés dans la forme, la direction, et dans les rapports mutuels des trois pièces constituantes des parois pelviennes. Ces deux éléments entrent en jeu sous l'influence de la transmission de la pesanteur au bassin par la colonne vertébrale.

1° Chez le nouveau-né atteint de fente symphysaire congénitale, on trouve les deux pubis écartés de 3 à 6 centimètres en moyenne, et de 8 à 11 chez l'adulte (de 14 centim. 9 dans un cas rapporté par Freund). Les deux os se trouvent reliés par des trousseaux fibreux, tantôt minces, tantôt épais. Vrolick a vu le tractus ligamenteux unitif constitué par une expansion des aponévroses d'insertion des deux muscles grands obliques.

2° Nous avons vu (page 10) comment la transmission du poids du tronc à la base du sacrum, effectuée par l'intermédiaire du rachis, exerçait une action directe sur la situation, la direction et la forme de cet os, en même temps qu'une action indirecte sur la disposition des os iliaques, et comment la projection du promontoire en bas et en avant se trouvait limitée à la fois par la tension des ligaments sacro-iliaques postérieurs, et par la conjugaison des deux pubis.

Lorsque ces derniers os se trouvent indépendants l'un de l'autre, les tractions exercées sur les tubérosités iliaques postérieures par la tension des ligaments sacro-iliaques, c'est-à-dire à l'extrémité libre des bras de leviers courts et solides que forme, de chaque côté du bassin, la portion rétro-articulaire des os coxaux, ne sont plus modérées dans leurs effets par la conjugaison bi-pubienne qui, sur un bassin normal, réunit en avant les grands bras de leviers que les os iliaques représentent dans leur segment antéro-latéral. On voit en conséquence, sous l'influence du poids du tronc pendant l'attitude verticale, les deux parois latérales du bassin s'écarter l'une de l'autre en avant, en raison directe du degré de rapprochement que subissent en arrière les deux tubérosités iliaques postérieures, et ce rapprochement n'a d'autre limite que le contact de ces deux saillies osseuses avec la face postérieure du sacrum.

Examen du bassin. — Abstraction faite de la fente béante de l'excavation pelvienne en avant, la forme générale du bassin fendu rappelle par quelques-uns de ses caractères celle du bassin plat rachitique (Litzmann). (fig. 120).

Les ailes iliaques sont déjetées en bas et en arrière; les crêtes iliaques sont rectilignes, et s'écartent l'une de l'autre en divergeant. Le sacrum affecte une disposition convexe transversalement, comme si les corps de ses vertèbres avaient tendance à se hernier entre les masses latérales adjacentes. Au niveau de ses premières pièces, cet os présente en outre une convexité longitudinale; de plus, il est coudé d'arrière en avant dans sa partie inférieure.

Les épines iliaques antérieures et supérieures s'écartent à l'extrême, l'une par rapport à l'autre : les épines postéro-supérieures, au contraire, se touchent entre elles et se rapprochent simultanément de la crête sacrée. L'angle sacro-vertébral est abaissé et très saillant en avant; la lordose lombaire est exagérée.

Sur une pièce étudiée par Freund, le bassin offrait une disposition différente de celle que nous venons d'indiquer. Le sacrum était incliné de haut

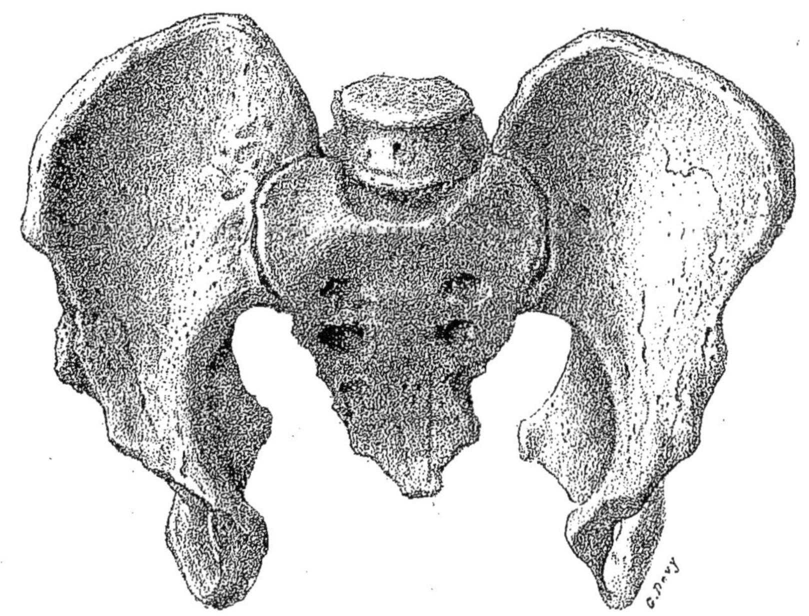

FIG. 120. — Bassin fendu (homme) (d'après DE QUATREFAGES).

en bas et d'arrière en avant; la base de l'os avait exécuté un mouvement de nutation très étendu, et avait basculé en arrière, de sorte qu'elle se continuait sans inflexion démarcatrice avec la direction générale de la colonne vertébrale lombaire. Cette anomalie de direction se trouvait liée, en ce cas, à l'existence d'une double synostose sacro-iliaque, et celle-ci avait pris naissance dans le jeune âge.

Habituellement les ligaments sacro-iliaques sont relâchés. Les lignes innominées affectent une incurvation moindre qu'à l'état de conformation normale; les branches ischio-pubiennes s'écartent largement l'une de l'autre, de telle manière que leurs faces internes se trouvent fortement orientées en dedans et en avant.

L'ossature des parois pelviennes est tantôt grêle; tantôt, au contraire, elle est très développée et hérissée d'apophyses très saillantes.

Bien que les caractères généraux de la déformation rappellent ceux qu'on observe sur le bassin rachitique commun, on doit, au point de vue du degré de perméabilité dans l'accouchement, considérer le bassin fendu comme un bassin vicié par excès d'amplitude. En effet, les diamètres antéro-postérieurs n'existent pas, puisque la portion médiane de l'arc antérieur du bassin n'est formée que par des parties-molles. De plus, toute la série des diamètres transverses, étagés du détroit supérieur jusqu'au détroit inférieur, offre, malgré le redressement de la courbure des lignes innominées, un élargissement notable qui est de tous points comparable à celui que l'on obtiendrait en pratiquant la symphyséotomie sur un bassin aplati en travers.

Sur le bassin de Litzmann-Kirkoffer, les dimensions du détroit supérieur sont de 12,9 centim. pour le diamètre transversal, et de 11,9 centim. pour le diamètre antéro-postérieur mesuré entre le milieu du promontoire et le point médian du vide inter-pubien.

Examen clinique. — La diastasis congénitale des pubis n'exerce aucun retentissement sur le développement général du squelette; les observations recueillies chez l'adulte ne font mention d'aucune autre malformation congénitale coexistante (l'exstrophie vésicale mise à part), sauf dans le cas rapporté par Freund, et dans lequel l'utérus affectait la conformation bicorne.

La locomotion s'exerce habituellement de manière imparfaite : les mouvements violents des membres inférieurs, le saut par exemple, ne sont praticables qu'avec la plus grande gêne. Cependant, Lesage a cité le cas d'un homme de 48 ans, atteint de diastasis pubienne, qui faisait aisément douze lieues de marche par jour.

Pour se déplacer, le sujet rejette le tronc en arrière, et chaque pas s'accompagne d'un déhanchement très marqué.

Les hanches sont saillantes et élargies; les cuisses, écartées l'une de l'autre, sont déviées en rotation en dehors, de telle façon que leur face interne regarde en avant. La vulve est orientée anormalement, et déplacée en avant et en haut; elle est en outre déformée, et se présente sous la forme d'une ouverture à bords froncés, dont le grand axe est dirigé en travers. La région anale suit les organes génitaux externes dans leur changement de direction, et, par conséquent, se déplace en avant; le segment ano-vulvaire du périnée est très raccourci.

En examinant le bassin par le palper, on arrive à sentir le relief que fait le bord libre des deux pubis au niveau de la partie externe des sillons inguinaux. Le degré d'écartement des deux os s'apprécie mieux encore par le toucher vaginal; pour pratiquer l'exploration interne, le doigt peut se trouver gêné dans ses mouvements, et arrêté par la saillie que forme la bande ligamenteuse qui unit les deux pubis au-dessus de l'entrée des voies génitales (Bonnet).

Grossesse et accouchement. — Dans aucune des sept observations publiées, il n'est fait mention de particularités concernant l'évolution de la grossesse. Dans le cas de Kirkoffer-Litzmann, cependant, il y eut accouchement prématuré au septième mois.

Comme on le comprend aisément, la disposition anormale des parois osseuses du bassin ne comporte par elle-même aucun élément de dystocie mécanique. Dans l'observation d'Ayres, la femme accoucha spontanément en deux heures. Il n'en fut pas de même pour les faits de Bonnet et de Kirkoffer, dans lesquels on eut à surmonter des obstacles ayant leur siége au niveau des parties molles. Dans le premier de ces deux cas, il fut nécessaire de débrider la bandelette d'union des pubis, pour ouvrir un passage au fœtus au moment de l'expulsion. Dans le second, on fut obligé d'inciser les bords du col utérin, mais cette opération ne fut en rien nécessitée par la nature même de la malformation du bassin; il s'agissait, en effet, d'une rigidité du col, liée elle-même à la rétention d'un fœtus putréfié. La femme succomba à l'infection septicémique.

Il semble, à la lecture des observations, que le prolapsus du vagin et de l'utérus apparaisse à titre de complication habituelle après l'accouchement. La chute de ces organes s'explique d'ailleurs aisément, si l'on songe que les effractions produites par le dégagement du fœtus au niveau des parties molles qui ferment le bassin en avant, amoindrissent leur soutien naturel.

§ 5. — Bassins viciés par adjonction de pièces osseuses au sacrum.

(BASSINS VICIÉS PAR ASSIMILATION)

Bibliographie chronologique. — MECKEL. Abhandl. menschl. anat., 1816, t. II, p. 60. — TREFURT. Ueb. d. Ankyl. d. Steissbeins. Gottingue, 1836. — HOHL. Das schrägver. Beck. Leipzig, 1852. — GUST. BRAUN. Lendenwirbelbogeneinschaltung, etc. Wien. med. Wochenschr., juin 1857. — ROSENBERG. Morph. Iaresber., 1876, t. I, p. 83. — SCHAUTA. Müller's Handb., t. II, p. 1888. — FREUND. Gynäk. Klin., 1885, p. 95.

Nomenclature alphabétique des auteurs.

BRAUN, 1857.
FREUND, 1885.
HOHL, 1852.
MECKEL, 1816.
ROSENBERG, 1876.
SCHAUTA, 1880.
TREFURT, 1836.

A l'état de conformation régulière du squelette, le sacrum est formé par la réunion des 25e, 26e, 27e, 28e et 29e pièces du rachis.

Par anomalie, il peut arriver que le sacrum soit composé de six vertèbres; il se trouve alors constitué soit par la fusion des vertèbres 24 à 29, soit par celle des vertèbres 25 à 30.

Dans le premier cas, il y a adjonction ou assimilation de la dernière lombaire, et, dans le second, adjonction ou assimilation de la première coccygienne au sacrum. Cet os peut donc se trouver allongé par des pièces surnuméraires, soit par sa partie supérieure, soit par sa partie inférieure.

La charpente du sacrum peut encore être le siége d'une autre viciation; comme à l'état normal, l'os est formé par la réunion de cinq vertèbres;

mais au lieu de comprendre les vertèbres 25 à 29, il comprend les vertèbres 24 à 28. Cette anomalie dans la constitution du massif sacré, exerce sur la conformation générale du bassin un retentissement analogue à celui que l'on observe lorsque la cinquième lombaire vient se souder à un sacrum comprenant d'ailleurs ses cinq vertèbres ordinaires. Il n'existe de différence, entre les deux dispositions pathologiques, qu'au point de vue du développement en hauteur de la paroi postérieure du bassin.

La présence de six pièces dans le massif sacré est loin de constituer une rareté pathologique. Le musée de la Clinique d'accouchements et le musée Dupuytren en possèdent différents spécimens. Il est à remarquer que plusieurs d'entre eux appartiennent à des bassins altérés par le rachitisme.

Suivant Rosenberg, si le sacrum réunit six vertèbres dans sa charpente, c'est en vertu d'un simple phénomène d'atavisme. Cette disposition, anormale chez l'homme, s'observe en effet à l'état physiologique chez certains singes anthropoïdes.

Au cours du développement de la colonne vertébrale, on voit, au niveau de chacun des quatre segments du rachis (cervical, dorsal, lombaire et sacré), les pièces inférieures de chacun de ces segments, revêtir une partie des caractères morphologiques propres aux vertèbres supérieures du segment qui est immédiatement sous-jacent. Lorsque cette tendance à l'assimilation de forme entre les dernières vertèbres d'une région et les premières de la région voisine, se trouve portée trop loin, on peut voir, en prenant le segment sacro-lombaire du rachis pour exemple, la vingt-quatrième vertèbre (cinquième lombaire) non seulement affecter une conformation identique à celle de la première sacrée, mais encore jouer vis-à-vis de celle-ci le rôle que la première sacrée joue vis-à-vis de la seconde, c'est-à-dire se fusionner avec elle.

Si le même processus se développe en même temps au niveau de l'union du groupe des vertèbres sacrées avec celui des vertèbres coccygiennes, les effets de l'allongement portent exclusivement sur le coccyx; le sacrum demeure alors formé de cinq pièces, et il conserve la même dimension longitudinale qu'à l'état normal; mais la colonne lombaire, qui ne comprend plus, en ce cas, que quatre vertèbres, se trouve raccourcie en hauteur.

Il peut arriver que le sacrum, tout en demeurant indépendant de la dernière vertèbre lombaire, s'allonge par adjonction de la première pièce du coccyx, de façon à représenter encore un massif de six vertèbres. Au premier coup d'œil, cette disposition semble être le résultat d'un phénomène tout naturel, et on pourrait croire en examinant un bassin adulte, qu'il ne s'agit d'autre chose que d'une simple ankylose sacro-coccygienne, telle qu'elle se produit régulièrement avec les progrès de l'âge.

Mais, si l'on regarde de près la conformation des deux pièces ainsi synostosées par malformation congénitale, on voit que la première coccygienne se trouve notablement déformée : en effet, ses cornes ne sont pas isolées, mais elles se continuent, sans démarcation, avec les bords latéraux du sacrum qu'elles prolongent, de manière à limiter un cinquième trou sacré antérieur dont la configuration est identique à celle des trous sacrés normaux sus-jacents (fig. 121).

On doit donc admettre, avec Meckel, que le sacrum à six pièces s'allonge tantôt aux dépens de la région lombaire, et tantôt aux dépens de la région coccygienne du rachis, contrairement à l'opinion de Hohl qui se refuse à considérer comme possible la transformation d'une vertèbre lombaire en vertèbre sacrée.

Sur le squelette entier, la nature de l'assimilation est aisée à découvrir ; il suffit pour cela de pratiquer de haut en bas la numération des vertèbres ; on la reconnaît également sans difficulté sur le bassin isolé, à condition que la préparation anatomique ait été assez soigneusement faite pour que l'on puisse examiner le coccyx en son entier, et compter le nombre des pièces constituantes de ce petit os.

L'adjonction de la première vertèbre du coccyx au sacrum ne modifie en

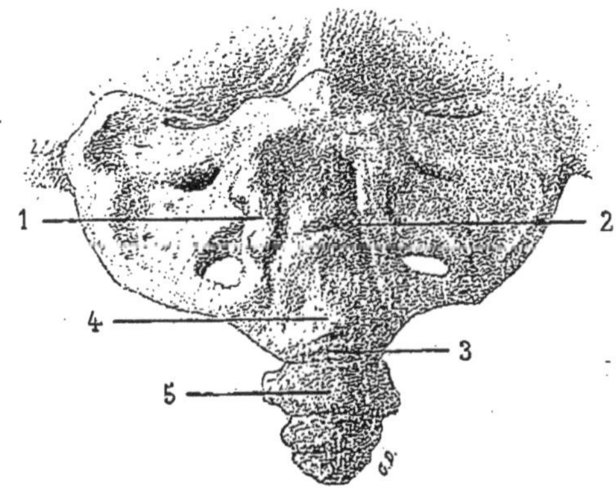

FIG. 121. — Assimilation de la première vertèbre coccygienne au sacrum (musée Dupuytren).

1. Soudure des cornes coccygiennes et sacrées.
2. Soudure des corps vertébraux de la cinquième sacrée et de la première coccygienne.
3. Articulations inter-coccygiennes mobiles.
4. Première coccygienne assimilée.
5. Coccyx proprement dit.

rien la direction générale de la paroi postérieure du bassin, non plus que ses rapports avec les os coxaux.

Il en est différemment lorsque le sacrum se trouve allongé par assimilation de la cinquième vertèbre lombaire. Les effets de cette anomalie de développement sur la conformation du bassin ont été bien étudiés par Hohl, qui les a divisés en deux variétés, selon que la synostose lombo-sacrée n'existe que partiellement et affecte une disposition unilatérale, ou selon qu'elle est totale et, par conséquent, bilatérale. En ce second cas, néanmoins, la conformation de la région synostosée ne se montre pas nécessairement symétrique.

1° *Bassins viciés asymétriquement par assimilation de la cinquième vertèbre lombaire au sacrum.*

Dans cette variété de malformation du squelette pelvien, la première vertèbre sacrée vraie et la dernière lombaire se trouvent tantôt fusionnées dans l'une de leurs moitiés latérales seulement, et tantôt synostosées en totalité, mais en offrant d'un côté à l'autre un mode différent de déformation.

Dans le cas où la soudure est unilatérale, l'apophyse transverse de la dernière lombaire fait corps avec l'aileron sacré sous-jacent ; il peut y avoir synostose parfaite, ou conjonction des deux prolongements osseux anormalement développés et rapprochés l'un de l'autre, avec interposition d'une mince lamelle cartilagineuse qui joue le rôle de trait d'union.

Lorsqu elle n'est qu'unilatérale, cette disposition vicieuse de la cinquième lombaire et de la base du sacrum n'entraîne pas fatalement une difformité asymétrique de l'ensemble du bassin. Il arrive, en effet, que les deux apophyses fusionnées forment un massif dont l'étendue en hauteur est la même que celle des deux saillies osseuses isolées et bien conformées qui occupent le côté opposé. En ce cas, chacune des apophyses fusionnées participe à un même degré à la formation du massif osseux commun, ou bien l'une des deux se trouvant arrêtée dans son développement, l'autre subit une hypertrophie compensatrice. Dans ces conditions, le sacrum conserve une apparence symétrique dans son allongement vertical, et l'influence de l'assimilation partielle sur la conformation du bassin, ne diffère en rien de celle qu'exerce l'assimilation bilatérale et symétrique que nous décrivons plus loin.

L'assimilation unilatérale entraîne, au contraire, une déformation asymétrique du bassin, lorsque la synostose s'accompagne, soit d'un défaut, soit d'un excès dans la production du tissu osseux.

Le sacrum allongé présente alors un développement inégal en hauteur sur ses deux bords : celui de ces bords qui répond au côté de la synostose se trouve tantôt le plus long et tantôt le plus court, suivant qu'il s'agit d'un défaut ou d'un excès d'ossification.

Les vertèbres peuvent se souder par leurs corps, soit conjointement avec les apophyses transverses, soit indépendamment de celles-ci. La synostose médiane détermine une déformation du bassin qui varie selon que les corps vertébraux conservent une disposition symétrique, ou selon qu'ils subissent un tassement en hauteur plus marqué d'un côté que de l'autre. Dans le premier cas, le bassin revêt les caractères propres à la viciation par assimilation bilatérale et symétrique, que nous exposons plus loin. Dans le second cas, les parois pelviennes affectent une conformation asymétrique.

On voit, en somme, que le bassin se trouve vicié par adjonction de la cinquième lombaire au sacrum, avec assimilation asymétrique, dans les conditions suivantes : 1° lorsqu'il existe une synostose unilatérale de l'apophyse transverse de la cinquième lombaire et de l'aileron sacré, avec excès ou défaut de production du tissu osseux, au niveau du trait d'union ; 2° lorsqu'il existe une synostose partielle ou totale des deux corps vertébraux, et que le dévelop-

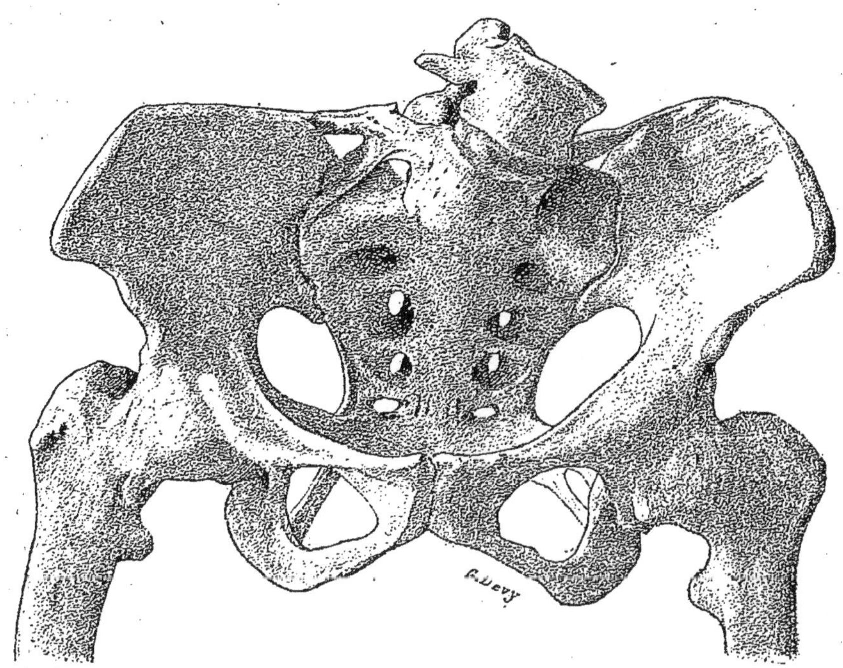

Fig. 122. — Bassin vicié par assimilation. Soudure du corps de la cinquième lombaire au sacrum. Déformation asymétrique (musée Depaul).

pement de l'une ou des deux pièces osseuses est inégal en hauteur, d'un côté à l'autre.

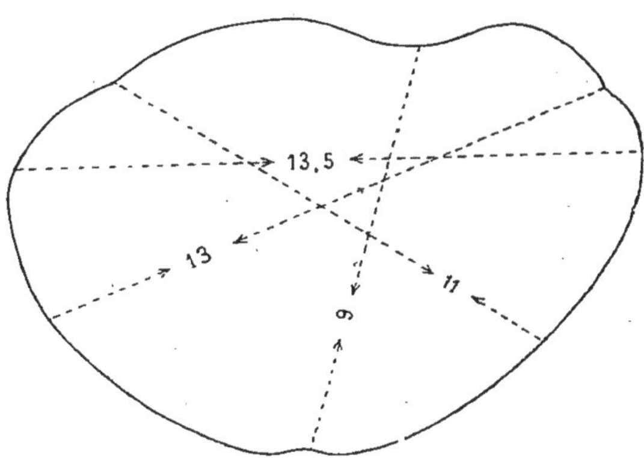

Fig. 122 *bis*. — Diagramme du détroit supérieur du bassin de la figure 122.

Sur le bassin vicié par assimilation asymétrique, le plateau supérieur de la rallonge lombaire surajoutée au sacrum s'incline de côté. La colonne vertébrale se fixe ainsi à la pièce surnuméraire de la paroi postérieure du bassin, suivant une incidence oblique et vicieuse. De là résulte la production d'une inflexion rachidienne, dont l'angle de coudure a son sommet tourné vers le côté du sacrum qui se trouve le plus développé en hauteur. En d'autres termes, il existe une scoliose angulaire, à siège intra-pelvien, occupant la partie supérieure du sacrum (scoliose pélykogène) ; au-dessus de celle-ci, la colonne vertébrale décrit, comme à l'habitude, des courbures alternes de compensation, qui sont destinées à ramener la ligne de gravité dans le plan médian.

Sous l'influence de la transmission extra-médiane du poids du tronc aux parois du bassin, l'os iliaque, vers lequel sont dirigées l'ouverture de l'angle de la scoliose lombo-sacrée et la convexité de la courbure scoliotique lombaire de compensation, se trouve refoulé en haut et en arrière ; la ligne innominée correspondante subit un redressement et un refoulement oblique en dedans; l'ischion est attiré en haut et en dehors.

Dans l'assimilation asymétrique avec ankylose des corps vertébraux, on voit les deux premières pièces du sacrum allongé se tordre autour d'un axe vertical, et regarder, par leur face antérieure, l'os iliaque aplati.

La figure 122 représente un type d'assimilation totale et asymétrique du corps de la cinquième lombaire, recueilli au musée de la Clinique. La vertèbre surajoutée au sacrum est inégalement développée d'un côté à l'autre; sa hauteur est de 32 millimètres à droite, et de 22 millimètres à gauche. La convexité de la scoliose sacrée est orientée à droite, celle de la scoliose lombaire compensatrice est tournée à gauche. L'os iliaque du côté gauche se trouve aplati et refoulé en dedans, en haut et en arrière.

Le promontoire, situé à l'union de la quatrième et cinquième lombaire, est à 4 centimètres au-dessus du plan du détroit supérieur. Le diamètre promonto-pubien est de 96 millimètres ; des deux diamètres obliques, le gauche mesure 111 millimètres et le droit 130 millimètres ; le diamètre bis-ischiatique est de 90 millimètres.

La figure 123 représente un bassin du musée Dupuytren; elle offre un exemple différent d'assimilation asymétrique constituée par une synostose unilatérale.

Sur cette pièce, l'apophyse transverse droite de la cinquième lombaire fait corps avec l'aileron sacré sous-jacent ; la masse synostosée offre un volume plus considérable que l'ensemble des deux apophyses indépendantes du côté opposé; de cette inégalité de hauteur, résulte la production d'une légère scoliose sacrée dont la convexité est tournée à droite, c'est-à-dire vers le foyer de la fusion osseuse qui comporte un excès de développement en hauteur.

D'une façon générale, on peut dire que l'assimilation asymétrique de la cinquième lombaire imprime au bassin des caractères complexes, qui tiennent à la fois de ceux que l'on rencontre sur le bassin de Nægele et sur le bassin scoliotique.

Le détroit supérieur offre le type oblique ovalaire, comme dans les deux premiers des trois genres de viciations que nous venons de citer. Le mécanisme de la déformation de ce détroit repose sur l'inégalité d'expansion que subissent les os d'un côté à l'autre ; mais, tandis que dans le bassin oblique ovalaire la dystrophie frappe la surface articulaire latérale du sacrum sur toute sa hauteur, c'est-à-dire la totalité de l'articulation sacro-iliaque, elle se localise, dans le cas qui nous occupe, à la partie supérieure de l'aileron sacré, et n'intéresse en rien les surfaces articulaires sacro-iliaques. On comprend ainsi comment, dans le bassin vicié par assimilation, l'excavation pelvienne et le détroit inférieur échappent à l'aplatissement unilatéral qui constitue, par sa généralisation à toute la hauteur du bassin, la caractéristique de la viciation pelvienne qui porte le nom de Nægele.

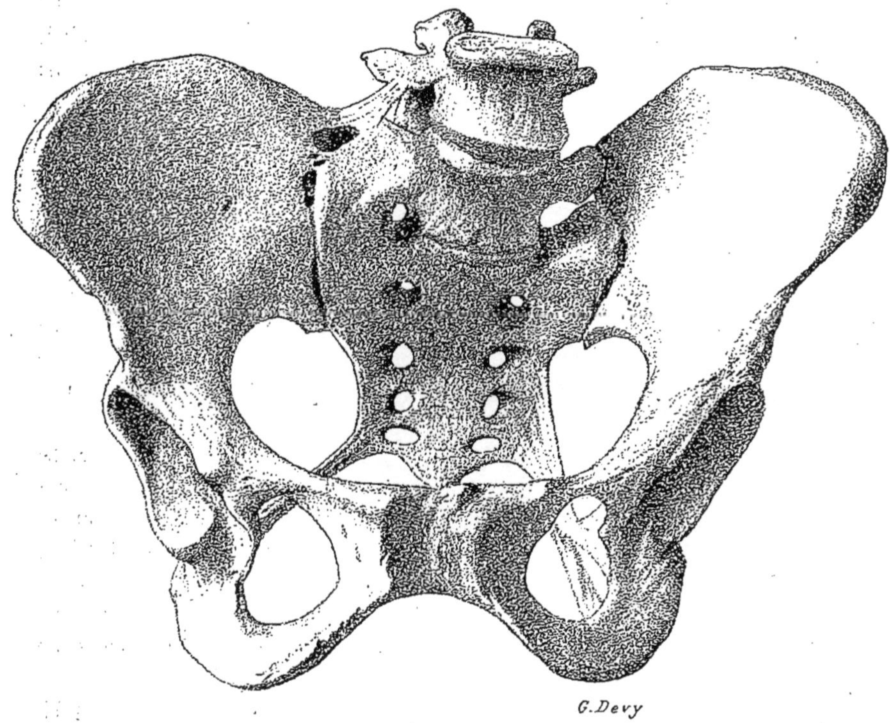

FIG. 123. — Bassin asymétrique avec assimilation unilatérale de la cinquième lombaire au sacrum (musée Dupuytren).

Le détroit inférieur offre une configuration asymétrique analogue à celle que l'on rencontre sur le bassin scoliotique : il se montre plus spacieux dans celle de ses moitiés latérales qui est située du même côté que la ligne innominée aplatie, et cet élargissement unilatéral tient au rejet en dehors de la tubérosité ischiatique correspondante.

Le bassin vicié par assimilation serait presque un bassin scoliotique typique, s'il n'était modifié dans sa forme par quelques-uns des caractères que l'on rencontre dans la cyphose, caractères qui dépendent de la surélévation du promontoire, et de la disposition infundibuliforme que présente l'excavation pelvienne, en raison de l'allongement du sacrum en hauteur.

En résumé, le bassin vicié par assimilation asymétrique de la cinquième lombaire n'est autre, au point de vue de sa forme générale, qu'un bassin scolio-cyphotique dans lequel l'élément scoliotique se trouve d'autant plus accusé, que les deux bords latéraux de la rallonge sacrée offrent une plus grande inégalité dans leur développement en hauteur.

2° *Bassin vicié symétriquement par assimilation de la cinquième lombaire au sacrum.*

La synostose des vingt-quatrième et vingt-cinquième vertèbres, qu'elle consiste en une fusion unilatérale ou bilatérale des masses latérales ou des

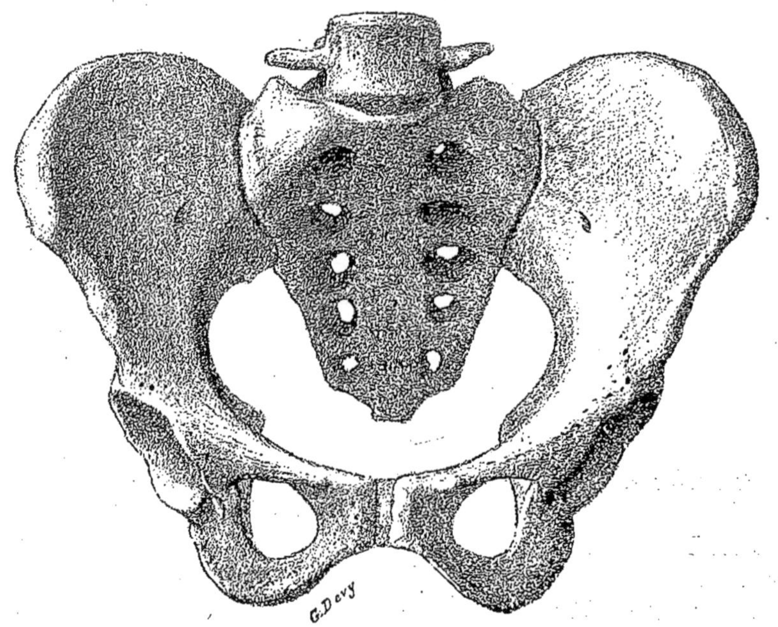

FIG. 124. — Bassin symétrique vicié par assimilation complète de la cinquième lombaire au sacrum (musée Dupuytren).

corps de ces vertèbres, répartit également ses effets déformateurs sur les deux moitiés latérales du bassin, lorsque le sacrum, surmonté de son allonge, présente la même hauteur sur ses deux bords.

La paroi postérieure du bassin peut conserver une apparence symétrique dans son ensemble, alors même que la première pièce sacrée et son allonge lombaire offrent une disposition asymétrique d'un côté à l'autre quand on les envisage isolées du reste du sacrum ; en ce cas, l'irrégularité de forme de l'une des deux pièces se trouve compensée par l'irrégularité, en sens inverse, présentée par l'autre pièce.

Il existe un exemple de ce genre de malformation au musée de la Clinique. Sur cette pièce, la cinquième lombaire et la première sacrée affectent toutes deux la forme d'un coin dirigé en travers, et disposé de telle façon que la base de l'un repose sur la pointe de l'autre ; la cinquième lombaire est haute de 28 millimètres à droite et de 24 à gauche ; la première sacrée, de 24 à droite et de 29 à gauche.

La forme du bassin vicié par assimilation symétrique de la cinquième vertèbre lombaire rappelle exactement celle du bassin cyphotique ; il n'existe de différence qu'au point de vue de la longueur totale du sacrum, qui se trouve augmentée dans l'assimilation lombaire ; le promontoire est haut situé (à 5 centimètres au-dessus du plan passant par les lignes innominées, sur un bassin

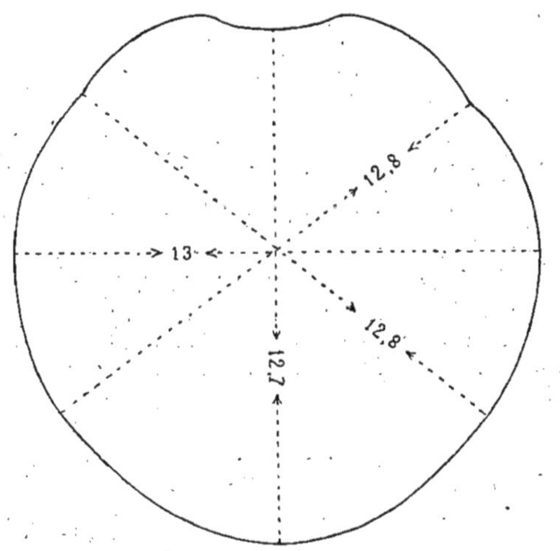

Fig. 124 *bis*. — Diagramme du détroit supérieur du bassin de la fig. 124.

du musée Dupuytren). Le sacrum et les os iliaques convergent de haut en bas, d'arrière en avant, et de dehors en dedans ; l'excavation pelvienne est rétrécie en entonnoir (fig. 124 et 124 *bis*).

Les courbures alternantes du rachis tendent à disparaître, pour faire place à une incurvation cyphotique à très grand arc (cyphose pélykogène de Freund).

L'assimilation de la cinquième lombaire au sacrum s'observe assez souvent sur des bassins rachitiques ; en pareil cas, les effets de la cyphose et ceux du rachitisme ne se montrent pas antagonistes, comme lorsqu'il s'agit d'une cyphose primitive du rachis. Le rachitisme, en effet, n'atténue pas la disposition infundibuliforme du bassin ; il complique, au contraire, la malformation d'origine vertébrale, en ce sens qu'il entraîne un défaut de développement généralisé de la ceinture pelvienne. Le musée de la Clinique possède un bassin de cette nature ; le sacrum est composé de six pièces ; le petit bassin est infundibuliforme, et le détroit inférieur se trouve rétréci dans tous ses diamètres.

3° *Bassin vicié par assimilation de la première vertèbre coccygienne au sacrum.*

La synostose de la première pièce du coccyx avec la cinquième sacrée n'altère en rien la conformation générale du bassin (voir fig. 121).

Elle serait dénuée de tout intérêt obstétrical, si, en prolongeant par en bas la paroi postérieure du petit bassin, elle ne raccourcissait d'autant le segment rétro-anal du périnée, et n'apportait de ce chef une certaine gêne dans l'ampliation du plancher pelvien. Cet élément de dystocie est commun à l'assimilation d'origine congénitale et à l'ankylose acquise de l'articulation sacro-coccygienne, tel que l'ont étudié en particulier Trefurt et Lenoir (voir t. I, p. 31).

Le raccourcissement du diamètre antéro-postérieur du détroit inférieur peut mettre obstacle à l'expulsion spontanée de la tête fœtale. Toutefois cet obstacle est en général aisé à surmonter, à l'aide de l'application du forceps. On pourrait encore pratiquer la symphyséotomie, ou l'ostéotomie coccygienne.

§ 6. — Bassins viciés par défaut de développement des corps vertébraux du sacrum.

Bibliographie chronologique. — Holhl. Zur Path. d. Beck. Leipzig, 1852, p. 61. — — Lange. Vortr. ueb. ein kyphoc. querverengte. Beck, etc. Arch. f. Gynäk., 1870, t. I, p. 224. — Fr. Neugebauer. Bassin de Bruxelles. Arch. f. Gynäk., 1885, t. XXV, p. 223. — Litzmann. Ein durch. Mangelhaft Entw. d. Krenzb. querver. Beck., Archiv. f. Gynäk., 1885, t. XXV, p. 31.

Nomenclature alphabétique des auteurs.

Nous avons envisagé plus haut l'arrêt de développement localisé à une seule des deux masses latérales des vertèbres sacrées, ou aux deux à la fois, dans ses rapports avec la conformation générale du bassin; toutefois, la dystrophie osseuse porte, en certains cas, non pas sur les parties latérales seules, mais sur les corps vertébraux du sacrum. Elle reconnaît alors pour origine, soit une absence complète des cartilages primordiaux ou des points d'ossification du corps du sacrum, soit un défaut d'expansion plus ou moins accusé de ces points d'ossification.

La malformation qui en résulte peut se localiser à la partie supérieure du sacrum, ou se répartir en hauteur à toute l'étendue de l'os. Elle est symétrique ou asymétrique, selon que les deux moitiés latérales de la paroi postérieure du bassin se trouvent dystrophiées à un degré sensiblement égal, ou selon que la malformation prédomine sur la moitié droite ou sur la moitié gauche du sacrum.

Les effets du défaut de développement du sacrum sont tout différents, suivant que la malformation frappe la paroi postérieure du bassin dans le sens de sa largeur, ou dans celui de sa hauteur.

Dans le premier cas, les effets du défaut de développement généralisé du sacrum se rapprochent beaucoup de ceux qu'on observe lorsque les parties latérales de l'os sont seules mal conformées. Hohl donne la description d'un bassin de nouveau-né, dans lequel les deux premières vertèbres du sacrum existent seules, et à l'état rudimentaire ; ces deux pièces sont représentées par un tractus cartilagineux mince et perforé, placé de champ entre les

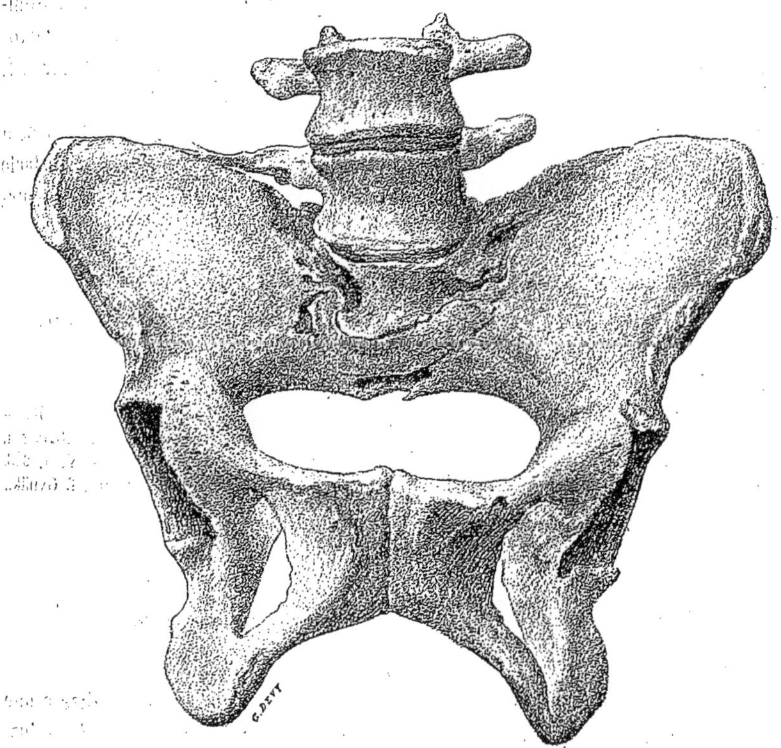

Fig. 125. — Défaut de développement des corps vertébraux du sacrum. Bassin vu de face (d'après Litzmann).

deux tubérosités iliaques qu'il relie l'une à l'autre. Le petit bassin se montre extrêmement rétréci en travers ; sur une coupe horizontale, sa cavité se présente sous l'aspect d'une fente dirigée d'avant en arrière.

Litzmann a spécialement attiré l'attention sur ce genre de viciation pelvienne, en publiant la description d'un bassin de femme adulte, morte à la suite d'un troisième accouchement (fig. 125).

Sur cette pièce, le défaut de développement est très accusé ; il porte sur la cinquième vertèbre lombaire, et en même temps sur la totalité du sacrum. Toutefois, la dystrophie de la dernière lombaire est moins complète que celle du sacrum ; cette vertèbre semble avoir subi un tassement vertical, et sa hauteur est de 19 millimètres à gauche, de 12 millimètres à droite.

Le rudiment qui représente le sacrum ne rappelle en rien la conformation primitive de l'os ; c'est un demi-anneau osseux asymétrique et irrégulier dans sa forme ; sa hauteur est de 14 millimètres à gauche, et de 7 à droite ; il est partiellement synostosé, à droite et à gauche, avec l'os coxal et en même temps avec la vertèbre sus-jacente. A la partie inférieure de cette commissure se trouve attaché un petit noyau cartilagineux informe, répondant au coccyx.

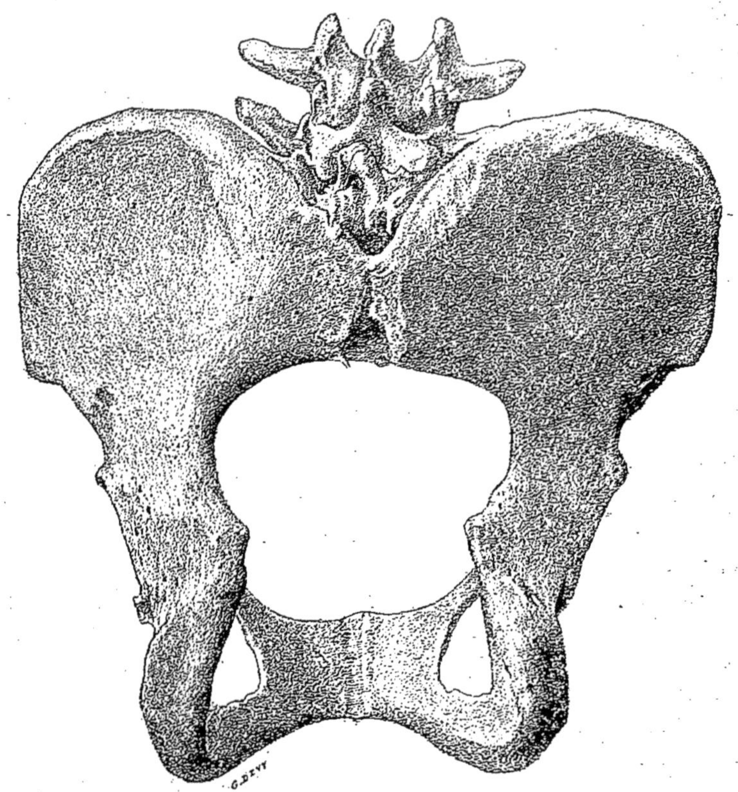

Fig. 126. — Défaut de développement des corps vertébraux du sacrum. Même bassin que celui de la figure 125, mais vu par sa face postérieure (d'après Litzmann).

Ce noyau se trouve maintenu en place par l'attache des ligaments sacro-iliaques postérieurs.

En arrière du sacrum rudimentaire, les deux tubérosités iliaques sont venues au contact l'une de l'autre, et se sont synostosées entre elles (fig. 126).

Les ailes iliaques présentent une forme quadrilatère, et sont redressées de bas en haut ; le détroit supérieur affecte la disposition d'un ovale sensiblement symétrique, dont le grand axe, dirigé d'avant en arrière, est long de 116 millimètres, et dont le diamètre transversal maximum mesure 107 millimètres ;

les deux diamètres obliques n'offrent qu'une différence de 2 millimètres dans leur étendue.

Le rétrécissement transversal du bassin se propage du détroit supérieur jusqu'au détroit inférieur, et présente son maximum d'angustie au niveau du détroit moyen. Le diamètre bi-sciatique mesure 65 millimètres, et le bis-ischiatique 85 millimètres.

Litzmann estime que cette malformation est d'origine congénitale, et qu'elle provient d'une compression subie *in utero ;* la malade chez laquelle il l'a observée était jumelle. On peut supposer que l'évolution du cartilage primordial, comme celle des points d'ossification, avait été arrêtée par les pressions exercées, au niveau du bassin, par le fœtus voisin.

Neugebauer a trouvé dans la collection de Bruxelles un bassin provenant d'une femme âgée de 25 ans, sur lequel le sacrum, très rudimentaire, n'est représenté que par des vestiges de la première et de la seconde vertèbre. Comme dans le fait de Hohl et dans celui de Litzmann, le bassin se trouve fortement rétréci en travers; la déformation en entonnoir est essentiellement subordonnée au défaut d'expansion des pièces du sacrum en largeur.

Lorsque l'arrêt de développement frappe la paroi postérieure du bassin en sens vertical, les effets sont très différents, selon que la dystrophie a pour siège la partie supérieure ou la partie inférieure du sacrum. Dans les cas où l'arrêt de développement porte sur les premières pièces de l'os, son retentissement sur la conformation du bassin offre la plus grande analogie avec celui qui dépend de la destruction inflammatoire des mêmes pièces osseuses, et il se produit une véritable déformation spondylizémateuse.

On peut se faire une idée de la conformation qu'affecte le bassin en pareil cas, d'après la description que Lange a donnée d'un bassin dont le sacrum avait été en grande partie détruit par ostéite.

Le bassin dont il s'agit a été décrit par cet auteur sous la dénomination de bassin cyphotique transversalement rétréci ; il provenait d'une femme rachitique et bossue. Le sacrum et la dernière vertèbre lombaire se trouvaient fusionnés en une masse unique et informe, laquelle était intimement synostosée avec l'os iliaque gauche. Quant aux corps vertébraux, ils avaient été presque entièrement détruits par le processus inflammatoire.

L'absence complète des pièces répondant à la partie inférieure du sacrum, entraîne des déformations opposées à celles que détermine la malformation de même nature, lorsque cette dernière malformation a pour siège la partie supérieure du sacrum. Le défaut d'expansion de l'os en sens vertical, avec conservation intégrale de ses dimensions en sens transversal offre le même mode de retentissement. Bien que nous n'ayons pu trouver d'exemples de cette dystrophie existant indépendamment d'autres malformations du squelette pelvien, l'examen de deux bassins à viciation complexe, provenant l'un du musée Dupuytren, et l'autre du musée Depaul, nous a permis d'apprécier l'influence que le défaut de développement en hauteur du sacrum pouvait exercer sur la conformation de l'excavation pelvienne. Cette influence se traduit par un élargissement de la partie inférieure du petit bassin, c'est-à-dire par un écartement exagéré en tous sens des limites du détroit inférieur.

Sur le bassin du musée Dupuytren, la malformation du sacrum se trouve liée à une dystrophie extrêmement complexe et irrégulièrement répartie à toute la partie inférieure du squelette (fig. 127). Il existe une double luxation des fémurs : l'un de ces os, court, tordu et aminci, se trouve fixé aux parois du

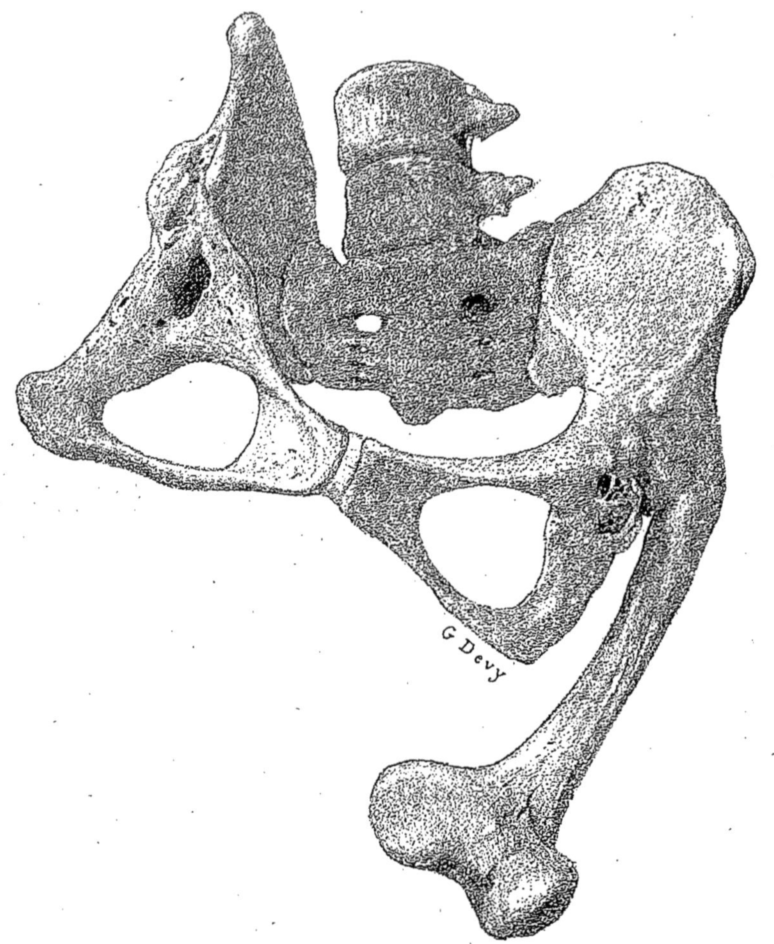

Fig. 127. — Défaut de développement du sacrum en hauteur. Bassin avec viciation complexe (musée Dupuytren).

bassin par une ankylose complète. Les os iliaques, tous deux très grêles, sont déviés l'un par rapport à l'autre, comme dans certains cas où la viciation pelvienne est produite par une claudication unilatérale. Toutefois, ce genre de distorsion du bassin se montre ici porté à un degré extraordinaire. Les cinq vertèbres sacrées n'existent qu'à l'état rudimentaire ; le sacrum est représenté par une bande de tissu osseux large de 82 millimètres, et dont la hauteur est de 37 millimètres à droite, et de 48 à gauche. Les vertèbres sont réduites à l'état de minces tranches osseuses superposées, qui semblent avoir été aplaties et tassées les unes sur les autres en sens vertical. Les trous sacrés offrent des dimensions lenticulaires. Le coccyx se présente sous la forme d'un petit noyau irrégulier, appendu à la partie inférieure du sacrum rudimentaire.

En dehors de l'asymétrie exagérée du bassin, le caractère le plus saillant de la déformation pelvienne consiste, dans ce cas, en un agrandissement extrême du diamètre bis-ischiatique et du diamètre antéro-postérieur du détroit inférieur.

Sur la pièce du musée de la Clinique, l'influence du défaut de développement

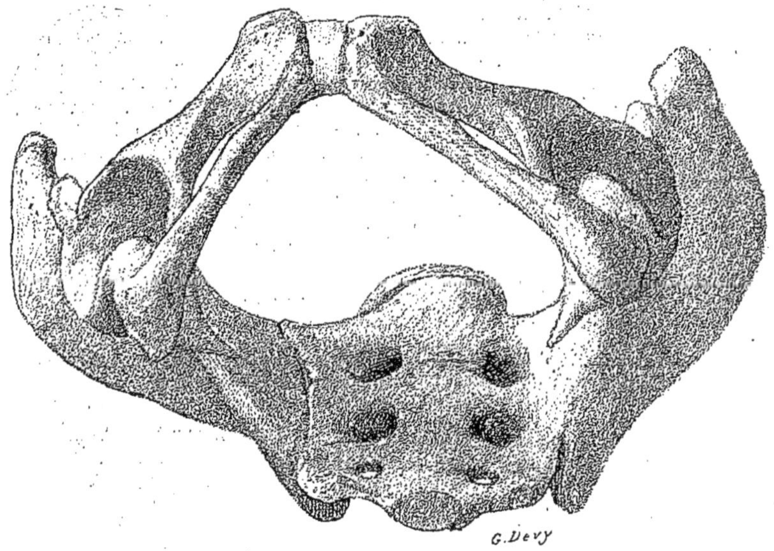

Fig. 128. — Défaut de développement du sacrum en hauteur. Bassin avec viciation complexe (musée Depaul).

du sacrum (en hauteur) sur l'élargissement de la partie inférieure du petit bassin, apparaît encore plus démonstrative (fig. 128). Il s'agit d'un bassin oblique ovalaire, avec synostose sacro-iliaque partielle siégeant du côté gauche; l'aileron sacré de ce côté est rudimentaire ; le sacrum est formé de quatre vertèbres seulement. Tandis qu'au détroit supérieur la déformation de Nægelé offre ses caractères réguliers, elle disparaît au niveau de l'excavation et du détroit inférieur : en effet, au lieu d'offrir une déviation de haut en bas et de dehors en dedans, la branche ischio-pubienne, ainsi que le corps de l'ischion du côté gauche, ont subi un déplacement en dehors. L'arcade pubienne, très élargie, offre un évasement asymétrique, et c'est précisément du côté répondant à la synostose sous-iliaque que l'élargissement se trouve le plus accusé.

ARTICLE VII

DÉFORMATIONS ATYPIQUES DU BASSIN

(BASSINS OBSTRUÉS ET DÉFORMÉS PAR TUMEURS SOLIDES DÉVELOPPÉES AUX DÉPENS DES OS)

Bibliographie chronologique. — CRÈVE. Krankh. d. Weibl. Beck., Berlin, 1795. — PUCHELT. De tumor. in pelvi partum impendent. Heidelberg, 1840. — NÆGELÉ. Trad. DANYAU, 1840. — LENOIR. Arch. gén. méd., 1859, t. XIII, p. 182, et Atlas complém., 1865. — BERRY. Lond. obstetr. transact., 1865, t. VII, p. 261. — KORMANN. Exostosenbeck. Arch. f. Gynæk., 1874, t. VI, p. 472. — DEPAUL. Fract. du bassin. Gaz. obstétr., 1878, p. 13. — HARRIS. Cesar. sect. statistique (plus. observ. d'exostoses). Am. Journ. of med. Sc., avril-juillet, 1878. — NICAISE. Fibrom. périost. du tronc. Rev. mens. méd. chir., 1878, p. 752. — FRITSCH. Diss. inaug. Halle, 1879. — STADFELDT. Die Geb. bei Geschwulst. d. Beck. Centr. f. gyn., 1880, n° 22. — CHAPMANN. Tum. stéatom. faisant obst. à l'accouch. Anal. in Arch. tocol., 1881, p. 493. — HOFMEIER. Stachelbeck. Zeitschr. für. Geb. und Gynæk., 1884, t. X, p. I. — FR. NEUGEBAUER. Carcinom. Osteom. d. Wirbelsaüle (obs. de Blanchard). Arch. f. Gynæk., 1885, t. XV, p. 224. — SCHAUTA. Muller's Handb., 1888, t. II. — VON MARTZ. Schræg. verengt Beck. Archiv. für Gynæk., 1889, t. XXXVI, p. 289. — VAILLE. Bass. vic. par obstruct. Th. Paris, 1891. — NEUGEBAUER. Acanthopelys. Anal. in Iahresbericht Leitung. u. Forschritt., etc., 1892, t. II, p. 628. — MAYGRIER. Symphyséot. dans les fibr. pelv. Bullet. Soc. obstetr. Fr., 1893.

Nomenclature alphabétique des auteurs.

BERRY, 1865.
CHAPMANN, 1881.
CLÈVE, 1795.
DEPAUL, 1878.
FRITSCH, 1879.
HOFMEIER, 1884.
KORMANN, 1874.
LENOIR, 1859 et 1878.
VON MARTZ, 1889.
MAYGRIER, 1893.
NEUGEBAUER, 1892.
FR. NEUGEBAUER, 1892.
NÆGELÉ, 1840.
NICAISE, 1878.
PUCHELT, 1840.
SCHAUTA, 1888.
STAFELDT, 1880.
VAILLE, 1891.

L'obstruction de la filière pelvienne, lorsqu'elle a pour point de départ une altération du tissu osseux, peut dépendre d'états pathologiques variés ayant les parois du bassin pour siège. Elle est déterminée, tantôt par la présence de néoplasmes interstitiels ou superficiels développés aux dépens des os ou du périoste, tantôt par la production de lésions trophiques liées à l'ostéite, tantôt enfin par la consolidation vicieuse de fractures du bassin.

Le processus suivant lequel se déforme le petit bassin, tant dans sa cavité que dans ses parois, n'obéit à aucune des lois mécaniques que nous avons vues jusqu'ici présider à la pathogénie des viciations. C'est pour cette raison que nous désignons, sous la qualification générale d'*atypiques*, les malformations du bassin qui résultent d'une pareille obstruction de l'excavation pelvienne.

Rien n'est plus variable que le volume, le siège et le mode d'implantation, la nature histologique et le processus d'évolution que peuvent offrir, d'un cas à un autre, les tumeurs provenant des os du bassin. Rien n'est plus irrégulier que la direction des traits de fracture, le nombre et le mode de coaptation des fragments osseux, la forme et le degré de saillie en dedans des cals, dans les cas où il y a eu dislocation traumatique de la ceinture pelvienne.

Quand il s'agit de simples intumescences inflammatoires affectant la face interne des parois pelviennes, la diversité de caractères morphologiques, au point de vue du siège, du volume et de l'inégalité de surface des os, est la même que celle des néoplasmes proprement dits.

Ces divers ordres d'altérations du squelette du bassin ont pour effet commun de déterminer un rétrécissement de la filière pelvi-génitale. A l'inverse de ce qui existe pour la plupart des autres genres de malformations, le rétrécissement se montre absolu, en ce sens que la diminution des diamètres qui aboutissent à la saillie que présente en dedans la paroi pelvienne atteinte, ne se trouve pas compensée par l'élargissement des autres diamètres.

L'étude obstétricale des bassins obstrués par tumeurs, ou déformés par fractures vicieusement consolidées, est de date relativement récente. Le premier travail d'ensemble est dû à Lenoir (1859). Cependant, avant les publications de cet auteur, diverses séries d'observations avaient déjà été rapportées, notamment par Crève (1795) et par Puchelt (1840). Parmi les travaux contemporains, il convient de citer ceux de Stadfeldt (1880), de Schauta (1888) et de Vaille (1891).

Variétés anatomiques de l'obstruction pelvienne d'origine osseuse. — Les tumeurs osseuses du bassin, comme celles du reste du squelette, affectent, au point de vue de leur nature, un caractère bénin ou malin. Aux dénominations anciennes et vagues d'ostéomes ou d'ostéo-stéatomes, on a substitué aujourd'hui, grâce à la lumière fournie par la micrographie, celles d'exostoses, de fibromes, d'enchondromes, de sarcomes et de carcinomes.

Exostoses. — Le développement d'exostoses sur la face interne du bassin, sans constituer un état pathologique fréquent, n'est pas cependant d'observation exceptionnelle. Ce groupe d'ostéomes comprend : les exostoses proprement dites, offrant en certains cas les caractères propres aux tumeurs qui se développent pendant l'adolescence, et qui siègent au niveau des cartilages juxta-épiphysaires des os longs ; les saillies produites à la face interne ou sur la marge du bassin par le rachitisme ; les ostéophytes d'origine inflammatoire.

Lorsqu'ils revêtent le type d'exostoses de l'adolescence, les ostéomes bénins du bassin peuvent coexister sur un même sujet avec des tumeurs de même nature occupant les os du membre (Birnbaum, Léopold). Ils reconnaissent pour origine un processus de chondrite : il y a d'abord hyperplasie d'un des cartilages juxta-épiphysaires situés au voisinage d'une articulation ; secondairement, ce cartilage subit une calcification complète, et la saillie qu'il forme à l'intérieur du bassin représente, en raison de son hypertrophie, une bavure osseuse plus ou moins épaisse (fig. 129).

Il n'est pas rare de voir une exostose de cette nature se développer simultanément aux dépens de deux os adjacents. En ce cas, le néoplasme est primitivement double, et il peut conserver cette disposition à l'état définitif. Le plus souvent, cependant, les deux tumeurs se fusionnent secondairement, et elles constituent une masse unique qui vient masquer, sur une étendue plus ou moins grande, l'interligne articulaire au voisinage duquel elles ont pris naissance.

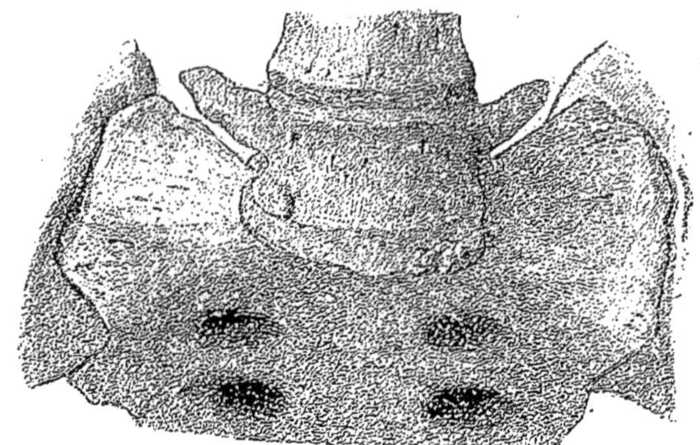

FIG. 129. — Exostose du promontoire (musée Depaul).

Les exostoses du bassin sont toujours sessiles ; leur forme, quoique irrégulière, affecte généralement une disposition arrondie ; leur surface est rabo-

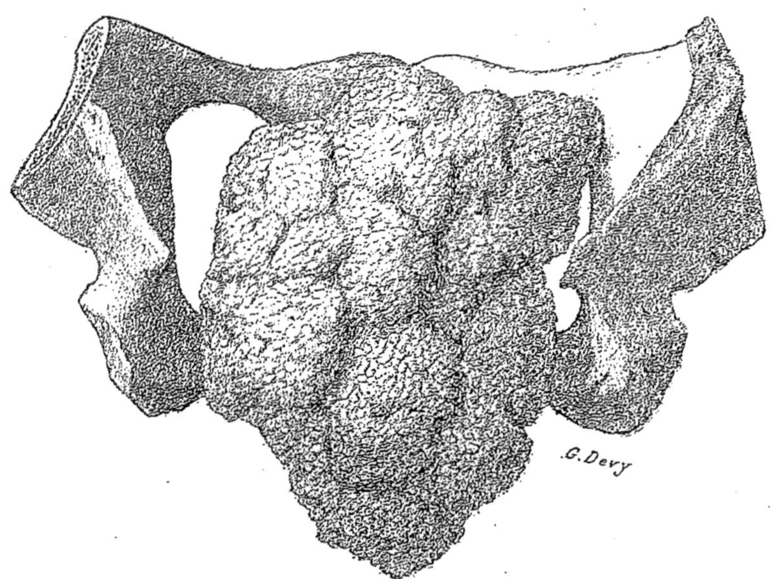

FIG. 130. — Exostose volumineuse des pubis (musée Dupuytren).

teuse et mûriforme ; leur consistance est celle du tissu osseux. Leur volume varie de celui d'un pois à celui d'un œuf de poule ; ce n'est que par exception qu'il comporte des dimensions plus considérables.

La figure 130, exécutée d'après une pièce déposée au musée Dupuytren par le professeur Moreau, représente un type d'exostose de volume extraordinaire. La tumeur, implantée sur la branche ischio-pubienne droite, obstrue complètement, dans toute sa hauteur, la moitié latérale correspondante de l'excavation pelvienne; en bas, elle déborde le détroit inférieur sur une étendue de 5 à 6 centimètres ; elle mesure environ 13 centimètres en hauteur, et 9 centimètres en sens transversal.

Les exostoses ont communément pour siège le voisinage du promontoire et la bordure de l'une des deux articulations sacro-iliaques. Tarnier a vu un cas de ce genre.

Hofmeier a décrit une exostose allongée, disposée en forme de crête transversalement étendue sur la face antérieure du sacrum au-dessous du promontoire. Le bassin se trouvait en outre malformé, par l'assimilation de la cinquième lombaire du sacrum, avec synostose complète du corps de cette vertèbre à la paroi postérieure du bassin.

Les exostoses produites par le rachitisme diffèrent des précédentes par leur pathogénie et par leur disposition. Ce sont plutôt de simples déformations localisées en des points limités de la superficie des os, que de véritables tumeurs du tissu osseux. Nous les avons décrites en étudiant le bassin à épines ou à arêtes tranchantes. Nous avons également attiré l'attention sur le développement exagéré du point saillant rétro-pubien, et sur l'existence d'une double crête éburnée longeant de part et d'autre l'interligne pubien, dans certains cas de bassins viciés par le rachitisme. Ces déformations, produites par un étirement, ou par une compression de tissu compact des os iliaques, peuvent devenir le point de départ de désordres graves pour l'organisme maternel, au moment de l'accouchement; lorsqu'elles occupent la face postérieure du pubis, elles doivent entrer en ligne de compte, lorsqu'on procède à la mensuration médiate du diamètre promonto-pubien minimum.

Les ostéophytes produits par une ostéite productive jouent, au point de vue obstétrical, le même rôle que les exostoses proprement dites. Ils ne diffèrent de ces dernières que par leur origine qui se trouve liée non à un travail de chondrite, mais à une inflammation du tissu osseux ou du périoste. Leur siège habituel occupe la face intra-pelvienne de l'acétabulum ; ils se développent toujours, en ce cas, à l'occasion d'une coxalgie affectant la forme cotyloïdienne.

Neugebauer a décrit un cas d'exostose de la face antérieure du sacrum, consécutif à une paramétrite postérieure, avec propagation inflammatoire au tissu osseux. Il existait une solide synéchie entre le col utérin et l'ostéophyte sacré.

Ostéite hypertrophique. — Le plus communément, les intumescences osseuses inflammatoires ne font qu'un relief de quelques millimètres à l'intérieur du petit bassin (voir *Ostéophytes*, tome I, p. 257) ; elles se présentent sous l'apparence d'îlots à contours irréguliers et à surface verruqueuse; la saillie des mamelons ostéophytiques paraît d'autant plus marquée que les sillons qui les séparent se trouvent profondément creusés par l'ostéite raréfiante. Pourtant, on a vu les ostéophytes liés à la coxalgie atteindre un volume considérable, et déterminer une véritable obstruction du bassin. Dans un fait rapporté par Hecker, le diamètre transverse de la partie intérieure de l'excavation se trouvait réduit à une étendue de 62 millimètres, par la présence d'un ostéophyte lié à la coxalgie.

Fractures vicieusement consolidées. — On sait que la consolidation des fractures s'effectue par un travail d'ostéite productive qui donne naissance au cal. Lorsque les fragments osseux conservent une coaptation imparfaite, dans le temps où se fait la réparation, le cal prend un développement difforme et constitue un ostéophyte volumineux. La saillie qui proémine à l'intérieur de l'excavation pelvienne se trouve formée en partie par l'un des deux fragments déplacés, en partie par le tissu osseux de nouvelle formation.

Ce n'est pas seulement en déterminant une obstruction pelvienne, que les fractures vicieusement consolidées entraînent la malformation du bassin ; elle rétrécissent en outre la filière osseuse en déformant l'ensemble de ses parois.

Parmi les fractures du bassin, celles qui portent sur le sacrum ou sur la portion pelvienne des os coxaux, sont beaucoup plus rares que les fractures des ailes iliaques, mais elles offrent seules un intérêt obstétrical.

Au niveau du sacrum, elles ont pour siège soit le corps, soit les ailerons de l'os. Dans le premier cas, le trait de fracture suit généralement une direction transversale. Neugebauer a donné la description d'un bassin de Bruxelles sur lequel le sacrum avait été divisé en travers, au niveau du corps de la deuxième vertèbre. La partie supérieure de l'os, entraînant avec elle la totalité du rachis, avait glissé d'arrière en avant, et s'était consolidée vicieusement en chevauchant sur le fragment inférieur. Ainsi déformé, le bassin offrait un aspect très analogue à celui que l'on observe dans certains cas de spondylizème ou de spondylolisthésis.

Lenoir a rapporté deux observations anatomiques et cliniques de viciation du bassin par fracture du sacrum.

Dans l'un de ces faits il y avait eu fracture totale de l'os, et le promontoire formait une saillie considérable en avant. La femme fut accouchée une première fois par le secours de l'embryotomie. La seconde fois elle subit l'opération césarienne et guérit.

Dans l'autre observation, due à David, la femme avait eu le sacrum brisé en quatre fragments à l'occasion d'une chute sur les fesses faite au quatrième mois d'une grossesse. La réunion s'opéra par l'intermédiaire d un cal difforme et très volumineux qui obstruait tout le petit bassin. La grossesse ne fut pas interrompue malgré ce traumatisme ; la femme succomba pendant le travail.

La localisation du trait de fracture à l'une ou aux deux apophyses articulaires du sacrum, peut donner naissance au spondylolisthésis.

Lorsque le traumatisme porte sur l'un des ailerons du sacrum, et lorsque, la division ayant été totale, les fragments déplacés se soudent vicieusement l'un à l'autre, le bassin subit une déformation asymétrique, et revêt généralement la configuration à type oblique ovalaire.

Fritsch a rapporté un remarquable exemple d'une fracture de ce genre : il s'agissait d'une jeune fille de 18 ans, épileptique, qui s'était fracturé l'aileron droit du sacrum à l'occasion d'une chute produite dans un accès. L'os iliaque, attenant à la fracture, avait subi un redressement avec refoulement de dehors en dedans, et se trouvait en même temps dévié en direction oblique d'avant en arrière et de droite à gauche. Le sacrum avait tourné de côté, autour de son axe longitudinal et regardait par sa face antérieure, comme dans le bassin de Nægelé, la moitié aplatie du bassin. Le diamètre oblique droit du détroit supérieur mesurait 4 centim. de moins que le gauche.

Les fractures de la portion pelvienne des os coxaux s'observent moins rarement que celles du sacrum; mais, ces traumatismes s'accompagnent, en règle générale, de délabrements internes d'une gravité extrême. Il est exceptionnel que les femmes survivent et qu'on ait, par conséquent, à constater des faits de dystocie causés par une consolidation vicieuse des fragments.

L'ischion, protégé par une grande épaisseur de parties molles, échappe presque toujours à l'action directe des grands traumatismes. On ne trouve guère de publiées, au point de vue des rapports avec la grossesse et l'accouchement, que des observations de fractures des pubis ou d'enfoncement de la cavité cotyloïde, abstraction faite toutefois des fractures pelviennes reconnaissant l'ostéomalacie pour cause prédisposante.

Parmi les quatre observations de fractures du bassin qu'a rapportées Lenoir, deux ont trait à des solutions de continuité traumatiques occupant les parois antéro-latérales du bassin. Dans la première, due à Barlow, il y avait eu une fracture bilatérale des pubis dont la consolidation s'était effectuée par un cal difforme. L'obstruction et l'aplatissement du bassin d'avant en arrière se trouvaient portés à un degré tel, qu'il fut nécessaire d'accoucher la femme par l'opération césarienne. Il y eut guérison.

La seconde opération a été publiée par Papavoine. Le bassin était le siège de fractures multiples, qui avaient été déterminées par un coup de pied de cheval. L'os iliaque droit avait été fendu de haut en bas, et le trait de fracture passait un peu en avant de l'articulation sacro-iliaque ; le fragment antérieur, dévié en dedans, chevauchait sur le postérieur. Du même côté, la branche ischio-pubienne avait été divisée en son milieu et la réunion des fragments, s'était effectuée par un cal fibreux (fig. 131).

Le bassin offrait un rétrécissement considérable en travers, et affectait, au détroit supérieur, la déformation oblique ovalaire. Le raccourcissement portait sur le diamètre oblique droit. La femme succomba aux suites d'un accouchement des plus laborieux. Au cours du travail, l'application du forceps détermina une nouvelle fracture de l'ischion droit.

Laforgue a rapporté un fait analogue à celui de Papavoine : à l'occasion d'une chute d'un lieu élevé, la femme avait eu une double fracture de l'os iliaque droit. L'un des traits de la fracture longeait l'articulaiton sacro-iliaque ; l'autre passait par la branche horizontale du pubis et par l'ischion. Le détroit supérieur offrait la configuration oblique ovalaire, et le diamètre oblique droit se trouvait de 3 centimètres et demi plus court que le gauche. La femme ne fut accouchée qu'au prix des plus grandes difficultés, à l'aide du forceps, et elle succomba dans les suites de couches.

La double fracture verticale des pubis est moins rare que les solutions de continuité traumatiques d'un seul côté du bassin. Cette lésion donne lieu à une déformation sensiblement symétrique. Nengebauer en a rapporté une observation, recueillie chez une secondipare de 20 ans. L'accident avait été produit par un éboulement. Les deux traits de fractures coupaient, à droite et à gauche, les branches horizontales du pubis et le point d'union de l'ischion avec ce dernier os ; ils descendaient en longeant la bordure interne du trou obturateur. Le bassin était déformé en entonnoir ; le sacrum avait basculé : sa base avait été refoulée en arrière et sa pointe reportée en avant.

Par suite de cette déformation, véritable cyphose pélykogène (Freund), la

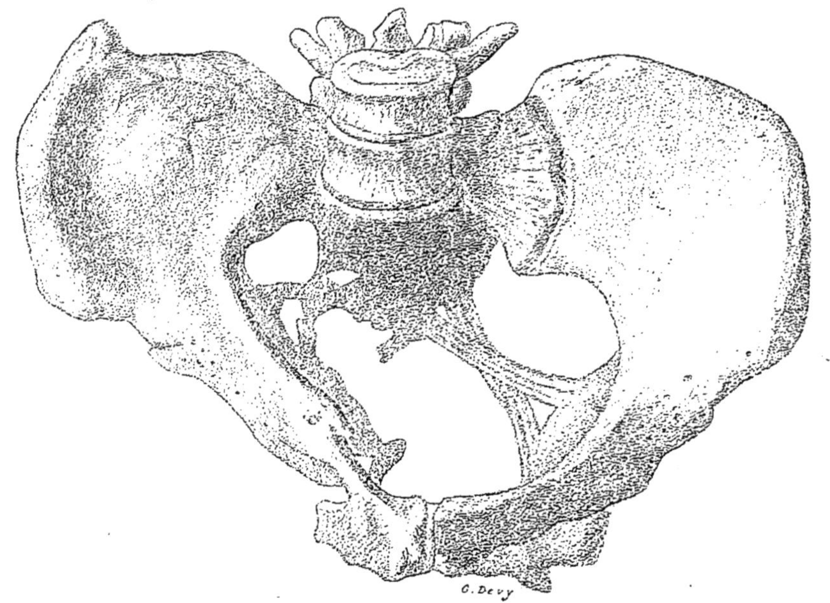

FIG. 131. — Bassin vicié par fractures multiples (obs. de PAPAVOINE) (d'après LENOIR, SÉE et TARNIER).

colonne vertébrale avait perdu sa direction sigmoïde, et s'était incurvée suivant une cyphose à grand arc généralisée à toute son étendue. Sur ce bassin, le diamètre bis-iliaque médian mesurait 29 centim. ; le bis-ischiatique n'était que de 8 centim.

Dans les fractures du bassin, le cal fait en général une saillie beaucoup plus marquée à l'intérieur de l'excavation pelvienne que sur la face externe de la ceinture osseuse.

Dans un fait, rapporté par Von Martz, de viciation pelvienne par fracture unilatérale et comminutive de l'os iliaque droit, ayant porté sur l'aile iliaque et sur le pubis, le cal remplissait presque entièrement la moitié correspondante de l'excavation pelvienne. Le détroit supérieur était extrêmement rétréci dans la direction du diamètre oblique droit. (Fig. 132.) Il fut nécessaire de recourir à l'embryotomie pour terminer l'accouchement. Sur ce bassin, les déformations semblent n'être que l'exagération de celles qui existent sur le bassin de Papavoine (voir fig. 131).

Il peut arriver, plus spécialement pour les fractures de l'arc antérieur du bassin, que le cal osseux fasse entièrement défaut ; les fragments ne se trouvent alors réunis que par des trousseaux fibreux (obs. de Papavoine). Sur le bassin de Bruxelles, décrit par Neugebauer, présentant une double fracture verticale du pubis, la consolidation s'était faite, du côté droit, par un cal osseux ; à gauche, les deux fragments se trouvaient réunis par des tissus fibreux. Le diastasis, résultant du défaut de solidité des moyens d'attache, était plus

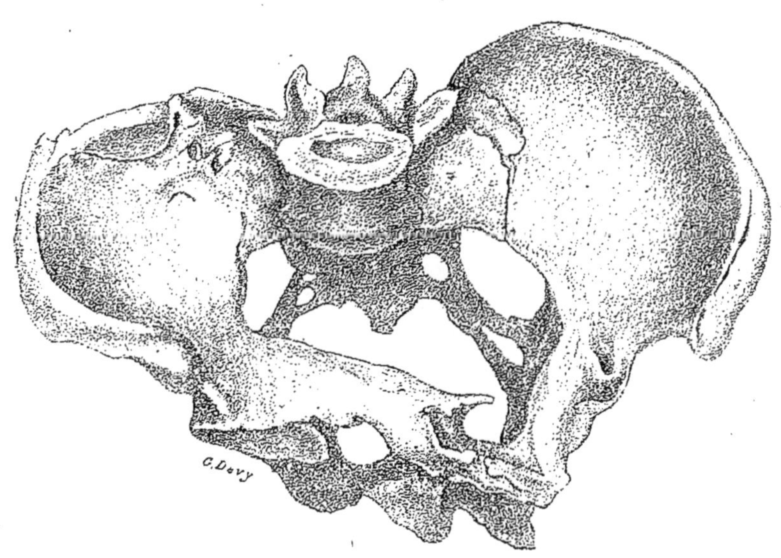

Fig. 132. — Bassin déformé et obstrué par fractures multiples (d'après Von Martz).

accusé à la partie supérieure qu'à la partie inférieure du foyer de la fracture du côté gauche ; l'écartement des fragments permettait le passage d'un crayon à la partie supérieure de ce foyer. Lorsque cette femme accoucha, on dut recourir à l'emploi du forceps, et, sous l'influence des tractions exercées à l'aide de l'instrument, il se produisit une nouvelle fracture.

Dans un cas observé chez une femme adulte, par Winkler, la pseudarthrose se montrait encore plus lâche que dans le fait précédent. La fracture datait de l'âge de 18 mois et avait porté sur le pubis droit. La moitié latérale correspondante de l'arc antérieur du bassin présentait dans sa totalité un arrêt de développement très marqué. L'écart des deux fragments était tel qu'on pouvait passer entre eux deux doigts placés à côté l'un de l'autre. Insuffisamment fixés par le cal fibreux, les deux fragments pouvaient se déplacer sous l'influence de pressions extérieures : en écartant la cuisse droite en abduction on portait le diastasis à son plus haut degré.

Fibromes implantés sur le bassin. — Les fibromes implantés directement sur les parois du bassin ne constituent pas, à proprement parler, des tumeurs du tissu osseux. Ainsi que l'a montré Nicaise, ces néoplasmes prennent ordinairement naissance aux dépens des éléments fibreux, ligaments ou aponé-

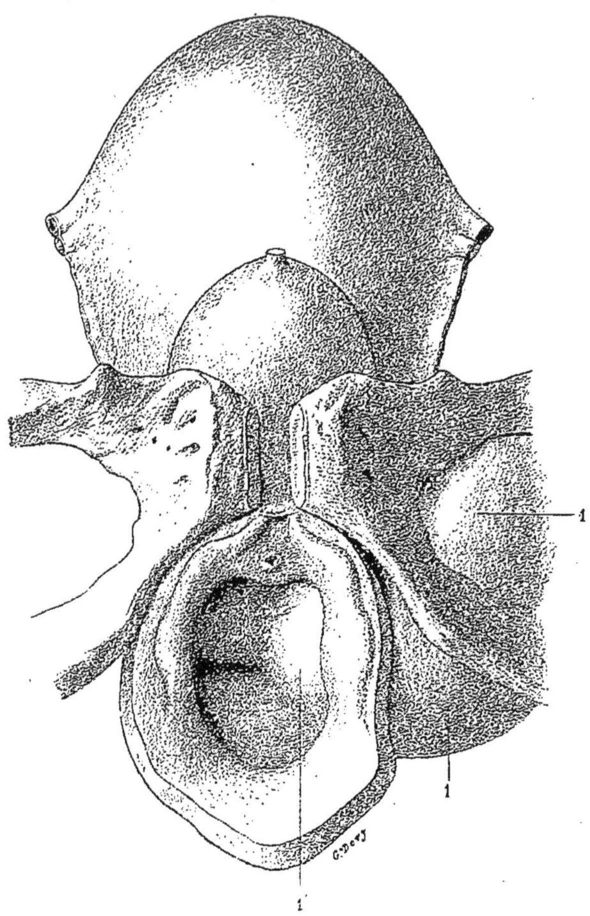

FIG. 133. — Fibrome de la branche ischio-pubienne gauche (d'après CH. MAYGRIER).

vroses, qui s'insèrent aux parois du bassin. Plus rarement ils se développent sur le périoste.

Le plus souvent les fibromes se rencontrent au niveau du grand bassin ; à ce titre, ils n'offrent guère d'intérêt obstétrical. Il n'en est pas de même lorsqu'ils occupent l'excavation pelvienne. Ils s'insèrent alors tantôt sur les ligaments périostiques de la face antérieure de l'articulation sacro-iliaque, tantôt sur les ligaments sacro-sciatiques ou sur l'arc antérieur du bassin.

Ch. Maygrier a rapporté à la Société obstétricale de France (1893) une observation de fibrome implanté sur la branche ischio-pubienne gauche, obstruant partiellement le vagin, et assez volumineux pour mettre obstacle au passage du fœtus. Malgré la symphyséotomie, il fut impossible d'extraire l'enfant à l'aide du forceps, et on dut recourir à la basiotripsie. Au cours de l'extraction, il se produisit une déchirure du vagin (fig. 133).

Ces fibromes affectent une disposition sessile ou pédiculée ; ils sont, par conséquent, fixes ou mobilisables à l'intérieur du petit bassin. Leur consistance est généralement demi-molle ; toutefois lorsqu'on vient à toucher leur surface, par l'exploration vaginale, dans le cours de l'accouchement, alors qu'ils sont comprimés par la présentation fœtale, on peut leur trouver une consistance absolument dure, qui peut induire en erreur et faire croire à l'existence d'une tumeur de nature osseuse.

Enchondromes. — Les enchondromes présentent habituellement un volume plus considérable que les exostoses, et ils arrivent à dépasser les dimensions d'une tête de fœtus à terme. Leur point de départ, dans le petit bassin, se trouve le plus souvent dans le voisinage d'une des articulations sacro-iliaques.

Au point de vue de leur évolution, ces néoplasmes se caractérisent par leur tendance à devenir kystiques ; leur surface est inégale et bossuée de grosses protubérances, dont les unes sont dures et les autres fluctuantes.

Sarcomes. — Chez la femme, le sarcome atteint plus fréquemment les os du bassin que ceux des membres. Ce genre de tumeur maligne se développe très rapidement, et arrive à acquérir un accroissement tel, qu'il peut obstruer hermétiquement le petit bassin, déborder même l'excavation pelvienne et dépasser l'un ou l'autre des deux détroits qui la limitent. Bar a observé, chez une femme enceinte, une obstruction telle, qu'il était impossible d'atteindre le col utérin par le toucher vaginal; il dut pratiquer l'opération césarienne, et celle-ci fut suivie de succès. La malade succomba plusieurs mois plus tard aux progrès de la cachexie. La tumeur, examinée à l'autopsie, mesurait 20 centim. en sens vertical, 14 en sens transversal, et 10 d'avant en arrière (fig. 134). Ses deux tiers inférieurs débordaient au-dessous du détroit inférieur. Elle offrait de larges vacuoles, à contenu purulent, dont l'évacuation spontanée avait été la cause occasionnelle de la mort.

Cette même disposition aréolaire du sarcome du bassin se trouve indiquée dans plusieurs observations, notamment dans celles de Berry et de Chapmann.

Carcinomes. — Le carcinome n'envahit guère les os du bassin, ainsi d'ailleurs que ceux de la colonne vertébrale, qu'à titre de phénomène métastatique. On le voit survenir principalement à la suite d'amputations du sein ou d'extirpations d'utérus cancéreux.

Le néoplasme se développe par noyaux isolés qui deviennent rapidement confluents. Il détermine parfois un ramollissement généralisé des os du bassin ; sous l'influence de cette perte de consistance, la ceinture osseuse pelvienne obéit à l'action des pressions et des contre-pressions liées à la pesanteur, et se déforme comme lorsqu'elle se trouve ramollie par l'ostéomalacie (ostéomalacie carcinomateuse. Neugebauer).

Examen clinique. — L'obstruction du bassin déterminée par la présence d'une tumeur est des plus aisées à constater par le toucher vaginal. Toute la difficulté du diagnostic consiste à reconnaître si la tumeur a pour point de départ les parois osseuses du bassin, ou si elle a pris naissance aux dépens des parties molles.

Un kyste dermoïde de l'ovaire, lorsqu'il est enclavé et fixé par des adhérences dans le petit bassin, peut en imposer, en certains cas, pour une tumeur ostéo-kystique du bassin, en raison des inégalités de sa consistance qui se montre osseuse par places, rénitente en d'autres points.

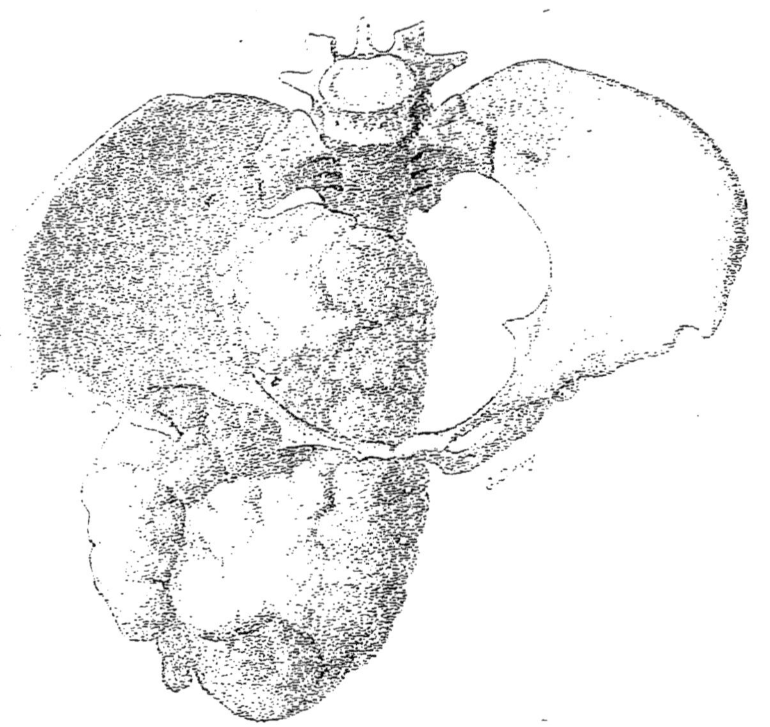

Fig. 134. — Bassin vicié par ostéo-sarcome (d'après P. Bar).

De même, un fibrome de l'ovaire ou de l'utérus, quand il est incarcéré et fixé dans l'excavation pelvienne par des adhérences, peut être confondu avec une tumeur fibreuse née des éléments du périoste.

Pour reconnaître si le néoplasme a son siège d'origine dans les os ou dans les parties molles, il est nécessaire de compléter les renseignements que fournit le toucher vaginal, par ceux que l'on demande au toucher rectal ou au cathétérisme vésical. S'il s'agit d'une tumeur située en arrière de l'utérus, on reconnaît qu'elle dépend des parties molles lorsque le doigt, introduit dans le rectum, arrive à passer entre elle et les parois du bassin. Pour les tumeurs situées en avant, on s'assure qu'elles sont indépendantes des os en glissant une sonde, par la voie vésicale, entre l'arc antérieur du bassin et le néoplasme.

Quant au diagnostic de la nature de la tumeur, dont il ne nous appartient pas d'exposer ici les éléments par le détail, on se fonde, pour l'établir, sur l'ensemble des caractères cliniques que l'on sait appartenir en propre à chaque variété.

D'une façon générale, l'apparition de douleurs ou d'œdème, la rapidité d'évolution, et le retentissement fâcheux sur l'état général, donnent à penser que la tumeur appartient au groupe des néoplasmes malins.

Pour apprécier le degré d'obstruction du bassin, et reconnaître la configuration de l'aire pelvienne au point de vue de sa perméabilité, il est indispensable de recourir au toucher manuel ou, tout au moins, pluridigital. Cet examen devra être pratiqué à l'aide de la narcose chloroformique.

Grossesse et accouchement. — Le retentissement de la grossesse sur l'évolution des tumeurs du bassin et, réciproquement, l'influence de celles-ci sur l'organisme de la femme enceinte sont tout différents selon qu'il s'agit de néoplasmes bénins ou malins.

Les tumeurs bénignes ou volumineuses peuvent entraîner la stérilité en raison des obstacles qu'elles apportent au coït, ou à l'adaptation du pavillon de la trompe à la surface de l'ovaire ; mais, une fois la fécondation effectuée, l'obstruction pelvienne ne retentit en rien sur l'évolution de la grossesse, et l'utérus se développe librement, jusqu'à terme, au-dessus de l'obstacle.

Les tumeurs malignes ne troublent pas davantage l'expansion mécanique de l'utérus gravide. Par contre, la grossesse exerce sur elles un retentissement funeste : l'accroissement du néoplasme malin se montre d'autant plus actif que la grossesse approche davantage du terme. La délibitation générale peut faire d'assez rapides progrès, pour que la femme succombe à la cachexie avant d'accoucher. Stadfeldt rapporte l'observation d'une secondipare, atteinte d'un enchondrome du bassin, qui, après être accouchée une première fois à terme et spontanément, succomba dans le marasme au quatrième mois d'une seconde grossesse survenue un an après la première. Dans ce cas l'obstruction du bassin était devenue complète, au cours même de la deuxième gestation.

L'évolution de l'accouchement se trouve subordonnée au volume, au siège et à la réductibilité des tumeurs osseuses du bassin.

Si l'obstruction est absolue, non seulement l'accouchement à terme est impossible, mais encore l'avortement provoqué peut se trouver lui-même impraticable.

Lorsque l'obstruction n'est que partielle, l'accouchement peut s'effectuer à condition que le volume de la tumeur ne détermine pas un rétrécissement inférieur à 9 centimètres.

Pour les tumeurs de petites dimensions, le siège d'implantation joue un rôle très important, au point de vue de la gravité de l'obstacle apporté à l'accouchement. L'obstruction partielle du détroit supérieur comporte de plus grandes difficultés dystociques que celle de l'excavation pelvienne, et surtout que celle du détroit inférieur. Au détroit supérieur, l'insertion de la tumeur à l'une des extrémités du diamètre promonto-pubien est celle qui détermine le plus de gêne pour l'engagement du fœtus ; viennent ensuite, par ordre de gravité, les localisations aux extrémités d'un des diamètres obliques, et enfin à celles du diamètre transverse. Au détroit inférieur, les tumeurs offrant le retentissement le plus fâcheux sur l'évolution mécanique de l'accouchement, sont celles des ischions qui rétrécissent le diamètre utile du détroit.

Dans un cas de présentation de la face, observé en province par Tarnier, et dans lequel il existait, sur le pubis gauche, une exostose du volume de la moitié d'une noix, la tumeur apportait un obstacle insurmontable à la rotation spontanée du menton qut était placé en position mento-iliaque gauche antérieure, et ce fut en vain qu'on essaya, à plusieurs reprises, d'obtenir cette rotation avec le forceps. Une céphalotripsie devint nécessaire ; aujourd'hui, en pareil cas, on pratiquerait la symphyséotomie.

Lorsque le néoplasme qui obstrue le bassin se trouve pédiculé — et il ne peut s'agir en ce cas que d'un fibrome, — il peut se déplacer sous le frottement que lui imprime la présentation en cherchant à s'engager ; s'il occupe la partie supérieure de l'excavation, et, plus spécialement, la région sacro-iliaque, il remonte de bas en haut et franchit la marge du bassin à mesure que descend le fœtus ; s'il est attaché à l'un des ligaments sacro-sciatiques, il peut se laisser refouler de haut en bas au-devant de la tête fœtale, de façon à se creuser une loge dans la gouttière périnéale en voie d'ampliation.

Les tumeurs malignes offrent toujours une certaine réductibilité. Grâce au ramollissement ou à la dégénérescence kystique de leur parenchyme, elles s'étalent par la pression du fœtus ; de plus, les poches liquides qu'elles renferment peuvent se rompre sous la même influence.

Dans les cas où l'obstruction est constituée par la présence d'une tumeur fixe et irréductible, l'accouchement, quand il est possible, s'effectue suivant le mécanisme propre aux bassins généralement rétrécis.

S'il s'agit d'une viciation pelvienne par fracture ancienne, l'accouchement peut évoluer soit d'après le mécanisme précédent (cal hypertrophique), soit d'après celui du bassin oblique ovalaire (déformation par fracture unilatérale); soit encore d'après celui du bassin cyphotique (déformation en entonnoir par fracture transversale de la partie supérieure du sacrum).

Dans tous ces cas, quels que soient le degré et la nature de l'obstruction, on peut voir se joindre aux éléments de dystocie inhérents à la conformation du bassin, ceux qui résultent d'une accommodation vicieuse du fœtus. A ce point de vue, les malformations atypiques ne diffèrent pas des autres genres de rétrécissement. Dans sa thèse, Vaille a relevé, sur 25 cas où la variété de présentation fœtale se trouvait indiquée, 3 présentations du siège et 3 présentations du tronc.

Pronostic. — Le passage spontané ou artificiel du fœtus, à travers la filière pelvienne partiellement obstruée, ne s'effectue pas sans déterminer, la plupart du temps, des désordres plus ou moins considérables pour les tissus maternels et pour ceux de l'enfant. La nature, plus que le volume de la tumeur, joue un rôle important à ce point de vue.

Sur la surface hérissée et dure des exostoses et des ostéophytes, les parois du canal utéro-vaginal sont exposées à subir des déchirures ou des attritions suivies de sphacèle, sous la pression de la tête fœtale. En même temps, les parois cutanées et osseuses de la tête fœtale, par suite de leur contact trop violent ou trop prolongé avec le bassin, peuvent devenir le siège de marques de pression ou d'enfoncements irréguliers, analogues à ceux que nous avons décrits à propos des bassins rachitiques.

Comme élément fâcheux de pronostic, on doit enfin tenir compte des désordres que l'attrition de l'accouchement détermine au sein des tumeurs malignes.

Ainsi que le prouve la statistique publiée par Stadfeldt, le pronostic des rétrécissements produits par la présence de tumeurs osseuses à l'intérieur du petit bassin, se montre beaucoup plus grave que pour tous les autres genres de viciations.

Sur un total de 49 faits, cet auteur a compté que plus de la moitié des femmes avaient succombé, parmi lesquelles six n'avaient pu être accouchées ; 11 enfants sont morts au cours de la version ou de l'application du forceps ; 4 après l'accouchement prématuré artificiel ; 20 ont été sacrifiés par la crâniotomie. Enfin, sur 8 enfants extraits par l'opération césarienne, 5 seulement ont survécu.

Conduite à tenir. — La grossesse doit être proscrite chez toute femme atteinte de tumeur du bassin, que cette tumeur soit de nature maligne ou simplement trop volumineuse pour permettre le passage d'un enfant viable.

Lorsque la femme est devenue enceinte, les conditions varient au point de vue de la conduite à tenir selon que la tumeur est de nature bénigne ou maligne.

S'il s'agit d'une exostose ou d'une déformation pelvienne par fracture, on se comportera, une fois la capacité du bassin exactement reconnue, d'après les règles que nous avons indiquées pour les rétrécissements du bassin en général. Si l'on est en mesure d'instituer un traitemont de choix, on interrompra prématurément la grossesse au moment opportun. Dans le cas contraire, on se décidera, suivant les circonstances ou suivant les conditions dans lesquelles on est appelé à opérer la symphyséotomie, à pratiquer l'embryotomie, ou l'opération césarienne.

Dans le cas de fibromes sessiles ou pédiculés, attachés à la partie supérieure ou moyenne des parois pelviennes, on suivra la même ligne de conduite que pour les fibromes utérins enclavés dans le petit bassin (voir *Dystocie par les parties molles*). S'il s'agit d'un fibrome développé aux dépens des ligaments ou du périoste de la partie inférieure du bassin, et, par conséquent, accessible par la voie périnéale ou par la voie vaginale, on pourra, comme l'a fait Abernethy avec succès, extirper la tumeur au cours même du travail.

Dans le cas où l'expulsion du fœtus se trouverait entravée par la présence d'un kyste hydatique des parois du bassin, on aurait recours à la ponction.

En présence d'un enchondrome, d'un sarcome ou d'un carcinome du bassin, doit-on interrompre la grossesse, ou laisser celle-ci évoluer jusqu'à terme? Sur le désir formel de la femme de se soustraire aux risques de l'opération césarienne, l'accoucheur devra recourir à l'avortement provoqué ou à l'accouchement prématuré artificiel ; toutefois il sera autorisé à user de toute son influence auprès de la femme et de son entourage pour être autorisé à pratiquer de préférence l'opération césarienne. L'état précaire de santé de la mère oblige, en effet, le médecin à tourner spécialement sa sollicitude vers l'enfant. Il est à remarquer d'ailleurs que l'opération césarienne, pratiquée chez une femme cancéreuse, alors qu'elle est faite au moment choisi, après une préparation et avec une assistance suffisantes, ne comporte pas un pronostic plus grave que l'accouchement dans un bassin obstrué par une tumeur bénigne. Deux opérations césariennes pratiquées par Bar, dans le cas d'obstruction du petit bassin par un ostéosarcome, ont été suivies de succès opératoire. Ce mode d'intervention ne semble pas plus périlleux pour la mère que l'embryotomie, lorsque cette dernière opération doit être effectuée à travers un bassin obstrué. Sur 20 faits d'embryotomie, pratiquée, il est vrai, sans le secours de l'antisepsie, Stadfeldt a compté 8 morts pour les mères.

Les observations rapportées par Berry et par Chapmann, ont montré qu'il était de mauvaise pratique de tenter le déblaiement de l'excavation pelvienne à l'aide du bistouri, lorsque celle-ci se trouve obstruée par des tumeurs malignes ramollies ou kystiques. Dans ces deux observations, la mère et l'enfant succombèren .

S. T. — P. B. — E. Bonnaire.

CHAPITRE II

DISJONCTION DES SYMPHYSES DU BASSIN

Bibliographie chronologique. — Daniel Ludovic. De dislocat. oss. in partu, 1670. — Baudelocque. Art. des acc., 1796, 3e édit., t. I, p. 28. — Murat. Art. symphyses. Dict. sc. méd., 1821, t. LIV, p. 28. — Bach. Rupt. des symph. d. bass. pend. l'acc. Th. Strasbourg, 1832. — Lefebvre. Obs. rupt. symph. d. bass. Bullet. Acad. med., 1838, t. III, p. 620. — Boddaert. Bull. Soc. méd. Gand, 1853, t. XX, p. 160. — Chassagny. Rupt. symph. et forceps, etc. Gaz. médic. Lyon, 1864, p. 77. — Ahlfeld. Ueb. d. Zerreiss. d. Schamfuge, etc. Th. Leipzig, 1868. — Duchêne. Rupt. d. symph. d. bass. Th. Strasbourg, 1869. — Næglé et Grenser (trad. Aubenas). Trait. acc., 1869, p. 614. — Ahlfeld. Die Verletz. d. Beckengelenke, etc. Schmidt's Jahrb., 1876, t. CLXIX, p. 185. — Corradi. Dell ostetr. in Italia, t. III, 1877. — Budin. Traum. de la fem. dans les acc. artif. Th. agrég., 1878, p. 139. — Winckel. Pathol. d. Wochenb., 1878, p. 473. — Fraisse. Et. sur la disjonct. de la symph. pub., etc. Th. Paris, 1882. — Hamon. Rupt. de la symph. des pubis pendant l'acc. Journ. acc. Liège, 1882, p. 42. — Phænomenow. Zur Lehre v. d. kyphot. Beck. u. d. Rupt. d. Beckengel, etc. Zeitschr. f. Geburts. u. Gynæk., 1882, t. VII, p. 254. — Faux. Fr. symph. pub. dans l'acc. Bullet. Soc. obst. et gyn. de Paris, juillet 1888. — Schauta. Zur Casuist. d. Verletz. d. Beckengel., etc. Allg. Wien. medic. Zeitung, 1882, no 28. — Achenbach. Ein Fall v. Rupt. d. Symph. Pel. Th. Berlin, 1888. — Duhrssen. Ueb. symphysenruptur. Centr. f. gynæk., 1888, p. 813.— Olshausen, A. Martin, Guesserow, Veit, *ibid.*, p. 814. — Rémy. Relach. et rupt. symph. bass. Arch. tocol., 1889, no 4. —

HAVAJEWICZ. Diastase der Beckenknoch. währ. d. Geb. Wien. med. Blätter, 1891, nos 7-9. — R. BRAUN. Ueb. Symphysenlocker. u. Symphysenruptur. Archiv. f. Gynaek., 1894, t. XLVII, p. 105. (Voir, en outre, bibliographie, chap. XVI, art. 1er, § I, t. II, p. 259.)

Nomenclature alphabétique des auteurs.

ACHENBACH, 1888.
AHLFELD, 1868-1876.
BACH, 1832.
BAUDELOCQUE, 1796.
BODDAERT, 1853.
R. BRAUN, 1894.
BUDIN, 1878.
CHASSAGNY, 1864.
CORRADI, 1877.
DUCHÈNE, 1869.
DUHRSSEN, 1888.
FAUX, 1888.
FRAISSE, 1882.
GUESSEROW, 1888.
HAMON, 1882.
HAVAJEWICZ, 1891.
LEFEBVRE, 1838.
D. LUDOVIC, 1670.
A. MARTIN, 1888.
MURAT, 1821.
NAEGELE et GRESNER, 1869.
OLSHAUSEN, 1888.
PHAENOMENOW, 1882.
RÉMY, 1889.
SCHAUTA, 1882.
WINCKEL, 1878.

La disjonction des symphyses du bassin est une complication de nature traumatique, qui se produit au cours et à l'occasion de l'accouchement. Ce n'est qu'à titre d'anomalie qu'on la voit survenir dans les suites de couches ; elle est alors due soit à un traumatisme accidentel (mouvements brusques des membres inférieurs), soit à une destruction des éléments articulaires par la suppuration.

L'étude de la disjonction des symphyses est le complément de l'article que nous avons consacré aux altérations diverses dont les jointures du bassin peuvent être le siège dans la grossesse. (Voir VIIIe section, chap. XVI, t. II, p. 258). Aussi, cette disjonction est-elle souvent comprise dans la même description que le relâchement des symphyses, dont elle semble constituer le terme extrême.

Des trois grandes articulations intrinsèques du bassin, celle qui est la plus exposée à la diastasis traumatique est la symphyse pubienne. Tantôt celle-ci est seule intéressée ; tantôt l'une des articulations sacro-iliaques est lésée en même temps qu'elle ; tantôt, enfin, les trois symphyses éclatent simultanément.

Quant aux observations de disjonction localisée à l'une des articulations sacro-iliaques ou à ces deux articulations, et survenant en dehors de la dislocation pubienne (Ahlfeld, Spiegelberg, Schauta, Rémy), elles nous ont paru assez peu précises pour mériter plus qu'une simple mention. Ce genre d'accident nous semble difficile à comprendre, si l'on songe au mécanisme suivant lequel se produit l'ouverture traumatique des jointures sacro-iliaques. Sauf le cas, d'ailleurs sans aucune relation avec l'accouchement, où la diastasis des symphyses postérieures du bassin est le résultat d'un traumatisme considérable venant du dehors, on peut dire que cette diastasis est la conséquence d'un écartement exagéré des deux pubis disjoints au préalable. L'expérimentation sur le cadavre, et les constatations faites au cours de la symphyséotomie, montrent qu'en mobilisant de dedans en dehors les deux os iliaques séparés par une section des pubis, les ligaments sacro-iliaques antérieurs se déchirent dès que l'écart des pubis dépasse six ou sept centimètres. (Voir *Symphyséotomie.*)

Quelque grand que soit le relâchement gravidique des moyens d'union articulaires, il est difficile d'admettre que l'élongation des téguments puisse être portée, sans effraction, à six ou sept centimètres. La disjonction des symphyses sacro-iliaques doit donc être considérée comme une complication de la rupture des pubis, comme un accident ou un temps voulu de la symphyséotomie. C'est pourquoi tout en conservant à ce chapitre le titre général de disjonction des symphyses du bassin, nous avons principalement en vue l'étude de la diastasis des pubis sans symphyséotomie préalable.

Fréquence. — Les anciens accoucheurs, s'en référant à la doctrine hippocratique, reprise à la fin du XVIe siècle par Séverin Pineau, estimaient que le bassin devait s'ouvrir pour donner un passage au fœtus, et n'établissaient pas de différences entre le relâchement et la simple rupture des ligaments articulaires. Le premier auteur qui ait fait une étude spéciale de l'accident qui nous occupe est Daniel Ludovic, dans son traité intitulé *De dislocatione ossium in partu*, paru en 1670.

Ulsamer et Ahlfeld considèrent la rupture des symphyses comme fréquente; le premier de ces deux auteurs estime que nombre de faits de cette nature sont passés sous silence par les accoucheurs, soit que ceux-ci craignent de les voir imputer à leur intervention, soit qu'ils ne sachent pas les reconnaître. Ahlfeld croit qu'on attribue bien souvent à une paraplégie d'origine nerveuse, une impotence des membres pelviens qui dépend en réalité d'une dislocation de la ceinture osseuse pelvienne.

L'idée d'Ahlfeld est exacte si l'on y rattache, sous le nom de disjonctions des pubis, les légères entorses qui consistent dans la simple déchirure de quelques trousseaux ligamenteux.

Relativement à la fréquence réelle de la disjonction symphysaire ainsi comprise, on ne saurait que demeurer dans le domaine de l'hypothèse. Rien, en effet, ne permet de différencier cliniquement les déchirures articulaires partielles du simple relâchement excessif, et on ne peut davantage compter sur l'examen anatomique, puisqu'à ce degré léger, la disjonction n'est pas susceptible d'entraîner la mort.

Mais nous pensons que la disjonction des pubis doit, en réalité, être assimilée à une luxation.

Pour nous en tenir aux faits précis et rigoureusement constatés, nous n'envisagerons dans cette étude que les ruptures symphysaires complètes, avec entière libération des pubis, et nous renvoyons le lecteur, pour ce qui a trait aux entorses pubiennes légères, à ce que nous avons dit des effets et des symptômes éloignés du relâchement symphysaire datant de la grossesse. (Voir t. II, p. 265.)

La disjonction pelvienne complète est un accident des plus rares. A la Maternité de Vienne, sur 30,000 accouchements, R. Braun n'en a relevé que trois cas. Tarnier, tant dans sa pratique privée qu'à la Maternité ou à la Clinique d'accouchements, n'en a observé qu'un seul exemple pendant une céphalotripsie. Le nombre des faits publiés dans la science et colligés par Ahlfeld dans sa thèse (1868) et dans un second mémoire paru en 1876, est de 107. De 1876 à 1888, Schauta en a recueilli 12 nouveaux cas.

Étiologie et pathogénie. — Les causes de la disjonction des symphyses peuvent se diviser en prédisposantes, occasionnelles et déterminantes.

A. — *Causes prédisposantes.* — Ces causes sont de deux ordres : les unes résident dans une altération des éléments constitutifs des articulations, et les autres consistent en certaines variétés de malformations pelviennes.

Tous les auteurs placent au premier rang le relâchement gravidique des symphyses. Sans nier cette influence, nous croyons qu'elle est moins active qu'on ne l'admet généralement.

En effet, le relâchement des symphyses est un phénomène assez commun dans la grossesse pour que nous ayons pu le qualifier de *physiologico-pathologique*, tandis que la rupture des symphyses constitue une véritable rareté. On ne saurait même affirmer que la mobilité exagérée des jointures pelviennes crée une prédisposition spéciale; en effet, de toutes les malformations du bassin, celle qui comporte d'habitude le relâchement articulaire le plus accusé est la viciation cyphotique; or il n'existe guère dans la science qu'une seule observation de disjonction pubienne chez les bossues (Phœnomenow). Par contre, c'est tout spécialement dans le cas de rétrécissements dus au rachitisme ou à l'ostéomalacie, dans lesquels la mobilité des pubis est généralement restreinte, que l'accident s'observe le plus communément.

C'est, à notre avis, bien plutôt aux altérations intimes des éléments articulaires, qu'à leurs modifications morphologiques, qu'il convient de s'adresser pour trouver la raison de leur défaut de résistance.

On a invoqué, à ce point de vue, l'influence des arthrites pelviennes gravidiques. Ici encore la donnée étiologique est vague, car, ainsi que l'ont montré Ed. Martin et Phœnomenow, le relâchement *physiologico-pathologique* est le résultat d'une prolifération cellulaire, et d'une production d'éléments embryonnaires dans les cartilages et dans les ligaments; ce processus, ainsi qu'on le voit, ne diffère en rien de celui de l'inflammation.

Cependant, il est permis de supposer, bien que les données micrographiques fassent défaut à ce sujet, que le processus peut revêtir des allures différentes, et déterminer, suivant les cas, tantôt un surcroît de solidité avec épaississement, tantôt un défaut de résistance par ramollissement accompagné d'une sorte de désintégration des parties molles interosseuses.

Veit et Olshausen attribuent un rôle important à la multiparité, lorsque les premiers accouchements se sont accompagnés de difficultés mécaniques. Güsserow incrimine les relâchements articulaires datant de grossesses précédentes. Ces opinions, basées sur l'observation clinique, trouvent leur justification si l'on admet qu'à l'occasion des couches antécédentes, il s'est fait dans les parties molles articulaires relâchées une involution vicieuse et une véritable hypoplasie. C'est la même idée qu'émettait Rœderer, lorsqu'il voyait dans la rupture des pubis le résultat d'un affaiblissement général de l'économie.

La rupture des symphyses s'effectue soit au sein des parties molles interarticulaires, soit au niveau du point d'union des cartilages avec l'une ou les deux surfaces articulaires. D'après Baudelocque, c'est à ce dernier ordre de lésions, c'est-à-dire à la désinsertion cartilagineuse avec rupture des ligaments sur l'un des côtés ou sur les deux côtés de la jointure, que répond la forme la plus commune du diastasis pubien traumatique.

Il semble que dans le premier cas (rupture des parties molles inter-articulaires), il faille incriminer surtout l'action prédisposante de la multiparité, et dans le second (désinfection des ligaments), celle de la primiparité, lorsqu'il y a rétrécissement du bassin, et que l'accoucheur n'ayant pas été éclairé par les difficultés d'accouchements antérieurs laisse la femme accoucher à terme.

Les vices de conformation du bassin, qui répondent au second de ces deux ordres de causes prédisposantes, jouent un rôle très important dans la disjonction des symphyses; en effet, l'existence d'un rétrécissement pelvien est mentionné dans la presque totalité des observations publiées. Cependant cet élément étiologique n'est pas indispensable, puisqu'on a vu l'accident se produire dans des cas où les dimensions du bassin étaient au-dessus de la moyenne (F. Barker, Winckel).

De toutes les angusties pelviennes, la viciation qui constitue le bassin généralement rétréci est celle qui prédispose le plus à la rupture; le raccourcissement du diamètre transverse du détroit supérieur, joue, à ce point de vue, un rôle plus puissant que l'aplatissement antéro-postérieur du bassin. L'altération rachitique des os, et, tout spécialement, l'ostéomalacie sont indiquées dans un grand nombre d'observations (Ahlfeld).

B. — *Causes occasionnelles.* — Les causes occasionnelles de la disjonction des symphyses proviennent exclusivement de l'excès du volume du fœtus, soit absolu (5,884 gr. Achenbach; 9 livres, Rémy; 11 livres et quart, Zweifel), soit relatif, lorsque la présentation, pendant l'accouchement, s'accommode de façon vicieuse aux divers étages du bassin. A ce dernier point de vue, le dégagement du sommet en position postérieure ou transversale, l'enclavement de la face en position postérieure, et surtout la présentation du front comptent comme les plus communes des causes occasionnelles.

Si, le plus souvent, c'est à l'occasion de l'expulsion ou de l'extraction de la tête fœtale que se disjoignent les symphyses, il arrive cependant que l'accident n'éclate qu'après l'issue du globe céphalique. Dans deux observations de Zweifel et d'Achenbach, c'est lors du passage des épaules que s'est produite la rupture.

Il semble, enfin, que, dans quelques cas, la disjonction du pubis soit indépendante du passage du fœtus à travers le bassin : tels sont les faits singuliers où l'on a vu l'accident se produire au moment de l'expulsion du placenta (Nic. Meyer), ou pendant les suites de couches à l'occasion d'un lever intempestif de la femme (Galvagni). Mais il n'y a là, croyons-nous, que le complément accidentel d'une disjonction déjà en grande partie effectuée par le passage du fœtus; un léger traumatisme suffit alors pour faire éclater les quelques fibres ligamenteuses demeurées intactes, et qui maintenaient encore en contact les deux pubis après l'accouchement.

C. — *Causes déterminantes.* — La cause déterminante de la disjonction symphysaire est le développement de la force nécessaire pour l'expulsion ou l'extraction du fœtus. La rupture est spontanée quand elle s'effectue sous la seule influence des contractions utérines et abdominales; elle est artificielle, quand elle est produite par la *vis a fronte* déployée à l'intérieur du bassin par la main de l'accoucheur, ou par les instruments appliqués pour extraire l'enfant.

Sans parler ici de la symphyséotomie, la disjonction du pubis peut-elle se produire par l'action d'une force qui serait appliquée à l'extérieur du bassin pour en écarter l'une de l'autre les parois latérales? Martinelli avance que la contraction des muscles obliques de l'abdomen, et celle des adducteurs de la cuisse entrés en lutte avec les abducteurs pendant l'expulsion du fœtus, peuvent déchirer les ligaments interpubiens.

Corradi rapporte une observation singulière due à Arbore (d'Andria), dans laquelle ce médecin pratiqua une véritable arthroclasie pubienne ; pour favoriser l'engagement de l'enfant, il se plaça derrière la femme, saisit des deux mains chacun des os iliaques, prit appui, pour augmenter sa force, sur le bassin de la patiente en appuyant sa tête sur la face postérieure du sacrum, et parvint, en tirant vigoureusement, à arracher les ligaments pubiens. L'historien italien prend texte de ce fait, qui date de 1757, pour réclamer pour son pays la priorité de l'invention de la symphyséotomie!

La disjonction des symphyses produite par une force développée à l'extérieur du bassin, n'est donc pas impossible dans l'accouchement; mais ce mécanisme est tout à fait extraordinaire. Presque toujours l'accident se produit sous l'influence d'une pression excentrique siégeant à l'intérieur même du bassin, la tête fœtale agissant à la façon d'un coin.

La force nécessaire pour disloquer la ceinture osseuse pelvienne varie, ainsi que l'a démontré Poullet dans ses expériences sur des cadavres de femmes mortes en couches, de 170 à 200 kilogrammes. Mais lorsqu'il existe une prédisposition spéciale, une force minime peut suffire : Basham a vu la disjonction se produire à l'occasion de l'expulsion d'un fœtus de sept mois mort et macéré, et Ahlfeld, dans l'expulsion avant terme d'un œuf intact.

Dans la présentation du sommet, et en dehors de toute intervention, la disjonction se fait au niveau ou au voisinage des points de la ceinture osseuse qui subissent la plus forte pression, c'est-à-dire aux extrémités du diamètre pelvien occupé par le diamètre occipito-frontal du fœtus. Les positions O.I.G.A. et O.I.D.P. étant de beaucoup les plus communes, on comprend ainsi que le traumatisme se manifeste le plus souvent par un arrachement des parties molles articulaires à leur point d'union avec le pubis gauche, et que, dans les ruptures complexes, ce soit l'articulation sacro-iliaque droite qui se disjoigne en même temps.

Ce n'est pas seulement pendant l'engagement que les jointures du bassin sont exposées à la rupture : assez souvent elles éclatent à l'occasion du dégagement de la présentation, quand la tête demeure orientée en position postérieure ou transversale, ou quand elle reste à demi défléchie. En pressant fortement de dedans en dehors sur les branches ischio-pubiennes, le globe céphalique agit sur les os coxaux comme sur deux leviers interpuissants, dont le point d'appui répond aux symphyses sacro-iliaques, et la résistance, à la conjugaison du pubis. La puissance étant proche de la résistance, la symphyse antérieure du bassin subit un énergique tiraillement dirigé de dedans en dehors.

Dans l'accouchement artificiel, le mécanisme de la disjonction des symphyses est le même que pour l'accouchement spontané, si les tractions sont exactement dirigées dans l'axe de la filière pelvi-génitale. (Version, forceps de Tarnier.)

Mais dans la plupart des faits où la disjonction articulaire se produit au cours d'une intervention instrumentale, on peut incriminer soit l'instrument, soit le procédé opératoire mis en œuvre. A cet égard, l'ancien forceps est dangereux, en particulier dans les cas où il est appliqué au détroit supérieur, parce qu'une partie de la force déployée par lui se perd d'arrière en avant sur l'arc antérieur du bassin, et s'emploie ainsi à séparer les pubis l'un de l'autre. Sur 23 observations de ruptures de la symphyse des pubis, Havajewicz a noté 16 applications du forceps.

La valeur des différents procédés d'application du forceps par rapport à la tête fœtale et par rapport au bassin, au point de vue de la quantité et de la direction des pressions exercées sur les parois osseuses, sera étudié dans la dixième section (voir *Forceps*). Nous ferons toutefois ici une mention spéciale du procédé de tractions qui consiste à faire exécuter aux branches du forceps des mouvements pendulaires. Ce procédé expose à la disjonction symphysaire, en raison de la force considérable qu'il permet de déployer sur les parois du bassin, car il transforme l'instrument en un levier sur lequel la puissance est appliquée au bout d'un bras de levier très long, par rapport à la brièveté du bras de levier sur lequel agit la résistance.

Le levier à une branche agit sur les parois du bassin suivant le même mécanisme; on conçoit de plus qu'en prenant un point d'appui directement sur l'interstice pubien il expose spécialement à la disjonction; Boddaert a produit deux fois cet accident avec son instrument. Le double levier de Tarnier échappe à ce dernier inconvénient.

La rupture des symphyses a été observée au cours de l'extraction de la tête broyée. Sans doute, en ces faits, la disjonction a été en grande partie effectuée par les tentatives d'extraction du fœtus à l'aide du forceps faites préalablement à la céphalotripsie. Nous verrons néanmoins plus loin que pour les embryotomies céphaliques, comme pour le forceps et le levier, les particularités de construction et le mode d'application de l'instrument peuvent jouer un rôle important au point de vue qui nous occupe.

Symptômes, marche et pronostic. — Au moment où se produit la disjonction des pubis, soit à l'occasion d'un effort d'expulsion fait par la femme, ou d'un effort d'extraction exercé par l'accoucheur, il se produit un craquement en général assez bruyant pour être entendu par les assistants en même temps que perçu par la femme. La douleur vive et subite arrache un cri à la patiente et parfois détermine une lipothymie. Quelquefois, cependant, la rupture des symphyses est presque indolore.

Une fois le bassin élargi par la séparation des pubis, l'engagement spontané et surtout l'engagement à l'aide du forceps s'effectue brusquement, avec une facilité qui contraste avec l'inefficacité des efforts déployés par la femme ou par l'accoucheur avant l'accident.

En examinant la malade par le palper, et en saisissant l'arc antérieur du bassin entre l'index glissé dans le vagin et le pouce placé au dehors, on constate l'existence d'un hiatus interpubien plus ou moins large. Les extrémités libérées des pubis font saillie sous la peau des régions inguinales, et leur écart peut être porté à 5 ou 6 centimètres. Les deux os s'éloignent symétriquement de la ligne médiane ; mais il n'en est pas ainsi lorsque la disjonction pubienne s'accompagne d'une disjonction sacro-iliaque unilatérale. Du côté de cette dernière lésion l'extrémité pubienne de l'os coxal libéré en arrière, s'écarte davantage du plan médian et, de plus, occupe une situation déclive par rapport à celle du côté opposé.

Les membres pelviens revêtent une attitude spéciale (Ahlfeld). En raison du déplacement excentrique des deux os iliaques et des deux cavités cotyloïdes, les cuisses, les jambes et les pieds se portent en rotation en dehors, et reposent sur le plan du lit par leur face externe. Les mouvements sont, sinon impossibles, du moins difficiles, limités et très douloureux.

En saisissant à pleines mains les deux ailes iliaques, les pouces plongeant dans les fosses iliaques internes, on imprime aux os des iles des mouvements de diduction de dehors en dedans, et des oscillations autour d'un axe antéro-postérieur.

Quant à la rupture concomitante des jointures sacro-iliaques, on la reconnaît principalement à l'aide du toucher : le doigt, introduit profondément dans le vagin, tombe sur l'interstice articulaire qu'il trouve béant, et dont il sent les lèvres saillantes en avant sous forme d'une double arête. En ce point la pression digitale interne est très douloureuse. En outre, les mouvements de latéralité imprimés aux os iliaques, augmentent l'écartement articulaire, et déterminent une douleur aiguë en arrière du bassin.

Les complications de la rupture des symphyses portent sur les parties molles occupant l'excavation pelvienne ; elles sont immédiates ou secondaires. Immédiates, elles consistent en dilacération des tissus qui avoisinent le foyer de la disjonction. Il n'est pas rare alors de trouver, au toucher, une déchirure du vagin qui met la rupture symphysaire dans les conditions d'une fracture compliquée. Dans un cas rapporté par Adams, le doigt passait facilement par la plaie vaginale et venait au contact des surfaces articulaires dissociées. La solution de continuité peut également porter sur l'urèthre, sur la vessie, sur les racines du clitoris ; elle se produit soit par une séparation brusque et étendue des pubis qui fait éclater les tissus par surdistension, soit à l'occasion de l'engagement de la tête fœtale : en ce dernier cas, la paroi vaginale se déchire au contact des bords postérieurs des deux surfaces articulaires pubiennes.

En dehors de toute plaie cruentée, on constate presque toujours des troubles vésicaux : incontinence ou rétention d'urine, cystite de formes diverses.

La complication la plus commune et la plus sérieuse de la dislocation articulaire pelvienne consiste dans la suppuration du foyer de la diastasis. Cette complication comporte une mortalité de 70,9 p. 100, d'après une statistique de Dührssen.

La suppuration se produit plus ou moins rapidement; tantôt, elle reste localisée à la jointure lésée ; tantôt, elle fuse vers le tissu cellulaire pelvien, atteignant parfois les plexus veineux. Dans les formes les plus graves, elle se généralise à toute l'économie sous forme d'infection pyohémique, et il n'est pas toujours aisé de reconnaître, en l'absence de commémoratifs précis, si la suppuration articulaire est la cause ou l'effet de la pyohémie.

Quand la malade meurt, elle succombe d'ordinaire avec des phénomènes d'infection due à la présence du pus dans le sang ou consécutive à une ostéomyélite du bassin. Hecker a rapporté une observation de mort par embolie causée par une phlébite du plexus de Santorini.

D'après Schauta, la mortalité générale dans le cas de rupture des symphyses est d'un tiers ; mais ce chiffre a été établi d'après un ensemble d'observations qui, presque toutes, datent de la période pré-antiseptique. A l'heure actuelle, il est permis de considérer cette complication comme n'offrant pas plus de gravité que la symphyséotomie, du moment où elle est immédiatement traitée de manière à écarter les risques d'infection.

Quand le traitement est institué sans retard, la guérison se produit dans un laps de temps variant de deux à quatre semaines. Au cas où la complication est tardivement reconnue et traitée, la réunion peut se faire avec un notable écartement du pubis ; c'est en ces circonstances que la suppuration s'observe le plus souvent.

Il est rare que la consolidation ne se fasse pas. Dans ce cas, le défaut d'union des pubis n'entraîne pas nécessairement l'impotence dans la marche, à condition toutefois que les articulations sacro-iliaques soient restées indemnes.

La réparation de la symphyse se fait soit par simple régénération des tissus fibreux et cartilagineux, soit avec ossification partielle et totale de l'articulation (expériences de Dürhssen sur le lapin). Le processus de restauration des parties molles peut être poussé trop loin. Lefebvre a rapporté un cas de dystocie produite, dans un accouchement ultérieur, par l'intumescence excessive des parties molles intra-articulaires et leur saillie à l'intérieur du bassin.

Diagnostic. — Lorsque la disjonction des symphyses s'accompagne des symptômes brusques que nous venons de signaler, il est difficile de la méconnaître. Cependant, le craquement profond perçu par la femme, en même temps qu'une douleur vive, se rencontre dans la rupture utérine ; mais, en ce dernier cas, au lieu d'un éclat sec et bruyant, comme dans la disjonction symphysaire, il s'agit d'un craquement sourd, prolongé, analogue à celui que donne la déchirure d'une étoffe molle et usée. En outre, la rupture utérine s'accompagne de shock et d'hémorrhagie interne ou externe, qu'on n'observe pas dans la disjonction articulaire. D'ailleurs l'examen physique permet d'éviter la confusion.

Quand au cours d'une application de forceps on perçoit un craquement brusque à l'intérieur du bassin, et quand en même temps la tête fœtale descend tout d'un coup, on peut se demander si c'est la symphyse pubienne qui a cédé, ou si le crâne du fœtus s'est enfoncé en se fracturant. A défaut de l'examen direct de la tête fœtale, on fait le diagnostic en portant le doigt sur l'interstice pubien.

Dans les cas où l'accident s'est produit insidieusement, l'attention peut être attirée, après l'accouchement, par une impotence fonctionnelle des membres pelviens. Le diagnostic doit être fait alors entre une paraplégie traumatique ou réflexe, et l'accident qui nous occupe; l'existence d'un point douloureux au niveau des pubis, et surtout la souffrance que déterminent les mouvements de flexion et d'abduction imprimés au membre, permettent de reconnaître la disjonction, même lorsque celle-ci est incomplète.

Traitement. — Le traitement de la rupture des symphyses repose essentiellement sur l'immobilisation de la femme, et sur la coaptation artificielle des surfaces articulaires disjointes. L'emploi des divers appareils de contention usités pour la symphyséotomie, bande d'Esmarch, appareils plâtrés, ceintures d'étoffes et de formes diverses, appareils de Pinard, de Kopfer, de Guéniot, de Tarnier, etc., trouve ici son indication. Dans un cas, rapporté par Fraisse, Guyon fit placer la femme dans une boîte remplie de son.

Dans le cas où la réfection de la symphyse est restée incomplète, et où il persiste une mobilité anormale des pubis quand la femme se lève, il convient d'appliquer la ceinture de Martin (voir t. II, p. 266).

Les déchirures vaginales ou uréthrales doivent autant que possible être suturées aussitôt après l'accouchement. — Si le foyer de la diastasis pubienne s'enflamme et suppure, il faut inciser hâtivement les parties molles, évacuer et désinfecter ce foyer, traiter ensuite la plaie et l'affection articulaire comme s'il s'agissait d'une symphyséotomie. (Voir *Opérations obstétricales*.)

S. T. — P. B. — E. Bonnaire.

CHAPITRE III

DYSTOCIE CAUSÉE PAR ANOMALIES DES FORCES EXPULSIVES

Dans tout accouchement normal, les forces qui entrent en jeu pour déterminer l'expulsion du fœtus sont d'une part les contractions utérines et vaginales, d'autre part les contractions des muscles abdominaux : ces dernières ne s'exercent en général que pendant la période d'expulsion proprement dite, alors que la dilatation du col est complète.

Ces forces, qui règlent la marche de l'accouchement, ont été étudiées et décrites dans la première partie de cet ouvrage (t. I, p. 585 à 595), mais elles peuvent présenter des anomalies qui entraînent des troubles dans la dilatation ou l'expulsion, et c'est cette dystocie spéciale qui fait l'objet de ce chapitre. Nous nous occuperons d'abord des anomalies des contractions utérines, puis de celles des contractions abdominales.

§ 1. — Anomalies des contractions utérines.

Les contractions utérines sont susceptibles de présenter des anomalies qui modifient plus ou moins profondément la marche du travail, et qui pour cette raison méritent d'être bien connues. Tantôt elles prennent une intensité exagérée; tantôt, au contraire, elles s'affaiblissent et deviennent insuffisantes; dans d'autres cas, elles vont en se ralentissant et peuvent se suspendre; enfin elles sont parfois irrégulières. De là quatre variétés d'anomalies que nous envisagerons successivement : 1° l'*excès* des contractions; 2° leur *insuffisance et leur ralentissement;* 3° leur *arrêt;* 4° leurs *irrégularités.*

1° **Excès des contractions utérines.** — L'exagération des contractions utérines peut se traduire de différentes façons : soit par une augmentation de leur intensité et de leur durée, soit par une fréquence plus grande; le plus souvent ces deux conditions sont réunies.

Les causes de cette anomalie, d'ailleurs assez rare, sont obscures et demeurent souvent inconnues. On a noté cependant qu'elle s'observe surtout chez certaines femmes nerveuses et impressionnables, mais parfois aussi chez des femmes robustes, vigoureuses et pléthoriques.

L'excès des contractions peut survenir dès le début du travail, ou n'apparaître que lorsque celui-ci est commencé.

Les douleurs prennent alors un caractère de violence inusité; elles sont à la fois plus fortes et plus longues. En même temps, elles se succèdent très rapidement : à peine l'une est-elle terminée que l'autre recommence; il n'y a pour ainsi dire pas d'intervalle entre elles, et elles ne laissent à la parturiente aucun repos. L'utérus, énergiquement contracté, est dans un état de dureté presque permanente qui rend difficiles le palper et l'auscultation. Les femmes, en proie à des souffrances aiguës presque ininterrompues, sont dans un état d'agitation extrême et délirent parfois. A chaque contraction, leur face est rouge; elles ont le pouls plein et accéléré; elles éprouvent quelquefois l'envie de pousser et font des efforts involontaires, alors même que la dilatation de l'orifice utérin est encore incomplète.

Lorsque la femme est bien conformée, que le fœtus n'est pas trop volumineux, et que les parties molles n'offrent pas une trop grande résistance, cette exagération des contractions amène rapidement l'expulsion du fœtus. Cet accouchement précipité n'est pas sans présenter quelques dangers pour la mère et l'enfant, comme nous le verrons plus loin. Mais s'il existe un obstacle ou une résistance quelconque au passage du fœtus à travers la filière pelvi-génitale, des accidents graves peuvent être la conséquence de l'excès de la pression utérine et des efforts de la femme.

Ces accidents sont d'ailleurs analogues à ceux qu'on observe dans tous les cas où, pour une raison quelconque, la période d'expulsion se prolonge, et dans lesquels la femme pousse vigoureusement sans résultat. Dans ces circonstances, on peut voir se produire du côté de la mère des ruptures utérines, des déchirures du col, des ruptures vasculaires, des fractures du sternum et des côtes, de l'emphysème sous-cutané.

Le fœtus est exposé aussi à des dangers plus ou moins grands. La gêne apportée à la circulation utéro-placentaire, et la compression exagérée à laquelle il est soumis, peuvent déterminer un état d'asphyxie parfois mortelle, ou la production d'épanchements intra-crâniens et de fractures des os du crâne.

Le pronostic de l'excès des contractions utérines est donc assez sérieux.

Le traitement devra consister avant tout à surveiller la femme, à l'empêcher de faire des efforts prématurés, de façon à éviter soit un accouchement trop prompt, soit des complications plus graves.

On agira en même temps contre l'intensité des douleurs à l'aide de lavements laudanisés ou chloralés, ou mieux encore en administrant du chloroforme.

L'exagération des contractions utérines peut encore se traduire sous une forme particulière dont nous devons dire ici quelques mots. Nous voulons parler de la *contracture généralisée de l'utérus* qui reconnaît différentes causes : une irritabilité excessive, un travail trop long, une rupture prématurée des membranes ou l'écoulement trop prompt du liquide amniotique, une mauvaise présentation, un rétrécissement du bassin, un obstacle quelconque à l'expulsion du fœtus, des tentatives opératoires intempestives, et surtout l'administration du seigle ergoté. Nous ne faisons que signaler ici cette anomalie de la contraction utérine, grave pour la mère et plus encore pour le fœtus qui meurt souvent par gêne ou arrêt de la circulation utéro-placentaire, car sa description trouvera mieux sa place aux différents chapitres de dystocie dont elle relève plus particulièrement, par exemple à propos de la version et de la délivrance, dont elle constitue une des principales difficultés.

Accouchement trop prompt. — « Il est des femmes, dit Cazeaux, qui ont le fâcheux privilège d'accoucher après quelques douleurs, et cette rapidité excessive dans la marche des phénomènes de la parturition se reproduit chez elles à chaque accouchement. Cette particularité semble même être héréditaire dans certaines familles où elle se perpétue pendant trois ou quatre générations. »

Si nous consacrons ici quelques lignes à l'accouchement précipité, c'est qu'il est ordinairement causé par l'excès des contractions utérines dont nous venons de parler.

Cependant, cette rapidité dans l'expulsion du fœtus peut s'observer aussi dans d'autres conditions, et sans que les contractions de l'utérus soient plus énergiques que normalement. C'est ce qui arrive chez certaines femmes en vertu d'une prédisposition particulière, parfois héréditaire comme l'indique Cazeaux. C'est encore ce qui se passe lorsque l'enfant est petit, ou que les parties molles de la mère ont perdu toute résistance à la suite d'accouchements antérieurs.

Il n'est pas rare, particulièrement dans la clientèle hospitalière (voyez t. I, p. 590), de voir des multipares être surprises par l'expulsion de l'enfant sur la voie publique ou en voiture, pendant qu'elles se rendent à une Maternité pour y accoucher. Quelquefois, c'est en allant à la garde-robe, dans les cabinets d'aisance, que la femme accouche inopinément, sans pouvoir retenir son enfant, et l'on comprend toute l'importance médico-légale d'un pareil accident, car l'enfant peut tomber dans la cuvette de ces cabinets, ou même dans la fosse, si le cordon ombilical se rompt.

L'accouchement rapide, dont on a certainement exagéré la gravité, peut cependant n'être pas sans inconvénients et sans dangers.

Lorsque l'expulsion a lieu brusquement, avant la dilatation complète de l'orifice, comme dans certains cas de contractions utérines exagérées, le col est forcé pour ainsi dire par la poussée puissante qu'exerce sur lui le corps utérin, et il peut se déchirer plus ou moins largement (voyez t. I, p. 599); le vagin lui-même peut aussi être lésé.

Lorsque le col cède sans se déchirer, c'est le périnée qui est souvent intéressé, et toutes les variétés de rupture peuvent s'observer.

Quant au fœtus, il est projeté violemment au dehors ; il peut même tomber sur le sol si la femme accouche debout, et être blessé dans cette chute. Toutefois, l'accouchement dans la station debout est rare, comme on peut s'en convaincre en interrogeant minutieusement les femmes ; d'instinct, en effet, elles se baissent et prennent la position accroupie quand elle éprouvent la sensation d'un corps étranger traversant la vulve.

Quoi qu'il en soit, le cordon ombilical se rompt assez fréquemment dans ces conditions ; mais il n'est pas besoin pour cela que la femme soit debout, et il existe un certain nombre de faits de rupture du cordon, la femme étant couchée (voyez *Ruptures du cordon*).

D'autres accidents ont été signalés comme possibles à la suite de l'accouchement trop prompt : les décollements du placenta, ou, quand celui-ci résiste, le prolapsus de l'utérus, l'inversion utérine ; mais ce sont là des faits d'une rareté extrême, en admettant même que le prolapsus et l'inversion survenus dans ces conditions soient bien prouvés.

Immédiatement après l'accouchement, d'autres dangers sont à craindre. C'est ainsi qu'une hémorrhagie peut se produire par inertie de l'utérus, ce dernier organe, comme surpris par une évacuation trop rapide, ne se rétractant pas. La femme peut encore être prise de faiblesse et de syncope véritable, par suite de la déplétion brusque de l'utérus.

En dehors des cas où la femme se trouve isolée et privée de tout secours, on peut dans une certaine mesure s'opposer à un accouchement précipité. Lorsqu'on se trouve auprès d'une femme chez laquelle l'énergie exagérée des contractions ou la laxité extrême des parties molles fait craindre une expulsion trop rapide, on doit redoubler de surveillance ; on ne quittera pas la parturiente un seul instant ; on lui recommandera de s'abstenir de pousser, et, au moment des douleurs, on s'opposera énergiquement, avec la main appuyée sur la partie fœtale, à sa sortie trop brusque hors des organes génitaux; l'usage du chloroforme pourra aussi rendre service, en supprimant les efforts de la parturiente.

2° **Insuffisance et ralentissement des contractions utérines.** — Cette anomalie, beaucoup plus fréquente que la précédente, se traduit par la faiblesse des contractions, par l'inertie de l'utérus.

Cette inertie peut être primordiale, essentielle pour ainsi dire, c'est-à-dire qu'elle se montre en dehors de toute cause appréciable. S'il s'agit parfois de femmes d'une constitution débile ou affaiblies par une longue maladie, ce fait est loin d'être la règle, car on sait qu'en général les parturientes atteintes d'une affection chronique telle que la tuberculose accouchent au contraire très facilement. En réalité, on connaît mal la cause de l'inertie primordiale, et pour l'expliquer on en est réduit à invoquer un état particulier de la fibre musculaire dont la force contractile est amoindrie ou s'épuise rapidement.

Mais le plus souvent l'insuffisance des contractions survient au cours du travail sous l'influence d'une cause bien déterminée. Elle peut être la conséquence de la simple réplétion de la vessie ou du rectum; on l'observe fréquemment dans le cas de distension exagérée de l'utérus par une grossesse multiple ou par de l'hydramnios. Les fibromes utérins, les tumeurs des organes voisins déterminent également l'inertie. Il en est de même de la mauvaise direction du globe utérin quand il proémine trop en avant (voyez *Anomalies des contractions abdominales*, p. 369).

Parfois la résistance des membranes et la tension de l'œuf sont la seule cause à invoquer, car l'inertie cesse avec l'écoulement du liquide amniotique.

Enfin, toutes les fois que l'utérus doit lutter contre un obstacle quelconque siégeant au niveau du bassin ou des organes génitaux, tel qu'un rétrécissement du bassin, une atrésie vaginale, la résistance exagérée du plancher périnéal, il finit par se fatiguer, et ses contractions deviennent insuffisantes pour faire progresser le fœtus.

Au point de vue symptomatique, voici d'ordinaire comment les choses se passent : après avoir été normale et régulière, la marche du travail prend une physionomie spéciale, que les Anglais ont traduite par l'expression de *tædious labour*, travail ennuyeux. De fortes et fréquentes qu'elles étaient d'abord, les contractions diminuent peu à peu d'intensité; elles deviennent faibles et courtes. Si le col était en voie de dilatation, celle-ci ne fait plus de progrès; s'il est complètement dilaté, la période d'expulsion dure indéfiniment, au grand désespoir de la parturiente.

Quand les contractions utérines ne reprennent pas, sous une influence quelconque, leur intensité primitive, il arrive que le travail se prolonge au delà des limites compatibles avec la santé de la mère et de l'enfant.

Après une moyenne de deux ou trois jours environ depuis le début du travail, la situation peut devenir grave. La femme porte alors les traces d'une fatigue extrême : ses traits s'altèrent, sa langue se sèche, ses lèvres deviennent fuligineuses; la peau est chaude, le pouls petit et fréquent, et la fièvre s'allume. Dans ces conditions, si l'accouchement ne se termine pas, la mort peut survenir par épuisement. Quant au fœtus, il est presque inutile d'ajouter que sa vie se trouve également compromise par la durée exagérée du travail.

Quand l'inertie persiste après l'accouchement, elle devient une complication sérieuse de la délivrance ; mais nous n'avons pas à nous en occuper ici (voyez *Difficultés et accidents de la délivrance*).

Les moyens qu'on peut employer pour remédier à l'insuffisance des contractions utérines sont nombreux, mais nous tenons à dire ici avec insistance que jamais on ne devra recourir à l'administration du seigle ergoté ou de l'ergotine dont l'action néfaste n'est plus à démontrer.

Le traitement variera suivant la cause de l'inertie. Quand celle-ci est primordiale et qu'elle se montre chez des femmes chétives, débiles, il faut soutenir leurs forces et les remonter le plus possible à l'aide de stimulants appropriés, tels que la chaleur et l'alcool.

Si la vessie ou le rectum sont en état de plénitude, il faudra procéder à leur évacuation, et cette simple précaution suffira parfois à rendre aux contractions toute leur énergie (voyez t. I, p. 707).

On essaiera de ranimer les contractions à l'aide de manœuvres extérieures, telles que des frictions sur le ventre, et le pincement à pleine main de la paroi antéro-latérale et supérieure de l'abdomen, dont Tarnier a obtenu de bons résultats, car les contractions utérines, alors qu'elles étaient beaucoup trop espacées, se renouvellent à chaque pincement, ainsi que le prouvent de nombreuses observations recueillies par Madame Henry sur ce sujet.

Les injections chaudes prolongées à 48° sont encore un excellent moyen d'activer les contractions et de hâter la dilatation du col.

Une émotion morale brusque suffit parfois à rendre aux douleurs toute leur énergie. C'est ainsi que chez certaines femmes, la terreur déterminée par l'annonce de la nécessité d'une intervention opératoire amène la cessation de l'inertie et la terminaison spontanée de l'accouchement.

Dans d'autres cas, une application de forceps étant décidée, l'excitation produite par la simple introduction de la première branche suffit pour que l'utérus reprenne toute sa force, et l'expulsion du fœtus se fait avant que l'accoucheur ait eu le temps d'achever la mise en place de l'instrument.

Quand l'inertie est due à la surdistension de l'utérus, on pourra rompre les membranes ; mais on veillera, surtout dans les cas d'hydramnios, à ce que la matrice ne se vide pas brusquement (voyez *Hydramnios*, t. II, p. 294), afin d'éviter d'une part les procidences, d'autre part les syncopes et les hémorragies post-partum.

Exceptionnellement, alors qu'il n'existe pas d'hydramnios, il peut se faire que la poche des eaux reste cependant uniformément tendue dans l'intervalle des contractions, et que celles-ci deviennent de plus en plus faibles pour ce seul motif. Il suffira alors de rompre les membranes, même avant la dilatation complète, pour que le travail reprenne son allure normale.

Dans les cas où le travail se prolonge d'une façon exagérée, et où des accidents semblent imminents, on peut agir directement sur le col pour accélérer sa dilatation. L'écarteur de Tarnier, le ballon de Champetier de Ribes sont parfois utilement employés dans ce but.

Enfin, dans quelques cas, il suffira, pour redonner aux contractions toute l'énergie nécessaire, de procurer à la femme fatiguée un repos momentané, à l'aide de laudanum ou de chloroforme. Après cette période de calme, le travail reprend une allure franche et régulière, et l'accouchement se termine rapidement.

Dans tout ce qui précède, nous n'avons eu en vue que les cas où la dilatation du col est incomplète. Quand elle est complète, après une attente subordonnée à l'état de la mère ou de l'enfant, la seule conduite à tenir sera de terminer l'accouchement artificiellement.

Ajoutons que toutes les fois que l'insuffisance des contractions résulte d'un obstacle placé sur le trajet du fœtus, il ne s'agit plus seulement de stimuler le travail utérin; il faut alors appliquer à la cause de dystocie un traitement approprié, sur lequel nous n'avons pas à insister ici.

3° **Arrêt des contractions utérines.** — L'insuffisance des contractions utérines se traduit parfois sous une autre forme que leur affaiblissement. C'est ainsi que leur fréquence peut diminuer : au lieu de se montrer à intervalles de plus en plus rapprochés, elles s'espacent, s'éloignent et le travail éprouve un ralentissement qui peut aller jusqu'à un arrêt véritable.

Il a déjà été question dans ce livre des faits connus sous le nom de rétrocession du travail (voyez t. I, p. 597); nous ne nous occuperons donc ici que des cas où le travail, sans cesser complètement, n'est que retardé ou momentanément interrompu.

Les causes de cette anomalie sont les mêmes que celles que nous avons signalées à propos de la faiblesse des contractions : réplétion du rectum et de la vessie, distension exagérée de l'utérus, inertie causée par obstacle à l'accouchement, etc... Ajoutons que les émotions morales violentes qui, nous l'avons vu, activent quelquefois le travail, peuvent aussi suspendre les douleurs, ainsi que le prouve l'expérience de P. Dubois relatée dans la première partie de cet ouvrage (voyez t. I, p. 587).

Le ralentissement des contractions et la suspension du travail peuvent durer un temps très variable, mais ne dépassent pas en général quelques heures. Le plus souvent, quand il n'y a pas un obstacle insurmontable à l'accouchement, les douleurs reprennent d'elles-mêmes, et le travail s'achève. On observe ainsi quelquefois plusieurs arrêts consécutifs, après quoi l'accouchement se termine spontanément.

Lorsque cette lenteur et ces arrêts dans le travail se produisent pendant la période de dilatation, la conduite à tenir est basée sur l'état de la mère et du fœtus. Généralement ils ne courent aucun danger, et l'anomalie en question n'a d'autre inconvénient que de prolonger la durée de l'accouchement.

On se bornera donc, dans la majorité des cas, à l'expectation, tout en surveillant l'évacuation des réservoirs urinaire et fécal, et en essayant de réveiller l'activité de l'utérus par l'excitation de la paroi abdominale, les injections d'eau chaude, etc

Mais si l'arrêt du travail survenait dans des conditions fâcheuses, par exemple chez une femme ayant un enfant mort et les membranes rompues, il faudrait provoquer le retour des contractions : l'écarteur de Tarnier, et les différents ballons dilatateurs trouveraient ici une indication formelle.

Quand c'est pendant la période d'expulsion, à la dilatation complète, que le travail se ralentit et se suspend, faut-il beaucoup redouter la production de fistules vésico et recto-vaginales? C'est une question que nous agiterons plus loin (voir *Résistance du périnée)*. Quoi qu'il en soit, lorsque la période d'expulsion se prolonge, il est tout indiqué de procéder à la terminaison de l'accouchement.

4° **Irrégularités des contractions utérines.** — L'irrégularité des contractions est une anomalie du travail de l'accouchement qui peut se manifester de deux manières : tantôt les contractions sont irrégulières dans leur marche; tantôt elles sont partielles, n'occupant qu'une portion de l'organe gestateur, au lieu d'être généralisées.

Cette irrégularité peut survenir dans tous les cas où il existe une cause de dystocie quelconque, et où l'accouchement traîne en longueur. Mais elle se montre aussi sans raison appréciable, au cours d'un travail normal, et la cause en reste inconnue.

Dans le premier cas, celui où l'irrégularité porte sur l'intermittence, on observe que les contractions, au lieu de se succéder à intervalles à peu près réguliers, se renouvellent très fréquemment, tantôt fortes, tantôt moins accentuées, souvent avec des exacerbations très pénibles. Il n'y a pour ainsi dire pas de calme entre les douleurs, d'autant plus que les femmes éprouvent souvent en même temps des irradiations douloureuses dans les reins et dans les cuisses. Aussi supportent-elles très mal leurs souffrances, et sont-elles dans un état d'agitation qui peut devenir inquiétant.

Quelquefois l'irrégularité se traduit par des contractions partielles. Au moment de la douleur, la forme de l'utérus devient irrégulière, et il est facile de constater par le palper que tout l'organe n'est pas dur, et que la contraction ne siège qu'en certains points. C'est tantôt le fond qui se contracte isolément; tantôt l'une des cornes utérines seule se durcit pendant la douleur, et la matrice prend alors une forme bosselée caractéristique.

Quelle que soit la modalité affectée par l'irrégularité des contractions, le traitement consiste essentiellement à donner à la fibre utérine un repos nécessaire pour qu'elle puisse recouvrer son activité normale et régulière.

Dans ce but les grands bains et les injections vaginales chaudes rendront de signalés services.

Si ces moyens ne suffisent pas, le remède par excellence est l'opium, qu'on administrera soit sous forme d'extrait thébaïque à la dose de 10 centigr. dans une potion, soit plutôt sous forme de quarts de lavements contenant XX à XXX gouttes de laudanum, soit enfin en injections sous-cutanées de un à deux centigrammes de chlorhydrate de morphine.

Les lavements de chloral et surtout les inhalations de chloroforme sont encore d'un excellent secours pour donner à la femme le repos dont elle a besoin, et l'on voit fréquemment, sous l'influence de ces anesthésiques et après quelque répit, le travail reprendre sa marche avec régularité. D'autres fois, on est obligé de terminer l'accouchement avec le forceps.

Contraction spasmodique de l'anneau de Bandl. — Une des variétés les plus intéressantes de l'irrégularité des contractions utérines, au point de vue dystocique, est due à la contraction partielle spasmodique de l'anneau de Bandl (voyez t. I, p. 580). L'utérus est alors divisé, pour ainsi dire, en deux moitiés superposées; il affecte la forme d'un sablier dont la partie supérieure constituée par le corps de l'utérus est plus volumineuse que l'inférieure constituée elle-même par le segment inférieur. Cette forme spéciale de l'utérus peut rendre l'anomalie reconnaissable à la simple inspection du ventre et au palper.

Cependant ce diagnostic reste assez souvent méconnu, et ce n'est qu'en appliquant le forceps ou en faisant la version que l'accoucheur, étonné d'éprouver une résistance anormale, s'avise de songer à l'anneau de Bandl ; dans une application de forceps, par exemple, introduisant le doigt profondément, pratiquant au besoin le toucher manuel, exploration qui doit être exécutée très prudemment en raison de la minceur extrême du segment inférieur, il arrive alors à sentir cet anneau sous forme d'un bourrelet saillant et dur, plus ou moins resserré sur la partie fœtale qu'il retient et qu'il empêche de progresser. Demelin a récemment publié plusieurs observations très démonstratives à ce sujet. (*Annales de la Soc. obstétricale de France*, 1895.)

Quand on se trouve en présence d'une contraction de l'anneau de Bandl que les moyens ci-dessus indiqués n'ont pas fait disparaître, on pourra être obligé de recourir à une intervention opératoire pour terminer l'accouchement : forceps ou version, et même embryotomie si l'enfant est mort. Dans tous ces cas, il faudra administrer le chloroforme jusqu'à résolution, pour essayer d'amoindrir la résistance de l'anneau et éviter de produire une déchirure utérine au cours de l'opération.

§ 2. — Anomalies des contractions abdominales.

C'est surtout au moment où commence la période d'expulsion, la dilatation du col étant achevée, que les muscles des parois abdominales entrent en jeu et que la femme, en les contractant instinctivement ou volontairement, ajoute leur action à celle de l'utérus pour chasser le fœtus au dehors.

Si les contractions des muscles abdominaux ne sont pas absolument nécessaires pour que l'accouchement ait lieu, puisqu'on a vu des enfants naître de femmes plongées dans le sommeil ou paralysées, par conséquent en dehors de tout effort, il n'en est pas moins vrai que les parois de l'abdomen jouent un rôle très important pendant le travail, et que si leur action vient à faire défaut il peut en résulter une véritable cause de dystocie.

Mais ce n'est pas seulement à la fin du travail que les muscles de l'abdomen interviennent : durant toute la période de dilatation, ils exercent par leur tonicité une pression salutaire sur l'utérus, lui servant pour ainsi dire de point d'appui.

Que la puissance de ces muscles soit amoindrie ou annihilée, et le travail pourra être ralenti et entravé aussi bien pendant la dilatation que pendant l'expulsion.

L'insuffisance des contractions abdominales peut s'observer dans des circonstances très différentes.

Parfois il s'agit de femmes primipares qui ne savent pas faire l'effort nécessaire ; elles ne poussent pas, ou poussent mal, par ignorance ou par crainte de la douleur.

Dans d'autres cas, l'effort abdominal est entravé par une affection aiguë ou chronique du cœur ou du poumon : la parturiente, atteinte de dyspnée, est incapable d'aucun effort. Le même fait a été observé chez des femmes opérées de trachéotomie et ayant encore une canule dans le larynx.

L'état de la paroi abdominale est un facteur important à considérer. Tandis qu'une paroi mince, souple, élastique se contracte avec énergie, une paroi épaisse et surchargée de graisse ne se contracte que faiblement et d'une manière insuffisante.

Les multipares, dont les parois abdominales sont relâchées et flasques, présentent souvent une distension de la ligne blanche, avec écartement des muscles droits qu'on désigne sous le nom d'éventration, et contractent leurs muscles d'une façon très incomplète : si elles accouchent vite, cela ne tient pas à la vigueur de leurs efforts, mais bien à la laxité de leurs organes génitaux externes et de leur périnée.

Une autre cause d'inaction de la paroi abdominale est la paralysie de ses muscles par suite de paraplégie. Depaul, Tarnier ont cité l'exemple de femmes ainsi paralysées chez lesquelles l'accouchement ne put se terminer qu'à l'aide du forceps. Mais il n'en est pas toujours ainsi, et Tarnier lui-même a vu une femme paralytique accoucher avec une très grande facilité.

Chez les femmes ayant subi une amputation de cuisse et qui ne peuvent faire qu'un effort insuffisant, l'accouchement peut être long et pénible; Depaul a rapporté une observation de ce genre où il dut appliquer le forceps. Cependant ce fait n'est pas absolu, car nous avons vu à la Pitié une amputée de cuisse accoucher spontanément et facilement.

Toutes les causes qui précèdent amènent un retard dans l'accouchement par l'inertie dont elles frappent la paroi abdominale.

Pendant la période de dilatation, si la paroi ne réagit pas, l'utérus, privé de soutien, fait saillie en avant, et ses contractions mal dirigées en raison de cette obliquité antérieure, ne concourent pas efficacement à la dilatation du col, d'où lenteur dans la marche du travail.

Pendant l'expulsion, l'effort n'a pas lieu ou se fait mal, et il en résulte encore une lenteur plus ou moins marquée, ou même un arrêt dans l'accouchement.

Le traitement de ces anomalies des contractions des muscles abdominaux consistera d'une part à renforcer la paroi défaillante à l'aide d'un large bandage de corps bien serré, d'autre part à terminer artificiellement l'accouchement, quand il sera évident que les efforts de la femme sont nuls ou insuffisants pour amener l'expulsion de l'enfant.

S. T. — P. B. — C. MAYGRIER.

CHAPITRE IV

DYSTOCIE DUE AUX PARTIES GÉNITALES EXTERNES ET AU PÉRINÉE

Lorsque l'extrémité fœtale qui se présente a dépassé l'orifice externe du col complètement dilaté pour pénétrer dans le vagin, elle peut se trouver arrêtée à des hauteurs variables par des obstacles de nature diverse qui ont leur siège dans les parties molles placées au-devant d'elle, et qui retardent ou empêchent la terminaison naturelle de l'accouchement.

L'un des plus fréquents de ces obstacles est la *résistance exagérée* des tissus. Cette résistance est souvent le point de départ de déchirures qu'il est important de bien connaître.

Plus rarement, c'est un *vice de conformation*, congénital ou acquis, qui s'oppose à la sortie du fœtus.

Enfin l'obstacle peut résider dans une *tumeur* située sur le trajet des voies génitales externes.

§ 1. — Résistance exagérée des parties génitales externes et du périnée.

Bibliographie chronologique. — *Résistance de la vulve, de l'hymen et du vagin.* — M. SIMS. Clinica notes on uterine surgery, 1866, p. 273 et 274. — PUTEGNAT. Quelques faits d'obstétricie. Paris et Bruxelles, 1871, p. 15 et 123. — BENICKE. Zeitschr. für Geb. und Gyn., 1878, Bd. II, p. 262 et suiv. — BUDIN. Recherches sur l'hymen et l'orifice vaginal. Progrès médical, août 1879, et Obstétrique et gynécologie, 1886, p. 267. — BUDIN. Le releveur de l'anus chez la femme. Progrès médical, août 1881, et Obstétrique et gynécologie, 1886, p. 347. — VARNIER. Du détroit inférieur musculaire du bassin obstétrical. Thèse, Paris, 1888. — PIERING. Journal d'accouchement. Liège, 1892, p. 46. — BRINDEAU. Deux cas de dystocie dus à la résistance de l'orifice vaginal. Progrès médical, 1895, p. 115.

Résistance et déchirures du périnée. — CAZEAUX et TARNIER. Traité de l'art des accouchements, 1867, p. 687. — MORAND. Déchirure centrale du périnée, Th. Paris, 1869. — OLSHAUSEN. Samml. klinisch. Vortr., 1872, n° 44, p. 359. — BLEYNIE. Ann. de gyn., 1874, II, p. 229. — M. DUNCAN. Edinb. med. Journ., février 1877. — M. DUNCAN. Gynécol. Transact. de Boston, 1877. — BUDIN. Des lésions traumatiques chez la femme pendant l'accouchement. Th. d'agrégation, 1878, p. 12 à 35. — REEVES. Amer. Journ. of obst., octobre 1878, p. 848. — BUDIN et RIBEMONT. Arch. de tocol., 1879, p. 449 et suiv., et BUDIN, Obst. et gyn., 1886, p. 165. — SCHRENK. Dissertat. inaug., Dorpat, 1880. — CHARPENTIER. Traité pratique des accouchements, 1883, t. II, p. 223. — L. DUMAS.

Montpellier médical, 1883. — TORGGLER. Centr. für Gyn., 1887, p. 217. — AUVARD. Journal de méd. de Paris, 8 juillet 1888, et Travaux d'obstétrique, 1889, t. II, p. 109. — LEFOUR. Bullet. de la Soc. de méd. et de chir. de Bordeaux, 27 juillet 1888. — SLAVIANSKY. Arch. de Tocol., avril 1888. — LÉONET. Mécanisme du dégagement des épaules dans les accouchements naturels en présentation du sommet. Thèse, Paris, 1889. — BUDIN. Leçons de clinique obstétricale, 1889, p. 55. — AUVARD. Traité pratique d'accouchements, 1890, p. 230. — COUDER. De la protection du périnée pendant le passage du tronc après la sortie de la tête. Thèse, Paris, 1891. — DELCROIX. Étude sur la rupture centrale du périnée en accouchements. Thèse, Paris, 1891. — BONNAIRE. Du périnée obstétrical. Gazette des hôpitaux, 21 et 28 mars 1891. — TARNIER. De l'asepsie et de l'antisepsie en obstétrique, 1894, p. 442. — BOISSARD. L'obstétrique, n° 2, 15 mars 1896.

Nomenclature alphabétique des auteurs.

Résistance de la vulve, de l'hymen et du vagin.

BENICKE, 1878.
BRINDEAU, 1895.
BUDIN, 1879, 1881, 1886.
PIERING, 1892.
PUTEGNAT, 1871.
SIMS, 1866.
VARNIER, 1888.

Résistance et déchirures du périnée.

AUVARD, 1888, 1889, 1890.
BLEYNIE, 1874.
BONNAIRE, 1891.
BOISSARD, 1896.
BUDIN, 1878, 1886, 1889.
BUDIN et RIBEMONT, 1879.
CAZEAUX et TARNIER, 1867.
CHARPENTIER, 1883.
COUDER, 1891.
DELCROIX, 1891.
L. DUMAS, 1883.
M. DUNCAN, 1877.
LEFOUR, 1888.
LÉONET, 1889.
MORAND, 1869.
OLSHAUSEN, 1872.
PUTEGNAT, 1871.
REEVES, 1878.
SCHRENK, 1880.
SLAWIANSKY, 1888.
TARNIER, 1894.
TORGGLER, 1887.

Étroitesse et rigidité de la vulve. — La vulve présente parfois une étroitesse naturelle telle que la tête, arrêtée à son niveau, semble ne pouvoir la franchir. Si de plus les bords de l'orifice vulvaire sont rigides et peu extensibles, la résistance opposée à la sortie du fœtus peut être très grande. Néanmoins dans la majorité des cas, cette résistance finit par être vaincue par les contractions utérines et les efforts abdominaux ; mais, le plus souvent, ce résultat n'est obtenu qu'au prix de déchirures multiples, soit du côté du périnée, soit sur tout le pourtour de la vulve. Ces dernières ont déjà fait l'objet d'une description détaillée (voyez t. I, p. 747 et suiv.). C'est pour éviter des déchirures trop étendues du périnée qu'on a conseillé l'épisiotomie et les incisions périnéales (voyez t. I, p. 711 et 712).

Nous signalerons encore ici une méthode de protection du périnée qui a été préconisée par Léon Dumas, de Montpellier, et qu'il a désignée sous le nom de dilatation præ-fœtale de la vulve. Ce procédé consiste à introduire au-devant de la tête fœtale les trois premiers doigts de la main droite, qu'on écarte de façon à former une sorte de cône à base appliquée sur la tête. Ce cône favoriserait, dit Léon Dumas, la dilatation de la vulve qui se trouverait ainsi suffisamment élargie et assouplie pour permettre au passage de la tête de s'accomplir sans lésions des parties molles. Mais il nous semble que cette manœuvre a une certaine ressemblance avec le petit travail des anciennes matrones, auquel on a depuis longtemps renoncé.

La résistance de l'orifice vulvaire se combine fréquemment avec celle du périnée. Si la période d'expulsion se prolonge, si le moindre état de souffrance se manifeste du côté de la mère ou de l'enfant, il faut sans hésitation recourir au forceps.

Résistance de l'hymen. — Lorsque la tête est arrivée à l'orifice antérieur du vagin, elle peut s'y trouver arrêtée plus ou moins longtemps par l'hymen.

L'hymen n'est pas une membrane distincte; c'est en réalité, comme l'a montré Budin, l'extrémité antérieure du vagin qui vient faire hernie au fond de la vulve, sous forme d'un doigt de gant perforé.

Chez les multipares, l'hymen n'existe plus qu'à l'état de vestiges; à la suite des déchirures produites par le premier accouchement, ses lambeaux se sont rétractés pour former les caroncules myrtiformes. Chez les primipares, au contraire, il se présente sous forme d'une membrane plus ou moins large, en général circulaire ou demi-circulaire, échancrée à son bord libre en plusieurs endroits par des fissures consécutives aux rapprochements sexuels. Parfois même le cercle est intact et complet; il y a intégrité de l'hymen qui s'est laissé simplement refouler sans déchirure aux premières approches, mais cette intégrité ne doit pas être confondue avec la persistance de l'hymen due à un vice de conformation et dont nous parlerons plus loin. On comprend facilement que lorsque l'hymen se présente sous cet aspect, il peut offrir une certaine résistance à la tête qui vient appuyer fortement sur lui, et s'en coiffer pour ainsi dire. Tous les auteurs rapportent des faits de ce genre; ceux-ci sont donc loin d'être rares.

Habituellement cette résistance cède à un moment donné sous les efforts d'expulsion, et il se produit une ou plusieurs déchirures de l'orifice vaginal, qui ainsi agrandi livre passage au fœtus. A ce moment un peu de sang s'écoule et vient tacher la tête ou le tronc du fœtus.

Mais dans quelques cas l'orifice résiste, et il y a arrêt dans l'accouchement. Si la femme continue à faire des efforts sans que l'hymen cède, des accidents graves peuvent survenir; c'est ainsi qu'une déchirure centrale du périnée, un thrombus se produisent parfois dans ces circonstances par un mécanisme qui sera expliqué plus loin (voyez *Déchirure centrale du périnée* et *Thrombus de la vulve et du vagin*).

Budin a insisté avec raison sur cette résistance de l'hymen trop souvent méconnue et confondue à tort par plusieurs auteurs, Olshausen en particulier, avec la contracture du sphincter du vagin. Pour la constater, il suffit d'écarter les grandes et les petites lèvres : on voit alors et on peut toucher du doigt le cercle hyménéal tendu sur la tête et plus ou moins rigide.

Dans un cas où la tête fœtale était ainsi arrêtée par l'hymen et où l'enfant commençait à souffrir, Budin a incisé cette membrane, et la terminaison de l'accouchement s'est faite rapidement. On pourra donc, en pareil cas, avoir recours à ce moyen très simple avant de se décider à appliquer le forceps. On fera avec des ciseaux mousses une section de l'hymen, et si elle ne suffit pas, ou si on craint de voir l'incision s'agrandir et s'étendre à la vulve ou au périnée, on pratiquera plusieurs petites sections en divers points.

En somme, quand il y a dystocie par persistance de l'hymen, l'indication est aussi simple que formelle : il faut inciser cette membrane ainsi que tous les accoucheurs l'on fait ou conseillé; si cela ne suffit pas, on termine l'accouchement par une application de forceps. Quand l'enfant se présente par le siège l'extraction est rendue difficile par la résistance de l'hymen, et si on applique un crochet sur l'aine, on risque de briser le fémur, ainsi que cela est arrivé à Putégnat.

Étroitesse et déchirure du vagin. — Les parois du vagin, ramollies par la grossesse, mettent rarement obstacle à la descente du fœtus; elles contribuent plutôt à sa progression par les contractions dont elles sont le siège (voyez t. I, p. 595).

Cependant la tête fœtale éprouve parfois, de la part de ces parois, une résistance assez grande.

Cette résistance peut être due à deux causes différentes : 1° à l'étroitesse exagérée du vagin ; 2° aux muscles releveurs de l'anus qui viennent rétrécir son calibre.

1° La simple étroitesse du vagin qu'on observe chez certaines femmes, et qui ne saurait être confondue avec un vice de conformation véritable, se reconnaît facilement par le toucher. Le doigt introduit dans le canal permet de constater son petit calibre, son peu d'extensibilité en largeur, et de prévoir la lenteur qui sera apportée à l'accouchement par cette disposition. Le travail se prolonge en effet par suite de la résistance opposée à la tête par le vagin qui ne se laisse distendre que difficilement, et l'on peut, dans ces circonstances, être obligé de terminer l'accouchement par une application de forceps.

Une conséquence assez fréquente de cette étroitesse du vagin est la déchirure possible de ce canal à sa partie moyenne.

Les déchirures du vagin peuvent se diviser en trois catégories d'après leur siège : 1° celles qui se confondent à la partie inférieure avec les déchirures du périnée, et dont nous reparlerons à propos de ces dernières ; 2° celles qui se confondent à la partie supérieure avec les déchirures de l'utérus et que nous retrouverons plus loin ; 3° celles enfin de la partie moyenne du vagin, les seules dont nous ayons à nous occuper ici.

Ces déchirures peuvent se produire spontanément ou succéder à des tractions avec le forceps.

Les lésions peuvent se présenter sous des aspects très différents. Tantôt la muqueuse vaginale, décollée et repoussée en bas par la tête fœtale, se détache sous forme de lambeaux plus ou moins nombreux qui peuvent venir pendre au dehors. Tantôt, il se fait un véritable éclatement du vagin ; dans ce cas, la solution de continuité affecte la forme d'une ou plusieurs fissures longitudinales plus ou moins étendues, et qui siègent d'ordinaire sur les parties latérales de la paroi postérieure du vagin. Elles peuvent être très profondes et communiquent parfois avec les organes voisins, vessie ou rectum. Une observation de Piering est un curieux exemple de l'extension possible de cette lésion au rectum :

Une primipare de 41 ans présentait, au moment de son accouchement, un orifice vaginal très étroit et rigide. La tête de l'enfant apparaissant à la vulve et ne se dégageant pas, Piering pratiqua sur le périnée une incision de 3 centimètres, et chercha à expulser la tête par expression lente ; mais au moment d'une contraction utérine, la main droite de l'enfant et l'avant-bras sortirent par l'anus. L'avant-bras et la main furent rétropulsés, et l'accouchement se termina par la vulve, à l'aide de la manœuvre de Ritgen. L'examen de la malade, immédiatement après l'accouchement, permit de constater que le périnée était resté intact, depuis l'anus jusqu'à l'incision qui avait été faite, et que celle-ci ne s'était pas agrandie. La déchirure occupait toute la longueur du vagin, et communiquait avec le rectum par une ouverture large comme la main. La guérison eut lieu spontanément, sans suture, avec de simples pansements à la gaze iodoformée.

Les déchirures du vagin peuvent déterminer des hémorrhagies qui si elles ne sont pas toujours très abondantes n'en sont pas moins très graves par leur persistance. Aussi importe-t-il de les bien diagnostiquer. Il suffira, pour ne pas les confondre avec une hémorrhagie provenant de l'utérus, de s'assurer que celui-ci est bien rétracté (voir *Hémorrhagies post-partum*). Un examen au spéculum permettra, en outre, de découvrir la lésion qui est le point de départ de l'écoulement sanguin. Cependant, le spéculum ne laisse pas toujours voir la déchirure, parce qu'il est inondé par le sang ; mais le toucher vaginal, délicatement pratiqué avec l'index auquel on imprime des mouvements alternatifs de droite à gauche et *vice-versâ*, permet d'établir le diagnostic, parce que le sillon formé par la déchirure donne au doigt une sensation autre que celle qui résulte de son contact avec la muqueuse vaginale, dont la surface est plus unie et plus glissante que celle de la plaie.

Lorsque la solution de continuité est petite et ne s'accompagne pas de perte, elle ne réclame pas de traitement spécial, et il suffit de faire une antisepsie rigoureuse. Si le sang coule abondamment, d'une façon continue, et si les injections vaginales chaudes n'arrêtent pas l'hémorrhagie, on devra recourir au tamponnement à la gaze iodoformée (voyez plus loin *Hémorrhagies*).

Quand la lésion est étendue, et quand ses bords sont réguliers, il faut la suturer avec de la soie ou du catgut ; mais, quelquefois, une hémorrhagie continue rend la suture difficile ; dans ce cas, on applique d'abord un tampon, et ce n'est qu'après l'arrêt de l'écoulement sanguin que l'on pratique la suture. Si la plaie était œdématiée, irrégulière, contuse, il vaudrait mieux s'abstenir de toute réunion, et se borner à tamponner le vagin avec la gaze iodoformée.

Les déchirures du vagin laissent souvent à leur suite des cicatrices longitudinales, qu'on croirait volontiers consécutives à une application de forceps, alors même que cet instrument n'est pas intervenu. Ces cicatrices peuvent devenir une nouvelle cause de dystocie lors d'accouchements ultérieurs.

2° La résistance due aux muscles releveurs de l'anus a été bien étudiée par Budin, qui a montré qu'elle pouvait être due à deux états différents du muscle : tantôt à sa tonicité exagérée quand il est très développé, tantôt à sa contracture, qui détermine alors une sorte de vaginisme supérieur.

Dans le cas de développement considérable du releveur, le doigt introduit dans le vagin sent à 2 ou 3 centimètres au-dessus de l'anneau hyménéal, et de chaque côté, une bande de tissu plus ou moins saillante et épaisse qui forme parfois un véritable anneau périvaginal.

Dans le cas de contracture, l'obstacle est le même, mais plus dur, plus résistant encore. Tantôt, lorsque le spasme s'étend à tous les faisceaux des releveurs, c'est un cercle véritable qui enserre le vagin; tantôt, lorsque les faisceaux ischio-coccygiens sont seuls contracturés, la paroi vaginale postérieure est comme soulevée par une sangle, et appliquée contre la paroi antérieure (Sims); le coccyx est attiré en avant.

La présence de cette saillie musculaire formée par les releveurs dans le vagin, peut amener un arrêt dans l'expulsion du fœtus; l'accouchement traîne en longueur, les contractions utérines et les efforts de la parturiente n'arrivent pas toujours à vaincre la résistance des muscles. Il faut alors intervenir dans l'intérêt de la mère et de l'enfant. Avant de tenter l'extraction, on aura recours aux grands bains, et surtout à l'anesthésie chloroformique qui suffit parfois à supprimer la résistance du muscle ou sa contracture. Si l'expulsion tarde encore malgré l'anesthésie, on se gardera bien de faire des incisions vaginales, et l'on appliquera le forceps.

Dans un cas relaté par Budin, l'accouchement eut lieu par le siège, et la tête dernière fut retenue vingt minutes dans le vagin par la résistance des releveurs. Ce ne fut qu'au prix des efforts les plus énergiques qu'elle put être extraite par la sage-femme qui opérait, à l'aide de la manœuvre de Mauriceau.

Budin, dans son mémoire, a rapporté une observation de Benicke, dans laquelle l'obstacle apporté par les releveurs fut même tellement puissant que le forceps échoua, et que cet auteur fut obligé de pratiquer la crâniotomie sur un enfant vivant. C'est là fort heureusement un fait tout à fait exceptionnel, et il est difficile d'admettre qu'avec une application de forceps bien conduite, et en exerçant des tractions soutenues et énergiques, on ne puisse, la parturiente étant chloroformée, triompher presque toujours de la résistance des muscles.

C'est en vain qu'après l'accouchement, on cherche à retrouver dans le vagin la saillie musculaire préexistante. Il n'y en a plus trace, les fibres musculaires ayant cédé ou s'étant rompues au moment du passage du fœtus.

Résistance et déchirure du périnée. — De tous les obstacles à l'accouchement qui ont les parties molles pour siège, le plus fréquent est certainement la résistance du périnée : on peut dire que c'est elle qui nécessite le plus souvent les applications de forceps chez les primipares.

La nature des tissus joue ici un grand rôle. Chez certaines femmes, au lieu d'être souples et élastiques, ils sont fermes, épais, peu extensibles : on observe surtout cette rigidité chez les primipares âgées, entre 30 et 40 ans (voyez t. I, p. 695).

Chez d'autres femmes les tissus sont infiltrés de graisse et sans aucune souplesse. Il faut signaler encore l'œdème du périnée, particulièrement chez les albuminuriques. Dans tous ces cas, la sangle périnéale se laisse difficilement distendre et résiste aux forces expulsives.

Aussi la femme se fatigue-t-elle bientôt, et ses efforts s'amoindrissent; en même temps l'utérus, après avoir d'abord lutté énergiquement, se contracte de plus en plus faiblement et irrégulièrement.

Il se produit souvent alors une inertie partielle ou totale, et la tête reste immobilisée sur le périnée.

En pareil cas, on conseille en général d'intervenir au bout de deux heures environ par une application de forceps : cette règle est basée sur la crainte que, ce laps de temps passé, la compression prolongée des parois de l'excavation par la tête fœtale ne devienne préjudiciable à la mère, en l'exposant à des eschares et à des fistules vésico-vaginales ou recto-vaginales consécutives. Mais, comme l'a fait remarquer avec raison Budin, il y a lieu de distinguer suivant les circonstances. S'il y a inertie utérine complète, il n'y a pas de compression, et l'on peut attendre, surtout si l'enfant ne souffre pas; dans ces conditions, l'utérus reprend souvent son activité après un repos plus ou moins long, et l'accouchement se termine spontanément. Si au contraire les contractions persistent, tout en restant infructueuses, si la femme se consume en efforts stériles, l'expectation devient dangereuse, et l'application du forceps est absolument indiquée. Ce n'est donc pas une question de temps qui guidera l'accoucheur; il doit avant tout baser sa conduite sur l'état de la mère et de l'enfant.

Ajoutons qu'en pareille circonstance on devra bien se garder d'administrer du seigle ergoté pour ranimer les contractions utérines; les inconvénients et les dangers en ont été déjà suffisamment signalés (voyez t. I, p. 698).

Déchirures du périnée. — A côté de la résistance exagérée du périnée, nous devons signaler ses déchirures, car elles sont un accident malheureusement trop fréquent de la période d'expulsion.

Parfois, lorsqu'elles sont peu étendues, elles passent inaperçues, en sorte qu'il est difficile de donner un chiffre moyen de leur fréquence en général. Elles s'observent surtout chez les primipares, et, en tenant compte des recherches d'Olshausen, de Schrenk..., on peut dire avec Auvard que leur proportion est de 30 p. 100 chez les primipares, et de 10 p. 100 chez les multipares.

Suivant l'étendue de la lésion on a divisé ces déchirures de la façon suivante :

Déchirures de la fourchette, qui n'intéressent que la fosse naviculaire et la commissure postérieure de la vulve.

Déchirures incomplètes, qui s'étendent sur le périnée à une distance variable, mais sans aller jamais jusqu'à l'orifice anal; ces déchirures incomplètes peuvent se compliquer d'une lésion plus ou moins étendue de la paroi postérieure du vagin.

Déchirures complètes, qui divisent toute l'étendue du périnée, y compris le sphincter anal, et remontent parfois sur la cloison recto-vaginale à des hauteurs variables.

En dehors des lésions précédentes, il en est une qui constitue une variété à part, beaucoup plus rare, c'est la *déchirure centrale :* le périnée se perfore entre la commissure vulvaire et l'anus.

Bien des causes peuvent amener ces déchirures. En premier lieu il faut invoquer *la mauvaise qualité des tissus*, leur minceur et leur fragilité, parfois leur infiltration ; certains périnées présentent une friabilité telle qu'on peut dire qu'ils sont voués à la déchirure. Au moment où la partie fœtale vient faire bomber le périnée, on voit parfois la peau se fendre, s'écailler pour ainsi dire, et éclater par places ; une déchirure commençant par la peau est imminente, inévitable, et l'accoucheur ne peut que faire tous ses efforts pour en limiter l'étendue.

Indépendamment des causes qui tiennent à la nature des tissus, il y en a qui résultent de la *direction vicieuse* suivant laquelle la tête effectue sa sortie. Une grande inclinaison du bassin en avant (bassin en antéversion), une longueur exagérée de la gouttière périnéale gênent la déflexion de la tête, qui appuie alors presque uniquement sur le périnée qu'elle menace directement. Dans les présentations du sommet en position occipito-sacrée, l'orientation de la tête est particulièrement dangereuse pour le périnée, et l'on peut dire que ce mode de dégagement est presque incompatible avec son intégrité, surtout lorsque la femme est primipare et que le fœtus est à terme.

C'est ordinairement dans le cas de cette dernière anomalie dans le dégagement de la tête qu'on observe des déchirures centrales.

La *rapidité de l'expulsion* est encore un élément extrêmement important à considérer dans la genèse des déchirures qui nous occupent. Qu'il s'agisse d'un accouchement spontané (voyez t. I, p. 709 et 710), ou d'une extraction à l'aide de la main, du forceps, ou d'un autre instrument, la sortie du fœtus doit toujours s'opérer lentement et progressivement, sous peine de lésions périnéales plus ou moins étendues.

Dans tout accouchement, il y a un moment du dégagement qui est particulièrement dangereux pour le périnée et qui demande une très grande surveillance. Dans le dégagement du sommet, le périnée est surtout en péril quand le diamètre sous-occipito-frontal allant du sous-occiput au milieu d'une ligne tirée entre les deux bosses frontales, apparaît à la vulve. Ce diamètre, sur l'importance duquel M. Duncan et Budin ont particulièrement insisté, mesure en effet 11 centim. environ, un centimètre de plus que le sous-occipito bregmatique. Aussi l'attention de l'accoucheur doit-elle redoubler au moment où, le bregma étant arrivé au dehors, la circonférence sous-occipito-frontale va se dégager à son tour.

Parfois l'une des mains du fœtus est accolée à la tête et en arrière de celle-ci, sans qu'on ait soupçonné sa présence ; au moment du dégagement, cette main vient heurter la commissure postérieure et peut déterminer ainsi une déchirure du périnée.

Dans les présentations de la face, le périnée est menacé principalement au moment de la sortie du diamètre sous-mento-occipital, comme l'a démontré Torggler. Pour cet auteur, dans la présentation de la face les dangers de déchirure sont même plus grands que dans la présentation du sommet. Les recherches auxquelles il s'est livré lui ont en effet montré que le diamètre sous-mento-occipital est plus long de près de 2 centim. que le diamètre sous-occipito-frontal, et que la circonférence sous-mento-occipitale mesure 4 centim. 72 de plus que la circonférence sous-occipito-frontale.

Dans la présentation du siège, on devra surtout veiller à ce que la sortie de la tête dernière n'ait pas lieu trop brusquement : c'est ici encore au moment du dégagement du diamètre sous-occipito-frontal que les lésions peuvent se produire le plus facilement.

Signalons une autre cause de déchirure assez commune due à la sortie des épaules. Le dégagement brusque de l'épaule postérieure, accompagnée ou non de l'une des mains du fœtus, détermine souvent la déchirure du périnée, soit que la commissure fût déjà éraillée, soit qu'elle fût restée intacte au moment du passage de la tête.

Le mécanisme par lequel se produisent les ruptures du périnée est le suivant. La fosse naviculaire cède soit directement sous la pression de la tête, soit par extension d'une déchirure de l'hymen. C'est le coup de ciseaux donné dans une étoffe (Pajot), et la lésion va gagner la fourchette et s'étendre plus ou moins loin sur le périnée : elle peut comprendre toute son épaisseur ou rester superficielle, n'intéressant dans ce dernier cas que la peau et une partie des tissus sous-jacents.

D'autres fois, le mécanisme est un peu différent : tantôt c'est par la muqueuse vaginale que commence la lésion qui gagne ensuite les muscles et la peau ; tantôt c'est la peau qui cède la première, comme nous l'avons dit plus haut, et de la surface cutanée la déchirure s'étend dans la profondeur.

Les déchirures centrales méritent une description spéciale.

Niées pendant longtemps par différents accoucheurs parmi lesquels il faut encore ranger Capuron, elles ont été mises hors de doute par les auteurs modernes, et il nous suffira de rappeler les faits de Dupuytren, de Stoltz, la thèse de Morand, les mémoires de Duncan, de Reeves qui en 1878 en a réuni 35 cas, les observations de Charpentier, de Bleynie, etc. Elles sont cependant assez rares ; en 1886, Charpentier n'a pu en rassembler que 56 cas, et, en 1891, Delcroix, dans sa thèse, n'est arrivé qu'à un total de 75 cas bien authentiques.

Ces ruptures peuvent être incomplètes ou complètes. Incomplètes, elles n'intéressent que la peau ou la muqueuse seules, ou les deux simultanément, les tissus intermédiaires restant intacts. Complètes, elles perforent toute l'épaisseur du périnée, de telle sorte qu'il y a communication entre le vagin et l'extérieur à travers le plancher périnéal. La forme de la déchirure est très variable : tantôt c'est une simple perforation ou fente longitudinale, transversale, oblique (fig. 135), en zigzag, plus ou moins anfractueuse ; tantôt la déchirure s'irradie dans plusieurs directions et affecte la forme d'un Y, d'une étoile, etc.

Le mécanisme suivant lequel s'opère habituellement la rupture centrale a été bien élucidé par Budin.

La résistance de l'orifice vaginal joue ici un rôle important ; d'ailleurs, cette déchirure s'observe presque exclusivement chez les primipares. La tête appuie fortement sur l'hymen qui ne cède pas, et c'est la paroi vaginale postérieure

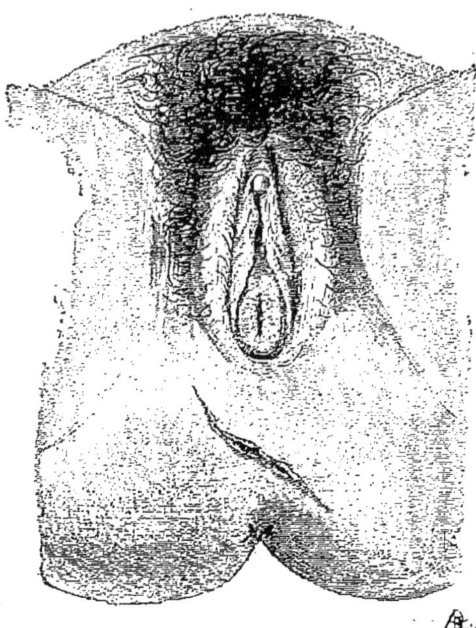

FIG. 135. — Déchirure centrale à direction oblique. Le fœtus et le placenta avaient traversé la déchirure. Maternité, 1879. (RIBEMONT-DESSAIGNES.)

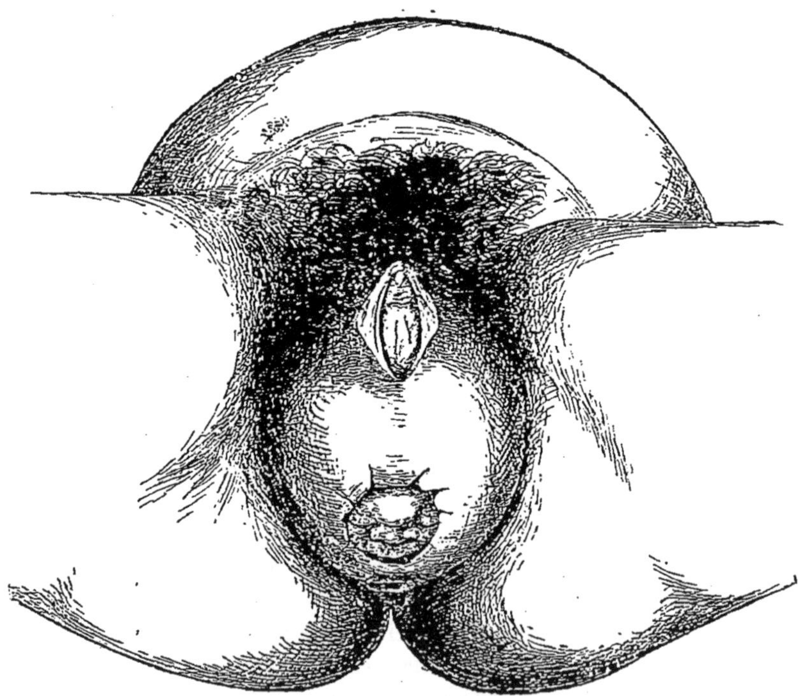

FIG. 136. — Déchirure centrale par le front et la face. La vulve est plus haut et laisse voir le cuir chevelu de la région occipitale. (RIBEMONT-DESSAIGNES.)

qui se rompt au-dessous de lui. La tête franchit alors la rupture vaginale et vient perforer le centre du périnée. La preuve de la réalité de ce mécanisme est facile à faire. Il suffit d'entr'ouvrir la vulve et de regarder l'hymen pour voir qu'il est resté intact ; son bord libre n'est nullement intéressé par la déchirure, et c'est en arrière de lui qu'elle s'est produite.

Dans d'autres cas le mécanisme est différent : M. Duncan a montré que, l'occiput se présentant à la vulve, le front peut, en distendant le périnée, déterminer une déchirure centrale (fig. 136).

Cette lésion est plus fréquente dans les occipito-sacrées qui distendent le périnée au maximum. En pareille circonstance on peut observer une déflexion de la tête, et le dégagement se fait en présentation de la face, comme dans l'intéressante observation de Charrier (voyez t. I, p. 653).

La déchirure centrale est souvent spontanée, ou bien elle a lieu au cours d'une application de forceps. Elle survient parfois sans qu'on puisse la prévoir, sous la main même de l'accoucheur appuyée sur le périnée. Dans des cas plus rares, la perforation a lieu consécutivement à l'accouchement, après la chute d'une eschare périnéale (Duncan).

L'accouchement peut se faire soit par les voies naturelles, soit à travers l'ouverture créée par la rupture centrale du périnée. Dans ce dernier cas, on voit ordinairement l'expulsion du fœtus et la délivrance s'opérer par la perforation, sans que la fourchette ni l'anus soient atteints. Dans un cas observé à la Maternité en 1879, l'accouchement avait eu lieu ainsi par une déchirure centrale, et l'examen des parties génitales externes montra que l'hymen était intact, comme nous venons de l'indiquer, et formait un cercle complet, à la partie postéro-supérieure duquel le vagin était perforé. Slaviansky a également rapporté une observation de déchirure centrale avec intégrité parfaite de l'hymen. Ces faits confirment absolument le rôle attribué par Budin à l'hymen dans ces sortes de lésions.

Mais, la rupture centrale ne reste pas toujours ainsi limitée pendant la sortie du fœtus et de ses annexes. Elle peut s'étendre en avant jusqu'à la vulve, ou en arrière jusqu'à l'anus.

Les déchirures du périnée, surtout quand elles sont complètes, constituent un accident sérieux. Si elles ne se réparent pas, ou si elles se réparent mal, elles peuvent devenir le point de départ de phénomènes infectieux pendant les suites de couches ; plus tard elles condamnent les femmes à une série d'infirmités pénibles, dont l'incontinence des matières fécales est la plus grave. Aussi de tout temps s'est-on efforcé de protéger le périnée par des manœuvres spéciales pendant la période d'expulsion. Ces manœuvres destinées à empêcher la rupture du périnée ayant été exposées dans une autre partie de cet ouvrage (voyez t. I, p. 709), nous n'y reviendrons pas ; nous insisterons seulement ici sur une précaution qu'on néglige trop souvent de prendre pendant la sortie de la tête, et qui découle cependant naturellement du mécanisme même de l'accouchement : lorsque le sommet se dégage spontanément en position occipito-pubienne, il faut veiller à ce que l'occiput sorte complètement, et que la nuque vienne bien se mettre en rapport avec le ligament sous-pubien, avant tout mouvement de déflexion de la tête; sans quoi, celle-ci se dégagerait par des diamètres occipitaux plus grands que les sous-occipitaux, et le périnée courrait de grands risques d'être rompu.

De même, lorsqu'on fait l'extraction de la tête avec le forceps, il ne faut pas commencer le mouvement de déflexion trop tôt : on ne devra relever les branches de l'instrument que lorsque la nuque sera appliquée sous la symphyse. La même remarque s'applique aux présentations de la face : on ne commencera la flexion de la tête que lorsque le menton sera dégagé, de façon à ce que la face sorte par ses diamètres sous-mentaux, et non par les mentaux.

Voyons maintenant comment on peut éviter les lésions du périnée au moment de la sortie des épaules.

Dans l'accouchement par le sommet ou par la face, les épaules se dégagent par le diamètre bis-acromial : l'épaule antérieure apparaît la première à la vulve, l'épaule postérieure sort ensuite des voies génitales avant l'expulsion complète de l'antérieure (voyez t. I, p. 648); telle est du moins la doctrine classique.

Les épaules sont-elles susceptibles de se dégager autrement à la vulve? Auvard et, après lui, Léonet dans sa thèse, ont soutenu et cherché à démontrer que c'est l'épaule postérieure qui se dégage le plus souvent la première.

Auvard se base sur ce fait que lorsqu'on abandonne le dégagement du tronc à la nature sans opérer de tractions sur lui, et qu'on soulève la tête au lieu de la laisser retomber, on voit le plus souvent l'épaule postérieure sortir la première, l'antérieure restant derrière la symphyse. C'est là un fait exact dans les conditions où Auvard s'est placé, mais qui ne doit pas être pris pour la règle, car il faut bien remarquer que, lorsqu'on soulève la tête, on fausse le résultat de l'accouchement normal et spontané. Il y a d'ailleurs une autre raison qui peut encore faire que l'épaule postérieure se dégage la première, c'est que le diamètre bis-acromial est réductible. Mais en réalité les épaules, quand on n'y touche pas, se comportent comme les hanches dans la présentation du siège, avec cette différence que le poids de la tête assure encore mieux la sortie de l'épaule antérieure.

Quoi qu'il en soit, lorsque les épaules se dégagent suivant le mécanisme indiqué par Auvard et Léonet, ce n'est pas le diamètre bis-acromial qui vient distendre l'orifice vulvaire, mais bien un diamètre cervico-acromial, plus petit, et par conséquent moins offensif pour le périnée.

Or, c'est là un fait important à noter, car toutes les fois qu'on craindra pour le périnée au moment de la sortie des épaules, on pourra essayer d'éviter une déchirure en soulevant fortement la tête du fœtus, et en dégageant l'épaule postérieure la première, l'antérieure s'arc-boutant derrière la symphyse. On substituera ainsi le passage du diamètre cervico-acrominal au bis-acrominal.

Lefour pense que dans les présentations du siège, on doit, au moment de la sortie des épaules, rechercher pour elles un mode de dégagement analogue à celui que nous venons de décrire, afin d'éviter les déchirures du périnée; seulement, dans ce cas c'est l'épaule antérieure qu'il faut dégager la première, et lorsque le cou est appliqué sous la symphyse, on effectue la sortie de l'épaule postérieure suivant le diamètre cervico-acromial.

Reprenant cette question dans sa thèse inaugurale, le Dr Couder, à la suite de recherches sur les dimensions du thorax chez les nouveau-nés suivant que les bras sont pelotonnés ou défléchis, a proposé une manœuvre spéciale pour éviter le passage simultané des deux épaules à la vulve. Elle consiste à décompléter la présentation par le dégagement d'un bras tout entier, et à substituer ainsi à la circonférence bideltoïdienne une circonférence axillo-deltoïdienne, plus petite. Pour cela, si une main se présente avant les épaules, il suffit de tirer dessus et d'extraire le bras; sinon, on devra abaisser la tête et dégager complètement le bras antérieur. Cette méthode, si elle est pratiquée avec de grandes précautions, constitue un assez bon moyen de protection pour le périnée; mais la rapidité avec laquelle le tronc est souvent expulsé ne permet pas toujours d'y avoir recours.

Nous devons maintenant nous occuper de la conduite à tenir lorsqu'une déchirure du périnée s'est produite au cours de l'accouchement. Après la délivrance, on commencera par laver la plaie périnéale avec une solution antiseptique, et on constatera son étendue en longueur et en profondeur, l'état des bords de la déchirure, qui parfois sont nets, parfois au contraire contus et comme mâchés. En écartant les lèvres de la plaie et en introduisant doucement le doigt dans le rectum, on recherchera si l'anus est atteint.

Plusieurs accoucheurs ont conseillé de ne pas réunir artificiellement les déchirures du périnée et de se borner à rapprocher les lèvres de la plaie en accolant les jambes de la femme l'une à l'autre, et en les entourant d'un lien.

Ce procédé si simple n'est guère applicable qu'aux déchirures de la fourchette ; mais il est de fait qu'il suffit parfois dans des lésions beaucoup plus étendues; l'un de nous l'a vu réussir dans un cas de déchirure complète. Toutefois, il ne faut pas compter sur de pareils succès ; ce serait même une faute.

En outre, lorsque la réunion spontanée se produit, elle se fait souvent d'une façon vicieuse, les bords de la plaie chevauchant l'un sur l'autre, et il en résulte une cicatrisation lente et, consécutivement, une cicatrice difforme et parfois douloureuse.

Le mieux est donc de réunir immédiatement les déchirures du périnée ; nous ne voyons de contre-indication à cette règle que dans les cas où les tissus sont le siège d'un gonflement considérable, d'un œdème plus ou moins marqué, ou bien lorsqu'ils sont très contus et menacés de sphacèle. Il faut alors se borner à des pansements antiseptiques, et remettre à une date ultérieure une opération qui n'aurait aucune chance de réussir.

La réunion des déchirures du périnée peut se faire à l'aide de deux procédés : les serre-fines et les sutures.

Quand la déchirure est incomplète et de moyenne étendue, l'application des serre-fines peut toujours être tentée. Les bords de la plaie étant affrontés bien parallèlement l'un à l'autre, on place une ou plusieurs serre-fines suivant la longueur de la déchirure. On tient ensuite bien rapprochées les cuisses de la femme en nouant par exemple une serviette autour d'elles.

L'application des serre-fines est à peine douloureuse, surtout si l'on emploie des serre-fines plates, dont les mors larges ont en outre l'avantage de rapprocher les tissus sur une plus grande étendue. Elle se fait très simplement et très rapidement, et amène souvent une réunion parfaite. On aura soin de ne pas les laisser en place plus de quinze à dix-huit heures ; au bout de ce temps la réunion est faite. Si on attendait davantage il pourrait survenir des points de sphacèle au niveau de leur application.

Nous pensons que ce mode de traitement est un peu trop délaissé aux dépens des sutures. Malgré les reproches qu'on leur a adressés, il est certain qu'une application bien faite de serre-fines est très suffisante pour réparer une déchirure périnéale, en profondeur comme en surface, et nous avons vu en 1879 à la Maternité une rupture centrale très irrégulière réunie complètement en quinze heures par la pose de plusieurs serre-fines.

Dans certains cas cependant cette application est difficile et même impossible ; c'est lorsque les bords de la déchirure sont irréguliers, inégaux, ou que le périnée est très adipeux. Les serre-fines glissent alors sans pouvoir rester fixées sur les tissus. Pour parer à cet inconvénient, on pourrait se servir des serres-fines imaginées par Boissard, et dont les extrémités, au lieu d'être constituées par deux mors plus ou moins larges, se terminent par des pointes aiguës qui pénètrent dans les lèvres de la plaie et les accolent l'une à l'autre.

Mais si la déchirure a une grande étendue, il vaut mieux recourir aux sutures. Quant aux déchirures complètes, c'est toujours à l'aide des sutures qu'il faut les réparer.

Il est préférable, lorsque l'état des tissus le permet, de faire cette opération immédiatement après l'accouchement, comme l'avait conseillé Dieffenbach. Tout le monde aujourd'hui est à peu près d'accord sur ce point, l'emploi de la méthode antiseptique supprimant toutes les complications qui pourraient entraver la réunion.

Lorsque la périnéorrhaphie n'a pas été pratiquée tout de suite, faut-il, comme le voulaient Roux et Velpeau, attendre la cessation complète de la période puerpérale et le retour de la première époque menstruelle ?

Il est prouvé aujourd'hui qu'on peut opérer au cours même des suites de couches, 8, 10, 12 ou 15 jours après l'accouchement, surtout lorsque la plaie a été l'objet de soins antiseptiques minutieux, car elle est alors bien détergée, bourgeonnante, et facile à réparer. Nélaton avait donné le conseil d'opérer 7 à 8 jours après l'accouchement (voir la note ajoutée par Tarnier au livre de Cazeaux, 9e édition, Paris, 1874, p. 699) ; mais cette pratique était restée peu suivie, car elle avait amené des revers explicables par le défaut d'antisepsie. Actuellement, grâce aux antiseptiques, l'action nocive des lochies n'est plus à craindre, non plus que les accidents puerpéraux si fréquents autrefois. Dans ces derniers temps, des observations nombreuses ont montré que la périnéorrhaphie *immédiate secondaire*, c'est-à-dire pratiquée quelques jours après l'accouchement, donnait d'excellents résultats.

C'est là une opération simple et facile. On n'a point à faire d'avivement comme lorsqu'on opère tardivement en plein tissu cicatriciel. Il suffit de gratter avec une curette les bourgeons charnus qui recouvrent les lèvres de la plaie, de les exciser au besoin, pour obtenir rapidement des surfaces cruentées applicables l'une à l'autre. De plus, on évite à la femme les inconvénients d'une longue attente et des souffrances souvent très pénibles.

Les procédés qu'on peut employer pour pratiquer la périnéorrhaphie sont extrêmement nombreux et variés; ils font l'objet d'un chapitre important dans tous les traités de gynécologie, et nous n'avons pas à entrer ici dans leur description détaillée, particulièrement en ce qui concerne la périnéorrhaphie tardive.

Toutefois, il nous semble indispensable de décrire la technique la plus simple à suivre pour tout accoucheur, lorsqu'il se trouve en présence d'une déchirure du périnée qui réclame la périnéorrhaphie soit immédiatement, soit quelques jours après l'accouchement.

Nous n'insisterons pas sur la nécessité d'une antisepsie minutieuse du vagin et de toute la région ano-vulvaire; pour les détails inhérents à cette question, nous renvoyons le lecteur au Traité d'asepsie et d'antisepsie publié en 1894 par Tarnier. Il suffira ensuite au médecin d'avoir à sa disposition une aiguille courbe ordinaire qu'il montera sur une pince, ou une aiguille de Reverdin et du fil. Les aiguilles devront avoir été préalablement plongées dans l'eau bouillante. Pour le fil, on peut se servir indistinctement de fil d'argent, de crin de Florence, de fil de soie ou de catgut, désinfectés et parfaitement aseptiques; toutefois, la soie et le catgut sont préférables, parce qu ils peuvent séjourner longtemps sans couper les tissus.

S'il s'agit d'une déchirure incomplète, on procédera de la façon suivante: la suture sera faite d'arrière en avant; l'aiguille armée d'un fil sera introduite à un centimètre environ d'un des bords de la solution de continuité, et, pénétrant profondément dans les tissus, elle viendra ressortir en un point symétriquement opposé sur l'autre bord de la plaie; on placera ainsi deux ou trois fils dont on nouera ensuite les extrémités, en affrontant bien les bords cutanés de la plaie. Ces fils profonds sont ordinairement suffisants, et il n'est que rarement nécessaire de placer quelques points superficiels. On les retirera au bout de sept à huit jours.

Si la déchirure occupe le périnée en partie et le vagin dans une certaine étendue, on commencera par réunir la plaie vaginale du haut en bas, puis le périnée.

Enfin, si la déchirure est complète, l'anus et la paroi rectale étant plus ou moins atteints, on devra suturer successivement la déchirure rectale de haut en bas, puis celle du vagin, et on terminera par celle du périnée. On se servira pour le rectum de catgut, qui a l'avantage de se résorber.

Si l'on assiste à la production même d'une déchirure centrale complète, quelle est la conduite à tenir? Si la sortie du fœtus se fait par le périnée, la rupture pourra atteindre l'anus; aussi, pour prévenir cette complication, a-t-on conseillé d'inciser immédiatement le pont de périnée qui sépare la déchirure de la commissure vulvaire : on transformera ainsi la rupture centrale en une déchirure incomplète qu'on traitera comme nous l'avons indiqué.

Si l'accouchement s'est terminé à travers la rupture centrale sans l'étendre ni en avant ni en arrière, on fera la suture comme pour une déchirure incomplète.

§ 2. — Vices de conformation de la vulve et du vagin.

Bibliographie chronologique. — LOUIS. Diction. des sc. méd., 1813, t. IV, p. 162. — ROSSI. Memorie della reale Acad. della Soc. di Torino, 1827, t. XXX, p. 156. — MANUEL MURO. Journal de chirurgie, par Malgaigne. Paris, 1845, p. 346. — JACQUEMIER. Manuel des accouchements, 1846, t. II, p. 185. — BRAUN (C.). Wien. medizin. Woch., 1872, nº 45. — CAZEAUX et TARNIER. Traité théorique et pratique de l'art des accouchements, 9ᵉ édit., 1874, p. 701. — LE ROY DE LANGEVINIÈRE. Archives de tocologie. Paris, 1876, p. 306. — DELAUNAY. Etude sur le cloisonnement transversal du vagin. Th. Paris, 1877. — BENICKE. Zeitschr. für Geb. und Gyn., 1878, II, p. 232. — EMMET. Amer. Journ. of obst., juillet 1880, p. 598. — F. CHURCHILL. Traité pratique des maladies des femmes, trad. Leblond, 1881, p. 144 et suiv. — PILAT. Annales de gynécologie. Paris, 1882, t. I, p. 133. — SPIEGELBERG. Lehrb. der Geb., 1882, p. 464. — WOLCZYNSKI. Centr. für Gyn., 1882, nº 16, p. 241. ORY. Archives de tocologie. Paris, 1883, p. 118. — DREYER. Hosp. Tid., 1883, R. 3, Bd I, 101. — IKEDA. Berlin. klin. Woch., 1885. — BUDIN (P.). Obstétrique et gynécologie, 1885, p. 310-313. — LUKOWICZ. Centr. für Gyn., 1886, nº 35, p. 572. — PAINE. Journ. of the Amer. Assoc., 14 août 1886. — CHARPENTIER. Nouv. Arch. d'obst. et de gyn., 1886, t. I, p. 1. — WEISS. Arch. für Gyn., 1886, XXVIII, I, 89. — LESI. Raccoglitore medico, 10 sept. 1885, et Centr. für Gyn., 1886, p. 108. — GUÉNIOT. Ann. de Gyn., février 1886, p. 193. — LUSK. Science et art des accouchements (trad. Doléris), 1885, p. 623. — KESSLER. Berlin. klin. Woch., 1887, nºˢ 29, 30, 32, 33. — Mᵐᵉ FORINO. Gaz. de gyn., 3 février 1887. — TROUIN. Concours médical, 7 mai 1887. — JACOBS. Presse méd. belge, 20 mars 1887. — NILSEN. Amer. Journ. of Obst., juin 1887, p. 637. — TAYLOR. Trans. of the Amer. gynec. Soc., 1888, t. IV, p. 104. — MULLER. Handb. der Geb., 1888, t. II, p. 884. — G. BRAUN. Wien. klin. Woch., 1888, nº 20. — MARTINETTI. Annali di Ostetr., 1889, p. 520. — MADUROWICZ. Przeglad lekarski, 1890, nºˢ 40, 41, an. in Répertoire d'obst. et de gyn., 25 sept. 1891. — AHLFELD. Zeitschr. für Geb. und Gyn., 1891, XXI, 4. — GALLOIS. Le Dauphiné médical, novembre 1891. — BARNSTEDT. Inaug. Dissert., Tübingen, 1893, anal. in Frommel Jahresbericht, 1892, p. 346. — IKEDA. Centr. für Gyn., 1893, nº 46. — COURANT. Centr. für Gyn., 1893, nº 43. — KAYSER. Zeitschr. für Geb. und Gyn., 1893, XXVII, 2 (*Bibliogr.*) — STAUDE. Centr. für Gyn., 1893, nº 34. — VON GUÉRARD. Monatschr. für Geb. und Gyn., juillet 1895, p. 88.

Nomenclature alphabétique des auteurs.

Les vices de conformation, qu'ils soient congénitaux ou acquis, n'ont évidemment à nous occuper ici qu'en tant qu'ils sont compatibles avec la grossesse. Nous les envisagerons successivement au niveau de la vulve, de l'hymen et du canal vaginal.

Les malformations congénitales des organes génitaux externes ont déjà été exposées dans cet ouvrage (voyez t. II, p. 401 et suiv.). Il suffira donc au lecteur de se reporter à cette description pour se rendre facilement compte des accidents qui peuvent en résulter au point de vue de l'accouchement, accidents que nous allons indiquer ici.

Vices de conformation de la vulve. — On peut trouver du côté de la vulve des vices de conformation congénitaux ou accidentels.

C'est ainsi que l'orifice vulvaire peut être le siège d'une atrésie congénitale complète ou incomplète. Dans le cas où il s'agit d'absence ou d'atrésie complète de la vulve, la grossesse n'a pu avoir lieu que par une voie détournée, et par suite d'une communication anormale du vagin avec les viscères voisins. Nous reviendrons plus loin sur ces faits.

La vulve présente aussi parfois des rétrécissements cicatriciels, une union anormale des grandes et des petites lèvres, quelquefois une oblitération complète survenue pendant la gestation, à la suite de traumatismes, de brûlures, etc...

Elle est parfois le siège de brides inodulaires qui peuvent s'étendre au périnée, et qui sont le plus souvent la trace de déchirures survenues au cours d'un accouchement antérieur.

Ces différents états en diminuant plus ou moins le calibre de l'orifice vulvaire entravent sa dilatabilité. Cependant, pendant le travail, la vulve atrésiée se laisse ordinairement distendre peu à peu et l'enfant naît spontanément.

En cas de résistance trop grande on doit recourir soit à des incisions pour agrandir l'anneau vulvaire, soit à des sections de brides, et l'on applique ensuite le forceps s'il y a lieu. Lorsqu'on se trouve en présence d'une oblitération complète de la vulve, on ouvre la voie au fœtus en pratiquant une ouverture artificielle dans la direction du vagin.

Vices de conformation de l'hymen. — Nous avons indiqué plus haut l'intégrité et la résistance de l'hymen comme une cause de dystocie assez fréquente chez les primipares. L'hymen peut en outre présenter de véritables vices de conformation qui mettent obstacle à l'accouchement. Dans ces cas, désignés assez improprement sous le nom de *persistance de l'hymen* (voir plus haut), cette membrane peut être épaisse, dure, presque inextensible. Elle affecte alors l'apparence d'un diaphragme dont l'orifice très étroit a des bords rigides et résistants.

Tels sont les faits observés par Charpentier, Ahlfeld, Mme Forino. Dans ce dernier fait, l'orifice vaginal admettait à peine l'extrémité de l'index. Il peut être plus étroit encore et ne livrer passage qu'à un stylet. Une autre malformation consiste dans la présence d'une bride qui divise l'orifice en deux ouvertures; plusieurs auteurs, parmi lesquels nous citerons Budin, Charpentier, etc., en ont rapporté des exemples.

Tarnier a recueilli à l'hôpital Saint-Antoine l'observation suivante : la femme d'un cantinier de la caserne voisine de cet hôpital y entra pour accoucher. Quand la période d'expulsion arriva, les internes s'aperçurent que la tête de l'enfant était arrêtée par une membrane hymen épaisse et sans ouverture apparente. Tarnier ayant été appelé, constata, après examen attentif et non sans peine, qu'en réalité cette membrane présentait un très petit pertuis qu'il parvint cependant à dilater assez largement pour y faire passer le bout du doigt ; il reconnut alors qu'au-dessus de l'hymen se trouvait une cloison transversale du vagin, présentant elle-même un orifice étroit, comme si deux membranes hyménéales eussent été superposées. Entre ces deux membranes se trouvait un corps étranger qui fut retiré avec une pince : c'était un petit bouchon. Les deux membranes ayant été successivement incisées, l'accouchement se termina sans autre difficulté. La nouvelle accouchée raconta alors que son mari ayant reconnu que les organes génitaux de sa femme étaient trop étroits, et ne présentaient qu'un tout petit orifice, avait essayé de dilater celui-ci en y introduisant un petit bouchon qui avait disparu dans la profondeur des parties, et c'était le bouchon dont le susdit soldat cantinier se servait habituellement pour boucher l'extrémité libre de son fusil Chassepot.

Dans des cas plus rares que les précédents, il y a imperforation de l'hymen, comme dans les observations de Dreyer, de Trouin : le diaphragme est complet et obture absolument le vagin. Ces faits ne sont explicables chez une femme enceinte que par l'oblitération au cours de la grossesse d'un orifice vaginal originellement étroit.

Au point de vue du diagnostic, l'examen attentif de la région, l'absence de tout vestige d'une autre membrane qui aurait été située plus près de l'orifice vulvaire, permettront de distinguer ces anomalies de l'hymen d'avec un cloisonnement transversal qui siégerait à la partie inférieure du vagin.

Ces diverses dispositions de l'hymen donnent à l'accouchement une physionomie spéciale. Au moment de la période d'expulsion, la tête arrive à la vulve coiffée d'une membrane tendue et résistante, et la femme s'épuise en efforts infructueux contre cet obstacle. Si parfois une brusque déchirure est possible et livre passage à la tête, le plus souvent la membrane ne cède pas.

C'est alors surtout que des décollements du vagin et des thrombus sont à craindre. L'enfant même peut succomber, ainsi que Guérard en a rapporté un exemple. Aussi, ne faut-il pas laisser cette situation périlleuse se prolonger.

L'incision de l'hymen avec un bistouri boutonné s'impose : on la fait généralement cruciale. Quelquefois cette ouverture artificielle ne suffit pas, tant les tissus sont durs et résistants, et l'accouchement n'ayant pas lieu spontanément on est obligé de le terminer par une application de forceps, comme l'a fait Dreyer.

Malformations congénitales du vagin. — Ces malformations peuvent consister en :

a) Atrésies.

b) Brides et cloisonnements.

c) Abouchements anormaux.

a) *Atrésies.* — L'atrésie congénitale peut exister à des degrés variables. Nous laissons bien entendu de côté les cas où elle est complète, et où le vagin réduit à l'état de cordon fibreux ne permet pas la conception. Sans revenir non plus sur la simple étroitesse du vagin que nous avons signalée plus haut, nous n'avons en vue ici que les cas où le rétrécissement est tel qu'il constitue une malformation véritable.

L'atrésie peut se présenter sous forme annulaire, n'intéressant qu'un segment du vagin, ou bien elle règne sur toute la hauteur du conduit. La paroi vaginale, ordinairement lisse, ne présente ni l'état rugueux, ni la dureté qu'on rencontre dans les sténoses cicatricielles. Le calibre du canal est plus ou moins étroit; souvent, le doigt ne peut pénétrer que difficilement jusqu'au fond du vagin; parfois même le diamètre est moindre encore, égalant à peine celui d'un porte-plume.

Quelque incomplets que soient en pareille occurrence les rapports sexuels, une grossesse peut cependant survenir. On conçoit que le pronostic de l'accouchement sera d'autant plus sérieux que le degré et l'étendue de la coarctation seront plus considérables.

Cependant, dans les cas même où la sténose est telle qu'il semble que l'accouchement ne pourra s'effectuer spontanément, il arrive assez souvent que les choses se passent d'une façon beaucoup moins fâcheuse qu'on aurait pu le supposer.

Ramollies par la grossesse et le travail, les parois vaginales cèdent peu à peu, et le conduit finit par se dilater suffisamment pour permettre, après un travail plus ou moins long et pénible, l'expulsion spontanée du fœtus. Tels sont les faits de Moreau, Plenk, Merriman, rapportés par Cazeaux et Tarnier.

Cependant, il y a aussi des cas où le vagin s'agrandit, mais sans se distendre suffisamment pour permettre l'accouchement spontané. On est alors obligé d'intervenir et de dilater le conduit vaginal soit avec la main, soit avec des instruments. Taylor a fait remarquer avec raison qu'il vaut mieux, dans les cas d'atrésie congénitale, se servir du doigt qui arrive d'ordinaire assez facilement à dilacérer les tissus, et réserver les incisions pour les atrésies cicatricielles, dont la résistance est beaucoup plus grande.

Quoi qu'il en soit, si l'on agit avec le doigt, on aura soin d'opérer prudemment, en y mettant tout le temps voulu, de façon à ne pas déterminer de lésion grave du vagin; puis dès qu'on le pourra on terminera l'accouchement par une application de forceps.

On a d'ailleurs eu recours aux incisions dans un certain nombre de cas.

La statistique suivante que nous empruntons à Müller peut donner une idée de la proportion des terminaisons spontanées et des interventions, ainsi que de leur nature, dans les cas d'atrésie vaginale congénitale : sur 38 cas relevés par lui dans la littérature, il y a eu 13 accouchements spontanés, sans aucune intervention, 10 accouchements spontanés après incisions pratiquées sur les parois vaginales, 4 applications de forceps seules, 9 applications de forceps après incisions; une fois on fit la version, et une fois enfin l'opération césarienne.

Il y a même des cas où l'on a pratiqué l'opération de Porro. Tels sont les faits de Lesi et de Martinetti. Dans l'observation de Martinetti, il s'agissait d'une femme qui avait à la fois une atrésie congénitale du vagin et une imperforation anale ; la mère et l'enfant furent sauvés.

Pour résumer la conduite à tenir quand on se trouve en présence d'une atrésie congénitale du vagin chez une femme en travail, nous dirons qu'il faut d'abord compter largement sur les efforts de la nature et attendre, car la terminaison spontanée de l'accouchement n'est pas rare. Mais cette expectation doit avoir des limites, et sitôt que la mère ou l'enfant paraîtront en danger, on interviendra. Parfois on pourra d'emblée appliquer le forceps, et on terminera l'accouchement en usant de grandes précautions pour ne pas rompre le vagin. Ou bien on sera obligé de dilater le conduit, et on le fera plus volontiers avec les doigts ; on pourra aussi employer des agents dilatateurs, des ballons, notamment celui de Champetier de Ribes ; on n'aura recours aux incisions qu'en cas de nécessité absolue.

Enfin, si l'accouchement par les voies naturelles paraissait impossible ou incompatible avec la vie du fœtus, si la mère était exposée à de grands périls, on pourrait tout à fait exceptionnellement recourir à l'opération césarienne ou à l'opération de Porro.

b) *Brides et cloisonnements.* — Les brides et les cloisonnements du vagin peuvent être verticaux (vagin double), ou transversaux.

Brides et cloisonnements verticaux. — Lorsque le vagin double coïncide avec un utérus double, l'accouchement n'est en général pas gêné, du moins du côté du vagin, à cause de la continuité directe de ce canal avec la moitié gravide de l'utérus.

Mais lorsque le cloisonnement est incomplet, n'occupant pas toute la hauteur du vagin et s'arrêtant à quelque distance de l'orifice utérin, le bord supérieur de la cloison, si celle-ci ne se déplace pas latéralement, peut mettre obstacle à la sortie du fœtus. Le travail se prolonge alors et devient très pénible. Parfois, la cloison fortement repoussée par la partie fœtale se rompt, et cette déchirure permet une délivrance rapide. Mais parfois aussi, la cloison résiste à la pression qu'elle subit, et l'accoucheur se trouve obligé d'intervenir.

Dans une observation de Pignant, citée par Tarnier, la tête du fœtus avait passé au-dessus d'une bride longitudinale et le tronc au-dessous ; le cou du fœtus resta retenu appliqué contre la vulve et étranglé par cette bride : la section de l'obstacle n'ayant pas été faite immédiatement, l'enfant succomba. Dans un fait rapporté par Lukowicz, il y avait présentation du siège, et le fœtus était à cheval sur la cloison, de telle sorte que par le toucher vaginal pratiqué dans chaque moitié du vagin on arrivait sur l'anus de l'enfant. Une section de la cloison permit la terminaison de l'accouchement.

Jacobs a signalé un fait analogue : le fœtus, encore en présentation du siège, s'arrêta à califourchon sur une bride congénitale qui reliait la paroi antérieure du vagin à sa partie postérieure. La bride fut incisée et l'expulsion eut lieu immédiatement. Budin a observé un fait du même genre à la Charité.

C'est en effet à la section qu'on doit avoir recours pour faire disparaître cette cause de dystocie : on emploiera pour la pratiquer des ciseaux mousses ou un bistouri boutonné.

Si l'on craignait une hémorrhagie, on pourrait se servir du forceps en l'appliquant avec précaution pour bien introduire les deux branches dans le même conduit vaginal. La cloison se trouve alors refoulée et comprimée contre l'une des parois du vagin, et ne peut plus mettre obstacle à l'accouchement. Dans un cas, nous avons réussi ainsi à extraire le fœtus avec le forceps ; mais nous avons constaté après l'accouchement que le vagin était devenu unique, la cloison s'étant rompue pendant les tractions.

Cloisonnements transversaux. — Ces cloisonnements, dont le nombre peut varier de un à trois ou quatre, sont constitués par des diaphragmes plus ou moins complets, perforés d'une ou plusieurs ouvertures parfois extrêmement petites, et admettant seulement l'extrémité d'un stylet de trousse. L'existence d'une cloison transversale complète, c'est-à-dire sans orifice, constatée chez une femme enceinte ou en travail, ne pourrait s'expliquer que par une oblitération survenue pendant la grossesse.

Ces cloisonnements, bien étudiés par Delaunay dans leurs rapports avec l'accouchement, sont une cause assez sérieuse de dystocie, et demandent pour être reconnus une grande attention. Il importe, en effet, de ne pas les confondre avec le col imparfaitement dilaté. Pour éviter cette erreur, il faudra pratiquer minutieusement le toucher vaginal. On sentira alors, à une hauteur variable dans le vagin, une membrane plus ou moins résistante, ordinairement perforée, tendue sur la tête qui la repousse au-devant d'elle. Le doigt, dans un large mouvement de circumduction, reconnaîtra que cette membrane s'insère directement sur les parois vaginales dans tout son pourtour, et l'observateur sera surtout frappé par l'absence des culs-de-sac normaux du vagin. Quelquefois, le doigt pourra pénétrer dans l'ouverture de la cloison, et sentir au delà l'orifice externe du col en voie de dilatation ; en pareil cas, le diagnostic s'impose.

La marche de l'accouchement est variable suivant le nombre des cloisons, leur épaisseur, leur résistance, la largeur de leur orifice, etc. Le pronostic est évidemment plus grave quand le cloisonnement est complet.

Au cours du travail, une issue très favorable est la rupture spontanée de l'obstacle. Si la cloison résiste, la prolongation du travail peut mettre en danger la mère et l'enfant.

Le traitement consiste à sectionner prudemment le ou les diaphragmes qui obstruent le vagin, soit avec des ciseaux mousses, soit avec un bistouri boutonné. Une simple incision peut être insuffisante ; il faut alors faire une incision cruciale, ou une série de débridements multiples.

Lorsqu'on aura, au cours de la grossesse, constaté l'anomalie qui nous occupe, on se gardera d'intervenir avant le moment de l'accouchement. En opérant pendant la grossesse, on exposerait la femme à un accouchement prématuré ; c'est ce qui a eu lieu dans une observation rapportée par Nilsen : chez une femme enceinte de trois mois, et dont un septum membraneux percé d'un très petit orifice cloisonnait le vagin, il fit l'incision et la dilatation de l'ouverture. La femme guérit, mais, peu après, elle fit une fausse couche.

c) *Abouchements anormaux.* — La terminaison anormale du vagin dans le rectum ou dans l'urèthre n'est pas incompatible avec la grossesse. En l'absence d'ouverture du vagin à l'extérieur, les rapports sexuels peuvent s'effectuer par l'anus, ou même par l'urèthre considérablement dilaté. Des grossesses peuvent survenir dans ces conditions. Louis, Rossi ont rapporté des exemples de grossesse chez des femmes dont le vagin imperforé s'ouvrait dans le rectum.

Dans le cas de Rossi, l'absence d'organes génitaux externes avait fait penser à une rétention du flux menstruel. Une incision pratiquée dans la direction du vagin mit à découvert un fœtus qui fut expulsé par cette voie.

Mais habituellement l'accouchement se fait par l'anus, comme dans le cas de Louis. Une observation de Paine est particulièrement intéressante à cet égard : chez une femme épuisée par deux jours de travail, il pratiqua, en l'absence d'orifice vaginal, une application de forceps par le rectum; l'extraction eut lieu sans déchirure du sphincter. Chez cette femme l'anus très dilaté admettait deux doigts, et on passait directement du rectum dans le vagin. Elle avait eu deux accouchements antérieurs fort longs, et, fait curieux, ni elle ni son mari ne se doutaient de la malformation dont elle était atteinte.

Lorsque le vagin s'abouche dans l'urèthre, l'accouchement ne peut avoir lieu spontanément, et il faut livrer artificiellement passage au fœtus. Chez une femme arrivée à terme et en travail qui présentait cette malformation, C. Braun dut pratiquer une incision entre l'urèthre et le rectum et put donner ainsi issue à un enfant vivant.

Vices de conformation du vagin, accidentels ou acquis. — Quelle que soit la forme qu'elles affectent, ces lésions, toujours d'origine cicatricielle, ont un caractère commun, celui d'être constituées tantôt par une atrésie simple du conduit, tantôt par des brides qui cloisonnent le vagin, tantôt enfin par une atrésie avec brides.

La cause qui leur donne le plus habituellement naissance est le traumatisme. On les observe surtout à la suite de déchirures produites au cours d'accouchements antérieurs et laborieux, particulièrement lorsqu'il y a eu une intervention opératoire. Elles peuvent succéder aussi à des brûlures par des liquides caustiques tels qu'acide sulfurique, solutions d'acide phénique, d'azotate d'argent, à des plaies et des blessures, à des ulcérations, au sphacèle, à des opérations pratiquées sur le vagin, etc.

En dehors des traumatismes; l'atrésie cicatricielle survient parfois consécutivement à des ulcérations ou à des accidents gangréneux déterminés par certaines maladies infectieuses : la diphtérie, la variole, la fièvre typhoïde, la syphilis (Spiegelberg).

Le degré et l'étendue de l'atrésie cicatricielle sont essentiellement variables suivant la cause même de l'atrésie. C'est ainsi que le vagin peut être rétréci dans la totalité de sa hauteur, et que parfois ce rétrécissement va jusqu'à l'occlusion complète. Dans d'autres cas, c'est seulement sur une partie de son trajet que la sténose existe. Elle peut alors siéger soit dans la partie supérieure du vagin, jusqu'au col qu'elle atteint parfois, soit dans son tiers inférieur. Au niveau des points atrésiés, les parois vaginales sont irrégulières, anfractueuses, dures au toucher et comme fibreuses, inextensibles par places; des adhérences peuvent les accoler entre elles. C'est sur ces caractères qu'on se basera pour établir le diagnostic différentiel entre l'atrésie cicatricielle et celle qui est congénitale. Il faut avouer cependant qu'il y a des cas, où, en l'absence de tout commémoratif, on hésite sur l'origine de la sténose, et où le diagnostic ne peut être nettement établi.

Lorsque le tissu cicatriciel affecte dans le vagin la forme de brides, celles-ci se présentent ou isolées ou coexistant avec la sténose du conduit. Elles ont une consistance dure et fibreuse, et sont inextensibles. Elles offrent les dispositions les plus diverses : très variables de nombre, de volume, de forme et de longueur, elles sont verticales, transversales ou obliques. Tantôt elles adhèrent dans toute leur étendue aux parois vaginales; tantôt elles sont libres dans leur milieu; tantôt enfin elles s'insèrent d'un côté à l'autre, cloisonnant ainsi le vagin.

Les inquiétudes que pourraient faire naître de telles viciations pour la terminaison de l'accouchement sont heureusement loin de se réaliser dans tous les cas. Il arrive fréquemment que le vagin, en raison du ramollissement que lui imprime la grossesse, se laisse progressivement distendre pendant le travail, et qu'il finit par être franchi par le fœtus, dont l'expulsion a lieu spontanément.

On peut donc compter sur la possibilité d'une issue favorable, et nous admettons avec Cazeaux et Tarnier, Guéniot, Emmet qu'on ne doit tenter aucun traitement de l'atrésie pendant la grossesse, ni provoquer l'accouchement.

Mais il faut se tenir prêt à intervenir à temps pendant le travail, s'il y a lieu. Il peut très bien arriver en effet que le tissu inodulaire ne se laisse pas vaincre, que le travail se prolonge démesurément, et que la vie de la mère et celle de l'enfant soient de ce fait sérieusement compromises.

Churchill a signalé la possibilité d'accidents graves, tels que des déchirures du vagin et même de l'utérus.

D'après une statistique particulière de Müller, la dystocie causée par la sténose cicatricielle du vagin a amené la mort chez six femmes sur vingt-sept.

Le pronostic doit donc être très réservé, beaucoup plus que pour les atrésies congénitales, et l'expectation n'est permise que quand la sténose est peu prononcée, et que les efforts de la nature sont insuffisants pour en triompher sans danger pour la mère et l'enfant.

Quelle conduite convient-il de tenir quand, le travail ne progressant pas, on est obligé d'intervenir ? Elle est variable suivant les cas, et nous allons envisager les diverses éventualités qui peuvent se présenter suivant un degré de gravité croissante.

Quand il s'agit de brides inodulaires, une intervention s'impose dès qu'elles empêchent la descente et la sortie du fœtus.

Wolczinski a rapporté l'histoire d'une femme qui, à la suite d'une opération de fistule, présentait au fond du vagin un véritable anneau fibreux cicatriciel; au moment de l'accouchement, cet anneau apporta un obstacle invincible au passage de la tête; on dut l'inciser en plusieurs points et terminer par une application de forceps.

Lors donc que les brides cicatricielles deviennent une cause de dystocie, il faut les inciser. Cette opération doit être faite prudemment pour ne pas léser le fœtus; on se sert habituellement d'un bistouri boutonné, qu'on guide sur le doigt préalablement introduit dans le vagin.

Cette section s'accompagne quelquefois d'un écoulement sanguin assez abondant; on devra donc se tenir prêt à parer l'hémorrhagie, dont on obtiendra facilement l'arrêt en tamponnant le vagin au niveau du point saignant, ou par l'application de pinces à forcipressure.

Quand au lieu d'avoir affaire à de simples brides, on se trouve en présence d'une véritable atrésie en surface, d'un rétrécissement cicatriciel plus ou moins étendu, la situation devient tout autre et, à part les cas heureux que nous avons signalés plus haut, elle peut acquérir une gravité considérable.

Tout dépend d'ailleurs du siège de la sténose, de l'épaisseur du tissu inodulaire, et du degré d'extensibilité des parois vaginales. En ce qui concerne le siège de l'atrésie, Kessler a bien établi la gravité plus grande du pronostic quand le rétrécissement occupe le fond du vagin que lorsqu'il siège à sa partie inférieure.

Les difficultés varient donc suivant chaque cas en particulier, ce qui explique la diversité des interventions auxquelles a donné lieu l'atrésie cicatricielle du vagin pendant le travail.

On a cherché à obtenir la dilatation artificielle du vagin de plusieurs manières.

Les injections chaudes prolongées suffisent parfois à permettre la terminaison de l'accouchement, soit spontanément, soit à l'aide d'une application de forceps.

On peut essayer aussi, quand les tissus sont plus résistants, de détruire les adhérences et de distendre le conduit vaginal avec un ou plusieurs doigts introduits dans sa cavité. Cette dilacération avec la main n'est pas toujours facile, et de plus elle n'est pas sans danger. C. Braun, cité par Lusk, a vu, dans un cas, trois fistules vésico-vaginales succéder à des tentatives de ce genre. Il faut donc agir avec la plus grande précaution.

Le plus souvent, on est forcé de recourir à des incisions du tissu cicatriciel avec un bistouri conduit sur le doigt, ainsi que le recommande Guéniot; on peut ainsi combiner l'incision avec des manœuvres digitales ayant pour but la dilacération des parties atrésiées.

Une des observations les plus anciennes où ce procédé ait été mis en pratique est celle d'une allumeuse de réverbères de Genève, dont Jacquemier fait mention dans son traité. Chez cette femme, l'atrésie résultait d'une injection d'acide sulfurique faite dans un but abortif; la vessie et le rectum étaient complètement accolés. Lombard, qui l'opéra, réussit pourtant à séparer les deux organes par la dissection, et à créer une voie artificielle pour le fœtus; malheureusement, celui-ci était passé dans l'abdomen à travers une rupture utérine survenue pendant le travail.

D. Manuel Muro y Arrivillaga a rapporté l'observation suivante : une femme de 35 ans eut un premier accouchement des plus laborieux, pendant lequel la tête de l'enfant séjourna vingt-quatre heures au détroit inférieur. Les suites de couches furent compliquées par une inflammation des organes génitaux et un écoulement qui dura six mois. A sa seconde grossesse, cette femme fut prise, à la fin du cinquième mois, de tous les symptômes d'un avortement. Appelé près d'elle le Dr Muro constata que l'orifice vaginal était presque entièrement oblitéré par une membrane fort épaisse et très dure, de consistance cartilagineuse, s'étendant de la vessie au rectum ; après une dissection très pénible, il parvint à rétablir un conduit vaginal de 2 centimètres de haut sur 3 centimètres de large, qui permit l'introduction du doigt, mais l'extraction du fœtus, malgré son petit volume, nécessita une embryotomie.

C'est surtout quand la sténose siège dans le tiers supérieur du vagin qu'on peut se trouver aux prises avec de grandes difficultés. On est alors obligé de se livrer dans la profondeur des organes à une dissection véritable avec les doigts et les instruments, ciseaux, bistouris boutonnés, pince, sonde cannelée... Parfois même, on doit exciser des portions de tissu inodulaire, comme l'a fait Kessler. Dans un cas de ce genre, avec atrésie incomplète, qu'il observa à la Maternité, Tarnier fit au fond du vagin des débridements multiples, de 5 à 10 millimètres d'étendue, en prenant le soin de les faire porter uniquement sur les parties latérales, de manière à s'éloigner le plus possible du rectum et de la vessie, et il termina l'accouchement avec le forceps ; mais la femme succomba, et à l'autopsie on constata qu'une petite perforation faisait communiquer le vagin et la vessie.

Dans un cas d'atrésie complète du fond du vagin, Gallois, de Grenoble, après avoir pratiqué des incisions qui amenèrent un notable écoulement de sang, eut recours au ballon de Champetier ; grâce à son emploi, il put à la fois arrêter l'hémorrhagie et déterminer une dilatation suffisante pour faire une application de forceps, et extraire un enfant vivant.

Il est cependant des cas où l'on ne peut arriver à frayer par le vagin un passage assez large pour le fœtus. On peut être alors amené à perforer le crâne, comme on fut obligé de le faire dans une observation de Benicke.

En présence de la difficulté qu'on éprouve parfois à se créer une voie suffisante par les incisions, et des dangers d'hémorrhagie, d'infection, de fistules consécutives auxquels ces incisions peuvent donner lieu, certains auteurs, tels que Spiegelberg et Breisky, rejettent cette méthode et préfèrent l'opération césarienne ou celle de Porro.

Ces opérations ont été pratiquées un certain nombre de fois, surtout en Allemagne. Dans un travail où il relate deux sections césariennes faites par Löhlein pour des atrésies du vagin, Kayser a relevé la plupart des opérations césariennes et de Porro pratiquées jusqu'à présent pour cette cause de dystocie. Il a réuni ainsi 15 opérations césariennes et 8 opérations de Porro.

La première opération césarienne a été faite par Lévy en 1860 ; puis viennent celles de Galabin, Weinbaum, Feitelberg, Carloni, Schauta, G. Braun,

Adolphi, Torggler, Browne, S. Braun, Fritsch, Staude, Löhlein (deux cas). Tels sont les 15 faits cités par Kayser.

Un cas de Madurowicz, et un autre, publié par Barnstedt, dans lequel Saxinger fit à huit mois et demi la section césarienne chez une femme qui, indépendamment d'une atrésie vaginale infranchissable, était épuisée par des hémorrhagies dues à une insertion vicieuse du placenta, portent ce nombre à 17.

Sur ces 17 femmes, 6 ont succombé, ce qui donne une mortalité de 35,29 p. 100.

Les huit opérations de Porro, signalées par Kayser, sont celles de Weiss, Schauta (deux cas publiés par Weydlich), Spaeth, Solowieff, Fritsch (3 cas). En ajoutant à ces faits deux observations d'Ikeda et une de Courant où Fritsch enleva l'utérus gravide à cinq mois et demi, pour des accidents septiques dus à des fistules vésico-vaginales compliquant l'atrésie, on arrive à un total de 11 opérations de Porro, avec une seule mort. La mortalité n'est plus ici que de 9,1 p. 100.

Il semble donc que l'opération césarienne suivie de l'ablation de l'utérus et de ses annexes d'après la méthode de Porro est préférable, dans les cas qui nous occupent, à la section césarienne conservatrice. Il convient toutefois de réserver tout jugement définitif à cet égard, vu la différence des conditions dans lesquelles les malades ont été opérées.

Pour résumer le traitement des atrésies cicatricielles du vagin pendant le travail, nous dirons que si l'expectation suffit dans bon nombre de cas, il y en a d'autres où il devient nécessaire d'intervenir, si l'on ne veut pas s'exposer à voir survenir de graves accidents et même la mort. L'intervention par la voie vaginale telle que nous l'avons exposée donne parfois d'heureux résultats; mais elle peut demeurer infructueuse. Il ne reste plus alors qu'à pratiquer la section césarienne ou l'opération de Porro, et cette dernière paraît même préférable; elle a dans tous les cas l'avantage de soustraire la femme aux dangers d'une grossesse ultérieure.

§ 3. — Tumeurs de la vulve et du vagin.

Bibliographie chronologique. — VELPEAU. Traité d'accouchements. Paris, 1835, t. II, p. 215. — LAMBERT. Revue médico-chirurgicale. Paris, 1851, t. IX, p. 240. — RAIMBERT. Revue médico-chirurgicale. Paris, 1851, t. IX, p. 48. — TARNIER. Cas dans lesquels l'extraction du fœtus est nécessaire. Th. d'agrégation, 1860. — PETERS. Monatschs. für Geburtsk. Bd. XXXIV, 1869, p. 141. — TARNIER. Bull. de la Soc. de chirurgie, 1872 et Revue photographique. Paris, 1872, p. 178. — CAZEAUX et TARNIER. Traité théor. et prat. de l'art des accouch., 9e édit., 1874, p. 705 et 715. — BRUNTZEL. Centr. für Gyn., 1882, p. 626. — PORAK. Des kystes du bassin au point de vue de la dystocie. Gaz. hebdom., 1884, p. 138. — ZIELEWICZ. Deutsche mediz. Wochens., nº 24, 1886. — TSCHUESKY. Centr. für Gyn., 1887, p. 231. — PUECH. Archives de tocologie et de gynécologie. Paris, 1892, p. 223.

Nomenclature alphabétique des auteurs.

Bruntzel, 1882.	Porak, 1884.	Tschuesky, 1887.
Cazeaux et Tarnier, 1874.	Puech, 1892.	Velpeau, 1835.
Lambert, 1851.	Raimbert, 1851.	Zielewicz, 1886.
Peters, 1869.	Tarnier, 1860, 1872.	

Les tumeurs de la vulve et du vagin, en comprenant sous ce nom toutes les augmentations de volume qu'on peut rencontrer dans ces régions, sont très variées et entravent parfois la marche et la terminaison de l'accouchement.

De ces tumeurs, les plus importantes à connaître pour l'accoucheur sont celles qui sont constituées par un épanchement de sang dans le tissu cellulaire de la vulve et du vagin : ce sont les thrombus, dont nous n'avons pas à nous occuper ici, leur histoire étant décrite dans une autre partie de ce volume. Mais il nous reste à parler de la dystocie causée par quelques autres tumeurs que nous étudierons successivement à la vulve et au vagin.

Tumeurs de la vulve. — Si dans la très grande majorité des cas, les tumeurs de la vulve ne causent pas de dystocie, il n'en est cependant pas toujours ainsi ; nous allons donc passer en revue ces tumeurs dans leurs relations avec l'obstétrique.

Végétations. — Les végétations vulvaires que nous avons précédemment décrites (voyez t. II, p. 194) ne constituent pas un obstacle sérieux à la sortie du fœtus, mais les matières fétides qui s'en écoulent peuvent être la source d'une infection grave ; c'est pour cela que si l'accouchement traîne en longueur, il est bon de le terminer par une application de forceps, après antisepsie rigoureuse.

Varices. — Les grandes lèvres variqueuses sont parfois très volumineuses : elles n'empêchent pas le passage de la tête ; mais elles peuvent se rompre à ce moment, et donner lieu à un thrombus (voir *Thrombus*) ou à une grave hémorrhagie externe (voyez t. II, p. 112).

Œdème. — L'œdème vulvaire est parfois considérable, particulièrement chez les femmes albuminuriques. Dans d'autres cas, c'est un œdème traumatique pour ainsi dire : on l'observe chez de malheureuses femmes qui ont été l'objet de manœuvres obstétricales répétées et violentes, restées infructueuses ; les grandes lèvres sont souvent énormes, infiltrées, livides, et couvertes par places de plaques gangréneuses.

Cette tuméfaction peut s'opposer à la sortie du fœtus. Des mouchetures faites avec la pointe d'une aiguille aseptique en diminuant l'infiltration permettront l'accouchement, ou tout au moins rendront plus facile l'introduction de la main ou d'instruments pour délivrer la patiente.

Abcès. — Les abcès des grandes lèvres et des glandes vulvo-vaginales ne sont pas assez volumineux pour s'opposer par eux-mêmes à l'expulsion du fœtus ; mais l'induration phlegmoneuse et l'œdème considérable dont ils sont parfois accompagnés peuvent être une cause réelle de dystocie. Dans ce cas, il ne faudrait pas hésiter à ouvrir avec le bistouri la collection purulente, avant ou pendant l'accouchement.

Kystes, lipomes, fibromes, éléphantiasis. — Quant aux tumeurs bénignes de la vulve, kystes, lipomes, fibromes des grandes lèvres, etc., elles mettent rarement obstacle à l'accouchement. Il ne faut cependant pas oublier qu'elles s'hypertrophient par le fait de la grossesse ; aussi leur volume peut-il devenir tel qu'on soit obligé d'intervenir par une ponction ou avec le forceps.

Bruntzel a rapporté un cas intéressant de lipome de la grande lèvre droite recouvrant l'orifice vulvaire, et s'opposant à l'accouchement. Pendant la période d'expulsion, la grande lèvre œdématiée augmenta de volume au point que la tumeur acquit le volume d'une tête de fœtus à terme. Bruntzel put cependant appliquer le forceps et extraire l'enfant sans déchirure. Après l'accouchement la tumeur diminua rapidement ; elle fut enlevée plus tard et l'examen histologique confirma le diagnostic de lipome.

Tarnier a publié l'observation d'une femme enceinte, présentant une tumeur

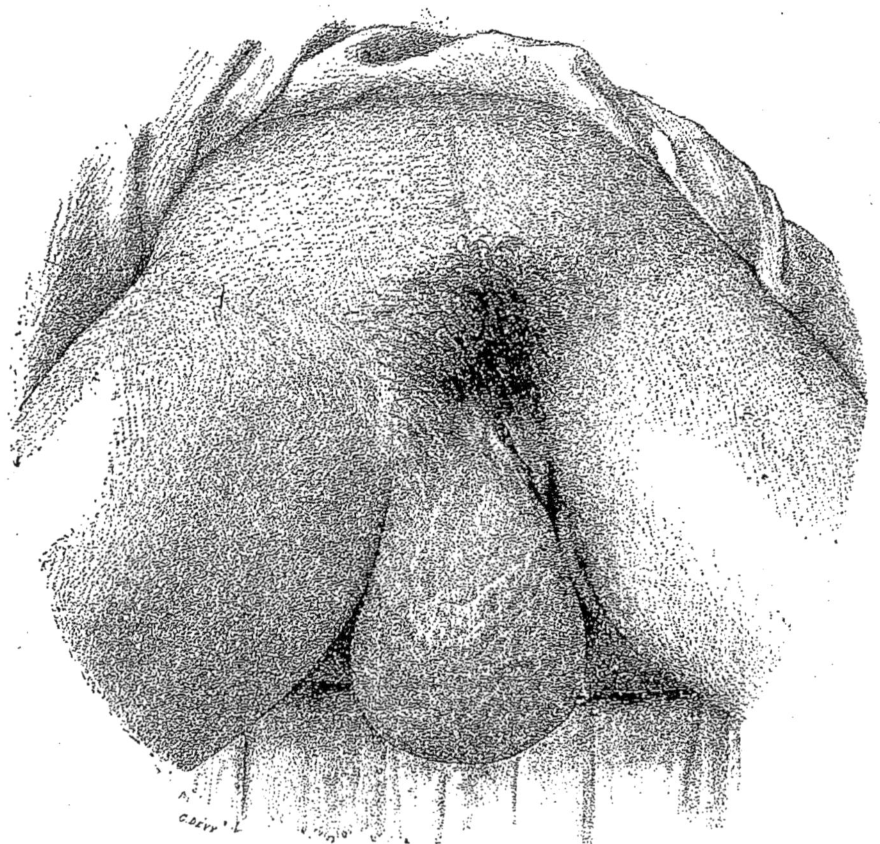

FIG 137. — Tumeur fibreuse de la grande lèvre (TARNIER).

fibreuse très volumineuse, développée dans la grande lèvre droite ; nous en reproduisons ci-contre le dessin d'après une photographie (fig. 137). Malgré son grand développement, cette tumeur n'empêcha pas l'expulsion régulière de l'enfant; elle fut enlevée quarante-quatre jours après l'accouchement, et le microscope montra quelle était sa nature.

Lorsque la présence de la tumeur rend toute intervention impossible, on devra en dernier ressort agir chirurgicalement. Zielewicz a pu ainsi enlever avec succès un énorme fibrome kystique du poids de six livres, implanté sur la grande lèvre gauche, chez une femme enceinte de huit mois que ce néoplasme mettait dans l'impossibilité de marcher et de s'asseoir. On se souviendra toutefois que les opérations pratiquées sur les organes génitaux pendant la gestation peuvent donner lieu à des hémorrhagies, et on prendra toutes les précautions nécessaires pour y parer.

Dans des cas exceptionnels où l'on ne pourrait pas agir sur la tumeur, et où l'extraction d'un enfant vivant serait impossible, il ne resterait qu'à faire l'opération césarienne ou l'embryotomie. C'est ainsi que chez une femme atteinte d'un éléphantiasis qui recouvrait toute la région vulvaire, et présentait une dureté cartilagineuse, Tschuesky dut se résoudre à la perforation du crâne pour pouvoir extraire le fœtus.

Cancer de la vulve. — Si, par hasard, un cancer de la vulve, par sa dureté, ou son volume, apportait un obstacle à l'accouchement, on devrait avant tout sauvegarder la vie de l'enfant, puisque celle de la mère serait irrémédiablement compromise, et pratiquer des incisions suffisantes pour la terminaison facile de l'accouchement.

Tumeurs du vagin. — Nous avons déjà dit que la description des thrombus de la vulve et du vagin serait faite avec celle des hémorrhagies (voir plus loin); nous ajouterons qu'ici encore nous ne parlerons pas des tumeurs vaginales qui sont formées par des hernies d'organes voisins, cystocèle, rectocèle, entérocèle. Nous y reviendrons dans un autre chapitre.

Mais le vagin peut être le siège de différentes autres tumeurs. Si l'accouchement spontané est souvent possible malgré leur présence, il n'en est pas moins vrai que ces tumeurs gênent parfois le passage du fœtus et peuvent même opposer une barrière infranchissable aux seuls efforts de la nature.

Prolapsus du vagin. — Le prolapsus du vagin considéré au point de vue de la dystocie accompagne ordinairement celui de l'utérus; il est rare qu'il en soit indépendant. Aussi, croyons-nous devoir rapporter sommairement les deux faits suivants. — Au printemps de l'année 1828, dit Velpeau, Mme Bevalet me fit appeler près d'une femme qui souffrait depuis trente heures pour accoucher. La tête du fœtus était tout entière dans l'excavation; mais le vagin, complètement renversé, formait, hors de la vulve, un bourrelet fongueux et livide, plus volumineux que les deux poings. Il fallut appliquer le forceps pour délivrer la malade. — Lambert a publié une observation du même genre, dont nous détachons un passage : « Lorsque je vis la femme D..., vers minuit, le 17, elle était exténuée de fatigue. Elle offrit à ma vue une tumeur sortant de la vulve, d'un rouge bleuâtre, ronde, de la grosseur des deux poings, présentant un aspect ridé et assez de consistance. A son extrémité inférieure, il se trouvait une ouverture par laquelle je pus introduire deux doigts et sentir la tête d'un fœtus en première position, retenue par le col de l'utérus contracté sur elle. Je reconnus une inversion, ou pour mieux dire un prolapsus vaginal... » Lambert termina l'accouchement le lendemain 18, à 11 heures et demie du matin, par une application de forceps. L'enfant était vivant, et huit jours plus tard la femme D... reprit ses occupations.

Le prolapsus des parois vaginales peut donc ralentir outre mesure la marche de l'accouchement. Les parois du vagin repoussées par la tête forment au-devant d'elle un repli plus ou moins violacé, œdématié. La compression subie par ces replis peut amener consécutivement leur gangrène. Aussi devra-t-on s'efforcer de réduire le prolapsus, et si l'on échoue, terminer l'accouchement avec la main ou le forceps.

Kystes du vagin. — Les kystes de vagin sont très rarement assez volumineux pour devenir une cause de dystocie ; c'est pourquoi nous résumerons brièvement quatre faits de ce genre qui nous paraissent fort intéressants :

1° Après un premier accouchement, une femme, dont Raimbert a publié l'observation, s'aperçut de l'existence d'une tumeur à l'orifice du vagin, mais elle ne s'en préoccupa point. A une seconde grossesse, la tumeur prit peu à peu du développement ; de temps en temps même elle sortait du vagin, et quand l'accouchement eut lieu elle avait à peu près le volume du poing ; au moment du passage de la tête de l'enfant, elle remonta au-devant du pubis, puis elle rentra dans le bassin après l'accouchement. Deux mois plus tard, cette femme redevint enceinte. Comme dans la grossesse précédente, de temps en temps la tumeur sortait, mais elle était facilement réductible. A la fin du huitième mois, cette tumeur sortit encore, mais elle ne put pas être réduite. Des douleurs y survinrent et s'accompagnèrent de rétention d'urine ; le cathétérisme était très difficile. Ce fut alors que Raimbert fut appelé en consultation, et qu'il constata entre les grandes lèvres l'existence d'une tumeur qui les écartait fortement. Cette tumeur était rouge, tendue, luisante, fluctuante, ayant au moins le volume du poing ; elle était irréductible. Raimbert diagnostiqua un kyste du vagin, et fit une ponction qui donna issue à du liquide muco-purulent. Tous les accidents disparurent immédiatement, et la guérison fut bientôt complète.

2° Dans l'observation de Peters, rapportée dans le mémoire de Puech, il s'agit d'une femme qui avait eu trois accouchements faciles, quand elle devint enceinte une quatrième fois. Au terme de cette nouvelle grossesse, le travail de l'accouchement se déclara, et cinq heures après son début, deux heures après la rupture de la poche des eaux, la sage-femme soupçonnant quelque chose d'anormal fit appeler Peters. Celui-ci constata dans le vagin la présence d'une tumeur molle, occupant toute la cavité vaginale ; un doigt glissé au-dessus d'elle, montra que la dilatation du col était complète. Néanmoins on attendit avec l'espérance que la mollesse de la tumeur permettait l'expulsion de l'enfant. Mais à 10 heures du soir (dix-neuf heures après le début du travail), l'accouchement ne se terminant pas malgré des contractions utérines énergiques, et la tumeur étant, à chaque contraction, refoulée en bas, par la tête fœtale, au point d'ouvrir l'anus, on fit une application de forceps qui resta infructueuse. C'est alors que Walter, consulté à son tour, reconnut que la tumeur était fluctuante et en pratiqua la ponction par l'anus, pendant que la tête était tirée en bas par le forceps. Il s'écoula une livre de liquide coloré en jaune, mais clair ; la tumeur s'affaissa. L'extraction devint alors très facile et heureuse pour la mère et l'enfant.

3° Puech a encore publié dans son mémoire une observation du professeur Grynfeltt, dont voici le résumé : premier accouchement normal. Ce fut cependant après cet accouchement qu'apparut, à l'entrée des voies génitales, une tumeur qui ne causait pas la moindre gêne. A une deuxième grossesse, on constata dans le tiers inférieur du vagin, à l'union de la paroi postérieure et de la paroi latérale, l'existence d'une tumeur ayant le volume d'un œuf de poule, arrondie, sessile, rénitente, lisse, constituée par un kyste. L'accouchement fut encore des plus faciles, et se termina en trois heures. Pendant une troisième grossesse, on constate de nouveau l'existence de la tumeur; mais elle est d'un volume plus considérable que par le passé ; elle atteint celui d'une grosse mandarine. Le travail de l'accouchement commence le 16 novembre 1891 à 2 heures du matin. A 9 heures, la dilatation était complète, et la tête, fortement engagée dans l'excavation, reposait sur l'espèce de coussinet formé par le kyste qui proéminait, de manière à être visible dès qu'on écartait les grandes et les petites lèvres. Le professeur Grynfeltt, après lavages et précautions antiseptiques, pratiqua la ponction de ce kyste d'où il s'écoula 100 gr. de liquide. Séance tenante, on fit par la canule du trocart plusieurs injections successives dans la poche kystique, avec une solution de sublimé à 1 p. 2000. L'accouchement se termina spontanément à 10 heures un quart du matin. L'enfant était vigoureux et pesait 3,630 gr. Le 26 novembre, quand la malade quitta l'hôpital, le kyste s'était reproduit.

4° Maygrier a vu, en 1883, à la Clinique d'accouchements, une femme chez laquelle la tête était complètement arrêtée dans le vagin par la présence d'une tumeur du volume d'un œuf, élastique et résistante, sur la nature de laquelle il resta tout d'abord incertain. Une application de forceps fut faite, et pendant que Maygrier exerçait des tractions, la tumeur se rompit brusquement ; en même temps que du liquide clair, il s'écoula au dehors une membrane blanche, qui, examinée, fut reconnue pour une poche d'hydatide. Il s'agissait donc d'un kyste hydatique du vagin. Cette observation a été rapportée par Porak dans un mémoire sur les kystes du petit bassin.

Lorsqu'on est arrivé à établir le diagnostic de kyste du vagin, une simple ponction suffit à faire disparaître l'obstacle. Mais il faut être en garde contre une erreur possible de diagnostic : en effet, quand le kyste est fortement comprimé par les parties fœtales, il acquiert une dureté qui peut le faire prendre pour une tumeur solide. En pareil cas, il serait prudent de faire une ponction exploratrice.

Polypes. — Les polypes vaginaux peuvent aussi être une cause de dystocie. Quelquefois cependant la longueur de leur pédicule leur permet de sortir au-devant de la tête qui les repousse au dehors, et si ce pédicule résiste, le polype rentre dans le vagin après l'accouchement. D'autres fois, le pédicule se rompt, et le polype est définitivement expulsé.

Si une tumeur de ce genre opposait un obstacle sérieux à l'accouchement, on en ferait l'ablation par section du pédicule.

Cancer. — Le cancer du vagin est surtout grave quand il affecte la forme squirrheuse, car il rétrécit alors le calibre de ce canal, produit une atrésie pathologique analogue aux atrésies dont nous avons parlé plus haut, et réclame le même traitement. Cependant si le cancer est situé à la partie supérieure du vagin, et si l'enfant est vivant, on trouve là des indications spéciales en faveur de l'opération césarienne, car chez une femme cancéreuse, en travail d'accouchement, on doit avant tout songer au salut de l'enfant.

S. T. — P. B. — C. MAYGRIER.

CHAPITRE V

DYSTOCIE RELATIVE AU COL DE L'UTÉRUS

Les causes de dystocie tenant au col de l'utérus sont assez nombreuses. Nous les étudierons dans l'ordre suivant :

1° *Déviations.*
2° *Agglutination et oblitération.*
3° *Rigidité.*
4° *Œdème et hypertrophie.*
5° *Cancer du col.*
6° *Tumeurs diverses.*

ARTICLE PREMIER

DÉVIATIONS DU COL

Bibliographie chronologique. — DEVENTER. Observations sur le manuel des accouchements. Traduction française, 1733. — BAUDELOCQUE. L'art des accouchements. Paris, 1815. — MERRIMAN. Synopsis of the various kinds of difficult parturition, 1820. — LACHAPELLE. Pratique des accouchements, t. III, 10e mémoire. Paris, 1825. — VELPEAU. Traité complet des accouchements, t. II. Paris, 1835. — JACQUEMIER. Manuel des accouchements, t. II. Paris, 1846. — FRANKE. Monatsch. für Geburts., mars 1853. — PARISE. Bulletin de l'Académie de médecine, 1865. — DEVILLIERS. Bulletin de l'Académie de médecine, 1865. — DEPAUL. Bulletin de l'Académie de médecine, 1865. — CAZEAUX et TARNIER. Traité d'accouchements. Paris, 1867. — DEPAUL. Développement sacciforme de la partie postérieure de l'utérus. Archives de Tocologie, 1876 et 1877. — PILAT. Développement sacciforme de la partie postérieure de l'utérus. Archives de gynécologie, 1877.

Nomenclature alphabétique des auteurs.

BAUDELOCQUE, 1815.	DEVILLIERS, 1865.	MERRIMAN, 1820.
CAZEAUX et TARNIER, 1867.	FRANKE, 1853.	PARISE, 1865.
DEPAUL, 1865, 1876, 1877.	JACQUEMIER, 1846.	PILAT, 1877.
DEVENTER, 1733.	LACHAPELLE, 1825.	VELPEAU, 1835.

La situation du col pendant le travail peut se trouver modifiée de manière à mettre obstacle à l'accouchement. Nous avons déjà attiré l'attention sur ce sujet (voyez tome I, p. 598), mais nous devons y revenir ici, parce que cette situation anormale est quelquefois la cause d'une dystocie qui, dans certains cas, est très grave.

Le col, lorsqu'il est dévié, est refoulé au fond de l'un des culs-de-sac vaginaux, soit en arrière, soit en avant, ou latéralement; il y a donc trois variétés principales de déviations, mais les deux premières peuvent être associées, à des degrés divers, avec la variété latérale.

La cause de ces déviations n'est pas unique. Elles se produisent, on le comprend, quand l'utérus subit dans sa totalité une de ces inclinaisons exagérées qu'on a désignées sous le nom d'*obliquités*, car alors le col se déplace en sens inverse du corps, si bien qu'on pourrait, à ce point de vue, rattacher la description des déviations du col à la dystocie provenant du corps de l'utérus (voyez chapitre VI). Mais l'obliquité utérine n'est pas l'unique cause de la déviation du col. Il en est une autre fort importante qui consiste dans le développement exagéré de certaines parties du segment inférieur, à la fin de la grossesse. Suivant que ce segment subit une ampliation plus grande en avant, en arrière ou latéralement, le col se trouve repoussé dans le cul-de-sac vaginal opposé, à des degrés et à une profondeur variables.

Cette anomalie peut exister seule, sans que la direction du corps de l'utérus soit modifiée, ou être combinée à une obliquité utérine quelconque.

La déviation du col de beaucoup la plus fréquente, est celle qui a lieu en arrière (fig. 130). D'après ce que nous venons de dire, le déplacement du col en arrière doit s'observer dans deux circonstances : dans la première, il y a obliquité utérine antérieure, antéversion, et le col remonte d'autant plus en arrière, que le corps utérin s'incline davantage en avant ; dans la seconde, l'utérus peut avoir sa direction normale, mais la partie antérieure du segment inférieur, souvent très amincie, a subi un développement exagéré et coiffe la tête qui plonge dans l'excavation ; dans ce cas, comme dans le précédent, le col est repoussé dans le cul-de-sac postérieur du vagin, à une hauteur parfois considérable. Rien n'est plus commun (voyez tome I, p. 578).

La déviation du col en avant (fig. 131), au fond du cul-de-sac antérieur, est beaucoup plus rare. Peut-elle être causée par une obliquité du corps utérin en arrière, survenue dans la seconde moitié de la grossesse ? Niée par les uns, admise par les autres, cette obliquité ne saurait en tout cas produire un déplacement bien considérable, l'inclinaison du corps de l'utérus étant limitée par la colonne vertébrale, et le col ne pouvant, de ce fait, subir un changement de situation bien notable.

Mais nous rappellerons ici qu'une rétroversion de l'utérus gravide
miers mois peut se réduire d'une façon incomplète, et persister partiell
la partie antéro-supérieure de l'utérus se développant seule au-dessus du
supérieur pour permettre à la grossesse de continuer son cours. Le col
alors au fond du cul-de-sac antérieur, et c'est dans cette situation qu
retrouve au début du travail. Ces faits de *rétroversion partielle* ont été

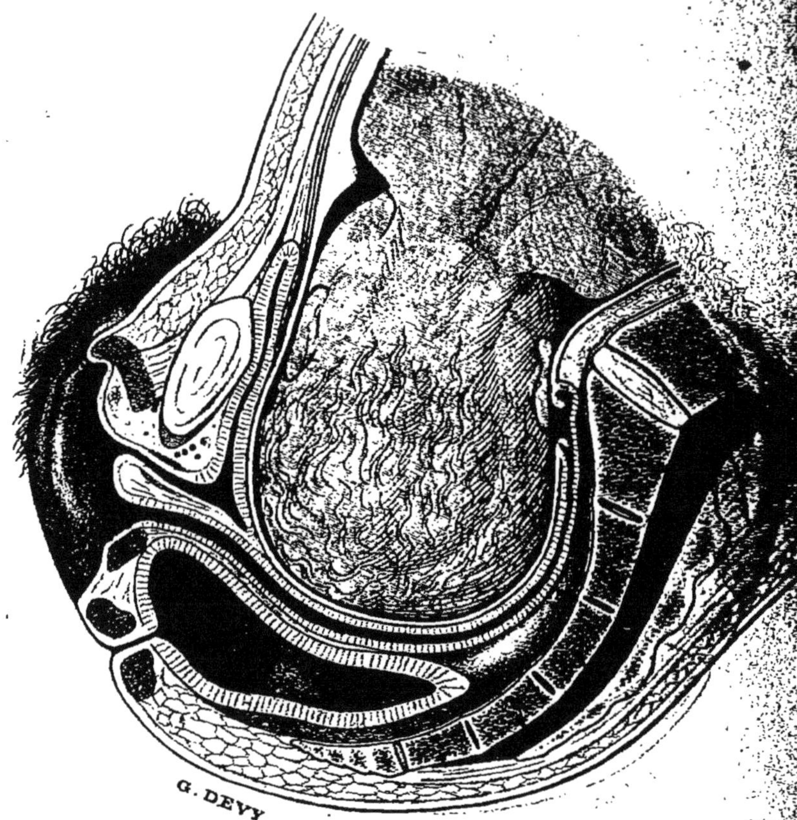

Fig. 138. — Déviation du col en arrière.

à propos de la pathologie de la grossesse, et nous y renvoyons le lecteur (vo
Rétroversion, tome II, p. 233, 234).

Quoi qu'il en soit, c'est habituellement par suite d'un développement
mal et partiel du segment inférieur, à la fin de la gestation, que la dévi
du col en avant se produit.

Ici, c'est la partie postérieure de ce segment qui subit une distension ins
et qui recouvre la partie fœtale, ordinairement la tête, comme une calotte
serait étroitement appliquée sur elle. Cette forme insolite de l'utérus gravide
déviation de l'orifice cervical en avant, sur laquelle Depaul a particulièr
attiré l'attention, autrefois désignée sous le nom de fausse rétroversion

actuellement décrite sous celui de *dilatation sacciforme*, qui lui a été donné par Franke, et qui a été adopté par Depaul.

Quant à la déviation du col dans le cul-de-sac latéral du vagin, elle reconnaît les mêmes causes, c'est-à-dire une obliquité latérale de l'utérus, ou une distension exagérée d'une des parties latérales du segment inférieur. Elle s'observe encore pendant le travail de l'accouchement chez les femmes atteintes de rétrécissement du bassin (voyez tome III, chapitre I), ou dans les

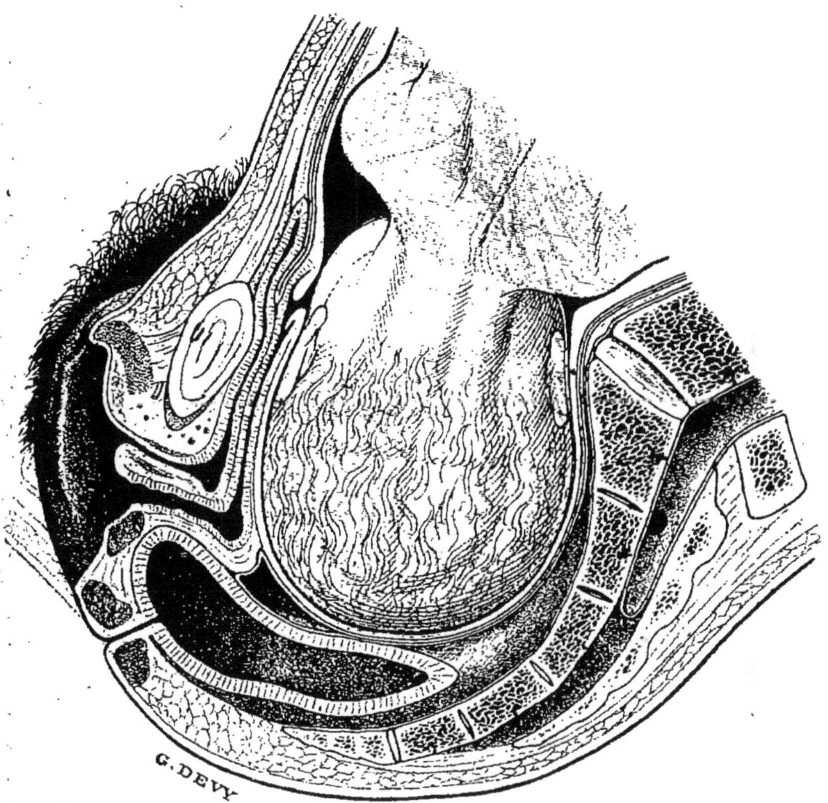

FIG. 139. — Déviation du col en avant. Dilatation sacciforme.

cas de présentation vicieuse, comme on le voit par exemple dans l'observation communiquée par Hyernaux à l'Académie royale de Belgique, en 1874.

Ajoutons que toutes les déviations du col, quelles qu'elles soient, peuvent encore tenir à une tumeur, ou à des adhérences contractées entre l'une des lèvres du col et les parties voisines, à la suite de lésions dues soit à un accouchement laborieux, soit à un traumatisme quelconque, soit encore à une phlegmasie des organes du petit bassin.

Les signes auxquels on reconnaît l'existence d'une déviation de l'orifice cervical pendant le travail sont presque exclusivement fournis par le toucher.

Sans doute, s'il existe une obliquité exagérée de l'utérus, reconnaissable à l'inspection du ventre et au palper, on pourra soupçonner le déplacement du col, mais le toucher vaginal seul donnera des renseignements précis à cet égard.

Tout d'abord, en introduisant le doigt plus ou moins profondément dans le vagin, on arrive sur la partie fœtale qui se présente ; celle-ci, qu'elle soit encore au niveau du détroit supérieur, ou qu'elle soit engagée, est toujours coiffée par le segment inférieur généralement très aminci, mais on n'arrive pas immédiatement sur le col, et l'on est frappé de la profondeur d'un des culs-de-sac, tandis que le cul-de-sac opposé a disparu. C'est dans cette partie reculée du vagin que l'orifice utérin est relégué ; c'est elle qu'il faut explorer à tout prix. Or cet orifice est parfois si élevé que le bout du doigt n'arrive que jusqu'à son bord inférieur ; dans quelques cas même, le col reste entièrement inaccessible ; si deux doigts ne permettent pas de l'atteindre, on devra recourir au toucher manuel, car il y a une importance capitale à bien établir le diagnostic.

Dans la déviation en arrière, la partie antérieure du segment inférieur de l'utérus est distendue, amincie et refoulée en bas par la tête fœtale qui, ainsi coiffée, est souvent engagée si profondément dans l'excavation pelvienne qu'elle appuie sur le plancher périnéal. Quand le travail de l'accouchement est commencé, le col s'efface sans changer de situation, et son orifice regarde directement la face antérieure du sacrum à une hauteur qui varie suivant les cas, atteignant même quelquefois le niveau de l'angle sacro-vertébral. Pour arriver à cet orifice, il faut donc que le doigt contourne d'avant en arrière la tête du fœtus recouverte par le segment inférieur qui la coiffe, et ce n'est qu'avec difficulté qu'on finit par le trouver dévié en arrière et en haut. Encore faut-il, pour y parvenir, bien faire soulever le bassin de la femme et refouler en arrière le bord antérieur du périnée. Lorsque la difficulté est très grande, on devra même placer la femme dans la posture de la taille périnéale, les cuisses fortement fléchies sur l'abdomen.

Il faut procéder tout autrement quand il s'agit d'une déviation antérieure. Ici, en effet, le col étant situé au fond du cul-de-sac antérieur, et se trouvant au niveau de la partie supérieure de la symphyse pubienne, ou même au-dessus, est très difficile à atteindre ; tous les observateurs en ont fait la remarque. Mais on parviendra moins difficilement jusque-là, si on place la femme dans le décubitus latéral, ou même dans la posture génu-pectorale.

Lorsqu'on sera enfin arrivé au col, on constatera sa situation exacte, son degré d'effacement ou de dilatation, l'état des membranes, etc.

Quelle que soit la direction de la déviation, qu'elle soit postérieure, antérieure ou latérale, ce n'est qu'à l'aide de l'exploration vaginale qu'on pourra éviter une erreur de diagnostic et les dangers qu'elle entraînerait.

En effet, si l'on n'atteint pas le col, on peut croire à une oblitération de l'orifice. Depaul a rapporté, en 1875, une observation dans laquelle, ayant méconnu une déviation du col au fond du cul-de-sac antérieur, il crut à une oblitération, et pratiqua une incision au point le plus culminant du segment inférieur pour donner issue au fœtus. La femme succomba, et on trouva à l'autopsie l'orifice utérin effacé et entr'ouvert, occupant une situation très élevée et inaccessible au doigt, à la partie antéro-supérieure du vagin. C'est ce fait qui a servi à Depaul de point de départ pour son remarquable mémoire sur la dilatation sacciforme.

Une autre erreur consiste à croire à la dilatation complète du col; le segment inférieur tendu sur la tête est d'une minceur telle qu'on sent facilement au travers les sutures et les fontanelles; un observateur inexpérimenté peut croire que la tête est à nu sous le doigt. On a même dans ces cas appliqué le forceps, et déterminé de graves lésions des organes génitaux. Tarnier, Budin ont été appelés en consultation dans ces circonstances, pour des cas où le forceps avait été appliqué sur la tête coiffée du segment inférieur, alors que l'orifice utérin était fortement dévié en haut et en arrière.

Un examen très attentif est donc nécessaire pour mettre à l'abri d'une pareille méprise. S'il s'est écoulé du liquide amniotique, on éloignera toute idée d'oblitération du col. Mais le meilleur et le plus sûr moyen de faire le diagnostic est d'explorer le vagin complètement, jusqu'au fond de chacun des culs-de-sac, et, si cet examen est impossible avec le doigt seul, il ne faut pas hésiter à introduire la main tout entière, et à pratiquer au besoin cette exploration sous le chloroforme.

C'est encore par l'exploration attentive et profonde du vagin et de l'orifice utérin, qu'on évitera de confondre la déviation du col par dilatation exagérée de l'une des moitiés du segment inférieur, avec une déviation causée par une tumeur fibreuse, car le diagnostic différentiel en est parfois difficile, ainsi qu'on peut s'en rendre compte en lisant l'une des observations publiées par Depaul.

Les déviations du col ont en général une influence fâcheuse sur le travail. Les contractions utérines exerçant leur action dans une direction défectueuse, ne font que distendre davantage le segment inférieur, et ne sollicitent que faiblement le col à s'effacer, l'orifice utérin à se dilater.

Toutefois, le pronostic varie avec le degré de la déviation. Lorsque celle-ci est faible, l'orifice s'abaisse peu à peu, au fur et à mesure qu'il se dilate; il peut reprendre spontanément sa situation normale, et le travail s'achève régulièrement. Lorsque le déplacement est très accentué, la dilatation est beaucoup plus lente; elle peut même rester stationnaire; l'orifice dévié n'a aucune tendance à se déplacer : la femme est alors exposée à tous les dangers qui résultent de la prolongation excessive du travail.

Si, après une expectation suffisamment longue, la déviation persiste, le moyen le plus simple de remédier à cette cause de dystocie est d'aller accrocher les bords de l'orifice avec un ou deux doigts au moment d'une contraction, et à entraîner très doucement et très lentement cet orifice en bas dans l'axe du vagin. On attend alors une autre contraction et on s'assure que le col conserve bien sa nouvelle situation. Sinon, on recommence la même manœuvre jusqu'à ce que le déplacement ne se reproduise plus.

Ces manœuvres suffisent habituellement dans la déviation du col en arrière, mais elles échouent souvent lorsqu'il s'agit de déviation antérieure (*dilatation sacciforme* de la paroi postérieure du segment inférieur de l'utérus). Dans quelques observations de ce genre, l'accouchement a pu se terminer spontanément, après une longue expectation, mais d'autres fois il a fallu dilater le col avec les doigts, débrider l'orifice externe et même l'orifice interne (Depaul) par des incisions multiples de trois à quatre millimètres seulement d'étendue, ou faire l'extraction du fœtus en le saisissant par les pieds, et même pratiquer la crâniotomie (Pilat).

ARTICLE II

AGGLUTINATION ET OBLITÉRATION DU COL

Bibliographie chronologique. — H.-F. NÆGELÉ. Mogostocia e conglutinatione orif. uteri ext. Comm. Heidelberg, 1835. — DEPAUL. De l'oblitération du col de l'utérus chez la femme en couches et de l'opération qu'elle réclame. Paris, 1860. — NÆGELÉ et GRENSER. Trad. AUBENAS. Traité pratique de l'art des accouchements, 1869, p. 497 et suiv. — MATTEI. Bulletins de l'Acad. de méd. de Paris, 8 juillet 1862, t. XXVII, p. 969. — CAZEAUX et TARNIER. Traité théorique et pratique de l'art des accouchements, 7e édit., 1867. — CHARPENTIER. Arch. de Tocologie, 1875, p. 650. — P. BUDIN. Leçons de clinique obstétricale, 1889, p. 164 et s. — CHAMBAUD. Arch. de Tocologie, 1876, p. 515. — BOYER. Contribution à l'étude de l'oblitération du col utérin chez la femme en couches. Th. Paris, 1890. — TAURIN. Du rétrécissement cicatriciel du col de l'utérus au point de vue de l'accouchement. Th. Paris, 1895 (Bibliographie).

Nomenclature alphabétique des auteurs.

BOYER, 1890.	CHAMBAUD, 1876.	NÆGELÉ, 1835.
BUDIN, 1889.	DEPAUL, 1860.	NÆGELÉ et GRENSER, 1869.
CAZEAUX et TARNIER, 1867.	MATTEI, 1862.	TAURIN, 1895.

L'agglutination de l'orifice externe, bien décrite par Nægelé, est caractérisée par une occlusion particulière de cet orifice. Elle n'est en réalité que le premier degré de l'oblitération. Celle-ci, qui a fait l'objet d'un mémoire très complet de Depaul en 1860, ne diffère en effet de l'agglutination « que par une résistance plus grande des adhérences qui ne pourraient être détruites que par une opération. C'est là une différence bien peu importante au point de vue de la nature de l'affection » (Tarnier). Aussi décrirons-nous simultanément ces deux anomalies.

Disons d'abord qu'on les observe rarement. Toutefois, en ce qui concerne l'agglutination, Nægelé a fait remarquer très justement que sa rareté est peut-être plus apparente que réelle, car elle peut disparaître spontanément pendant le travail, avant qu'on ait eu le temps de constater son existence.

L'occlusion complète de l'orifice externe du col ne se produit évidemment qu'après la fécondation, mais rien ne prouve cependant que l'agglutination ne puisse être antérieure à la gestation, car l'imperméabilité n'est pas toujours absolue, et il suffit d'un pertuis, si étroit qu'il soit, pour permettre la fécondation.

Les causes et la nature de l'agglutination sont encore problématiques et peu connues. Nægelé et la plupart des accoucheurs après lui, l'ont attribuée à une inflammation du col survenue au cours de la grossesse.

Quant au mécanisme de l'occlusion, il peut être interprété différemment. Dans certains cas, le col n'est oblitéré que par du mucus épaissi. Mattei, qui a réuni 42 observations d'occlusion du col, en a noté 19 dans lesquelles il n'y avait pas d'autre cause à l'agglutination.

Dans d'autres cas, il ne s'agit pas simplement de mucus concrété, mais bien de tractus cellulo-fibreux, de véritables petites adhérences parfois très résistantes.

Les causes et la nature de l'oblitération fibreuse sont beaucoup mieux définies. Elle est plus fréquente chez les multipares. C'est habituellement à la suite de traumatismes, de déchirures provenant d'un accouchement antérieur, d'opérations pratiquées sur le col, de cautérisations, etc., que se forme le tissu cicatriciel qui va oblitérer l'orifice utérin. Les inflammations du col peuvent aboutir au même résultat.

On a admis que l'oblitération pouvait siéger aux deux orifices du col; toutefois, l'oblitération de l'orifice interne est très rare, si elle existe. Depaul seul en aurait rencontré un cas. C'est donc celle de l'orifice externe qu'on observe communément.

Il est évident que l'oblitération complète ne peut s'être produite qu'au cours de la grossesse, sans quoi la conception aurait été impossible; mais, le plus souvent, le col était déjà plus ou moins atrésié antérieurement; puis, sous une influence quelconque, les cautérisations en particulier, il se ferme complètement pendant la gestation.

L'agglutination et l'oblitération de l'orifice peuvent quelquefois être diagnostiquées avant l'accouchement. C'est ainsi que Tarnier a reconnu une agglutination par le toucher pendant la grossesse. Chambaud a pu diagnostiquer également une oblitération chez une femme enceinte de quelques mois, à laquelle il avait fait des cautérisations répétées avec le nitrate d'argent. Mais le plus habituellement, ces modifications pathologiques du col ne sont découvertes qu'au moment du travail, et elles causent de la surprise à l'accoucheur.

En pratiquant le toucher vaginal pour se rendre compte de l'état du col, on arrive sur le segment inférieur distendu et saillant, souvent tellement aminci qu'on peut assez facilement apprécier au travers tous les caractères de la présentation, et croire la dilatation complète. Mais quand on cherche le bord de l'orifice externe on ne le trouve nulle part; l'exploration profonde des culs-de-sac, faite au besoin avec la main, ne laisse aucun doute à cet égard.

Quelquefois cependant, un examen plus attentif permet de reconnaître en un point de la surface du segment inférieur, un petit tubercule saillant, ou au contraire une dépression punctiforme qui semblent être la trace de l'ouverture du col. Dans quelques cas, l'application du spéculum permet de découvrir au niveau de cette saillie ou de cette dépression un pertuis extrêmement fin, dont l'existence peut être rendue certaine par l'introduction d'un stylet de trousse, et par lequel on peut voir alors sourdre une goutte de mucus. C'est surtout dans l'agglutination que s'observent ces particularités.

Dans l'oblitération complète, il est impossible de constater le moindre orifice, ni par le toucher ni avec le spéculum; quelquefois même on n'arrive pas à en deviner la place. Cependant, la surface explorée est souvent rugueuse, et l'on y sent parfois des indurations cicatricielles plus ou moins nombreuses; d'autres fois, ces indurations manquent complètement. Ajoutons que le vagin présente un état de sécheresse caractéristique, et qu'il ne s'écoule ni glaires sanguinolentes, ni liquide amniotique.

L'exactitude du diagnostic dépend essentiellement de la façon dont est pratiqué le toucher. Quand le vagin a été bien exploré jusqu'à ses dernières limites sans qu'on ait rencontré le col, le doute n'est pas permis. Nous n'insisterons donc pas sur une confusion possible avec les cloisonnements transversaux du vagin, les déviations du col, la dilatation complète; nous avons d'ailleurs étudié ces faits dans le chapitre précédent.

Budin a appelé l'attention sur certains faits observés par lui chez des primipares âgées, et qui pourraient faire croire à l'existence d'une occlusion par agglutination. Chez ces femmes, le col s'est effacé très lentement, et l'orifice externe ne se dilate pas. Il n'existe en réalité qu'une sorte d'orifice punctiforme à peine perceptible au toucher, et qui fait croire par erreur à une oblitération. Nous-même avons eu l'occasion d'observer un fait de ce genre chez une dame de 41 ans, qui accouchait pour la première fois.

Quant au diagnostic différentiel entre l'agglutination et l'oblitération, s'il est parfois possible de l'établir avec certitude en se basant sur les signes que nous venons d'indiquer, il reste souvent douteux, car ces signes sont loin d'être constants, et il devient alors très difficile de se prononcer sur la nature exacte de l'occlusion.

La marche de l'accouchement, dans les cas où le col présente l'une des anomalies qui nous occupent, est variable. Il peut arriver qu'après un travail plus ou moins long, sous l'influence de contractions utérines énergiques, l'occlusion soit détruite et que l'orifice s'entr'ouvre spontanément. Plus fréquent dans l'agglutination, ce fait peut cependant s'observer aussi dans l'oblitération.

Malheureusement il n'en est pas toujours ainsi, et, l'obstacle ne cédant pas, le travail se prolonge au grand détriment de la mère et de l'enfant. Si la femme est abandonnée à elle-même, elle s'épuise et une rupture utérine peut se produire. Le fœtus souffre; il peut succomber à l'asphyxie.

Le pronostic est subordonné avant tout à la résistance des tissus; plus elle est grande et plus il est sérieux : sa gravité ne peut être conjurée que par une prompte intervention.

Le traitement doit être institué sans retard dès que le diagnostic est posé. Il consiste uniquement à rétablir ou à créer un orifice utérin qui n'existe plus.

Ce résultat peut dans un certain nombre de cas être obtenu d'une manière très simple. Il suffit d'exercer avec l'extrémité de l'index des pressions et de petits mouvements de rotation sur place, et même de gratter avec l'ongle l'endroit où l'on suppose que doit être l'orifice, pour sentir les tissus céder peu à peu, les adhérences se détruire et une ouverture se créer, d'abord très étroite, puis assez large pour admettre le doigt. On l'agrandit alors avec ce doigt, et il n'est pas rare que l'orifice atteigne immédiatement les dimensions d'une pièce de deux ou de cinq francs. L'obstacle ayant disparu, le travail va suivre régulièrement son cours.

Le procédé que nous venons d'indiquer réussit surtout dans les cas où il y a simplement agglutination, ou tout au moins oblitération incomplète. Mais lorsque l'orifice est complètement oblitéré, la pression du doigt est absolument insuffisante à détruire l'occlusion. On est alors obligé de recourir à l'hystérotomie vaginale, qu'on a encore appelée l'opération césarienne vaginale. La femme étant anesthésiée et placée en travers du lit, on guide sur l'index de la main gauche, préalablement introduit dans le vagin, un long bistouri dont la lame est enveloppée d'une petite bande, et dont la pointe seule est à nu sur une longueur d'un centimètre, puis, on incise avec précaution, couche par couche, dans le sens transversal et dans une étendue de 8 à 10 millimètres, le segment inférieur au point le plus culminant.

On pourrait encore, suivant le conseil de Tarnier, procéder autrement : saisir avec une pince à griffes la partie à inciser, et y faire une petite ouverture avec des ciseaux droits ; on est sûr ainsi de ne pas léser l'enfant.

Quand on a pénétré jusqu'à l'œuf, ce qui constitue le premier temps de l'opération, il suffit d'agrandir l'orifice qu'on a créé, soit par des pressions excentriques faites avec le doigt, soit en pratiquant avec des ciseaux courbes ou un bistouri boutonné une série de petits débridements dans tous les sens. On laisse ensuite l'accouchement se terminer spontanément, à moins que l'intérêt de la mère ou de l'enfant n'exige sa terminaison rapide par une application de forceps.

ARTICLE III

RIGIDITÉ DU COL

Bibliographie chronologique. — PUTEGNAT. Quelques faits d'obstétricie. Paris-Bruxelles, 1871, p. 80. — CAZEAUX et TARNIER. Traité théor. et prat. de l'art des accouchements, 1867, 7e édit. — CHIARLEONI. Annali univers. di medicina. Milan, 1873. — WELPONER. Centralblatt für Gynæk. 1881, p. 223. — MARTINETTI. Annali di ostetricia, novembre-décembre 1883, p. 733. — CHARPENTIER. Traité pratique des accouchements, 1883, t. II, p. 253. — CHIARA et MARTINETTI. Annali di ostetricia, janvier 1884, p. 89. — FASOLA. Ann. di ostetricia, août-septembre 1884, p. 482. — Mme MESNARD. Thèse Paris, 1884. — DOLÉRIS. Archives de Tocol., avril 1885, p. 305. — FASOLA. Ann. di ostetr., avril-mai 1886, p. 243. — M.-P. JACOBI. Amer. Journ. of obstetr., janvier 1886, p. 36. — DOLÉRIS. Nouvelles archives d'obstétrique et de gynécologie, 25 nov. 1887, p. 495. — WALLICH. Bullet. de la Soc. anat., 7 février 1890. — PORAK. Bullet. de la Soc. obstétr., 12 juin 1890, p. 175. — BOUFFE DE SAINT-BLAISE. Bullet. de la Soc. anat., 31 janvier 1890. — DÜHRSSEN. Arch. für Gyn., XXXVII, 1, 1890. — J. TOLEDO. Th. Paris, 1890. — BLANC. Arch. de Tocologie, avril 1891, p. 241. — LE CAMUS. Th. de Paris, 1891. — WALLICH. Annales de la Société obstétr. de France, 1893. — MAYGRIER. Leçons de clinique obstétricale, 1893, p. 63. — DÜHRSSEN. Arch. für Gyn., XLIV, 3, 1893. — RIBEMONT et LEPAGE. Précis d'obstétrique, 1894, p. 985.

Nomenclature alphabétique des auteurs.

La rigidité du col est caractérisée par un état de dureté et d'inextensibilité de son tissu, et particulièrement de son orifice externe pendant le travail. La résistance anormale qui en résulte met obstacle à la marche régulièrement progressive de la dilatation.

Toutefois, cet état du col est loin d'être toujours le même, et depuis longtemps on a admis qu'il existe trois espèces de rigidité : la *rigidité spasmodique*, la *rigidité anatomique* et la *rigidité pathologique*. Cette division classique répond assez bien aux faits cliniques, malgré ce qu'elle a d'artificiel. Nous la conserverons donc, tout en nous réservant de revenir sur l'interprétation réelle qu'il y a lieu de donner à chacune de ces variétés.

Rigidité spasmodique. — On la désigne encore sous le nom de *rétraction spasmodique*, de tétanisme du col ; elle n'est autre chose que le spasme ou la contracture de l'orifice externe. Mais sous ce nom de *rigidité spasmodique* on entend plus particulièrement le spasme survenant au début même de la dilatation, tandis qu'on réserve ordinairement celui de *rétraction spasmodique* pour indiquer les faits dans lesquels le col, après s'être plus ou moins largement dilaté, se rétracte consécutivement et tétaniquement.

Elle peut être primitive, essentielle en quelque sorte, et apparaître sans cause appréciable au cours de la période de dilatation. Il s'agit alors d'ordinaire de femmes nerveuses, impressionnables et irritables, fatiguées quelquefois par des explorations répétées ou par un travail de longue durée.

Dans d'autres cas, elle est secondaire et survient quand la marche de la dilatation est entravée par une cause dystocique quelconque. C'est ainsi qu'on l'observe chez des femmes qui ont un rétrécissement du bassin, une présentation vicieuse et surtout une rupture prématurée des membranes. Elle peut se montrer aussi dans l'accouchement par le siège, lorsque des tractions ont été exercées prématurément sur l'extrémité pelvienne, avant la dilatation complète ; l'orifice cervical se rétracte alors spasmodiquement sur le cou du fœtus, et l'enserre de telle sorte que le dégagement de la tête peut devenir extrêmement laborieux. Dans ce cas, mieux vaut dire *rétraction spasmodique* que *rigidité*.

L'administration intempestive de seigle ergoté est encore une cause de rigidité ; mais, en pareille circonstance, le plus souvent la contracture siège non pas seulement sur le col, mais sur l'utérus tout entier.

La rigidité spasmodique occupe habituellement l'orifice externe ; mais le tétanisme peut, suivant la remarque de Doléris, s'étendre à tout le col et même au segment inférieur. Quelquefois le spasme se localise à l'orifice interne : c'est là un fait qui s'observe surtout au moment de la délivrance, et il en sera question plus loin (voyez *Difficultés et accidents de la délivrance*).

Les signes auxquels se reconnaît la rigidité spasmodique sont les suivants : Au début même ou à un moment donné du travail, le col, au lieu de rester souple dans l'intervalle des contractions, résiste d'une façon continue : l'orifice cervical est constamment tendu, et donne au doigt la sensation d'un cercle mince, qui serait formé par une corde de contre-basse ou par un fil métallique ; il est en outre *chaud* et douloureux au toucher. Quand le tétanisme s'étend à tout le segment inférieur, celui-ci est, comme le col, dur et douloureux, et dans un état de tension permanente.

Le col ainsi modifié devient le siège d'une résistance anormale qui influe sur la marche du travail d'une façon caractéristique. La femme est en proie à une agitation souvent excessive; elle se plaint de souffrances intolérables, de douleurs de reins continues, de ténesme vésical et anal; elle a parfois des nausées et des vomissements.

Dans la majorité des cas, cet état ne persiste pas plus de quelques heures. Le col finit ordinairement par céder, la dilatation se complète, et l'accouchement se termine heureusement.

Mais il n'en est pas toujours ainsi. Deux alternatives sont alors possibles : sous l'influence de contractions utérines énergiques, le col peut se déchirer et livrer passage au fœtus; ou bien le col continue à résister, et les forces de la femme s'épuisent par surmenage. Si cette situation se prolonge, des phénomènes d'infection peuvent apparaître; c'est ce qui a lieu surtout quand les membranes sont rompues, et quand il n'y a pas eu une antisepsie rigoureuse. Le liquide amniotique s'altère et se putréfie au contact de l'air, des gaz se développent dans l'utérus, et la vie de l'enfant est très compromise Lorsque ces complications se produisent, la femme peut succomber à l'épuisement, à l'infection, ou même à une rupture de l'utérus.

Hâtons-nous toutefois de dire que ces accidents graves sont heureusement rares avec la rigidité spasmodique. C'est particulièrement dans les variétés de rigidité anatomique et pathologique qu'on les observe; nous y reviendrons.

Le pronostic de la rétraction spasmodique est, en effet, plutôt bénin, et la rigidité disparaît d'ordinaire sous l'influence d'un traitement convenable.

Parmi les divers moyens qui ont été préconisés pour faire cesser le spasme du col, nous ne ferons que signaler la saignée poussée jusqu'à la syncope, médication dangereuse, aujourd'hui abandonnée. Chaussier conseillait les applications de pommade belladonée sur le col. P. Dubois remplaçait la pommade par l'extrait sec de belladone; il en portait une parcelle de la grosseur d'un pois, fixée au bout de son doigt, sur l'orifice rigide, et l'étalait sur le col, quand la chaleur des tissus avait ramolli l'extrait. Ce moyen a donné quelques succès, mais il est trop infidèle pour qu'on lui accorde une grande confiance. Les bains de siège, les grands bains, et surtout les injections vaginales chaudes et prolongées peuvent être d'une grande utilité.

L'emploi des courants faradiques a donné en 1886 un succès à Jacobi; mais l'efficacité constante de ce moyen est loin d'être démontrée.

Quand la contracture persiste malgré les irrigations chaudes, il faut recourir aux opiacés ou aux anesthésiques. L'opium sera administré surtout sous forme de quarts de lavements additionnés de XX à XXX gouttes de laudanum, et qui devront être conservés. On pourra de même faire prendre et garder de petits lavements contenant de 2 à 4 grammes d'hydrate de chloral. Enfin les inhalations de chloroforme à simple dose analgésique, ou même poussées jusqu'à la résolution, donnent d'excellents résultats.

Si tous ces moyens restaient sans effet, il n'y aurait plus qu'à recourir aux incisions du col sur lesquelles nous reviendrons à propos des autres formes de rigidité. (Voyez plus loin.)

Quant à la *rétraction* spasmodique du col sur le cou de l'enfant, nous y reviendrons à propos des difficultés qu'on rencontre dans certaines opérations (voyez *Version* et *Forceps*).

Rigidité anatomique. — C'est un état du col dans lequel « ses fibres semblent avoir une résistance extraordinaire *que nulle altération ne peut expliquer*; c'est une espèce de résistance passive, en vertu de laquelle le col ne cède pas à la dilatation. Son tissu paraît dense et pourrait être comparé à du cuir imbibé de graisse » (Tarnier).

Toute différente de la contracture spasmodique qui est un mode de résistance active du col, et plus rare qu'elle, la rigidité anatomique est l'apanage des primipares, surtout âgées, dont les tissus ont perdu leur souplesse et leur extensibilité, et ont subi, suivant l'expression de Pajot, une sorte de racornissement. On peut l'observer aussi chez les femmes qui accouchent prématurément; la résistance du col provient alors de ce qu'il n'a pas encore subi un ramollissement total.

Les signes fournis par le toucher ne ressemblent en rien à ceux qu'on constate dans le spasme du col. Au lieu d'être mince, tendu, douloureux, l'orifice est épais, ferme et indolore. Ainsi que l'a dit M. Tarnier, cet état si particulier du col ne s'accompagne d'aucune altération de tissu. La preuve en a été fournie histologiquement par Porak et Wallich qui ont eu l'occasion d'examiner au microscope des fragments de tissu cervical dans deux cas de ce genre; les résultats ont été négatifs. Ils n'ont trouvé aucune modification des éléments musculaires, pas de sclérose, pas même d'excès du tissu conjonctif; dans un cas seulement, il y avait un peu d'œdème et de congestion, lésion banale due au travail de l'accouchement.

Cette absence de lésions caractéristiques a conduit plusieurs auteurs à mettre en doute ou même à nier la rigidité anatomique du col. Doléris, qui s'est fait, l'un des premiers, partisan de cette opinion, affirme que c'est toujours dans l'inertie utérine qu'il faut rechercher la cause de la non dilatation de l'orifice utérin.

Pinard, et ses élèves, Toledo, Wallich, admettent que l'état de dureté du col est un phénomène secondaire, produit par défaut ou vice des agents dilatateurs. Ribemont et Lepage, sans nier tout à fait la rigidité anatomique, la considèrent du moins comme très rare. Pour eux aussi, la résistance du col n'est qu'apparente; presque toujours l'un des facteurs qui contribuent à la dilatation fait défaut : il y aurait une rupture prématurée des membranes, un rétrécissement du bassin, une mauvaise présentation... ; il s'agirait en un mot d'une simple anomalie du mécanisme de la dilatation.

C'est là une remarque qui a été faite depuis longtemps, et nous n'en voulons pour preuve que cette phrase de Tarnier, dans une note de Cazeaux : « Il ne faut pas confondre cet état anatomique de l'orifice avec un col qui reste simplement épais parce que les contractions utérines sont insuffisantes, mal dirigées, ou annihilées par un obstacle mécanique à l'engagement du fœtus. »

En effet, sous l'influence de l'inertie utérine, le col revient sur lui-même après la rupture des membranes ; il s'épaissit, s'œdématie et devient le siège d'une *fausse rigidité*.

Mais nous croyons que c'est aller trop loin que de vouloir faire rentrer dans ce cadre tous les cas de rigidité dite anatomique, et la négation de la rigidité anatomique ne nous semble pas fondée. De faits cliniques bien observés il ressort, en effet, que le col peut résister primitivement, en dehors de toute cause de dystocie, et c'est pour ces cas qu'il convient de réserver, à défaut d'un terme meilleur, cette appellation de *rigidité anatomique*. L'absence de lésions appréciables dans le col ainsi induré plaide en faveur de la réalité de cette rigidité. D'ailleurs la résistance exagérée des tissus chez certaines primipares n'étant pas niable, il est rationnel d'admettre qu'elle peut se montrer au col comme au niveau de la vulve et du périnée, sans qu'il soit nécessaire d'invoquer pour l'expliquer une altération anatomique quelconque.

Ce que nous avons dit de la marche du travail dans les cas de spasme du col s'applique à ceux où il y a rigidité anatomique, avec cette particularité qu'ici les phénomènes sont plus accentués et plus graves, à cause de la résistance plus grande et plus persistante des tissus.

Le col qui résiste aux efforts utérins est poussé en bas par la partie fœtale, et il n'est pas rare de le voir apparaître à la vulve au moment des contractions ; en même temps, il s'épaissit davantage, car à la rigidité primitive viennent s'ajouter de la congestion et de l'œdème ; il n'y a plus guère alors de différence apparente entre la vraie et la fausse rigidité, et cependant la distinction est importante à établir, car, ainsi que nous le verrons, le traitement est loin d'être le même dans les deux cas.

La durée de la résistance opposée par le col est variable. Fréquemment il arrive qu'au bout d'un certain temps, il se déchire ; il éclate, pour ainsi dire, et livre passage au fœtus. Parfois la déchirure se fait d'une façon singulière ; c'est un arrachement circulaire qui se produit, et toute la partie inférieure du col se trouve ainsi expulsée. Nous avons déjà signalé ces faits (tome I, p. 599), nous en avons même observé (voir la fig. 132). Porak et Wallich, Bouffe de Saint-Blaise en ont rapporté d'autres exemples.

Il est des cas où, le col ne cédant pas, le travail se prolonge d'une façon démesurée. On conçoit tous les dangers qui peuvent en résulter. Les membranes étant le plus souvent rompues, des phénomènes d'infection surviennent fréquemment dans ces circonstances. Nous avons vu un cas où le travail a duré ainsi cinq jours, et où la femme a succombé. L'infection n'est pas seule à craindre, et les malades peuvent encore mourir de rupture utérine ou d'épuisement.

Le pronostic peut donc acquérir une gravité très grande, et il est aussi redoutable pour l'enfant que pour la mère.

Il est important, au point de vue de la conduite à tenir, de bien établir le diagnostic et de ne pas confondre la rigidité anatomique avec cette fausse rigidité du col sur laquelle nous avons déjà appelé l'attention. Dans le premier cas, le col est dur dès le début du travail ; il résiste dès les premiers moments de la dilatation, et, au toucher, on lui reconnaît les caractères que nous avons indiqués plus haut. Dans le second cas, au contraire, la rigidité du col n'est plus primitive; elle n'apparaît que secondairement, et sous l'influence de l'inertie produite par une cause de dystocie quelconque; il suffit donc de constater cette cause de dystocie pour reconnaître qu'on a affaire à une fausse rigidité.

Quant à distinguer la rigidité anatomique des autres variétés de rigidité, c'est chose, sinon facile, du moins possible : et d'abord le spasme du col présente au toucher des caractères si nettement différents qu'il n'y a pas à s'y tromper; quant à la rigidité pathologique, elle est presque toujours caractérisée par une lésion du col qu'il est ordinairement aisé de reconnaître, et dans le cas de rigidité syphilitique les commémoratifs ont une grande importance, et mettent sur la voie du diagnostic.

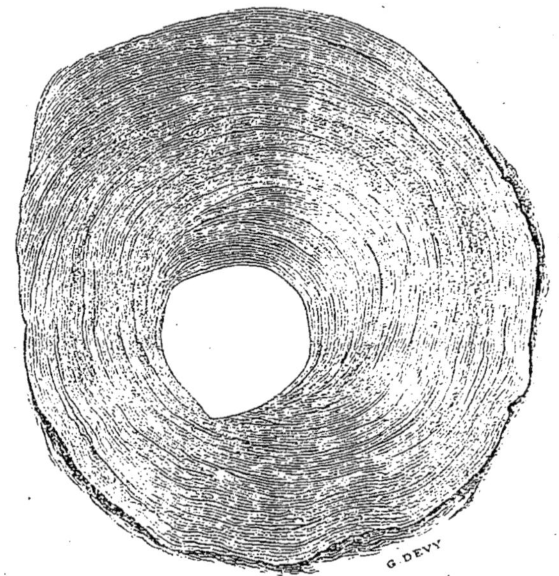

Fig. 140. — Arrachement circulaire du col.

Arrivons au traitement.

Les auteurs qui n'admettent pas la rigidité anatomique, et qui en font une sorte d'œdème secondaire du col, conseillent de s'adresser avant tout aux agents qui font contracter l'utérus. L'excitation de la paroi abdominale, les injections chaudes, l'administration du sulfate de quinine, etc., en réveillant les contractions utérines, doivent faire disparaître la résistance du col.

Ces moyens, qui réussissent très bien quand il s'agit en réalité d'un simple œdème du col, peuvent rester absolument inefficaces quand il y a véritablement rigidité anatomique. Nous avons vu les dangers auxquels sont exposées les femmes lorsque le travail se prolonge outre mesure; il importe donc de les y soustraire par un traitement dirigé sur le col lui-même.

Il est certain que les grands bains, le laudanum, le chloral, les inhalations de chloroforme pourront être utiles dans un certain nombre de cas, en donnant à l'organe gestateur un repos relatif, et en lui permettant de se contracter ensuite assez efficacement pour vaincre l'obstacle créé par l'orifice rigide. Mais souvent cette thérapeutique reste impuissante, et on doit agir directement sur l'orifice. On peut alors avoir recours aux instruments dilatateurs, aux ballons de Barnes, de Champetier de Ribes, de Boissard, à l'écarteur de Tarnier qui nous a donné d'excellents résultats.

Lorsque ces agents restent sans effet, il faut en venir aux incisions du col sans hâte, mais sans perdre trop de temps, car une expectation prolongée aggrave beaucoup le pronostic, ainsi qu'on peut s'en convaincre en compulsant les observations; on y relève, en effet, de nombreux cas de mort.

Voici comment Tarnier décrit le débridement du col, ou hystérotomie vaginale :

« Pour pratiquer cette opération, on place un bistouri boutonné sur l'index, et on le conduit jusque sur l'orifice que l'on coupe en sciant et en pressant tout à la fois. La plus grande partie de la lame de l'instrument aura été préalablement recouverte d'une bande de toile pour protéger le vagin. Les incisions multiples se présentent ici avec tous leurs avantages et exposent beaucoup moins à une déchirure consécutive qu'une seule incision; il est rare qu'on soit obligé de leur donner plus d'un centimètre d'étendue, et même moins, car presque toujours on se contente de faire sur le pourtour de l'orifice une plaie de quelques millimètres seulement. On incisera de préférence les parties latérales du col; en cas de besoin, on peut néanmoins porter l'instrument sur la lèvre antérieure et enfin sur la lèvre postérieure....

« Cette opération est simple dans la majorité des cas; on peut y rencontrer cependant quelques difficultés pour le maniement d'un bistouri boutonné ordinaire. C'est alors qu'on emploie un bistouri boutonné courbé en forme de croissant, tranchant sur son bord concave. Pour mon compte personnel, je donne, presque dans tous les cas, la préférence à des ciseaux courbés en bec de corbin. On guide cet instrument avec l'index; on l'entr'ouvre au niveau de l'orifice, et l'on engage l'une des lames entre l'œuf et l'orifice, après quoi l'on incise. »

Telle est la méthode des incisions multiples de P. Dubois, Depaul, Tarnier, et on peut dire française. Nous n'ajouterons qu'un petit détail : pour inciser l'orifice rigide, on peut employer avec avantage le bistouri boutonné dont on se sert dans le débridement de la hernie étranglée, et dont le tranchant n'a qu'une étendue très limitée, de sorte qu'on n'a pas besoin d'en garnir la lame avec une bande de toile.

Dührssen a préconisé en Allemagne une méthode toute différente : celle des incisions profondes du col. Cet accoucheur conseille de pratiquer sur l'orifice cervical de deux à six sections s'étendant jusqu'aux culs-de-sac vaginaux. C'est d'ailleurs là une pratique érigée par Dührssen à la hauteur d'une méthode qui permet la terminaison rapide de l'accouchement dans un grand nombre de cas. Ces incisions profondes ne s'accompagneraient d'aucun inconvénient sérieux ; il n'y aurait lieu de craindre ni une hémorrhagie, ni l'extension de l'incision du col au segment inférieur de l'utérus. Malgré les affirmations de Dührssen et les observations qu'il a rapportées, ce mode de traitement ne s'est pas généralisé, et nous pensons, avec la plupart des accoucheurs, qu'il n'est permis de faire subir au col de l'utérus d'aussi graves mutilations que dans des cas exceptionnels.

Quel que soit d'ailleurs le moyen employé pour débrider le col, lorsque cette opération est terminée, on devra, suivant les circonstances, ou abandonner l'accouchement à la nature, ou le terminer artificiellement.

Rigidité pathologique. — Cette forme de rigidité se rencontre dans deux circonstances bien différentes. Tantôt elle est d'origine cicatricielle, tantôt elle est à proprement parler pathologique, c'est-à-dire due à l'envahissement du tissu cervical par un processus morbide.

La variété cicatricielle reconnaît pour cause toutes les lésions traumatiques du col, déchirures dues à des accouchements antérieurs, traumatismes opératoires, obstétricaux ou gynécologiques, etc. Le col est alors le siège de cicatrices plus ou moins profondes, d'indurations et de brides inodulaires qui rétrécissent son orifice externe, et qu'il est facile de reconnaître au toucher. Le canal cervical peut même être atrésié dans la plus grande partie de sa hauteur. Parfois, comme nous l'avons dit plus haut (page 392), le vagin est également le siège d'une atrésie cicatricielle dans sa partie supérieure. On conçoit que plus les lésions sont étendues, plus elles sont susceptibles de mettre obstacle à l'effacement et à la dilatation du col.

La seconde variété est due à des altérations pathologiques du col : ce sont plus particulièrement le cancer, les tumeurs fibreuses, la syphilis, qui leur donnent naissance.

Nous laissons de côté le cancer et les tumeurs fibreuses, qui sont plus loin l'objet d'une description spéciale. Quant à la rigidité due à la syphilis, elle mérite de nous arrêter, car elle se présente sous des aspects bien caractéristiques. Son histoire est récente ; c'est en 1868 que Putégnat a le premier attiré l'attention sur elle. Depuis, des observations ont été publiées en Italie par Chiarleoni, Chiara et Martinetti, Fasola, en Allemagne par Welponer, en France par Doléris, Mme Mesnard, Blanc, Maygrier, Lecamus.

La rigidité syphilitique du col peut s'observer dans des conditions différentes. Dans un premier cas, il s'agit d'un chancre du col qui laisse à sa suite une induration partielle. Un deuxième cas est celui où le col est envahi par des plaques muqueuses ou des syphilomes qui s'hypertrophient par le fait de la grossesse, et déterminent ainsi une induration plus ou moins prononcée. Le troisième cas, le plus intéressant, concerne la sclérose spécifique du col, affection restée assez mal connue jusqu'à ces dernières années. Une observation de Fasola, qui date de 1886, en a démontré histologiquement l'existence. Il s'agit là d'un accident tertiaire analogue au rétrécissement syphilitique du rectum ou à la glossite scléreuse syphilitique. Le col et même le segment inférieur sont envahis par une hyperplasie conjonctive qui englobe les faisceaux musculaires et les atrophie ; les vaisseaux sont oblitérés et atteints d'endartérite. Il résulte de ces lésions que le tissu cervical est transformé en un tissu induré, très résistant, offrant parfois une consistance fibro-cartilagineuse.

Cette dernière forme de rigidité syphilitique présente une gravité exceptionnelle en raison de la résistance excessive des tissus sclérosés. Dans le fait de Fasola la femme atteinte de cette affection resta six jours en travail sans que l'orifice pût se dilater au delà de 3 centimètres de diamètre. On dut recourir à des incisions étendues du col, et pratiquer l'embryotomie, l'enfant se présentant par l'épaule; il était d'ailleurs mort et putréfié. L'opération, extrêmement laborieuse, fut suivie d'une hémorrhagie, et la femme succomba au bout de quelques heures.

Le diagnostic de la rigidité pathologique du col est essentiellement basé sur les signes fournis par le toucher et sur les anamnestiques. Nous avons suffisamment insisté sur les caractères que présente le col suivant l'origine de la rigidité pour ne pas les décrire de nouveau.

Quant au pronostic, il varie avec l'étendue des lésions. Lorsqu'il s'agit de cicatrices peu profondes ou de manifestations spécifiques limitées, et que le col ne présente par conséquent que des indurations partielles, la marche de l'accouchement peut n'être pas gravement entravée, et il est possible que la dilatation se fasse d'une façon suffisante pour permettre l'expulsion spontanée du fœtus, avec ou sans déchirures de l'orifice cervical.

Mais lorsque le col est envahi sur une grande étendue ou dans sa totalité, soit par du tissu cicatriciel, soit par de la sclérose syphilitique, les choses prennent une tournure beaucoup plus sérieuse. La dilatation peut ne pas se faire du tout; ou bien, arrivée à un certain degré, elle reste stationnaire, et ne fait plus aucun progrès. Dans ces conditions, la prolongation du travail peut amener les accidents que nous avons signalés à propos de la rigidité anatomique : rupture utérine, épuisement, septicémie. Le pronostic est également grave pour le fœtus, qui survit rarement.

Le traitement est le même que pour la rigidité anatomique, et doit consister surtout dans la dilatation artificielle du col et les incisions. Toutefois, dans les cas particulièrement graves de sclérose syphilitique, où le col et le segment inférieur sont très indurés, comme cartilagineux, et complètement inextensibles, et dans lesquels il est évident que l'accouchement par les voies naturelles peut faire courir à la femme les plus grands dangers, on est autorisé à pratiquer l'opération césarienne ou celle de Porro.

ARTICLE IV

ŒDÈME DU COL. — HYPERTROPHIE

Bibliographie chronologique. — PIGEOLET. Gazette médicale, 1846, p. 251. — CAZEAUX et TARNIER. Traité d'accouchements, 1874. — STOLTZ. Annales de gynécologie, 1875, p. 291. — PILAT. Annales de gynécologie, 1878, p. 41. — TRUZZI. Centr. für Gyn., 1883, p. 648. — FLEISCHMANN. Centr. für Gyn., 1885, p. 829. — BOGLIN. De l'Œdème de la lèvre antérieure dans les positions occipito-postérieures (avec index bibliographique). Thèse de Paris, 1886. — ETIENNE. Du gonflement de la lèvre antérieure comme cause de ralentissement du travail et moyen d'y remédier (avec bibliographie). Archives de tocologie, 1892, p. 203.

Nomenclature alphabétique des auteurs.

BOGLIN, 1886.
CAZEAUX et TARNIER, 1874.
ETIENNE, 1892.
FLEISCHMANN, 1885.
PIGEOLET, 1846.
PILAT, 1878.
STOLTZ, 1875.
TRUZZI, 1883.

Il arrive parfois que la marche du travail est entravée parce que le col est œdématié et se dilate difficilement.

Cet œdème du col peut être total ou partiel. Lorsque le col est tuméfié en entier, il s'agit de l'allongement œdémateux décrit par Guéniot, et dont il a été question déjà à propos de la pathologie de la grossesse (voyez tome II, p. 224); nous n'y reviendrons donc pas ici.

Mais beaucoup plus fréquemment l'œdème est partiel. Il occupe alors l'une des lèvres du col et survient d'ordinaire au cours du travail. Le mécanisme par lequel il se produit est très simple. Lorsqu'il siège sur la lèvre antérieure, ce qui est le cas le plus habituel, il résulte de la compression de cette lèvre entre la symphyse pubienne et la tête fœtale. Quand il existe sur la lèvre postérieure, c'est que celle-ci est comprimée entre la tête et l'angle sacro-vertébral, comme on peut l'observer dans certains cas de rétrécissement du bassin.

Cet œdème partiel se reconnaît facilement au toucher, qui permet de sentir la tuméfaction plus ou moins prononcée d'une des lèvres du col. Le volume en est très variable; il peut devenir considérable lorsque le travail se prolonge, et Stoltz a signalé un cas où la lèvre postérieure offrait le volume du poing. La consistance est molle et pâteuse, la couleur plus ou moins livide. La tumeur est constituée simplement par une infiltration œdémateuse du tissu cervical; mais il peut se faire que sous l'influence de la compression prolongée, du sang s'épanche dans son intérieur et qu'il se forme un véritable *thrombus du col* (voyez plus loin ARTICLE VI).

La marche et la terminaison de l'accouchement diffèrent suivant le volume de la lèvre tuméfiée. Quand le gonflement n'est pas très prononcé, la tête peut franchir l'obstacle, et l'accouchement se termine spontanément au prix de quelques efforts. Mais s'il est plus considérable, il peut mettre obstacle à la sortie de l'enfant, car l'utérus s'épuise et peut devenir inerte. La vie du fœtus peut même être compromise.

Parfois la tumeur est repoussée par la tête et vient faire saillie à la vulve et le diagnostic est alors facile à faire *de visu*.

Plusieurs éventualités peuvent survenir. La lèvre œdématiée peut se déchirer au moment du passage de la tête, et être expulsée au dehors, soit en entier, soit par l'une de ses extrémités seulement, l'autre extrémité restant attachée à l'utérus. Dans ce cas, ou bien l'extrémité détachée rentre dans le vagin après la naissance de l'enfant, et, la tuméfaction ne tardant pas à disparaître, la cicatrisation se fait assez souvent *in situ*, par rapprochement spontané des lèvres de la déchirure ; ou bien, ce qui est plus rare, elle reste au dehors sans pouvoir rentrer dans les organes génitaux, et l'on peut alors être obligé, comme l'a fait Stoltz, d'en pratiquer l'ablation. D'autres fois le col se fend transversalement.

Quand un thrombus s'est formé, il peut se produire une rupture et une hémorrhagie.

Le diagnostic de l'œdème en question ne présente pas de difficultés, et le toucher, en montrant que la tumeur fait corps avec l'une des lèvres du col, permet d'éviter toute méprise. Nous ne ferons donc que signaler l'erreur qui consisterait à confondre cet œdème avec un cotylédon dans le cas de placenta prævia, ou avec un petit membre fœtal, ou bien encore avec une tumeur implantée sur le col. La consistance particulière de la tumeur œdémateuse rend le diagnostic toujours facile.

Le pronostic est subordonné au développement de la tuméfaction. Il peut devenir sérieux quand elle est considérable, et surtout quand il se produit un thrombus du col.

Le traitement doit consister d'abord à s'opposer à la sortie de la tumeur et à tenter sa réduction. Voici la manœuvre conseillée dans ce but par A. Herrgott, et décrite par son élève Etienne. — On saisit la lèvre tuméfiée entre deux doigts et on la maintient dans le vagin pendant les contractions pour éviter sa saillie à l'extérieur. Puis, la contraction terminée, on s'efforce de refouler la tumeur au-dessus de la partie fœtale. On agit ainsi à chaque contraction jusqu'à ce que la tête ait franchi l'obstacle.

Quelques accoucheurs n'ayant pas réussi à maintenir le col dans le vagin, ont pratiqué des mouchetures sur la saillie œdémateuse, et ce moyen leur a quelquefois réussi, mais il faut que les mouchetures soient très petites par crainte d'une hémorrhagie.

Quand l'accouchement traîne en longueur, et quand le fœtus souffre, on peut être obligé d'appliquer le forceps, et pendant l'opération on devra essayer de maintenir le plus possible le col avec la main, afin d'éviter une déchirure ou un arrachement de la lèvre œdématiée.

Exceptionnellement, quand la tumeur est très considérable et reste saillante au dehors après l'accouchement, sans que la réduction soit possible (Stoltz), on pourra en faire l'abbation, soit avec un simple serre-nœud, soit avec l'écraseur linéaire, soit avec le thermocautère ou l'anse galvano-caustique.

Hypertrophie. — Nous n'avons que peu de chose à ajouter à ce qui a été dit dans le second volume de cet ouvrage au sujet de l'hypertrophie du col compliquant la grossesse (voyez tome II, p. 221).

Quand le col est hypertrophié, l'accouchement peut se terminer de diverses manières. Parfois il a lieu spontanément, la dilatation ayant pu se faire d'une façon suffisante. Mais souvent aussi le col résiste, et on doit intervenir, par des incisions multiples, et plus ou moins profondes suivant les cas. Ces incisions ne sont même pas toujours suffisantes pour créer une voie au fœtus, ou pour permettre de l'extraire avec le forceps : Truzzi et Fleischmann ont rapporté chacun une observation où ils ont dû, après de nombreuses incisions restées sans effet, terminer l'accouchement par la perforation du crâne.

ARTICLE V

CANCER DU COL

Bibliographie chronologique. — PUCHELT. Commentatio de tumoribus in pelvi partum impedientibus, Heidelberg, 1840. — MENZIES. Glasgow medic. Journal, juillet 1853. — CHANTREUIL. Du cancer de l'utérus au point de vue de la conception, de la grossesse et de l'accouchement, Paris, 1872. — COHNSTEIN. Arch. für Gynækologie, 1873, V, p. 366. — HERMAN. Trans. of the obst. Soc. of London, XX, p. 191, 1879. — SPENCER WELLS. Medic. Chir. Transact. London, 1882. — STRATZ. Zeitschr. für Geb. und Gyn., 1886, XII, p. 262. — R. et F. BARNES. Traité théorique et clinique d'obstétrique, 1886, p. 620. — BAR. Thèse d'agrégation, 1886 (Bibliographie). — WINCKEL. Lehrb. der Geburtsh., 1889, p. 537. — ZWEIFEL. Centr. für Gyn., n° 12, 1889. — SUTUGIN. Zeitschr. für Geb. und Gyn., 1890, XIX, p. 97. — PORAK. Nouvelles Archives d'obstétrique et de gynécol., 1891, p. 509. — STOCKER. Centr. für Gyn., n° 32, 1892. — MACKENRODT. Arch. für Gyn., XLIV, p. 568, 1893. — HERNANDEZ. Ann. de gynécologie, août et sept. 1894. — TARNIER. Cinq observations d'opération césarienne. Annales de la Société obstétricale de France, 1895, p. 130. — THEILHABER. Arch. für Gyn., 1894, XLVII, p. 56. — FEHLING. Monatschr. für Geb. und Gyn., II, novembre 1895. — G.-H. NOBLE. Med. News, 14 décembre 1895. — E. AMADEI. Ann. di ostetricia, mai 1896, p. 394. — BECHMANN. Zeitschr. für Geb. und Gyn., 1896, XXIV, p. 1.

Nomenclature alphabétique des auteurs cités.

AMADEI, 1896.
BAR, 1886.
BARNES, 1885.
BECHMANN, 1896.
CHANTREUIL, 1872.
COHNSTEIN, 1873.
FEHLING, 1895.
HERMAN, 1879.
HERNANDEZ, 1894.
MACKENRODT, 1893.
MENZIES, 1853.
NOBLE, 1895.
PORAK, 1891.
PUCHELT, 1840.
SPENCER WELLS, 1882.
STOCKER, 1892.
STRATZ, 1886.
SUTUGIN, 1890.
TARNIER, 1895.
THEILHABER, 1894.
WINCKEL, 1889.
ZWEIFEL, 1889.

Le cancer de l'utérus, qu'il affecte la forme de carcinome ou d'épithélioma, est, on le sait, beaucoup plus fréquent sur le col que sur le corps.

Aussi, est-ce le cancer du col qui offre le plus d'importance au point de vue de la dystocie. Nous l'étudierons dans ses rapports avec la grossesse, l'accouchement et les suites de couches.

A l'époque actuelle, on peut dire que la question du cancer de l'utérus gravide est entrée dans une phase nouvelle en raison de l'avènement de méthodes opératoires qui permettent de prolonger la vie des femmes atteintes de cette affection, et peut-être même de les guérir. L'accoucheur n'est plus aussi désarmé qu'autrefois en face de ce terrible mal. Jusqu'alors, la vie de la mère étant considérée comme irrémédiablement perdue, le précepte généralement admis était de veiller avant tout au salut de l'enfant. Aujourd'hui, il n'en est plus tout à fait de même, et nous verrons qu'on peut avoir, dans un certain nombre de cas, l'espoir de sauver la mère par une intervention opportune.

La dystocie due au cancer utérin a suscité un très grand nombre de travaux. Pour ne parler que de la période contemporaine, les thèses, les monographies, les observations se sont accumulées sur ce sujet depuis le remarquable mémoire de Puchelt, publié à Heidelberg en 1840, où sont rapportées plusieurs observations de tumeurs malignes compliquant l'acccouchement. Parmi celles de ces publications qui marquent réellement une étape importante dans l'histoire de la question, nous signalerons particulièrement les mémoires de Chantreuil, de Cohnstein, de Herman, la thèse d'agrégation de Bar, le travail récent et très documenté de Theilhaber.

La fécondité des femmes atteintes de cancer du col est certainement amoindrie, surtout lorsque la maladie est déjà ancienne et qu'elle s'accompagne d'écoulements sanieux abondants et de cachexie. C'est principalement au début de l'affection que la grossesse peut survenir. Cette éventualité est d'ailleurs assez rare, comme en témoignent les chiffres suivants : Winckel ne compte que 8 cas de cancer sur 15,000 accouchements, Stratz 12 sur 17,000, Sutugin 2 sur 9,000. A l'hôpital Majeur de Milan, Amadei n'a relevé, en six années, sur 600 femmes atteintes de cancer utérin, que trois faits de grossesse.

Cohnstein qui a réuni le plus grand nombre possible d'observations jusqu'en 1873, est arrivé à 127 faits. Theilhaber qui a continué le travail de Cohnstein de 1873 à 1893, n'a trouvé dans la littérature de ces vingt années que 165 observations de cancer utérin compliquant la grossesse et le travail.

Influence de la grossesse sur le cancer du col. — La grossesse exerce généralement une influence fâcheuse sur la marche du cancer. La tumeur s'accroît, en même temps qu'elle se ramollit et devient plus friable. Parfois elle gagne les parties voisines, le corps de l'utérus, le vagin, les autres viscères pelviens. Cette extension aggrave considérablement le pronostic et les difficultés du traitement. La femme ressent des douleurs plus vives; elle a un écoulement leucorrhéique plus abondant, sanieux et fétide. Les hémorrhagies sont plus fréquentes et plus sérieuses. Cette aggravation du mal est quelquefois telle et a une marche si rapide, que, suivant la remarque de Bar, les femmes, arrivées au dernier degré d'épuisement et de cachexie, peuvent mourir avant la terminaison de la grossesse.

Influence du cancer sur la grossesse. — Le cours de la grossesse est assez souvent interrompu chez les femmes atteintes de cancer utérin. L'avortement n'est pas très rare ; il se produit surtout, suivant la remarque de Cohnstein, dans les cas où le cancer a dépassé les limites du col. D'après cet auteur, sur 100 femmes, 15 virent leur grossesse terminée par un avortement, et 15 par un accouchement prématuré. Cette proportion est à peu près la même dans les statistiques de Herman et de Bar. Ce dernier estime, en effet, que la gestation n'arrive à son terme que dans les deux tiers des cas.

L'action exercée sur le fœtus est fréquemment néfaste ; celui-ci peut succomber pendant la grossesse ou au moment du travail. Dans les chiffres relevés par Cohnstein, il n'y a eu en tout que 33,3 p. 100 d'enfants nés vivants. Herman donne pour les mort-nés la proportion suivante : 42,8 p. 100 avant terme, 21,7 p. 100 à terme.

Dans quelques cas, la grossesse, au lieu d'être interrompue, dépasse le terme et se prolonge plus ou moins. Il se produit bien, il est vrai, des phénomènes de travail, au terme de la gestation, mais l'accouchement n'a pas lieu, la résistance du col ne permettant pas sa dilatation, et le fœtus mort peut être retenu dans la cavité utérine pendant un temps variable. Une des observations les plus curieuses à ce point de vue est celle de Menzies, dans laquelle la grossesse se trouva prolongée jusqu'au dix-septième mois : la femme succomba à une péritonite suraiguë, sans être accouchée.

Marche et terminaison de l'accouchement. — Quand le travail se déclare, sa marche dépend avant tout du degré d'envahissement du col par le cancer, et du plus ou moins de résistance des tissus.

Quand une partie du col est seulement atteinte, on voit parfois la dilatation se faire aux dépens de la partie restée saine, d'une façon suffisante pour que l'accouchement puisse se terminer spontanément.

Quand le néoplasme a envahi le col sur une grande étendue ou dans sa totalité, tout dépend du degré de résistance du tissu morbide. Le ramollissement de la tumeur dû à la grossesse et au travail peut être une circonstance favorable, et l'expulsion du fœtus se produit dans quelques cas d'une façon tout à fait inespérée. C'est ainsi que Bar à observé, à l'hôpital Ténon, une femme dont le col était occupé en entier par un épithélioma qui s'étendait au vagin et au segment inférieur, à tel point qu'il était impossible de trouver l'orifice externe; l'opération césarienne était résolue, quand la malade, prise de douleurs pendant la nuit, accoucha, à sept mois environ, avec une telle rapidité que la sage-femme n'eut pas le temps d'arriver à son secours, et qu'elle trouva l'enfant vivant entre les jambes de sa mère.

Le plus souvent le col résiste; il y a alors véritablement rigidité pathologique, avec toutes les conséquences qui peuvent en résulter. Cette résistance peut être vaincue au prix de déchirures du col qui permettent la sortie du fœtus. Ces déchirures s'accompagnent malheureusement d'hémorrhagies souvent graves, très difficiles à arrêter, en raison de l'altération des tissus : on a même vu la mort survenir dans ces conditions. Dans d'autres cas, il se produit une sorte d'arrachement du col, et l'enfant naît en poussant devant lui la tumeur qui à cédé sous sa pression.

Mais l'éventualité la plus sérieuse est celle où le col ne se laisse ni dilater ni déchirer suffisamment pour livrer passage au fœtus. Alors le travail se prolonge et peut durer plusieurs jours, cinq dans un cas de Tarnier, neuf dans une observation de Chantreuil, et même davantage. Parfois la femme survit, et la grossesse continue à évoluer pendant un certain temps, comme dans le fait de Menzies, cité plus haut. Le plus habituellement elle succombe épuisée par la longueur du travail. Si elle ne meurt pas d'épuisement, elle est exposée aux plus graves accidents. La rupture des membranes, la mort et la putréfaction du fœtus, la pénétration dans la cavité utérine de germes septiques venus de la tumeur déterminent rapidement des phénomènes infectieux. La fièvre s'allume et la malade est emportée par la septicémie.

La terminaison fatale peut encore être causée par une rupture de l'utérus. Celle-ci peut survenir par deux mécanismes différents : ou bien elle a lieu par une sorte d'éclatement, en raison de la résistance invincible opposée par le col aux contractions utérines; ou bien elle est due à la friabilité des parois de a matrice, quand le corps de l'organe est envahi par l'infiltration cancéreuse. Ainsi, Dubreulh, de Lyon, a cité un cas où l'utérus se déchira de haut en bas dans toute l'étendue de sa face antérieure, par suite de la dégénérécence encéphaloïde de ses parois. Barnes, qui rappelle ce fait, ajoute que les musées de St-Georges et de Guy's hospital, à Londres, possèdent des utérus déchirés dans des conditions semblables.

Suites de couches. — Quand la malade a échappé aux dangers de l'accouchement, elle reste encore exposée à de grands périls pendant les suites de couches.

Le terrain est en effet tout préparé pour l'infection par le seul fait de l'affection cancéreuse, et le danger redouble si le travail a été long, s'il s'est produit des déchirures, s'il y a eu mort du fœtus et putréfaction intra-utérine. Aussi n'est-il pas rare, dans ces circonstances, de voir les femmes succomber à la septicémie ou à une péritonite. Si elles évitent ces complications, l'avenir n'en reste pas moins sombre pour elles, et elles sont souvent emportées par la cachexie cancéreuse, quelques jours ou quelques semaines après l'accouchement, en raison de l'impulsion donnée à leur maladie par le fait de la gestation et du travail.

Diagnostic. — Si le diagnostic est parfois difficile à préciser au début, il n'en est plus de même quand la tumeur a acquis un certain développement. Les signes caractéristiques fournis par le toucher, la leucorrhée et son odeur spéciale, les hémorrhagies, les douleurs, les troubles fonctionnels si fréquents du côté de la vessie et du rectum, l'état général de la malade, constituent un ensemble qui ne doit laisser aucun doute sur la nature du mal. S'il subsistait pourtant quelque hésitation, l'excision de petits fragments de la tumeur et leur examen histologique seraient d'un grand secours pour confirmer le diagnostic.

Des erreurs ont pourtant été commises, et l'on a vu prendre pour un cancer du col un caillot sanguin, un cotylédon placentaire faisant saillie dans l'orifice cervical dans le cas d'insertion vicieuse, voire même de petites parties fœtales. Nous ne faisons que signaler ces faits sans y insister, car un examen attentif suffit pour éviter l'erreur. Le diagnostic peut être plus difficile avec certaines tumeurs, telles qu'un fibrome ulcéré, un papillome, etc. Dans ce cas, la marche de l'affection, l'état général de la femme et l'examen microscopique fourniront des renseignements suffisants pour empêcher toute méprise.

Le diagnostic de la grossesse est rendu parfois assez obscur par la coexistence du cancer, et cela surtout dans les premiers mois. Il est pourtant fort important de savoir à quoi s'en tenir dès le début, comme nous le verrons à propos du traitement. Aussi, devra-t-on rechercher avec soin tous les signes de la grossesse ; on insistera particulièrement sur le palper et le toucher combinés qui permettront de reconnaître l'augmentation du corps de l'utérus, sa consistance spéciale, l'existence de contractions, etc...

Pronostic. — Il ressort de la description précédente que le pronostic offre une gravité toute particulière pour la mère et pour l'enfant.

Relativement à la mère, le cancer peut s'aggraver pendant la grossesse au point que la mort survienne avant tout début de travail. Lorsque celui-ci se déclare avant terme ou à terme, l'accouchement est très fréquemment dystocique, et la femme peut succomber au cours même du travail, par épuisement, par septicémie, par hémorrhagie, par rupture utérine. Enfin, la vie de la malade est encore très menacée pendant les suites de couches.

Les chiffres de Cohnstein sont tristement éloquents : sur 126 femmes, 72 sont mortes pendant la puerpéralité, dont 31 au moment de l'accouchement ou aussitôt après, et les autres, plus ou moins tardivement, pendant les suites de couches. Le taux de la mortalité est donc pour cet auteur de 57 p. 100.

Quant aux enfants, sur 116, il n'y en a que 42 qui soient nés vivants (Cohnstein). Nous avons d'ailleurs déjà indiqué plus haut dans quelle faible proportion ils survivent.

Ce pronostic si sombre semble cependant susceptible de s'atténuer jusqu'à un certain point, grâce à des interventions opératoires nouvelles qu'il est possible d'appliquer dans un certain nombre de cas, comme nous allons le voir.

Traitement. — Ainsi que nous l'avons dit en commençant ce chapitre, la pensée dominante des accoucheurs, en présence d'une grossesse compliquée de cancer utérin, a été pendant longtemps de tourner tous leurs efforts vers le fœtus pour le sauver, les jours de la mère étant considérés comme fatalement compromis. Depuis quelques années, les idées se sont singulièrement modifiées à cet égard, grâce aux perfectionnements de l'hystérectomie abdominale et surtout vaginale, et grâce à la sécurité donnée par l'antisepsie. D'une façon générale, la tendance actuelle est aux interventions hardies.

La question est d'ailleurs complexe, car les indications diffèrent suivant le moment où on est appelé auprès de la malade, et suivant l'extension du néoplasme. Aussi, envisagerons-nous successivement la conduite à tenir pendant la grossesse, l'accouchement et les suites de couches.

A. — **Traitement pendant la grossesse.** — Deux lignes de conduite très différentes peuvent être suivies ; nous allons d'abord simplement les exposer, puis nous rechercherons leurs indications respectives.

La première de ces deux lignes de conduite consiste à laisser évoluer la grossesse, en se bornant à une thérapeutique symptomatique, sauf à intervenir à la fin de la gestation, ou même plus tôt, en cas d'urgence absolue.

La seconde a pour but d'interrompre systématiquement le cours de la grossesse, étant donnée la marche accélérée que prend habituellement l'affection cancéreuse sous l'influence de la gestation, et les dangers qui menacent la femme pendant le travail.

1° Quand on est décidé à respecter autant que possible la grossesse, on doit du moins en surveiller avec soin l'évolution, et parer aux diverses complications qui peuvent survenir. On se préoccupera avant tout de soutenir les forces de la malade à l'aide d'une médication tonique et reconstituante. Contre les douleurs, on prescrira les calmants, les narcotiques, les anesthésiques ; contre la leucorrhée et les écoulements fétides on emploiera les injections désinfectantes au sublimé, à l'acide phénique, au permanganate de potasse, les pansements à l'iodoforme ou au salol, etc. Contre les hémorrhagies, on usera, suivant les cas, des cautérisations ou du tamponnement vaginal.

On a proposé d'agir d'une façon plus active pendant la gestation et de pratiquer l'amputation du col, soit comme opération curatrice, si le cancer est peu étendu, soit comme opération palliative, si l'envahissement du col est plus considérable. Bar, qui s'est livré à une critique judicieuse des observations dans lesquelles cette opération a été faite, est arrivé à des conclusions qui ne lui sont pas très favorables. Il fait remarquer en effet que l'amputation du col ne peut jamais être qu'une opération palliative ; que cette intervention interrompt la grossesse dans un tiers des cas ; que lorsque celle-ci continue, les cicatrices résultant de l'opération peuvent créer de la dystocie, enfin que dans un tiers des cas où la grossesse a suivi son cours l'enfant est venu mort-né.

Ajoutons que le simple grattage des bourgeons cancéreux, pratiqué chez la femme enceinte pour supprimer une cause d'infection ou arrêter une hémorrhagie, a pu suffire pour amener l'expulsion du produit de conception.

Quand l'état de la mère devient tellement grave qu'on le juge désespéré, et quand on craint de la voir succomber avant l'accouchement, on doit, si le fœtus est vivant, faire l'opération césarienne simple, dans le but unique de le sauver. Si la mère vient à mourir avant toute intervention, on pratique la même opération *post mortem*, s'il y a survie de l'enfant.

2° On peut interrompre la grossesse de diverses manières, soit en provoquant l'avortement ou l'accouchement prématuré, soit en pratiquant l'opération césarienne, ou en faisant l'ablation de l'utérus gravide.

a) Provocation du travail. — La plupart des accoucheurs sont unanimes à rejeter l'accouchement prématuré artificiel et l'avortement provoqué, parce que ceux-ci ne mettent pas les femmes à l'abri des dangers qui accompagnent la parturition, et que ces dangers sont parfois aussi graves que ceux de l'accouchement à terme. En ayant recours à ces opérations, « on ne fait bien souvent, dit Bar, que sacrifier le fœtus sans bénéfice pour la mère ». Cependant, il est un cas où la provocation du travail peut être considérée comme légitime, c'est lorsqu'on se propose de faire l'extirpation totale de l'utérus par la voie vaginale, et que l'organe est trop volumineux pour qu'on puisse l'extraire avec le fœtus dans sa cavité. Dans ce cas, la terminaison artificielle de la grossesse n'est que le premier temps de l'hystérectomie vaginale. Theilhaber est partisan de cette méthode qui lui a donné un succès.

b) Opération césarienne a la fin de la grossesse. — Quand la femme est arrivée dans la dernière quinzaine de sa grossesse, on doit se poser la question suivante : l'accouchement se fera-t-il spontanément ou y aura-t-il dystocie grave ? Si les chances sont en faveur d'un accouchement spontané, on s'abstient de toute intervention ; si, au contraire, une dystocie grave est probable, on pratique l'opération césarienne avant le début du travail de l'accouchement.

c) Ablation totale de l'utérus. — On peut la faire par la voie vaginale ou par l'abdomen.

Ablation par le vagin. — L'extirpation totale de l'utérus gravide par le vagin n'est guère possible que jusqu'à la fin du quatrième mois. Les résultats obtenus sont véritablement surprenants. Theilhaber sur 10 cas a relevé 10 guérisons. Tout récemment, Bechmann a réuni 17 observations avec 17 guérisons.

Ablation par l'abdomen. — L'extirpation totale par la voie abdominale ou opération de Freund s'adresse évidemment aux femmes dont la grossesse a dépassé le quatrième mois. Spencer Wells l'a pratiquée le premier avec succès en 1882, à six mois de gestation. Mais l'ablation de l'utérus, corps et col par la laparotomie, ne donne en général que de médiocres résultats; elle exposerait en outre les femmes au danger d'une récidive *in situ* par suite, a-t-on dit, du contact inévitable de la séreuse péritonéale et des viscères pelviens avec les produits cancéreux. C'est pour empêcher ce contact que les opérateurs ont modifié leur technique, et ont eu recours à des procédés d'ablation abdomino-vaginale. Ainsi Zweifel et Stocker ont opéré comme Spencer Wells à six mois de grossesse, mais ils se sont bornés à enlever le corps de l'utérus par la voie abdominale, et ils ont ensuite extirpé le col par le vagin; l'issue a été favorable. Fehling a publié récemment un cas où il a agi de même à sept mois et avec le même bonheur.

Mackenrodt a essayé de se mettre encore plus complètement à l'abri de toute récidive locale. Pour cela il commence par faire avec la curette tranchante l'ablation des végétations cancéreuses du col; il cautérise les surfaces avec le thermocautère et les réunit par quelques points de suture. Puis, il procède à l'ablation de l'utérus par l'abdomen, sans ouvrir la matrice si le fœtus n'est pas viable, après l'avoir ouverte hors du ventre, pour en extraire l'enfant, si celui-ci est viable. Hernandez, dans un mémoire consacré à la description du procédé de Mackenrodt, rapporte cinq observations dues à cet auteur, et l'on y compte quatre succès.

Enfin, un accoucheur italien, Amadei, vient de faire connaître la pratique de son maître, Mangiagalli, qui, pour réaliser d'une façon aussi parfaite que possible l'isolement du col cancéreux d'avec la séreuse et les viscères, agit plus radicalement encore. Il divise nettement le champ opératoire en deux, l'un vaginal, l'autre abdominal. Il commence par le vagin. Après avoir curetté les bourgeons cancéreux, il pratique avec l'anse galvanique l'amputation supra-vaginale, sans ouvrir les culs-de-sac péritonéaux. Il obtient ainsi une surface escharifiée qui assure l'hémostase et empêche toute contamination septique. Il fait ensuite l'opération abdominale : laparotomie, section césarienne et extraction de l'enfant, finalement ablation du corps de l'utérus. Il a mis récemment ce procédé à exécution, et il a pu sauver la mère et l'enfant : ce dernier pesait 2,200 grammes.

Toutefois, quelle que soit la technique à laquelle on ait recours, l'hystérectomie abdominale ne donne pas d'aussi brillants résultats que l'ablation par le vagin. En effet, d'après la statistique de Theilhaber, sur 10 femmes, 4 sont mortes, et tout dernièrement Bechmann a relevé 4 cas de mort sur 12 opérations faites dans les derniers mois de la grossesse.

Entre les deux pratiques que nous venons d'exposer, respecter la grossesse ou l'interrompre, quelle est celle qui est préférable? Toutes deux ont leurs indications.

Au cas où le cancer est inopérable, on se bornera au traitement palliatif que nous avons indiqué, c'est-à-dire à relever l'organisme, et à lutter contre les complications et les accidents à l'aide des moyens appropriés. On ne recourra pas à la provocation du travail, et on attendra la terminaison naturelle de la grossesse. Toutefois, en cas de mort imminente de la malade, on ferait l'opération césarienne simple si l'enfant était vivant.

Lorsque le cancer est opérable, c'est-à-dire quand il est bien limité, quand il n'existe pas de généralisation, quand l'état général est satisfaisant, une intervention radicale est justifiable, car elle peut amener la guérison, ou tout au moins prolonger notablement les jours de la mère, tandis que la continuation de la grossesse ne peut que lui être funeste.

Quand on est appelé dès le début de la gestation, l'hystérectomie vaginale, nous l'avons vu, donne des résultats extrêmement favorables. Pour éviter plus sûrement une récidive, on peut d'ailleurs employer le procédé d'Hofmeier et de Martin qui suppriment le drainage, et isolent le fond du vagin de la cavité péritonéale à l'aide de sutures.

Au delà du quatrième mois, l'intervention est plus discutable. Cependant si l'on songe aux dangers que la prolongation de la grossesse fait courir à la femme, on comprend que la plupart des gynécologues conseillent aujourd'hui d'intervenir. Mais il ne saurait être question de l'amputation du col, qui n'est jamais que palliative comme nous l'avons vu, et la seule opération rationnelle est l'ablation totale de l'utérus, que l'on pratique en s'entourant de toutes les précautions signalées plus haut, pour éviter une récidive locale.

Entre le cinquième et le septième mois, cette ablation n'aura d'autre but que de sauver la mère, et plus tôt on agira, plus grandes seront les chances de guérison ; mais cette ablation est passible du très gros reproche de sacrifier de parti pris la vie de l'enfant. Aussi, vaudrait-il mieux attendre au moins que l'enfant fut viable.

Passé le septième mois, l'opération sera faite en vue des deux existences, celles de la mère et de l'enfant.

B. — **Traitement pendant le travail.** — L'accoucheur appelé à donner ses soins à une femme en travail, atteinte de cancer utérin, se trouve en réalité en présence d'un cas de rigidité pathologique d'autant plus grave que la cause de la rigidité est due à une affection menaçante pour la vie de la femme. Aussi, doit-il, tout en s'inspirant des règles de conduite que nous avons indiquées à propos de la rigidité du col, tenir le plus grand compte de l'étendue du néoplasme et de l'état général de la mère, avant de se décider à une intervention quelconque.

Quand le cancer est limité au col, et surtout quand ce dernier n'est pas envahi en totalité, on doit attendre, car, l'accouchement peut, dans ces conditions, se terminer spontanément. Toutefois, cette expectation doit être vigilante, et la parturiente sera surveillée avec soin, à cause des complications, déchirures, hémorrhagies, épuisement, etc., qui peuvent survenir. La susveillance devra redoubler quand le néoplasme occupe tout le col, quand il offre une dureté squirrheuse, quand la dilatation se fait mal et très lentement. Il faut alors essayer de dilater artificiellement l'orifice, et l'écarteur de M. Tarnier, les ballons de Champetier de Ribes et de Boissard peuvent être utilisés dans ce but. Mais lorsque le col résiste, on ne devra pas trop s'attarder à ces tentatives, et on agira plus efficacement en pratiquant des incisions, soit petites et multiples, soit profondes comme le conseille Dührssen ; nous maintenons toutefois les réserves que nous avons déjà faites à propos de ces dernières (voyez p. 418). D'une façon générale les incisions ne sont pas sans danger, et Bar a signalé 11 morts sur 24 cas traités par cette méthode.

Nous ajouterons que pour que cette pratique soit réellement efficace et qu'elle puisse permettre à l'accouchement de se faire par les voies naturelles, il sera bon, suivant le conseil de Theilhaber, de faire précéder la section des tissus de l'ablation de toutes les portions exubérantes de la tumeur, ablation qu'on pourra pratiquer avec les doigts, la curette, les ciseaux, le thermo-cautère ou l'anse galvano-caustique. Quand la voie sera suffisamment large, on terminera, s'il y a lieu, l'accouchement par le forceps ou la version. Dans les cas où l'enfant est mort, la basiotripsie sera tout indiquée comme le procédé d'extraction le moins dangereux pour la mère.

Que convient-il de faire lorsque le col oppose une résistance invincible, et qu'il demeure évident que la naissance d'un enfant vivant exposera la femme aux plus graves traumatismes? Nous pensons qu'il faut en pareil cas rejeter l'embryotomie, qui sacrifierait l'enfant sans aucun profit pour la mère : cette opération n'est justifiée que lorsque le fœtus est mort. C'est donc alors à la section césarienne qu'il faut s'adresser. Mais il y a lieu de distinguer entre les cas où le cancer est opérable et ceux où il ne l'est pas.

Lorsque le cancer a envahi les parties voisines et est inopérable, ce qui est malheureusement le cas le plus fréquent, on aura le choix entre la césarienne simple et l'opération de Porro. Les avis des auteurs sont partagés à cet égard. En conservant l'utérus, on expose la femme à des accidents dus à la rétention des lochies septiques, dont l'écoulement ne pourra se faire que difficilement à travers le col rétréci par le néoplasme ; mais il est vrai qu'en plaçant un tube à drainage dans l'utérus, on ferait disparaître en partie cet inconvénient. D'autre part, en amputant l'utérus, on pourra éprouver de grandes difficultés pour former un pédicule au milieu des tissus envahis par le cancer. Si l'on consulte la statistique de Theilhaber, on voit que la césarienne conservatrice donne 61,6 p. 100 de guérisons, et l'opération de Porro 50 p. 100 seulement. La première semble donc préférable, et nous pensons, avec Theilhaber, que l'amputation utéro-ovarique doit être réservée à certains cas particuliers, comme ceux où il existe une endométrite septique, une rupture utérine, etc.

Lorsque le cancer est au contraire limité et opérable, on devra faire suivre l'opération césarienne de l'ablation totale de l'utérus. Theilhaber a réuni six cas d'opérations de Freund qui ont été ainsi pratiquées pendant le travail, et 2 fois seulement la mère a guéri. Ces résultats ne semblent pas encourageants, mais nous devons faire remarquer que cette mortalité s'abaissera certainement si l'on substitue à l'opération de Freund, proprement dite, les procédés d'ablation abdomino-vaginale de Fehling, Mackenrodt, Mangiagalli, que nous avons indiqués plus haut. Les heureux résultats obtenus par ces opérateurs pendant la grossesse justifient cette opinion, et sont garants des succès qu'on pourrait avoir en agissant de même chez la parturiente.

Au lieu de pratiquer immédiatement l'ablation totale, on pourrait encore se borner à la césarienne conservatrice, surtout si la femme était très fatiguée et paraissait hors d'état de supporter un choc opératoire considérable.

C. — **Traitement pendant les suites de couches.** — Quand l'accouchement s'est effectué par les voies naturelles, les suites de couches doivent être surveillées avec le plus grand soin, et l'antisepsie la plus rigoureuse est indispensable pour éviter les accidents puerpéraux. Si le cancer est opérable, le meilleur traitement consistera dans une opération radicale, c'est-à-dire dans l'ablation totale de l'utérus par le vagin, pratiquée douze ou quinze jours après l'accouchement.

Résumé du traitement. — Ce que nous avons dit précédemment, montre que l'intervention chirurgicale ayant pour but l'ablation du cancer du col chez les femmes enceintes, gagne chaque jour du terrain. Mais cette pratique soulève néanmoins plus d'une objection. Ce qu'on peut lui reprocher, c'est de précipiter la mort de quelques femmes, et de compromettre la vie d'un grand nombre d'enfants, quand l'opération est faite avant le terme de la grossesse; c'est, en outre, de ne procurer le plus souvent qu'une guérison opératoire éphémère, car presque toujours les opérées succombent à bref délai par récidive du cancer.

Assurément, l'extraction d'un fœtus au travers d'un col cancéreux offre, nous l'avons vu, au moins autant de danger.

En présence d'une alternative aussi fâcheuse, ne convient-il pas de préférer l'opération césarienne pratiquée quelques jours seulement avant le terme de la grossesse? Bon nombre d'accoucheurs le pensent, et c'est l'opinion que Tarnier émettait encore récemment (1895) devant la Société obstétricale de France.

ARTICLE VI

TUMEURS DIVERSES DU COL

Pour compléter le chapitre consacré à la dystocie relative au col de l'utérus et à son cancer, il nous reste à parler de quelques autres tumeurs dont la description n'a pas trouvé place dans les articles précédents.

§ 1. — Tumeurs fibreuses du col.

Les fibromes du col de l'utérus, moins fréquents que ceux du corps de cet organe, peuvent acquérir un grand volume et devenir une cause de dystocie.

Tantôt ils restent limités au col, tantôt ils descendent dans le vagin qu'ils obstruent plus ou moins complètement ; d'autres fois, ils envahissent le corps de l'utérus, ou plutôt ils se développent en même temps dans le corps de l'organe et dans le col. De telle sorte qu'il serait arbitraire de décrire séparément ces fibromes suivant qu'ils ont pour siège principal le corps ou le col de l'utérus, et que ce serait s'exposer à des redites inévitables, car leurs symptômes, leur pronostic et leur traitement ont la plus grande analogie, et sont souvent identiques. Nous avons donc réuni leur description. On trouvera celle-ci plus loin (voyez chapitre VI).

§ 2. — Polypes du col de l'utérus.

Les polypes du col sont tantôt muqueux, tantôt fibreux. Nous n'en dirons que quelques mots, car les premiers n'apportent pas de sérieux obstacles à l'accouchement, et les seconds sont assimilables aux polypes fibreux qui sont implantés sur le corps de l'utérus, et dont nous parlerons en décrivant les fibromes de cet organe (voyez chapitre VI).

Polypes muqueux. — Les polypes muqueux du col sont en général de trop petit volume pour être une cause de dystocie. D'ailleurs, pendant le travail de l'accouchement, ils sont aplatis par la partie fœtale contre la paroi de l'excavation, et ne gênent pas l'expulsion de l'enfant. D'autres fois, leur pédicule se rompt, et ils sont chassés au dehors, soit pendant la grossesse, soit pendant le travail, avant la terminaison de l'accouchement. Quant à leur influence sur la fécondation, qu'ils facilitent parfois, et sur la marche de la grossesse, nous en avons parlé précédemment (voyez tome II, p. 253).

Polypes fibreux. — Les tumeurs fibreuses du col de l'utérus étant plus rares que celles du corps (80 fois sur 380 cas, d'après Chahbazian), il est plus rare encore qu'elles se pédiculisent et prennent la forme d'un polype.

Suivant que leur pédicule est plus ou moins long, ces polypes descendent plus ou moins bas. Lorsque la femme entre en travail, si leur pédicule est court et résistant, ils restent au niveau de l'orifice utérin ou dans le vagin ; si leur pédicule est long, ils peuvent sortir de la vulve avant l'enfant, pour rentrer dans le vagin après l'accouchement. C'est à propos d'une observation de ce genre que le professeur A. Herrgott a publié un mémoire d'autant plus intéressant que le polype avait été la cause d'une erreur de diagnostic, et que les médecins qui avaient accouché la femme l'avaient pris pour une inversion de la matrice (*Annales de gynécologie*, mai 1889, p. 322).

Il est rare que les polypes du col constituent un obstacle absolu à l'accouchement : tantôt, en effet, ils sont de petit volume ; tantôt, le pédicule se rompt ou s'allonge assez pour que la masse fibreuse sorte de la vulve, comme dans le cas rapporté par Danyau (*Journal de Malgaigne*, 1846, p. 173), et dans lequel la tumeur, aussi grosse que la tête d'un enfant de sept mois, fut tout d'abord prise pour un renversement de l'utérus.

Un polype volumineux, alors même qu'il reste, du moins en partie, dans l'excavation pelvienne pendant toute la durée de l'accouchement, n'en empêche pas toujours la terminaison spontanée, ainsi qu'on le voit dans l'observation rapportée par le Dr J. Toison (Congrès de Bruxelles de 1892; comptes rendus publiés en 1894, p. 462) : il s'agissait d'un polype fibreux ayant le volume du poing; ce polype se logea sous les pubis pendant l'accouchement, qui se termina spontanément (fig. 141). *Voyez aussi p. 464.*

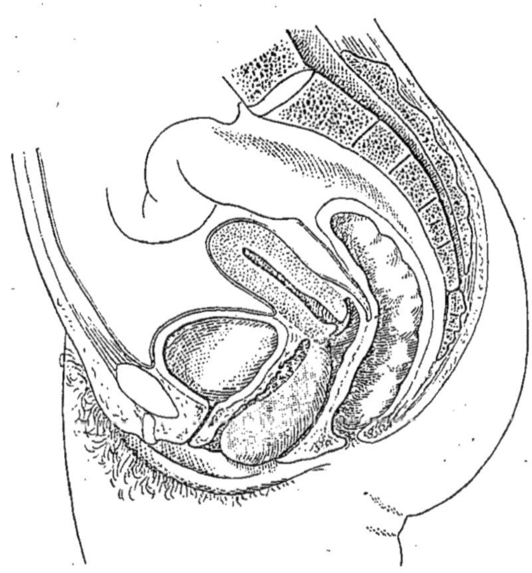

Fig. 141. — Polype fibreux du col, accouchement spontané. (Observation du docteur Toison. Congrès de Bruxelles, 1892.)

Nous ne nous étendrons pas davantage sur ce sujet que nous reprendrons en étudiant en général l'anatomie pathologique, les symptômes, le diagnostic, le pronostic et le traitement des fibromes de l'utérus (voyez p. 440). Disons seulement que le traitement des polypes, quand ils s'opposent à l'accouchement, est très simple : il faut sectionner le pédicule et extraire le polype soit avec la main, soit avec des pinces; s'il était de très gros volume, on aurait même recours au morcellement ou au forceps.

§ 3. — Végétations et fongosités du col.

Si on en excepte le cancer du col que nous avons longuement décrit (voyez p. 422), il est très rare que les végétations et les fongosités du museau de tanche deviennent une cause de dystocie. Nous avons déjà abordé ce sujet, et nous y renvoyons le lecteur (voyez tome II, p. 195). Nous y ajouterons le passage suivant de Cazeaux : « Ces tumeurs, qui se présentent sous la forme de choux-fleurs, peuvent naître de l'une ou de l'autre lèvre : elles acquièrent parfois un volume considérable, peuvent masquer l'orifice et le rendre presque inaccessible. Elles produisent souvent des hémorrhagies, et comme le tissu fongueux qui les constitue offre quelque analogie avec le tissu placentaire, elles ont fait croire, dans quelques cas, à l'insertion du placenta sur le col. Mme Lachapelle, Denman, citent des erreurs de ce genre. J'ai été témoin d'un cas encore plus singulier : j'ai vu les internes à l'hôpital de Lourcine faire appeler M. Nélaton, qui était le chirurgien de cet hôpital, pour faire la version dans un prétendu cas de présentation de la main. M. Nélaton me pria de l'accompagner, et, à notre arrivée, nous constatâmes que ce que ces messieurs avaient pris pour une main était un énorme chou-fleur qui naissait de la lèvre antérieure du col. Son pédicule avait au moins 3 centimètres de longueur, et sa base offrait cinq ou six petites végétations qui avaient été prises pour de véritables doigts. » (Cazeaux, Traité d'accouchements, 7e édition, Paris, 1867, p. 718.)

§ 4. — Kystes du col.

En dehors de la folliculite dont nous n'avons pas à tenir compte ici, les kystes du museau de tanche sont tellement rares que presque tous les auteurs les passent complètement sous silence. Nous croyons donc utile de rapporter l'observation suivante due au Dr Cousot, de Dinan, et insérée dans le *Bulletin général de thérapeutique médicale et chirurgicale* (Paris, 1863, p. 187).

« Mme C..., âgée de 39 ans, a eu deux grossesses et deux accouchements qui n'ont rien présenté de particulier ; elle est enceinte pour la troisième fois, et sa grossesse est à terme. Les premières douleurs de l'accouchement surviennent vers le soir. Écoulement des eaux à minuit. Le toucher fait constater que le col, effacé en avant, est presque entièrement dilaté, surtout dans son segment antérieur ; la position de la tête, un peu oblique, est cependant bonne ; mais les eaux ont entraîné une anse considérable du cordon ombilical ; on n'y sent plus de pulsations, et on trouve tous les autres signes de la mort du fœtus. En faisant quelques manœuvres pour réduire l'anse ombilicale herniée, on est frappé du volume et de la résistance que conserve le segment postérieur du col ; il reste dur, tendu, et semble continuer sans interruption la paroi recto-vaginale. On s'assure aisément que le rectum n'est pour rien dans ce gonflement. Le diamètre antéro-postérieur du détroit supérieur du bassin est considérablement diminué, et c'est là que siège évidemment l'obstacle, qui, malgré d'énergiques douleurs, empêche la tête de cheminer. A quatre heures du matin, la malade s'épuise en efforts stériles ; le pouls s'accélère et se concentre : douleur déchirante continue dans les reins, mais n'ayant aucun caractère expulsif ; la tête ne bouge pas ; la patiente est découragée, il y a de plus hémorrhagie.

On donne 1 gramme de seigle ergoté, et aussitôt que les contractions reparaissent le forceps est appliqué. Malgré quelques difficultés des manœuvres, la tête est bien saisie et progresse ; elle est précédée, dans sa migration, par la tumeur, laquelle est logée en partie dans l'intervalle que laissent les cuillers de l'instrument. Au moment où se complète le mouvement d'extension de la tête, la tumeur s'énuclée, se dégage, et tombe aux pieds des opérateurs. On s'assure immédiatement par le toucher que le col est revenu sur lui-même, et qu'il ne reste plus trace de l'énorme tuméfaction qui comblait le petit bassin. La délivrance dut être réalisée sans trop tarder, une portion du placenta s'étant déchirée, et l'autre entretenant une perte par son enchatonnement dans un segment utérin. La tumeur est oblongue, piriforme, longue de 11 centimètres, large de 6. Les parois fibreuses, lisses, nacrées, sont très résistantes. Un pédicule gros comme le pouce, et portant les traces de la déchirure d'un point d'implantation, forme la plus petite extrémité de l'ovoïde. L'incision donne issue à un liquide séro-purulent, tenant en suspension des grumeaux caséeux en tout semblables à ceux que renferment ces kystes du cuir chevelu qui ont subi un certain degré d'inflammation. On découvre en même temps dans la tumeur une masse considérable de cheveux noirs, soyeux, contournés en tous sens, et comme feutrés : il y en a de toutes les dimensions, depuis 5 ou 6 centimètres jusqu'à 35. Quoique contenus dans la grande poche kystique, ils ont leur racine dans une seconde loge plus petite, à parois plus épaisses et plus résistantes. Tous les poils sont implantés sur une surface de 2 à 3 centimètres, dont l'organisation paraît très différente de celle des parois. »

Cette observation, intitulée : *Kyste pileux du col utérin, cause de dystocie*, est-elle conforme à son titre ? Il nous semble qu'on pourrait objecter que le siège du kyste n'y est pas démontré d'une façon rigoureuse, et qu'il s'agissait peut-être d'un kyste ovarique occupant le cul-de-sac péritonéal postérieur, et sorti par une déchirure pendant l'application de forceps.

§ 5. — Abcès du col.

De véritables abcès développés dans l'épaisseur des lèvres ou des parois du col sont très rares. Prestat, chirurgien-adjoint de l'Hôtel-Dieu de Pontoise, en a cependant communiqué une observation intitulée : *accouchement rendu difficile par la présence d'un abcès interstitiel dans le col de l'utérus*. En voici le résumé : Une primipare, de complexion robuste, se livra pendant toute sa grossesse aux travaux de la campagne. Premières douleurs d'accouchement le 19 novembre 1843. Une sage-femme constata alors que le col était effacé, l'orifice mince, et que la tête se présentait. Malgré des douleurs assez fréquentes le travail n'avançait guère, et M. Prestat, appelé en consultation le 23, trouva la malade dans l'état suivant : L'orifice utérin, de deux centimètres de diamètre, était mince sur ses bords ; mais, à quelques millimètres plus haut, le col devenait épais, et présentait une grande résistance, aussi bien pendant les contractions utérines que dans l'intervalle qui les séparait. Les membranes étaient intactes. L'enfant se présentait par le sommet, en position occipito-iliaque gauche antérieure. A minuit, M. Prestat incisa les bords de l'orifice utérin en trois points différents. Application de forceps le 25 ; pendant l'introduction des branches de l'instrument, il s'écoula par la vulve *quelques cuillerées d'un liquide purulent, épais, crémeux et teint de stries rougeâtres.* Le forceps fut alors articulé, et l'accouchement put être terminé. L'enfant était vivant, et les suites de couches furent heureuses. — En communiquant ce fait, M. Prestat ajoute qu'il n'est pas éloigné de penser qu'il existait chez sa malade un abcès interstitiel développé dans l'épaisseur du col utérin, et qui aurait été ouvert par les pressions de la branche droite du forceps. Ce n'est, dit-il, qu'une simple hypothèse, mais qui me paraît assez probable. — En publiant cette observation, dans le *Journal de Chirurgie de Malgaigne* (1844, p. 123), Danyau y a ajouté quelques considérations dans lesquelles il n'est guère plus affirmatif que Prestat.

A propos des abcès du col, nous citerons encore un passage de Cazeaux : « on trouve dans Bonet (*Sepulchretum*, vol. II, lib. III, sect. 38, obs. 2) l'histoire d'une femme qui mourut, sans avoir été délivrée, après cinq ou six jours de douleurs. A l'autopsie, on vit qu'un large abcès, rempli d'un pus putride, occupait le col de l'utérus. — L'incision de la tumeur, si la fluctuation permettait d'établir le diagnostic, serait évidemment le meilleur moyen à employer dans un cas semblable ». (Cazeaux, 7e édition, 1867, p. 712).

§ 6. — Tumeurs sanguines ou thrombus du col.

En décrivant l'œdème des lèvres du col de l'utérus (voyez p. 419), nous avons dit qu'il s'y développait parfois une tuméfaction analogue à celle des bosses séro-sanguines qu'on observe sur le cuir chevelu des enfants nouveau-nés, et qu'on pouvait y trouver de petits foyers hémorrhagiques. Mais dans certains cas, très rares d'ailleurs, le col est creusé par de larges cavités remplies de sang, auxquelles on a donné le nom de tumeurs sanguines ou de thrombus du col, à cause de leur analogie avec les thrombus de la vulve et du vagin que nous décrirons avec les hémorrhagies (voyez chapitre IX).

Nous n'avons jamais observé de thrombus du col, mais en voici un cas publié par W. F. Montgomery : « Je fus appelé pour assister Mme S..., le 11 mars 1830, à dix heures du matin. Elle avait eu d'un premier lit six enfants, dont le dernier n'avait que cinq ans. La nuit précédente elle avait eu des selles liquides et une perte rouge. A mon arrivée, le travail était déjà établi ; il y avait un peu d'hémorrhagie. La partie inférieure du col de la matrice, à droite, était saillante, épaisse, spongieuse, et ressemblait à un fragment de placenta ; le sang me parut s'écouler de ce point. La présentation de la tête était régulière ; l'accouchement avançait, et comme la tête, en descendant, pressait de plus en plus sur cette tumeur spongieuse, celle-ci finit par se vider ; aussitôt l'hémorrhagie s'arrêta, et, vers midi et demi, Mme S... mit au monde un enfant mâle, sain et vigoureux. Le placenta fut expulsé dix minutes après. Le rétablissement fut prompt. » (*Journal de Malgaigne*, 1852, p. 489.)

Montgomery fait suivre cette observation de la relation d'un autre fait qui fut communiqué à la Société d'obstétrique par le Dr Georges Johnston : l'enfant se présentait par les fesses ; l'accouchement se fit sans difficulté. Cinq jours après, l'utérus était parfaitement revenu sur lui-même, lorsqu'une hémorrhagie se déclara tout à coup, et une heure et demie s'était à peine écoulée, que la malade était morte. A l'autopsie, on découvrit dans la substance du col, près de l'orifice et à gauche, une cavité distincte, susceptible de contenir une petite orange, et dans laquelle s'abouchaient plusieurs vaisseaux sanguins. Un examen attentif des parties ne me laissa aucun doute sur l'existence d'un thrombus dont la cavité avait été remplie par un caillot ; la couche mince du tissu de l'utérus, ou peut-être la muqueuse et le tissu aréolaire interposés entre la cavité du thrombus et celle de la matrice s'étaient amincis peu à peu, avaient fini par se crever ou se gangréner et donner issue au coagulum. C'est alors que l'ouverture des vaisseaux dut entraîner une hémorrhagie si promptement mortelle (*même Journal*).

Il est bien probable que ces thrombus du col se développent tantôt pendant le travail, tantôt après lui, comme les thrombus de la vulve et du vagin. En cas d'hémorrhagie grave pendant le travail, il faudrait se hâter de terminer l'accouchement, et si l'hémorrhagie continuait, le meilleur moyen d'y mettre fin, serait de tamponner la cavité du thrombus et le vagin. C'est encore au tamponnement qu'on aurait recours, si l'hémorrhagie survenait pendant les suites de couches.

S. T. — P. B. — C. MAYGRIER.

CHAPITRE VI

DYSTOCIE RELATIVE AU CORPS DE L'UTÉRUS

Les causes de dystocie tenant au corps de l'utérus peuvent être groupées sous cinq chefs principaux : 1° Tantôt c'est une malformation de l'organe qui rend l'accouchement difficile ; 2° tantôt il s'agit d'une mauvaise direction ou d'un déplacement de l'utérus ; 3° tantôt encore, les parois utérines sont envahies par des productions morbides assez volumineuses pour mettre obstacle à l'expulsion du fœtus, et dans ce dernier cas il y a dystocie par tumeurs du corps de l'utérus ; 4° d'autres fois, l'accouchement est très gravement compliqué par une déchirure ou une rupture de l'utérus ; 5° enfin, des hémorrhagies peuvent survenir, et mettre rapidement la vie de la femme en danger.

Les *malformations utérines* compatibles avec la grossesse ont été décrites dans une autre partie de cet ouvrage (voyez tome II, p. 97 et suiv.) ; à ce propos ont été signalées en même temps les difficultés qui peuvent survenir pendant le travail du fait de ces vices de conformation ; nous y renvoyons le lecteur. Quant aux ruptures de l'utérus et aux hémorrhagies, les unes et les autres occuperont respectivement un chapitre particulier, à cause de leur très grande importance. (Voir plus loin, chapitres VIII et IX.)

Il nous reste donc à étudier ici les déplacements et les tumeurs du corps de l'utérus.

ARTICLE PREMIER

DÉPLACEMENTS DE L'UTÉRUS

Les déplacements comprennent les *obliquités de l'utérus, son prolapsus et ses hernies.*

§ 1. — Obliquités de l'utérus

L'obliquité de l'utérus peut se faire en différents sens, être antérieure, postérieure ou latérale.

L'obliquité antérieure n'est autre chose que l'antéversion qui a déjà été l'objet d'une description particulière (voyez tome II, p. 248). De cette obliquité résulte une déviation du col en arrière que nous avons également étudiée précédemment (voyez *Déviations du col,* p. 402).

L'obliquité postérieure, très discutable, ainsi que nous l'avons déjà dit, n'a réellement d'intérêt qu'au point de vue de la déviation consécutive du col en avant. Nous avons également dit que cette déviation était le plus souvent liée, soit à une rétroversion partielle ayant persisté jusqu'à la fin de la grossesse, soit à l'anomalie désignée sous le nom de *dilatation sacciforme* (voyez plus haut, p. 405).

De même, l'obliquité latérale de l'utérus n'a d'importance qu'en raison de la direction vicieuse qu'elle imprime à l'orifice cervical, qui se trouve reporté au fond de l'un des culs-de-sac latéraux du vagin. Nous avons suffisamment insisté sur ce point, à propos des déviations du col, pour n'avoir pas à y revenir ici.

Les obliquités de l'utérus favorisent en général les mauvaises présentations, celles de la face (voyez tome I, p. 452) et de l'épaule ; tous ces inconvénients ont déjà été signalés et décrits. On sait aussi que ces obliquités entraînent la lenteur du travail et l'inertie utérine. Il faut donc corriger la mauvaise direction de l'utérus en le redressant par des manœuvres extérieures, et en le maintenant redressé à l'aide d'une ceinture abdominale ou d'un bandage approprié.

Nous ne voulons pas clore ce paragraphe sans mentionner une variété très particulière d'obliquité antérieure ou antéro-latérale de l'utérus, qui est due à la fixation de cet organe à la paroi abdominale ou au vagin, chez les femmes qui ont subi l'une des opérations désignées sous le nom d'*hystéropexie.*

La grossesse qui survient dans ces dernières conditions évolue ordinairement jusqu'à terme; cependant, elle est parfois interrompue par un avortement ou un accouchement prématuré. En tout cas, les femmes ont souvent des douleurs dues au tiraillement des adhérences, des hémorragies, de la cystite.

Fréquemment l'accouchement se fait spontanément; pourtant il est dystocique environ 15 fois sur 100. Cette dystocie, ainsi que l'ont établi les recherches de Demelin (Des hystéropexies considérées au point de vue obstétrical. *L'Obstétrique*, 15 septembre 1896, p. 391), est plus grave quand l'utérus est adhérent au vagin (hystéropexie vaginale), que lorsqu'il est fixé à la paroi antérieure de l'abdomen (hystéropexie sus-pubienne ou ventro-fixation). Elle est caractérisée essentiellement par des présentations vicieuses, le non engagement de la partie fœtale, l'inertie utérine, la déviation parfois considérable et même irréductible de l'orifice utérin. Il en résulte une grande lenteur dans la marche de la dilatation, et la nécessité d'intervenir pour accélérer le travail ou pour terminer l'accouchement. Les écarteurs, les ballons dilatateurs, les incisions du col rempliront la première indication; l'emploi du forceps ou de la version répondra à la seconde. Dans quelques cas même, où le col ne s'est pas dilaté, et où l'excavation était remplie par le segment antéro-inférieur de l'utérus distendu, on a dû, l'accouchement étant impossible par les voies naturelles, recourir à l'opération césarienne.

§ 2. — Prolapsus et hernies de l'utérus.

Le prolapsus de l'utérus gravide a été étudié dans la partie de ce livre qui traite de la pathologie de la grossesse (voir tome II, p. 216). Les difficultés de l'accouchement et la conduite à tenir ayant été exposées à ce propos, nous n'y reviendrons pas.

Les hernies de l'utérus gravide ayant de même été décrites dans le tome II (p. 249), nous n'avons rien à ajouter ici à ce qui a été dit sur ce sujet.

ARTICLE II

TUMEURS DU CORPS DE L'UTÉRUS

Deux grandes variétés de tumeurs du corps de l'utérus peuvent entraver la marche de l'accouchement : ce sont le cancer et les fibromes.

§ 1. — Cancer du corps de l'utérus.

Le *cancer primitif du corps* de l'utérus, coïncidant avec une grossesse sans que le col soit atteint, est extrêmement rare. Presque toujours le corps est envahi consécutivement au col. En décrivant le cancer du col comme cause de dystocie, nous avons signalé cette extension possible et ses dangers. Nous rappellerons seulement que le principal accident du travail de l'accouchement dans le cas de cancer du corps est la rupture utérine ; nous avons déjà indiqué cette éventualité, et nous y reviendrons dans le chapitre VIII.

Nous ne ferons donc point une description particulière du cancer du corps; comme on trouvera dans ce que nous avons dit à propos du col tout ce qui peut s'appliquer aux cas dans lesquels le corps est atteint, nous nous bornons à renvoyer le lecteur à l'article *Cancer du col* (voyez tome III, p. 422).

§ 2. — Fibromes de l'utérus.

Bibliographie chronologique. — LEVRET. Observations sur la cure radicale de plusieurs polypes de la matrice, du nez et de la gorge, Paris, 3e édit., 1771. — TARNIER. Thèse d'agrégation, Paris, 1860. — STORER. Journ. of the gyn. Soc. of Boston, 1868, vol. I, n° 4. — Bulletins de la Société de Chirurgie, 1868-1869 (discussion). — SUSSEROTT. Inaug. dissert., Rostock, 1870. — LAMBERT. Thèse Paris, 1870. — SEBILEAU. Thèse Paris, 1873. — PAJOT. Annales de Gynécologie, mars 1874, p. 199. — CAZEAUX et TARNIER. Traité théorique et pratique de l'art des accouchements, Paris, 1874, 9e édition, p. 726. — PÉAN. Leçons de clinique chirurgicale, Paris, 1876. — HEGAR. Berlin. Klin. Wochenschrift, 1876. — DEMARQUAY et SAINT-VEL. Traité pratique des maladies de l'utérus, Paris, 1876, p. 169. — TARNIER. Annales de Gynécologie, août 1879, p. 81. — SCHRŒDER. Zeitschr. für Geb. und Gyn., 1880, V, p. 394. — LEFOUR. Des fibromes utérins au point de vue de la grossesse et de l'accouchement. Thèse d'agrégation, Paris, 1880 (Bibliographie). — CHAHBAZIAN. Des fibromes du col de l'utérus au point de vue de la grossesse et de l'accouchement. Thèse Paris, 1882. — NAUSS. Inaugural dissert., Halle, 1882. — CHARPENTIER. Traité pratique des accouchements, Paris, 1883, t. II, p. 275. — DOLÉRIS. Arch. de Tocologie, 1883, janvier, p. 2, et février, p. 75. — MUNDÉ. Amer. Journ. of obst., octobre 1884, p. 1061. — HOFMEIER. Zeitschr. f. Geb. und Gyn., 1885, XI, p. 366. — BECHLER. Inaugural Dissertat., Strasbourg, 1885. — GUSSEROW. Handbuch der Frauenkrankheiten, Stuttgart, 1886, v. 2. — BUDIN. Obstétrique et gynécologie, Paris, 1886, p. 541 et p. 585. — STRATZ. Zeitschr. für Geb. und Gyn., 1886, XII, p. 262. — R. et F. BARNES. Traité théorique et clinique d'obstétrique, trad. Cordes, 1886, p. 171. — BANTOCK. Brit. gynec. Journ., 1887. — VAUTRIN. Du traitement chirurgical des fibromes utérins. Thèse d'agrég., 1886. — C. MEYER. Inaugural dissert., Zürich, 1887. — SEBILEAU. Revue de Chirurgie, 1888. — OBEDRECHT. Nouv. Arch. d'obstétr. et de Gyn., 25 mars 1889 (Répertoire, p. 126). — A. HERRGOTT. Annales de Gynécol., mai 1889, p. 322. — A. HERRGOTT. Annales de Gynécol., décembre 1889, p. 412. — TUFFIER. Annales de Gynécol., novembre 1889, p. 321. — VAN DER VEER. Amer. Journ. of obstet., novembre 1889, vol. XXII, p. 1136. — DÜHRSSEN. Centr. für Gyn., 1889, n° 51, p. 881. — MARTIN. Centr. für Gyn., 1889, n° 40. — MARTIN. Centr. für Gyn., 1890, n° 4, p. 67. — GÖRDES. Zeitschr. für Geb. und Gyn., 1890, XX, p. 100. — PESTALOZZA. Fibrome d'utero et gravidanza, Pavie, 1890 (Bibliographie). — RIBEMONT-DESSAIGNES. Annales de Gynécologie, avril 1890, p. 241. — BLANC. Annales de Gynécologie, mars, 1891. p. 193. — ZABOROWSKI. Thèse Paris, 1891. — MARQUÉZY. Thèse Paris, 1891. — LANDAU. Samml. Klin. Vortr. N. F., mai 1891, n° 26, p. 217. — HAUSER. Arch. für Gyn., 1891, XLI, p. 222. — FREUND. Samml. Klin. Vortr., N. F. mars 1893, p. 637. — MAYGRIER. Leçons de clinique obstétricale, Paris, 1893, p. 86 et suiv. — LEPAGE. Annales de la Société obstétr. de France, 1893, p. 322. — MAYGRIER. Annales de la Soc. obst. de France, 1893, p. 297. — RIBEMONT-DESSAIGNES et LEPAGE. Précis d'obstétrique, 1893, p. 992. — HOFMEIER. Zeitschr. für Geb. und Gyn., 1894, XXX, p. 199. — PUECH. Des fibromes de l'utérus pendant l'accouchement, Gaz. des hôpitaux, 3 août 1895, et Revue obstétricale internationale, 11 octobre 1895, p. 230. — GUERMONPREZ. Bull. de l'Acad. de Méd., 1895, t. XXXIV, p. 204. — APFELSTEDT. Arch. für Gyn., 1895, XLVIII, p. 130. — POZZI. Traité de gynécologie clinique et opératoire, 1897, 3e éd., p. 385.

Nomenclature alphabétique des auteurs :

APFELSTEDT, 1895.
BANTOCK, 1887.
BARNES, 1886.
BECHLER, 1885.
BLANC, 1891.
BUDIN, 1886.
Bulletins de la Société de Chirurgie, 1868-69.
CAZEAUX et TARNIER, 1874.
CHAHBAZIAN, 1882.
CHARPENTIER, 1883.
DEMARQUAY et SAINT-VEL, 1876.
DOLÉRIS, 1883.
DÜHRSSEN, 1889.
FREUND, 1893.
GÖRDES, 1890.
GUERMONPREZ, 1895.
GUSSEROW, 1886.
HAUSER, 1891.
HEGAR, 1876.
HERRGOTT, 1889.
HOFMEIER, 1885, 1894.
LAMBERT, 1870.
LANDAU, 1891.
LEFOUR, 1880.
LEPAGE, 1893.
LEVRET, 1771.
MARQUÉZY, 1894.
MARTIN, 1889, 1890.
MAYGRIER, 1893.
MEYER, 1887.
MUNDÉ, 1884.
NAUSS, 1882.
OBEDRECHT, 1889.
PAJOT, 1874.
PÉAN, 1876.
PESTALOZZA, 1890.
POZZI, 1897.
PUECH, 1895.
RIBEMONT-DESSAIGNES, 1890.
RIBEMONT-DESSAIGNES et LEPAGE, 1893.
SCHRŒDER, 1880.
SÉBILEAU, 1873, 1888.
STORER, 1868.
STRATZ, 1886.
SÜSSEROTT, 1870.
TARNIER, 1860, 1879.
VAN DER VEER, 1889.
VAUTRIN, 1886.
ZABOROWSKI, 1891.

Nous nous proposons d'étudier ici les fibromes de l'utérus non seulement au point de vue dystocique, mais encore dans leurs rapports avec la grossesse et les suites de couches.

Nous réunirons dans cette description la dystocie due aux fibromes du corps et celle des fibromes du col, dont nous n'avons que très brièvement parlé à propos de la dystocie relative au col.

Les fibromes, encore appelés myômes, fibro-myômes, fibroïdes, hystéromes, tumeurs fibreuses, corps fibreux de l'utérus, compliquant la grossesse et l'accouchement, ont été l'objet de nombreux travaux ; toutefois, ils n'ont commencé à être bien étudiés que depuis un important mémoire publié par Levret, en 1749, et qui renferme de très intéressantes observations.

Mais ce fut surtout à partir de l'année 1869, à la suite d'une remarquable discussion qui eut lieu à la Société de chirurgie, et à laquelle prirent part Depaul, Blot, Tarnier, Trélat, Guéniot, etc., que l'histoire clinique de la grossesse et de l'accouchement compliqués de fibromes utérins put être considérée comme fort avancée.

Parmi les publications parues depuis cette discussion, il faut citer particulièrement la thèse d'agrégation de Lefour, en 1880, qui contient un grand nombre de documents utiles à consulter, et qui permet de se rendre un compte exact de l'état de la science sur la question à cette époque. En 1882, la thèse de Chahbazian est venue pour ainsi dire compléter le travail de Lefour, en étudiant spécialement les fibromes du col, au point de vue de la grossesse et de l'accouchement.

La dystocie due aux fibromes utérins, bien connue depuis les travaux précédents, n'a cependant pas cessé d'être à l'ordre du jour, particulièrement en ce qui concerne la conduite à tenir, et elle a suscité un nombre considérable de travaux récents.

C'est qu'en effet, comme toutes les questions qui touchent à la chirurgie abdominale, le traitement des fibromes a bénéficié du progrès des méthodes opératoires et de la pratique de l'antisepsie : aussi le champ des interventions s'est-il singulièrement agrandi, et les résultats obtenus sont-ils devenus de plus en plus satisfaisants.

Pour faciliter la compréhension de ce qui va suivre, nous croyons devoir rappeler les généralités suivantes sur les fibromes de l'utérus.

Ce sont des tumeurs constituées par du tissu fibreux et du tissu musculaire lisse en proportions variables, et plus ou moins vasculaires. Leur volume, parfois très petit, peut aussi être très considérable. Elles sont le plus souvent multiples. Elle peuvent occuper le corps de l'utérus, ou le segment inférieur de cet organe à l'union du corps et du col, ou le col lui-même. Suivant leur siège dans l'épaisseur de la paroi utérine, on les divise en tumeurs sous-péritonéales, interstitielles ou murales, sous-muqueuses. Les fibromes sous-péritonéaux et sous-muqueux peuvent être sessiles ou pédiculés, et leur pédicule peut devenir assez long pour permettre leur migration à une assez grande distance du point d'implantation.

Influence des fibromes sur la fécondation et sur la fécondité. — Les femmes atteintes de fibromes utérins sont moins aptes à la fécondation. C'est du moins ce qui semble ressortir des statistiques de Lefour et de Gusserow; en effet, ces statistiques, réunies par Charpentier, donnent un total de 1,554 cas, sur lesquels la stérilité a été constatée 476 fois ; il y a donc une femme stérile sur trois, exactement 1 sur 3,26. D'après Chahbazian, les fibromes du corps paraissent s'opposer plus à la fécondation que ceux du col ; il fait, en effet, remarquer qu'à l'état de vacuité la proportion des fibromes du corps par rapport à ceux du col est de 95 p. 100, tandis que chez les femmes enceintes cette proportion descend à 80 p. 100.

La fécondité est amoindrie aussi, et les grossesses sont moins nombreuses qu'à l'état normal.

Telle est l'opinion généralement admise. Nous devons toutefois signaler les idées récemment émises à ce sujet par Hofmeier, qui, reprenant les statistiques publiées jusqu'à ce jour, s'est efforcé de démontrer que les femmes atteintes de fibromes n'étaient pas exposées à la stérilité, ni à une fécondité moins grande que les femmes dont l'utérus est sain.

Influence de la grossesse sur les fibromes. — Les fibromes utérins subissent par le fait de la grossesse une série de modifications très remarquables.

Tout d'abord ils s'hypertrophient, et leur augmentation peut être considérable. Une tumeur, très petite antérieurement, peut acquérir un volume suffisant pour devenir une cause sérieuse de dystocie.

Non seulement la tumeur s'hypertrophie, mais elle subit un changement dans sa consistance qui devient moins ferme ; elle se ramollit ou plutôt s'assouplit, suivant l'expression de Depaul. Cet accoucheur pensait que cette modification était limitée à la surface du fibrome ; Tarnier admet au contraire que la tumeur participe tout entière au ramollissement, et qu'il s'agit là d'un phénomène analogue à ce qu'on observe du côté du col pendant la grossesse. De plus, Tarnier a insisté sur une autre variété de ramollissement qui peut envahir les parties profondes du fibrome : c'est une sorte de fonte qui transforme son centre en une ou plusieurs cavités remplies d'une substance aussi molle que celle de certaines tumeurs encéphaloïdes (fig. 142).

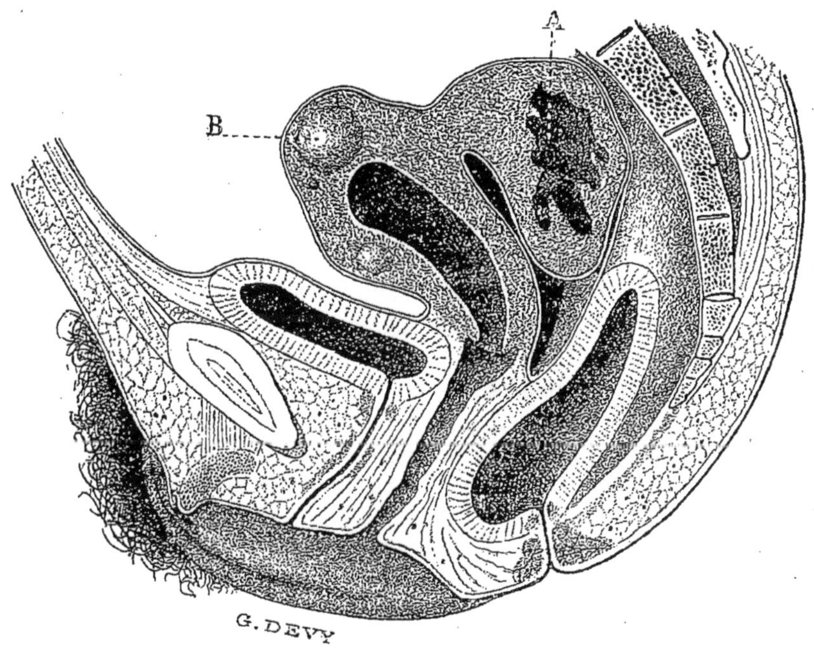

Fig. 142. — Fibromes multiples ; primiparité. Présentation de l'épaule ; version difficile, mort.

A. Ramollissement du centre d'un gros fibrome pédiculé et plongeant dans l'excavation. — B. L'un des petits fibromes. (Thèse d'agrégation de Tarnier, 1860.)

Les fibromes acquièrent encore pendant la grossesse une autre propriété, celle de durcir au moment des contractions de l'utérus, comme il est très facile de s'en assurer par le palper. Ce durcissement peut s'expliquer de deux façons : ou par la contraction des éléments musculaires qui entrent dans la composition de la tumeur, ou, comme le pensent Ribemont-Dessaignes et Lepage, par le fait même de la contraction de la paroi utérine qui comprime le fibrome de telle sorte qu'il paraît plus consistant. Toutes ces particularités, hypertrophie, assouplissement, durcissement de la tumeur, fournissent, comme nous le verrons, des renseignements précieux pour le diagnostic.

Influence des fibromes sur la grossesse. — Si la grossesse modifie profondément les fibromes, ceux-ci réagissent à leur tour sur elle ; ils lui impriment une symptomatologie particulière et une marche souvent incidentée par des complications diverses. Aussi, y a-t-il lieu d'étudier avec soin les symptômes, le diagnostic et la marche de la grossesse dans ces conditions anormales.

A. — Symptômes et diagnostic. — Les symptômes des fibromes pendant la grossesse se rapprochent tellement des symptômes de ces tumeurs, lorsque la femme n'est pas enceinte, que nous n'avons pas à nous appesantir sur eux, puisqu'on les trouve décrits dans tous les traités de chirurgie. Il est vrai que ces symptômes se modifient sous l'influence de la gestation; mais nous venons précisément d'étudier cette influence, et nous n'avons pas à y revenir.

Le diagnostic de ces tumeurs pendant la grossesse se prête, au contraire, à des considérations spéciales; nous allons donc nous y arrêter.

Lorsqu'une femme notoirement atteinte de fibromes devient enceinte, le diagnostic de sa grossesse, dans les premiers mois, peut présenter de grandes difficultés : il n'est pas toujours facile, en effet, de reconnaître si l'augmentation de volume de l'utérus qu'on constate par le palper et le toucher combinés, est due simplement à l'hypertrophie du fibrome, ou s'il y a en même temps grossesse. Les difficultés sont les mêmes quand l'existence du fibrome n'est pas connue d'avance, car on peut reconnaître celui-ci, et ne pas arriver à savoir s'il coïncide avec une grossesse. D'autres fois, on diagnostique la grossesse, mais on méconnaît le fibrome : c'est même une erreur assez fréquente. Pajot a rapporté un cas où il lui fut impossible d'établir le diagnostic dans les premiers mois, et où la grossesse ne fut qu'ultérieurement reconnue par lui. Aussi, faut-il, en cas de doute, ajourner le diagnostic; l'expectation ne tardera pas, en effet, à dissiper toutes les incertitudes, en permettant de constater l'augmentation progressive de l'utérus, l'apparition des mouvements actifs et des bruits du cœur du fœtus.

Lorsque la grossesse est plus avancée, et qu'elle a dépassé l'époque des signes de certitude, il y a lieu d'établir, au point de vue du diagnostic, une distinction très nette entre les fibromes qui occupent la cavité abdominale et ceux qui sont situés dans l'excavation. Les premiers dépendent du corps de l'utérus. Les seconds proviennent presque toujours du segment inférieur ou du col; ils peuvent cependant être implantés sur le corps de l'organe, s'il s'agit d'un fibrome sous-péritonéal dont le pédicule s'est allongé au point de lui permettre de plonger dans le petit bassin (fig. 142).

Quand la tumeur est abdominale, elle est habituellement facile à reconnaître, surtout lorsqu'elle offre un certain volume, qu'elle est sous-séreuse ou interstitielle, et qu'elle occupe une partie de l'utérus accessible au palper. A la simple inspection, le ventre offre un développement exagéré, en rapport avec le volume du fibrome; sa forme est irrégulière, souvent bosselée. La palpation confirme ces données et permet de circonscrire les fibromes, d'apprécier leur grosseur, leur situation exacte, leur nombre, leur consistance particulière ; il faut y ajouter leur saillie plus nette et leur durcissement pendant une contraction, leur immobilité sur la paroi utérine lorsqu'ils ne sont pas pédiculés. C'est encore pendant la contraction utérine que de petits fibromes, qui jusque-là n'avaient pas été diagnostiqués, deviennent facilement reconnaissables (fig. 143).

Le toucher pratiqué seul ne fournit, en pareil cas, aucun signe; mais si on le combine avec le palper, on peut, en imprimant à l'utérus des mouvements de totalité, constater que la tumeur se meut avec le reste de l'utérus et qu'elle fait bien corps avec lui.

L'auscultation peut être gênée par la présence du fibrome; aussi faut-il la pratiquer avec soin et à diverses reprises, jusqu'à ce qu'on se soit assuré de l'état du fœtus.

Mais le diagnostic n'est pas toujours aussi aisé. Certaines tumeurs interstitielles et surtout sous-muqueuses peuvent passer inaperçues, ou donner lieu à des erreurs de diagnostic. Une autre cause d'erreur peut être due à ce que le fibrome siège parfois sur la face postérieure de l'utérus, et se trouve, par consé-

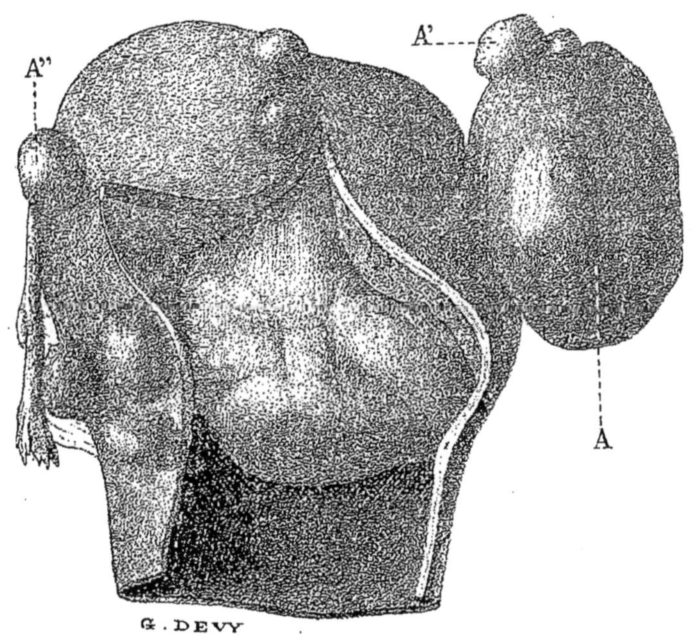

Fig. 143. — Fibromes multiples, A, A' A''. — Cavité utérine contenant l'œuf. (Musée de la Clinique de la rue d'Assas), d'après un dessin de Ribemont-Dessaignes.

quent, masqué par la face antérieure de l'utérus et par le fœtus. Marquézy a, dans sa thèse, attiré l'attention sur les méprises qui peuvent résulter de cette disposition. Ce n'est souvent qu'après l'accouchement qu'on reconnaît l'existence du fibrome, soit en introduisant la main dans l'utérus, soit en explorant sa face postérieure, devenue accessible au palper, soit en faisant l'examen combiné. Une observation de Budin est, à ce sujet, particulièrement intéressante.

Quand la tumeur est intra-pelvienne, le diagnostic est basé presque exclusivement sur le toucher. L'inspection et la palpation n'ont plus aucune utilité, sinon pour démontrer la coexistence assez fréquente de fibromes du corps de l'utérus, ce qui peut mettre sur la voie du diagnostic.

Le toucher vaginal permet seul de reconnaître la présence d'une tumeur qui remplit plus ou moins l'excavation, et dont on doit rechercher les caractères avec le plus grand soin. On appréciera d'abord son volume, dont l'importance est capitale : ainsi que l'a établi Tarnier, dès que ce volume atteint celui d'un œuf de poule, la dystocie est à craindre. On s'enquerra de la consistance de la tumeur, de sa forme, de son degré de mobilité ; mais surtout on s'efforcera de préciser son siège. Occupe-t-elle le col ou le segment inférieur? A-t-elle envahi l'un des culs-de-sac, remplit-elle le vagin? Le col est-il dévié au point d'être parfois inaccessible? Tous ces points doivent être soigneusement élucidés, non seulement au point de vue du diagnostic, mais aussi pour le pronostic. Le toucher vaginal combiné au palper et le toucher rectal fourniront un complément d'enquête parfois très utile.

C'est ainsi qu'on arrivera à établir le diagnostic de la grossesse compliquée de fibromes. Toutefois, on peut confondre cette grossesse avec d'autres états, et le diagnostic différentiel mérite de nous arrêter un instant.

Lorsque la tumeur est intra-abdominale, le fibrome peut-être méconnu et pris pour une partie fœtale dont il a parfois le volume, la forme et la consistance, mais il est moins mobilisable ; de plus, les contractions utérines le rendent plus accessible au palper, tandis qu'elles masquent au contraire les parties fœtales. On pourrait encore croire à une grossesse gémellaire, à une grossesse compliquée de kyste de l'ovaire ou d'une tumeur quelconque de l'abdomen, à une grossesse extra-utérine coïncidant avec une grossesse intra-utérine. En ce qui concerne la grossesse double, l'erreur ne saurait persister après un examen complet : en effet, la tumeur fibreuse, à supposer qu'elle soit tout d'abord prise pour une partie fœtale, pour une tête par exemple, est comparativement immobile (voir plus haut), même lorsqu'elle est pédiculée ; de plus, il n'existe qu'un seul foyer de battements du cœur fœtal.

Le kyste de l'ovaire est constitué par une tumeur ordinairement arrondie, fluctuante, distincte de l'utérus gravide, et cette tumeur ne durcit pas pendant les contractions utérines. Ces caractères suffisent habituellement pour différencier le kyste de l'ovaire d'un fibrome, et les commémoratifs permettront de confirmer le diagnostic (voyez chapitre VII). — Les autres tumeurs de l'abdomen, qu'on peut prendre pour des fibromes, sont plus rares que les kystes de l'ovaire, mais il n'en est pas moins vrai qu'elles peuvent être la cause d'une erreur de diagnostic, et ce n'est que par un examen très attentif qu'on s'en mettra à l'abri (voyez chapitre VII).

Quant à la grossesse extra-utérine compliquant une grossesse utérine, et simulant un fibrome, elle est extrêmement rare, et nous renvoyons le lecteur à ce qui a été dit dans le tome II, p. 553.

Une corne utérine, anormalement développée, pourrait en imposer pour un fibrome surajouté à l'utérus gravide. Il suffira, pour éviter cette méprise, de recourir à un procédé indiqué par Budin, à propos des kystes de l'ovaire ; il consiste à imprimer des mouvements au fœtus, et à tâcher de faire pénétrer ses petites extrémités dans la tumeur : si on y réussit, c'est qu'il s'agit d'un diverticulum de l'utérus et non d'un fibrome.

Une grossesse développée dans l'une des moitiés d'un utérus double peut aussi devenir une cause d'erreur de diagnostic. Dans ce cas, en effet, la moitié restée vide forme une tumeur arrondie et contractile à un certain degré, qui offre les mêmes caractères qu'un fibrome. Comme nous avons déjà traité ce sujet dans le tome II, nous y renvoyons le lecteur (tome II, p. 206 à 209, fig. 5 et 6).

Mais voici le résumé d'un fait unique, croyons-nous, dans son genre, qui a été observé à la Maternité de Paris, par Tarnier, en 1887, et recueilli par le Dr Berthod qui était alors son interne :

Fibrome utérin; grossesse cervicale; opération césarienne. — La nommée G..., 39 ans, primipare, ayant eu ses dernières règles du 22 au 28 mars 1886, ressent les premières douleurs de l'accouchement le 14 janvier 1887. Une sage-femme et un médecin de la ville l'envoient le 17 janvier à la Maternité où elle entre à 5 heures du soir. Mme Henry, sage-femme en chef de cet hôpital, reconnaissant immédiatement qu'il s'agit d'un cas grave de dystocie, fait aussitôt prévenir le chirurgien en chef, M. Tarnier. — La malade, à son entrée à l'hôpital, présente l'état suivant : Ventre très développé, mais sans météorisme; les membranes se sont rompues il y a trois jours; le liquide amniotique est très fétide; le fœtus a cessé de remuer depuis ce temps, et on n'entend pas de bruit cardiaque. La tête fœtale occupe la fosse iliaque droite. Une grosse tumeur de consistance mollasse, sans fluctuation, obstrue en grande partie le vagin, se continue avec la paroi postérieure de l'utérus, et remonte jusqu'à la partie postérieure du flanc droit (*a*, fig. 143). Le col est repoussé en avant, vers la partie supérieure des pubis et un peu à gauche ; il est mou et dilatable ; ses lèvres sont libres. En y introduisant le doigt on sent le plan costal du fœtus. M. Tarnier fait sur la tumeur saillante dans le vagin, une ponction exploratrice qui ne donne issue à aucun liquide. On se trouve donc évidemment en présence d'un fibrome qui obstrue le vagin et l'excavation pelvienne. Mais en haut et à gauche de l'abdomen, on sentait et on voyait même une autre tumeur (*u*), qui soulevait la paroi abdominale ; elle était du volume du poing, pédiculée, et semblait s'insérer par son pédicule sur la partie supérieure et gauche du globe utérin. Cette tumeur était *très contractile*, et un peu sonore à la percussion ; M. Tarnier pensa qu'elle était formée par un autre fibrome *très contractile*, et que la sonorité qu'elle donnait s'expliquait par le voisinage de l'intestin. — Le 18 janvier, à 2 heures du matin, M. Tarnier, assisté de M. Bouilly, pratique l'opération césarienne, et fait l'incision le plus haut possible, sur le fond de l'utérus (*c*). Ce dernier organe n'est d'abord incisé que sur une petite étendue (boutonnière de deux centimètres environ), puis l'incision est rapidemeut agrandie et portée à 13 centimètres. Extraction d'un enfant putréfié du poids de 3,240 grammes ; extraction du placenta qui était inséré sur la paroi postérieure de la cavité (*b*) dont on venait de retirer le fœtus. Mort de la femme 12 heures après l'opération. — A l'autopsie, on trouva un fibrome utérin de forme ovoïde, plus gros qu'une tête d'adulte, s'étendant depuis le vagin où il plongeait, jusqu'au flanc droit (*a*). Au niveau du détroit supérieur, la face antérieure de ce fibrome est bilobée par l'existence d'un sillon au fond duquel l'uretère est enroulé ; celui-ci est gros comme le petit doigt. Vessie intacte, mais de forme irrégulière et très allongée (son fond avait été vu à la partie inférieure de l'incision abdominale, bien que celle-ci eut été pratiquée très haut). En avant et à *gauche* du fibrome, se trouvait la grande cavité (*b*) dont le fœtus et le placenta avaient été extraits pendant l'opération césarienne. — Mais ce ne fut pas sans étonnement que Tarnier remarqua à la partie supérieure à *gauche* de cette grande cavité, un orifice (*d*) assez large pour laisser passer facilement le doigt. En franchissant cet orifice, dont le bord inférieur avait l'aspect d'une bride falciforme, le doigt pénétrait dans une *seconde cavité* (*u*) qui semblait creusée dans le

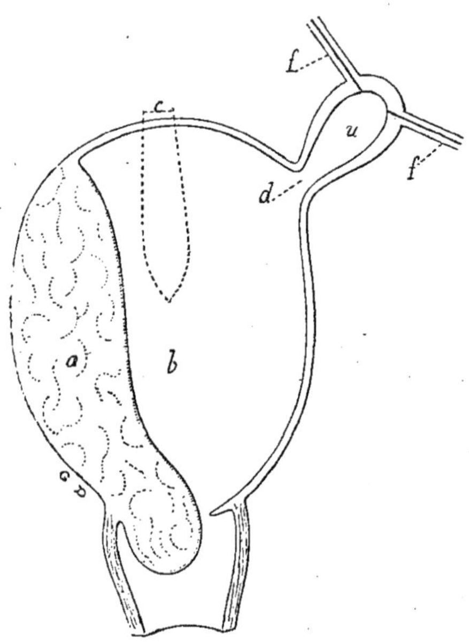

Fig. 144. — Fibrome utérin ; grossesse cervicale ; opération césarienne ; *a*, fibrome ; *b*, cavité formée par le col distendu ; *c*, section césarienne ; *d*, orifice interne de l'utérus ; *u*, cavité du corps de l'utérus ; *f*, *f*, les deux trompes et les deux ligaments ronds. (Tarnier.)

soi-disant fibrome pédiculé qui avait été remarqué, pendant la vie, au côté gauche de l'abdomen, et dont le pédicule, avons-nous dit, semblait s'insérer sur le globe utérin. Cette *seconde cavité*, beaucoup plus petite que la première, avec laquelle elle communiquait par l'orifice (*d*, fig. 143) décrit plus haut, était régulière, tout à fait comparable à celle de l'utérus d'une femme qui aurait fait un avortement à la fin du troisième mois de la grossesse ; elle était remplie de gaz, ce qui explique la sonorité observée pendant la vie. En examinant plus attentivement la pièce anatomique, on constata que les deux trompes et les deux ligaments ronds (*f*, *f*) *s'inséraient sur les parties latérales et supérieures* de la tumeur prise pour un fibrome situé à gauche de l'abdomen. Cette insertion était absolument semblable à celle qui se voit, après une fausse couche, sur un utérus ayant le volume du poing. — L'examen microscopique fit voir que l'épithélium de ces deux cavités ne présentait pas la même forme ; dans la grande cavité (*b*), il offrait les caractères de l'épithélium du col : dans la petite cavité (*u*), il présentait au contraire les caractères de l'épithélium du corps de l'utérus ; la ligne de démarcation entre ces deux épithéliums correspondait à l'orifice (*d*) qui faisait communiquer les deux cavités.

Ces diverses constatations étant faites à plusieurs reprises, l'explication suivante s'imposait : un fibrome s'était développé dans le col ; la femme était devenue enceinte et la grossesse avait été *cervicale* ; le col distendu par l'œuf avait été pris pendant la vie pour le globe utérin, et c'est sur la paroi du col ainsi distendu qu'avait porté l'incision (*c*) césarienne ; le corps de l'utérus (*u*) avait été refoulé tout entier en haut et à gauche. On a la preuve de ce déplacement total par l'insertion des deux trompes et des deux ligaments ronds (*f*, *f*) ur la masse globuleuse qui avait été prise pour un fibrome pédiculé, et qui était en réalité formée par le corps de l'utérus, puisque les deux trompes s'y inséraient. L'orifice interne de l'utérus, déplacé avec le corps de cet organe, n'était autre que l'orifice (*d*) trouvé en haut et à gauche de la grande cavité (*b*) formée par le col distendu. M. Ribemont a dessiné cette pièce sur nature ; nous en donnons un aperçu schématique (fig. 144). Toujours est-il que, dans cette observation, tout le corps de l'utérus, y compris l'orifice interne, déplacé par une grossesse cervicale, avait été pris pour un fibrome. Tarnier ne craint pas de dire que si, par impossible, il se trouvait en présence d'un fait semblable, il ferait le diagnostic à cause de la *contractilité extraordinaire* de la tumeur qui, par erreur, avait été prise pour un fibrome pédiculé, et qui était en réalité constituée par le corps de l'utérus déplacé.

Lorsque le fibrome utérin est situé dans l'excavation, le diagnostic différentiel devra être établi avec toutes les tumeurs qu'on peut rencontrer dans le petit bassin : tumeurs des ovaires, des trompes, des parois pelviennes, rétroversion de l'utérus gravide, périmétrite, grossesse extra-utérine, etc. Sans insister sur les signes propres à chacune de ces affections, nous nous bornerons à faire remarquer que, dans aucun de ces cas, la tumeur ne fait corps avec l'utérus dont elle est presque toujours séparée par un sillon plus ou moins profond, tandis qu'habituellement le fibrome se confond avec l'utérus. Le diagnostic n'en est pas moins difficile dans certaines circonstances, lorsqu'il s'agit par exemple d'un myôme pédiculé de la face postérieure de la matrice descendu dans l'excavation et remplissant le cul-de-sac postérieur : dans ce cas, il existe un sillon entre la tumeur et l'utérus ; ce n'est donc qu'en se basant sur lés caractères de cette tumeur, sur sa forme, sa consistance, qu'on reconnaîtra qu'il s'agit d'un fibrome, et non d'une autre tumeur de l'excavation.

Dans certains cas, on peut être fort embarrassé pour porter le diagnostic de fibrome ou de tumeur kystique. Cet embarras se produit surtout pendant le travail de l'accouchement, car alors la tumeur kystique est tendue par la pression exercée sur elle par le fœtus, et elle devient aussi consistante qu'un fibrome ; d'autre part, ce dernier est parfois tellement ramolli qu'il semble fluctuant et simule une tumeur liquide. Si l'on reste dans le doute, et si, après une expectation suffisante la tumeur ne subit aucun déplacement, il est prudent de faire une ponction exploratrice qui trancherait la question, et qui aurait l'avantage, si cette tumeur était kystique, de faire disparaître la cause de la dystocie.

Lorsqu'il s'agit d'une grossesse extra-utérine, celle-ci refoule souvent l'utérus vide dans l'excavation pelvienne, et l'erreur suivante est possible : on prend la tumeur formée par la grossesse extra-utérine pour un utérus normalement développé, tandis que l'utérus vide est pris pour un fibrome. C'est par un examen très attentif qu'on réussit à établir le diagnostic vrai.

Nous devons signaler encore la possibilité de certaines erreurs de diagnostic qu'il importe de ne pas commettre. En raison de la déviation que subit assez souvent l'orifice utérin, on pourrait, si on ne le trouve pas, croire à une oblitération de cet orifice. Mais il suffira de pratiquer le toucher profondément, au besoin avec deux doigts et même la main tout entière, pour reconnaître la présence du col refoulé au fond d'un des culs-de-sac vaginaux.

La dilatation sacciforme ne sera pas non plus confondue avec une tumeur fibreuse, et nous avons déjà insisté sur ce point en décrivant cette anomalie ; en effet, si l'on explore avec soin le segment inférieur, il deviendra relativement facile de reconnaître les caractères de l'extrémité fœtale qui est coiffée par la paroi utérine.

Au moment du travail, on a souvent commis des méprises singulières. Des corps fibreux ont pu être pris pour des parties fœtales, sommet, siège, épaule. C'est avec la présentation du sommet que la confusion a lieu le plus fréquemment, en raison de la forme habituellement arrondie et de la consistance de la tumeur ; ajoutons que cette dernière présente parfois à sa surface des sillons et des points inégalement résistants où l'on croit reconnaître des sutures et des fontanelles. C'est dans ces conditions qu'un certain nombre de fois le forceps a été appliqué sur la tumeur ; Chahbazian a réuni dans sa thèse 14 exemples de cette grosse erreur. Le seul moyen de l'éviter est, ici encore, de toucher profondément, et d'explorer dans un large mouvement de circumduction toutes les parties de l'excavation. On reconnaîtra alors qu'il s'agit en réalité d'une tumeur, au delà laquelle se trouve la cavité utérine; en y introduisant le doigt, on peut souvent sentir la partie fœtale, plus ou moins élevée.

Pour en finir avec les difficultés du diagnostic, nous ajouterons qu'il peut, exceptionnellement, rester complètement méconnu, et que le fibrome peut donner lieu à la dystocie la plus grave sans qu'il soit possible de reconnaître son existence. Nous avons déjà signalé les cas où la tumeur, occupant la face postérieure de l'utérus, passe inaperçue. Elle peut de même rester ignorée, avec un siège différent, comme le prouve une curieuse observation de Charpentier, rapportée par Doléris en 1883. Une femme, en travail depuis trois jours, fut amenée à la Clinique d'accouchement dans un état très grave, pâle et refroidie. Le col était à peine dilaté, et l'on constatait une présentation du sommet au détroit supérieur. Le fœtus était mort et putréfié. Il n'existait ni rétrécissement du bassin, ni tumeur dans l'excavation ; le col n'était pas rigide, et la tête fœtale avait un volume normal. La cause de la dystocie resta inexplicable. Après quelques heures d'attente pour permettre au col de se dilater suffisamment, Charpentier, après avoir fait la perforation du crâne, essaya, mais en vain, de pratiquer la céphalotripsie; il ne put arriver à saisir la tête qui fuyait sous l'instrument. Il échoua de même avec le cranioclaste, des pinces à os, etc... Un obstacle invisible s'opposait à la descente de la tête. La femme succomba sans accoucher. L'autopsie, faite par Doléris, permit de découvrir un fibrome volumineux (fig. 145), situé à l'union du col et du corps, à la fois

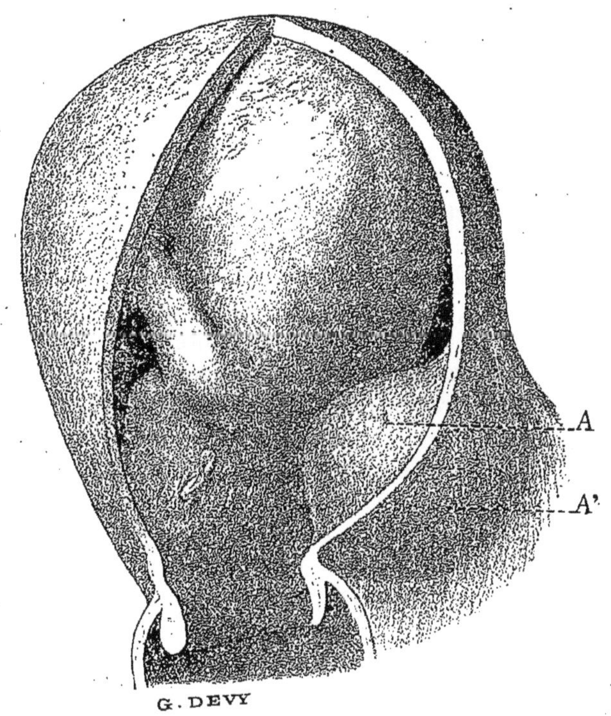

Fig. 145. — Myôme occupant le corps et le col de l'utérus, et resté méconnu. Mort de la femme avant l'accouchement (d'après Doléris).

interstitiel et sous-muqueux. Cette tumeur, absolument immobile, avait d'une part retardé la dilatation du col, et d'autre part opposé une résistance insurmontable à l'engagement de la tête. Elle avait pourtant échappé à toutes les investigations.

B. — Marche de la grossesse. — La grossesse compliquée de fibromes suit assez souvent son cours normal, et peut arriver à terme sans complications notables. C'est ce qu'on observe surtout quand les fibromes ne sont ni nombreux, ni volumineux, quand ils ne s'accroissent pas d'une façon trop rapide, quand ils siègent sur le corps de l'utérus, quand enfin la santé générale de la femme est demeurée satisfaisante.

Mais il n'en est pas toujours ainsi, et l'on peut observer au cours de la grossesse toutes sortes de complications, depuis les plus légères jusqu'aux plus graves.

Les fibromes du corps, lorsqu'ils sont très volumineux, déterminent des douleurs abdominales, des pesanteurs et de la gêne dans la marche, de la gêne dans la circulation, de l'ascite et de l'albuminurie, l'état graisseux du foie (Bantock), la dilatation du cœur (Sébileau), la dégénérescence du myocarde (Hofmeier). Lorsque la tumeur est sous-péritonéale, elle n'entraîne pas en général d'autres troubles, mais les tumeurs interstitielles et sous-muqueuses ou polypiformes exposent à des accidents, parmi lesquels il faut noter l'hémorrhagie qui tient vraisemblablement à de l'endométrite, car celle-ci est fréquente chez les femmes atteintes de fibromes de l'utérus.

Ce sont surtout les fibromes pelviens qui entravent le plus gravement la marche de la grossesse. En s'hypertrophiant, ils compriment les viscères voisins ; la compression de la vessie amène de la dysurie ; celle de l'uretère, de la pyélite ; celle du rectum, de la constipation ; celle des nerfs sacrés, des crampes et des névralgies ; celle des veines iliaques, des varices et de l'œdème des membres inférieurs, etc... Parfois le fibrome lui-même subit une compression telle qu'il s'enflamme et peut suppurer ou se sphacéler. Des ouvertures fistuleuses peuvent alors se produire, donnant écoulement à du pus, à des détritus gangréneux ; cet accident peut avoir pour la femme les conséquences les plus graves, surtout au moment de l'accouchement et des suites de couches.

Une complication, rare il est vrai, mais qui peut être observée dans les premiers mois de la grossesse, est la rétroversion de l'utérus, provoquée par l'implantation du fibrome sur la paroi postérieure de l'organe. C'est là un accident grave, comme le démontrent les observations. Sur 14 faits de ce genre (13 réunis par Pestalozza, de Florence, et 1 plus récent de Dührssen), la réduction spontanée du déplacement avec continuation de la grossesse n'a eu lieu que deux fois. Dans les 12 autres cas, il y eut des accidents d'incarcération qui nécessitèrent des tentatives de réduction : celle-ci ne put être obtenue que sept fois, et encore, dans 3 cas, au prix d'un avortement consécutif avec mort de l'une des trois femmes ; dans les 5 autres observations la réduction échoua : trois fois on provoqua l'avortement et deux femmes succombèrent ; deux fois on eut recours à des interventions plus radicales, amputation utéro-ovarique (Barnes) et ablation du fibrome (Dührssen). L'opérée de Barnes mourut ; celle de Dührssen guérit, mais elle accoucha prématurément d'un enfant mort.

La mort du fœtus n'est pas très rare au cours de la grossesse fibromateuse. Elle peut devenir le point de départ d'accidents très sérieux, si les membranes se rompent prématurément, et si la rétention du fœtus persiste, car la putréfaction intra-utérine ne tarde pas à se déclarer, avec toutes ses conséquences. D'ailleurs, la rétention du fœtus peut se prolonger au delà même du terme de la grossesse, ainsi que le prouvait récemment encore une intéressante observation rapportée par A. Herrgott. Il s'agissait dans ce cas d'une femme enceinte ayant un gros fibrome du segment inférieur ; le fœtus mourut au huitième mois de la grossesse, et resta dans la cavité utérine sans que le travail se déclarât au terme de la gestation ; puis un mois plus tard, alors qu'on commençait à douter de l'exactitude du diagnostic, les membranes se rompirent, et bientôt apparurent des accidents de putréfaction. Comme le travail ne se produisait pas, on dut pratiquer l'opération césarienne dans ces déplorables conditions : elle réussit pourtant, et la mère survécut.

Enfin, il faut citer encore, comme pouvant compliquer gravement la grossesse, l'insertion vicieuse du placenta qui est relativement assez fréquente. Lefour l'a notée une fois sur 23 cas environ.

Au point de vue de la durée de la grossesse, les auteurs sont en général d'accord pour admettre une certaine fréquence de l'avortement ou de l'accouchement prématuré. Sur 241 cas, Nauss a relevé 47 fois l'interruption de la gestation. Sur 227 observations, Lefour a compté 39 avortements. Pour lui, la proportion des avortements est de 1 sur 5,9, celle des accouchements prématurés serait moindre, car il l'estime à 1 sur 9,8.

Toutefois nous devons mentionner l'opinion différente d'Hofmeier. Contrairement aux idées généralement admises, il pense que la grossesse compliquée de fibrome n'est pas plus souvent interrompue qu'une grossesse normale. Mais nous ne partageons pas sa manière de voir.

Les mauvaises présentations sont assez communes. Ainsi, sur 102 cas réunis par Lefour, il y eut seulement 52 présentations du sommet, tandis qu'on constata 33 fois le siège et 17 fois l'épaule. D'autres auteurs ont noté des présentations de la face.

Influence des fibromes sur le travail de l'accouchement. — La marche de l'accouchement est essentiellement variable suivant le siége de la tumeur, et il importe ici encore d'établir une grande distinction entre les fibromes qui restent abdominaux, et ceux qui pénètrent dans le petit bassin ou l'avoisinent.

Dans le cas où le fibrome siège sur le corps de l'utérus et occupe la cavité abdominale, l'accouchement peut ne présenter aucune difficulté, et se faire spontanément. Toutefois, il n'est pas rare que le travail soit long et pénible, à cause de la gêne apportée aux contractions par l'existence de la tumeur fibreuse.

Les fibromes du corps de l'utérus exercent d'ailleurs une action différente sur le travail suivant leur situation, bien plus que suivant leur volume. Les tumeurs sous-séreuses sont les plus inoffensives, si ce n'est dans les cas où leur pédicule est assez long pour leur permettre de plonger dans l'excavation pelvienne, où elles gêneront l'engagement du fœtus ou s'y opposeront, ainsi qu'on le voit dans la figure 142 empruntée à la thèse d'agrégation de Tarnier. Celles qui sont interstitielles peuvent donner lieu à des hémorrhagies, et parfois même à une rupture de l'utérus. Les sous-muqueuses provoquent également des hémorrhagies, et lorsqu'elles sont pédiculées, polypeuses, elles peuvent descendre sur l'orifice utérin et gêner l'engagement du fœtus, ou encore être détachées et expulsées au moment de l'accouchement, soit avant le fœtus, soit après lui.

Quoi qu'il en soit, la dystocie provoquée par les fibromes des deux tiers supérieurs du corps de la matrice, n'est nullement comparable à celle qui peut résulter de la présence des fibromes sur le segment inférieur et le col.

Voyons donc quelle est la marche du travail, et comment se termine l'accouchement, dans les cas où le fibrome occupe l'excavation.

Lorsqu'il est de petit volume, moins gros qu'un œuf de poule (Tarnier), il n'empêche pas ordinairement l'expulsion du fœtus de se faire naturellement. L'accouchement spontané est encore possible même dans le cas de tumeur plus volumineuse, tant qu'il reste un passage par lequel le fœtus peut s'engager ; si le fœtus est petit, si les contractions utérines sont énergiques, cet engagement peut se faire, mais souvent, il est vrai, au prix de lésions fœtales ou maternelles. Tarnier a remarqué que, dans ce cas, la présentation du siège est plus favorable que celle du sommet, surtout quand les pieds descendent les premiers, car l'extrémité pelvienne, formant un coin plus petit et plus réductible que l'extrémité céphalique, s'amorce plus facilement que cette dernière dans la filière pelvienne rétrécie par le fibrome (voir plus loin).

Il est des cas où le fibrome semble trop volumineux pour que l'accouchement puisse se faire, et où cependant la terminaison a lieu spontanément. C'est qu'il se produit alors un déplacement de la tumeur. Ce déplacement peut s'opérer dans deux sens différents. Tantôt il a lieu par en bas : la tumeur, implantée sur le col ou le segment inférieur et pédiculée, se laisse repousser par la partie fœtale, apparaît à la vulve au moment de l'expulsion, et se dégage en partie pour livrer passage au fœtus (fig. 141, p. 433) ; puis, après la naissance de celui-ci, elle rentre dans le vagin. Dans d'autres cas, le pédicule se rompt, et la tumeur est expulsée avec l'enfant.

Tantôt, le déplacement se produit par en haut. Ce phénomène très curieux, bien mis en lumière par Depaul, Tarnier, Guéniot dans la discussion de la Société de chirurgie de 1868-69, a reçu le nom *d'ascension des fibromes*. Il consiste dans un mouvement d'élévation de la tumeur qui remonte peu à peu dans le petit bassin, au fur et à mesure que la partie fœtale s'y engage, et qui finit par basculer au-dessus du détroit supérieur, laissant l'accouchement se terminer spontanément. Parfois cette ascension ne se fait que d'une façon incomplète, mais suffisante cependant pour qu'on puisse terminer l'accouchement par les voies naturelles.

Ce déplacement peut se produire dans les circonstances les plus imprévues, alors même que l'excavation est presque obstruée complètement par le fibrome, et qu'il semble que l'accouchement sera impossible, ou qu'une opération césarienne deviendra inévitable. Depaul, Tarnier et d'autres auteurs ont observé des faits de ce genre. Maygrier a rapporté l'histoire d'une dame enceinte, dont l'excavation était remplie par deux fibromes très volumineux, qui rendaient le col absolument inaccessible, et chez laquelle l'hystérotomie semblait être la seule voie possible pour l'extraction du fœtus. Tout avait été préparé pour l'opération césarienne, lorsqu'après quelques heures de travail, les tumeurs remontèrent, le col devint accessible, et l'accouchement put être terminé par une application de forceps qui amena la naissance d'un enfant vivant.

Le mécanisme de cette ascension singulière et vraiment extraordinaire réside, pour Depaul, dans ce fait que le raccourcissement des fibres longitudinales de l'utérus, pendant la contraction, redresse cet organe tout entier verticalement, et peut en même temps attirer le fibrome en haut. Tarnier attache plus d'importance à la dilatation du col, et dit que celui-ci, en se dilatant, entraîne avec lui le fibrome vers la périphérie de l'excavation pelvienne, et le rapproche des fosses iliaques où il finit quelquefois par glisser, en laissant l'excavation libre pour l'engagement. Il faut tenir compte également d'un autre élément : nous voulons parler de l'allongement subi par le segment inférieur pendant le travail, allongement sur lequel Demelin et Blanc ont attiré l'attention, et qui contribue à élever la tumeur.

L'ascension des fibromes semble s'effectuer plus aisément dans certaines conditions particulièrement favorables. On l'observe surtout avec les présentations du siège ; outre que le siège forme, comme nous l'avons dit plus haut, une extrémité conique qui s'engage mieux que le sommet, il contribue encore, suivant la remarque de Tarnier, en s'insinuant entre la paroi pelvienne et la tumeur, à refouler cette dernière vers l'un des côtés de l'excavation, puis au-dessus du détroit supérieur. Les autres circonstances qui facilitent cette ascension se rencontrent lorsque l'insertion du fibrome est élevée sur le segment inférieur, lorsqu'il fait saillie vers la face externe de l'utérus, et surtout lorsqu'il est plus ou moins pédiculé.

Au contraire, il y aura peu de chances de voir la tumeur subir un déplacement, lorsqu'elle sera largement sessile et insérée près du col ou sur lui, surtout lorsqu'elle sera fixée dans l'excavation par des adhérences ; la multiplicité des fibromes est encore une condition défavorable.

Il nous reste à parler de ces cas où la tumeur ne se déplace pas, et où elle est trop volumineuse pour permettre l'accouchement spontané. Dans ces conditions, le travail est particulièrement pénible ; on peut observer de l'inertie utérine, des contractions irrégulières de l'utérus, de la rigidité du col. Le travail peut se prolonger outre mesure ; dans un cas on l'a vu durer jusqu'à 16 jours. Le fœtus ne tarde pas à succomber, et si les membranes sont rompues, ce qui arrive fréquemment en pareil cas, la femme est exposée à la rupture de l'utérus et aux accidents septiques les plus graves. Une intervention opportune peut seule, comme nous le verrons, préserver la parturiente de ces dangereuses éventualités.

Délivrance. — Pour en finir avec l'accouchement compliqué de tumeur fibreuse, nous ajouterons que la délivrance présente parfois des difficultés sérieuses. Si dans bon nombre de cas elle a lieu naturellement, il en est d'autres où elle doit être effectuée artificiellement. L'intervention peut être nécessitée par des hémorrhagies, par des adhérences anormales du placenta lorsqu'il est inséré sur la tumeur dont la saillie laisse parfois sur lui une empreinte bien reconnaissable (Tarnier), par une inversion utérine, comme Tarnier en a observé un cas, par la rétention du placenta due à la déviation du col, par la putréfaction du délivre. Sur 76 cas, Lefour a relevé 18 délivrances artificielles, chiffre qui donne une idée de la fréquence de ces diverses complications.

Suites de couches. — Dans la plupart des cas, particulièrement lorsque l'accouchement a été spontané, les suites de couches n'offrent rien de spécial.

La régression de l'utérus suit une marche régulière. La tumeur diminue progressivement par un travail d'atrophie ou de dégénérescence graisseuse ; dans quelques cas même, elle disparaît complètement, ou du moins elle devient si petite qu'elle n'est plus perceptible, alors même qu'on la recherche avec soin, et la femme est guérie de son fibrome.

Les choses ne se passent pas toujours aussi heureusement, surtout lorsque le travail a été très long, et que l'accouchement a nécessité des manœuvres au cours desquelles le fibrome a été plus ou moins comprimé, froissé, meurtri. Si l'antisepsie n'est pas rigoureusement faite, la septicémie peut éclater et menacer la vie de la femme.

Le fibrome peut encore être expulsé en masse, ou se désagréger et tomber par fragments de volume variable. Plus rarement, il s'enflamme ou se sphacèle ; il est alors éliminé sous forme de lambeaux putréfiés. Cette expulsion, qu'on a vu se produire après un avortement aussi bien qu'après un accouchement, peut s'accompagner de tranchées violentes, d'hémorrhagies, de phénomènes septiques, de péritonite. Il est inutile d'insister sur la gravité de ces complications ; celles-ci ne sont d'ailleurs pas constantes.

Pronostic. — Il est certain que chez un grand nombre de femmes atteintes de fibromes, la grossesse évolue normalement, et que l'accouchement se fait sans difficultés. Cette circonstance a récemment amené Hofmeier (voir plus haut) à porter sur la grossesse et l'accouchement compliqués de fibromes un pronostic beaucoup plus favorable qu'on ne l'admet généralement. Cet auteur estime que l'on a exagéré les dangers courus par la femme, et il va jusqu'à les considérer comme exceptionnels. Il n'en reste pas moins vrai que, dans toute une catégorie de faits, particulièrement lorsqu'il s'agit de fibromes volumineux du segment inférieur, la femme est exposée à de graves accidents pendant la grossesse et surtout pendant le travail. Aussi, quoique ces cas soient relativement rares, le pronostic ne saurait être considéré comme bénin d'une façon générale.

En ce qui concerne la mère, peu grave lorsque les fibromes occupent le corps de l'utérus, surtout lorsqu'ils proéminent à la surface externe de l'organe, alors même qu'ils sont volumineux, le pronostic devient beaucoup plus sévère lorsque le fibrome occupe l'excavation pelvienne, car alors une tumeur relativement petite peut être bien plus dangereuse qu'un gros fibrome du corps de l'utérus.

Toutefois, nous avons vu qu'au moment du travail on pouvait, dans une certaine mesure, compter sur le déplacement des fibromes du segment inférieur, et sur la terminaison spontanée de l'accouchement. Mais les éléments du pronostic sont souvent, en pareil cas, très délicats à apprécier, et il faut éviter de perdre trop de temps à attendre un déplacement qui peut ne pas se produire, cette attente étant très préjudiciable à la femme. Aussi est-il bon de rechercher sous le chloroforme la mobilité de la tumeur, avant de prolonger l'expectation.

Quand la tumeur reste immuablement fixée dans l'excavation, le pronostic est grave ; il dépend d'ailleurs en partie de la conduite qui est suivie, et varie nécessairement suivant qu'on intervient promptement, ou que la femme reste, au contraire, abandonnée à elle-même, ou n'est secourue que tardivement.

D'après une statistique citée par Tarnier (Société de chirurgie), sur 42 observations de tumeurs fibreuses graves, 27 femmes sont mortes; 13 seulement ont guéri ; pour 2 autres la terminaison est restée inconnue. Mais nous ferons remarquer que cette statistique a été relevée avant le règne de l'antisepsie.

Le pronostic pour l'enfant doit également être très réservé dans les cas où les fibromes déterminent des accidents pendant la grossesse, ou de la dystocie pendant le travail. Outre que son existence est compromise par la possibilité d'un avortement ou d'un accouchement prématuré, nous avons vu que le fœtus peut succomber au cours de la gestation. Au moment de l'accouchement, sa vie sera subordonnée à la durée du travail, aux complications qui peuvent se produire, aux interventions diverses qui auront été nécessaires.

Traitement. — Le traitement doit être envisagé pendant la grossesse, le travail, la délivrance et les suites des couches.

A. — Traitement pendant la grossesse. — La conduite à tenir en présence d'une grossesse compliquée de fibromes a été longtemps expectante. Mais Schrœder et ses élèves estiment qu'on doit toujours intervenir par un acte opératoire, particulièrement par l'ablation du fibrome quand elle est possible.

Pour d'autres accoucheurs moins radicaux, cette intervention reconnaît deux grandes indications : d'une part les accidents graves qui peuvent survenir au cours de la grossesse et mettre la vie de la mère en danger, d'autre part les cas où l'on prévoit que la tumeur, obstruant l'excavation, rendra l'accouchement impossible ; nous ferons simplement remarquer que cette dernière indication est bien difficile à préciser d'avance, puisque nous savons que, contre toute attente, au moment du travail, le fibrome peut subir un déplacement qui permet au fœtus de s'engager et d'être expulsé.

C'est en raison de cette impossibilité d'affirmer que l'accouchement ne se fera pas spontanément, que la majorité des auteurs conseille l'expectation pendant la grossesse, quand celle-ci évolue normalement, et n'est troublée par aucune complication sérieuse. On se borne donc, en ce cas, à surveiller la marche de la gestation et les progrès de la tumeur, et à prévenir les menaces d'avortement ou d'accouchement prématuré à l'aide du repos, du laudanum et de la morphine.

Cette conduite est celle qui nous semble la plus rationnelle, et nous pensons qu'il n'y a pas lieu d'intervenir pendant la grossesse, tant qu'on n'a pas la main pour ainsi dire forcée par une complication survenue plus ou moins longtemps avant l'accouchement. Il est cependant nécessaire de faire quelques réserves relatives à cette manière de voir, car les fibromes sont parfois si volumineux, et si profondément engagés dans le petit bassin, que la prévision d'une dystocie redoutable équivaut presque à une certitude ; dans ce cas, les dangers courus par la femme seraient très vraisemblablement si grands, qu'une intervention pendant la grossesse devient légitime.

Autrefois, il est vrai, l'expectation était presque toujours la règle absolue, ou du moins on n'avait recours qu'à l'avortement provoqué ou à l'accouchement prématuré artificiel, et c'est à peine si l'on osait employer le bistouri, soit pour enlever le fibrome, soit pour pratiquer l'hystérectomie. On redoutait au plus haut point toute opération sanglante chez une femme enceinte : on craignait d'une part d'interrompre ainsi la grossesse, et d'autre part de faire courir à la mère de grands dangers. Ces craintes ont persisté jusqu'à ces dernières années, puisque en 1880, Lefour, se faisait encore l'écho de l'opinion générale en écrivant cette phrase : « Nous ne saurions accepter une intervention aussi grave que celle qui consiste à faire la gastrotomie pendant la grossesse. » Actuellement, les idées se sont singulièrement modifiées grâce aux progrès de la myomotomie, et à la sécurité donnée par l'antisepsie ; aussi, les accoucheurs ont-ils introduit avec succès la laparotomie dans leur pratique, et l'on a pu, ainsi que nous allons le dire, faire pendant la gestation des opérations extrêmement importantes, sans en interrompre le cours, et sans compromettre la vie de la femme. Toutefois, les opinions sont restées partagées en ce qui concerne l'opportunité même de l'intervention.

Cela dit, quelles sont les diverses manières d'intervenir chez une femme enceinte atteinte de fibromes ? A l'exemple de Pestalozza, nous en distinguerons trois : 1° On peut interrompre le cours de la grossesse ; 2° on peut faire l'ablation de la tumeur ; 3° on peut supprimer à la fois la grossesse et la tumeur.

1° L'interruption de la grossesse comprend deux modes d'intervention : l'avortement ou l'accouchement prématuré.

Ces deux opérations soulèvent de sérieuses objections. Outre qu'elles peuvent être difficiles à pratiquer, impraticables même, en raison de la déviation et de l'inaccessibilité du col, elles ne sont pas sans dangers.

L'avortement expose la femme aux hémorrhagies, à la rétention du placenta, à la septicémie. Aussi, ne reconnaît-il, à notre avis, que des indications exceptionnelles, telles qu'un accroissement précoce très rapide de la tumeur, une rétroversion irréductible de l'utérus fibromateux, des phénomènes d'étranglement interne, ainsi que Depaul en a rapporté un exemple.

Quant à l'accouchement prématuré artificiel, les accoucheurs sont à peu près unanimes à le rejeter comme inutile et insuffisant, les difficultés de l'accouchement pouvant être presque aussi grandes qu'à terme.

Il y a encore une autre manière d'interrompre la grossesse, c'est l'opération césarienne, qui n'est évidemment applicable qu'aux cas où des complications menaçantes mettraient brusquement la vie de la femme en danger, et où le col serait inaccessible. Cette opération a été pratiquée dans ces conditions par Martin et par Tuffier à 5 et 6 mois de grossesse. L'opérée de Martin a guéri ; celle de Tuffier a succombé à des accidents de pyélo-néphrite.

2° L'ablation du fibrome peut être effectuée par la voie vaginale ou par l'abdomen.

L'indication de l'*ablation par le vagin* est fournie par la présence d'une tumeur située dans l'excavation, plutôt pédiculée que sessile, et déterminant des accidents graves tels que des hémorrhagies profuses. En réunissant les observations citées par Chahbazian et Pestalozza, on arrive à un total de 21 cas dans lesquels on a fait cette opération ; 2 femmes ont succombé, dont une, il est vrai, d'éclampsie (Hanck) ; la mortalité a donc été de 18,18 p. 100. Les autres opérées ont guéri, et la grossesse a continué son cours chez la plupart d'entre elles. En pareil cas, l'ablation de la tumeur peut être réalisée par divers procédés, la torsion, la ligature, l'excision ; Schrœder a même employé une fois et avec succès l'incision suivie de l'énucléation.

L'opération par l'abdomen, *myomotomie abdominale*, pratiquée pour la première fois par Péan en 1874, puis réglée par Schrœder en 1879, donne des résultats presque aussi favorables. Elle consiste à enlever la tumeur sans ouvrir la cavité utérine, et elle est surtout réalisable lorsque le fibrome est pédiculé ou lorsque, sessile, il ne pénètre pas trop profondément dans la paroi utérine. En 1890, Pestalozza en avait relevé 18 cas. Depuis cette dernière date, de nouvelles opérations ont été faites, entre autres une en France par Terrier, dont l'observation a été publié en 1891 dans la thèse de Jaborowski : la tumeur enlevée pesait 3,500 grammes et la grossesse ne fut pas interrompue. Apfelstedt a pu réunir 32 faits d'ablation, avec 26 guérisons et 6 morts ; la mortalité a donc été de 18,8 p. 100 ; sur les 26 femmes guéries, 15 ont mené leur grossesse à terme ; les 11 autres ont avorté ou accouché prématurément. Cette opération est indiquée lorsque surviennent des accidents graves de compression, de la péritonite, l'inflammation et la suppuration de la tumeur...

3° La suppression simultanée de la grossesse et de la tumeur est indiquée lorsqu'il y a des complications menaçantes et que l'ablation du fibrome sans ouverture de l'utérus est irréalisable. Pestalozza avait déjà rapporté, en 1890, 22 cas d'amputation supra-vaginale de cet organe avant la viabilité du fœtus. La statistique plus récente d'Apfelstedt relate 40 opérations, avec une mortalité de 30 p. 100. D'après Hauser, le traitement extra-péritonéal du pédicule semble donner de meilleurs résultats que son abandon dans l'abdomen.

Au lieu de l'amputation utéro-ovarique, on a pratiqué plusieurs fois l'ablation totale. Martin (2 cas), Lanelongue (*Soc. d'obstétr. de Bordeaux*, 12 juillet 1892), Küfferath (*Soc. belge de gyn. et d'obst.*, 1896), et Ch. Monod (*Soc. de chirurgie*, 11 nov. 1896), ont fait cette opération avec succès au quatrième mois de la grossesse.

En somme, l'intervention la plus favorable est la myomotomie, soit vaginale, soit abdominale. L'amputation supra-vaginale est beaucoup plus grave, et jusqu'à plus ample informé, l'ablation totale lui semble préférable.

Pour nous résumer, nous dirons que la conduite à tenir pendant la grossesse doit être la suivante : n'intervenir qu'au cas d'accidents graves, menaçant immédiatement la vie, et choisir le mode d'intervention qui répondra aux indications que nous avons exposées.

B.— Traitement pendant le travail. — Après ce que nous avons dit des diverses terminaisons de l'accouchement, il est évident que la conduite à tenir pendant le travail doit varier essentiellement suivant les cas.

Expectation. — Quand la tumeur est abdominale ou quand elle n'occupe pas dans l'excavation une place assez grande pour gêner la descente du fœtus, l'expectation sera de rigueur. On se bornera, en cas d'inertie utérine, à activer le travail par les moyens habituels, irrigations vaginales chaudes, application de ballons dilatateurs ou de l'écarteur de Tarnier..., et, quand la dilatation du col le permettra, on terminera l'accouchement artificiellement, pour peu que l'état de la mère ou de l'enfant donne quelque inquiétude.

Lorsque la tumeur occupe l'excavation, et s'oppose plus ou moins à l'engagement de la partie fœtale, on devra se rappeler que son déplacement spontané est possible. Aussi pourra-t-on attendre ; mais cette attente ne devra pas se prolonger outre mesure, car on s'exposerait alors à voir se produire des accidents tels que la mort du fœtus, sa putréfaction, etc...

Refoulement. — Si au bout d'un certain temps la tumeur ne bouge pas, on peut essayer de la refouler au-dessus du détroit supérieur. Ce refoulement doit se faire autant que possible sous le chloroforme ; il sera tenté prudemment avec la main introduite tout entière dans le vagin ; on n'exercera que des pressions modérées, et on se gardera d'employer une force trop considérable dans les tentatives de réduction, sous peine de s'exposer à produire une rupture.

Extraction par le vagin. — Parfois le fibrome a pu être extrait par le vagin à l'aide de procédés analogues à ceux que nous avons déjà signalés à propos du traitement pendant la grossesse. Danyau a communiqué en 1851, à l'Académie de médecine, un cas dans lequel il parvint à énucléer une tumeur considérable, du poids de 650 grammes, développée dans la lèvre postérieure du col, et put frayer ainsi un libre passage au fœtus. Plus récemment, Munde a pu énucléer pendant le travail un myôme du poids de 1,500 grammes, ce qui lui a permis de procéder à l'extraction du fœtus.

Chahbazian a réuni 12 observations de ce genre ; une seule femme est morte de septicémie au bout de deux mois. Il s'agit donc là d'une opération relativement peu dangereuse ; aussi devra-t-on y recourir lorsqu'elle semblera praticable sans trop de difficultés, et particulièrement quand il s'agira d'une tumeur insérée sur le col, surtout quand elle sera pédiculée.

Forceps et version. — Lorsque le fibrome ne peut être déplacé, et qu'il est impossible de songer à en faire l'ablation par le vagin, la conduite à tenir dépend de la largeur de l'espace laissé libre dans l'excavation par ce fibrome, et du degré de son ramollissement. Si l'espace est suffisant, si la tumeur est dépressible, on peut tenter une application de forceps ou une version.

En dehors de quelques cas où le forceps est nettement indiqué, par exemple lorsqu'il y a un certain degré d'engagement de la tête, on a le plus souvent affaire à une présentation du sommet mobile au-dessus du détroit supérieur, et l'accoucheur peut à son gré recourir au forceps ou à la version. Les opinions sont partagées à l'égard de ces deux opérations ; les uns, comme Depaul, Charpentier, Lefour, préconisent le forceps, les autres, comme Tarnier et Fritsch, la version. Ce que nous avons déjà dit de la facilité plus grande avec laquelle s'engage l'extrémité pelvienne défléchie, explique la préférence de Tarnier pour la version.

Mais voyons maintenant ce que disent les statistiques. Rassemblant les chiffres fournis par Süsserott, Tarnier, Lefour et Chahbazian, Puech établit les résultats suivants : sur 57 applications de forceps, il y a eu 38 mères vivantes (66 p. 100) et 25 enfants vivants (43 p. 100).

D'après le même auteur, sur 29 versions, il y eut 7 mères vivantes (24 p. 100) et 7 enfants vivants (24 p. 100); la mortalité a donc été très grande, aussi bien pour les mères que pour les enfants; elle tient peut-être en partie à ce que la version a été pratiquée dans les cas les plus graves, non justiciables du forceps, à cause de l'élévation de la présentation.

Quoi qu'il en soit, ces chiffres démontrent la gravité des deux modes d'extraction, et en particulier de la version qui serait plus dangereuse. Néanmoins, ainsi que le font remarquer Lefour et Puech, il ne faut pas tenir un compte trop absolu des statistiques, car elles renferment bien des cas qui ne sont pas comparables. Il n'en reste pas moins vrai que la version est souvent d'une exécution plus facile que l'application du forceps, et qu'elle peut rendre service dans un certain nombre de cas.

Symphyséotomie. — En présence des résultats si peu favorables que donnent le forceps et la version, ne pourrait-on songer à la symphyséotomie? Lepage a publié une observation qui a trait à un fibrome utérin ou juxta-utérin, et où cette intervention a été heureuse pour la mère et pour l'enfant; mais le nombre des symphyséotomies pratiquées dans ces conditions est encore trop restreint pour qu'on puisse porter un jugement définitif sur ce mode d'intervention. Nous ferons seulement remarquer que lorsqu'on a affaire à une tumeur du bassin, quelle qu'elle soit, il est très difficile de prévoir si la section de la symphyse agrandira suffisamment le pelvis pour que l'enfant puisse naître vivant. Dans un cas qui nous est personnel, et où nous avons pratiqué la symphyséotomie pour une tumeur fibreuse du périoste de l'excavation, nous n'avons pu obtenir un passage assez grand pour la sortie de l'enfant vivant, et celui-ci ayant succombé, nous avons dû faire la basiotripsie.

Embryotomie. — Lorsque l'enfant est mort, le forceps et la version doivent céder le pas à l'embryotomie. Dans les présentations du sommet, une simple crâniotomie a pu suffire quelquefois; la tête vidée de sa substance cérébrale s'allonge, se lamine pour ainsi dire, et une expulsion spontanée peut avoir lieu. Mais le plus souvent, on fait suivre la perforation du crâne de son broiement et de l'extraction du fœtus, ne serait-ce que pour abréger la durée du travail. C'est donc en somme à la basiotripsie qu'il faut recourir.

Le basiotribe a même été appliqué sur le siège; Ribemont-Dessaignes a pu extraire ainsi un enfant mort qui se présentait par l'extrémité pelvienne décomplétée, mode des fesses.

L'embryotomie rachidienne, dans les présentations de l'épaule, présente souvent les plus grandes difficultés, ce qui s'explique par la gêne qu'apporte la tumeur à l'exécution des différents temps de cette opération.

Le pronostic de l'embryotomie dans le cas de dystocie par tumeur fibreuse est en général très grave: la mortalité des mères est très grande (voir plus loin). Cette mortalité tient à deux causes: d'une part aux conditions souvent défectueuses dans lesquelles a lieu l'intervention, rupture prématurée des membranes, mort du fœtus depuis un certain temps, début d'infection, et aux difficultés du manuel opératoire; d'autre part, aux froissements inévitables subis par la tumeur et les parties molles, au cours de l'opération.

Aussi, lorsque l'enfant est vivant, l'embryotomie nous semble-t-elle contre-indiquée, et l'on comprend qu'on ait essayé de la remplacer par l'opération césarienne, dont il nous reste à parler.

Opération césarienne, opération de Porro, ablation totale de l'utérus. — L'opération césarienne est d'ailleurs la seule ressource de traitement, lorsqu'il y a obstruction totale de l'excavation, sans le moindre espoir de déplacement de la tumeur. Cette opération a donné jusqu'en 1880 des résultats fort peu encourageants. Sur 27 cas réunis à cette époque par Lefour, la femme avait succombé 22 fois. La mortalité était donc de 81,48 p. 100.

Depuis, grâce aux modifications apportées à la technique de la césarienne conservatrice, cette opération est devenue beaucoup moins meurtrière. Toutefois, en ce qui concerne les fibromes, elle est toujours restée une intervention grave, bien que ses résultats se soient améliorés. En 1890, sur 18 observations nouvelles, Pestalozza relevait 12 morts ; mortalité, 66 p. 100. Plus récemment, Apfelstedt, ne tenant compte que des opérations faites depuis 1886, a constaté que la mortalité était tombée à 50 p. 100. Quelque encourageant que soit ce chiffre, il est encore très élevé.

Mais en regard des résultats de la section césarienne simple, nous devons placer ceux de l'opération de Porro, c'est-à-dire de la césarienne suivie de l'amputation de l'utérus et des ovaires, qui a été également employée comme traitement des fibromes compliquant le travail.

Au point de vue historique, il est intéressant de rappeler que la première ablation de l'utérus gravide pour tumeur fibreuse, au terme de la grossesse, a été faite, en 1868, par Storer, de Boston, dans des circonstances particulièrement émouvantes, avant que Porro eût donné son nom à cette opération. Au cours d'une laparotomie que Storer pratiquait chez une femme enceinte dans le but d'enlever un fibrome qui rendait l'accouchement impossible, cet opérateur fut surpris par une hémorrhagie formidable ; il ouvrit alors l'utérus, en retira l'enfant, et, comme le sang coulait toujours, il fit l'ablation du corps de l'utérus et des annexes. La femme succomba trois jours après.

Le second cas d'amputation utéro-ovarique *pour fibromes* est dû à Tarnier. En août 1879, il pratiqua, à Paris, la première opération de Porro qui y ait été faite ; il s'agissait d'une femme dont l'excavation était remplie par des fibromes absolument immobiles ; malheureusement l'intervention faite tardivement ne put sauver la mère, dont l'enfant était putréfié, et qui était déjà en proie à l'infection.

D'autres opérations de Porro ont été faites depuis quelques années chez des femmes atteintes de fibromes, et il faut bien dire que les premiers résultats ont été désastreux. Mais avec les progrès de l'antisepsie et le perfectionnement du manuel opératoire, les choses ont changé. Sur 18 interventions de ce genre (17 rapportées par Pestalozza, 1 due à Freund), il y eut 9 guérisons et 9 morts, soit une mortalité de 50 p. 100. Le cas de Freund, cité par Van der Veer, est particulièrement intéressant, en ce sens que la grossesse, bien que de 8 mois, ne fut reconnue que pendant l'opération : Freund croyait avoir à faire une simple hystérectomie abdominale pour fibromes.

Depuis, les succès sont devenus encore plus nombreux : car, d'après Apfelstedt, ce mode d'intervention ne donne plus, depuis l'année 1886, que 20 p. 100 de mortalité.

L'opération de Porro fournit donc à présent des résultats très sensiblement plus favorables que la section césarienne simple. Nous ferons en outre remarquer que la mortalité de l'embryotomie, 50 p. 100, est bien plus considérable. Or, avec l'opération de Porro, on sauvegarde la vie de l'enfant qui, théoriquement du moins, devrait toujours naître vivant, et on débarrasse en même temps la mère de ses fibromes. Cette opération paraît donc préférable à la césarienne et à l'embryotomie. Toutefois, pour que l'opération de Porro soit simple, il faut qu'on puisse former le pédicule au-dessous du fibrome; si celui-ci est inséré sur la partie la plus déclive du segment inférieur, il faudra, pour former ce pédicule, évider le fibrome ou l'énucléer ; ce sont là des circonstances aggravantes, défavorables à l'opération de Porro, et qui plaident en faveur de l'opération césarienne conservatrice, à moins qu'on ne se décide à l'ablation totale de l'utérus.

Exécutée plusieurs fois au quatrième mois de la grossesses (voir p. 459), cette ablation totale a été faite avec succès aussi, en 1895, par Guermonprez (de Lille), après section césarienne, chez une femme arrivée au terme de sa gestation ; Varnier et Pierre Delbet l'ont pratiquée avec le même succès, mais sans ouvrir l'utérus, chez une femme en travail, dont l'enfant était mort (*Annales de Gynécologie*, février 1897). Pareil acte opératoire est parfaitement rationnel, mais les faits sont encore trop peu nombreux pour qu'on puisse dire dans quelle mesure il pourra être substitué à l'opération césarienne conservatrice ou à celle de Porro, et quel avenir lui est réservé.

Nous ferons encore remarquer qu'on pourrait peut-être, au moins dans les cas où l'utérus n'est pas infecté, et où son ablation n'est pas nécessaire, se borner à pratiquer la césarienne simple, en la faisant suivre de la ligature des trompes et des vaisseaux utéro-ovariens, dans le double but de rendre la femme stérile, et d'amener la régression des fibromes, ainsi que l'ont fait avec succès dans un cas Budin et Bouilly (communication orale).

Résumé du traitement pendant le travail de l'accouchement. — La conduite à tenir pendant le travail dans les cas de dystocie par fibromes obstruant l'excavation peut se résumer ainsi : expectation quand aucun danger ne menace la mère et l'enfant, et surtout si la tumeur n'est pas très volumineuse, et s'il semble permis de compter sur son déplacement spontané ; tentatives de refoulement manuel de la tumeur sous le chloroforme, quand ce déplacement spontané n'a pas lieu ; ablation du fibrome par le vagin, quand il est bien limité et facilement accessible par cette voie. Lorsque le refoulement ou l'ablation par le vagin est impossible, et que l'espace est cependant suffisant pour qu'on puisse tenter une application de forceps ou une version, on aura recours à l'une ou l'autre de ces opérations, suivant leurs indications respectives. Si le forceps et la version sont impraticables, et si le fœtus est mort, on pourra faire l'embryotomie, mais à la condition que le passage des instruments soit possible sans faire courir trop de dangers à la mère.

Si l'enfant vit, l'embryotomie devra presque toujours être abandonnée, et l'on comprend qu'on lui préfère l'opération de Porro qu'il est alors logique de pratiquer, puisque nous avons vu sa supériorité dans ce cas sur la césarienne conservatrice. Rappelons aussi l'attention sur l'ablation totale de l'utérus.

Il n'est pas encore possible de se prononcer sur la valeur de la symphyséotomie ; en tout cas, elle ne devrait être tentée que si on avait la quasi-certitude qu'elle créera un agrandissement suffisant pour l'extraction de l'enfant vivant.

C. — Traitement pendant la délivrance et les suites de couches. — L'expectation est de règle pendant la délivrance, quand celle-ci ne présente aucune complication. Mais s'il survient l'un des accidents que nous avons indiqués plus haut, hémorrhagies, rétention du placenta, etc., il ne faudra pas hésiter à faire immédiatement la délivrance artificielle.

Pendant les suites de couches, l'antisepsie la plus rigoureuse est nécessaire. On peut, dans certaines conditions, faire l'ablation de la tumeur par le vagin (comme nous avons vu qu'on l'avait fait pendant la grossesse et pendant le travail), c'est lorsqu'elle est aisément accessible sur toute son étendue par cette voie : les fibromes pédiculés du col et du segment inférieur sont particulièrement justiciables de cette intervention. Elle s'impose même absolument dans quelques cas, comme dans l'observation rapportée par A. Herrgott, dont nous avons déjà parlé (p. 432). Il s'agissait d'une femme chez laquelle, après l'accouchement, une tumeur du volume d'une tête fœtale resta pendante à l'orifice vulvaire ; c'était un fibrome implanté sur la lèvre antérieure du col, fibrome qui, par son déplacement, avait permis à l'accouchement de se faire spontanément, et n'avait pu ensuite rentrer dans le vagin. A ce propos, il est important de rappeler que dans les cas de ce genre on doit éviter avec soin de prendre la tumeur pour une inversion utérine ou réciproquement ; cette erreur, si préjudiciable à la femme, a malheureusement été commise un certain nombre de fois.

Sur 18 ablations de fibromes faites par le vagin pendant les suites de couches (17 cas cités par Chahbazian et 1 cas d'A. Herrgott), dont 10 aussitôt après l'accouchement et 8 un peu plus tard, il y a eu quatre insuccès; mais les 4 femmes qui ont succombé étaient épuisées par la longueur du travail. Quoi qu'il en soit, la mortalité a été de 22 p. 100, et il ressort des faits précédents qu'il est préférable de ne pratiquer cette opération que si l'état général de la femme reste bon, et ne donne lieu à aucune inquiétude.

Dans des cas extrêmement graves, où la femme était atteinte d'accidents infectieux pendant les suites de couches, des opérateurs hardis n'ont pas craint de faire l'ablation de l'utérus après laparotomie. Trois opérations ont été faites dans ces conditions par Hegar, Freund et Obedrecht, et les trois femmes, bien qu'en proie à la septicémie, ont guéri. Nous nous bornons à enregistrer ces faits ; trop peu nombreux pour qu'on puisse porter sur eux un jugement définitif, ils doivent néanmoins attirer vivement l'attention.

S. T. — P. B. — C. Maygrier.

CHAPITRE VII

DYSTOCIE PAR TUMEURS DE L'ABDOMEN ET DE L'EXCAVATION PELVIENNE

Après avoir décrit la dystocie causée par les tumeurs attenant à l'utérus lui-même, il nous reste, pour achever l'étude de la dystocie des parties molles, à parler des tumeurs développées dans le voisinage de l'utérus gravide, en ce qui concerne les difficultés qu'elles sont susceptibles d'apporter à l'accouchement. Ces tumeurs peuvent occuper la cavité abdominale ou siéger dans l'excavation pelvienne ; bien que cette division soit un peu artificielle, parce que des tumeurs primitivement abdominales peuvent ensuite devenir pelviennes, ou réciproquement, c'est celle que nous adopterons comme la plus commode dans la description qui va suivre.

ARTICLE PREMIER

TUMEURS DE L'ABDOMEN

Lorsqu'une femme atteinte d'une tumeur abdominale quelconque devient enceinte, sa grossesse évolue d'une façon variable, et se montre plus ou moins pénible, suivant le degré de gêne mécanique apportée par la tumeur au développement de l'utérus gravide.

Mais au point de vue de l'accouchement, il y a une distinction importante à établir entre les tumeurs abdominales proprement dites, et celles qui se prolongent en même temps dans l'excavation. Les premières n'entravent pas sérieusement l'accouchement ; elles peuvent seulement amener une certaine gêne dans les contractions utérines et dans la dilatation du col par suite du déplacement qu'elles font subir à l'utérus (voyez *Obliquités de l'utérus*, p. 438). Les secondes, au contraire, qui sont abdomino-pelviennes, obstruent plus ou moins l'excavation, et sont particulièrement intéressantes au point de vue dystocique ; les principales d'entre elles sont constituées par les tumeurs des annexes de l'utérus, notamment par celles des ovaires.

Nées dans l'excavation, les tumeurs ovariques envahissent rapidement l'abdomen ; pendant la grossesse, elles s'élèvent en même temps que l'utérus et peuvent devenir purement abdominales ; mais souvent aussi elles restent en partie contenues dans le petit bassin. Elles réalisent donc le type des tumeurs abdominales et abdomino-pelviennes qui peuvent compliquer la grossesse, et à ce titre, comme aussi par leur importance et leur fréquence, elles méritent une description spéciale.

Nous étudierons donc principalement les tumeurs de l'ovaire, puis celles des trompes et des ligaments larges, et nous dirons quelques mots de diverses autres tumeurs abdominales qui parfois deviennent également une cause de dystocie.

§ 1. — Tumeurs de l'ovaire.

Bibliographie chronologique. — BAUDELOCQUE. L'art des accouchements, 1789, t. II, p. 436. — PUCHELT. Commentatio de tumoribus in pelvi partum impedientibus. Th. Heidelberg, 1840. — JETTER. Inaug. Dissert., Tübingen, 1861. — LUSCHKA. Monatschr. für Geb., 1866, XXVII, p. 267. — BERRY. Transact. of the obstetr. Society of London, 1866, VII, p. 263. — PLAYFAIR. Transact. of the obstetr. Soc. of London, 1868, IX, p. 68. — DOUMAIRON. Étude sur les kystes ovariques compliquant la grossesse, l'accouchement, la puerpéralité. Thèse Strasbourg, 1868. — TREILLE. Les tumeurs de l'ovaire considérées dans leurs rapports avec l'obstétrique. Th. Paris, 1873. — BARNES. Leçons sur les opérations obstétricales. Trad. Cordes, 1873, p. 250. — CAZEAUX et TARNIER. Traité théorique et pratique de l'art des accouchements. Paris, 1874, 9e édit. — BREWER. Transact. of the obst. Soc. of London, 1879, XX, p. 184. — SCHRŒDER. Zeitschr. für Geb. und Gyn., 1880, V, p. 383. — HEIBERG. Thèse de Copenhague, 1881, et Centr. für Gyn., 1882, p. 405. — CAYLA. Contribution à l'étude de l'ovariotomie pratiquée pendant la grossesse. Thèse Paris, 1882. — SPIEGELBERG. Lehrb. der Geb., 1882, p. 277 et 473. — LOMER. Arch. für Gyn., 1882, XIX, p. 301. — J. WILLIAMS. Amer. Journ. of obstetr., 1884, p. 778. — OLSHAUSEN. Die Krankheiten der Ovarien, Stuttgard, 1886. — RÉMY. De la grossesse compliquée de kyste ovarique. Thèse agrég., Paris, 1886 (Bibliographie). — A. HERRGOTT. Annales de Gynéc., 1886, p. 410. — LAWSON TAIT. Traité des maladies des ovaires. Trad. Ad. Olivier, 1886, p. 377. — FOCHIER. Lyon médical, 4 juillet 1886. — SPENCER WELLS. Diagnostic et traitement chirurgical des tumeurs de l'abdomen. Paris, 1886, p. 214. — BOUTEILLER. Progrès médical, 1887, p. 293. — KNOWLEY THORNTON. Transact. of the obstetr. Soc. of London, 1887, XXVIII, p. 41. — TERRILLON et VALAT. Arch. de Tocol., 1888, p. 207. — BUDIN. Leçons de clinique obstétricale. Paris, 1889, p. 391. — ENGSTRÖM. Annales de gynécologie, octobre 1890. — DEBAISIEUX. Congrès de gynécologie et d'obstétrique de Bruxelles, 17 septembre 1892. — DSIRNE. Arch. für Gynæk., 1892, XLII, p. 415. — FRITSCH. Traité clinique des opérations obstétricales. Trad. Stas, 1892, p. 237. — POLAILLON. Bullet de l'Acad. de méd., 25 juillet 1892. — FLAISCHLEN. Zeitschr. für Geb. und Gyn., 1894, XXIX, p. 48. — PINARD. Bulletin de l'Académie de médecine, 1894, p. 147. — VINAY. Traité des maladies de la grossesse, Paris, 1894, p. 172. — MERKEL. Münch. med. Wochenschr., 1895, n° 37, p. 864 et Frommel's Iahresbericht, 1896, p. 560. — MORISON. The British gynæk. Journ., mai 1895. — MAINZER. Münch. med. Wochenschr., n° 48, 1895, et Frommel's Jahresbericht, 1896, p. 559. — RUBESKA. Monatschr. für Geb. und Gyn., septembre 1895, p. 184. — STAUDE. Monatschr. für Geb. und Gyn., octobre 1895, p. 257. — B. C. HIRST. Amer. Journ. of obst., août 1895, p. 224. — COCARD. Les traitements des kystes de l'ovaire pendant la grossesse et les suites de couches. Thèse Paris, 1896. — HALL. Amer. Journ. of obst., juin 1896, p. 890. — GARRIGUES. Amer. Journ. of obst., juin 1896, p. 910. — MANGIN. La Gynécologie, 15 juin 1896, p. 221. — MORSE. Transact. of the obst. Soc. of London, 1896, XXXVIII, p. 221. — BOSSI. Ann. di Ostetr., août 1896, p. 569. — PÉRIER. Bullet. de l'Acad. de méd., 19 janvier 1897. — POZZI. Traité de gynécologie, 3e édit., 1897, p. 869.

Nomenclature alphabétique des auteurs.

BARNES, 1873.
BAUDELOCQUE, 1789.
BERRY, 1866.
BOSSI, 1896.
BOUTEILLER, 1887.
BREWER, 1879.
BUDIN, 1889.
CAYLA, 1882.
CAZEAUX et TARNIER, 1874.
COCARD, 1896.
DEBAISIEUX, 1892.
DOUMAIRON, 1868.
DSIRNE, 1892.
ENGSTRÖM, 1890.
FLAISCHLEN, 1894.
FOCHIER, 1886.
FRITSCH, 1892.
HEIBERG, 1892.
A. HERRGOTT, 1886.
HIRST, 1895.
JETTER, 1861.
KNOWLEY THORNTON, 1887.
LAWSON TAIT, 1886.
LOMER, 1882.
LUSCHKA, 1806.
MAINZER, 1895.
MANGIN, 1896.
MERKEL, 1895.
MORISON, 1895.
MORSE, 1896.
OLSHAUSEN, 1886.
PÉRIER, 1897.
PINARD, 1894.
PLAYFAIR, 1868.
POLAILLON, 1892.
POZZI, 1897.
PUCHELT, 1840.
RÉMY, 1886.
RUBESKA, 1895.
SCHRŒDER, 1880.
SPENCER WELLS, 1886.
SPIEGELBERG, 1882.
STAUDE, 1895.
TERRILLON et VALAT, 1888.
TREILLE, 1873.
VINAY, 1894.
WILLIAMS, 1884.

Parmi les tumeurs qui peuvent se développer dans l'ovaire, les plus importantes par leur fréquence et leur volume sont les productions kystiques de cet organe. Aussi, nous occuperons-nous presque exclusivement des kystes de l'ovaire. Comme il n'en a pas été question dans cet ouvrage à propos de la pathologie de la grossesse afin de ne pas scinder leur étude, nous avons à combler cette lacune volontaire et à les envisager dans leurs rapports avec la gestation, l'accouchement et les suites de couches, conformément au plan que nous avons adopté pour les fibromes de l'utérus.

Ce n'est réellement que de ce siècle que date l'étude de la grossesse compliquée de tumeur ovarique, comme on peut s'en convaincre en parcourant l'excellent historique consacré à ce sujet par Rémy, dans sa thèse d'agrégation.

Nous nous bornerons ici à signaler, parmi les principaux travaux d'ensemble publiés sur la question, d'abord la thèse de Puchelt que nous avons déjà eu l'occasion de citer à propos du cancer de l'utérus (p. 422), et dans un des chapitres de laquelle se trouvent rapportées 17 observations d'affection ovarique mettant obstacle à l'accouchement; puis, le mémoire de Jetter (1861), qui est vraiment le premier où le sujet soit étudié dans tous ses détails et avec une grande richesse de documents (215 accouchements) ; d'intéressantes recherches cliniques de Playfair, de Lomer, d'Olshausen; la thèse de Doumairon (1868), élève de Stoltz, qui est le reflet des idées du maître; celle de Heiberg qui, en 1881, a réuni patiemment tous les cas publiés depuis 1860. Enfin, la thèse d'agrégation de Rémy, parue en 1886, résume toutes les connaissances acquises, et constitue le travail le plus complet qu'on puisse consulter sur ce chapitre de dystocie. Depuis, la littérature n'a cessé de s'enrichir de documents nouveaux, thèses, monographies, observations que nous aurons à mettre à profit.

La question du traitement est une de celles qui a le plus largement bénéficié des progrès de la chirurgie abdominale et de l'antisepsie. C'est ainsi que l'ovariotomie pendant la grossesse, due à l'initiative de Spencer Wells et de

Schrœder, dont les noms sont inséparables de son histoire, est admise aujourd'hui sans discussion et donne les plus brillants résultats. C'est ce que nous établirons plus loin, en indiquant les cas qui sont justiciables de ce mode d'intervention.

Sans entrer dans une description anatomo-pathologique pour laquelle nous renvoyons le lecteur aux traités de gynécologie, nous croyons utile de rappeler ici les notions générales suivantes :

Les kystes de l'ovaire se divisent en kystes proligères ou prolifères, qui sont ou glandulaires ou papillaires, et en kystes dermoïdes. Il y a aussi les kystes parovariques qui, se comportant cliniquement comme ceux de l'ovaire, ne doivent pas en être séparés.

Les kystes proligères, les plus fréquents, peuvent être uniloculaires ou multiloculaires ; parfois même les loges sont tellement nombreuses que la tumeur prend un aspect aréolaire.

Le liquide, tantôt clair, tantôt de couleur brunâtre, est plus ou moins filant et visqueux.

Le volume des kystes est extrêmement variable : tandis que les kystes dermoïdes sont habituellement petits, et peuvent ne pas dépasser la grosseur d'une orange, les autres variétés prennent parfois un développement énorme. On a vu des kystes qui contenaient jusqu'à trente litres de liquide et même davantage.

Le siège des kystes dépend avant tout de leurs dimensions. Tant qu'ils restent petits ou de moyen volume, ils demeurent dans l'excavation, où ils ont pris naissance ; dans cette situation pourtant, ils sont susceptibles de déplacement s'ils sont libres d'adhérences et munis d'un long pédicule. Quand le kyste est, au contraire, pourvu d'adhérences, quand il repose sur une base d'implantation large et sessile, il est immobilisé dans le bassin. Ces distinctions sont très importantes au point de vue obstétrical.

Les gros kystes s'élèvent dans l'abdomen, tantôt en abandonnant complètement l'excavation, tantôt en y restant partiellement inclus. De même que ceux qui occupent exclusivement le petit bassin, ils présentent une mobilité variable suivant le degré d'adhérences qu'ils ont contractées avec les parties voisines, et suivant la longueur de leur pédicule.

La fréquence des tumeurs de l'ovaire chez la femme enceinte varie avec leur nature. Dsirne, ayant réuni 135 cas d'ovariotomie pendant la grossesse, a relevé 119 kystes uniloculaires et multiloculaires, 5 kystes parovariques, 1 tumeur maligne et 10 kystes dermoïdes.

A propos de ces derniers, nous devons faire une remarque intéressante. Jetter en avait déjà compté 31 sur 166 cas de tumeurs ovariques. Rémy en a relevé 58 sur environ 200 observations. D'après Mangin, ces chiffres doivent être considérés comme trop faibles encore ; en effet, il a trouvé 47 observations publiées depuis la thèse de Rémy avec 17 kystes dermoïdes, ce qui porte à 36 p. 100 la proportion de ceux-ci par rapport aux autres tumeurs ovariennes pendant la gestation. Cette constatation est importante ; elle montre bien que les kystes dermoïdes sont une complication relativement fréquente de la grossesse, car, à l'état de vacuité, on en observe beaucoup moins; 3,3 p. 100 d'après Olshausen.

Influence des kystes de l'ovaire sur la fécondation et la fécondité. — Dans la grossesse compliquée de kyste ovarique, il est possible que ce dernier n'ait fait son apparition que lorsque la femme était enceinte. Mais le plus souvent le kyste préexiste à la grossesse.

La fécondation n'est donc pas annihilée par la dégénérescence kystique de l'ovaire, même lorsque les deux organes sont malades. Ce fait s'explique par la persistance de petites portions saines des ovaires, dans lesquelles les ovules continuent leur évolution normale; il peut encore être dû à la présence d'un ovaire supplémentaire (Spencer Wells).

Toutefois la fécondité des femmes atteintes de kyste de l'ovaire est amoindrie, ainsi que cela ressort des recherches de Veit, Martin, Olshausen. Pour ce dernier, la proportion des femmes stériles, dans ces conditions, est de 16,8 p. 100, alors que, dans les conditions ordinaires, la stérilité n'est que de 10 p. 100, d'après Simpson, ou 12 p. 100, d'après Spencer Wells.

Influence de la grossesse sur les kystes de l'ovaire. — Exceptionnellement, il peut arriver que la grossesse n'exerce aucune action sur le kyste : celui-ci reste stationnaire, et ne subit aucune modification ; parfois même, on l'a vu diminuer. Mais, dans la majorité des cas, il en est tout autrement, et la tumeur subit, au contraire, du fait de la gestation, un accroissement notable. C'est ainsi qu'on peut voir un kyste, intra-pelvien au début de la grossesse, prendre un développement rapide, au point d'envahir, dans le dernier mois, presque toute la cavité abdominale.

Ce kyste, ainsi accru, peut en outre devenir le point de départ de complications plus ou moins graves.

Les poussées aiguës de péritonite à sa surface ne sont pas rares, et il en résulte la formation d'adhérences avec la paroi abdominale ou les viscères voisins, adhérences qui deviennent une nouvelle entrave pour le développement normal de l'utérus.

L'intérieur du kyste peut s'enflammer et suppurer. Ce fait, heureusement peu commun, entraîne un pronostic des plus graves.

La rupture du kyste n'est pas très rare, puisque sur 257 observations Rémy l'a relevée 52 fois pendant la grossesse et la puerpéralité. Ces 52 cas se sont rencontrés chez 49 femmes, dont 24 sont mortes, c'est-à-dire environ 50 p. 100. La mort survient en pareille occurrence soit par collapsus, soit par péritonite aiguë consécutive à l'irruption du liquide dans la séreuse abdominale. La guérison est cependant possible par résorption du liquide épanché ; on a même vu la grossesse continuer son cours. Budin et Terrillon ont observé, chez une femme enceinte de 8 mois environ, la disparition brusque d'un kyste probablement parovarique. Aucun accident n'en résulta, et l'accouchement eut lieu normalement et à terme. Quelques mois plus tard, on constata que la tumeur s'était reproduite.

La torsion du pédicule est encore un accident qui peut se montrer, sans cause bien connue, au cours de la grossesse. L'étranglement qui en résulte pour les vaisseaux du pédicule, amène des complications diverses : tantôt une hémorrhagie abondante se fait dans l'intérieur du kyste, et cette hémorrhagie peut, si le kyste se rompt, se répandre dans le ventre ; tantôt la tumeur se gangrène ; tantôt enfin il se produit des phénomènes de shock ou de péritonite. La mort est le plus souvent la conséquence de ces graves éventualités.

Nous ne faisons que signaler ces diverses complications, sans nous arrêter à en décrire la symptomatologie, qui est la même chez la femme enceinte que lorsqu'elles se produisent à l'état de vacuité.

Influence des kystes de l'ovaire sur la grossesse. — Il est possible de voir la grossesse compliquée de kyste ovarique évoluer sans incidents, et arriver ainsi jusqu'à terme. Ce fait s'observe surtout quand la tumeur est petite et reste intra-pelvienne. Spencer Wells a cité l'observation d'une femme qui, malgré la présence d'un kyste de l'ovaire, eut cinq grossesses normales qui se terminèrent toutes heureusement.

Mais ordinairement la grossesse est influencée d'une façon fâcheuse. Tout d'abord, l'utérus peut être gêné dans son développement par la présence de la tumeur. Dans les premiers mois, cette tumeur l'empêche parfois de s'élever au-dessus du détroit supérieur, et le repousse dans l'excavation ; on peut observer alors de la rétroversion ou même du prolapsus.

Le plus ordinairement, l'utérus gravide et le kyste envahissent simultanément la cavité abdominale, en affectant entre eux des rapports différents, suivant qu'ils sont situés l'un au-devant de l'autre, ou juxtaposés, ce qui est la disposition la plus fréquente. Dans ce dernier cas, l'utérus subit une inclinaison latérale plus ou moins marquée, et il en résulte un défaut d'engagement de la partie fœtale à la fin de la gestation.

De plus, la distension souvent considérable de l'abdomen amène bientôt des troubles fonctionnels variés. La compression de la vessie détermine de la dysurie et du ténesme ; celle du tube digestif des vomissements, de la constipation ; la gêne de la circulation veineuse entraîne de l'œdème des membres inférieurs et de la paroi abdominale, de l'albuminurie, et quelquefois de l'ascite ; le refoulement du diaphragme provoque des palpitations et de la dyspnée, parfois même de l'asphyxie.

La nutrition elle-même peut être profondément troublée. La femme pâlit et maigrit ; ses forces s'épuisent, et elle présente cet aspect particulier et caractéristique auquel on a donné le nom de facies ovarique.

Dans ces conditions, la grossesse peut être interrompue dans son cours, rarement par un avortement, plus souvent par un accouchement prématuré. La fréquence de cette interruption est assez grande. Elle a été établie par Rémy dans les chiffres suivants : sur 321 grossesses, survenues chez 257 femmes atteintes de kyste de l'ovaire, 246 ont eu une évolution normale jusqu'à terme ; 75 seulement se sont terminées par l'expulsion prématurée du fœtus (23 p. 100).

Diagnostic. — Nous n'avons pas à exposer ici les signes qui permettent de reconnaître l'existence d'un kyste de l'ovaire. Mais quand il y a en même temps grossesse, ces signes peuvent devenir moins évidents, et le diagnostic demande alors à être étudié avec soin.

Il est nécessaire d'établir tout d'abord une distinction entre les cas où la tumeur est située dans l'abdomen, et ceux où elle occupe l'excavation.

a) *Le kyste est situé dans l'abdomen.* — Le diagnostic peut être facile à faire lorsque la grossesse étant déjà avancée, l'utérus gravide et le kyste forment dans la cavité abdominale deux tumeurs bien distinctes, chacune étant reconnaissable aux caractères qui lui sont propres : d'un côté une tumeur mate, arrondie et fluctuante; de l'autre, le globe utérin avec sa consistance spéciale, et les signes fournis par la présence du fœtus.

Mais les choses ne se présentent pas toujours avec une évidence aussi parfaite, et bien des circonstances peuvent rendre le diagnostic difficile et conduire à une erreur.

Dans certains cas le kyste est diagnostiqué, mais on méconnaît l'existence de la grossesse. — Dans d'autres cas, la grossesse est constatée, mais on méconnaît la tumeur. — Enfin, dans un troisième ordre de faits, on reconnaît bien qu'il y a une grossesse compliquée de tumeur, mais la nature de cette dernière est interprétée d'une façon inexacte.

Telles sont les trois alternatives que nous allons examiner, en insistant sur le diagnostic différentiel qu'il y a lieu d'établir à propos de chacune d'elles.

1° La grossesse peut être méconnue lorsqu'elle est à son début, surtout si le kyste est déjà volumineux et masque l'utérus. L'erreur est d'autant plus facile qu'on met sur le compte de la tumeur l'aménorrhée, les troubles digestifs, etc... qui sont le fait de la grossesse, et ce n'est qu'après l'apparition des signes de certitude qu'on s'aperçoit de l'existence d'un utérus gravide. C'est là une méprise fâcheuse, car il importe, ainsi que nous le verrons à propos du traitement, d'établir autant que possible le diagnostic de bonne heure.

La gestation, même plus avancée, peut encore passer inaperçue dans certaines circonstances, par exemple lorsque le fœtus est mort et qu'aucun signe certain ne permet d'affirmer son existence, ou bien lorsque la tumeur a acquis un volume considérable, et que la tension du ventre est telle que le palper et l'auscultation ne peuvent donner, à l'égard de la grossesse, aucun résultat positif.

L'ovariotomie a été entreprise un certain nombre de fois sans que la grossesse ait été soupçonnée, et ce n'est qu'au cours de l'opération que l'état de la femme a été constaté. C'est même là une éventualité qui est loin d'être rare, car, sur 135 ovariotomies faites chez des femmes enceintes, Dsirne l'a relatée 15 fois, et dans ces 15 cas le diagnostic n'a pas toujours été établi aussitôt après l'ouverture du ventre ; l'utérus gravide a été pris pour une loge kystique et ponctionné 4 fois, incisé 1 fois.

2° L'erreur qui consiste à diagnostiquer la grossesse seule, sans reconnaître l'existence du kyste, est plus rare que la précédente. Elle peut être commise lorsque la tumeur est petite et occupe l'excavation. Dans ce cas, le kyste n'est parfois découvert qu'au moment du travail, par suite de la gêne qu'il apporte à la terminaison de l'accouchement.

Dans d'autres cas, on peut croire à une grossesse compliquée d'hydramnios ou à une grossesse multiple. Mais, dans l'hydramnios, le ventre est uniformément distendu, partout fluctuant, et l'on peut par le toucher et le palper combinés se rendre compte de l'unicité de la tumeur.

Dans la grossesse gémellaire, même si elle s'accompagne d'hydramnios, un examen attentif permettra de constater la présence des deux fœtus au palper ou à l'auscultation.

3° Dans la troisième alternative, celle où on a reconnu que la grossesse est compliquée d'une tumeur, cette dernière peut être prise pour un fibrome, une corne utérine anormalement développée, une grossesse extra-utérine, une tumeur rénale, telle qu'une hydronéphrose, etc... Toutefois, les fibromes, même ramollis par le fait de la gestation, sont plus durs et plus irréguliers qu'un kyste de l'ovaire ; une corne utérine se distingue du kyste parce qu'on peut y faire pénétrer les parties fœtales, comme l'a indiqué Budin (voy. p. 446) ; un kyste fœtal extra-utérin présente dans son intérieur des parties solides, et n'a pas la fluctuation du kyste ovarique ; les tumeurs du rein sont reconnaissables à leur siège plus élevé, et n'ont habituellement aucune connexion avec le petit bassin.

On peut encore croire à une grossesse compliquée d'ascite, mais l'épanchement ascitique ne forme pas une tumeur distincte ; il se laisse déprimer par le palper, et on arrive sur l'utérus ; de plus, le liquide se déplace, quand on change la situation de la femme, comme on peut le constater par la percussion.

En somme, il sera presque toujours possible par une exploration minutieuse, et en s'enquérant avec soin du mode d'apparition et d'évolution de la tumeur, de s'assurer qu'on a affaire à un kyste de l'ovaire se développant du côté de l'abdomen et compliquant la grossesse.

b) *Le kyste est situé dans l'excavation* (fig. 146). — Le diagnostic des kystes de l'ovaire qui occupent le petit bassin est d'autant plus important à bien établir que c'est à cette variété qu'est due la dystocie la plus grave. On devra donc rechercher avec soin l'existence de la grossesse d'une part, celle de la tumeur d'autre part, et bien établir la nature de cette dernière.

Nous n'avons pas besoin de rappeler les difficultés que présente le diagnostic de la grossesse elle-même dans les trois premiers mois. Les déplacements que peut subir l'utérus par le fait du kyste, augmentent encore ces difficultés, en rendant le col peu accessible. Mais au fur et à mesure que l'œuf grandit, les signes de grossesse deviennent plus évidents, et le toucher et le palper combinés constituent le plus précieux moyen d'exploration, jusqu'à ce que la perception des battements du cœur fœtal vienne donner la certitude.

A côté, et plus souvent encore en arrière de l'utérus, dans la cavité de Douglas, est la tumeur ovarique, reconnaissable à ses caractères habituels, arrondie et fluctuante, ordinairement indolore. Sa situation dans le cul-de-sac postérieur peut provoquer une erreur qui a été plusieurs fois commise : on croit à un utérus gravide en rétroversion, le kyste étant alors pris pour le corps de l'utérus renversé en arrière. C'est par l'examen bimanuel pratiqué attentivement qu'on arrivera à se convaincre qu'il s'agit de deux tumeurs distinctes, l'une inférieure et postérieure constituée par le kyste, l'autre supérieure et antérieure, débordant plus ou moins la symphyse pubienne, suivant l'époque de la grossesse, et formée par l'utérus gravide; à l'aide d'un doigt placé dans le vagin, sur le col, et de l'autre main passant au-dessus des pubis, on pourra circonscrire cet utérus, et constater qu'il est indépendant de la masse engagée dans le cul-de-sac de Douglas.

La grossesse étant reconnue compliquée d'une tumeur, il reste à faire le

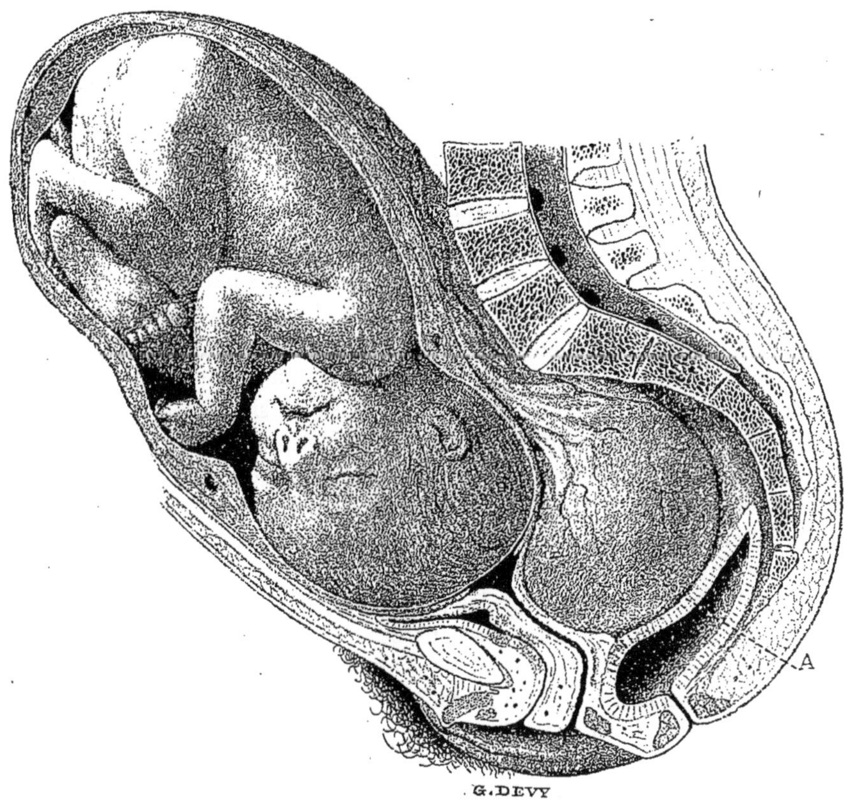

FIG. 146. — Dystocie par kyste de l'ovaire plongeant dans l'excavation. Tête fœtale arrêtée au détroit supérieur.

diagnostic de cette dernière, et à ne pas confondre le kyste ovarien avec d'autres tumeurs de l'excavation.

C'est surtout avec les fibromes pelviens que la confusion est possible. C'est là un fait sur lequel Tarnier a particulièrement attiré l'attention, et dont nous avons déjà dit quelques mots à propos du diagnostic des fibromes (p. 449). Ces derniers, ramollis par le fait de la gestation, ressemblent à s'y méprendre à des tumeurs fluctuantes; les kystes au contraire, comprimés et tendus dans l'excavation, prennent, surtout au moment du travail, une consistance dure qui fait croire à une tumeur solide. Certains cas sont tellement embarrassants que la seule façon de trancher la question est de pratiquer, comme nous l'avons indiqué, une ponction exploratrice. Encore ce moyen peut-il rester inefficace s'il s'agit d'un kyste dermoïde, dont le contenu épais ne peut pas toujours s'écouler par le trocart.

Nous n'insisterons pas sur le diagnostic des kystes ovariques intra-pelviens avec diverses tumeurs du petit bassin, telles que l'hématocèle, qui est très rare pendant la gestation, lorsque celle-ci évolue dans la matrice ; la grossesse extra-utérine, reconnaissable à son siège habituellement tubaire, à son immobilité, et à la douleur provoquée par la pression ; telles sont encore les tumeurs des parois de l'excavation, exostoses ou fibromes, qui ont une situation fixe et ne peuvent être déplacées, etc. Quant aux tumeurs dépendant de la vessie ou du rectum, nous aurons occasion d'en reparler plus loin.

Pour nous résumer, nous dirons que les kystes de l'ovaire situés dans le petit bassin sont parfois d'un diagnostic facile ; c'est lorsqu'ils sont nettement constitués par une tumeur arrondie, fluctuante, mobile, indolore. Mais le plus souvent, ils sont assez difficiles à reconnaître, particulièrement lorsqu'ils sont adhérents, durs et tendus, ou lorsqu'il s'agit de kystes dermoïdes. Aussi peut-on être obligé, pour en établir le diagnostic, de recourir aux deux moyens suivants : la ponction exploratrice et l'examen pratiqué sous le chloroforme ; ce dernier permettra d'introduire au besoin la main dans le vagin, et de se rendre compte du volume de la tumeur, de sa consistance, de son degré de mobilité et de ses connexions avec les parties voisines.

Il ne suffit pas en effet de reconnaître qu'on a affaire à une tumeur ovarique, mais il importe d'être fixé sur sa nature, de bien établir son siège exact, et de rechercher avec soin si elle a une consistance exclusivement liquide, si elle renferme des parties solides, si elle est uni ou multiloculaire, et si elle a contracté des adhérences avec les parties voisines, ce qu'on est en droit de supposer quand on a constaté des poussées de péritonite. Tous ces renseignements sont d'un grand intérêt pour le pronostic de l'accouchement.

Quant au diagnostic des complications qui peuvent survenir, telles qu'une rupture du kyste, il est généralement aisé à établir par la soudaineté des accidents et leur allure caractéristique : disparition instantanée de la tumeur, et changement de forme du ventre, douleur vive accompagnée de défaillances, etc. Dans le cas de brusque torsion du pédicule, on observe surtout des phénomènes de shock et d'hémorrhagie.

Marche et terminaisons de l'accouchement. — La marche du travail est très différente suivant que la tumeur est extra-pelvienne, ou qu'elle siège dans le petit bassin.

Lorsque le kyste occupe uniquement la cavité abdominale, l'accouchement se fait d'ordinaire spontanément et sans difficulté. En tout cas, la dystocie, quand elle existe, est légère. Le déplacement de l'utérus par la tumeur peut entraîner des anomalies dans les contractions utérines, de l'inertie ou des irrégularités. Il en résulte une certaine lenteur du travail qui, lorsque le kyste est très volumineux, s'accroît encore par la difficulté que la femme éprouve à faire des efforts d'expulsion. Des phénomènes d'oppression, d'asphyxie peuvent même survenir dans ces conditions, et nécessiter la prompte terminaison de l'accouchement.

Quand la tumeur est intra-pelvienne, l'accouchement spontané est beaucoup plus rare. Sur 89 accouchements compliqués de tumeur ovarique engagée dans le bassin, Rémy n'a relevé que 29 terminaisons sans intervention : donc, une sur trois environ.

Quand l'accouchement a lieu spontanément, il peut se faire de différentes façons. Le cas le plus favorable est celui où la tumeur est peu volumineuse, le fœtus petit, et où il y a par conséquent un espace suffisant pour le passage de ce dernier. Mais, lorsque la tumeur est trop grosse pour permettre l'engagement du fœtus, l'expulsion n'est possible que dans les conditions suivantes : la tumeur se déplace, ou s'aplatit, ou se rompt.

Le déplacement s'observe quand il s'agit d'un kyste mobile et pédiculé, qui peut subir un mouvement d'ascension, remonter au-dessus de l'excavation, et laisser descendre la partie fœtale qui se présente.

L'aplatissement est surtout possible quand la tumeur est molle et dépressible ; on l'observe pourtant aussi dans le cas de tumeur plus résistante ou même solide. C'est ainsi que Rémy rapporte dans sa thèse un fait observé par Tarnier à la Maternité en 1881 : une femme chez laquelle une tumeur du volume du poing obstruait l'excavation, accoucha cependant spontanément, grâce à un aplatissement notable de cette tumeur ; cette femme ayant succombé, on constata à l'autopsie qu'il s'agissait d'un kyste dermoïde de l'ovaire.

La rupture, en amenant la disparition du kyste, permet à l'accouchement spontané de se faire. Elle peut avoir lieu du côté de l'abdomen ; il se fait alors un épanchement dans le péritoine. Ou bien, c'est par le vagin ou le rectum que se fait cette rupture, comme dans un fait publié par Brewer : une tumeur ovarique qui remplissait l'excavation, se rompit par le vagin, et la femme accoucha naturellement.

En dehors de ces conditions, le bassin reste obstrué par la tumeur, et l'accouchement est impossible sans une intervention. C'est ce qu'on observe particulièrement dans le cas de tumeurs adhérentes, enclavées dans le cul-de-sac postérieur, et surtout quand il s'agit d'un kyste dermoïde.

On a vu quelquefois se produire, au cours du travail, un accident singulier que nous devons signaler ici : la rupture du vagin et l'apparition de la tumeur à l'orifice vulvaire. Luschka et Berry ont chacun rapporté un fait de ce genre ; dans ces deux cas, l'accouchement avait été terminé par le forceps, et aussitôt après on vit saillir au dehors une tumeur, qui fut reconnue pour un kyste ovarique dont on put faire la ligature et l'ablation.

Wiart a publié une observation curieuse qui se rapproche des précédentes. Chez une femme en travail, dont l'accouchement ne se terminait pas, il appliqua le forceps, et s'aperçut qu'au moment des tractions, la cloison recto-vaginale venait faire saillie dans le vagin ; au toucher, il reconnut la présence d'une tumeur du volume d'un œuf de dinde. Deux ponctions successives permirent de retirer de cette tumeur un liquide épais et crémeux, et l'extraction fut alors possible; pendant les suites de couches, il se fit par l'anus une évacuation abondante d'un liquide purulent, d'odeur infecte; puis finalement, il y eut expulsion d'une membrane « recouverte d'une forêt de cheveux fins et soyeux ». Il s'agissait d'un kyste dermoïde de l'ovaire qui, refoulé en bas par la tête du fœtus, s'était coiffé de la paroi antérieure du rectum et était descendu jusqu'à l'anus. (*Voir aussi* p. 434 et 435.)

Délivrance. — La délivrance s'effectue souvent sans difficulté. Il est possible cependant qu'elle soit gênée par le fait de la déviation que la tumeur peut faire subir à l'utérus après l'accouchement. Lomer a vu un cas où un kyste ovarique qu'il avait dû refouler pour permettre la sortie du fœtus, redescendit dans l'excavation et vint mettre obstacle à la délivrance; il fut obligé de le refouler de nouveau pour pouvoir opérer celle-ci.

Suites de couches. — Quand le travail n'a pas été trop long, ni trop pénible, et quand toutes les précautions antiseptiques ont été prises, on voit habituellement les femmes se rétablir sans complications. Mais il n'en est plus ainsi quand l'accouchement a été très laborieux, ou quand il n'a pu être terminé que par des manœuvres difficiles. La compression prolongée et les froissements qu'a subis la tumeur y produisent des modifications fâcheuses; elle peut s'enflammer et suppurer, se sphacéler, se rompre ; la septicémie, la péritonite peuvent être la conséquence de ces complications. Il importe donc, pour les éviter, de ne pas trop tarder à intervenir. La statistique suivante de Playfair est très instructive à cet égard : sur 27 cas de dystocie par kyste de l'ovaire, l'expectation fut pratiquée 13 fois ; 6 femmes succombèrent. Chez les 14 autres femmes, on intervint par le refoulement ou la ponction de la tumeur; pas une seule ne mourut, et tous les enfants naquirent vivants.

Pronostic. — Le pronostic en cas de grossesse compliquée de tumeur ovarique varie essentiellement suivant le siège de cette tumeur.

D'une façon générale, il est plus favorable quand le kyste est situé dans l'abdomen que lorsqu'il occupe l'excavation. Toutefois il importe d'établir des distinctions à propos de chacune de ces variétés.

En ce qui concerne les kystes extra-pelviens, on peut dire que leur gravité croit avec leur volume. Plus leurs dimensions sont considérables, plus sont à craindre les complications que nous avons signalées plus haut: phénomènes de compression, asphyxie, rupture du kyste, torsion de son pédicule, etc.

Pour les kystes intra-pelviens, si la question du volume a encore une grande importance, il y a surtout lieu de tenir compte de leur dureté plus ou moins grande, de leur mobilité et de leur degré de réductibilité.

C'est ainsi que les kystes dermoïdes enclavés dans le petit bassin sont considérés comme les plus dangereux au point de vue dystocique.

Le pronostic est encore subordonné au traitement, comme nous le verrons. Il suffit pour s'en convaincre de consulter les statistiques publiées à différentes époques; les progrès accomplis dans les divers modes d'intervention applicables à la dystocie par tumeurs ovariques, ressortent de la décroissance progressive de la mortalité des mères et des enfants. En 1861, Jetter constatait une mortalité de 31,4 p. 100 pour les mères et de 40,7 pour les enfants.

En 1882, les chiffres de Heiberg donnent une mortalité maternelle de 24,7 p. 100, et une mortalité infantile de 39 p. 100. En 1886, Rémy arrive aux chiffres suivants : 23 p. 100 pour les mères et 30 p. 100 pour les enfants.

Il faut toutefois remarquer que ce sont là des résultats pris en bloc, et qui embrassent toutes les périodes de la puerpéralité.

La mortalité augmente quand on ne la considère que pendant le travail, et dans les cas de tumeur obstruant l'excavation. Ainsi Playfair fixe cette mortalité à 40 p. 100, Heiberg à 50 p. 100, Rémy à 30 p. 100.

On voit donc que le pronostic devient surtout grave pendant l'accouchement.

Traitement. — Le traitement doit être étudié chez la femme enceinte et chez la femme en travail.

A. — *Traitement pendant la grossesse.* — Y a-t-il lieu d'intervenir pendant la grossesse ou faut-il laisser celle-ci aller à terme ? La réponse à cette question est dictée par la marche même de la grossesse, et par la façon dont elle évolue. Il y a des cas, nous l'avons vu, où la tumeur ne progresse pas pendant la gestation, et où l'accouchement se fait très heureusement à terme. L'expectation est permise dans ces conditions favorables. Mais ce sont là des faits rares, et le plus souvent, la grossesse et la tumeur influent l'une sur l'autre d'une manière fâcheuse. Aussi, la plupart des auteurs sont-ils d'accord, en raison des accidents si graves auxquels la femme est exposée pendant l'évolution de la grossesse d'une part, au moment du travail d'autre part, pour admettre, comme règle générale, la nécessité d'une intervention.

L'expectation doit donc être réservée aux cas particulièrement bénins, à ceux par exemple où la tumeur est petite, mobile, sans adhérences, et ne subit pas un développement exagéré, et où l'état général reste excellent, etc...

En dehors de ces cas exceptionnels, il est préférable d'intervenir, soit en interrompant la grossesse, sans toucher à la tumeur, soit en agissant sur celle-ci. Examinons ces deux alternatives et leurs différents modes.

Avortement provoqué et accouchement prématuré artificiel. — On a conseillé d'interrompre la grossesse en provoquant l'avortement ou l'accouchement prématuré ; Barnes s'est particulièrement fait le défenseur de cette pratique.

Celle-ci n'est cependant pas généralement admise. La provocation de l'avortement n'est en effet pas sans danger ; l'hémorrhagie, la rétention du placenta, les accidents septiques qui peuvent en être la conséquence, aggravent singulièrement le pronostic chez une femme déjà exposée à des complications sérieuses par le fait de sa tumeur. L'enfant se trouve sacrifié sans bénéfice réel pour la mère, puisqu'elle conserve sa tumeur, et que celle-ci rendra probablement une opération ultérieure nécessaire.

Des considérations à peu près identiques s'appliquent à l'accouchement prématuré artificiel, qui, s'il permet d'avoir un enfant viable, ne guérit pas la femme, et la laisse d'ailleurs exposée à un accouchement souvent aussi difficile et dangereux qu'à terme, si la tumeur obstrue l'excavation. D'ailleurs, les résultats de l'accouchement provoqué, même en dehors des cas où le petit bassin est occupé, ne sont pas très favorables, puisque sur 11 cas relevés par Rémy, il y a eu 3 femmes mortes, et que 5 enfants n'ont pas survécu.

L'expulsion provoquée du fœtus n'a donc que des indications exceptionnelles. On pourrait cependant y recourir lorsque, la femme ayant des accidents sérieux dus à la compression abdominale, douleurs très accusées, œdème, dyspnée, il est impossible d'extirper la tumeur en raison de son siége profond et de ses adhérences, et lorsque la ponction ne donne que des résultats insignifiants, comme c'est souvent le cas pour les kystes multiloculaires et dermoïdes.

Ponction du kyste. — La ponction, abdominale ou vaginale, n'est en réalité qu'une opération d'attente, destinée à procurer à la femme un soulagement immédiat, ou à diminuer le volume d'un kyste oblitérant la filière pelvienne. Les cas où elle a amené la guérison du kyste sont extrêmement rares.

Elle est donc surtout indiquée quand la tumeur menace la femme d'accidents graves par son développement considérable, et qu'il y a urgence à les enrayer.

De plus, elle s'adresse surtout aux kystes uniloculaires, car elle reste le plus souvent inefficace dans le cas de kystes multiloculaires. Elle n'est pas plus dangereuse qu'en dehors de la grossesse, et la suppuration du kyste, non plus que la péritonite ne sont à craindre après elle, si on a pris toutes les précautions nécessaires, et si on a fait une antisepsie rigoureuse.

Y a-t-il lieu de ponctionner par le vagin un kyste intra-pelvien pendant la grossesse, pour permettre à l'accouchement de s'effectuer? Cette pratique qui a été quelquefois suivie, n'est rationnelle que si la tumeur détermine des phénomènes inquiétants de compression sur les viscères pelviens, car le liquide peut se reproduire et nécessiter une nouvelle intervention au moment de l'accouchement. Le plus souvent, la ponction, quand on y a recours dans le but de favoriser le passage du fœtus dans le bassin, reconnaît sa véritable indication pendant le travail.

La ponction de kystes de l'ovaire pendant la grossesse, opération purement palliative, n'est guère employée aujourd'hui. Elle n'est d'ailleurs pas sans dangers, comme le prouvent les chiffres suivants donnés par Vinay. La mortalité relevée par cet auteur est de 11 p. 100. La suppuration du kyste a eu lieu dans 7,69 p. 100 des cas, et le travail s'est déclaré avec la même fréquence (7,69 p. 100).

Ovariotomie. — Les premières ovariotomies qui ont été pratiquées pendant la grossesse ont été le fait d'erreurs de diagnostic. Aujourd'hui, cette opération a été faite un grand nombre de fois en connaissance de cause, et ses heureux résultats l'ont peu à peu substituée dans la pratique aux méthodes précédentes, interruption de la grossesse, ponction, dont nous avons montré les inconvénients.

Spencer Wells et Schrœder ont été les promoteurs ardents de cette intervention chez la femme enceinte. Le premier en a rapporté 11 cas ; 8 ont été opérés entre le 3e et le 4e mois, et 3 entre les 6e et 7e. De ces 11 femmes, une seule a succombé; mais elle a été opérée mourante, pour une rupture du kyste.

Schrœder, qui a suivi le gynécologue anglais dans cette voie, a, comme lui, grandement contribué à vulgariser l'ovariotomie dans ces conditions : sur 15 opérations, il n'a pas eu un seul décès.

Il est intéressant de se rendre compte des succès croissants de l'ovariotomie pendant la grossesse. Ces succès sont dus au perfectionnement de la technique opératoire, et à la plus rigoureuse observation des règles de l'asepsie et de l'antisepsie. La mortalité indiquée par Rémy en 1886 était encore de 15 p. 100, mais elle s'est abaissée considérablement depuis. En 1892, Dsirne sur 135 opérations, ne relevait plus qu'une mortalité de 5,9 p. 100. Un peu plus tard, Vinay arrivait au chiffre de 4,09 p. 100, et tous les jours de nouveaux faits confirment ces beaux résultats de l'ovariotomie. Récemment encore, Delagénière, du Mans, a publié la relation de deux opérations heureuses qu'il a faites chez des femmes enceintes de 3 et de 4 mois, sans interruption de la grossesse.

Les statistiques qui précèdent ont trait à l'ovariotomie pratiquée indistinctement à toutes les périodes de la grossesse ; toutefois, on avait remarqué depuis longtemps qu'ils sont beaucoup plus favorables quand l'intervention est précoce, que lorsqu'on attend les derniers mois de la gestation. C'est ainsi que déjà dans la statistique de Heiberg, la mortalité n'est que de 10,4 p. 100 pendant les quatre premiers mois, tandis qu'elle est de 24 p. 100 après le quatrième mois. D'après Rémy, il y a 12,5 p. 100 de mortalité dans les 5 premiers mois, et 15,7 p. 100 dans les 4 derniers.

Les chiffres plus récents donnés par Dsirne expriment encore mieux la réalité, et montrent bien la bénignité de l'ovariotomie au début de la grossesse. Il a, en effet, relevé les résultats suivants :

A 2 mois	l'opération	a été	faite	12 fois	avec	1	mort :	8,3 0/0
— 3	—	—	—	30	—	0	—	0 0/0
— 4	—	—	—	21	—	1	—	4,7 0/0
— 5	—	—	—	11	—	2	—	18,2 0/0
— 6	—	—	—	10	—	1	—	10,0 0/0
— 7	—	—	—	6	—	0	—	10,0 0/0
— 8	—	—	—	6	—	1	—	16,7 0/0
— 9	—	—	—	1	—	0	—	0 0/0

Les succès les plus nombreux s'observent donc au 3e et au 4e mois, car si on additionne les chiffres de Dsirne pour ces deux mois, la mortalité n'est que de 1,96 p. 100.

Une autre considération importante est la continuation fréquente de la grossesse. D'après Olshausen, l'expulsion prématurée du fœtus a lieu dans 20 p. 100 des cas, si l'on ne tient pas compte de l'époque de l'intervention. Mais ici encore, il faut remarquer que la grossesse a bien plus de chances de continuer son cours quand on opère de bonne heure. Dsirne a établi en effet que lorsque l'ovariotomie a été pratiquée au 3e et au 4e mois, les accouchements ont lieu à terme dans la proportion de 85 à 90 sur 100 ; en dehors de ces deux susdits mois, la grossesse n'atteint sa limite normale que 55 à 63 fois sur 100.

On n'a pas seulement pratiqué l'ovariotomie unilatérale pendant la grossesse, mais on a fait un certain nombre d'ovariotomies doubles, sans que les résultats aient cessé d'être très satisfaisants. La statistique la plus nouvelle d'ovariotomies doubles faites chez la femme enceinte est celle de Mainzer, qui porte sur 17 cas opérés du 2e au 5e mois, avec une seule mort. Nous y joindrons un cas heureux de Mouchet, qui a été l'objet d'un rapport récent de Périer à l'Académie de médecine, et deux opérations également heureuses de Hall et de Garrigues. Dans ces 20 observations, 15 fois l'accouchement a eu lieu à terme, et 5 fois seulement la grossesse a été interrompue. Deux des opérées ont pu nourrir leur enfant.

Nous terminerons cet exposé des résultats de l'ovariotomie par une remarque qui n'est pas sans intérêt; c'est que cette opération présente une grande bénignité quand il s'agit de tumeurs dermoïdes. Sur les 135 ovariotomies relevées par Dsirne, il y en a eu 10 pour kystes dermoïdes; depuis, Hirst en a rapporté deux nouveaux cas, dont un personnel ; Morse et Mangin ont fait récemment la même opération : le nombre des interventions pour kyste dermoïde est donc porté à 14. Or, sur ces 14 opérées, il n'y a pas eu un seul décès, et la grossesse n'a été interrompue qu'une seule fois. Hirst fait remarquer avec raison l'importance de ces succès, étant donnée la gravité des kystes dermoïdes au point de vue dystocique.

Il résulte de tout ce qui précède que l'ovariotomie, simple ou double, est devenue une opération relativement bénigne, surtout au début de la gestation, et que celle-ci évolue souvent sans être troublée en rien.

L'ovariotomie étant le seul traitement rationnel des tumeurs ovariques en général, et n'offrant pas plus de gravité chez la femme enceinte qu'à l'état de vacuité, se trouve tout à fait indiquée, car elle présente le double avantage de préserver la femme de tous les accidents auxquels elle est exposée pendant la grossesse et le travail par le fait de sa tumeur, et de la guérir radicalement de cette tumeur.

Aussi, les accoucheurs et les gynécologues sont-ils à peu près unanimes aujourd'hui à conseiller l'ovariotomie pendant la grossesse et à la pratiquer dès le 3e ou le 4e mois, surtout quand il s'agit de kystes multiloculaires, qui ne sont pas justiciables de la ponction.

Toutefois, il y a lieu de faire certaines réserves parce que cette opération, quelque brillants que soient ses résultats, n'est pas sans avoir quelques contre-indications.

D'abord, la grossesse n'est pas toujours facile à reconnaître avant l'apparition des signes de certitude, et elle peut rester longtemps méconnue. D'autre part, le médecin peut n'être appelé auprès de la femme que lorsque sa grossesse est déjà avancée. Dans les deux cas le moment le plus favorable pour opérer est passé, et le pronostic de l'intervention devient plus aléatoire. L'indication de l'ovariotomie est alors plus discutable, et si la grossesse évolue sans troubles, on peut attendre, et remettre l'opération à une date postérieure à l'accouchement.

Il semble encore qu'on doit s'abstenir de l'ovariotomie lorsque le kyste occupe l'excavation et qu'il y est fixé par des adhérences, surtout lorsque l'utérus a atteint un volume trop considérable pour permettre d'arriver facilement sur la tumeur.

Cependant, même dans ces conditions, l'ovariotomie a réussi. Rubeska a publié en 1895 l'observation d'une femme qu'il a opérée à 8 mois de grossesse d'une tumeur adhérente dans le cul-de-sac de Douglas. Le résultat fut heureux, et l'accouchement eut lieu un mois plus tard, à terme. Malheureusement, il s'agissait d'une tumeur maligne, et l'opérée succomba trois mois plus tard à une récidive. Morse a pu faire également avec succès l'ovariotomie au commencement du neuvième mois pour un kyste dermoïde adhérent dans l'excavation. Il fut obligé, pour opérer, d'attirer l'utérus hors du ventre. La grossesse continua son cours jusqu'au bout.

Si l'expectation est quelquefois permise, en revanche il y a indication formelle à opérer quand on se trouve en présence d'accidents menaçants, d'une rupture du kyste, d'une torsion du pédicule, de l'inflammation de la tumeur. C'est à peu près la seule chance de salut pour la femme, et l'ovariotomie a été plusieurs fois pratiquée avec succès en pleine péritonite.

Nous n'avons pas à insister sur le manuel opératoire, qui n'offre rien de spécial. Nous devons seulement parler d'un accident qui peut se produire pendant l'opération : la blessure de l'utérus. Ainsi que nous l'avons déjà indiqué, cet organe a été parfois ponctionné par erreur. Cette méprise arriva à Spencer Wells, en 1865, dans sa première opération chez une femme enceinte : le diagnostic de grossesse n'avait pas été fait, et ne fut établi qu'après la ponction de l'utérus ; il se produisit en même temps une déchirure de la face antérieure de la matrice, partant de l'ouverture faite avec le trocart et se dirigeant vers le col. Le gynécologue anglais, après avoir vidé l'utérus, qui contenait un fœtus de 5 mois environ, fit la suture de la déchirure. La femme guérit.

La conduite à tenir en cas de ponction de l'utérus au cours de l'ovariotomie n'est pas douteuse. Quelques auteurs se sont bornés à suturer la blessure utérine ; mais un avortement s'est toujours produit peu après. En réalité, du moment que l'utérus est ouvert, la grossesse est fatalement compromise ; le mieux est donc de faire l'opération césarienne ou l'opération de Porro. Dans six cas, relevés par Rémy, où l'on a agi ainsi, les six femmes ont guéri.

B. — *Traitement pendant le travail.* — Lorsque la tumeur est abdominale, l'accouchement, n'étant pas entravé mécaniquement, se termine le plus souvent spontanément. Il n'y a donc lieu d'intervenir en pareil cas que si la période d'expulsion se prolongeait outre mesure, ou si la femme présentait quelque accident sérieux, comme des menaces d'asphyxie. On terminerait alors rapidement l'accouchement par une application de forceps ou une extraction, suivant la présentation.

Quand la tumeur occupe l'excavation, la situation est bien différente. Il y a un obstacle qui s'oppose à la sortie du fœtus, et une intervention est souvent nécessaire. Il serait en effet dangereux pour la mère et l'enfant de prolonger l'expectation, et quand on a acquis la certitude que l'expulsion spontanée ne peut avoir lieu, il faut agir. Voyons les différents modes d'intervention auxquels on peut recourir.

Forceps, version, embryotomie. — Si la tumeur n'est pas trop volumineuse, ni trop dure, si elle se laisse assez facilement déprimer, on peut essayer de terminer l'accouchement par une application de forceps ou une version, si l'enfant est vivant; par une embryotomie, s'il est mort. Toutefois, il ne faut pas oublier que ces opérations ne sont pas sans danger, à cause des froissements, des contusions, des déchirures, auxquels elles exposent la tumeur, et des accidents inflammatoires ou gangréneux qui peuvent en résulter. Aussi ne faut-il les pratiquer qu'avec la plus extrême circonspection, et à la condition qu'elles n'exigent pas un grand déploiement de force pour l'extraction. Mieux vaut, lorsque l'obstacle oppose une trop grande résistance, recourir à d'autres moyens, tels que le refoulement ou l'amoindrissement de la tumeur.

Refoulement. — Cette opération, qui consiste à déplacer la tumeur, en la repoussant au-dessus de l'aire du détroit supérieur, a été tentée un grand nombre de fois avec succès.

Elle a été conseillée par Baudelocque à la suite d'un fait observé par lui: dans un cas où une tumeur, qu'il avait prise pour une exostose du petit bassin, s'opposait à l'accouchement, et où il était question de pratiquer l'opération césarienne, il s'aperçut que cette tumeur se laissait refouler en haut pendant qu'on faisait des tentatives de version. Il put alors achever cette opération avec succès, l'obstacle ayant disparu. Il s'agissait en réalité d'un kyste dermoïde de l'ovaire, comme le montra l'autopsie, la femme ayant succombé peu après.

Comme le refoulement est assez douloureux, on doit le pratiquer sous le chloroforme. Il est avantageux de placer la femme dans la situation génu-pectorale. On doit manœuvrer dans l'intervalle des douleurs mais avec ménagements, et ne pas insister quand on éprouve de trop grandes difficultés. Lorsqu'on arrive à déplacer la tumeur, il est souvent utile de terminer l'accouchement immédiatement, par la version par exemple, afin d'éviter un nouvel enclavement du kyste dans l'excavation.

Ponction et incision. — Quand on échoue avec le refoulement, on peut agir directement sur la tumeur en la ponctionnant, ou même en l'incisant par le vagin.

La ponction doit être faite avec toutes les précautions antiseptiques d'usage. En donnant issue au liquide, elle désobstrue l'excavation, et permet à l'accouchement de se faire spontanément. Si on n'a réussi qu'à vider incomplètement la tumeur, on peut achever de libérer le petit bassin en la refoulant en haut, l'amoindrissement qu'elle a subi en rendant souvent alors la réduction possible. Si on ne peut réduire, la terminaison artificielle de l'accouchement, forceps ou extraction, devient quelquefois un complément nécessaire de la ponction.

Cette ponction présente quelques inconvénients. D'abord, il n'est pas toujours facile de pénétrer dans la tumeur, qui fuit devant le trocart; puis, ultérieurement, le défaut de parallélisme entre l'ouverture de la muqueuse vaginale et celle de la paroi kystique peut entraîner une rétention du contenu du kyste qui se reproduit souvent rapidement. Enfin, la ponction échoue fréquemment dans les kystes multiloculaires et dans les tumeurs dermoïdes. Pour ces dernières, Fochier a conseillé de se servir d'un trocart chauffé à une température de plus de 37°, afin d'éviter la coagulation par refroidissement du contenu graisseux du kyste, et de permettre son écoulement à l'état liquide.

Quand la ponction ne donne pas de résultats, on peut recourir à l'incision. Telle est l'opinion de Fritsch qui a employé plusieurs fois avec succès la technique suivante. La paroi vaginale postérieure est incisée sur la ligne médiane immédiatement au-dessous du col; puis on incise également, couche par couche, la paroi kystique. Au fur et à mesure que la tumeur se vide, on réunit entre elles, par des points de suture, les lèvres des deux ouvertures. L'incision doit être assez grande pour qu'on puisse y introduire facilement le doigt. On fait en même temps des lavages fréquents dans la cavité du kyste. L'accouchement est ensuite terminé, s'il tarde à s'effectuer spontanément. Puis, la plaie est de nouveau irriguée et pansée avec de la gaze iodoformée jusqu'à guérison. Fritsch a même obtenu ainsi la cure d'un kyste dermoïde. Quand il s'agit d'un kyste proliférant, on peut être par la suite obligé de faire l'ovariotomie.

L'incision de la tumeur par le vagin n'est pas toujours sans dangers. Elle peut donner lieu à des phénomènes infectieux, comme l'a observé Flaischlen. Aussi, ce dernier auteur préconise-t-il une technique un peu différente de celle de Fritsch Une fois la tumeur incisée, et suffisamment amoindrie pour ne plus mettre obstacle à l'accouchement, il conseille de refermer la plaie en la suturant, et de pratiquer l'ovariotomie très peu de temps après l'accouchement.

Ovariotomie et opération césarienne. — Quand on se trouve en présence d'une tumeur qu'il est impossible de refouler, et dont la ponction ou l'incision ne peut évacuer le contenu, il ne reste plus qu'à recourir à la basiotripsie ou à la laparotomie. La première doit être réservée aux cas où l'enfant est mort. Quand l'enfant est vivant, il y a indication formelle d'ouvrir l'abdomen; puis, on se comportera différemment suivant les circonstances.

Si l'ovariotomie est possible, sans trop de difficultés, le mieux est de la pratiquer. On lève ainsi l'obstacle et on extirpe la tumeur. L'accouchement peut dès lors se terminer naturellement. Williams a fait ainsi l'ovariotomie pendant le travail, et la femme a guéri.

Mais cette opération n'est pas toujours praticable, soit à cause des adhérences,soit à cause de la difficulté d'atteindre les prolongements intra-pelviens de la tumeur. C'est alors l'opération césarienne ou celle de Porro qui se trouve indiquée. Rémy qui a réuni 8 observations de section césarienne pratiquée dans ces conditions, en fait remarquer l'extrême gravité, puisque 6 femmes ont succombé. Mais il faut tenir compte des circonstances très défavorables dans lesquelles la plupart de ces opérations ont été entreprises, les femmes étant déjà épuisées par un long travail, et ayant subi différentes manœuvres obstétricales.

D'ailleurs, depuis les faits cités par Rémy, un certain nombre d'opérations nouvelles ont été pratiquées avec succès. Telle est l'observation rapportée par Debaisieux au Congrès de gynécologie et d'obstétrique de Bruxelles, en 1890.

Dans un cas de dystocie causée par un kyste ovarique multiloculaire plongeant dans l'excavation et qu'il avait pris pour un fibrome, cet auteur pratiqua l'opération de Porro, et la fit suivre de l'ablation de la tumeur. La mère et l'enfant furent sauvés. Tels sont encore les faits de Pinard et de Staude. Dans celui de Pinard, rapporté par Cocard dans sa thèse, la tumeur, dure et volumineuse, occupait le cul-de-sac latéral droit, et ne pouvait être refoulée au-dessus du détroit supérieur. Après l'opération césarienne, le corps de l'utérus fut enlevé, ainsi que la tumeur, avec issue favorable pour la mère et l'enfant.

Dans un cas de tumeur ovarique irréductible, mettant un obstacle invincible à l'accouchement, Staude fit également l'opération de Porro et l'ovariotomie; il eut aussi un double succès.

La légitimité de ces interventions est admise actuellement par la plupart des accoucheurs. Voici comment Pozzi exprime son opinion à ce sujet : « L'opération césarienne ou l'opération de Porro ne me paraissent pas plus graves pour la mère que les violences aveugles et excessives exercées par les voies naturelles, et l'on a, en outre, ainsi l'avantage de sauver l'enfant. »

Enfin, dans les cas où même après la section césarienne, l'ovariotomie serait d'une exécution trop difficile, et où il y aurait intérêt à ne pas prolonger l'acte opératoire, on pourrait refermer le ventre et remettre à une date ultérieure l'extirpation de la tumeur.

C. — *Traitement pendant les suites de couches.* — Quelle qu'ait été la conduite tenue au moment du travail, l'antisepsie la plus parfaite est de rigueur pendant les suites de couches.

Quand l'accouchement s'est terminé par les voies naturelles, sans qu'on ait eu à pratiquer l'ovariotomie, la femme est, comme nous l'avons vu, exposée à plus d'un danger. Le kyste, lésé pendant le travail, peut contracter des adhérences avec l'intestin et même communiquer avec lui; il peut s'enflammer, suppurer, se gangréner. L'ovariotomie est alors indiquée, et elle a été, même dans ces conditions défavorables, fréquemment suivie de succès. Une des observations les plus probantes à cet égard est celle de Leroy des Barres, rapportée par Pinard à l'Académie de médecine, et dans laquelle une femme atteinte de kyste de l'ovaire suppuré, et en proie à une septicémie puerpérale grave, fut opérée au vingtième jour de ses suites de couches, et se rétablit complètement.

§ 2. — Tumeurs diverses de l'abdomen.

Les divers viscères abdominaux, foie, rate, reins, le mésentère, l'épiploon, etc., peuvent être le point de départ de tumeurs qui compliquent parfois la grossesse. Si ces tumeurs restent abdominales, elles se comportent comme les kystes extra-pelviens de l'ovaire, et ce que nous avons dit à propos de ces derniers peut en général leur être appliqué.

Quelquefois, elles envoient des prolongements dans le petit bassin, et deviennent une cause de dystocie par obstruction. Ainsi, il existe plusieurs observations d'échinocoques de la cavité abdominale ayant gêné l'accouchement par leur extension dans l'excavation.

Nous n'avons pas à insister ici sur ces faits que nous allons d'ailleurs retrouver à propos des tumeurs du petit bassin.

§ 3. — Tumeurs des trompes et des ligaments larges.

La cavité abdominale peut être envahie par des tumeurs venues des trompes ou développées dans le ligament large; mais le plus souvent ces productions, kystiques ou autres, sont en même temps pelviennes, et peuvent par conséquent mettre obstacle à l'accouchement, au même titre que les kystes de l'ovaire, lorsqu'ils siègent dans l'excavation.

Les faits de dystocie causée par des tumeurs de la trompe sont d'ailleurs rares. Cazeaux en cite une observation due à Chambry de Boulaye. Le véritable danger des collections salpingiennes est dans leur rupture, qui peut entraîner de graves accidents, surtout si leur contenu est purulent.

Quant aux tumeurs incluses dans le ligament large, elles sont également susceptibles de déterminer une dystocie analogue à celle des kystes ovariques. Bossi a rapporté récemment un fait intéressant de kyste dermoïde implanté sur le ligament large, et occupant le petit bassin chez une femme en travail. Il y avait en même temps insertion vicieuse du placenta et grossesse gémellaire; l'accouchement dut être terminé par une double application de forceps. L'ablation ultérieure de la tumeur par la laparotomie démontra sa nature dermoïde, et son siège dans le ligament large.

Cette dystocie ne nous paraît pas mériter une description spéciale, tant elle se rapproche de celle que nous venons d'étudier dans le paragraphe précédent. Elle donne lieu à des indications identiques de traitement.

ARTICLE II

TUMEURS DE L'EXCAVATION PELVIENNE

Bibliographie chronologique. — *Tumeurs provenant de l'intestin.* — JACQUES GUILLEMEAU. De la grossesse et accouchement des femmes. Édition publiée par Charles Guillemeau, Paris, 1620, 2e vol., p. 204.— FOURNIER. Cas rares. Dict. des sc.méd., 1813, t. IV, p. 155. — STOLTZ. Gaz. méd. de Strasbourg, 1845, p. 1 et 390, — KÜRSTEINER. Inaug. Dissert., Zurich, 1863, et Monatschr. für Geb., 1863, XXII, p. 479. — WINCKEL. Monatschr. für Geb., 1863, XXV, p. 364. — CAZEAUX et TARNIER. Traité théorique et pratique de l'art des accouchements, 9e édit., 1874, p. 747 et 750. — KALTENBACH. Zeitschr. für Geb. und Gyn., 1879, IV, p. 191. — SPIEGELBERG. Lehrb. der Geb., 1882, p. 475. — B.-C. HIRST. Am. Journ. of obst., juillet 1893, p. 74.

Tumeurs provenant de la vessie. — GUILLEMEAU. Même ouvrage que précédemment, 1620, p. 203. — LOUISE BOURGEOIS. Observations diverses, etc., 1626. — P. DUBOIS. Thèse de concours, 1834, p. 83. — MONOD. Gaz. des hôpitaux, 1849, nos 123 et 126. — TARNIER.

Des cas dans les quels l'extraction du fœtus est nécessaire. Thèse d'agrégation, Paris, 1860, p. 81. — CHARPENTIER. Traité pratique des accouchements, Paris, 1883, t. 2, p. 251. — RIBEMONT-DESSAIGNES et LEPAGE. Précis d'obstétrique, 2e édit., 1896, p. 947.

Tumeurs diverses. — TARNIER. Thèse d'agrégation, 1860, p. 103. — C. BRAUN. Wien. medizin. Wochenschr., 1861, p. 441. — TANNER. Transact. of the obst. Soc. of London, 1863, vol. IV, p. 243. — DOHRN. Monatschr. für Geb., 1867, XXIX, p. 11. — PUTÉGNAT. Quelques faits d'obstétricie, Paris-Bruxelles, 1871, p. 181. — HÜTER. Zeitschr. für Geb. und Gyn., 1880, V, p. 22. — PORAK. Des kystes du petit bassin au point de vue de la dystocie. Gaz. hebd., 1884, p. 137, 157, 174 et 206. — FISCHEL. Prag. mediz. Wochenschr., 1885, p. 25. — PINARD. Ann. de Gynéc., avril 1888, p. 241. — B.-C. HIRST. Amer. Journ. of obst., juillet 1893, p. 74. — ALBERS SCHOENBERG. Centr. für Gyn., 1894, n° 48, p. 1217. — DOLÉRIS. Bullet. et mém. de la Société obst. et gyn. de Paris, 16 avril 1896, p. 70. — CHAPUIS. De l'ectopie congénitale intra-pelvienne du rein. Thèse Lyon, 1896. — ARNDT. Cent. für Gyn., 13 juin 1896. — TISSIER. Bullet. et mém. de la Soc. obst. et gyn. de Paris, 14 janvier 1897.

Nomenclature alphabétique des auteurs.

ALBERS SCHŒNBERG, 1894.
ARNDT, 1896.
L. BOURGEOIS, 1626.
C. BRAUN, 1861.
CAZEAUX et TARNIER, 1874.
CHAPUIS, 1896.
CHARPENTIER, 1883.
DOHRN, 1867.
DOLÉRIS, 1896.
P. DUBOIS, 1834.
FISCHEL, 1885.
FOURNIER, 1813.
GUILLEMEAU, 1620.
HIRST, 1893.
HÜTER, 1880.
KALTENBACH, 1879.
KÜRSTEINER, 1863.
MONOD, 1849.
PINARD, 1888.
PORAK, 1884.
PUTÉGNAT, 1871.
RIBEMONT et LEPAGE, 1896.
SPIEGELBERG, 1882.
STOLTZ, 1845.
TANNER, 1863.
TARNIER, 1860.
TISSIER, 1897.
WINCKEL, 1865.

En décrivant les tumeurs de l'ovaire dans leurs rapports avec la grossesse et l'accouchement, nous avons déjà fait en partie l'histoire des tumeurs de l'excavation, puisque les kystes ovariques sont souvent intra-pelviens. Or, quelle que soit l'origine d'une tumeur qui occupe le petit bassin, les phénomènes dystociques qu'elle peut déterminer sont toujours à peu près les mêmes, et leur importance est en raison de son volume, de sa consistance et de son degré de réductibilité.

Cette dystocie ayant fait l'objet de l'article précédent, nous serons beaucoup plus brefs sur ce qui concerne les autres tumeurs qui peuvent obstruer la filière pelvienne chez la femme enceinte et en travail, et nous nous arrêterons seulement aux considérations particulières auxquelles elles peuvent donner lieu.

Nous n'avons pas à nous occuper des productions osseuses développées dans les parois du bassin, car elles ont été précédemment décrites (voir chap. I), non plus que des tumeurs du vagin déjà étudiées également (p. 399).

Nous n'envisagerons donc ici que les tumeurs de l'excavation situées dans les parties molles qui entourent les organes génitaux ; nous les étudierons dans l'ordre suivant : 1. *Tumeurs provenant de l'intestin ;* 2. *tumeurs provenant de la vessie ;* 3. *tumeurs d'origines diverses.*

§ 1. — Tumeurs provenant de l'intestin.

Elles sont constituées principalement par des hernies ou par des tumeurs tenant au rectum.

Hernies. — Les hernies ombilicale, crurale et inguinale, sur lesquelles nous avons déjà attiré l'attention (tome II, p. 74), quels que soient leur volume et leur contenu, ne deviennent point à proprement parler une cause de dystocie. Elles exigent seulement une surveillance attentive pendant le travail, si l'on veut éviter tout accident d'étranglement.

Une variété plus rare, la *hernie vaginale*, est plus intéressante. Elle se fait au travers du plancher pelvien et descend le long du vagin, le plus souvent en arrière, entre le vagin et le rectum, beaucoup plus rarement en avant, entre l'utérus et la vessie. Elle peut arriver jusqu'au périnée, *hernie périnéale*, et même dans la grande lèvre ; elle constitue alors la hernie *vagino-labiale* d'Astley Cooper, sur laquelle Berger a récemment rappelé l'attention au Congrès français de chirurgie de 1896.

Stoltz a rapporté le premier, en 1845, un cas de hernie vagino-labiale chez une femme enceinte ; il observait cette affection pour la première fois, et bien qu'il ne connût pas alors le travail d'Astley Cooper, il parvint pourtant à établir très exactement le diagnostic.

La hernie vaginale s'observe surtout chez les multipares, ou chez les femmes dont le cul-de-sac de Douglas a été plus ou moins relâché ou allongé par un déplacement de l'utérus (prolapsus ou rétroversion). Elle peut être formée par l'intestin, l'épiploon, la vessie.

Pendant la grossesse, elle ne donne d'ordinaire lieu à aucun trouble particulier. Cependant, quand elle est très volumineuse, elle comprime le rectum et la vessie, et on observe alors de la constipation, de la dysurie, parfois même de la cystite. On a même signalé quelques cas de rupture spontanée du sac herniaire. B.-C. Hirst rapporte une observation de rupture survenue à 7 mois ; il y eut issue d'une anse intestinale, et malgré la réduction de l'intestin et un tamponnement antiseptique du vagin, la femme succomba au bout de trois jours avec des phénomènes d'obstruction et de péritonite.

Pendant le travail, cette hernie peut, si son volume est considérable, apporter une certaine gêne à l'accouchement ; mais son inconvénient le plus grave est qu'elle peut s'étrangler, par suite de la compression prolongée qu'elle subit de la part du fœtus, et que l'intestin peut se sphacéler.

Le diagnostic de la hernie vaginale est habituellement facile. Elle est constituée par une tumeur arrondie, élastique et réductible, qui occupe le plus souvent le cul-de-sac postérieur du vagin. Dans le doute, on peut, comme l'a fait Budin dans un cas que nous avons observé avec lui, combiner le toucher rectal au toucher vaginal. On circonscrit alors la hernie entre deux doigts, on constate nettement sa réductibilité ; on peut même y sentir le gargouillement, et l'hésitation n'est plus permise.

Des erreurs ont pourtant été commises, et l'on conçoit qu'on puisse confondre une hernie vaginale avec toutes les tumeurs de consistance molle qui font saillie dans le vagin, cystocèle, rectocèle, salpingites, kystes du vagin, etc... B. C. Hirst signale des cas où on a pris cette hernie pour la poche des eaux, pour un kyste de l'ovaire, pour un abcès ou un polype. On évitera toutes ces méprises en ayant recours au procédé d'exploration que nous venons d'indiquer.

Dans le cas de hernie vagino-labiale, le diagnostic consiste surtout à reconnaître qu'il ne s'agit pas d'une hernie inguinale descendue dans la grande lèvre ; pour cela on aura recours au moyen employé par Stoltz dans le fait que nous avons cité plus haut. Il réduisit la hernie, puis ferma l'anneau inguinal avec le pouce et engagea la malade à tousser ; la tumeur se reproduisit ; elle ne provenait donc pas du canal inguinal. Alors, après avoir réduit de nouveau l'intestin, il introduisit un doigt dans le vagin, et comprima la paroi vaginale contre l'ischion correspondant au côté où se faisait la hernie : celle-ci ne se reproduisit plus. Stoltz en conclut avec raison que l'intestin n'avait pu arriver jusque dans la grande lèvre qu'en glissant le long du vagin et de l'ischion, après avoir traversé le releveur de l'anus.

Quand on se trouve en présence d'une femme en travail atteinte de hernie, on doit faire la réduction de cette dernière, et la maintenir réduite jusqu'à ce que la partie fœtale soit assez engagée dans l'excavation pour l'empêcher de se reproduire. On pare ainsi au danger de compression ou d'étranglement de l'intestin.

Le taxis doit être pratiqué avec douceur, dans l'intervalle des contractions utérines, et, au besoin, sous le chloroforme.

Quand il s'agit d'une hernie vaginale, on réduit par le vagin en plaçant la femme dans la situation génu-pectorale. Si on échouait de cette manière, on pourrait, comme le conseille Spiegelberg, introduire deux doigts dans le rectum et, en s'aidant de l'autre main, soit à travers la paroi abdominale, soit par le vagin, repousser la hernie en haut sur l'un des côtés du promontoire.

Enfin, si la réduction de la hernie était impossible, il y aurait indication à terminer rapidement l'accouchement aussitôt que la dilatation le permettrait, pour ne pas prolonger la compression de la tumeur herniaire.

Rétention des matières fécales. — L'accumulation de matières fécales durcies dans le rectum peut mettre obstacle à l'accouchement, et même déterminer parfois des accidents graves. La coprostase peut en effet être telle qu'il est impossible de débarrasser l'intestin par des lavements.

Guillemeau avait déjà signalé cet accident et le moyen d'y remédier : « Je me suis trouvé, dit-il, à l'accouchement d'une pauvre femme malade, qui n'avait été à ses affaires il y avait dix jours, ayant le gros boyau si farci et rempli d'excréments durs comme pierre qu'il lui était impossible de recevoir un clystère ; nous fûmes contraints avant que de l'accoucher de lui tirer tous les excréments qui remplissaient le dit gros boyau, autrement il était impossible de lui tirer son enfant. » Il est rare que la constipation soit assez prononcée pour être une cause réelle de dystocie ; quelques faits en ont cependant été observés çà et là par différents accoucheurs. Tarnier n'en a vu qu'un exemple très net.

En pareil cas, il n'y a pas d'autre moyen à employer que celui de Guillemeau; quand les lavements et les purgatifs ont échoué, il faut employer le curage du rectum avec le doigt ou avec des instruments appropriés, tels qu'une curette mousse de grande dimension.

Fournier a rapporté un cas très rare et curieux où la constipation qui s'opposait à l'accouchement était liée à une malformation du rectum. En voici la relation : « Il y a plusieurs années que je fus appelé pour donner mes conseils à trois élèves en chirurgie qui depuis cinq jours essayaient vainement d'accoucher une femme. Cette malheureuse, bien constituée et âgée de 22 ans, éprouvait d'horribles angoisses, sur un affreux grabat. Ayant appris d'elle qu'elle était fort constipée et n'avait point eu de garde-robe depuis huit jours, je prescrivis un lavement. L'un des élèves, chargé de cette opération, s'évertuait inutilement pour trouver l'ouverture de l'anus. J'allai à son secours, et je reconnus que l'anus était imperforé : nul vestige ne l'indiquait. Une ligne semblable au raphé partait du coccyx et se terminait à la vulve. J'introduisis le doigt dans le vagin, où je trouvai l'intestin rectum flottant et comprimant la matrice, *attendu qu'il était rempli d'excréments*. Son ouverture était aussi large que son diamètre, c'est-à-dire qu'il n'avait pas de sphincter. La canule y fut introduite et le lavement pénétra dans l'intestin, d'où il sortit sur le champ une prodigieuse quantité de noyaux de cerises agglomérés avec des matières fécales. Après cette évacuation, je terminai l'accouchement.... »

Rectocèle vaginale. — Cette anomalie s'observe assez fréquemment chez les multipares ; elle est liée chez elles au relâchement des parois du vagin. Elle peut devenir une gêne pour l'accouchement, surtout si elle s'accompagne d'une constipation opiniâtre, et de l'accumulation de matières fécales dans la partie prolabée du rectum. L'évacuation de l'intestin, la réduction du prolapsus par le vagin, enfin une application de forceps, tels sont les différents modes de traitement auxquels on aura recours en pareille circonstance.

Tumeurs rectales proprement dites. — Il est rare que des tumeurs développées dans le rectum soient assez volumineuses pour s'opposer à la sortie du fœtus.

Winckel a cependant rapporté un fait où il fut obligé de faire une application de forceps à cause d'un obstacle siégeant dans le rectum. Pendant les tractions, une tumeur pourvue d'un long pédicule vint faire saillie hors de l'anus ; il la ponctionna et la réduisit ensuite. Il pense qu'il s'agissait d'un polype d'une grosseur inusitée, qui avait subi une dégénérescence kystique.

D'autre part, les tumeurs malignes du rectum, bien qu'elles ne soient pas rares, sont une cause peu fréquente de dystocie, car elles n'atteignent guère un volume assez considérable pour gêner l'accouchement. Toutefois, Cazeaux cite un cas de Lever où le travail fut rendu difficile par suite de la présence d'un cancer situé un peu au-dessus de l'anus. Kürsteiner a publié l'observation d'une femme dont l'accouchement dut être terminé par la perforation du crâne, après échec du forceps ; on avait cru à un rétrécissement du bassin, mais la malade ayant succombé 11 jours plus tard, on reconnut à l'autopsie que la dystocie avait été causée par un cancer colloïde du rectum. Kaltenbach a même pratiqué, en 1879, l'opération césarienne chez une femme en travail depuis plusieurs jours, dont le bassin était obstrué par une tumeur cancéreuse du rectum : l'enfant était mort, et la femme succomba. En pareil cas, on aurait plutôt recours aujourd'hui à l'opération de Porro.

§ 2. — Tumeurs provenant de la vessie.

Rétention d'urine. — Nous avons décrit la rétention d'urine pendant la grossesse (voyez tome II, p. 151), mais nous devons y revenir à propos de la dystocie. C'est un fait d'observation journalière que la distension de la vessie par une grande quantité d'urine suffit à troubler la contractilité de l'utérus, et à entraver le travail. Il n'y a alors qu'à vider le réservoir urinaire pour rendre aux contractions leur régularité et leur énergie... Mais le cathétérisme est quelquefois assez difficile, à cause de la pression exercée par la tête du fœtus sur le col de la vessie, pression qui gêne l'introduction de la sonde ; aussi se servira-t-on alternativement de sondes molles ou rigides pour essayer de pénétrer dans la vessie. On modifiera la situation de la femme en la plaçant sur le côté ou sur les genoux et les coudes, pour déplacer la tête. Dans quelques cas, malgré ces précautions on ne peut réussir. Il faut alors craindre une rupture de la vessie, et si la distension est extrême, il n'y a plus qu'à terminer rapidement l'accouchement, ou à recourir à la ponction de la vessie, si cette terminaison est impossible.

Cystocèle vaginale. — Le prolapsus de la vessie dans le vagin rend quelquefois l'accouchement long et pénible. On constate alors sur la paroi antérieure du vagin l'existence d'une tumeur molle, fluctuante, et dépressible qui fait une saillie plus ou moins considérable. Après avoir fait le cathétérisme qui permet d'établir le diagnostic et de vider la vessie, on réduit la tumeur avec un ou deux doigts, et on l'empêche de se reproduire jusqu'à ce que la tête soit suffisamment engagée.

Calculs vésicaux. — La première observation de calcul vésical ayant rendu l'accouchement difficile est due à Jacques Guillemeau. Depuis, d'assez nombreuses observations ont été publiées sur cette cause de dystocie.

Pour que la présence d'un calcul dans la vessie gêne l'accouchement, il faut que ce calcul ait un certain volume et qu'il se place soit au-dessous de la tête fœtale, soit entre elle et la symphyse pubienne.

Quand le calcul est petit, l'accouchement spontané est possible ; la pierre peut alors ou rester dans la vessie, ou être poussée par la tête fœtale et s'engager dans le canal de l'urèthre.

Avec un calcul plus gros, l'accouchement peut encore se faire, mais souvent au prix de lésions vésicales et d'une fistule vésico-vaginale consécutive, comme dans le cas de Guillemeau.

Enfin, l'expulsion spontanée du fœtus est parfois impossible, et il est nécessaire d'intervenir.

Si le diagnostic est établi pendant la grossesse, il est indiqué de faire sans retard la taille ou la lithotritie pour éviter des complications au moment du travail.

Quand le calcul n'est reconnu que pendant l'accouchement, on agira différemment suivant les circonstances. Si la partie fœtale n'est pas engagée ou si elle est mobilisable, et si on sent le calcul au-dessous d'elle, on repoussera le fœtus, et on fera la réduction du calcul au-dessus du détroit supérieur : c'est ce que P. Dubois a fait dans un cas avec succès.

Si la pierre est irréductible, on aura recours à l'extraction du fœtus avec la main ou le forceps. Toutefois, la terminaison artificielle de l'accouchement n'est pas toujours sans inconvénients, et la compression peut amener des lésions des parties molles. Ribemont-Dessaignes et Lepage citent un cas où Pinard fit une application de forceps au détroit supérieur : « la femme eut une fistule vésicale par laquelle furent expulsés les jours suivants les débris d'un calcul qui, pincé entre le pubis et la branche antérieure du forceps, avait été broyé pendant l'opération ».

Quelquefois le forceps ne suffit pas, et on peut être obligé de pratiquer la crâniotomie comme dans le cas de Threlfall, rapporté par Tarnier dans sa thèse de concours. Le diagnostic avait d'ailleurs été méconnu ; la femme succomba, et on trouva à l'autopsie un calcul qui pesait plus de 200 grammes.

Lorsqu'on se trouve en présence d'une concrétion engagée dans l'excavation et dont le volume s'oppose à l'accouchement, au lieu de sacrifier l'enfant, il vaut mieux recourir à l'incision vaginale et à l'extraction du calcul, ainsi que l'a fait Monod dans un cas, après quelques tentatives infructueuses de lithotritie ; cette dernière opération est en effet très difficile à exécuter dans ces conditions, à cause du peu d'espace laissé au jeu des instruments broyeurs.

Si les calculs vésicaux peuvent être une cause de dystocie, d'autres fois c'est pendant la grossesse ou les suites de couches que surviennent les accidents. — Byrne a communiqué, en 1863, à la Société médicale de Dublin, l'observation d'une femme enceinte de 6 mois, qui éprouvait, depuis le commencement de sa grossesse, de vives douleurs vésicales et de la rétention d'urine. Dans un effort pour l'expulsion des urines, un calcul fut chassé par l'urèthre ; il avait plus d'un pouce de long, un pouce de large, 3/4 de pouce d'épaisseur, et pesait 119,33 grammes. (*Bulletin général de thérapeutique*, 1863, p. 278.) — Le Dr Sinclair a publié l'observation d'une femme ayant de la cystite et de l'incontinence d'urine, et qui était enceinte de 4 mois. « A l'examen vaginal, il fut constaté que le doigt, immédiatement après avoir franchi la vulve, était arrêté par une tumeur non mobile, d'une consistance pierreuse, d'un volume considérable, et qui venait comprimer le rectum en bas. On aurait dit une tumeur ayant pris naissance sur la face postérieure de la paroi antérieure du bassin et déprimant la paroi vaginale antérieure. Cet examen était fort douloureux. Un cathéter utérin, poussé par l'urèthre, était brusquement arrêté à moins de deux centimètres et demi de l'orifice, par un objet dur, un calcul volumineux, qui avait dilaté le col de la vessie et la partie postérieure de l'urèthre, pour s'enchatonner ensuite en ce lieu. L'urine s'écoulait sans cesse goutte à goutte. Le doigt ne pouvait dépasser la tumeur pour arriver jusqu'au col utérin. » Un consultant ayant émis l'avis qu'il s'agissait peut-être d'une exostose de la face pelvienne du pubis, qui aurait perforé la vessie et l'urèthre, on différa l'opération que Sinclair voulait faire en incisant la paroi vésico-vaginale sur la pierre elle-même. Sur ces entrefaites, la malade avorta. Trois mois après, dans un effort de défécation, cette femme rendit sa pierre qui fut expulsée par une ulcération de la paroi vésico-vaginale. Le calcul avait une longueur de 52 millimètres, une largeur de 41 millimètres et une épaisseur de 31 millimètres; il pesait 64 grammes et demi. (*Gazette obstétricale*, Paris, 27 juillet 1876.)

Louise Bourgeois a raconté l'observation d'une femme accouchée depuis trois mois et qui, depuis trois mois aussi, souffrait beaucoup en urinant; un calcul apparaissait au méat urinaire; il fut extrait avec une pince, il était gros comme le doigt.

Tumeurs de la vessie. — Les tumeurs proprement dites de la vessie sont très rarement la cause d'un accouchement difficile. Cependant Oberteufer et Lever, cités par Tarnier, ont observé des cas de dystocie par dégénérescence cancéreuse de la vessie.

Le traitement consiste à terminer l'accouchement aussi rapidement que possible par le forceps ou l'extraction manuelle, si l'enfant est vivant. Si le fœtus est mort, il est préférable de recourir à l'embryotomie.

§ 3. — Tumeurs diverses.

Pour compléter l'histoire obstétricale des tumeurs de l'excavation, il nous reste à mentionner un certain nombre d'affections très diverses qui, lorsqu'elles se rencontrent chez la femme enceinte, sont susceptibles de rendre l'accouchement plus ou moins difficile.

Nous ne faisons que rappeler le cas où la tumeur pelvienne est constituée par la corne rudimentaire d'un utérus malformé, ou par un lithopédion, ces faits ayant déjà été signalés dans le tome II de cet ouvrage (voyez p. 200 et 554).

Kystes hydatiques. — Les faits de dystocie causée par des kystes hydatiques du bassin sont rares. Porak, dans un mémoire consacré à ce sujet et publié en 1884, a pu réunir 17 observations, comprenant 24 accouchements. D'autres cas ont été rapportés depuis. Nous citerons parmi les plus intéressants celui de Pinard qui en a fait l'objet d'une de ses leçons cliniques en 1888. Il s'agissait d'une femme dont l'accouchement était entravé par l'existence d'une tumeur volumineuse de l'excavation. Après une ponction qui donna issue à un litre et demi d'un liquide clair, dans lequel l'examen microscopique démontra l'existence de crochets d'échinocoques, l'expulsion eut lieu facilement. La malade ayant succombé, on trouva à l'autopsie un énorme kyste hydatique du foie, et une multitude de kystes disséminés dans l'abdomen ; l'un d'eux avait envahi le bassin et causé la dystocie.

Récemment, à propos d'un cas rare d'échinocoques de la trompe, Doléris a cité quelques faits nouveaux.

Tissier vient de communiquer à la Société obstétricale de Paris une curieuse observation de rupture de l'utérus liée à la présence de tumeurs hydatiques multiples de l'abdomen et de l'excavation. Voici le résumé de ce fait : Une femme de 35 ans, primipare, est amenée à l'hôpital Saint-Louis le 26 décembre 1896, perdant du sang, pâle et sans pouls. Le travail, qui avait commencé dans la soirée du 24, s'était arrêté brusquement au bout de vingt-quatre heures, en même temps que survenait une perte accompagnée de faiblesse. Le ventre est énorme, et l'on sent au palper un grand nombre de saillies irrégulières. L'auscultation est négative. Au toucher on trouve une tête élevée. Un enfant mort est extrait par la version, qui présente quelques difficultés pour l'extraction de la tête. Après la version, la main introduite dans les organes génitaux constate une large déchirure verticale de l'utérus sur son bord droit, et entre dans une cavité où elle rencontre un très grand nombre de bosselures arrondies, dont le volume varie d'une noix à une grosse pomme. Une de ces tumeurs est attirée à la vulve et sectionnée après ligature de son pédicule. On l'incise, et on trouve dans son intérieur des vésicules affaissées et très peu de liquide ; il s'agit donc de kystes hydatiques multiples. L'état de la femme s'aggrave très rapidement, et elle succombe sans avoir été délivrée ; le placenta est passé dans la cavité abdominale. A l'ouverture du ventre on le trouve rempli de tumeurs kystiques : l'une d'elles occupe le cul-de-sac de Douglas, et son volume a dû lui faire jouer un rôle dystocique important et favoriser la rupture utérine. Le fond de l'utérus et sa face antérieure sont aussi le siège de deux kystes, développés dans le tissu cellulaire sous-péritonéal. Le foie, très déformé, présente à sa face inférieure un kyste du volume d'une tête d'adulte. Cette femme avait été soignée 17 ans auparavant pour un kyste hydatique du foie qui se serait rompu brusquement. Consécutivement à cette rupture, il se sera fait une généralisation d'hydatides sur toute la surface péritonéale des viscères abdominaux et pelviens.

Le diagnostic des kystes hydatiques du petit bassin compliquant la grossesse et l'accouchement est habituellement méconnu, et il n'y a guère que la ponction qui permette de l'établir.

Le pronostic est grave ; sur les 17 femmes de la statistique de Porak, il y a eu 6 morts. Dans les deux observations de Pinard et de Tissier les deux femmes ont succombé. Sur un total de 26 accouchements il y a donc eu 8 décès, ce qui donne une mortalité de 30 pour 100 accouchements.

L'accouchement peut se faire spontanément ; mais le plus souvent, on est obligé d'intervenir soit par une ponction, soit par une application de forceps ou une extraction, soit même par l'opération césarienne.

La conduite à tenir est d'ailleurs la même que pour les kystes ovariques intra-pelviens, et nous n'avons pas à y revenir ici.

Kyste à paroi crétacée. — Une observation inédite de Bar offre un grand intérêt : une primipare présentait dans l'excavation pelvienne une tumeur du volume d'une grosse orange, appliquée contre la symphyse sacro-iliaque gauche, à laquelle elle semblait adhérente. La pression exercée sur cette masse permettait de percevoir une crépitation parcheminée. On diagnostiqua un enchondrome, et il fut décidé qu'on aurait recours à l'opération césarienne qui fut pratiquée. Un an plus tard, cette femme devint de nouveau enceinte ; mais cette grossesse fut interrompue par un avortement spontané. Après cet avortement, M. Marchand, chirurgien des hôpitaux, conseilla et pratiqua l'ablation de la tumeur pelvienne, et en examinant celle-ci après l'opération, on reconnut qu'elle était formée par une masse kystique à paroi crétacée. Depuis cette opération, la femme eut deux grossesses qui se terminèrent à terme par l'expulsion spontanée d'enfants vivants.

Phlegmons, abcès, hématocèle. — Les tumeurs inflammatoires péri-utérines ne mettent ordinairement que peu d'obstacle à l'accouchement. La contractilité utérine peut se trouver influencée par le fait de leur présence, et on observe simplement quelques anomalies, telles que la faiblesse ou l'irrégularité des contractions.

Cependant, il est possible qu'il y ait dystocie réelle et que l'expulsion du fœtus soit entravée. Tarnier a rapporté dans sa thèse d'agrégation une observation de Münchmeyer, dans laquelle un phlegmon de la fosse iliaque s'opposa à la sortie du fœtus qui ne put être opérée que par une application de forceps très pénible : l'enfant mourut quelques instants après sa naissance. La tumeur suppura pendant les suites de couches, et s'ouvrit spontanément dans le vagin au bout de quatre semaines.

En pareil cas, quand on se trouve en présence d'un abcès bien évident, le mieux est de le ponctionner ou de l'inciser dans le vagin.

L'hématocèle est une rareté pendant la grossesse. C. Braun en a pourtant observé un exemple : la tumeur remplissait l'excavation en avant du vagin, et simulait une cystocèle vaginale. Comme elle s'opposait à l'accouchement, on dut évacuer par la ponction le sang qu'elle contenait. La femme accoucha spontanément et guérit.

Fibromes, cancer. — Les tumeurs proprement dites des parties molles de l'excavation sont rarement observées comme produisant de la dystocie. Nous ne dirons ici que quelques mots des fibromes et du cancer.

Des fibromes, habituellement développés aux dépens du périoste du bassin peuvent mettre obstacle à l'accouchement au même titre que les fibromes implantés sur le segment inférieur de l'utérus. Dohrn et Putégnat ont rapporté le premier un cas, le second deux cas de fibromes du périoste qui oblitéraient l'excavation au point de nécessiter l'opération césarienne ; les trois enfants ont été extraits vivants, mais les trois femmes ont succombé. Nous avons eu nous-même l'occasion de pratiquer la symphyséotomie dans un cas de fibrome du petit bassin, mais nous y avons déjà fait allusion (voyez p. 461).

En ce qui concerne le cancer, Tarnier déclarait en 1860 dans sa thèse d'agrégation qu'il ne connaissait pas d'exemple de tumeur maligne qui, bornée au tissu cellulaire du bassin, ait été assez développée pour entraver l'accouchement.

Les cas de ce genre sont en effet d'une extrême rareté. Tanner a pourtant communiqué à la Société obstétricale de Londres une observation de tumeur cancéreuse énorme située dans l'espace recto-vaginal, qui obligea à provoquer l'accouchement à cinq mois de grossesse.

Arndt a publié un cas où Runge fit, pendant la grossesse, l'ablation par le vagin d'un fibro-sarcome qui occupait l'excavation, et qui aurait rendu l'accouchement impossible. La femme guérit, et alla jusqu'à terme.

Les indications fournies par ces tumeurs de l'excavation sont les mêmes que celles des fibromes intra-pelviens, dont nous avons longuement exposé le traitement (p. 460 et suiv.). Nous nous bornons donc à renvoyer le lecteur à ce que nous avons dit à ce sujet.

Ectopies rénales. — Une variété singulière de tumeur du petit bassin, dont il n'existe que peu d'exemples dans la science, est constituée par l'ectopie pelvienne du rein. Cette ectopie consiste dans le déplacement en bas d'un rein et quelquefois des deux. Ces organes s'enfoncent plus ou moins dans l'excavation, et viennent se placer à l'extrémité postérieure d'un des diamètres oblique ou antéro-postérieur, qu'ils rétrécissent ainsi notablement. Il en résulte parfois une dystocie très sérieuse, qui a été bien étudiée par Chapuis dans une thèse récente.

Dans une observation de Hüter, on dut provoquer l'accouchement qui se termina spontanément. Dans un autre cas de Fischel, le travail fut très long, mais il se fit pourtant naturellement. Le fait le plus intéressant est celui d'Albers Schœnberg, où le rein ectopique apporta un tel obstacle à l'accouchement qu'il se fit une rupture de l'utérus, à laquelle la femme succomba, malgré la laparotomie.

Le diagnostic est difficile à établir. La dystocie créée par le rein déplacé est très analogue à celle que déterminent les kystes dermoïdes de l'ovaire.

Toutes les tumeurs de l'excavation que nous venons de passer en revue peuvent être en réalité divisées en deux groupes au point de vue de la conduite à tenir pendant le travail.

Les unes sont réductibles ou susceptibles d'être diminuées de volume. Le refoulement, la ponction, et la terminaison artificielle de l'accouchement s'il y a lieu, seront les procédés à mettre en œuvre.

Les autres sont irréductibles et solides. En pareil cas, on pratiquera l'ablation de la tumeur par le vagin, si elle est possible. Sinon, il n'y aura plus qu'à recourir à l'embryotomie si l'enfant est mort et sous la condition que cette opération ne soit pas dangereuse pour la mère, ou bien à la section césarienne si l'enfant est vivant.

S. T. — P. B. — C. MAYGRIER.

CHAPITRE VIII

RUPTURES DE L'UTÉRUS ET DU VAGIN

Bibliographie chronologique. — JACQUES GUILLEMEAU. De la grossesse et de l'accouchement des femmes. Édition publiée par Charles Guillemeau, Paris, 1620, 2e vol., p. 227, 228 et 229. — PUZOS. Traité des accouchements, 1759, p. 395. — LEVRET. L'art des accouchements, 1766, p. 108. — BAUDELOCQUE. L'art des accouchements, 3e éd., 1796, t. II. — DENEUX. De la rupture de la matrice. Thèse de Paris, 1804. — MURAT. Dictionnaire des sciences médicales, 1820, t. XLIX. — LACHAPELLE. Pratique des accouchements, 1825, 8e mém., t. III. — OLIVIER D'ANGERS. Arch. gén. de méd., 1825, t. VIII, p. 265. — DUPARCQUE. Histoire complète des ruptures et des déchirures de l'utérus, Paris, 1836. — DEZEIMERIS. L'Expérience, 1838, t. III, p. 241, et t. IV, p. 33. — CHAILLY-HONORÉ. Traité pratique de l'art des accouchements, 1842, p. 384. — P. DUBOIS. Dict. de méd., 1846, t. XXX, p. 325. — JACQUEMIER. Manuel des accouchements, 1846, t. II, p. 280. — TRASK. Amer. Journ. of med. sciences, 1848, t. XV, et 1856, t. XXXII. — STOLTZ. Gaz. médic. de Strasbourg, 20 juillet 1849, n° 7, p. 193. — TAURIN. Des ruptures de l'utérus pendant la grossesse et pendant le travail de l'accouchement. Thèse de Paris, 1853. — LE FORT. Thèse d'agrégation, Paris, 1860. — CAZEAUX et TARNIER. Traité théorique et pratique de l'art des accouchements, Paris, 1867, 7e éd. — HECKER. Monatschr. für Geb., avril 1868, p. 292. — JOLLY. Des ruptures utérines pendant le travail de l'accouchement. Thèse de Paris, 1873. — SCHRŒDER. Lehrb. der Geburts., 1874. — SIMPSON. Clin. obstétr. et gyn., trad. Chantreuil, Paris, 1874, p. 349. — BANDL. Ueber Ruptur der Gebärmutter. Vienne, 1875. — BRENNECKE. Ueber incomplete Uterusrupturen. Inaug. Dissert. Halle, 1875. — LUSTGARTEN. Wien. mediz. Presse, 1876, n° 13. — DEPAUL. Leçons de clinique obstétricale, Paris, 1876, p. 210. — M. DUNCAN. Mécanisme de l'accouchement normal et pathologique, trad. Budin, 1876, p. 101. — ROSE. Chicago med. Journ. and Exam., août 1877. — MUNDE. Centr. für Gyn., 1878, p. 154. — BUDIN. Des lésions traumatiques chez la femme dans les accouchements artificiels. Th. agrég. Paris, 1878. — P. RUGE. Zeitschr. für Geb. und Gyn., 1878, t. II, p. 27. — TRIAIRE. Des ruptures de l'utérus et du vagin. Arch. de Tocologie, 1880, p. 413 et p. 465. — HARRIS. Amer. Journ. of obst., octobre 1880, p. 802. — FROMMEL. Centr. für Gyn., 1880, n° 18. — GRÆFE. Centr. für Gyn., 1880, n° 24. — MORSBACH. Centr. für Gyn., 1880, n° 27. — HECKER. Centr. für Gyn., 1881, n° 10. — CHURCHILL et LEBLOND. Traité des malad. des femmes, 3e éd., 1881, p. 885. — FELSENREICH. Arch. für Gyn., 1881, XVII, p. 490. — HOFMEIER. Centr. für Gyn., 1881, n° 26. — HALBERTSMA. Centr. für Gyn., 1881, p. 67. — SPIEGELBERG. Lehrb. der Geb., 1882, p. 562. — COUTAGNE. Arch. de Tocologie, 1883, p. 160. — KALTENBACH. Arch. für Gyn., 1884, XXII, p. 123. — SÉCHEYRON. Annales de gynécol., juin 1884. — TARNIER. Annales de gynécologie, avril 1884, p. 246. — BAR et SECHEYRON. Progrès médical, 1884, p. 1040. — KRONER. Centr. für Gyn., juin 1884, n° 24, p. 369. — CHARPENTIER. Nouveau Dict. de méd. et de chir. prat., 1885, t. XXXVII. — SWAYNE. Trans. of the obst. Soc. of London, 1886, XXVIII, p. 213. — JAILLE. Étude sur la gastrotomie dans les ruptures utérines. Thèse de Paris, 1886. — KRUKENBERG. Arch. für Gyn., 1886, XXVIII, p. 421. — SLAWIANSKY. Ann. de gyn., févr. 1886, t. XXV, p. 89. — LEWERS. Brit. med. Journ., janvier 1887, et Ann. de gyn., 1887, XXVII, p. 316. — SAURENHAUS. Zeitschr. für Geb. und Gyn., 1889, XVII, p. 326. — LEOPOLD. Arch. für Gyn., 1889, XXXVI, p. 324. — SCHÆFFER. Dissert. Münich, et Frommel's Jahresbericht, 1889, III, p. 182. — NEUGEBAUER. Arch. für Gyn., XXXIV, XXXV, 1889. — HORROCKS. Transact. of the obst. Soc. of London, 1889, XXXI, p. 228. — P. MULLER. Handb. der Geburts., 1889. — PISKACEK. Beiträge zur Therapie und Casuistik der Uterusrupturen. Samml. klin. Schriften, II, Vienne, 1889. — BROSSARD. Étude sur le traitement des ruptures de l'utérus. Thèse de Paris, 1890 (Index bibliographique). — GUÉNIOT. Bulletin de l'Académie de médecine de Paris, 1890, t. XXIII, p. 638, et t. XXIV,

p. 210. — BONNAIRE. Arch. de Tocologie, mai et juin 1891, p. 391 et 401. — DÜHRSSEN. Vade mecum d'obstétrique, trad. Van Aubel, 1891, p. 119. — PASCHEN. Centr. für Gyn., 7 novembre 1891, p. 915. — LOMER. Centr. für Gyn., 7 novembre 1891, p. 915. — SCHULTZ. Frommel's Jahresbericht, 1891, V, p. 203. — MERMANN. Arch. für Gyn., 1891, XXXIX, p. 452. — Eug. HUBERT. Accouchements et déontologie médicale, 4e éd., Louvain, 1892. — FEHLING. Samml. klin. Vorträge, août 1892, nº 54, p. 507. — MAYGRIER. Rupture incomplète de l'utérus. Annales de la Soc. obstétr. de France, 1892, p. 151. — SCHMAUS. Centr. für Gyn., 1892, nº 2, p. 28. — H. W. FREUND. Zeitschr. für Geb. und Gyn., 1892, XXIII, p. 436. — R. BRAUN. Centr. für Gyn., 1893, nº 13, p. 273. — BOSSI. Nouvelles Archives d'obstétrique, 1893, p. 303. — MERZ. Zur Behandlung der Uterusruptur (Bibliographie). Arch. für Gyn., 1894, XLV, p. 181. — LABUSQUIÈRE. Ann. de gyn., 1894, XLII, p. 109. — WASTEN. Frommel's Jahresbericht, 1894, VIII, p. 669. — TARNIER. De l'asepsie et de l'antisepsie en obstétrique, Paris, 1894, p. 447 et suiv. — CHOLMOGOROFF. Zeitschr. für Geb. und Gyn., 1895, XXXI, p. 89. — SLAJMER. Centr. für Gyn., nº 18, 4 mai, 1895, p. 472. — FRITSCH. 6e congrès de la Soc. allem. de gyn. à Vienne. Semaine médicale, 1895, p. 253. — GESSNER. Centr. für Gyn., 1895, nº 2, p. 33. — VILLAR. Gaz. hebd. des sciences méd. de Bordeaux, 3 février 1895, p. 50. — DOLÉRIS et BONNUS. Bullet. et mém. de la Soc. obst. et gyn. de Paris, 13 février 1896, p. 16. — KRAJEWSKI. Przeglad chirurgiezny, 1896, Bd III, Heft 1, s. 103, et Monatschr. für Geb. und Gyn., Bd IV, décembre 1896, p. 609. — DUPOUY. Pathogénie des hémorrhagies para-utérines sous-péritonéales. Thèse de Paris, 1896. — TISSIER. Bullet. et mém. de la Soc. obst. et gyn. de Paris, 14 janvier 1897.

Nomenclature alphabétique des auteurs.

BAR, 1884.
BANDL, 1875.
BAUDELOCQUE, 1796.
BONNAIRE, 1891.
BOSSI, 1893.
R. BRAUN, 1893.
BRENNECKE, 1875.
BROSSARD, 1898.
BUDIN, 1878.
CAZEAUX et TARNIER, 1867.
CHAILLY-HONORÉ, 1842.
CHARPENTIER, 1883.
CHOLMOGOROFF, 1895.
CHURCHILL et LEBLOND, 1881.
COUTAGNE, 1883.
DENEUX, 1804.
DEPAUL, 1876.
DEZEIMERIS, 1838.
DOLÉRIS et BONNUS, 1896.
P. DUBOIS, 1846.
DÜHRSSEN, 1891.
M. DUNCAN, 1876.
DUPARCQUE, 1836.
DUPOUY, 1896.
FEHLING, 1892.
FELSENREICH, 1881.
H. W. FREUND, 1892.
FRITSCH, 1895.
FROMMEL, 1880.
GESSNER, 1895.
GRÆFE, 1880.
GUÉNIOT, 1890.
GUILLEMEAU, 1620.
HALBERTSMA, 1881.
HARRIS, 1880.
HECKER, 1881, 1892.
HOFMEIER, 1881.
HORROCKS, 1889.
HUBERT, 1892.
JACQUEMIER, 1846.
JAILLE, 1886.
JOLLY, 1873.
KALTENBACH, 1884.
KRAJEWSKI, 1896.
KRONER, 1884.
KRUKENBERG, 1886.
LABUSQUIÈRE, 1894.
LACHAPELLE, 1825.
LE FORT, 1860.
LÉOPOLD, 1889.
LEVRET, 1766.
LEWERS, 1887.
LOMER, 1891.
LUSGARTEN, 1876.
MAYGRIER, 1892.
MERMANN, 1891.
MERZ, 1894.
MORSBACH, 1880.
MÜLLER, 1889.
MUNDÉ, 1878.
MURAT, 1820.
NEUGEBAUER, 1889.
OLIVIER D'ANGERS, 1825.
PASCHEN, 1891.
PISKACEK, 1889,
PUZOS, 1759.
ROSE, 1878.
P. RUGE, 1878.
SAURENHAUS, 1889.
SCHÆFFER, 1889.
SCHMAUS, 1892.
SCHRŒDER, 1874.
SCHULTZ, 1891.
SÉCHEYRON, 1884.
SIMPSON, 1874.
SLAJMER, 1895.
SLAWIANSKY, 1886.
SPIEGELBERG, 1882.
STOLTZ, 1849.
SWAYNE, 1886.
TARNIER, 1884, 1894.
TAURIN, 1853.
TISSIER, 1897.
TRASK, 1848, 1856.
TRIAIRE, 1880.
VILLAR, 1895.
WASTEN, 1894.

L'utérus et le vagin sont exposés à subir, pendant la grossesse et la parturition, des déchirures très variées, dont l'étude constitue un des chapitres les plus importants de la dystocie. Toutefois, il y a lieu d'établir une distinction capitale entre celles de ces lésions qui sont limitées à la portion vaginale du col, et celles qui occupent le reste de l'organe ou les culs-de-sac du vagin.

Les premières, de beaucoup les plus fréquentes, sont relativement peu graves ; les autres, celles qui intéressent le corps de l'utérus et les culs-de-sac du vagin, sont les seules qui méritent véritablement le nom de ruptures, et elles constituent un accident des plus redoutables.

Nous étudierons successivement : 1° les déchirures de la portion vaginale du col ; 2° les déchirures de la portion sus-vaginale du col et celles du corps, c'est-à-dire les ruptures de l'utérus proprement dites ; 3° les déchirures de la partie supérieure du vagin.

§ 1. — Déchirures de la portion vaginale du col de l'utérus.

Le col est fréquemment le siège de lésions diverses pendant le travail. Ces lésions ont été signalées à plusieurs reprises déjà dans cet ouvrage ; tantôt, elles se font spontanément au cours d'un accouchement normal (voyez tome I, p. 765) ; tantôt, elles résultent d'une dystocie dont la cause siège au niveau du col lui-même. Nous avons même décrit les déchirures qui peuvent se produire ainsi toutes les fois que le col résiste d'une façon exagérée, par exemple dans les cas de rigidité, de cancer, etc. (voyez p. 415, 424).

A ces causes, déjà étudiées, nous ajouterons ici tous les traumatismes opératoires, la portion vaginale du col pouvant être déchirée par le forceps, le basiotribe, les perforateurs, des instruments pointus quelconques, des pinces, etc... La main même peut déchirer le col en essayant de le dilater.

Nous signalerons encore les pertes de substance du col qui peuvent survenir à la suite de la chute d'une eschare pendant les suites de couches, quand les lèvres de l'orifice cervical ont été longtemps comprimées au cours du travail.

La plupart de ces faits ayant été décrits ailleurs, nous nous bornerons à rappeler ici que les déchirures du col peuvent présenter une grande variété. Elles affectent la forme de simples fissures, en nombre variable, et siègent le plus souvent à gauche ; ou bien ce sont de véritables lambeaux pendants, plus ou moins contus, qui peuvent même se détacher complètement ; plus rarement, il se fait un arrachement circulaire d'une portion plus ou moins large du col. Ces lésions sont limitées au col, ou bien s'étendent soit du côté du vagin, soit du côté du corps de l'utérus ; leur description rentre alors dans celle des ruptures du vagin et de la partie sus-vaginale de l'utérus.

Parfois, la déchirure du col se prolonge sur la vessie, et il peut en résulter une communication entre le canal génital et le réservoir urinaire. Mais ordinairement les fistules vésico-utérines se produisent plusieurs jours après l'accouchement, consécutivement à la chute d'une eschare. Ces fistules, quel que soit leur mode de production, sont loin d'être rares, puisque Neugebauer a pu, il y a quelques années, en réunir 193 cas.

Les symptômes objectifs auxquels donnent lieu les déchirures du col sont quelquefois à peu près nuls ; un léger écoulement sanguin peut être la seule manifestation qui les révèle, et ce n'est que par un examen direct fait avec soin qu'on découvre leur existence. Le toucher vaginal et, au besoin, l'examen au spéculum renseigneront sur la forme, l'étendue, le nombre des lésions cervicales.

Mais il n'est pas rare que ces déchirures amènent une perte de sang plus abondante, parfois même une hémorrhagie véritable. Le sang s'écoule habituellement en nappe, d'une façon continue; mais il peut aussi s'échapper sous forme d'un jet saccadé, lorsqu'un vaisseau artériel a été atteint.

Quand une hémorrhagie due à cette cause se produit, le point important du diagnostic est de reconnaître, d'une part, qu'elle ne provient pas de la cavité utérine, et de déterminer, d'autre part, le point précis où elle naît; c'est ce que nous allons indiquer: les hémorrhagies post-partum qui sont dues à l'inertie utérine sont toujours révélées par un relâchement de l'utérus. Il suffit donc de rechercher l'état de cet organe par le palper, et de s'assurer s'il est, oui ou non, dur et rétracté. Dans les cas où on le trouve globuleux et revenu sur lui-même, il est évident que le sang ne peut venir que d'une partie située plus bas que le corps de l'utérus : col, vagin, vulve. Si une recherche attentive avec le doigt, la vue et le spéculum, démontre que le sang ne vient ni de la vulve, ni du vagin, c'est que le col est le point de départ de l'hémorrhagie.

Le pronostic des déchirures du col est tout d'abord subordonné à l'abondance de l'hémorrhagie qui peut, si la femme n'est pas secourue à temps, lui faire courir de grands dangers; il dépend aussi de l'étendue des lésions. Il est évidemment assez sérieux quand il y a de grands délabrements ou des arrachements de lambeaux plus ou moins considérables; dans ces cas, en effet, il peut se produire de l'infection, si l'antisepsie n'est pas rigoureuse ; de plus, il y a lieu de craindre ultérieurement une cicatrisation vicieuse avec sténose du canal cervical.

Arrêter l'hémorrhagie, traiter les lésions, telles sont les deux indications à remplir, quand on se trouve en présence de déchirures du col.

Quand l'écoulement sanguin est peu abondant et se fait en nappe, une injection vaginale chaude à 48°, et un peu prolongée, suffit ordinairement pour l'arrêter. Mais l'emploi de l'eau chaude devient illusoire en cas d'hémorrhagie grave.

Lorsqu'on a découvert le vaisseau qui donne du sang, on peut appliquer sur lui une pince à forcipressure aseptique et le lier ; ou bien, la ligature étant souvent difficile ou tenant mal, on peut laisser la pince à demeure pendant 12 ou 15 heures, temps suffisant pour que l'hémostase ait lieu. Ces divers moyens ne sont pas toujours d'une exécution facile, et ne donnent pas dans tous les cas le résultat attendu. La pince, en effet, peut écraser les tissus, le fil peut les couper. Aussi est-il préférable de faire la compression directe sur le point qui saigne avec un tampon de gaze iodoformée monté sur une longue pince. Un ou plusieurs bourdonnets appliqués ainsi au fond du vagin, parfois même dans la cavité du col, assurent l'hémostase. (Voyez d'ailleurs le chapitre IX.)

Un autre moyen d'arrêter sûrement l'hémorrhagie consiste à suturer les lèvres de la déchirure, et ceci nous amène à parler de ce mode de traitement à propos des soins à donner aux lésions cervicales.

Quand les plaies sont peu considérables, le mieux est de les abandonner à elles-mêmes et de se borner à prescrire des injections antiseptiques.

Quand il y a une déchirure étendue, et quand les lambeaux pendent dans le vagin, on a conseillé d'abaisser le col à la vulve, et de le suturer à la soie ou au catgut. Tarnier fait remarquer que cette pratique, très rationnelle en soi, puisqu'elle arrête l'hémorrhagie, ferme la porte à l'infection et prévient l'ectropion et l'endométrite, n'est pas toujours facile ; d'autre part, il lui est arrivé plusieurs fois de voir des lambeaux de col, simplement repoussés au fond du vagin avec le doigt, reprendre la place qu'ils occupaient avant la déchirure, et se cicatriser sans déformation. Aussi se borne-t-il dans la plupart des cas à réduire les fragments déchirés, et à les maintenir à l'aide d'un tamponnement à la gaze iodoformée.

§ 2. — Ruptures du corps de l'utérus.

Sous le nom de ruptures de l'utérus, il faut entendre les solutions de continuité qui siègent sur le corps de cet organe, en y comprenant le segment inférieur et la portion sus-vaginale du col.

Toutes ces parties peuvent être atteintes isolément ou simultanément, suivant la plus ou moins grande étendue de la lésion. Le vagin et les organes voisins, vessie et rectum, peuvent même participer à la déchirure qui est dite alors compliquée.

Ajoutons que les lésions peuvent, ainsi que nous le verrons, comprendre toute l'épaisseur de la paroi utérine (*ruptures complètes*), ou n'intéresser qu'une partie de cette paroi (*ruptures incomplètes*).

Les ruptures de l'utérus paraissent avoir été assez mal connues des anciens, et ce n'est qu'au XVIIe siècle que des observations probantes, avec autopsie à l'appui, ont été publiées par Jacques Guillemeau. Mais pour avoir une description vraiment méthodique de cet accident, il faut arriver à Crantz, qui soutint sur ce sujet, en 1756, une thèse que Puzos a traduite en français. Depuis, les ruptures de l'utérus ont été décrites avec soin dans tous les traités d'accouchements, et, de plus, elles ont fait l'objet d'un grand nombre de thèses, d'articles de dictionnaires et de mémoires. Sans entrer ici dans un historique sans intérêt, car nous signalerons chemin faisant les principaux de ces travaux, nous nous bornerons à faire remarquer que de nos jours, le traitement des ruptures utérines est entré, avec l'avènement de l'antisepsie, dans une voie nouvelle et féconde, et que, tout en restant toujours très grave, cet accident l'est cependant devenu moins qu'autrefois.

Fréquence. — La plupart des auteurs, tout en donnant des chiffres très dissemblables, admettent que les ruptures utérines sont rares. En 1873, dans son importante thèse de doctorat, Jolly, réunissant toutes les statistiques antérieures, a compté 1 rupture sur 3,403 accouchements. Il avoue du reste que c'est là une proportion tout à fait arbitraire, les chiffres sur lesquels elle est basée étant disparates et peu précis. Quoi qu'il en soit, les auteurs paraissent avoir exagéré la rareté des ruptures utérines. Tarnier faisait des restrictions à cet égard il y a quelques années, dans son enseignement à la Faculté, et il estimait, d'après son expérience personnelle, tant à l'hôpital qu'en ville, que la fréquence de cet accident est probablement plus grande qu'on ne l'admet généralement. Néanmoins, il convient d'ajouter aussi, suivant une remarque faite par Tarnier lui-même dans ses récentes leçons sur l'antisepsie, que les ruptures de l'utérus sont devenues aujourd'hui moins fréquentes qu'autrefois, parce que « connaissant mieux le mécanisme de leur production, on intervient plus rapidement et plus judicieusement pendant le travail, avant que n'éclate le segment inférieur de l'utérus, surdistendu et anormalement aminci » (Tarnier).

Les ruptures de l'utérus s'observent pendant la grossesse et pendant l'accouchement, mais elles sont beaucoup plus fréquentes pendant le travail. Sur 303 cas réunis par Trask, cet auteur n'a relevé que 38 ruptures survenues au cours de la gestation. Ces dernières sont surtout rares dans les premiers mois, époque à laquelle on les a souvent confondues avec des ruptures de grossesse extra-utérine. Sur les 38 cas de Trask, l'accident n'est survenu que 12 fois dans les six premiers mois, tandis qu'il s'est produit 26 fois près du terme.

Étiologie et pathogénie. — Il existe, au point de vue étiologique, deux grandes variétés de ruptures de l'utérus : les ruptures *spontanées* et les ruptures *traumatiques*.

A. — *Ruptures spontanées.* — Sous ce terme, qui a été très bien défini par Jolly, on doit comprendre, avec cet auteur, les ruptures « qui surviennent en dehors de toutes les violences extérieures, de toute intervention obstétricale de quelque nature qu'elle soit, manœuvres ou administration intempestive de substances destinées à provoquer l'expulsion du fœtus, et qui sont le résultat de l'action seule de la contraction utérine plus ou moins aidée par des causes prédisposantes variées » (Jolly).

Nous exposerons l'étiologie des ruptures spontanées : 1° pendant la grossesse, et 2° pendant le travail.

1° *Pendant la grossesse.* — Les ruptures spontanées sont rares pendant la grossesse. Trask n'en a noté que 14 sur les 38 faits dont nous avons parlé plus haut. Elles sont particulièrement exceptionnelles dans les premiers mois. Il en existe cependant des observations indéniables. C'est ainsi que Lewers a rapporté un fait tiré du *Glasgow medical Journal*, dans lequel la rupture eut lieu au quatrième mois de la grossesse sans cause appréciable, et où on avait cru à un empoisonnement. Le même auteur cite une observation qui lui est personnelle et où l'accident eut lieu vers le cinquième mois; mais, dans ce cas, l'autopsie démontra qu'il s'agissait d'une grossesse interstitielle.

Swayne a observé une rupture spontanée à cinq mois; le péritoine, toutefois, ne fut pas intéressé, et le fœtus, sorti en partie de l'utérus, était recouvert par la séreuse demeurée intacte.

Les faits suivants, rappelés également par Swayne, se rapportent encore à des ruptures spontanées : ce sont ceux de Scott, où la déchirure se produisit pendant le sommeil, et où la femme fut réveillée par cet accident; celui de Glen, où la rupture eut lieu dans un moment où la patiente se baissait; celui de Harrison, où le fond de l'utérus se rompit à cinq mois, à la suite d'une longue marche.

Lustgarten et Saurenhaus ont publié chacun un cas survenu à huit mois de gestation. Tarnier, en 1856, pendant qu'il était interne à la Maternité, a vu une rupture spontanée se produire chez une multipare enceinte de huit mois et demi qui avait quelques contractions utérines douloureuses, et chez laquelle les membranes venaient de se rompre. La malade mourut le même jour, et à l'autopsie on trouva une rupture de 20 centimètres d'étendue qui séparait en deux la face antérieure de l'utérus, près de son fond. L'enfant, qui se présentait auparavant par le sommet, avait passé en entier dans le péritoine; il était assis sur le fond de la matrice, le dos tourné vers le côté gauche de sa mère; rien ne put servir à trouver la cause de cette rupture, si ce n'est que l'utérus, au niveau de la déchirure, n'avait que 4 millimètres d'épaisseur. Le placenta était resté dans la matrice, inséré sur la plus grande partie de la face antérieure de ce dernier organe; il s'était déchiré en même temps que l'utérus pour laisser passer le fœtus.

Dans tous ces faits, l'étiologie reste souvent obscure. Il est certain qu'il y a des cas où on peut invoquer des causes probables ou même tangibles, telles qu'une émotion violente, des efforts de vomissement, et surtout une altération de la paroi utérine due, par exemple, à des fibromes, à un cancer, à du tissu cicatriciel (voir plus loin, p. 503), ou bien une malformation, comme la bifidité de l'utérus; c'est ainsi que Le Fort a rapporté dans sa thèse d'agrégation le cas de Benoît Vassal où la lésion se produisit entre trois et quatre mois dans la corne gravide d'un utérus double.

Mais, dans bien des cas, il est impossible d'attribuer ces ruptures à une cause appréciable. Et nous ferons remarquer à ce propos, avec Tardieu, Lorain, Coutagne, etc..., en nous plaçant comme eux au point de vue médico-légal, combien il est parfois difficile, en présence d'une rupture survenue pendant la grossesse, de reconnaître si elle a ou n'a pas été déterminée par des manœuvres abortives.

Quoi qu'il en soit, les ruptures de l'utérus observées en dehors du travail, sont beaucoup plus souvent traumatiques que spontanées : ces dernières sont de véritables raretés, et c'est à ce titre que nous avons cru devoir les mentionner avec quelques détails.

2° *Pendant le travail.* — Au contraire, pendant le travail, les ruptures sont le plus souvent spontanées. Sur 573 cas en effet, Jolly a trouvé 376 ruptures spontanées et 197 traumatiques. Ici, l'accident peut avoir lieu sous l'influence d'un grand nombre de causes, les unes *prédisposantes*, les autres *déterminantes*, qu'il importe de passer soigneusement en revue.

Causes prédisposantes. — Les causes prédisposantes peuvent tenir à certaines conditions dans lesquelles se trouve la mère, telles que son âge et le nombre de ses grossesses, ou bien à des états particuliers de l'utérus, du canal pelvi-génital et du fœtus lui-même.

Au point de vue de l'âge, les ruptures sont surtout fréquentes entre 30 et 40 ans. Jolly en a relevé 156 cas chez des femmes de cet âge, tandis qu'il n'en a noté que 145 à toutes les autres époques de la vie.

Malgré l'opinion contraire de Tyler Smith, la multiparité est certainement une cause prédisposante. Sur les 303 cas de Trask, il n'y a que 24 primipares; sur 73 rassemblés par Churchill, on n'en compte que 9; Jolly n'en trouve que 37 sur 455 observations. D'après Bandl, la proportion serait en moyenne de 1 primipare pour 8 multipares. Tous ces chiffres montrent bien l'action indiscutable de la multiparité.

Les états particuliers de l'utérus susceptibles de créer une prédisposition à la rupture de cet organe sont assez nombreux; le corps et le col peuvent d'ailleurs être en jeu.

Du côté du corps, il faut citer en première ligne tous les cas où il y a une altération quelconque de la paroi qui en amoindrit la résistance. C'est ici le lieu de revenir sur la multiparité dont on a voulu expliquer l'influence par l'amincissement des parois utérines et leur affaiblissement. Il faut y ajouter que chez certaines femmes, les grossesses répétées et surtout trop rapprochées déterminent, suivant l'expression de Doléris, une sorte de « déchéance du système génital ». Les vaisseaux pelviens sont particulièrement atteints : les artères deviennent athéromateuses, les veines sont ectasiées et variqueuses; les modifications de la circulation qui en résultent amènent des troubles de nutrition du côté de l'utérus, dont le tissu altéré se sclérose et devient d'une friabilité qui le prédispose aux ruptures. Ces faits, bien mis en évidence par Doléris, viennent d'être étudiés de nouveau dans la thèse récente de Dupouy, avec des observations et des examens histologiques qui démontrent les altérations que peut provoquer la multiparité dans tout l'appareil utéro-ovarien.

Tous les états pathologiques de la matrice sont susceptibles de favoriser sa rupture. Nous devons signaler particulièrement les métrites, la dégénérescence graisseuse, l'atrophie de l'utérus, et surtout les fibromes et le cancer, dont nous avons déjà parlé à ce point de vue.

Les cicatrices utérines constituent un point faible au niveau duquel la déchirure peut se produire, qu'elles soient consécutives à un traumatisme accidentel, ou chirurgical tel qu'une opération césarienne, ou à une rupture antérieure guérie. En ce qui concerne l'opération césarienne, il importe de remarquer que cet accident est devenu bien plus rare qu'autrefois. Il est vrai que Krukenberg a réuni 13 observations de femmes ayant subi la section césarienne, et chez lesquelles à un accouchement ultérieur la cicatrice se rompit, avec passage du fœtus dans le péritoine; dans 5 autres cas, cités également par cet auteur, la cicatrice céda sans que le fœtus quittât la cavité utérine ; mais il s'agit là de faits antérieurs à l'avènement de l'antisepsie et aux perfectionnements apportés à la suture de l'utérus.

À propos des cicatrices dues à une rupture antérieure guérie, rappelons l'extraordinaire observation de Rose, dont une enquête de P. Munde a démontré la parfaite authenticité, et qui est probablement unique dans la science : une femme de 32 ans eut, à quatre grossesses consécutives, une rupture spontanée de l'utérus pendant le travail ; chaque fois, le fœtus étant passé dans l'abdomen, on en fit l'extraction par les voies naturelles ; la quatrième fois même on put l'avoir vivant ; chaque fois, la femme se rétablit sans complications.

Les malformations de l'utérus peuvent être une cause de rupture pendant le travail de l'accouchement comme pendant la grossesse (*voir plus haut*). La bifidité de l'utérus a été mentionnée dans un certain nombre d'observations (Olivier d'Angers, Depaul, Ruge, Bar et Sécheyron) ; le fait a d'ailleurs été déjà signalé dans une autre partie de cet ouvrage (voyez tome II, p. 210). Nous ajouterons seulement que l'utérus double peut se compliquer d'une autre anomalie qui favorise encore la rupture : nous voulons parler de l'existence d'une bride péritonéale tendue entre la vessie et le rectum, et formant un pont entre les deux cornes de l'utérus bilobé, comme dans le fait rapporté par Bar et Sécheyron.

Les déplacements de l'utérus gravide, l'antéversion exagérée, le prolapsus (voyez tome II, p. 219), les obliquités très marquées sont parfois des causes prédisposantes de rupture.

Nous ne dirons rien ici de la grossesse interstitielle ou murale qui se termine souvent par rupture, parce que cet accident rentre dans les terminaisons de la grossesse extra-utérine, à propos de laquelle il a été signalé (voyez tome II, *Grossesse extra-utérine*).

Quant aux causes qui dépendent du col de l'utérus, nous ne ferons que les rappeler sans y insister. Nous avons en effet, à propos de la dystocie relative au col, montré que la rupture utérine était une conséquence possible de sa résistance exagérée dans un certain nombre de circonstances, telles que son oblitération, sa rigidité, la présence de néoplasmes, fibromes ou cancer.

Du côté du canal pelvi-génital, on ne saurait trop dire qu'il y a prédisposition aux ruptures toutes les fois qu'il existe sur le trajet de ce canal un obstacle à l'accouchement, contre lequel l'utérus doit lutter. Tels sont les rétrécissements du bassin (voyez tome III, chapitre I), surtout lorsqu'ils sont légers, suivant la remarque de Bandl, et toutes les tumeurs de l'excavation. Dans quelques cas, ce n'est pas par son étroitesse que le bassin prédispose à la déchirure utérine, mais par la présence à sa face interne de crêtes, de saillies anormales, d'épines au niveau desquelles le tissu utérin peut être comprimé et dilacéré (bassins épineux de Kilian, Depaul, voyez chapitre I).

Les parties molles, vagin et vulve, peuvent être le siège d'anomalies, telles qu'étroitesse, atrésie, cloisonnements, tumeurs, etc., qui sont autant de causes prédisposantes de la lésion qui nous occupe. Tous ces faits ont été indiqués déjà, à propos de la dystocie des organes génitaux externes.

Arrivons maintenant aux causes tenant au fœtus et à ses annexes.

Nous ne citons que pour mémoire l'opinion admise par Levret que les mouvements actifs du fœtus pourraient, dans certains cas, déterminer la rupture de l'utérus. Réfutée par Baudelocque, cette assertion est dénuée de tout fondement.

Le sexe de l'enfant n'est pas sans importance, car les femmes qui sont enceintes de garçons sont plus sujettes aux ruptures ; cela tient à ce que les garçons ont la tête plus grosse et plus ossifiée que les filles.

Le volume exagéré du fœtus, la présence de jumeaux, l'excès de liquide amniotique, sont autant de conditions qui, en distendant considérablement l'utérus, peuvent l'amener à se rompre. A ces causes, il faut ajouter certaines monstruosités, et en particulier l'hydrocéphalie, sur laquelle Simpson a le premier attiré l'attention à ce point de vue.

Les présentations vicieuses ont une grande importance dans l'étiologie des ruptures. Cet accident peut s'observer en effet dans certaines présentations du siège, en mode des fesses, par exemple, quand il y a enclavement du siège dans l'excavation, et quand la durée du travail se prolonge outre mesure ; dans les présentations de la face lorsque le menton est en arrière et que l'accouchement devient impossible ; dans la présentation du front dans un bassin plat, etc. Mais c'est surtout dans la présentation de l'épaule que la rupture se produit le plus fréquemment, quand cette présentation a été méconnue ou négligée, et quand on a laissé passer le moment opportun de faire la version. Nous indiquons plus loin le mécanisme par lequel l'utérus se rompt alors ; nous ajouterons seulement ici que la lésion se produit parfois au moment où l'évolution spontanée est en train de s'accomplir, comme Swayne en a rapporté un exemple.

Causes déterminantes. — Toutes les causes que nous venons de passer en revue ne sont que prédisposantes. Pour que la rupture ait lieu, l'intervention d'une *cause déterminante* est nécessaire. Or cette cause n'est autre que la contraction utérine.

Si les contractions normales de l'utérus peuvent, dans les conditions de prédisposition énumérées plus haut, amener une rupture, à plus forte raison cet accident est-il à redouter quand ces contractions acquièrent une énergie inusitée, par exemple quand il y a eu administration d'ergot de seigle. C'est une circonstance aggravante qui a trop souvent déterminé des déchirures de la matrice.

En l'absence de toute cause prédisposante appréciable, et sans administration d'ergot de seigle, la contraction utérine peut déterminer à elle seule la rupture de l'utérus : les fibres musculaires se déchirent alors par leur propre contraction.

Nous devons encore ajouter ici quelques mots sur une variété très rare de rupture pouvant se produire quelques jours après l'accouchement, et qui rentre dans la catégorie des ruptures spontanées. Brossard en a rapporté dans sa thèse une intéressante observation prise dans le service hospitalier de Porak à Lariboisière. Il s'agissait d'une femme ayant un léger rétrécissement du bassin, qui eut un travail très long et fut accouchée au forceps. Tout alla bien jusqu'au 4e jour, quand la malade en faisant un mouvement dans son lit pour prendre son enfant, ressentit tout à coup une violente douleur, et présenta en peu de temps les symptômes les plus graves. On diagnostiqua une déchirure de l'utérus qui fut d'ailleurs confirmée à l'autopsie ; car la malade mourut le lendemain. On trouva, en effet, une rupture à la partie médiane de la face postérieure de l'utérus, à l'union du col et du corps, au point correspondant au promontoire. Cette rupture s'était faite au niveau d'une dépression d'un centimètre de profondeur que présentait la paroi en cet endroit. Brossard explique ce fait par la chute d'une eschare consécutive à la pression prolongée qu'avait eue à subir la paroi utérine entre la tête et le promontoire, pendant le travail.

Mécanisme des ruptures spontanées. — Ainsi que nous l'avons vu, l'étiologie des ruptures qui se produisent spontanément pendant la grossesse reste souvent obscure ; aussi, le mécanisme par lequel elles ont lieu est-il souvent bien difficile à préciser. Il est cependant probable que la contraction utérine joue un rôle capital dans la production de la lésion.

Quoi qu'il en soit, nous n'avons en vue ici que la pathogénie des ruptures spontanées du travail, qui sont de beaucoup les plus communes, et dont le mécanisme est par conséquent très important à élucider.

Plusieurs opinions ont été émises pour expliquer ce mécanisme. On peut les résumer ainsi : la rupture de l'utérus a lieu par deux processus différents; tantôt par usure avec perforation, tantôt par éclatement.

Le mécanisme par perforation a été très bien décrit par Mme Lachapelle : « La matrice distendue s'amincit peu à peu ; son tissu s'éraille et finit par se diviser, ou bien, comprimé sur le bord de l'excavation pelvienne, ce tissu s'écrase en quelque sorte, et finit par se rompre. » Cet éraillement ou usure par compression a été admis particulièrement par les auteurs anglais, Denman, Ramsbotham, Simpson, etc..., qui lui font jouer un rôle capital dans la pathogénie des ruptures utérines.

C'est là un processus analogue à celui par lequel se forment les fistules entre le vagin et les viscères voisins par exemple, et il n'est pas niable qu'il y ait des ruptures utérines produites de cette façon.

Le mécanisme par éclatement a été longtemps compris par les auteurs de la manière suivante : La contraction utérine ne pouvant triompher de l'obstacle, quel qu'il soit, qui s'oppose à la progression du fœtus, finit par avoir raison de la résistance de la paroi utérine, qui cède et se rompt brusquement. Cette explication, plausible et acceptable pour certains faits, en particulier pour tous ceux où la rupture survient consécutivement à une résistance anormale de l'orifice cervical oblitéré, ou atteint de rigidité, de cancer, etc., est insuffisante dans la majorité des cas. Mais les recherches anatomiques et physiologiques sur le segment inférieur de l'utérus ont apporté un élément nouveau et fort important dans cette question de pathogénie.

On sait que le segment inférieur est cette zone amincie et en quelque sorte passive de l'utérus, qui s'étend de l'orifice interne du col au cercle utérin, appelé anneau de Bandl ou anneau de contraction (voyez tome I, p. 580); au-dessus de cet anneau, est le corps proprement dit de l'utérus, à parois épaisses et éminemment contractiles, portion vraiment active de l'organe.

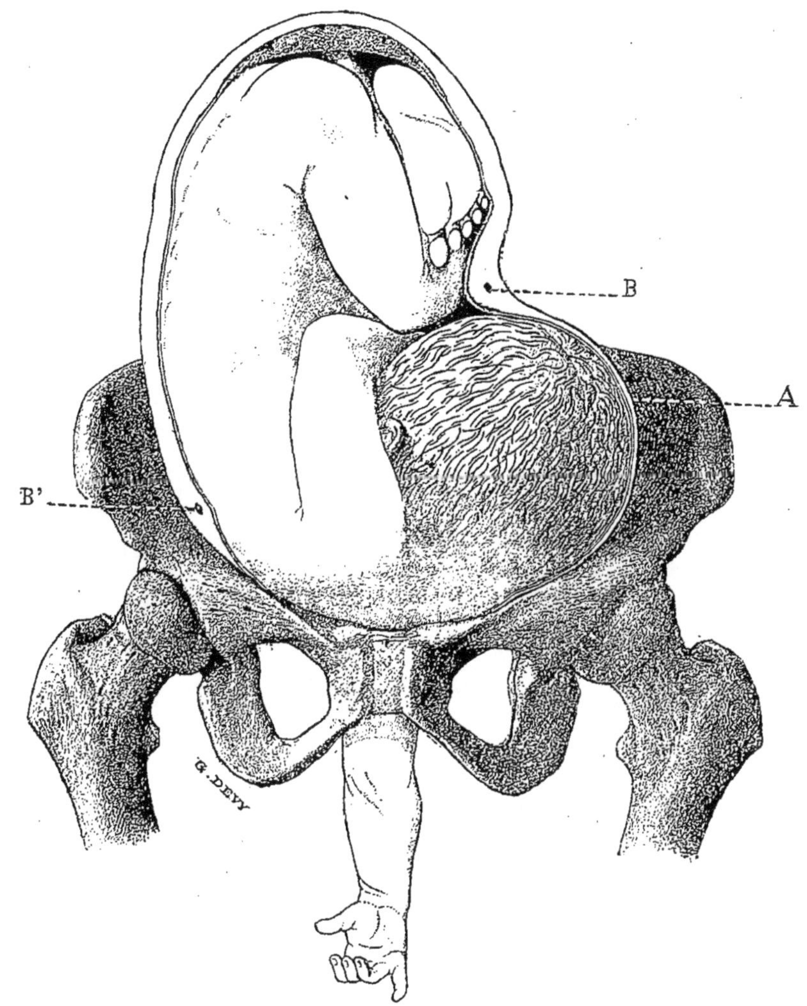

Fig. 147. — Rupture imminente de l'utérus.
A. Distension extrême du canal de Braune, surtout à gauche ; B, B'. Coupe de l'anneau de Bandl.

Pendant le travail, le segment inférieur, réuni au col effacé et dilaté, forme un canal à parois minces, dit canal de Braune (voyez tome I, p. 580). Or, dans bon nombre de cas de dystocie, il arrive que le corps de l'utérus se contracte énergiquement sans résultat, tandis que les parois du canal de Braune sont comprimées entre la partie fœtale, qui ne progresse pas, et les parois du bassin. Dans ces conditions, ce canal subit une élongation et une distension considérables, qui l'amincissent à tel point que, ne pouvant supporter une pression plus forte, il se déchire plus ou moins largement.

C'est Bandl qui, en 1875, a fait ressortir le premier toute l'importance de ce fait, dont un des exemples les plus frappants, selon lui, est réalisé dans les présentations de l'épaule négligées. Voici en effet comment il décrit ce qui se passe en pareil cas. Le moment opportun de faire la version a été méconnu ; la poche des eaux est rompue depuis longtemps, et l'épaule est engagée fortement dans l'excavation. L'utérus, rétracté, se contracte vainement, et le segment inférieur, en raison de sa minceur et de son extensibilité, est appliqué comme un gant sur l'épaule et la tête du fœtus (fig. 147). Pour peu que cette situation se prolonge, le segment surdistendu ne tarde pas à se rompre. Cette explication est applicable à beaucoup d'autres cas, entre autres, aux rétrécissements du bassin, à l'hydrocéphalie, etc., et c'est par ce mécanisme que se produisent la plupart des ruptures spontanées.

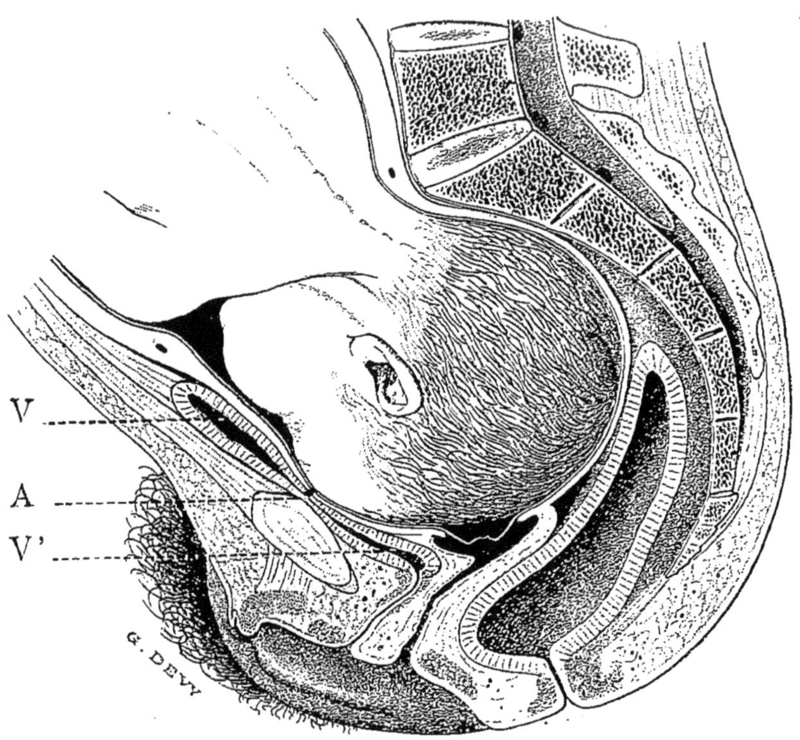

FIG. 148. — Rupture utéro-vaginale, premier degré (perforation).
V, V'. Vessie ; A. perforation utéro-vésicale. (D'après BONNAIRE.)

Les deux processus que nous venons de décrire, l'usure avec perforation d'une part, l'éclatement de l'autre, peuvent se trouver réunis dans certaines circonstances. C'est ce que Bonnaire a bien expliqué à propos des ruptures de l'utérus qui se compliquent de déchirures de la vessie. La lésion a lieu en deux temps. Dans le premier, sous l'influence de contractions énergiques, il se fait au niveau de la face postérieure de la symphyse pubienne une compression s'exerçant sur la vessie et l'utérus, et amenant en ce point une attrition des tissus et une petite solution de continuité (fig. 148) qui fait communiquer les deux organes. Dans le second temps, le segment inférieur continuant à se distendre progressivement au-dessus du point comprimé et déjà perforé, il se produit

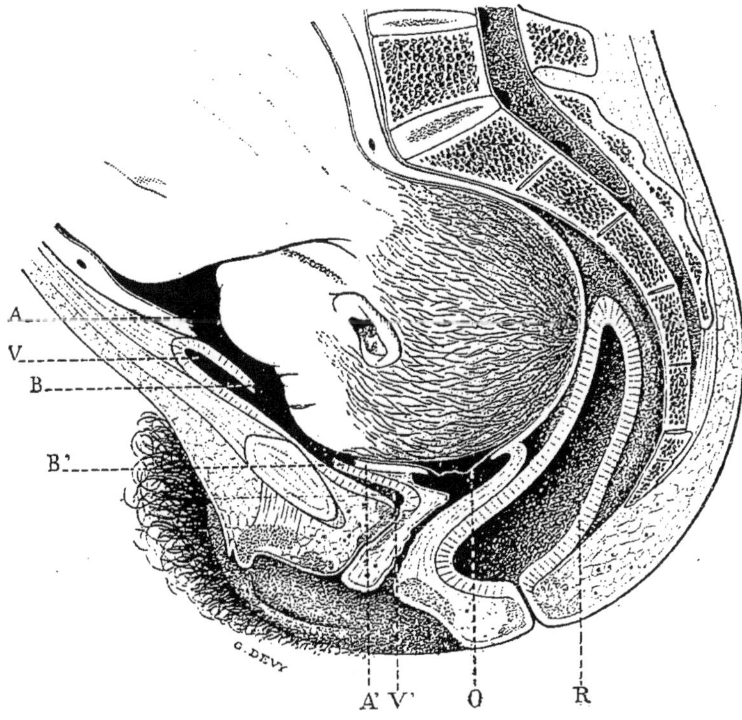

FIG. 149. — Rupture utéro-vaginale : deuxième degré (éclatement).
V, V'. Vessie. B, B'. déchirure de la vessie. A, A'. Déchirure du segment inférieur de l'utérus. O. Poche des eaux. R. Rectum. (D'après BONNAIRE.)

par éclatement, à partir de ce point, une déchirure plus ou moins étendue de la vessie (fig. 149).

En résumé, le mécanisme des ruptures de l'utérus pendant le travail peut avoir lieu de plusieurs façons. Dans certains cas, c'est à la suite d'une compression prolongée du tissu utérin que se produit la lésion ; dans d'autres, elle succède à une exagération de la contraction utérine qui a à lutter contre un obstacle, et l'accident peut se produire sans même que les membranes soient rompues, contrairement à ce que pensait Mme Lachapelle. Mais, le plus souvent, la déchirure a lieu dans un utérus rétracté et plus ou moins vide de liquide amniotique, par éclatement du segment inférieur aminci et surdistendu. Cette notion est importante à bien connaître, car elle doit mettre l'accoucheur en garde contre tous les cas où le canal de Braune subit une distension exagérée ; une intervention opportune peut alors prévenir le danger d'une rupture imminente.

Enfin, nous devons ajouter qu'il y a certains cas exceptionnels dans lesquels le mécanisme de la rupture reste absolument inexplicable, et où la cause de l'accident demeure inconnue, de telle sorte qu'on est obligé d'admettre que la contraction utérine seule a déterminé cette rupture. Tels sont les faits rapportés par exemple par Simpson, Hofmeier, de rupture spontanée survenue chez des femmes multipares, au cours du travail le plus régulier et le plus normal, sans qu'il ait été possible de relever la moindre cause de dystocie. On ne peut même pas toujours invoquer une altération quelconque de la paroi utérine, puisque dans l'observation d'Hofmeier, la femme ayant succombé, un examen histologique des bords de la déchirure démontra que le tissu utérin était parfaitement sain.

B. — *Ruptures traumatiques*. — Il y a lieu de considérer au point de vue étiologique deux sortes de ruptures traumatiques de l'utérus, celles qui résultent d'un traumatisme accidentel, et celles qui sont produites par impéritie ; c'est surtout pendant le travail qu'on observe ces dernières.

Ainsi que nous l'avons dit, les ruptures qui surviennent pendant la grossesse, sont le plus souvent traumatiques. Elles peuvent succéder à des violences extérieures, telles qu'une chute, une compression ou une contusion de la paroi abdominale ; elles peuvent être également le résultat d'une plaie produite par un instrument piquant, tranchant ou contondant, ou par une arme à feu. Parmi les traumatismes variés qui peuvent blesser l'utérus, Harris a relevé les déchirures produites par coups de cornes d'animaux. Il a pu en réunir neuf observations, avec cinq guérisons, et il insiste sur ce fait singulier que le pronostic de ce genre de lésion est relativement favorable.

Dans la grande majorité des cas, la blessure de l'utérus a lieu par la paroi abdominale ; cependant la matrice a pu être atteinte par un instrument vulnérant ayant pénétré par une autre voie. Une observation de Guelliot, de Reims, est très curieuse à cet égard. Il s'agissait d'une femme enceinte de huit mois et demi, qui reçut dans la fesse un coup de couteau suivi d'une hémorrhagie abondante. Le lendemain elle accoucha spontanément d'un enfant mort, qui portait sur le pariétal gauche une plaie de trois centimètres, avec section nette du cuir chevelu. Guelliot constata chez la mère une blessure profonde de la fesse, au niveau de l'échancrure sciatique. Il lui parut certain que le fœtus avait été blessé dans l'utérus par le couteau, qui avait traversé la fesse. Aucune complication ne survint, et la femme guérit complètement.

Enfin, à côté de ces ruptures produites par accident, il convient de signaler celles qui sont causées par des tentatives d'avortement, ou par des manœuvres opératoires pratiquées avec des instruments mal dirigés, dans le but de terminer l'accouchement.

Pendant le travail, les traumatismes accidentels sont plus rares que pendant la grossesse ; on peut cependant observer des ruptures qui reconnaissent pour cause les mêmes coups, blessures, etc. Mais le plus souvent la lésion utérine est le fait d'une maladresse opératoire. C'est presque exclusivement chez la parturiente qu'on est appelé à constater les ruptures dites par impéritie. Budin, ayant à étudier dans une thèse d'agrégation les lésions traumatiques produites dans les accouchements artificiels, a rapporté un grand nombre d'observations de déchirures de l'utérus par des instruments ou par des manœuvres manuelles. Le forceps et la version sont le plus souvent en cause dans ces traumatismes opératoires, parce que ce sont les deux modes d'intervention dont on use le plus fréquemment. Avec le forceps, mal manié, la matrice peut être lésée pendant l'introduction des branches, par perforation des tissus, ou pendant l'extraction, par compression et dilacération des mêmes tissus entre les bords des cuillers et les parois du bassin. Nous avons déjà signalé l'arrachement possible du segment inférieur avec le forceps, dans les cas où cet instrument a été appliqué sur l'utérus lui-même par un opérateur croyant à une dilatation complète qui n'existait pas (voir chapitre VI).

Les déchirures utérines qui peuvent résulter de la version ont le plus souvent lieu pendant le premier temps de cette opération, c'est-à-dire au moment de l'introduction de la main et de la recherche des pieds. Tantôt c'est lorsque la main va pénétrer dans l'utérus, car si on n'a pas pris soin d'en soutenir et d'en fixer le fond, l'organe fuit devant elle, le vagin s'allonge démesurément, et un arrachement se produit au niveau des insertions vaginales. Dans ce cas, la lésion intéresse plutôt le vagin ; cependant, elle peut s'étendre aussi à l'utérus. Tantôt, c'est en voulant pénétrer à travers un col incomplètement dilaté que la main déchire la matrice. Mais le plus habituellement, la rupture se produit par un mécanisme analogue à celui des ruptures spontanées, et ici encore l'amincissement et la surdistension du segment inférieur jouent un rôle capital : ces conditions sont réalisées lorsqu'on veut faire la version quand le moment opportun en est passé, c'est-à-dire quand les membranes sont rompues depuis longtemps, quand l'utérus est très rétracté sur le fœtus, et le segment inférieur étroitement appliqué sur lui. L'opération est alors si dangereuse que c'est une faute de l'entreprendre, car la main, en s'insinuant entre l'enfant et la paroi utérine ainsi rétractée, va faire éclater presque fatalement cette dernière. L'utérus peut se rompre encore, quoique moins fréquemment, dans les deux autres temps de la version, l'évolution et l'extraction, principalement pendant l'évolution ; c'est ce qui a lieu, comme dans le cas précédent, quand la version est tentée à tort dans des conditions rendues défavorables par la contracture utérine.

On trouve dans le travail de Budin d'intéressantes observations de lésions consécutives à l'emploi d'autres instruments que le forceps, tels que le craniotome, le céphalotribe, les divers embryotomes, les crochets, surtout lorsqu'ils sont aigus, etc... Dans tous ces cas, de graves fautes avaient été commises, et la femme a souvent payé de sa vie l'imprudence ou la maladresse de l'opérateur.

Enfin des ruptures traumatiques peuvent encore se produire au cours de la délivrance, lorsque l'extraction manuelle du placenta est nécessaire. Tantôt, c'est, comme pour la version, en introduisant la main qu'on déchire l'utérus; tantôt, c'est en s'acharnant à gratter la paroi pour en détacher un cotylédon, dont l'existence est réelle ou supposée, qu'on détermine une perforation utérine.

Nous venons de dire que presque toujours les ruptures traumatiques survenues pendant une opération sont dues à l'impéritie; il ne faudrait cependant pas toujours en accuser les opérateurs sous les mains desquels survient une rupture, car celle-ci peut quelquefois se produire par éclatement spontané pendant le cours d'une intervention conduite aussi prudemment et aussi habilement que possible.

Anatomie pathologique. — Nous décrirons successivement les lésions qu'on observe dans le cas de ruptures complètes, les plus fréquentes, et dans le cas de ruptures incomplètes.

A. — *Ruptures complètes.* — Ce sont celles dans lesquelles les trois tuniques de l'utérus sont intéressées; il y a par conséquent communication entre la cavité utérine et la cavité péritonéale.

Le *siège* de la rupture varie suivant la cause qui lui a donné naissance. Dans les ruptures traumatiques, c'est au point même où s'est exercée la violence que siège la lésion. Les ruptures spontanées au contraire ont lieu le plus souvent au niveau de la partie la plus amincie de l'utérus gravide, c'est-à-dire sur le segment inférieur (fig. 150). Toutefois, ce n'est pas là une règle absolue, et ce lieu de prédilection de la lésion s'observe particulièrement dans les cas, d'ailleurs les plus nombreux, où la rupture s'est produite pendant le travail, pour les raisons que nous avons indiquées plus haut. Mais quand il s'agit d'une rupture spontanée survenue pendant la grossesse, l'utérus peut être lésé dans un point quelconque, indifféremment; néanmoins, c'est le fond de l'organe qui paraît être le plus fréquemment atteint. Ainsi, sur 17 observations de rupture utérine pendant la gestation, recueillies par Lewers, dix fois la déchirure occupait ce siège. (Voyez aussi l'observation de Tarnier, p. 502.)

La *forme* qu'affectent les ruptures de l'utérus est très variable. Tantôt c'est une simple perforation, tantôt une fente plus au moins large, parfois une véritable crevasse, suivant le mécanisme qui a présidé à l'accident.

La *direction* de la déchirure est le plus souvent longitudinale ou oblique, moins fréquemment transversale. Elle est ou rectiligne, ou en zigzag; parfois elle s'étend en divers sens, et présente alors un aspect coudé, en T, ou étoilé.

L'étendue de la lésion est variable; elle peut être très grande; on a vu dans certains cas le corps de l'utérus arraché à peu près complètement, et ne tenant plus au col que par un simple lambeau. Dans ces vastes délabrements, l'utérus subit parfois des déplacements considérables: Guéniot, dans un rapport à l'Académie de médecine, a résumé une observation de Thévard, dans laquelle le corps de l'utérus, presque entièrement séparé du col, remontait jusqu'à la face inférieure du foie. — Tissier vient de communiquer à la Société obstétricale de Paris un fait analogue comme déplacement. — Slawiansky a signalé l'éversion possible de la matrice à travers l'ouverture de la plaie. Il a, en effet, publié une observation dans laquelle l'utérus rompu s'était retourné complètement, en sorte que sa surface interne était devenue externe; dans ce cas singulier et peut-être unique, qui nécessita l'opération de Porro, l'utérus avait, à l'ouverture du ventre, l'aspect d'un champignon, sous le chapeau duquel on voyait pénétrer et s'insérer les trompes de Fallope.

Quant aux bords de la déchirure, ils peuvent être nets, mais le plus souvent ils sont irréguliers, plus ou moins contus et comme mâchés, infiltrés de sang,

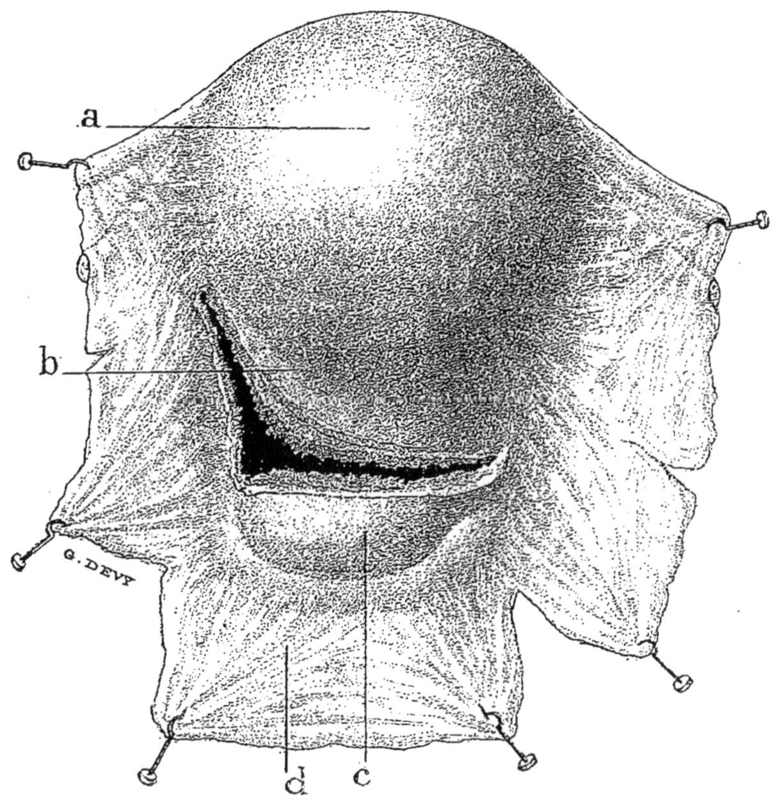

Fig. 150. — Large rupture spontanée du segment inférieur de l'utérus.
A. Corps de l'utérus. B. Anneau de Bandl. C. Thrombus sous-péritonéal. D. Péritoine du cul-de-sac vésico-utérin attiré en bas (Lusk).

parfois même gangrenés. La tunique péritonéale peut être décollée dans une étendue variable, et soulevée par des épanchements sanguins qui la séparent de la musculeuse sous-jacente. Ces thrombus sous-péritonéaux, qui peuvent s'étendre au loin, dans les ligaments larges, et jusque dans le tissu cellulaire du petit bassin et des fosses iliaques, s'observent principalement dans les ruptures incomplètes de la variété sous-péritonéale, comme nous le verrons.

La rupture n'est pas toujours unique, et il n'est pas très rare qu'il en existe plusieurs, siégeant sur les faces antérieure ou postérieure de l'utérus;

quelquefois il y a une rupture complète et une autre incomplète. Le nombre des lésions peut être considérable : témoin l'observation de Clarke où l'on compta soixante déchirures, superficielles il est vrai, sur la face postérieure de l'utérus.

Que devient le contenu de la cavité utérine dans le cas de rupture complète? Le fœtus peut demeurer en totalité dans la matrice ; c'est ce qui s'observe surtout quand la déchirure est peu étendue, quand ses lèvres restent rapprochées, et aussi quand la partie fœtale est engagée dans l'excavation. Dans ces cas, la forme du ventre ne change pas. Lorsqu'au contraire la déchirure est large, que ses bords sont écartés, et qu'il n'y a aucun engagement dans le bassin, le fœtus a une grande tendance à passer dans la cavité abdominale. Il peut même y pénétrer tout entier, et on le trouve alors au milieu des intestins, à côté de l'utérus vide et revenu plus ou moins sur lui-même. Dans d'autres cas, ce passage dans l'abdomen ne se fait qu'incomplètement. La tête seule peut s'engager dans la déchirure dont les bords viennent alors s'appliquer plus ou moins exactement sur le cou. Ou bien ce sont les membres ou le tronc qui sortent de l'utérus et font saillie dans la cavité péritonéale.

Le placenta peut de même rester dans l'utérus ou en sortir. Quand le fœtus est passé en totalité dans le ventre, le délivre demeure souvent dans la matrice, décollé ou non, le cordon traversant la déchirure ; mais il peut se faire aussi qu'il accompagne le fœtus, et se mette comme lui en rapport avec les viscères abdominaux. Dans des cas plus rares, c'est le délivre seul qui abandonne l'utérus où le fœtus demeure inclus en entier ou en partie.

Stoltz a communiqué à la Société médicale de Strasbourg en 1848, une observation très curieuse, et probablement unique dans la science à cette époque, de rupture de la matrice avec passage de l'œuf entier et intact dans le péritoine, au terme normal de la grossesse. Il s'agissait d'une femme enceinte pour la huitième fois, et à terme, auprès de laquelle il fut appelé et arriva au moment où elle venait de succomber après deux jours de travail et sans être accouchée. L'ouverture du corps lui démontra l'existence d'une déchirure complète de l'utérus, s'étendant du fond de cet organe jusqu'au cul-de-sac antérieur du vagin. Le fœtus, volumineux, était dans l'abdomen, enveloppé de ses membranes intactes. « L'œuf, ainsi sorti tout entier de son réservoir normal..... ne tenait à la matrice que par le placenta qui se trouvait implanté sur l'orifice, et, d'après toutes les apparences, centralement..... » On avait du reste constaté par le toucher, pendant la vie, l'insertion vicieuse du placenta sur le col.

Tout aussi curieuse est une observation récemment publiée par Léopold : ce fait mérite en outre d'être mentionné à cause de son étrangeté. Une femme enceinte de 4 mois environ, fait une chute dans un escalier. Elle ressent une vive douleur et ne peut se relever que difficilement. Cependant, la grossesse continue à évoluer, et la femme sent remuer son enfant jusqu'à la fin du huitième mois. A ce moment, les mouvements du fœtus cessent, et l'état général devient mauvais. La malade a des frissons, de la fièvre, des douleurs abdominales. C'est dans ces circonstances que Léopold l'examine et diagnostique une grossesse extra-utérine. Il fait alors la laparotomie, et trouve dans le ventre un fœtus mort, de 2,720 grammes, enveloppé dans ses membranes. En suivant le cordon, il voit qu'il pénètre dans l'utérus au niveau de sa corne droite par une plaie de 2 centimètres. Le placenta est dans la cavité utérine. Léopold fait l'amputation supra-vaginale. L'opérée a guéri.

Il est facile de reconstituer l'histoire de cette malade. Au moment de sa chute, l'utérus s'est rompu, et le fœtus a passé dans le ventre, le placenta restant adhérent dans l'utérus, et il a continué à vivre jusqu'au huitième mois. Il y a eu en réalité grossesse extra-utérine abdominale, consécutive à une rupture utérine.

Il faut signaler encore la présence possible dans l'abdomen de sang, de liquide amniotique, d'enduit sébacé et de méconium. La quantité de sang épanché est variable ; elle est parfois considérable ; ce sang est en partie à l'état fluide, en partie coagulé. Le liquide amniotique se déverse en plus ou moins grande abondance dans le péritoine, suivant que les membranes sont ou non rompues au niveau du col. A propos du passage de ces liquides dans la cavité péritonéale, nous ferons remarquer qu'ils y sont rarement aseptiques ; le fussent ils d'ailleurs qu'ils ne le resteraient pas longtemps si l'antisepsie n'était pas pratiquée rigoureusement, car la femme est, en raison de son extrême faiblesse, particulièrement prédisposée à l'infection. Mais le plus souvent, l'utérus s'est rompu après un travail prolongé, alors que l'œuf était ouvert depuis longtemps, que le liquide amniotique était fétide, et que la femme était déjà en proie à l'infection. Dans ces conditions, les liquides qui ont envahi le péritoine et le tissu cellulaire pelvien sont remplis d'une multitude de micro-organismes, dont la présence aggrave singulièrement la situation.

L'orifice de la rupture ne livre pas seulement passage au contenu de l'utérus, il peut également donner issue aux viscères abdominaux qui s'engagent dans la cavité utérine. Les cas ne sont pas rares où on a trouvé, par exemple, une anse d'intestin faisant hernie dans la déchirure ; elle peut même s'y étrangler, ou au contraire la franchir pour descendre dans l'utérus et jusque dans le vagin, sortir même de la vulve. Quand il y a étranglement, l'anse peut se perforer, et il en résulte une fistule intestino-utérine, si la femme guérit.

Nous ne ferons que mentionner les altérations qui peuvent survenir consécutivement du côté du péritoine, quand la femme survit à l'accident, et quand la séreuse s'enflamme ; on observe alors toutes les lésions de la péritonite avec ou sans épanchement, sur lesquelles nous n'avons pas à insister.

La rupture de l'utérus peut se compliquer de la déchirure d'autres organes. Le premier atteint, par ordre de fréquence, est le vagin. Dans cette variété dite utéro-vaginale, la partie supérieure du vagin est plus ou moins largement atteinte, et la lésion occupe le vagin, le col et le corps de l'utérus. Exceptionnellement, il peut se faire qu'il y ait déchirure du vagin à sa partie supérieure et rupture de l'utérus, sans que les deux lésions communiquent l'une avec l'autre ; il y a alors une double déchirure de l'utérus et du vagin, comme dans une observation récente et très curieuse de Slajmer : dans ce fait, le fœtus était passé dans le ventre par la rupture utérine, et il put ensuite sortir au dehors par la déchirure du vagin.

Le rectum est rarement intéressé en même temps que l'utérus ; une communication s'établit alors entre les cavités de ces deux organes.

La vessie est le viscère dont la lésion offre le plus de gravité. Elle est parfois lésée largement, et l'on a même vu la déchirure s'étendre jusque sur l'urèthre. Du sang s'épanche dans ce réservoir et se mêle à l'urine. Nous verrons toutefois que la présence d'une urine sanguinolente dans la vessie n'est pas toujours la preuve d'une déchirure de cet organe. Les ruptures utéro-vésicales dont il est ici question, sont uniquement celles dans lesquelles les deux organes communiquent au niveau de leur portion revêtue de péritoine ; nous laissons de côte les simples fistules vésico-utérines et vésico-cervico-utérines dans lesquelles la lésion est extra-péritonéale, et dont nous avons parlé à propos des déchirures du col (voir chapitre VI).

Les muscles psoas eux-mêmes peuvent être déchirés en même temps que l'utérus, et infiltrés de sang.

B. — *Ruptures incomplètes.* — Il existe deux variétés de ruptures incomplètes de l'utérus. Dans l'une, la lésion se produit de dedans en dehors, et intéresse la muqueuse et la musculeuse, en partie ou dans toute leur épaisseur, mais respecte la séreuse qui demeure intacte : la rupture est donc sous-péritonéale. Dans l'autre, la déchirure a lieu de dehors en dedans ; le péritoine est atteint quelquefois seul, mais le plus souvent la couche musculaire est également rompue plus ou moins profondément ; la muqueuse reste indemne : la rupture est donc extra-muqueuse. Étudions successivement ces deux variétés.

1° La rupture sous-péritonéale est la plus fréquente des ruptures incomplètes. Elle peut être très variable quant à son étendue, aussi bien en surface qu'en profondeur. Quand elle comprend non seulement la muqueuse mais toute l'épaisseur de la paroi musculaire de l'utérus, le péritoine est mis à nu. Souvent, il est décollé, non seulement au niveau de la lésion, mais à une distance plus ou moins grande suivant l'abondance du sang épanché.

Dans ce genre de rupture, l'hémorrhagie peut se faire jour du côté de la cavité utérine et sous le péritoine ; elle est à la fois externe et interne. Cette dernière se traduit par des hématomes sous-péritonéaux analogues à ceux que nous avons signalés à propos des ruptures complètes, mais qui sont ici beaucoup plus fréquents. Le sang peut occuper les faces antérieure et postérieure de l'utérus, gagner les ligaments larges, remonter sur les parois de l'excavation, dans les fosses iliaques, fuser même jusqu'au rein. Lorsqu'il se collecte en avant de l'utérus, il forme en ce point une tumeur caractéristique sur laquelle Jolly et, après lui, Hecker ont particulièrement attiré l'attention, et que ce dernier a désignée sous le nom d'hématome sous-péritonéal anté-utérin. Nous en reparlerons à propos de la symptomatologie et du diagnostic.

Il peut arriver que ces thrombus s'ouvrent ultérieurement dans la cavité du péritoine ; la déchirure utérine devient alors complète. C'est ce qui a eu lieu dans une observation rapportée récemment par Doléris et Bonnus ; dans ce cas, la marche des symptômes avait été très insidieuse, et la lésion ne fut reconnue qu'à l'autopsie.

Dans les ruptures sous-péritonéales, le fœtus reste habituellement dans l'utérus dont la forme ne se modifie pas. Cependant, il arrive quelquefois qu'une partie fœtale peut s'engager dans la déchirure, et venir faire saillie sous le péritoine qu'elle soulève et distend sans le rompre. Dans une observation de Lomer la tête du fœtus avait ainsi passé par la rupture, et n'était séparée de la cavité péritonéale que par la séreuse qui était appliquée sur elle comme une calotte. Dans un autre fait de Paschen, c'était le placenta qui était sorti de l'utérus pour se loger sous le péritoine resté intact.

2° La seconde variété de rupture incomplète (rupture extra-muqueuse) est beaucoup plus rare ; il n'en existe dans la science qu'un petit nombre d'observations. Signalées pour la première fois par Duparcque, ces ruptures ont été surtout bien décrites par Jacquemier dans son excellent manuel. La plupart des auteurs modernes ne leur consacrent en général qu'une courte mention. Cependant nous signalerons la thèse de Brennecke et le traité de Spiegelberg, où elles sont l'objet de descriptions assez étendues.

Sans revenir ici sur l'étiologie, nous insisterons pourtant sur une circonstance particulière qui prédispose les femmes à cette sorte d'accident. Nous voulons parler des vergetures du péritoine qui recouvre l'utérus, c'est-à-dire de ces rides, sillons, cicatrices superficielles qu'on rencontre à la surface de l'organe, et qui sont le fait de sa distension progressive pendant la grossesse. Jacquemier et Duncan ont attiré l'attention sur cette disposition qui est d'autant plus marquée que les grossesses ont été plus nombreuses, et ils ont montré que la séreuse cède parfois en ces points de moindre résistance. Le défaut d'élasticité de la tunique péritonéale joue donc un grand rôle dans la pathogénie de cette variété de ruptures, qui peuvent d'ailleurs se produire sous l'influence de toutes les causes que nous avons précédemment passées en revue.

Quant aux lésions, elles affectent une grande diversité. La séreuse peut être simplement éraillée ou fissurée en un ou plusieurs points, sans que les fibres musculaires soient atteintes ; ou bien, la musculeuse est intéressée plus ou moins profondément. Des sinus utérins peuvent être ouverts, et une hémorrhagie très grave en est parfois le résultat.

Le siège de ces déchirures diffère essentiellement de celui des ruptures complètes d'origine spontanée ; au lieu d'être sur le segment inférieur, il occupe le corps de l'utérus ; ce fait résulte de la pathogénie que nous venons d'indiquer, la lésion ne pouvant se produire qu'en des points où le péritoine est très adhérent aux tissus sous-jacents.

L'hémorrhagie est habituellement considérable ; le sang s'épanche en grande quantité dans la cavité péritonéale, où il peut former de volumineux caillots. Nous avons rapporté à la Société obstétricale de France, en 1892, un cas de mort rapide chez une femme enceinte, à la suite de coups violents reçus sur le ventre. A l'autopsie on trouva une rupture incomplète des couches externes de l'utérus. La lésion occupait la face antérieure du corps de la matrice ; elle était verticale et très étendue ; dans son voisinage, il existait un certain nombre d'éraillures de la séreuse (fig. 151). Un énorme caillot sanguin, du poids de 650 grammes, était situé au-devant de la rupture ; la cavité abdominale contenait en outre trois litres environ de sang liquide.

Symptômes des ruptures de l'utérus. — Si dans certains cas la rupture de l'utérus s'effectue inopinément, sans que rien ait pu la faire prévoir, il en est d'autres au contraire où elle est précédée de signes particuliers dont la connaissance est fort importante, car ils permettent de pressentir l'accident, et parfois même de l'empêcher de se produire.

C'est lorsqu'il s'agit de ruptures spontanées survenant pendant le travail que

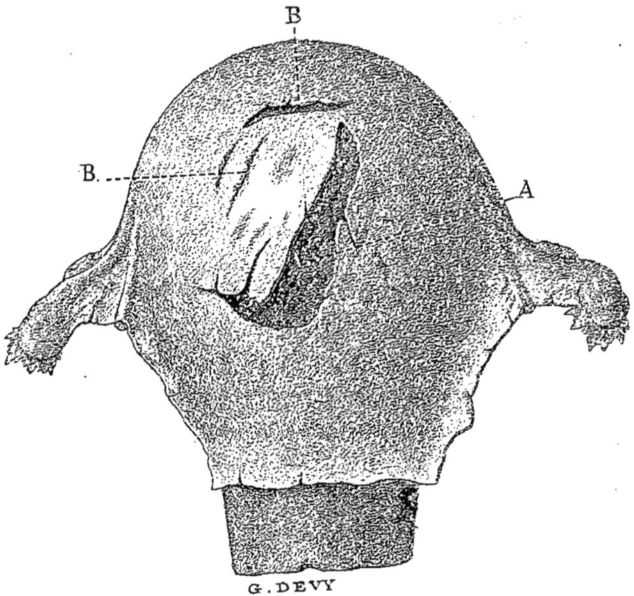

Fig. 151. — Rupture incomplète comprenant le péritoine et la tunique musculaire. (Maygrier.)

ces signes prémonitoires peuvent s'observer. Certes, la longue durée du travail, engendrée par une cause quelconque de dystocie, l'agitation extrême de la femme, la violence exagérée des contractions utérines, peuvent faire craindre une rupture ; mais le seul signe précurseur qui ait une réelle valeur est révélé par la forme caractéristique que prend l'utérus, quand il est sur le point de se rompre par éclatement du segment inférieur, suivant le mécanisme invoqué par Bandl. (Voir page 507.)

En raison de la tension et de l'amincissement du segment inférieur, et de l'élévation de l'anneau de Bandl vers l'ombilic, l'utérus se divise en deux zones bien distinctes, l'une inférieure, dont les parois très minces sont exactement appliquées sur la partie fœtale qui se présente ; l'autre supérieure à parois plus épaisses, constituée par le corps de l'utérus. C'est surtout dans les présentations de l'épaule abandonnées à elles-mêmes que cette disposition s'accentue et devient très évidente, comme on peut le voir sur la figure 147. Voici ce qu'on observe en effet dans cette présentation, quand on a laissé passer le moment opportum de faire la version, et quand la matrice est vide d'eaux et rétractée : d'un côté, le corps de l'utérus forme une masse globuleuse et régulière qui contient le tronc du fœtus ; de l'autre, le segment inférieur et le col, moulés pour ainsi dire sur l'épaule et surtout sur la tête, sont repoussés par ces parties, en sorte qu'ils sont distendus en hauteur et dans le sens transversal : il en résulte une saillie arrondie qui déborde dans la fosse iliaque, et qui est séparée du corps utérin par un sillon appréciable à la vue et au palper. De là, cet aspect caractéristique du ventre, qui frappe à première vue, auquel on a donné le nom de *signe de Bandl* (fig. 147), et qui est l'indice d'une rupture imminente. Le même signe s'observe encore dans les présentations du sommet quand celui-ci ne peut pas s'engager dans l'excavation pelvienne, et qu'il est retenu au détroit supérieur par un rétrécissement du bassin. Nous ferons toutefois remarquer qu'ici la distension du segment inférieur est alors moindre que dans le cas de présentation de l'épaule.

Quant à la rupture confirmée, elle se traduit par un ensemble de symptômes que nous allons maintenant exposer. Nous prendrons comme type la rupture complète, qui survient pendant le travail de l'accouchement.

Le début de l'accident est habituellement brusque et marqué par des phénomènes d'une grande intensité. Mais il n'en est pas toujours ainsi ; dans certains cas, la déchirure se fait d'une façon insidieuse et latente, sans fracas, sans grand retentissement sur l'état général, et ce n'est que progressivement que les signes de la lésion apparaissent : si bien, qu'elle peut même n'être reconnue qu'après l'accouchement.

Quoi qu'il en soit, la symptomatologie des ruptures de l'utérus se base sur les renseignements fournis par l'aspect général de la femme, les commémoratifs, et l'examen direct. Ce dernier comprend l'inspection, le palper et la percussion, l'auscultation et le toucher.

Aspect général de la malade. — Le facies d'une femme atteinte de rupture utérine est profondément altéré. Les traits sont tirés et expriment l'angoisse ; la face est pâle, quelquefois violacée ; les extrémités se refroidissent et tout le corps est couvert d'une sueur froide. La respiration est rapide et suspirieuse. Le pouls est petit, fréquent, parfois imperceptible. Il y a des menaces incessantes de lipothymies et de syncope. On observe aussi du hoquet, des nausées et même des vomissements qui ont souvent une coloration noirâtre.

Parfois, la malade s'affaiblit brusquement, et la mort devient rapidement imminente.

Tous ces phénomènes sont dus au shock et à l'hémorrhagie, qui, dès les premiers instants de l'accident, mettent les jours de la femme en danger.

Commémoratifs. — En interrogeant la parturiente ou son entourage, on recueille généralement des indications précieuses pour le diagnostic. C'est ainsi qu'on apprend que le travail durait depuis longtemps et était particulièrement pénible, que des interventions opératoires ou des manœuvres obstétricales quelconques ont été pratiquées... Parfois, au moment de la rupture, c'est un bruit de craquement qui a été perçu par la femme ou les assistants. Depaul niait la possibilité de ce fait ; mais, bien qu'il soit rare, il paraît indéniable d'après certaines observations qui ont tous les caractères de l'authenticité.

Souvent encore on apprend par l'interrogatoire que la femme a ressenti tout d'un coup dans le ventre une douleur extrêmement violente, angoissante, et qu'elle a poussé alors un cri de souffrance. Dans certains cas, elle a senti que quelque chose se déchirait en elle, et qu'un corps volumineux se déplaçait dans son abdomen, ou qu'un liquide chaud s'y répandait.

Le plus habituellement, à partir du moment où la déchirure s'est produite, deux phénomènes importants ont été notés : la cessation des mouvements de l'enfant, et l'arrêt des contractions utérines.

Toutefois, en ce qui concerne ce dernier signe, il convient de faire remarquer qu'il n'est pas constant. On voit, en effet, dans un certain nombre de cas, les contractions persister, mais alors elles sont presque toujours affaiblies, et insuffisantes pour amener l'expulsion de l'enfant ; dans quelques cas exceptionnels elles peuvent cependant conserver une intensité assez grande pour amener la terminaison spontanée de l'accouchement. Ce fait s'observe non seulement dans les ruptures incomplètes, où il s'explique par l'intégrité d'une partie de la tunique musculaire, mais quelquefois aussi dans les ruptures complètes, et il est alors moins facile d'en donner une explication satisfaisante. Quoi qu'il en soit, cette persistance des contractions utérines est un phénomène rare ; en règle générale, le travail s'arrête dès que l'utérus est rompu.

Inspection. — En inspectant le ventre, on constate qu'il est souvent volumineux, ballonné, surtout quand on l'examine plusieurs heures après la rupture. Sa forme peut être restée régulière ; ou bien il a subi une déformation évidente. Ce dernier fait coïncide avec le passage du fœtus dans la cavité péritonéale. Le ventre est alors bilobé : cette déformation apparaît tantôt brusquement, tantôt progressivement, suivant que le fœtus est chassé de l'utérus avec plus ou moins de rapidité.

L'examen des organes génitaux externes montre habituellement qu'il s'en écoule du sang en plus ou moins grande abondance ; celui-ci peut être mélangé de liquide amniotique et parfois de méconium. Ce sang est bleuâtre ou noir, et présente une consistance particulière sur laquelle Tarnier a appelé l'attention : il est poisseux, comme sirupeux.

Palper et percussion. — Le palper abdominal détermine une douleur, qui peut être assez vive pour arracher des cris à la malade. Tout d'abord on remarque qu'il y a de la tension du ventre, et si on pratique alors la percussion on reconnaît qu'il existe un météorisme parfois considérable. Dans la grande majorité des cas, on ne perçoit pas de contractions utérines ; il y a un arrêt complet du travail.

La palpation fournit des renseignements très différents suivant que le fœtus est resté dans la cavité utérine ou qu'il l'a abandonnée. Dans le premier cas, on constate l'existence d'une tumeur unique qui présente les caractères de l'utérus gravide. Quand au contraire le fœtus a pénétré dans l'abdomen, et si son passage s'y est effectué en totalité, le palper dénote l'existence de deux tumeurs : l'une, petite, est constituée par l'utérus revenu sur lui-même ; l'autre, plus volumineuse, est formée par le fœtus, dont toutes les parties sont devenues superficielles et faciles à distinguer sous la paroi abdominale. Si la pénétration du fœtus dans le ventre n'a eu lieu qu'incomplètement, on constatera au palper l'existence d'une tumeur bilobée, irrégulière, dans laquelle il sera possible de délimiter deux portions bien distinctes ; l'une, lisse et arrondie, répond à l'utérus qui contient encore une partie du fœtus ; l'autre est formée par une région quelconque de ce même fœtus qui fait saillie dans la cavité abdominale : tête, siège, ou petits membres, qu'on reconnaîtra à leurs caractères respectifs.

La mort du fœtus étant la règle, on ne perçoit plus aucun mouvement actif. Quand cette mort remonte à quelque temps, il n'est pas rare de déterminer par le palper la crépitation caractéristique de l'emphysème. Si du sang est épanché en abondance dans le péritoine, on peut trouver de la fluctuation ; si des gaz sont mélangés au sang, on obtient, en palpant par petites secousses, un véritable bruit de clapotement.

Parfois, on reconnaît à la face antérieure de l'utérus dans la région hypogastrique l'existence d'une tumeur plus ou moins volumineuse, fluctuante ou demi-solide qui peut crépiter sous le doigt ; elle est due, comme nous l'avons déjà indiqué, à un épanchement de sang qui s'est collecté sous le péritoine. « Suivant la remarque qu'en fit M. Tarnier, une tumeur semblable pourrait faire diagnostiquer une rupture de l'utérus. » En faisant connaître cette opinion de son chef de service, Jolly qui était son interne, insiste sur la confusion qui pourrait être faite avec la vessie distendue par de l'urine : le cathétérisme lèverait alors tous les doutes.

Auscultation. — Le plus souvent on ne perçoit plus les bruits du cœur fœtal. Leur disparition est d'ordinaire brusque, et coïncide avec le moment où se produit la rupture ; cependant, ils peuvent ne s'éteindre que progressivement, mais le fait est plus rare. Dans quelques cas exceptionnels, et seulement lorsque le fœtus reste tout entier dans la cavité utérine, il peut continuer à vivre, et l'auscultation permet d'entendre les battements de son cœur. Mais même dans ces cas, son existence est très compromise, et presque toujours on constatera la cessation de tout bruit avant la terminaison de l'accouchement.

L'auscultation permet parfois d'entendre un bruit particulier dû à la crépitation de l'emphysème.

Toucher. — Les signes fournis par le toucher varient suivant que le fœtus a gardé sa situation dans l'utérus, ou qu'il en est sorti pour pénétrer dans l'abdomen.

Dans le premier cas, il est possible qu'on ne constate rien d'anormal par ce mode d'exploration : on sent la présentation qui reste en rapport avec le détroit supérieur, ou qui peut même être plus ou moins engagée, et la lésion utérine échappe entièrement à l'investigation du doigt; mais c'est là un fait rare. D'ordinaire la poche des eaux est flasque, et reste constamment telle; quand les membranes sont rompues, on arrive sur une partie fœtale qui est élevée et fuit sous le doigt. D'autres fois, la partie fœtale qui se présentait ou qui s'engageait, est remontée au-dessus du détroit supérieur; cette rétrocession de la présentation est un signe de grande valeur pour le diagnostic, et si la rupture siège en bas, le doigt peut la reconnaître.

Dans le second cas, l'utérus étant vide, toute présentation a disparu par suite de son ascension dans l'abdomen; le toucher digital ou manuel permet alors de franchir le col et d'atteindre la déchirure, et l'on peut en apprécier le siège, la forme et l'étendue, et constater si une anse intestinale fait saillie dans l'utérus. Quand la rupture est très large, l'observateur y engage parfois le doigt ou la main, et la franchit sans en avoir d'abord conscience; ce n'est que lorsqu'il erre au milieu des intestins qu'il se rend compte de la nature de la lésion; dans un cas analogue, Tarnier arriva jusque sur le foie dont il sentit le bord inférieur. D'autres fois, on sent directement la face interne de la paroi abdominale; on en est averti par le soulèvement que le doigt imprime à cette paroi, et par la douleur extrêmement vive que ce contact cause à la malade (Tarnier).

Aux signes physiques que nous venons de passer en revue, il faut ajouter ceux que fournit l'exploration vésicale. Le cathétérisme peut donner issue à une urine sanguinolente ou même à du sang pur. Il ne faut pourtant pas se hâter de croire à une déchirure de la vessie, car la simple contusion de ce viscère peut provoquer cette hématurie; la pénétration de la sonde à une profondeur inusitée permet seule d'affirmer l'existence d'une déchirure vésicale, que la suppression de toute émission d'urine vient bientôt confirmer.

Tels sont les symptômes qui permettent de reconnaître une rupture complète de l'utérus gravide. Il nous reste à indiquer quelques particularités relatives aux déchirures incomplètes.

Symptômes des ruptures incomplètes. — Dans les ruptures incomplètes, les symptômes locaux sont beaucoup moins accentués. Ordinairement le fœtus ne quittant pas la cavité de l'utérus, ce dernier conserve sa forme. Les contractions persistent souvent, ou sont simplement amoindries.

De plus, il y a des différences marquées, au point de vue clinique, suivant que la lésion intéresse les couches internes ou les couches externes de la matrice.

1° La rupture sous-péritonéale s'accompagne habituellement d'une hémorrhagie extérieure plus ou moins abondante, parce qu'elle a intéressé la tunique musculaire et la caduque. Les renseignements fournis par le palper diffèrent suivant les cas; ils sont négatifs quand la forme de l'utérus n'est pas altérée, mais si le fœtus s'est engagé partiellement dans la déchirure, l'utérus est irrégulier, bosselé en un point, et il est possible de percevoir à cet endroit la partie fœtale qui fait hernie sous le péritoine, et qui est devenue très superficielle. — Nous avons vu que c'est dans cette variété que s'observent surtout des décollements de la séreuse et des hématomes sous-péritonéaux. Dans le cas où l'hématome siège en avant, le palper permet de le reconnaître dans la région hypogastrique, où il forme la tumeur élastique et rénitente signalée par Tarnier et décrite par Jolly.

Le toucher vaginal permet parfois de constater la déchirure, d'apprécier sa largeur et sa profondeur ; on tombe dans une large cavité, dont on ne sent pas le fond, et on peut croire à une rupture complète ; ce fait a lieu quand la rupture s'est produite au niveau de l'un des ligaments larges, entre les deux feuillets duquel le doigt peut pénétrer très profondément. Dans d'autres cas, le doigt est arrêté au fond de la plaie par une membrane très mince, sorte de toile d'araignée qui se tend sous sa pression, et qui n'est autre chose que le péritoine demeuré intact ; dans un cas où Tarnier avait porté le diagnostic de rupture sous-péritonéale, celui-ci fut confirmé à l'autopsie. Quand il existe un hématome anté-utérin, le toucher dénote l'existence d'une tumeur située en avant de la paroi antérieure du vagin qu'elle refoule en bas et en arrière, simulant une cystocèle (Hecker). Sa présence constitue un signe précieux pour éclairer le diagnostic souvent assez obscur.

2° La rupture incomplète extra-muqueuse diffère de la précédente par l'absence d'hémorrhagie externe, parce que la caduque est restée intacte. En revanche, elle est essentiellement caractérisée par tous les signes d'une hémorrhagie interne, à laquelle les femmes succombent rapidement, le plus souvent sans que le diagnostic ait pu être nettement établi.

Terminaisons. — La rupture de l'utérus est un accident qui entraîne fréquemment la mort. Celle-ci survient parfois très vite ; la femme s'affaiblit de plus en plus et tombe dans le collapsus ; elle succombe au shock ou à l'hémorrhagie. La terminaison fatale peut être plus tardive : quelques heures après l'accident, des frissons surviennent, la fièvre s'allume, la septicémie se déclare, avec ou sans péritonite. Ordinairement la malade meurt rapidement.

Quelquefois pourtant, l'issue est plus favorable, et la femme peut guérir. Ce fait, jadis exceptionnel, est devenu plus fréquent depuis la pratique de l'antisepsie. Quant à l'accouchement, il est rare qu'il se termine spontanément ; cette éventualité s'observe pourtant dans les cas peu nombreux où l'utérus continue à se contracter malgré la rupture. Mais le plus souvent, cette terminaison naturelle n'a pas lieu, et la femme ne peut être délivrée que par une intervention variable suivant les circonstances.

Pronostic. — Il est inutile d'insister sur la gravité du pronostic. Il est essentiellement subordonné à la violence du shock, à l'abondance de l'hémorrhagie, à la présence ou à l'absence d'infection, ces trois dangers qui menacent la vie de la femme, et contre lesquels le médecin doit s'efforcer de lutter comme nous le verrons.

Ces dangers sont au maximum dans la rupture complète avec issue du fœtus dans le péritoine. Certaines complications aggravent encore la situation. Ainsi, la procidence d'une anse d'intestin peut s'accompagner de phénomènes d'étranglement. La déchirure de la vessie est une éventualité redoutable qui entraîne presque toujours un dénouement fatal.

Le pronostic s'atténue un peu quand le fœtus reste dans la cavité utérine. Il devient moins menaçant encore, tout en restant toujours grave, quand la rupture est sous-péritonéale.

Quant à la rupture extra-muqueuse, elle est extrêmement grave à cause de l'hémorrhagie interne, souvent très abondante, qu'elle provoque presque fatalement.

Le pronostic si grave des ruptures utérines en général s'est cependant amélioré dans ces vingt-cinq dernières années, grâce à la pratique de l'antisepsie. Les deux statistiques suivantes en sont la preuve. Sur 580 cas réunis par Jolly dans sa thèse, cet auteur a trouvé 100 guérisons, et encore estime-t-il que cette proportion est probablement trop favorable. D'autre part, dans un travail récent et très riche en documents, Merz a relevé 227 cas depuis le travail de Jolly, c'est-à-dire depuis 1870, époque des débuts de l'antisepsie, et il a noté 82 guérisons.

En établissant le pourcentage de ces statistiques, on arrive à 17,24 p. 100 de guérisons (Jolly) avant l'antisepsie, et à 36,12 p. 100 de guérisons (Merz) depuis l'antisepsie ; ces chiffres se passent de commentaires.

La vie de l'enfant est encore plus menacée que celle de la mère par le fait de la déchirure de l'utérus. Dans la statistique de Jolly, sur 237 cas où il est fait mention de l'état de l'enfant, 18 seulement naquirent vivants, 219 étaient morts, et Jolly excepte bien entendu tous les cas où l'on a pratiqué l'embryotomie!

Presque toujours, le fœtus succombe dès le moment même de l'accident. S'il ne meurt pas immédiatement, la prolongation de sa vie est généralement courte, pour peu que la mère tarde à être délivrée. Ce n'est qu'exceptionnellement et presque exclusivement dans des cas de rupture incomplète sous-péritonéale qu'on a pu le voir naître vivant.

Diagnostic. — Le diagnostic comporte un certain nombre de questions que nous passerons en revue dans l'ordre suivant : 1° Y a-t-il rupture de l'utérus, et cette rupture est-elle complète ou incomplète ? 2° Avec quelle autre lésion pourrait-on confondre une rupture utérine ? 3° Existe-t-il des complications ? 4° La femme est-elle infectée ? 5° Quelle est la cause de la rupture ?

1° Le diagnostic de la rupture de l'utérus est facile dans la plupart des cas. Les commémoratifs, d'une part, l'ensemble symptomatique, d'autre part, sont tellement caractéristiques que l'erreur est assez facile à éviter. Néanmoins, nous avons vu qu'à côté des faits classiques pour ainsi dire, il y en a d'autres où la rupture se fait d'une façon latente et insidieuse. Si dans ces cas l'hémorrhagie fait défaut, si le fœtus n'abandonne pas l'utérus, et si celui-ci conserve sa forme normale, si enfin les contractions persistent, le diagnostic demeure en suspens ; la rupture peut rester méconnue. Mais alors même qu'on songe à la possibilité d'une rupture, on ignore si celle-ci est complète ou sous-péritonéale. Le doute peut durer jusqu'au moment de l'accouchement, et ce n'est que lorsqu'il est terminé qu'on peut chercher à se renseigner en introduisant la main dans l'utérus, et en l'explorant soigneusement. C'est en effet là le seul moyen de reconnaître une rupture restée problématique. Toutefois il ne faut pratiquer cet examen qu'avec de grandes précautions et une extrême douceur, sans chercher à trop approfondir l'étendue des lésions, car on risque, dans ces investigations, d'agrandir la déchirure, ou de rompre le péritoine s'il est intact, et de transformer une rupture incomplète et sous-péritonéale en une rupture complète. D'ailleurs l'essentiel est simplement de reconnaître l'existence d'une solution de continuité dans la paroi utérine. La distinction entre les deux variétés de ruptures est, dans ces conditions (fœtus resté dans la cavité utérine), à peu près superflue, la conduite à tenir étant alors presque toujours la même dans les deux cas.

Quant à la rupture incomplète avec intégrité de la muqueuse utérine, dont les signes sont communs à ceux de toutes les hémorrhagies internes, son diagnostic reste toujours incertain, à moins qu'on ne vienne à faire la laparotomie. Dans presque toutes les observations, la lésion utérine a été une révélation d'autopsie.

2° Le diagnostic différentiel doit être envisagé à deux points de vue, suivant que la rupture est survenue pendant la gestation, ou qu'elle s'est produite au cours du travail.

Quand l'accident a lieu dans les premiers mois de la grossesse, on pourrait croire à une rupture de grossesse tubaire, ou même à un empoisonnement, comme dans le cas de Lewers. Et de fait, le diagnostic est parfois très difficile à établir, surtout quand la rupture s'est produite spontanément, et quand le fœtus est resté dans l'utérus. Sans doute, les commémoratifs pourront fournir des renseignements utiles, mais quand on voit la patiente pour la première fois, au moment même de l'accident, il est souvent impossible de se prononcer. Si la situation est alors assez grave pour nécessiter une intervention immédiate, c'est la laparotomie seule qui permettra de reconnaître la nature exacte de la lésion.

A une époque plus avancée de la grossesse, on pourrait confondre une rupture utérine avec une insertion vicieuse du placenta, à cause de l'hémorrhagie qu'on observe dans les deux cas. Toutefois, la douleur vive ressentie dans le ventre, et surtout la déformation de l'utérus sont des signes propres à la rupture, et qu'on n'observe jamais dans le placenta prævia ; d'ailleurs, le toucher élucidera encore la question. La rupture d'un viscère quelconque, du foie, de la rate, de l'intestin survenant chez une femme enceinte offrirait avec la déchirure de l'utérus quelques analogies, à cause de la soudaineté des phénomènes observés et des signes de collapsus et d'hémorrhagie interne ; mais les renseignements fournis par le palper, l'auscultation et le toucher, dans le cas de rupture utérine, mettront sur la voie du diagnostic.

Lorsque la rupture se fait pendant le travail, si elle s'accompagne de son cortège habituel de symptômes, et si le fœtus pénètre dans le ventre, il n'y a pas lieu de s'arrêter à un diagnostic différentiel, tant les faits sont évidents. Mais lorsque l'abdomen ne présente pas de déformation, le fœtus restant dans l'utérus, on peut confondre une rupture avec d'autres accidents qui déterminent comme elle des phénomènes de dépression et de syncope. Une hémorrhagie interne due à un décollement du placenta normalement inséré (voyez chapitre IX), diffère de la rupture par l'absence de douleur *subite*, par l'augmentation progressive de l'utérus et la tension de ses parois. Les thrombus pelviens profonds dus à la rupture d'un des vaisseaux des ligaments larges, outre qu'ils sont rares, ne fournissent pas les mêmes signes au toucher. Rappelons d'ailleurs que dans tous les cas douteux le diagnostic de rupture utérine pourra souvent être fait par une exploration directe, soit pendant le travail, soit après l'accouchement.

3° Un point important du diagnostic consiste à rechercher si la rupture s'accompagne de complications telles que la déchirure d'autres organes, ou l'issue de l'intestin.

La déchirure du vagin, celle du rectum sont assez faciles à reconnaître par un examen direct de ces conduits.

Dans le cas d'hématurie, l'exploration profonde avec le cathéter pourra permettre de découvrir si la vessie est lésée.

Une anse intestinale faisant procidence à travers la déchirure et jusques dans le vagin, a été parfois prise pour le cordon ombilical, ainsi que Barnes et le professeur Herrgott en ont rapporté des exemples. On conçoit à quels dangers la femme se trouve exposée, si l'on vient, comme le fait a eu lieu, à exercer des tractions sur ce cordon supposé. Un examen attentif permettra toujours d'éviter une pareille erreur.

4° La question de savoir si la femme est infectée, essentielle au point de vue du pronostic et du traitement, n'est pas toujours aisée à résoudre au moment même de l'accident ; car les symptômes de choc dominent la scène, et peuvent masquer ceux d'une infection déjà existante. C'est surtout par la recherche des conditions dans lesquelles la rupture s'est produite, par l'inspection des organes génitaux et des liquides qui s'en écoulent qu'on pourra baser son opinion. A une époque plus éloignée du début de la rupture, l'infection, si elle existe, deviendra beaucoup plus évidente, et se traduira par ses symptômes et sa marche ordinaires, que nous n'avons pas à décrire.

5° Le diagnostic de la cause de la rupture est habituellement facile à établir d'après les commémoratifs et les antécédents. Cependant, il faut bien savoir qu'il y a des cas où il est presque impossible d'affirmer si la déchirure de l'utérus est spontanée ou traumatique, si elle est due ou non à une intervention malheureuse. En pareille occurrence, surtout s'il s'agit d'une expertise médico-légale, le médecin doit être très réservé dans ses appréciations, et éviter de se prononcer d'une façon trop absolue ; une erreur de sa part pourrait entraîner les plus regrettables conséquences.

Un accoucheur appelé en consultation près d'une femme présentant quelques-uns des signes d'une rupture, surtout quand elle a subi quelques tentatives infructueuses d'accouchement, fera bien, avant toute nouvelle intervention opératoire, d'établir nettement le diagnostic, et de faire constater par ses confrères la rupture quand elle existe réellement, car, sans cette précaution, il pourrait être accusé plus tard d'avoir produit lui-même cette rupture.

Traitement. — Avant l'avènement de l'antisepsie, les ruptures de l'utérus ont été traitées par trois méthodes différentes : l'expectation, l'extraction du fœtus par les voies naturelles, et son extraction par la gastrotomie.

Pendant longtemps, les accoucheurs se bornèrent à l'expectation, abandonnant l'accouchement à la nature, avec l'espérance que si celui-ci ne se faisait pas, la femme pourrait encore guérir par enkystement du fœtus dans l'abdomen.

Puis, on reconnut qu'il était préférable de terminer l'accouchement par les voies naturelles, quand cela était possible.

Enfin, on songea à faire la laparotomie quand le fœtus était passé dans l'abdomen. Levret doutait qu'on osât jamais tenter cette opération. Elle fut pourtant pratiquée et donna quelques succès. Le premier cas de laparotomie pour rupture utérine suivi de guérison, fut publié en 1768 par Thibault des Bois, chirurgien de la ville du Mans. Quelques années plus tard (1775), Lambron (d'Orléans) pratiquait cette opération à deux reprises chez la même femme, et chaque fois heureusement. Baudelocque, qui rapporte ces faits, se montra partisan de la laparotomie, et elle fut dès lors acceptée en principe par un certain nombre d'accoucheurs, Deneux, Mme Lachapelle, Murat, P. Dubois, etc. Mais c'est surtout à partir des travaux de Trask en Amérique, puis de Jolly en France, que la laparotomie prit une importance réelle. Les statistiques de ces auteurs lui étaient en effet très favorables. Jolly établissait que l'expectation ne donne que 1,45 p. 100 de guérison et l'extraction par les voies naturelles 19 p. 100, tandis que la laparotomie fournissait 68 p. 100 de succès. En 1880 Harris recueillait aux États-Unis 40 faits avec 21 guérisons.

La laparotomie semblait donc devenir le traitement par excellence des ruptures de l'utérus, tout au moins dans les cas où le fœtus ne pouvait être extrait sans difficultés par le vagin.

L'introduction de l'antisepsie dans la pratique obstétricale a modifié les idées à ce sujet. On s'est en effet aperçu bien vite que les déchirures utérines pouvaient être traitées avec succès par des procédés beaucoup plus simples : les injections, le drainage, le tamponnement. La laparotomie n'en restait pas moins applicable à nombre de cas, mais d'autres méthodes, susceptibles de donner aussi d'excellents résultats, prenaient place à côté d'elle.

Ce simple coup d'œil rétrospectif sur le traitement des ruptures utérines montre que celui-ci a fait de grands progrès, et, bien que la solution de certaines questions ne soit pas encore définitive, nous sommes en mesure de lutter avec plus de chances qu'autrefois contre ce terrible accident. Jadis, les femmes, lorsqu'elles avaient résisté au choc et à l'hémorrhagie, succombaient le plus souvent à la septicémie. Si les deux premiers de ces dangers nous laissent encore trop souvent désarmés par leur soudaineté et le ur violence, il n'en est pas de même de l'infection que nous sommes maintenant à même de prévenir ou de combattre.

Dans l'exposé qui va suivre nous envisagerons successivement le traitement prophylactique, le traitement curatif au moment de l'accident et après la délivrance de la femme, et le traitement des complications.

I. — Traitement prophylactique. — La prophylaxie des ruptures de l'utérus découle tout naturellement de la connaissance exacte de leurs causes, et surtout du mécanisme de leur production. Si le médecin est impuissant à prévenir les traumatismes accidentels, il peut du moins, dans bien des circonstances, éviter à la femme une rupture spontanée ou un traumatisme par-impéritie. Il lui suffit pour cela de surveiller attentivement la marche du travail dans tous les cas où il existe une cause de dystocie quelle qu'elle soit. Les membranes étant rompues, l'utérus étant rétracté, il devra craindre par dessus tout de voir apparaître cette hyperdistension du segment inférieur contre laquelle Bandl nous a si justement mis en garde. Cette hyperdistension, qui est l'indice de l'imminence d'une rupture, lui sera révélée, à la vue et au palper, par la forme particulière que prend l'utérus (fig. 147). En pareil cas, la nécessité de terminer l'accouchement au plus vite s'impose ; mais cette terminaison elle-même demande une grande prudence, et il faut en intervenant éviter soigneusement toute manœuvre qui, en augmentant la distension du segment inférieur, aurait précisément pour effet de produire l'accident qu'on veut prévenir. C'est ici le lieu de rappeler qu'on doit s'abstenir par-dessus tout de l'emploi des préparations de seigle ergoté, dont les méfaits dans ces conditions ne sont plus à compter. On s'efforcera au contraire de modérer l'action des contractions utérines, et surtout les efforts d'expulsion, en administrant du chloral ou du chloroforme.

En somme, le traitement préventif des déchirures de l'utérus ne peut s'appliquer qu'à celles qui se produisent pendant le travail, et il consiste essentiellement à hâter la terminaison de l'accouchement dans toutes les circonstances qui déterminent une distension exagérée du segment inférieur, et peuvent faire craindre son éclatement.

Quant au meilleur moyen de terminer artificiellement l'accouchement, il varie suivant différentes circonstances : basiotripsie, si l'enfant est mort et se présente par l'extrémité céphalique ; embryotomie rachidienne, si l'enfant se présente par l'épaule ; forceps, si l'enfant est vivant et se présente par l'extrémité céphalique, mais ici la symphyséotomie serait préférable si le bassin était très rétréci (voir chap. I).

II. — Traitement au moment de la rupture. — Quand on est appelé auprès d'une femme enceinte ou en travail atteinte de rupture utérine, la première indication à remplir est de procéder rapidement à l'extraction du fœtus. L'expectation des anciens accoucheurs donne de si déplorables résultats (142 morts sur 144 observations, d'après Jolly), qu'il n'y a lieu d'y recourir dans aucun cas, pas même dans ceux où la rupture est sous-péritonéale, et où les phénomènes généraux n'ont pas une très grande acuité, car en abandonnant l'accouchement à la nature, et en supposant que les contractions utérines persistent avec assez d'énergie pour amener une expulsion spontanée, il y a tout lieu de craindre que les efforts de l'utérus n'agrandissent la lésion, et ne transforment une déchirure limitée aux couches internes de l'utérus en une déchirure complète. L'expectation doit donc être absolument rejetée.

Mais en même temps qu'on doit intervenir pour accoucher la femme, une autre indication marche de pair, c'est celle de combattre les accidents généraux déterminés par le shock et par la perte de sang, à l'aide d'une médication reconstituante énergique. Il importe, en effet, de ne pas laisser la femme s'affaiblir davantage, de la rendre capable de résister autant que possible au nouveau traumatisme que va lui faire subir une opération. On mettra donc immédiatement en œuvre tous les moyens employés habituellement pour relever les forces des malades épuisées par une grave hémorrhagie : la chaleur, les boissons alcooliques, les inhalations d'oxygène, les injections sous-cutanées d'éther et de caféine, la compression méthodique des membres avec des bandes de caoutchouc, et par-dessus tout les injections de sérum artificiel à doses massives. Ces dernières, dans la technique desquelles nous n'avons pas à entrer ici, peuvent être faites par deux voies : sous la peau ou dans les veines. C'est à la méthode sous-cutanée qu'on donnera la préférence dans la majorité des cas, l'injection intra-veineuse devant être réservée aux cas où la mort semble imminente, et où il y a indication d'agir avec une très grande promptitude.

Ces soins généraux, tout en ayant la plus grande importance, ne sont que palliatifs. Ils ont pour but de remédier à la dépression des forces et à l'anémie ; mais ils ne peuvent arrêter l'hémorrhagie si elle continue ou se renouvelle, et le plus sûr moyen d'en avoir raison est de recourir à l'un des modes d'intervention que nous indiquons plus loin.

La première chose à faire est, ainsi que nous l'avons dit, d'extraire l'enfant, sous le couvert, bien entendu, de l'antisepsie la plus rigoureuse.

Cette extraction peut être pratiquée par deux voies différentes, par le vagin ou par une incision faite à la paroi abdominale.

Malgré l'avis émis par bon nombre d'accoucheurs, qu'on doit toujours recourir à la laparotomie dont nous établirons plus loin les indications, nous pensons qu'il est parfois préférable de terminer l'accouchement par les voies naturelles.

C'est la pratique qu'on peut suivre dans les cas où le fœtus est resté dans la cavité utérine, surtout lorsque la déchirure est incomplète et sous-péritonéale, et lorsqu'il n'existe aucun obstacle, tel qu'une dilatation insuffisante de l'orifice utérin, un rétrécissement considérable du bassin ou une tumeur intra-pelvienne s'opposant invinciblement à la sortie de l'enfant. Quant à la nature de l'opération à faire, elle variera suivant les circonstances ; d'une façon générale, on emploiera de préférence les procédés qui permettront de pratiquer l'extraction sans violence, de façon à ne pas agrandir la déchirure de l'utérus ; mais entrons, à ce sujet, dans quelques explications.

Dans les présentations du sommet ou de la face, l'application du forceps est l'opération de choix dans les circonstances suivantes : si l'enfant est vivant, si l'orifice utérin n'est pas le siège d'une résistance anormale, s'il n'y a pas de viciation pelvienne. Il semble tout d'abord qu'on pourrait, dans ces cas, substituer avec avantage la version au forceps, celle-ci étant alors d'une exécution très facile, à cause de la laxité des parois utérines par suite de leur rupture, car l'on n'éprouve aucune difficulté pour introduire la main et faire évoluer le fœtus (trop de facilité à pratiquer la version est même un indice de rupture, et en confirme le diagnostic lorsque celui-ci était resté douteux) ; mais en pratiquant la version dans ces conditions, on s'expose à agrandir la déchirure au moment où le fœtus évolue. Le forceps est donc en général préférable, et l'on n'aura recours à la version que si la tête est trop élevée et inaccessible au forceps. — Dans un cas de ce genre, Tarnier, alors qu'il était chef de clinique de P. Dubois, put sentir et entendre la déchirure s'agrandir sous sa main, pendant qu'il faisait la version. Un pareil fait se grave profondément dans la mémoire de celui qui l'a observé, et Tarnier compare les sensations qu'il éprouva à ce moment à celles qu'on aurait en déchirant un morceau de drap dont la résistance serait amoindrie par un long usage.

Lorsque le bassin est notablement rétréci, faut-il avoir recours à la symphyséotomie si l'enfant est vivant, à la basiotripsie s'il est mort? Mieux vaut, à notre avis, faire d'emblée la laparotomie qui permettra de suturer l'utérus.

Dans la présentation du siège, on procédera à l'extraction avec douceur et prudence; si des difficultés surgissent au moment du dégagement de l'extrémité céphalique, et si l'enfant a succombé, on fera la perforation du crâne sur la tête dernière.

Enfin, dans les présentations de l'épaule, on n'aura qu'exceptionnellement recours à la version : si l'enfant est mort, l'opération indiquée est l'embryotomie rachidienne qu'on pratiquera à l'aide des ciseaux de Dubois ou d'un embryotome spécial, celui de Tarnier, par exemple, c'est-à-dire avec un instrument qui n'imprimera au fœtus aucune secousse dangereuse pour l'utérus.

Quand le fœtus est passé dans l'abdomen, à quelle intervention faut-il recourir?

Dans le cas où sa pénétration dans le ventre n'est que partielle, il est encore permis d'essayer de terminer l'accouchement par les voies naturelles en faisant la version ou l'extraction manuelle, suivant la présentation. Mais on peut éprouver certaines difficultés, si l'orifice de la déchirure s'est rétracté sur la partie fœtale qu'il enserre. C'est dans ces conditions que P. Dubois conseillait de débrider cet orifice par une incision; cette pratique, difficile et dangereuse, a été condamnée par Chailly-Honoré; elle est aujourd'hui complètement abandonnée. Le mieux, dans les cas d'ailleurs très rares où les bords de la plaie utérine opposent une certaine résistance, est de faire la gastrotomie.

Quand la pénétration du fœtus dans le péritoine est complète, on peut encore, dans certains cas, procéder à la version lorsque la main atteint facilement les parties fœtales. Mais l'avis à peu près unanime des accoucheurs est qu'en général il vaut mieux faire alors la laparotomie. Cette opération est d'ailleurs souvent la seule possible : par exemple, lorsque la rupture a lieu avant le travail de l'accouchement, au cours de la grossesse, ou bien lorsque le col n'a pas subi une dilatation suffisante, ou qu'il est atteint de rigidité. Sont encore justiciables de la laparotomie les cas de rupture incomplète extra-muqueuse avec hémorrhagie intra-péritonéale.

La laparotomie offre l'avantage d'être applicable à tous les cas de rupture utérine. Elle est bien indiquée, de préférence à toute autre opération, lorsque cette rupture est complète; elle permet, en effet, de suturer les lèvres de la plaie utérine, d'effectuer le nettoyage du péritoine, de mettre fin à l'hémorrhagie, et de prévenir l'infection dans la mesure du possible. Aussi est-elle adoptée par un grand nombre d'accoucheurs comme la règle générale de leur conduite. Quand il s'agit, au contraire, d'une rupture utérine sous-péritonéale, l'extraction du fœtus par les voies génitales est souvent préférable, ainsi que nous l'avons dit plus haut.

Quand on a achevé l'extraction du fœtus, soit par le vagin, soit par la laparotomie, on fait immédiatement la délivrance par la même voie.

Malgré ce que nous venons de dire sur la nécessité de terminer l'accouchement, existe-t-il des cas où on pourrait laisser le fœtus dans la cavité utérine, faire la laparotomie et suturer l'utérus déchiré ? — Pour répondre à cette question, nous donnons le résumé d'une très remarquable observation d'Albarran insérée dans le *Bulletin de la Société de chirurgie*, Paris, 1895, p. 246.

Une femme de 19 ans, enceinte de quatre mois et demi environ, se tire, le 2 octobre, un coup de revolver dans la région ombilicale. Elle est transportée immédiatement à l'hôpital Cochin, et vomit pendant le trajet. A son arrivée, elle est dans un état demi-comateux ; la face est pâle, le corps couvert de sueur ; le pouls est très petit ; les extrémités sont refroidies ; la température axillaire est de 35°,6. L'orifice d'entrée de la balle est à quatre travers de doigt à droite de l'ombilic. Le ventre est ballonné. Submatité au niveau de l'hypogastre et de la fosse iliaque gauche. Colostrum dans les seins.

M. Albarran diagnostique une plaie pénétrante de l'abdomen chez une femme enceinte, et pratique la laparotomie cinq heures après la blessure. L'intestin présente tout d'abord quatre plaies, placées deux par deux, en face l'une de l'autre. Résection de la portion de l'intestin comprise entre ces quatre plaies qui furent elles-mêmes complètement enlevées. Les deux bouts de l'intestin furent ensuite réunis par une suture. Une cinquième plaie siégeait sur le bord libre de l'intestin : elle fut suturée. Le paquet intestinal ayant été rejeté à gauche, on vit que la partie moyenne de l'une des arcades principales de la mésaraïque supérieure avait été sectionnée par la balle ; une hémorrhagie avait lieu en ce point ; suture de cette plaie. La malade ayant été placée dans la position inclinée de Morand-Trendelenburg, on constate sur le bord de l'utérus l'existence d'un orifice à travers lequel passe une anse de cordon ombilical longue de 45 centimètres. La paroi postérieure de l'utérus présente un autre orifice par lequel la balle était sortie. M. Albarran se décide à lier le cordon, à le réséquer, et en repousse les deux tronçons dans la cavité utérine ; puis il suture les plaies utérines. La cavité abdominale est bien nettoyée ; deux mèches de gaze iodoformée sont placées dans le cul-de-sac de Douglas et sortent par la partie inférieure de l'incision abdominale ; celle-ci est suturée, sauf en bas, là où sort la gaze iodoformée. Le lendemain (3 octobre) la malade est très affaiblie ; champagne, injections hypodermiques d'éther et de sérum artificiel ; avortement à minuit : le fœtus ne présente pas d'autre lésion qu'une ecchymose sur l'omoplate gauche..... Le 20 octobre, l'état de la malade est excellent. Guérison définitive.

M. Albarran fait suivre cette observation de quelques réflexions dans lesquelles il déclare qu'il a été fort embarrassé pour prendre une décision, et que sa première idée fut d'enlever l'utérus ; il y renonça parce que sa malade venait déjà de subir une résection intestinale, une entérorrhaphie transversale, une suture du mésentère, et que le fœtus n'était pas viable. Il ajoute que si l'enfant avait été vivant et viable, il aurait pratiqué l'opération de Porro pour tâcher de le sauver, car la femme présentait bien peu de chances de guérison.

III. — Traitement consécutif a l'accouchement. — L'accouchement terminé, quelle conduite convient-il de tenir ? Les trois grandes indications sont d'enrayer les effets du shock, d'arrêter l'hémorrhagie si elle persiste, et surtout de prévenir l'infection, ou de lutter contre elle si elle est déclarée. Les deux premières sont les plus difficiles à remplir, et trop souvent la rapidité des accidents réduit à l'impuissance. C'est pourquoi il importe d'agir vite. Contre le shock et l'anémie aiguë, nous insistons de nouveau sur l'utilité du traitement général que nous avons indiqué, et particulièrement sur les injections de sérum artificiel, qui donnent parfois des résultats surprenants.

Contre l'hémorrhagie persistante, le tamponnement de la déchirure et la suture sont les principaux moyens d'action, quand on peut les appliquer à temps. Leur exécution n'est souvent possible qu'après la laparotomie. Nous allons d'ailleurs revenir sur cette question à propos du traitement antiseptique des ruptures.

Dans le traitement préventif de l'infection, nous sommes mieux armés. La preuve en est dans le nombre et la variété des méthodes employées, et qui toutes ont donné des succès. Nous les exposerons en essayant d'en dégager les indications et la valeur respectives, car nous estimons que le traitement consécutif à un pareil accouchement n'est pas unique, et qu'il y a lieu d'intervenir différemment suivant les cas.

Pour cette description, nous emploierons la division adoptée par Tarnier dans ses leçons sur l'antisepsie : nous étudierons donc successivement la conduite à tenir dans les cas où l'accouchement s'est fait par les voies naturelles, et dans ceux où on a extrait le fœtus par la laparotomie.

A. — *Conduite à tenir quand l'accouchement s'est effectué par les voies naturelles.* — Les traitements qui ont été institués après la délivrance de la femme par le vagin, sont le drainage, les injections antiseptiques, le tamponnement, la suture de la déchirure par le vagin, la laparotomie.

a) *Drainage.* — Le drainage a été appliqué pour la première fois à une rupture de l'utérus en 1874, par C. Braun, dont la malade succomba. Mais un peu plus tard, plusieurs succès furent obtenus par ce moyen à la Clinique de Schrœder et publiés, en 1880, par Frommel, qui se fit le défenseur du drainage. D'autres cas heureux furent signalés par Græfe, Morsbach, Hecker... Sur vingt cas dans lesquels il a été pratiqué, Brossard a relevé quatorze guérisons.

Voici la technique conseillée par Frommel. On commence par faire un lavage de la cavité péritonéale en y faisant passer un courant assez abondant d'une solution chaude d'acide phénique à 2 pour 100. Puis on introduit dans la plaie un gros tube qui ne doit pas pénétrer au delà de 2 à 3 centimètres. On laisse le drain en place pendant deux ou trois jours, sans y toucher, afin de permettre aux adhérences de s'établir, et on ne pratique plus d'irrigations nouvelles à moins d'accidents fébriles. Le drain n'est retiré définitivement que quand il ne donne plus issue à aucun écoulement. En même temps, on applique sur le ventre de la glace et un bandage compressif, et on administre de l'opium pour immobiliser l'intestin.

Parmi les succès obtenus par ce traitement, Frommel cite l'observation d'une femme qui a guéri, bien que le fœtus et le placenta eussent séjourné pendant six heures dans la cavité péritonéale.

Depuis la publication des premiers résultats fournis par le drainage, cette méthode a subi de nombreuses modifications. Les drains employés furent successivement des tubes en caoutchouc simples, doubles, en croix, en anse, etc., des tubes en verre. On substitua au drainage intra-péritonéal, le drainage extra-péritonéal en ne laissant pas arriver le tube jusqu'au contact de la séreuse (Felsenreich). Contrairement à la pratique de Frommel, plusieurs accoucheurs conseillèrent le changement fréquent du drain et les lavages répétés. Mais bientôt le drainage lui-même devint l'objet de sérieuses critiques, et c'est en Allemagne, où il était né, qu'il rencontra l'opposition la plus vive de la part de Felsenreich, Kroner... Ce dernier auteur appuyait ses objections sur la publication de 47 observations de ruptures utérines traitées sans drainage, avec 22 guérisons. D'une part, on a reproché au drainage d'être inutile et même dangereux, le drain pouvant permettre le passage de l'air ou de liquides septiques dans la cavité péritonéale ; d'autre part, l'acide phénique n'est pas inoffensif pour le péritoine.

Actuellement, le drainage de la déchirure, tel qu'il a été pratiqué par Braun, Schrœder, Frommel, etc., est abandonné. Il n'en est pas moins vrai qu'il a marqué la première étape dans l'application de l'antisepsie au traitement des ruptures de l'utérus, et qu'il a réalisé un grand progrès, puisqu'un certain nombre de ruptures complètes ont pu guérir par ce moyen, sans qu'on ait eu recours à la laparotomie. A ce titre, nous devions plus qu'une simple mention au drainage. Nous le retrouverons d'ailleurs, employé sous une autre forme, et combiné au tamponnement.

b) *Injections antiseptiques.* — Une des principales raisons qui ont fait rejeter l'emploi du drain, c'est l'efficacité qu'on ne tarda pas à reconnaître aux simples injections antiseptiques.

Les premiers faits de guérison obtenus en France au moyen de ces injections ont été observés, à leur grande surprise, par Tarnier à la Maternité, en 1883, et par Pajot à la Clinique d'accouchements, en 1884.

Les injections doivent être intra-utérines et vaginales, et répétées fréquemment, de façon à ce qu'il ne reste dans les organes génitaux aucun détritus, ni aucun liquide putrescible.

L'injection intra-utérine demande à être faite avec précaution. On ne la pratiquera bien entendu qu'après un nettoyage parfait de la vulve et du vagin. On devra éviter d'introduire le liquide dans le péritoine, et pour cela on s'assurera que la sonde pénètre bien profondément dans la cavité utérine. Pour plus de sûreté, on pourrait laisser à demeure, dans l'utérus, deux gros tubes de caoutchouc poussés jusqu'au fond de l'organe, et par lesquels on ferait passer le liquide de l'injection. Tarnier s'est d'abord servi de la liqueur *alcoolique* de

Van Swieten pure. Actuellement, pour éviter tout danger d'intoxication, on emploie des solutions de sublimé à 1/4000 ou 1/5000.

A propos du liquide antiseptique dont on doit faire usage, Tarnier recommande surtout de s'abstenir des solutions d'acide phénique chez les femmes en état de shock, « car cet agent produisant, à la suite de son absorption, de l'abaissement de la température et quelquefois même du collapsus, son emploi pourrait aggraver l'état de la malade ». Le contact d'une solution phéniquée avec le péritoine, nous l'avons déjà dit, n'est d'ailleurs pas sans inconvénient pour l'intégrité de la séreuse.

Les injections vaginales doivent être faites avant les injections intra-utérines et dans leur intervalle; elles seront très souvent renouvelées, toutes les deux heures environ.

Tarnier préfère les injections intermittentes à l'irrigation continue qui a les inconvénients d'exiger une installation spéciale, de fatiguer les malades, et d'obliger à ne se servir que de solutions faiblement antiseptiques.

La méthode des injections se recommande par sa grande simplicité et par les heureux résultats qu'elle donne. Toutefois on a reproché aux injections intra-utérines le danger possible d'une péritonite causée par la pénétration du liquide dans l'abdomen, et c'est pourquoi on a proposé de leur substituer le tamponnement. D'autre part, l'efficacité de ce traitement devient insuffisante, quand il y a infection du péritoine par l'envahissement de liquides septiques dans sa cavité, et c'est alors à la laparotomie qu'il faut s'adresser (voir plus loin).

c) *Tamponnement.* — L'application du tamponnement intra-utérin aux ruptures de l'utérus a été introduite dans la pratique par Dührssen. Voici comment Tarnier décrit la manière de procéder à ce pansement, qui doit être fait avec de la gaze iodoformée.

« Après une toilette vulvaire et une injection vaginale antiseptique, on met à découvert le col utérin à l'aide de valves de Sims, on en saisit les deux lèvres avec des pinces de Museux, et on l'abaisse en combinant les tractions faites sur ces pinces à la pression exercée sur le fond de l'utérus par la paroi abdominale. Le col et le segment inférieur de l'utérus peuvent être alors inspectés dans la plus grande partie de leur étendue. On explore la solution de continuité de l'utérus, et au besoin on applique une pince hémostatique sur une artère donnant du sang, mais il est rare que cela soit nécessaire. On saisit alors avec une pince tire-balle les bords de la déchirure, et on en fait une toilette minutieuse avec de petits tampons de coton hydrophile trempés dans la solution de sublimé. Si l'on voit s'écouler du sang par la plaie utérine lorsqu'on l'entr'ouvre, c'est qu'il y a un épanchement sanguin intra ou sous-péritonéal; dans ce cas, il sera utile de faire par la plaie une injection avec de l'eau stérilisée additionnée de chlorure de sodium, ou mieux d'acide borique, dans le but d'entraîner le sang épanché et les caillots.

« On procède ensuite au tamponnement de l'utérus. A cet effet, on introduit jusqu'au fond de l'organe une première bande de gaze iodoformée de dix centimètres de largeur environ, dont le chef inférieur reste dans le vagin;

puis, à travers la plaie utérine, on glisse une seconde bande de gaze qui va se perdre jusqu'à une certaine distance dans la profondeur, soit dans le péritoine, soit dans le ligament large, suivant que la rupture est intra ou extrapéritonéale. Cela fait, on retire les pinces à fixation, et on continue à remplir de gaze iodoformée le col et le vagin. On applique enfin un bandage abdominal compressif, dans le but de fixer l'utérus et de le maintenir abaissé. Dès lors, les deux lèvres de la plaie utérine ne donnent plus lieu à du suintement sanguin, et, s'il n'est passé aucun principe septique dans le péritoine, la guérison pourra être obtenue.

« Au bout de 24 ou 48 heures, suivant l'abondance de l'écoulement, on renouvellera le tampon iodoformé du vagin, mais on maintiendra plus longtemps celui de l'utérus. La gaze iodoformée contenue dans cet organe réalise le drainage et l'antisepsie ; elle en assure également l'immobilisation. » (Tarnier.)

Nous ajouterons que Dührssen insiste sur la nécessité de tamponner, à travers la déchirure, la cavité abdominale aussi haut que possible, et de ne pas se borner à drainer la lésion avec une simple mèche de gaze iodoformée. R. Braun a même fait, avec succès, un véritable tamponnement de Mikulicz, en pénétrant dans l'abdomen par la rupture. De cette façon, on peut, dit Dührssen, comprimer, à travers la paroi du ventre, le tampon contre l'utérus, et arrêter une hémorrhagie abondante.

Le tamponnement est une méthode simple et facile qui a donné plusieurs fois des succès. Dührssen, R. Braun, Gessner, etc., en ont obtenu de bons résultats. Il assure l'antisepsie et permet de combattre l'hémorrhagie. Toutefois un certain nombre d'auteurs ont songé à combiner le tamponnement et la suture de la plaie par le vagin.

d) *Suture de la déchirure par le vagin.* — Cette opération a été pratiquée par Horrocks, Schmaus, Cholmogoroff... Le manuel opératoire consiste à abaisser préalablement le col et les lèvres de la déchirure, comme cela vient d'être décrit à propos du tamponnement. Puis on réunit les bords de la plaie avec de longues aiguilles armées de soie ou de catgut, et on a soin de comprendre le péritoine dans la suture. Dans l'observation de Cholmogoroff, il s'agissait d'une femme ayant une déchirure transversale du segment inférieur de dix centimètres de long. Le fœtus et le placenta étaient passés dans l'abdomen, et il existait une hémorrhagie inquiétante par sa persistance. Après avoir extrait l'enfant et le délivre par les voies naturelles, et lavé l'abdomen, Cholmogoroff se décida à réunir la déchirure par le vagin. C'est seulement au moment où il procéda à cette opération que l'hémorrhagie s'arrêta. Il plaça ainsi dix points de suture, laissant à l'angle supérieur de la plaie une ouverture par laquelle il introduisit une mèche de gaze iodoformée ; puis il tamponna le vagin. Les fils furent enlevés le dixième jour et la femme guérit.

Cette méthode est excellente en principe, et répond certainement à toutes les exigences de la chirurgie et de l'antisepsie. Malheureusement, elle est d'une exécution assez difficile ; de plus, elle est souvent inapplicable dans bien des cas, ceux dans lesquels la lésion utérine remonte trop haut pour qu'il soit possible de l'aborder par le vagin.

c) *Laparotomie.* — Les modes de traitement que nous venons de passer en revue ne peuvent pas toujours être employés : quand l'infection a pénétré dans l'utérus et dans le péritoine, quand l'hémorrhagie continue, il est indiqué de recourir à la laparotomie.

Léopold, qui considère l'hémorrhagie comme le danger capital des ruptures, estime qu'on ne peut s'en rendre maître que par la laparotomie, qui permet de suturer directement l'utérus. Fritsch, Fehling, émettent la même opinion, et un certain nombre d'auteurs pensent qu'on doit toujours pratiquer cette opération, même quand l'accouchement a été effectué par la voie vaginale.

Nous ne partageons pas cet exclusivisme, et nous avons vu les bons résultats qu'on peut obtenir par les injections et le tamponnement; nous pensons que la laparotomie après l'accouchement trouve son indication principale dans les deux cas suivants : infection et hémorrhagie persistante.

Quant à la conduite à tenir une fois la laparotomie faite, nous allons l'exposer à propos des cas où le fœtus a été extrait par la voie abdominale.

B. — *Conduite à tenir quand le fœtus a été extrait par la laparotomie.* — La première précaution à prendre est de faire avec le plus grand soin la toilette du péritoine. Il importe, en effet, de ne laisser à la surface de la séreuse aucune des matières si facilement putrescibles qui s'y trouvaient épanchées à la suite d'une rupture utérine, sang, liquide amniotique, méconium ou sébum. Cette toilette consistera en un lavage à l'eau salée ou boriquée, et en un nettoyage minutieux, pratiqué avec toutes les précautions habituelles.

Puis on aura à choisir entre deux lignes de conduite bien différentes : conserver l'utérus ou en faire l'ablation.

La conservation de l'utérus est indiquée lorsque la déchirure ne s'accompagne pas de délabrements très considérables, et que l'utérus n'est pas infecté.

Quand, au contraire, la matrice présentera des lésions graves et multiples, contusion, infiltration de ses parois par du sang épanché, éversion (comme dans le cas si curieux de Slawiansky), quand ses points d'attache, et particulièrement les ligaments larges, seront déchirés, quand enfin elle sera remplie de détritus et de liquides putrides, indices de son envahissement par les microbes de la putréfaction ou de la septicémie, l'ablation s'imposera et sera pour la femme la seule chance de salut.

Envisageons maintenant successivement les deux alternatives que nous venons d'indiquer : la conservation de l'utérus ou son ablation.

1° Quand on se décide à conserver l'utérus, on ne doit point refermer le ventre sans avoir assuré la réunion aussi parfaite que possible des lèvres de la plaie utérine. Laisser la déchirure béante serait exposer la femme à une infection secondaire par passage des lochies dans le péritoine. Mais deux procédés peuvent être employés pour rapprocher les bords de la rupture : la suture et le tamponnement.

a) Suture de l'utérus. — Avant de faire la réunion des lèvres de la plaie, on s'assurera de leur état, et on en réséquera, s'il y a lieu, les parties déchiquetées ou mortifiées. Puis, on pratiquera la suture comme dans l'opération césarienne, en ayant soin de ne pas traverser la muqueuse. Après avoir affronté la séreuse et la couche musculaire par une série de points profonds, on placera des fils superficiels sur le péritoine seul. On fermera ensuite la plaie de l'abdomen, en ayant soin de laisser à sa partie inférieure une ouverture pour le passage d'un drain, tube en caoutchouc ou mèche de gaze, qu'on ne retirera qu'au bout de deux jours.

Si les bords de la déchirure étaient trop contus ou trop irréguliers pour être suturés, on pourrait isoler cependant la cavité utérine de celle du péritoine, en pratiquant la suture utéro-pariétale, suivant le procédé employé par Lestocquoy (d'Arras) pour l'opération césarienne. Dans ce cas, on fait le drainage du péritoine à l'aide d'une mèche de gaze qui vient sortir au dehors. On draine de même, avec de la gaze iodoformée, l'utérus fixé à la paroi abdominale, et dont la cavité reste ouverte au dehors.

b) *Tamponnement.* — Si la suture est impossible à cause du mauvais état des lèvres de la plaie, on se bornera à pratiquer le tamponnement. On le fera alors à la fois intra et extra-utérin. Une bande de gaze iodoformée remplira l'utérus, et l'une de ses extrémités passera dans le vagin ; une autre bande couvrira l'utérus à sa face externe, et viendra sortir par la plaie abdominale. On pourra même se contenter de tamponner les culs-de-sac du péritoine à la manière de Mikulicz, sans introduire de gaze dans la matrice, comme Tarnier l'a fait dans un cas de rupture à quatre mois de grossesse.

Le tampon doit rester en place pendant plusieurs jours : il importe en effet de ne pas le retirer trop tôt, car en comprimant l'utérus il rapproche les lèvres de la plaie, et en favorise la réunion.

Tarnier résume ainsi son opinion à l'égard de ce traitement : hémostase, antisepsie, drainage, tels sont les avantages de ce pansement qui peut rendre des services dans les cas les plus graves.

Il est bien difficile d'apprécier, d'après des chiffres, la valeur réelle de la laparotomie avec conservation de l'utérus, les cas étant loin d'être comparables. Nous laisserons donc de côté, sans les analyser, les statistiques de Jaille, Harris, Piskacek, Léopold, Schultz, Schaeffer, bien qu'elles aient été dressées depuis que l'antisepsie est entrée dans la pratique, et nous ne mentionnerons que la plus récente, celle de Merz. Celle-ci permet d'ailleurs, lorsqu'on entre dans le détail des faits, d'arriver à des constatations fort intéressantes.

Merz a réuni 39 observations de laparotomie avec traitement de la plaie utérine, soit par la suture, soit par le tamponnement ou le drainage sans suture. Il y a relevé 18 guérisons : la proportion des succès est donc en bloc de *46,1 p. 100*.

Sur ces 39 cas, la suture utérine a été pratiquée 24 fois, avec 10 succès, donc *41,7 p. 100* de guérisons.

Dans les 15 autres, où l'utérus n'a pas été suturé, il y a eu 8 succès : *53,3 p. 100* de guérisons.

Il semble donc au premier abord que la laparotomie sans suture de l'utérus soit préférable.

Or, si on analyse les 24 cas où on a suturé la plaie utérine, il s'en trouve

12 dans lesquels l'opération a été faite après que l'enfant avait été extrait par les voies naturelles, et 12 dans lesquels la laparotomie a eu pour but l'extraction du fœtus passé dans l'abdomen. Dans les 12 premiers, 7 femmes ont guéri : guérisons, *58,3 p. 100*. Dans les 12 autres, 3 femmes seulement ont guéri : guérisons, *25 p. 100*.

Cette différence dans le résultat obtenu paraîtra moins surprenante, si l'on réfléchit que d'une façon générale le pronostic est plus grave quand l'enfant pénètre dans le péritoine, que lorsqu'il reste dans l'utérus. Il n'en est pas moins vrai qu'il y a là une considération importante au point de vue des indications de l'opération.

Ces indications pourraient, en effet, d'après les chiffres de Merz, être formulées ainsi : *Quand le fœtus aura été extrait par les voies naturelles, si l'on est amené, par une raison quelconque, à faire la laparotomie, et si l'on se décide à conserver l'utérus, on devra recourir à la suture utérine, qui donne de meilleurs résultats que le tamponnement et le drainage.*

Si, au contraire, le fœtus a dû être extrait par la laparotomie, et si on conserve l'utérus, on devra préférer le tamponnement et le drainage qui donnent de meilleurs résultats que la suture.

La seule réserve qu'on puisse faire à ces conclusions, qui se dégagent actuellement de la statistique de Merz, c'est *qu'elles demandent la sanction de faits plus nombreux* pour pouvoir être considérées comme rigoureusement établies.

2° Quand les conditions défavorables que nous avons indiquées plus haut s'opposeront à la conservation de l'utérus, on pratiquera l'ablation partielle de cet organe suivant la méthode de Porro, ou son ablation totale.

La première opération de Porro pour rupture de l'utérus a été pratiquée à Moscou par Prévot, en 1878. Les débuts ne furent pas heureux, et à part un succès obtenu par Halbertsma, dans un cas de rupture sous-péritonéale, la première observation probante de guérison ne fut publiée qu'en 1889, par un accoucheur russe, Slawiansky ; nous y avons déjà fait allusion. Depuis, l'amputation de l'utérus a été pratiquée un certain nombre de fois avec succès, et de nombreuses recherches faites dans la littérature de ces dernières années nous ont permis de réunir un total de 39 cas, chiffre relativement considérable, puisque Merz n'en a relevé que 15. Ces 39 observations ont donné 17 guérisons.

La proportion des succès est donc de *43,5 p. 100*. Ces résultats sont un peu moins favorables que ceux de la laparotomie avec conservation de l'utérus (46,1 p. 100), ce qu'explique suffisamment le traumatisme opératoire plus considérable déterminé par l'ablation de la matrice et de ses annexes.

Sans entrer dans les détails du manuel opératoire (voy. Opération de Porro), nous signalerons seulement ici la difficulté qu'il peut y avoir à confectionner un pédicule, quand la déchirure est située très bas sur l'utérus. Aussi les ruptures qui siègent sur le corps de l'utérus se prêtent-elles mieux à ce mode d'intervention que les ruptures qui occupent le segment inférieur de cet organe.

Le traitement du pédicule variera donc selon le siège de la déchirure. Quand on le pourra, on établira un pédicule extra-péritonéal. Mais quand la rupture siégera trop bas pour qu'on puisse garder un moignon suffisamment long pour le fixer à la paroi abdominale, on abandonnera le pédicule dans le ventre, comme l'ont fait avec succès Mermann, Bossi, Wasten.

On pourrait encore recourir, dans ces conditions spéciales, à l'ablation totale de l'utérus, suivant la méthode de Freund. Ce mode d'intervention a été appliqué aux ruptures utérines par un accoucheur polonais, Krajewski, qui en a récemment réclamé la priorité. Sa première opération a eu lieu le 2 novembre 1890. Depuis, l'ablation totale pour rupture de l'utérus a été pratiquée deux autres fois par Krajewski lui-même, deux fois par Gromadzki, une fois par Natanson, une fois par Jasinski. Sur ce total de 7 opérations, il y a eu 3 guérisons et 4 morts.

IV. — Traitement des complications. — Quelle conduite y a-t-il lieu de tenir quand la rupture de l'utérus se complique d'une chute de l'intestin par la plaie, ou de la déchirure d'un organe voisin.

Quand on a reconnu l'issue d'une anse intestinale, soit dans l'utérus, soit dans le vagin ou en dehors de la vulve, on doit, l'accouchement terminé, s'efforcer de réduire cette hernie en repoussant l'intestin dans le ventre avec la main; puis on s'opposera à une procidence nouvelle en tamponnant l'utérus. Si la réduction était impossible, et si l'intestin était étranglé dans la déchirure, il faudrait recourir à la laparotomie pour le dégager, en faisant suivre ou non cette opération de l'ablation de l'utérus suivant les indications que nous avons précédemment exposées. Si l'intestin sort par la vulve, et s'il est déchiré ou grangrené, il faut parfois en réséquer une partie et réunir par une suture les deux bouts de la section.

Pozzi a signalé une observation dans laquelle, après un avortement provoqué, vers le quatrième ou le cinquième mois, par l'introduction d'un instrument dans la cavité utérine, Billroth, appelé alors près de la malade, trouva le fœtus expulsé et deux anses intestinales à la vulve. Billroth fit la laparotomie, réséqua l'intestin au ras de la plaie utérine, et sutura les bouts de l'intestin. La plaie utérine et l'incision faite à l'abdomen furent suturées avec soin ; les anses intestinales furent extraites par la vulve. La malade guérit. (Pozzi. *Bulletin de la Société de chirurgie*, 1895, p. 246.)

Lorsque le vagin ou le rectum sont intéressés en même temps que l'utérus, on doit s'efforcer de suturer leurs lésions. Nous reviendrons d'ailleurs sur les déchirures des culs-de-sac vaginaux. (Voir § 3, p. 541.)

Les ruptures compliquées de déchirures de la vessie sont justiciables d'un traitement variable suivant l'étendue des lésions et l'état des tissus. Disons d'abord que, si la blessure de la vessie était reconnue avant la sortie de l'enfant, il y aurait tout avantage à faire immédiatement la laparotomie. Mais, le plus souvent, cette complication n'est diagnostiquée qu'après l'accouchement; si celui-ci a été terminé par les voies naturelles, il faut néanmoins faire une laparotomie secondaire.

Une fois l'abdomen ouvert, on procédera à la suture des deux organes déchirés, si la chose est possible, c'est-à-dire si les tissus ne sont pas contus, déchiquetés, œdématiés. La suture du réservoir urinaire sera faite, comme celle de l'utérus, à l'aide de fils de soie ou de catgut, ne comprenant que les deux couches externes de la paroi, et n'intéressant pas la muqueuse vésicale.

Mais si les lésions sont considérables et si l'état des tissus est tel que la suture soit impossible, on pourra se borner à attirer les deux solutions de continuité, utérine et vésicale, vers la paroi abdominale, et les fixer en ce point par une suture utéro-pariétale et vésico-pariétale. La cavité péritonéale se trouvera ainsi fermée, et les deux organes formeront une sorte de cloaque s'ouvrant à l'extérieur. C'est la conduite qui a été suivie par Bouilly, dans l'observation qu'a rapportée Bonnaire, et par Tuffier, dont le fait est relaté dans la thèse de Brossard. Malheureusement les deux opérées ont succombé.

Peut-être vaudrait-il mieux en pareil cas faire l'ablation de l'utérus et suturer la vessie, comme l'a fait Villar dans un cas.

Résumé du traitement. — Quand on se trouve en présence d'une rupture de l'utérus, si le fœtus est resté dans la cavité de cet organe, on doit délivrer la femme par les voies naturelles toutes les fois que la chose est possible. On instituera ensuite un traitement antiseptique de la déchirure : suivant les indications, on aura recours, soit à de simples injections intra-utérines et vaginales, soit au tamponnement intra-utérin et vaginal, soit encore à la suture par le vagin et au tamponnement, soit enfin à la laparotomie.

Quand le fœtus est passé dans le péritoine, il y a indication à faire la laparotomie. Cependant on a pu souvent, même dans ce cas, extraire le fœtus par les organes génitaux externes ; c'est ce qui arrive surtout dans la pratique privée, où le médecin se trouve habituellement isolé et dans les conditions les plus défectueuses, à tous les points de vue, pour pratiquer l'ouverture de l'abdomen. La laparotomie est au contraire beaucoup plus fréquemment faite dans les maternités et dans les hôpitaux, où l'on est mieux maître du traitement ; elle est alors préférable.

Mais dans les cas où pour une raison quelconque le fœtus ne peut être extrait par les voies naturelles, on ne doit plus songer aujourd'hui à l'expectation, et on devra pratiquer la laparotomie. On fera suivre celle-ci d'une minutieuse toilette du péritoine. Puis, on se décidera, suivant les circonstances, à conserver ou à enlever l'utérus. Dans le premier cas, on fera soit la suture de l'utérus, soit le tamponnement intra-abdominal et utérin ; dans le second, on pratiquera l'opération de Porro ou l'ablation totale.

On aura soin de réduire l'intestin s'il fait hernie dans la déchirure, et de suturer la vessie si elle est lésée.

On n'omettra pas le traitement général, et nous avons insisté sur les reconstituants énergiques, en particulier sur les injections de sérum. Ajoutons qu'on emploiera l'opium et la morphine à haute dose, pour amoindrir la douleur et immobiliser les viscères abdominaux. On préviendra, autant que possible, les accidents inflammatoires par l'application de glace sur le ventre. Enfin on veillera avec le plus grand soin à ce que l'asepsie et l'antisepsie soient très scrupuleusement et très rigoureusement appliquées.

§ 3. — Déchirures de la partie supérieure du vagin.

Ainsi que nous l'avons déjà dit (page 374), le vagin peut se déchirer pendant le travail, et il y a lieu de distinguer les lésions de ce conduit, suivant qu'elles occupent sa partie inférieure, moyenne ou supérieure.

Les déchirures de la partie inférieure ont été décrites avec celles du périnée (page 377).

Les déchirures de la partie moyenne ont été signalées à propos de l'étroitesse du vagin (p. 374).

Nous n'avons donc à étudier ici que les ruptures du vagin dans son tiers supérieur, c'est-à-dire celles des culs-de-sac vaginaux.

Ces ruptures peuvent n'être qu'une extension d'une déchirure de l'utérus, et nous ne reviendrons pas sur ce que nous avons dit à ce sujet. Mais elles peuvent aussi intéresser uniquement le vagin, et cette dernière variété est même assez commune.

De même que les ruptures de l'utérus, les lésions de la partie supérieure du vagin sont ou traumatiques ou spontanées.

Les premières sont les plus fréquentes. Les traumatismes accidentels sont rarement observés; le plus souvent il s'agit de traumatismes opératoires ou obstétricaux. On en trouve de nombreuses observations dans la thèse d'agrégation de Budin dont nous avons déjà parlé (p. 511). C'est une branche de forceps, un perforateur, un instrument quelconque qui, par suite de son introduction défectueuse ou d'une échappée malheureuse, déchire l'un des culs-de-sac du vagin. Tarnier a vu l'administration d'une douche vaginale, dans le but de provoquer l'accouchement prématuré, être suivie d'une perforation du cul-de-sac postérieur du vagin, et celle-ci entraîna la mort.

Dans tous ces cas, il y a déchirure ou perforation du vagin. Mais, parfois, il s'agit d'une véritable divulsion de l'insertion du vagin sur le col de l'utérus; c'est alors la main qui est l'agent du traumatisme. Ce fait, que nous avons déjà signalé (p. 511), se produit, lorsqu'en voulant pratiquer une version ou une délivrance artificielle, l'opérateur tente d'introduire la main dans l'utérus, sans avoir préalablement fixé le fond de cet organe par une pression exercée de haut en bas sur l'abdomen. Soumis alors à une élongation considérable, le vagin cède, et se rompt au niveau de ses attaches au col de l'utérus.

Les ruptures spontanées sont plus rares; elles reconnaissent pour cause une distension extrême du vagin ; elles s'observent dans les cas de dystocie où le col, complètement dilaté, remonte au-dessus de la partie fœtale qui se présente, et où le vagin supporte alors tout l'effort des contractions utérines qui l'attirent en haut : par exemple, dans les rétrécissements du bassin, ou dans les présentations du tronc.

La paroi vaginale éclate alors, par un mécanisme analogue à celui des ruptures spontanées du segment inférieur de l'utérus. En ce qui concerne la présentation de l'épaule, H. Freund a particulièrement insisté sur la fréquence de la déchirure du vagin dans ces circonstances, et même, pour cet auteur, la rupture de l'utérus est exceptionnelle en pareil cas, et c'est celle du vagin qui est la règle.

Dans les ruptures spontanées du vagin, comme dans celles de l'utérus, la contraction utérine joue le rôle de cause déterminante, et son action est d'autant plus efficace que les parois vaginales sont plus distendues et plus amincies.

Les déchirures des culs-de-sac du vagin présentent de grandes variétés suivant la cause qui leur a donné naissance. Ce sont tantôt de simples perforations plus ou moins profondes, tantôt au contraire de larges solutions de continuité ; parfois même le vagin est complètement désinséré de l'utérus, de sorte qu'il y a arrachement total des culs-de-sac.

Quand la lésion est superficielle, le péritoine n'est pas atteint ; mais lorsqu'elle est un peu étendue, elle peut intéresser la séreuse abdominale, ce qui aggrave beaucoup le pronostic.

Les parties voisines, vessie, urèthre, rectum, sont parfois déchirées également, et cette extension complique singulièrement la déchirure vaginale. Quand celle-ci est large et pénètre dans le péritoine, elle donne assez fréquemment passage à une anse intestinale qui peut apparaître à l'orifice vulvaire.

Le fœtus ne subit le plus souvent aucun déplacement, et reste plus ou moins engagé dans le petit bassin. Cependant, il peut, dans les cas où la rupture est très étendue, traverser en partie ou même en totalité la déchirure et pénétrer dans l'abdomen.

La rupture du vagin se traduit par les signes analogues à ceux de la rupture de l'utérus, mais généralement moins accentués. Aussi, n'insisterons-nous que sur ce qu'ils peuvent présenter de particulier.

On peut observer la cessation brusque des contractions utérines, et l'apparition de phénomènes généraux : pâleur de la face, petitesse du pouls, refroidissement des extrémités, angoisse et dyspnée, collapsus ; mais tous ces symptômes manquent souvent, et parfois ce n'est qu'après l'accouchement qu'on reconnaît la lésion.

L'hémorrhagie est elle-même très variable, moins grave d'ordinaire que dans les ruptures utérines, et presque exclusivement externe.

Avant l'accouchement, les signes fournis par le toucher peuvent assurément faire reconnaître la déchirure, surtout quand celle-ci s'est produite pendant une manœuvre opératoire ; mais si la rupture est spontanée, les signes fournis par le palper et le toucher ne sont ordinairement évidents que lorsque le fœtus a quitté le vagin pour pénétrer dans l'abdomen. Dans ce dernier cas, on constate la déformation du ventre, et on n'arrive sur aucune partie fœtale ; le doigt s'engage dans la déchirure vaginale dont on peut apprécier le siège exact, l'étendue, la profondeur. E. Hubert insiste sur un signe important qui peut, dans certains cas, permettre d'établir le diagnostic différentiel d'avec une rupture utérine : ce signe s'observe quand le fœtus étant passé dans le ventre, le placenta reste dans l'utérus : on sent alors le cordon ombilical qui descend de l'orifice cervical pour remonter dans la plaie vaginale, et se perdre dans l'abdomen.

Signalons encore l'emphysème sus-pubien, qu'on observe surtout dans le cas d'arrachement des culs-de-sac vaginaux.

Quand le fœtus est resté dans le vagin, l'accouchement peut se faire spontanément ; lorsqu'il est terminé, un examen attentif des organes génitaux permet au médecin de se rendre compte de la déchirure.

Le pronostic est évidemment subordonné à l'étendue des lésions, à l'abondance de l'hémorrhagie, au passage du fœtus dans le ventre. Il peut donc être extrêmement grave ; mais d'une façon générale, il l'est beaucoup moins que pour les ruptures de l'utérus. On a même vu des femmes guérir, malgré le contact du fœtus avec le péritoine. L'issue de l'intestin par la plaie est une complication dangereuse, mais non mortelle, et on a observé plusieurs cas de guérison avec gangrène de l'intestin et fistule intestino-vaginale consécutive.

Le traitement consiste à terminer d'abord l'accouchement par les voies naturelles, toutes les fois que la chose est possible, soit par le forceps ou la version si l'enfant est vivant, soit par l'embryotomie s'il est mort.

Quand l'enfant est passé dans l'abdomen, on pourra encore essayer de l'extraire par le vagin, ou bien on aura recours à la laparotomie, surtout si les lésions sont très étendues. Cette opération reconnaît ici les mêmes indications que pour les déchirures de l'utérus, et nous renvoyons le lecteur à ce que nous avons dit de la laparotomie à propos de ces dernières (p. 536).

Lorsque l'accouchement a été terminé par les voies naturelles, on s'occupe du traitement de la déchirure. La suture, quand elle est possible, c'est-à-dire quand les lèvres de la plaie ne sont pas trop contuses ou déchiquetées, donne d'excellents résultats. Mais on peut aussi se borner au tamponnement du vagin avec la gaze iodoformée, qui assure l'hémostase et l'antisepsie. Les règles sont les mêmes que pour les ruptures de l'utérus ; nous n'y insistons pas pour ne pas tomber dans des redites.

Quand on aura pratiqué la laparotomie, on pourra, suivant la gravité des lésions, conserver l'utérus ou au contraire en faire l'ablation. On se guidera sur les mêmes indications et on emploiera les mêmes procédés que pour les déchirures utérines.

On insistera de même sur le traitement général, qui doit consister à relever les forces de la femme par tous les moyens appropriés, surtout s'il y a des phénomènes de shock et d'hémorrhagie assez prononcés pour affaiblir notablement l'organisme.

S. T. — P. B. — C. Maygrier.

CHAPITRE IX

DES HÉMORRHAGIES A LA FIN DE LA GROSSESSE OU PENDANT L'ACCOUCHEMENT

Les hémorrhagies qui surviennent à la fin de la grossesse ou pendant l'accouchement ont une telle importance, qu'il nous paraît utile de leur consacrer plusieurs articles.

Nous n'insisterons pas sur les hémorrhagies dues à une rupture du vagin, parce que nous les avons déjà indiquées précédemment (p. 375), et que nous y reviendrons à propos des hémorrhagies *post partum* (voyez *Accidents de la délivrance*); mais nous décrirons successivement : 1° les hémorrhagies produites par la rupture d'une varice des organes génitaux ; 2° les hémorrhagies utérines par décollement ou déchirure du placenta normalement inséré ; 3° les hémorrhagies causées par l'insertion vicieuse du placenta ; 4° les thrombus de la vulve et du vagin.

ARTICLE PREMIER

HÉMORRHAGIES PAR DÉCHIRURE DE VARICES GÉNITALES

Bibliographie chronologique. — CHAUSSIER. Mémoires et consultations de médecine légale. Paris, 1821, p. 397. — LACHAPELLE (Mme). Pratique des accouchements. Paris, 1821-1825. — DENEUX. Thrombus de la vulve et du vagin. Paris, 1830, p. 9-15-21. — CRAMER. The Dublin Journ. of med. sc., 1841, p. 504. — HESSE. Hémorrhagie promptement mortelle, produite par la rupture d'une varice à la grande lèvre, chez une femme enceinte pour la quinzième fois. Journal de chirurgie de Malgaigne, 1843, p. 345. — BLOT (H.). Des tumeurs sanguines pendant la grossesse et l'accouchement. Thèse d'agrégation Paris, 1853 ; observation insérée à la page 16. — TARNIER. Annotations ajoutées au Traité d'accouchement de Cazeaux. Paris, 1867, p. 481. — DEPAUL. Leçons de clinique obstétricale. Paris, 1872, p. 675. — BUDIN. Société de biologie, 1876. — BUDIN. Des varices chez la femme enceinte. Thèse d'agrégation. Paris, 1880. — MOUGEOT. Contribution à l'étude des ruptures variqueuses vulvaires pendant la grossesse. Thèse de Paris, 1883. — STIELER. Un cas d'hémorrhagie mortelle consécutive à une lésion traumatique des organes génitaux externes (Münchener Aerzliches Intelligenz-Blatt, 1885, n° 30). Gazette médicale de Paris, 1886, p. 55. — TARNIER et BUDIN. Traité d'accouchements, 1886, t. II, p. 111. — BERTHOD (PAUL). Hémorrhagie mortelle chez une quintipare de 32 ans, par rupture traumatique d'une varice sous-clitoridienne. Gazette médicale de Paris, 1886, p. 388, et Archives de tocologie, t. XIII, 1886, p. 811. — LEGRY. Hémorrhagie considérable par rupture traumatique des varices des organes génitaux externes pendant la grossesse. Progrès médical, 1887, t. II, p. 315 et 422. — VARNIER. Hémorrhagie par rupture de varices vulvaires. Revue pratique d'obstétrique, 1888, p. 66. — BENNINGTON. Rupture des varices du vagin dans la grossesse. Journal des sages-femmes, 1890, p. 44. — NAHMMACHER. Hémorrhagie mortelle au neuvième mois de la grossesse, par rupture traumatique d'une varice de la vulve. Gazette médicale de Paris, 1890, p. 558.

Nomenclature alphabétique des auteurs.

Bennington, 1890.	Depaul, 1872.	Nahmmacher, 1890.
Berthod, 1886.	Hesse, 1843.	Stieler, 1885.
Blot, 1853.	Lachapelle (Mme), 1821, 1825.	Tarnier, 1867, 1886.
Budin, 1876, 1880, 1886.	Legry, 1887.	Varnier, 1888.
Cramer, 1841.	Mougeot, 1883.	

Nous avons précédemment décrit les varices des parties génitales (tome II, p. 110), mais dans le chapitre que nous leur avons consacré, nous n'avons fait que signaler la possibilité de leur rupture et des hémorrhagies consécutives qui en résultent parfois; il nous reste donc à étudier plus complètement ces hémorrhagies.

Étiologie. — *Pendant la grossesse.* — Les varices peuvent se rompre spontanément (Massot), dans un effort, dans une secousse de toux ou d'éternuement, pendant la miction ou la défécation, au cours d'une attaque d'épilepsie (Boyer); elles se rompent plus fréquemment par traumatisme : cahots d'une voiture mal suspendue (Chaussier), chute sur l'angle d'une chaise (Tarnier), chute à califourchon sur la barre de séparation d'un tramway (Legry, Boissard cité par Varnier), coup de pied (Simpson), coït (Cramer, voyez tome II, p. 111), grattage (Depaul), canule ébréchée, écharde d'une tablette de lieux d'aisance, etc.

Pendant l'accouchement. — La déchirure veineuse est due soit aux efforts d'expulsion, qui gorgent de sang les veines en aval de la présentation, et les font éclater, soit au contact prolongé de la tête fœtale comprimant fortement la muqueuse qui recouvre les veines dilatées, soit encore à l'attrition produite par un instrument, la branche d'un forceps par exemple. La muqueuse est alors pincée, coupée ou déchirée entre la partie fœtale (ou les branches de l'instrument) et le rebord de l'arcade du pubis.

Les hémorrhagies de cette sorte sont importantes parce qu'elles sont souvent méconnues dans leur cause, partant mal traitées.

Enfin, les hémorrhagies venant de varices ouvertes peuvent encore apparaître pendant les suites de couches, plusieurs jours après l'accouchement, quand une eschare vaginale intéressant la paroi veineuse se détache; Mme Lachapelle en cite trois exemples.

Symptomatologie. — Les varices du vagin et du col ne sont pas nécessairement en rapport avec un développement variqueux parallèle des organes génitaux externes, de telle sorte qu'appelé, sans grands renseignements, près d'une femme enceinte qui perd abondamment du sang, sans varices apparentes, on est un peu désorienté, et la première tendance est d'incriminer la cause la plus grave des fortes hémorrhagies gravidiques : le placenta prævia.

Si la déchirure de la veine siège à la vulve, on pourra la voir en écartant les grandes et les petites lèvres, mais si elle a pour siège le vagin, l'examen à l'aide de la vue est négatif, qu'on s'aide ou non du spéculum, car le sang inonde tout le champ d'exploration. Le toucher, au milieu de la mollesse générale des tissus et des caillots, ne permet guère de reconnaître l'existence du lacis variqueux, encore moins le siège de la rupture.

Une fois ces gros vaisseaux veineux ouverts, le sang coule parfois si fort, qu'en un instant la patiente est profondément anémiée et en danger de mort. Dans les cas cités par Budin (thèse d'agrégation 1880), dans ceux qu'ont rapportés M. Legry et M. Varnier, on voit que la plupart du temps le médecin en arrivant trouve la malade trépassée ou agonisante (cas de Simpson, de Cramer, de Mougeot, de Stieler, de Berthod). La couleur rutilante du sang est de règle dans les hémorrhagies abondantes, et ne signifie rien quant à la source artérielle ou veineuse de l'écoulement. C'est ultérieurement, après quelques heures ou le lendemain, qu'on pourra reconnaître en déplissant prudemment le vagin, à l'aide des doigts ou d'une valve, un point ecchymosé au milieu duquel apparaîtra un petit pertuis obturé par un minuscule caillot noirâtre. Dans un cas, après hémorrhagie subite, survenue à la suite d'un coït, M. Bar put constater le lendemain, quand l'hémorrhagie s'était tarie, d'énormes varices courant sur le vagin, montant dans l'intérieur du canal cervical, et remarqua sur le col une petite ecchymose violette, au niveau d'une veine fissurée.

Bennington rapporte que chez une femme atteinte de varices vaginales très développées, il vit, au cours de l'hémorrhagie, les gros paquets variqueux vulvaires et vaginaux s'affaisser au fur et à mesure que le sang coulait, ce qui lui fit supposer que l'hémorrhagie provenait d'une veine rompue.

Diagnostic. — Le diagnostic immédiat est donc malaisé. On peut confondre souvent l'hémorrhagie par rupture d'une varice avec celle qui provient de l'insertion vicieuse du placenta, et cette erreur est très préjudiciable au traitement. Nous étudierons le diagnostic différentiel de ces hémorrhagies lorsque nous décrirons l'insertion vicieuse du placenta.

Pronostic. — Le pronostic est grave. Budin, dans sa thèse d'agrégation, sur neuf cas compte sept morts ; Legry, plus tard, sur seize cas trouve neuf morts, ce qui constituerait encore une mortalité considérable. Assurément il y a dans ces chiffres une exagération inévitable : presque tous les cas mortels sont publiés, tandis qu'il n'en est pas de même quand la terminaison est heureuse. Néanmoins, il faut retenir que les hémorrhagies dues à la rupture des varices génitales, même quand elles n'entraînent pas une mort rapide, sont importantes et redoutables ; elles affaiblissent les patientes, et les rendent moins aptes à résister aux épreuves du travail. Quant aux enfants, intimement liés au sort de leurs mères, ils souffrent et meurent avec elles, sauf opération césarienne comme dans le cas de Campbell (1) ; ils peuvent en outre succomber à l'asphyxie *in utero*, par suite de l'anémie maternelle, comme dans les cas de Berthod.

Traitement. — Nous l'examinerons pendant la grossesse et pendant l'accouchement.

Pendant la grossesse. — Si la source de l'hémorrhagie veineuse est à la vulve, dans la région clitoridienne, ou dans la portion du vagin voisine de l'orifice

(1) Dans le cas de Campbell, il s'agissait de la rupture d'une varice du membre inférieur.

hyménal, le traitement le plus simple est la compression digitale sur le point qui saigne, prolongée pendant cinq ou dix minutes. Au cas où cette compression se trouve insuffisante, une pince à forcipressure laissée en place arrête sûrement l'hémorrhagie. Une ligature pourrait couper les parois des vaisseaux qui sont alors très friables ; deux points de suture seraient plus efficaces.

Mais si l'hémorrhagie provient du milieu du vagin, il est difficile de préciser le point d'où s'échappe le sang, ou d'y appliquer soit la compression localisée, soit une pince ; mieux vaut faire un tamponnement du vagin avec des bourdonnets convenablement tassés, et préparés avec du coton ou de la gaze, l'un et l'autre antiseptiques.

Généralement, les premiers tampons poussés au fond des culs-de-sac, autour du col, accroissent l'intensité de l'écoulement sanguin, en gênant la circulation en retour. Puis, quand le tamponnement arrive plus bas, tout d'un coup le sang s'arrête ; c'est que la source de l'hémorrhagie se trouve alors comprimée, constatation qui par elle seule confirme le diagnostic, car dans l'hémorrhagie par insertion vicieuse, les premiers tampons mis en place tarissent l'écoulement. L'observation de Tarnier, relative à une hémorrhagique par déchirure traumatique d'une varice vulvaire, montre le danger qui résulterait d'un tamponnement mal fait ou mal surveillé. « Après le tamponnement, l'hémorrhagie était arrêtée. Quelques heures plus tard, la « malade eut envie d'uriner ; on enleva les premiers tampons pour cathétéri- « ser la vessie ; on ne replaça pas les tampons enlevés. Une nouvelle hémor- « rhagie survint, et, quelques instants après, la malade succombait. »

Pendant l'accouchement. — Si la muqueuse du vagin et les veines sous-jacentes sont déchirées, l'hémorrhagie se produit quelquefois avant le passage de la tête, mais le plus souvent c'est après son expulsion.

Dans le premier cas, si l'on reconnaît le point qui saigne, on y applique une pince et tout est dit. Autrement, on termine l'accouchement le plus vite possible, et si la terminaison immédiate n'est pas possible, on tamponne le vagin en attendant.

Mais c'est presque toujours après l'expulsion du fœtus que ladite rupture se manifeste. Budin a signalé, dans ces cas la présence, sur une épaule, d'une large tache de sang qui se continuait sur toute la partie latérale du tronc et sur le siège du même côté ; aussi a-t-il écrit : « Sans vouloir lui donner une importance trop grande, nous ferons les remarques suivantes. Si le sang vient du clitoris, il s'écoule, on l'a vu, immédiatement à l'extérieur, aussitôt après la sortie de la tête, avant même l'expulsion du tronc de l'enfant. S'il venait au contraire de la rupture du col de l'utérus, il serait sans doute effacé par le frottement du corps du fœtus contre les parois du canal vaginal, qui sont si considérablement distendues. Nous nous demandons donc s'il ne serait pas rationnel de conclure de l'apparition d'une large tache de sang s'étendant sur l'épaule et sur le tronc, à la rupture d'un vaisseau occupant la partie antérieure du vagin. »

D'ailleurs, l'hémorrhagie purement veineuse ne se prolonge guère quand l'utérus, vidé de son contenu, ne comprime plus les veines iliaques ni la veine cave.

Le traitement serait incomplet si l'on ne s'efforçait pas, après avoir tari la source de l'hémorrhagie, de soutenir l'état général d'une patiente exsangue. Ce traitement par les stimulants et les toniques n'a rien de propre aux hémorrhagies d'origine variqueuse ; il ne diffère en rien de celui que nous exposerons quand il sera question des hémorrhagies par insertion vicieuse.

Selon Simpson, que cite Budin, les tribunaux d'Écosse auraient eu maintes fois à déterminer la véritable cause de la mort de femmes enceintes. Des varices génitales rompues étant constatées, le décès était-il dû à une rupture spontanée, à une rupture imputable à quelque acte criminel, ou bien les veines n'avaient-elles pas été sectionnées plus tard pour laisser croire que la femme était morte d'hémorrhagie spontanée? Il y a là une question à se poser en vue d'une expertise médico-légale possible.

ARTICLE II

HÉMORRHAGIES UTÉRINES PAR DÉCOLLEMENT OU DÉCHIRURE DU PLACENTA NORMALEMENT INSÉRÉ

Bibliographie chronologique. — François Mauriceau. Traité des maladies des femmes grosses et de celles qui sont accouchées. Paris, 1668, in-4° — Philippe Peu. La pratique des accouchements. Paris, 1694, in-8°, p. 70. — François Mauriceau. Traité des maladies des femmes grosses et de celles qui sont accouchées. Paris, 1721, in-4°. — L.-Ch.-P. Leroux. Observations sur les pertes de sang des femmes en couches. Dijon, 1776, in-8°. — J.-L. Baudelocque. L'art des accouchements. Paris, 1781, 2 vol. in-8°. — De la Forterie. Journal général de médecine, tome XXIX, année 1807, p. 384. — Chevalier (de la Ferté-Milon). Journal de méd., chir. et pharmacie, 1811, vol. XXI, p. 363 et 364. — Duncan Stewart. Traité des hémorrhagies, publié en 1816, traduit par Mme Boivin en 1818. — Boivin (Mme Vve). Traduction du traité des hémorrhagies de Duncan Stewart. Paris, 1818, p. 274, in-8°. — J.-L. Baudelocque. L'art des accouchements. 6e édition, Paris, 1822, 2 vol. in-8°. — Lachapelle (Mme). Pratique des accouchements ou mémoires et observations choisis sur les points importants de l'art, publiés par Ant. Dugès. Paris, 1821-1825, 3 vol. in-8°. — A.-C. Baudelocque. Traité des hémorrhagies internes de l'utérus qui surviennent pendant la grossesse, dans le cours du travail et après l'accouchement. Bruxelles, 1832, in-12. — Velpeau. Traité complet de l'art des accouchements. 2e édition, Paris, 1835, 2 vol. in-8°. — Jacquemier. Archives générales de médecine, 1839. — Cazeaux. Traité théorique et pratique de l'art des accouchements. 1re édition, Paris, 1840, in-8°. — Jacquemier. Manuel des accouchements. Paris, 1846, 2 vol. in-12. — Hippolyte Blot. De l'albuminurie chez les femmes enceintes ; ses rapports avec l'éclampsie, son influence sur l'hémorrhagie utérine après l'accouchement. Thèse de Paris, 1849, in-4°. — Braxton Hicks. Lancet, 1860. Transactions of the obstetr. Society, 1860, tome II, p. 53-78. — Rigden. Bristish medical, 1862. — Habit. Wiener med. Wochenschrift, 1866, nos 39-40. — Cazeaux. Traité d'accouchement, annoté par Tarnier, 1867. — Tarnier. Annotations ajoutées au Traité d'accouchement de Cazeaux, publié en 1867. — Lesguillons. Thèse de Paris, 1869. — Goodell. American Journal of obstetrics, 1870, tome II, p. 281-316. — Depaul. Leçons de clinique obstétricale, rédigées par De Soyre. Paris, 1872-1876, in-8°. — Pilat. Hémorrhagies au début du travail par suite du décollement prématuré du placenta. Mort du fœtus. Délivrance artificielle. Guérison de la mère. Annales de gynécologie, 1874, tome I, p. 361, in-8°. — Delore. Etude de la circulation maternelle dans le placenta. Ann. de Gyn., 1874, tome I, p. 405, in-8°. — James Y. Simpson. Clinique obstétricale et gynécologique, traduction de Chantreuil. Paris, 1874, in-8°, p. 200. — Carl Schrœder. Manuel d'accouchements, traduit par A. Charpentier. Paris, 1875, p. 605. — J. Brunton. Obstetrical Journal, 1875, 1876, vol. III, p. 437. — Matthæus Duncan. Sur le mécanisme de l'accouchement normal et pathologique, trad.

par P. Budin. Préface de S. Tarnier, Paris, 1876, in-8°. — STOLTZ. Art. Dystocie, dans le Nouveau Dictionnaire de médecine et de chirurgie pratiques. Paris, 1878, in-8°. — SPIEGELBERG. Lehrbuch der Geburtshülfe, 1878, p. 369. — CHANTREUIL. Hémorrhagies utérines et placentaires liées à l'albuminurie. Leçon recueillie par Lordereau. France médicale, 1879, p. 305. — DELORE. Dictionnaire encyclopédique des sciences médicales, 1885, in-8°, art. Placenta. — LÖHLEIN. Zeitschrift f. Geburts. und Gyn., 1885, XI Bd., p. 408. — WINTER. Zeitschrift f. Geburts. und Gyn., 1885, XI Bd., p. 398. — FREUDENBERG. Ueber metror. grav. interna. Arch. f. Gynæk., 1885-1886, p. 485-498. — PINARD. De la rupture prématurée dite spontanée des membranes de l'œuf humain. Ann. de Gyn., 1886, tome I, p. 171-321, in-8°. — FEHLING. Arch. für Gynækologie, 1886. — TARNIER. Cours professé à la Faculté de médecine le 4 juillet 1887, et cité dans différentes thèses, ainsi que dans le mémoire publié par Mme Henry. — CHAMPETIER DE RIBES. De l'accouchement provoqué, dilatation du canal génital (col de l'utérus, vagin et vulve) à l'aide de ballons introduits dans la cavité utérine pendant la grossesse. Annales de gynécologie, 1888 tome II, p. 401, in-8°. — ALBERT MOREAU. Du décollement prématuré du placenta inséré normalement, pendant les trois derniers mois de la grossesse. Thèse de Paris, 1888, in-4°. — BUDIN. Des hémorrhagies internes de l'utérus gravide. Leçon recueillie par E. Bonnaire. Le Progrès médical, 1888, tome I, p. 25, 41. — BUDIN. Leçons de clinique obstétricale. Paris, 1889, in-8°. — WINTER. Zwei Medianschitt, durch Gebærende, p. 21. Berlin, 1889. — HENRY (Mme). De l'hémorrhagie utérine mixte et abondante pendant la grossesse et l'accouchement, sans insertion vicieuse du placenta. Annales de gynécologie, 1891, tome II, p. 357, in-8°. — PINARD et VARNIER. Études d'anatomie obstétricale normale et pathologique. Paris, 1892. Texte et planches, in-folio. — VARNIER. Diagnostic et traitement des hémorrhagies génitales pendant la grossesse et l'accouchement. Hémorrhagies par décollement prématuré du placenta normalement inséré. Revue pratique d'obstétrique, juin 1892, p. 161, in-8. — FORIN (Mlle de). Contribution à l'étude du décollement prématuré du placenta normalement inséré. Thèse de Paris, 1892, in-4°. — ROUSSEAU-DUMARCET. Du décollement prématuré du placenta normalement inséré. Thèse de Paris, 1892, in-4°. — MAYGRIER. Présentation de l'utérus d'une femme morte d'hémorrhagie foudroyante à 8 mois 1/2 de grossesse par suite d'un décollement prématuré du placenta normalement inséré. Soc. obst. et gyn. de Paris. Séance du 9 juin 1892 ; Journal de médecine de Paris, 1892, p. 347 ; Journ. d'accouchements de Liège, 1892, p. 175 ; J. des sages-femmes, 1892, p. 148. — BONNAIRE. Société obstétricale de Paris, juin 1893, p. 127. — BUDIN. Société obstétricale de Paris, 1893, p. 110. — MAYGRIER. Société obstétricale de Paris, juillet 1893, p. 141. — E. MAKSUD. Contribution à l'étude des hémorrhagies pendant la grossesse et l'accouchement. Thèse de Paris, 1893, in-4°. — HERBERT SPENCER. Transact. de Londres, 1893, p. 338. — SMYLY. Congrès de Bristol. Des causes et du traitement des hémorrhagies des deux derniers mois de la grossesse, 1894. — BUÉ. Décollement prématuré du placenta à insertion normale. Archives de tocologie, tome XXI, 1894, p. 481. Journal des sages-femmes, 1894, p. 147, 157. — DOLÉRIS. Avortement brusqué dans un cas d'hémorrhagie grave due au décollement placentaire au cours d'une couche prolongée. Incisions larges du col utérin. Nouvelles Archives d'obstétrique et de gyn., tome X, 1895, p. 41, in-8°. — HIRIGOYEN. Le Mercredi médical, 3 juillet 1895, n° 27, p. 313. — WEISS. Archiv f. Gyn., B. XLVI, H. 2, 1895. — PUJOL (de Marseille). Archives de tocologie, juin 1896. — BRINDEAU. Quelques considérations tirées de l'examen de trois cent douze arrière-faix. L'Obstétrique, 15 septembre 1896, p. 433. — P. BUDIN. La Presse médicale, 1896. — P. BUDIN. Femmes en couches et nouveau-nés, 1897, p. 143. — P. PUECH. Hémorrhagie du placenta prævia ou hémorrhagie du placenta normalement inséré. Gazette des hôpitaux, des 12 et 14 janvier 1897, p. 30, 41.

Nomenclature alphabétique des auteurs.

HIRIGOYEN, 1895.
JACQUEMIER, 1839, 1846.
LACHAPELLE (Mme), 1821, 1825.
LEROUX, 1776.
LESGUILLONS, 1869.
LOBSTEIN, 1872.
LÖHLEIN, 1885.
MAKSUD, 1893.
MAURICEAU (F.), 1668, 1721.
MAYGRIER (CH.), 1892, 1893.
MOREAU (ALBERT), 1888.
PEU (PH.), 1694.
PILAT, 1874.
PINARD, 1886, 1892.
PUECH (P.), 1897.
RIGDEN, 1862.
ROUSSEAU-DUMARCET, 1892.
SCHRŒDER, 1875.
SIMPSON (J. Y.), 1874.
SMYLY, 1894.
SPENCER (HERBERT), 1893.
SPIEGELBERG, 1878.
STOLTZ, 1878.
TARNIER, 1867, 1887.
VARNIER, 1892.
VEIT, 1889. (Voy. p. 553.)
VELPEAU, 1835.
WEISS, 1895.
WINTER, 1885, 1889.

Ces hémorrhagies pouvant se produire par décollement placentaire pendant la grossesse ou pendant le travail de l'accouchement, et survenir d'autres fois par rupture du sinus circulaire du placenta ; nous leur consacrerons donc trois paragraphes.

§ 1. — Hémorrhagies des trois derniers mois de la grossesse, par décollement du placenta normalement inséré.

Cette variété d'hémorrhagie ne se rencontre pas exclusivement pendant les derniers mois de la grossesse ; on l'observe aussi pendant les six premiers mois, mais presque tous les accidents hémorrhagiques survenant dans la première période de la gestation, aboutissent à des menaces de fausse couche, ou même à la fausse couche, et ils ont été décrits sous la rubrique «Avortement», car, à propos de celui-ci, l'identité des symptômes et l'uniformité du traitement ont fait confondre, dans un même groupement, des hémorrhagies qui, à beaucoup d'égards, représentent des états distincts. Le décollement placentaire, limité ou non, avec épanchement de sang, dont Jacquemier a fait une description si minutieuse, se trouve donc mêlé à l'histoire très vaste de l'avortement.

Plus tard, quand la grossesse a dépassé le 180e jour, si les attaches qui unissent le placenta à l'utérus se rompent, les causes, les signes, le diagnostic, le pronostic et le traitement de l'hémorrhagie qui survient alors presque fatalement, sont différents suivant que le placenta est fixé en sa place normale, ou que son insertion a lieu sur le segment inférieur ; aussi les auteurs ont-ils depuis longtemps déjà reconnu la nécessité de décrire à part les hémorrhagies survenant à la fin de la grossesse par suite du décollement du placenta normalement inséré, et de les différencier d'avec les hémorrhagies par insertion vicieuse.

Cette distinction n'avait pas été faite alors que l'on connaissait mal les dispositions diverses de l'insertion du placenta sur les parois de la matrice. Aussi semble-t-il qu'avant le professeur J.-L. Baudelocque on n'ait parlé de toutes ces pertes de sang qu'un peu confusément, et même après lui, Mme Lachapelle, suivie d'ailleurs par Mme Boivin, puis par Velpeau, n'accepte nullement que le sang soit capable de s'épancher entre le placenta et le corps utérin, et de s'y creuser une loge par écartement des parois utérine et placentaire. En 1817, survint un événement dramatique, la mort subite de la princesse Charlotte de

Galles, héritière de la couronne d'Angleterre, et bien que cette mort eut été, en réalité, causée par une hémorrhagie de la délivrance, l'attention n'en fut pas moins vivement attirée sur la question des hémorrhagies pendant la grossesse ou l'accouchement; A.-C. Baudelocque, élève de Deneux, remporta, en 1820, le prix que la Société de médecine de Paris avait attribué au meilleur mémoire qui serait écrit sur ce sujet.

Depuis lors, sans vouloir énumérer tous les auteurs qui ont écrit sur la question, il convient de citer A.-C. Baudelocque (1832), Jacquemier (1839, 1846), Cazeaux (1840), Braxton-Hicks en 1860, Goodell en 1870, Pilat en 1874, Winter en 1885 et 1889, Tarnier (cours à la Faculté en 1887), Budin en 1888, Moreau en 1888, Mme Henry en 1891, MM. Pinard et Varnier en 1892, M. Rousseau-Dumarcet en 1892, Mlle de Forin en 1892.

Fréquence. — Ces hémorrhagies sont rares. Tous les auteurs s'accordent sur ce point; il est difficile d'en donner la proportion. Goodell, en 1870, dit qu'on en relève trois cas à Guy's Hospital, sur 22,498 accouchements; Mme Henry déclare que sur les registres de la Maternité, elle a colligé 27 cas sur 20,700 accouchements, un pour mille environ. Cette proportion (1 pour 1,000) semble concorder avec ce que Tissier a pu constater en ces six dernières années, soit à la clinique du professeur Tarnier, soit à la maternité de l'hôpital Saint-Louis. Pourtant il est bien entendu qu'il ne s'agit que de cas graves, car si l'on faisait entrer en ligne de compte les formes légères et reconnues seulement à l'examen de l'arrière-faix, on arriverait à une proportion de fréquence très grande.

Peut-être conviendrait-il à l'avenir d'intercaler dans la description de l'avortement un paragraphe comprenant l'étude des hémorrhagies accidentelles analogues à celles que nous envisageons. C'est faute de s'entendre d'une façon précise à cet égard, qu'on voit les appréciations relatives à la fréquence et à la gravité différer beaucoup selon les auteurs : les uns ne faisant entrer en ligne de compte que les hémorrhagies graves des derniers mois de la grossesse; les autres ne voulant pas faire abstraction des hémorrhagies qui se montrent au milieu de la gestation.

Étiologie. — Les causes sont bien diverses. Il y en a deux principales, nullement incompatibles entre elles, pouvant agir indépendamment l'une de l'autre ou s'associer : 1° le *traumatisme*, 2° l'*endométrite*.

1° *Traumatisme.* — De très ancienne date, le traumatisme a été seul incriminé, soit le *traumatisme brutal* et matériel, tel que coup sur le ventre, chute dans un escalier ou sur l'angle d'un meuble, capable de léser le placenta derrière les parois du ventre et de la matrice, comme l'intestin, la rate et le foie peuvent être déchirés par un choc violent sur l'abdomen; soit le *raptus congestif* qui se produit du côté de l'utérus, presque physiologiquement, aux époques correspondant au molimen cataménial, ou qui résulte d'une violente émotion de terreur (Herbert Spencer, Bonnaire), ou de colère (Peu) (1), chas-

(1) PEU. Éd. 1694, p. 70. Peut-être dans les cas de Peu s'ajouta-t-il à la colère un coup sur le ventre.

sant le sang de la périphérie et le précipitant impétueusement dans les parois utérines, au point de faire éclater les vaisseaux là où ils sont le moins bien soutenus. A propos d'un cas qu'il rapporte, et dans lequel une femme enceinte, en train de laver du linge, vit près d'elle un malheureux être amputé des doigts, Bonnaire se demande s'il n'y a pas eu, outre l'effroi ressenti par la malade, une compression de l'utérus produite par la paroi musculaire de l'abdomen dans un brusque redressement du tronc.

C'est à ce même ordre d'idées qu'il faudrait rattacher l'accusation de Chaussier et de Depaul contre les bas lacés qui refouleraient le sang des jambes variqueuses jusque dans la paroi de l'utérus, et causeraient ainsi des pertes internes; mais cette accusation nous paraît mal fondée.

Un cordon ombilical trop court peut aussi provoquer le décollement du placenta pendant la grossesse, par suite des mouvements fœtaux. Mauriceau l'avait déjà observé, car il dit : « J'ai souvent remarqué que la longueur du cordon de l'ombilic, étant beaucoup accourcie par plusieurs contours qui environnent quelquefois le col de l'enfant, fait pour lors que l'enfant, qui est ainsi bridé par le cordon, ne peut se remuer qu'il ne tiraille l'arrière-faix où il est attaché, et n'en fasse en même temps un détachement d'avec la matrice, qui cause aussitôt une perte de sang d'autant plus grande et dangereuse que ce détachement est grand. » La brièveté trop grande du cordon, dit Cazeaux, peut, suivant la plupart des accoucheurs, produire une perte, en déterminant le décollement prématuré du placenta ; mais il ne semble pas partager cette manière de voir. M. Pinard professe la même opinion que Mauriceau, et deux observations publiées dans la thèse de l'un de ses élèves, M. Rousseau-Dumarcet, viennent étayer cette étiologie des hémorrhagies.

2° *Endométrite.* — La seconde cause, ordinairement suffisante, est le mauvais état de la sérotine qui se prête mal à l'extension des vaisseaux qui sont eux-mêmes malades, car alors ceux-ci ne se laissent pas distendre par l'afflux sanguin et se déchirent.

L'endométrite est ou primitive et locale, ou en rapport avec une affection générale : cachexie tuberculeuse, cardiaque, exophtalmique (Benicke), syphilitique et surtout albuminurique. Depuis Blot (1849), on connaît le rapport étroit qui unit les hémorrhagies utérines à l'albuminurie. Goodell, Moir, Winter, Chantreuil, Fehling, Pinard, ont montré la fréquence des lésions de la caduque chez les albuminuriques enceintes, et des complications qui en résultent (hémorrhagies petites ou grandes en particulier). De fait, la coexistence du décollement du placenta et de l'état albumineux des urines est fréquente.

Traumatisme et endométrite, ce sont là les deux causes qu'il faut, au cours de la grossesse, considérer comme responsables de l'accident que nous étudions ; elles s'associent même fréquemment, et l'hémorrhagie se produit sous l'influence d'une émotion ou d'un traumatisme, car les vaisseaux utéro-placentaires, pathologiquement affaiblis, se rompent plus facilement.

Quoi qu'il en soit, ce sont les multipares, et surtout les multipares âgées, qui sont le plus fréquemment atteintes de ces pertes.

Anatomie pathologique. — Ces hémorrhagies se comportent un peu différemment suivant leur siège précis. Si le placenta se décolle en son centre, et si une poche se creuse entre le tissu placentaire ainsi décollé et la paroi de l'utérus, tandis que les adhérences entre les deux organes persistent à la périphérie du placenta, le sang s'accumulera en abondance dans cette poche, et on aura le type de l'hémorrhagie interne rétro-placentaire. Tel était le fameux cas de La Forterie cité par A. C. Baudelocque. Tels étaient dix des cas de Goodell, auxquels peuvent s'ajouter les cas de Winter (1889), de Budin (1888), de Veit (Muller's Handbuch der Geburtsh., t. II, p. 84 ; 1889), de Pinard et Varnier (1892).

En supposant que le sang fuse au delà des limites du placenta, et décolle les membranes jusque vers l'orifice interne, l'hémorrhagie est encore purement interne. Mais si le sang, au lieu de s'arrêter à l'orifice interne, chemine dans le col, et de là dans le vagin jusqu'à la vulve, l'hémorrhagie devient externe. Tantôt celle-ci se montre sous forme d'un suintement insignifiant, tantôt elle acquiert l'importance d'une violente hémorrhagie, comparable à l'hémorrhagie du placenta vicieusement inséré.

L'hémorrhagie qui est en même temps interne et externe a reçu le nom d'hémorrhagie mixte. C'est le type qu'on rencontre le plus souvent. Ordinairement, mais avec plus ou moins de retard et d'abondance, l'épanchement rétro-membraneux se complique d'une hémorrhagie externe ; cela n'est pas sans importance au point de vue du diagnostic et du pronostic.

Il se peut encore que l'effusion du sang se fasse jusque dans la cavité de l'œuf, après effraction des membranes ; alors, quand la poche des eaux vient plus tard à se rompre, c'est du sang dilué qui s'en échappe. Mais ces faits sont très rares.

A l'auptosie d'une femme morte après une crise de colère, Peu trouva dans l'intérieur de la matrice deux enfants couverts de sang par le fait de la rupture du placenta et de ses vaisseaux.

Anatomiquement, on a quelquefois constaté *in situ* ces décollements du placenta. Quand M. de la Forterie intervint en faisant l'opération césarienne, « il ouvrit le fond de la matrice, en retira du sang noir et coagulé que l'on estima à trois chopines au moins, et qui donna lieu de reconnaître un grand vide entre le placenta et la matrice ; il introduisit la main dans toute la circonférence de cette cavité, et reconnut que les bords du placenta avaient conservé leurs adhérences avec l'utérus ».

Cazeaux rapporte un fait non moins curieux qu'il a relevé dans le *New medical and physical Journal* de 1815 : Une femme arrivée au dernier mois de sa grossesse, eut par la vulve un léger écoulement de sang ; il s'en était à peine écoulé 32 grammes, quand elle eut une syncope et mourut ; à l'autopsie on trouva que le centre du placenta était seul décollé des parois utérines, pendant que ses bords étaient encore complètement adhérents de manière à former un cul-de-sac dans lequel une pinte et demi (1,396 grammes) de sang coagulé se trouvait renfermée.

Chez une femme ayant succombé avant l'accouchement dans le service du professeur Tarnier, à la Maternité, Mme Henry, sage-femme en chef de cet hôpital, vit à l'autopsie un caillot qui partait du fond de l'utérus, et arrivait, en s'effilant un peu, jusqu'à l'orifice interne. Ce caillot présentait à sa partie la plus large une épaisseur de 10 centimètres, et avait comme longueur toute l'étendue de l'utérus : sensiblement 26 centimètres.

On peut encore se rendre compte de ces décollements par l'examen de

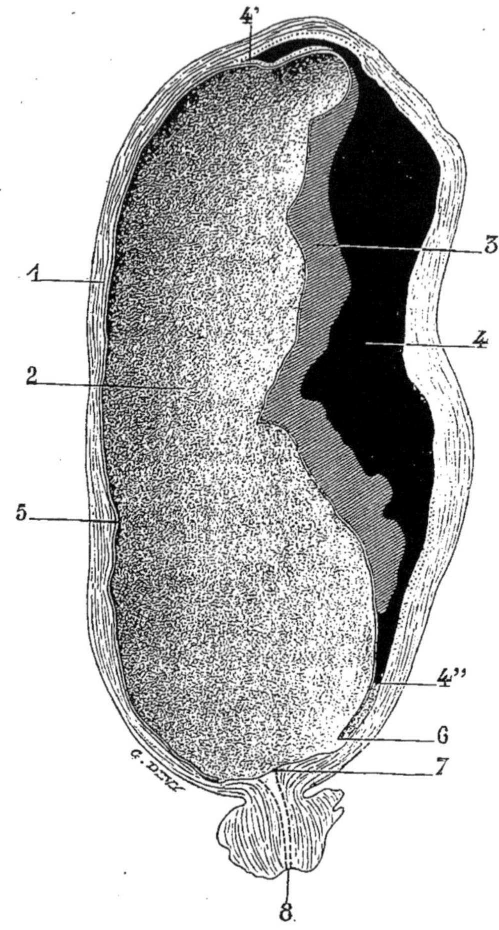

Fig. 152. — Hémorrhagie interne, par décollement du placenta normalement inséré (Pinard et Varnier).

1. Paroi utérine.
2. Cavité utérine dont on a extrait le fœtus après congélation du cadavre.
3. Placenta.
4. Caillot.
4'. Son extrémité supérieure.
4''. Son extrémité inférieure.
5. Membranes.
6. Rupture des membranes.
7. Orifice interne.
8. Orifice externe.

coupes faites sur le cadavre congelé de femmes mortes avant leur accouchement, comme dans la planche de Winter et celle de MM. Pinard et Varnier;

l'une et l'autre montrent avec la même netteté un épanchement de sang rétro-placentaire, avec refoulement du placenta.

Mais, les opérations césariennes (de la Forterie) sont presques toujours, sinon toujours, contre-indiquées ; les femmes mortes avant d'être accouchées, et dont on a fait l'autopsie, sont en bien petit nombre (fait cité par Cazeaux; observation de Mme Henry) ; les coupes après congélation se comptent (Winter, Pinard et Varnier). Ce qui est relativement commun, c'est de pouvoir étudier le délivre, et les caillots qui l'accompagnent, sur des pièces fraîches provenant de malades qui viennent d'être accouchées et délivrées. On trouve alors un placenta qui s'insérait sur la zone utérine médiane ou supérieure (la mensuration des membranes permet d'en juger), et sur ce placenta on distingue communément une portion centrale ou latérale plus pâle, déprimée de plusieurs millimètres ou même de deux centimètres au-dessous du niveau de cotylédons placentaires voisins, comme tassée, pressée, feutrée. Cet aplatissement en galette peut occuper la presque totalité, la moitié ou le tiers de la surface utéro-placentaire. On peut ne pas voir immédiatement cette dépression, attendu qu'elle est fréquemment occupée et recouverte par un caillot d'un rouge noirâtre, assez adhérent pour ne pas s'être séparé pendant le passage de l'arrière-faix à travers le col et le vagin. D'autres fois, ces caillots se sont détachés et viennent, plus ou moins abondants, derrière le délivre. Ils sont habituellement rougeâtres, d'autres fois jaunâtres, fibrineux. A la pesée, on les trouve de 500, 600, 1,050 (Tarnier. *Leçon clinique* du 13 juin 1889), et même de 1,500 gr. (Freudenberg) ; ils sont parfois si abondants qu'ils pourraient remplir la forme de deux chapeaux ordinaires (J.-L. Baudelocque). Dans les figures ci-jointes que M. Tarnier a communiquées à Mme Henry, qui les a reproduites dans son mémoire (fig. 153 et 154), on voit une partie du placenta excavée en cupule ; le caillot qui l'occupait est dessiné au-dessous. Ces caillots peuvent exhaler une odeur fétide s'il y a eu commencement de putréfaction. Quant au placenta, nous avons dit que la surface de la portion déprimée était tassée et lisse ; certains auteurs parlent d'une apparence déchiquetée, irrégulière, et Veit mentionne la destruction de la muqueuse.

Enfin les parties placentaires non comprimées ont sensiblement la couleur normale ; quelquefois elles sont un peu pâles, d'autres fois congestionnées ; elles présentent souvent de nombreux noyaux d'apoplexie placentaire de date ancienne ou récente, plus ou moins colorés en noir ou d'aspect blanchâtre, et des amas de fibrine de forme et d'épaisseur variables.

A l'examen microscopique, on trouve les lésions de l'endométrite (v. tome II, p. 314). Weiss a fait des coupes d'utérus chez des femmes ayant succombé à ces hémorrhagies, et décrit une dégénérescence du tissu musculaire transformé en tissu fibroïde.

Il se peut que le placenta n'ait été décollé que tout à fait sur le bord ; le sang s'est alors acheminé le long des membranes jusqu'à l'orifice interne ou même jusqu'à l'extérieur, et l'on voit au long de la caduque et du chorion, des traînées de sang plus ou moins coagulé, noir ou blanchâtre, selon leur ancienneté.

Autrefois, les accoucheurs se sont demandé si la source de l'hémorrhagie était maternelle ou fœtale ; il nous semble qu'à présent il n'y a pas matière à discus-

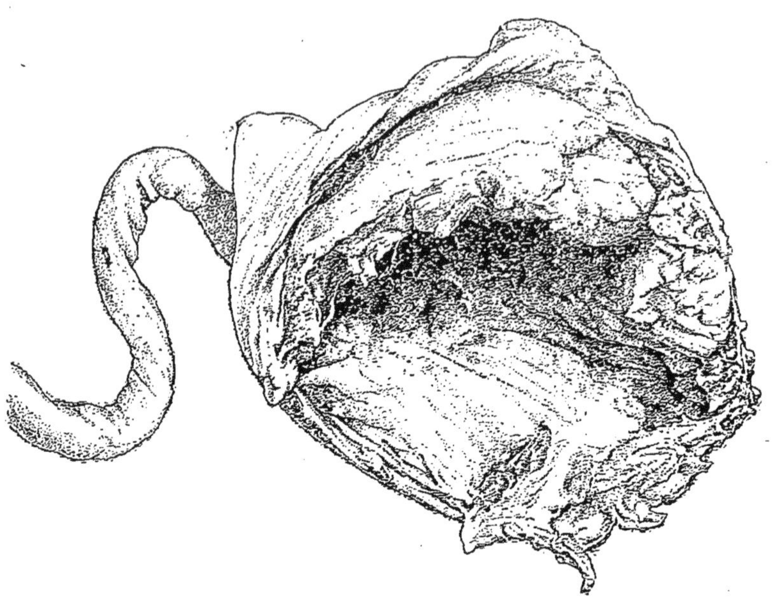

Fig. 153. — Placenta déchiré par une hémorrhagie rétro-placentaire. Le caillot qui remplissait cette déchirure est représenté dans la figure suivante (Tarnier).

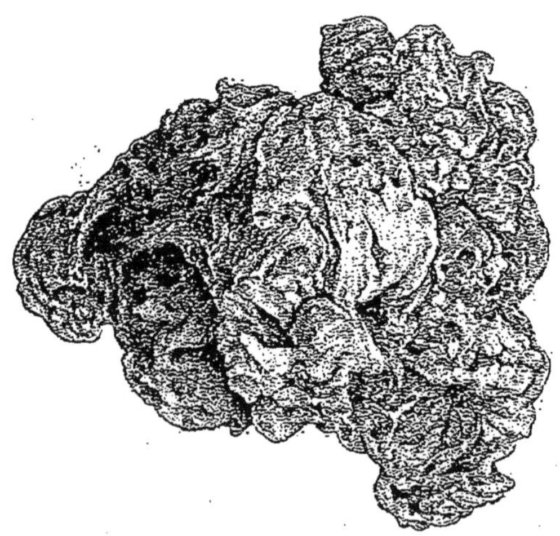

Fig. 154. — Caillot qui remplissait la déchirure du placenta représenté dans la figure précédente (Tarnier).

sion : le sang vient incontestablement des vaisseaux maternels. Quant à savoir si les vaisseaux rompus sont des artérioles ou des veinules, peu importe ; il s'agit de conduits de nouvelle formation qui courent dans les septa muqueux et vont constituer des sinus autour des villosités choriales. De l'examen de la planche de Winter, Rousseau-Dumarcet semble conclure que c'est dans la profondeur du gâteau placentaire que l'hémorrhagie prend naissance ; il n'est pas très facile de l'affirmer.

Quant au fœtus, assez souvent il a succombé, et sa mort remonte à un temps variable ; il présente alors les modifications en rapport avec la durée de sa rétention. Budin l'a vu naître en état de rigidité cadavérique.

Symptomatologie. — Ces pertes de sang peuvent apparaître au cours de la santé la plus parfaite. Après une violente émotion, un coup, une chute, tout à coup les signes de l'hémorrhagie se manifestent ; la femme pâlit et les troubles que nous allons bientôt exposer se succèdent très rapidement. Pourtant les choses se passent le plus souvent d'une façon différente : dès l'origine de sa grossesse, la patiente était souffrante, malingre, œdématiée, albuminurique, puis subitement, sans cause bien nette, des accidents surviennent immédiatement menaçants.

Dans l'un et l'autre cas, on trouve la malade pâle, anémiée, angoissée, ayant cependant conservé la plénitude de son intelligence ; le pouls est filiforme, la voix éteinte, l'haleine froide ; c'est le tableau du collapsus accompagnant les ruptures viscérales ou les hémorrhagies internes graves. Dans quelques cas on a noté une bouffissure plus ou moins généralisée, ou du purpura en rapport avec un mauvais état général préexistant.

La malade très effrayée ne se plaint guère que de douleurs dans le ventre et dans les reins ; comme il s'agit d'une femme enceinte, l'examen porte aussitôt du côté de l'abdomen et des organes génitaux. Au palper, l'utérus est uniformément dur, sans relâche, au point que l'exploration est difficile, et qu'il est souvent impossible de reconnaître les diverses parties fœtales. Mme Henry affirme qu'elle a toujours rencontré, en une zone limitée de l'utérus contracté, une consistance pâteuse, molle, presque fluctuante qui correspondait à l'épanchement intra-utérin. Mais cette impression qui avait déjà été signalée, n'a été retrouvée par aucun des observateurs contemporains, sauf par M. Bar (*Leçon clinique* du 18 janvier 1896). La dureté est ordinairement généralisée à toute la surface accessible de la matrice. Celle-ci, en même temps que durcie, est augmentée de volume ; l'accumulation du sang derrière le placenta en est la cause. Cette augmentation de volume est quelquefois considérable, et trompe sur l'âge de la grossesse, en donnant à l'utérus d'une femme enceinte de 6 ou 7 mois, les apparences de l'utérus d'une femme arrivée à terme.

Dans un cas célèbre et souvent rapporté, Chevalier (1) incisa le ventre et l'utérus d'une femme Thiesson, morte d'hémorrhagie interne, afin de sauvegarder par l'opération césarienne l'enfant supposé viable eu égard aux dimensions de

(1) CHEVALIER (de la Ferté-Milon). Plusieurs de ses notes, vieilles de près de 40 ans, furent éditées en 1811, après sa mort ; *Journal de Corvisart*, 21, p. 363. — L'observation en question datait de 1771.

la matrice ; mais il ne trouva qu'un petit être de quatre mois. Quoique ce fait soit à la rigueur en dehors de notre sujet, puisqu'il se rapporte aux premiers mois, nous le citons pour montrer comment l'augmentation de volume de l'utérus peut induire en erreur sur l'âge de la grossesse ; nous y trouvons d'ailleurs une nouvelle preuve de ce que nous avons dit précédemment, à savoir que la division des hémorrhagies suivant qu'elles ont lieu pendant les six ou les trois derniers mois de la grossesse, est purement artificielle.

Cette augmentation de volume peut être irrégulière, et ne s'accuser que là où l'accumulation des caillots s'est faite ; d'où modification de forme et apparence irrégulière du ventre, sur laquelle Braxton-Hicks, Scanzoni (Lehrbuch der Geburtshilfe, 1867) et Freudenberg ont pris soin d'insister. Si l'on ausculte, on n'entend pas les bruits du cœur fœtal : c'est la règle. Quand on les entend, ils sont lents, arythmiques, soufflants, et témoignent de la souffrance ou de la mort prochaine de l'enfant. Le silence à l'auscultation et les difficultés du palper, rendent ordinairement difficile le diagnostic de la présentation.

Enfin, on peut constater d'abord les marques d'une hémorrhagie externe plus ou moins abondante, puis, selon quelques auteurs (Winter, Rousseau-Dumarcet), une déhiscence du col, assez marquée, avec tension extrême des membranes. Cette modification du col, d'ailleurs très explicable, ne se trouve pourtant pas signalée dans la plupart des observations. Une fois, M. Tarnier sentit au-dessus de l'orifice interne, un amas de caillots qui lui fit soupçonner une insertion vicieuse ; après avoir traversé cette masse molle, il arriva sur des membranes minces et parfaitement lisses, sans pouvoir atteindre le placenta, même par le bord, si loin qu'il eut porté le doigt.

Tel est l'état habituel des femmes atteintes de ces hémorrhagies internes. Communément, il existe une hémorrhagie mixte ; il se peut même que le sang coule à flots par le vagin, et que l'hémorrhagie externe attire principalement l'attention, au détriment du diagnostic réel. Si l'hémorrhagie extérieure manque totalement le premier jour, il est rare que le lendemain ou le surlendemain, il ne se produise pas un écoulement vaginal de sang noir, plus ou moins caillé, ayant lentement cheminé du fond de l'utérus jusqu'à l'orifice externe. Ce sang, au bout de quelques jours, peut avoir une odeur fétide. A défaut de sang noir, on peut, par compression de l'utérus et par conséquent des caillots accumulés dans sa cavité, produire un écoulement de sérosité presque incolore.

Nous venons de dire que rarement, quand il s'agit d'hémorrhagie interne, le médecin est à même d'observer les accidents dès leur apparition, et souvent déjà les tendances à la syncope se sont atténuées quand il arrive ; mais il constate le mauvais état général, l'endolorissement, le durcissement et l'augmentation de volume du ventre, ainsi que l'état de souffrance ou de mort de l'enfant. S'il s'est produit une hémorrhagie externe, le médecin est mandé beaucoup plus rapidement.

Il va de soi que tous les symptômes que nous venons de décrire sont proportionnels à l'abondance de l'hémorrhagie, très atténués par conséquent lorsque celle-ci est légère, à tel point même que dans certains cas bénins le diagnostic n'est établi qu'au moment de l'examen de l'arrière-faix.

Diagnostic. — Il n'est pas toujours aisé de reconnaître ces hémorrhagies par décollement prématuré du placenta. La femme peut être incapable de fournir aucun renseignement ; quelquefois même elle a été trouvée en état éclamptique.

Il existe deux causes principales d'erreur, selon que les *phénomènes généraux* sont très accentués, ou selon que les *phénomènes hémorrhagiques* prédominent.

A. — Dans le premier cas (prédominance des phénomènes généraux), on peut soupçonner quelque *empoisonnement*, une *rupture du cœur* ou des *gros vaisseaux*, une *embolie pulmonaire*. Mais alors il n'existerait que des phénomènes généraux, tandis que les signes abdominaux, douleurs de reins, augmentation de volume et déformation de l'utérus, dureté de ses parois, dont l'importance est grande, feraient défaut.

La rupture d'une *grossesse extra-utérine* se traduit par des symptômes généraux assez semblables à ceux de l'hémorrhagie qui nous occupe, mais ordinairement à une période beaucoup plus rapprochée de la conception ; elle s'en distingue par les signes propres à la grossesse ectopique : l'existence d'une tumeur à côté d'un utérus vide, etc.

La rupture utérine ne s'observe guère hors le travail ; pourtant Tarnier en a vu un exemple, et Maygrier a signalé la déchirure de la couche musculaire externe de l'utérus à la suite d'un coup porté sur le ventre pendant la grossesse (voir *Rupture de l'utérus*). Dans ces cas vraiment embarrassants pour le clinicien, c'est en notant l'augmentation de volume de l'utérus et sa tension, qu'on soupçonnera l'existence d'une hémorrhagie par décollement placentaire.

Le thrombus peut se produire pendant la grossesse ou pendant l'accouchement, mais habituellement c'est après la délivrance qu'on l'observe ; nous établirons d'ailleurs un peu plus loin (voyez p. 577 et suivantes), les symptômes qui l'accompagnent, et qui permettent de le différentier des hémorrhagies que nous étudions.

L'hydramnios aiguë qui s'accompagne d'un énorme développement du ventre, et de menaces d'asphyxie, pourrait-elle être confondue avec une hémorrhagie rétro-placentaire? Mais dans les cas d'hydramnios, la femme n'est point anémiée ; la fluctuation est des plus nettes ; ce dernier signe permettra de ne pas commettre d'erreur.

Chez les *éclamptiques* en accès, on ne pense guère qu'aux convulsions, à l'asphyxie et au coma ; si l'utérus est contracté, on l'attribue à l'éclampsie ; si l'enfant souffre, on explique son état par l'empoisonnement du sang ou la contraction prolongée de l'utérus. Il peut cependant se faire que la contracture de l'utérus et l'asphyxie de l'enfant soient dues à une hémorrhagie interne, mais dans une situation si périlleuse on est presque excusable de méconnaître cette complication.

B. — Dans le second cas (celui où l'écoulement sanguin prédomine), on ne peut guère attribuer celui-ci qu'à la *rupture d'une varice*, à une hémorrhagie par *rupture des vaisseaux du cordon*, à l'*endométrite*, à la présence d'un *placenta prævia* ; examinons comment le diagnostic peut être établi dans ces différentes circonstances.

D'une part, nous avons donné dans l'article précédent les signes auxquels on peut reconnaître une hémorrhagie par rupture des *varices de la vulve et du vagin* ; il suffit de rappeler que dans ce cas il n'existe aucun symptôme utérin, aucune douleur du ventre ou des reins. D'autre part, l'hémorrhagie par *déchirure des vaisseaux funiculaires* est extrêmement rare, et n'apparaît qu'après la rupture des membranes de l'œuf; le sang est alors intimement mélangé au liquide amniotique, ce qui est exceptionnel dans les hémorrhagies par décollement placentaire; enfin cet accident ne modifie d'aucune manière l'état maternel.

L'hémorrhagie causée par une *endométrite* de la caduque utérine (voy. tome II, p. 314), et dont la source se trouve plus ou moins éloignée du placenta, est ordinairement moins douloureuse et moins abondante que celle qui est due à un décollement placentaire; mais le diagnostic différentiel entre ces deux causes d'hémorrhagie est difficile, lorsque celle-ci est légère dans l'un et l'autre cas, et souvent on ne parvient à l'établir que par l'examen rétrospectif de l'arrière-faix.

Reste *l'hémorrhagie due au placenta prævia*. Pour celle-ci, la distinction est souvent embarrassante. Pourtant la caractéristique des hémorrhagies de l'insertion vicieuse est qu'elles se produisent sans douleur; le sang est plus rouge, moins noirâtre que dans les hémorrhagies internes. Quant aux déductions tirées de la façon dont le sang s'échappe pendant ou dans l'intervalle des contractions, nous ne pouvons guère les accepter. En effet, si dans le placenta prævia, avant l'ouverture de l'œuf, le sang est ordinairement chassé au dehors pendant la contraction, et si, au contraire, l'hémorrhagie causée par le décollement du placenta *normalement* inséré, se produit habituellement, a-t-on dit, dans l'intervalle des contractions, il ne faut pas omettre, comme Schrœder et Tarnier l'ont bien établi, que dans le *placenta prævia*, quand l'œuf est ouvert, la présentation est à chaque contraction poussée contre la surface saignante, et bouche mécaniquement les orifices vasculaires, tandis que la perte de sang reprend lorsque la douleur est passée, de sorte qu'elle ressemble alors à la variété d'hémorrhagie que nous étudions. Le vrai signe prouvant que l'hémorrhagie dérive d'une insertion vicieuse, c'est la présence du placenta épaississant le segment inférieur, déplaçant la présentation, et directement accessible au doigt.

Cependant M. Budin a récemment rappelé dans une leçon sur le faux placenta prævia que Riedinger (de Vienne), en 1877, sentit, chez une femme prise d'une forte perte, le placenta sur le col, et reconnut ultérieurement que ce placenta, décollé du fond de l'utérus, avait glissé presque sur l'orifice interne où le doigt l'atteignait. Même méprise, qu'il reconnut à l'autopsie, était arrivée à M. Budin.

Pronostic. — Le pronostic varie évidemment avec l'abondance de l'hémorrhagie; il est bénin si celle-ci est légère (voy. tome II, *Apoplexie placentaire*); ici, nous n'aurons en vue que les cas graves.

Les hémorrhagies si communes qui surviennent pendant la première partie de la grossesse, constituent une menace plus ou moins pressante d'avortement, mais toutes préoccupantes qu'elles soient, habituellement elles ne mettent pas immédiatement les jours de la femme en danger. — Les hémorrhagies qui surviennent plus tard, et qui sont causées par l'insertion vicieuse du placenta, quoique très redoutables sont ordinairement précédées de pertes qui ne sont pas immédiatement graves, et qui tout d'abord laissent un certain répit. Il n'en est pas ainsi pour les hémorrhagies abondantes dues au décollement prématuré du placenta normalement inséré. Tous les auteurs s'accordent à dire que leur gravité est extrême : la vie est compromise en peu d'instants, et les femmes succombent à l'anémie (Weiss). Il semble même qu'il y ait encore autre chose que l'anémie pour tuer les malades : en effet, bien des femmes, pendant l'accouchement ou la délivrance, supportent une perte de 800 et de 1,000 grammes, sans trop grand dommage ; mais le pronostic est plus grave dans les hémorrhagies qui nous occupent, probablement parce qu'à la perte de sang s'ajoute un choc nerveux qui concourt au résultat fatal. Cette expression du choc nerveux est bien vague ; elle exprime pourtant un fait réel, et la gravité des hémorrhagies internes pourrait peut-être s'expliquer par une résorption rapide d'une grande quantité des éléments du sang épanché (Dar. Cours du 18 janvier 1896). Il s'agit, il est vrai, le plus souvent, de femmes déjà malades antérieurement, dont la nutrition est défectueuse et la résistance minime. Si la mort ne survient pas au moment de l'accident ou dans les heures suivantes, fréquemment la fièvre s'allume les jours d'après, et les accouchées meurent d'infection dont voici l'explication : la masse de sang accumulée à la face externe des membranes communiquait par un chenal avec le vagin et l'extérieur, et s'est infectée ; or, aucune putréfaction n'est plus rapide que celle des foyers sanguins. — Quand les femmes ne meurent pas, elles peuvent présenter des complications phlébitiques variées, de même et par la même raison que les accouchées ayant eu des hémorrhagies dues à l'insertion vicieuse du placenta.

Cela nous aide à comprendre la mortalité véritablement stupéfiante des femmes atteintes d'hémorrhagie interne de la nature de celles qui sont ici en question. Il est vrai que les proportions de la mortalité varient beaucoup d'après chaque auteur, suivant qu'il a plus ou moins agrandi le cadre de ces hémorrhagies, et qu'il y a fait entrer des cas plus ou moins bénins, ou seulement des cas graves. Braxton Hicks (1860) avait trouvé quinze morts sur 23 ; Goodell (1870) dont la statistique est reproduite dans tous les livres, a trouvé que sur 106 femmes, 54 moururent ; Winter relève encore moitié de morts. Depuis Winter la statistique semble s'être améliorée. Mme Henry, qui pour son mémoire a mis à contribution les éléments dont M. Tarnier s'était servi dans son cours de 1887, donne deux morts sur 27 ; Mlle de Forin a compilé 111 observations, et signale 31 morts ; enfin M. Moreau trouve 1 mort sur 13. Meyer revient à des proportions moins bonnes avec 1/4 de mortalité, et Rousseau-Dumarcet avec 5 morts sur 13.

En définitive, nous voyons que la proportion des morts est considérable, et si nous recueillons les résultats tirés des principaux mémoires publiés depuis vingt-cinq ans, nous trouvons que la mortalité s'élève à plus du tiers des femmes. La proportion de morbidité n'est pas établie, mais elle est certainement énorme.

Une complication exceptionnelle a été signalée par Ingleby; elle est relative à une cécité qui dura cinq mois. Cet accident dépendait-il de l'abondance de la perte, ou d'une albuminurie? Il est difficile de le dire d'une façon précise, mais la dernière hypothèse est la plus probable.

Il faut dire que le pronostic, tel que nous l'extrayons des statistiques publiées, est vraisemblablement trop assombri. Si l'on pouvait tenir compte de tous les cas observés, et non pas seulement de ceux qui sont signalés pour leur complexité ou leur gravité, on arriverait probablement à des résultats infiniment moins effrayants: c'est l'opinion formelle de M. Tarnier qui pense que les résultats ont été faussés, parce que les faits graves, en raison même de leur gravité, ont été publiés de préférence aux autres, et c'est aussi celle qui se dégage des leçons cliniques de M. Budin.

Quant aux enfants, il résulte de ce que nous avons exposé en décrivant les symptômes, qu'ils meurent le plus souvent *in utero* ou en naissant, dans la proportion de 95 p. 100 selon Winter, de 101 sur 107 d'après Goodell, même de 111 sur 110 grossesses d'après Freudenberg (il y avait un cas de grossesse gémellaire). Les chiffres de Mlle de Forin, 91 sur 111 et ceux de Mme Henry 10 sur 14, sont un peu moins mauvais, et un peu moins décourageants. Ces enfants meurent par asphyxie, sans que leurs vaisseaux, sauf exceptions très rares, soient intéressés par le décollement placentaire.

Traitement. — Si l'hémorrhagie apparaît avant tout travail, quand le col est encore long, sans la moindre dilatation, le traitement varie suivant différentes circonstances que nous allons exposer. Supposons d'abord qu'une hémorrhagie foudroyante survienne, et qu'elle jette immédiatement la patiente à l'agonie et la tue, comme dans les cas de Peu, de M. de la Forterie et de Chevalier : la femme étant morte, si par hasard l'enfant n'a pas succombé, il faut à tout hasard faire l'opération césarienne immédiate, à moins qu'on ne sache d'une façon indéniable que l'enfant n'est pas viable. Au lieu de la section césarienne, mieux vaudrait l'accouchement extemporané, pratiqué par les voies naturelles, s'il était possible.

Que convient-il de faire si la mère quoique vivante, est dans un état tout voisin de la mort, et si l'état de l'enfant est douteux? On peut tenter l'accouchement par les voies génitales, on peut même recourir à l'opération césarienne, sans grand espoir de réussir ni d'une façon ni de l'autre. La section abdominale aurait cet avantage que, si le diagnostic était incertain ou erroné, on pourrait, à l'ouverture du ventre, reconnaître et traiter soit une déchirure de matrice, soit une rupture de kyste fœtal extra-utérin. Cette section césarienne devrait-elle être suivie de l'amputation de Porro comme Smyly le conseillait au congrès de Bristol en 1894 ? Pour soutenir cette opinion, cet auteur a fait valoir que la paroi utérine malade a tendance à rester inerte, et que des caillots adhérents et accolés à la surface interne peuvent être le point de départ de l'infection *post partum*.

Mais arrivons aux cas à marche moins suraiguë; ordinairement, le médecin trouve une femme anémiée, se plaignant du ventre, et il constate la persistance d'une hémorrhagie externe plus ou moins marquée. Son premier soin sera de soutenir et de remonter les forces de la malade et de la réchauffer? Mais que faire en outre? Il ne peut guère être question de terminer immédiatement l'accouchement; la longueur et la résistance du col s'y opposeraient probablement.

Faut-il, en perforant les membranes essayer de faire rétracter l'utérus, d'amoindrir ainsi l'ouverture béante des vaisseaux déchirés, et provoquer le travail qu'on pourra d'ailleurs activer en plaçant dans l'utérus un bougie élastique ou un ballon de caoutchouc? Ce traitement est très rationnel, et il a donné bon nombre de succès.

Ceux qui ne sont point partisans de cette méthode, objectent que le travail peut tarder malgré l'ouverture de l'œuf, que la matrice ne se rétracte pas toujours après l'écoulement des eaux, et n'oblitère pas infailliblement les canaux qui saignent, attendu que sa paroi est frappée d'inertie par la distension antérieurement éprouvée, et que cette paroi est d'ailleurs le plus souvent malade. Ne sait-on pas, disent-ils, que l'utérus ne revient pas vigoureusement sur lui-même tant qu'il reste des débris dans son intérieur, ainsi que le prouve la persistance de l'hémorrhagie dans les cas de délivrance compliquée par la rétention des membranes ou de quelques fragments placentaires; dès lors, que peut-on espérer, en fait d'hémostase, quand tout l'œuf, moins un peu d'eau, remplit encore la cavité utérine? D'autre part, ajoutent-ils, ne se prive-t-on pas, en perforant les membranes, du secours qu'offrirait l'œuf intact, sorte de ballon intra-utérin servant de point d'appui contre lequel la paroi saignante pourrait être comprimée ou se comprimer. Enfin, en ouvrant l'œuf, le danger couru pour l'enfant n'est-il pas plus grand, et ne se prépare-t-on pas pour plus tard mille difficultés, si par exemple on est obligé de pratiquer une version?

Pour toutes ces raisons, il reste un peu d'hésitation; les uns (Goodell, Barnes, Schrœder) conseillent résolument la perforation des membranes; les autres (Spiegelberg, Winter et Budin) préfèrent respecter les membranes; M. Tarnier, sans être absolument catégorique, a grande tendance à se ranger au parti de Goodell et de Barnes, surtout si l'hémorrhagie est grave.

Hors la perforation des membranes, existe-t-il une autre intervention? On a conseillé le tampon (Leroux l'appliquait à toutes les hémorrhagies); mais pour ce cas particulier, il ne compte guère de partisans, car si son action ocytocique peut être avantageuse, il est insuffisant comme agent d'hémostase; d'une part, en effet, rien ne l'indique dans le cas d'hémorrhagie purement interne, et, d'autre part, son application, lorsqu'il s'agit d'une hémorrhagie mixte, laisserait le sang s'accumuler depuis sa source vers le fond de l'utérus, jusqu'à l'orifice externe du col, c'est-à-dire dans la plus grande partie de la cavité utérine.

Certains accoucheurs affirment cependant qu'en tamponnant le vagin et en sanglant fortement le ventre à l'aide d'un bandage de corps, on comprime efficacement la source du sang, et que l'on met fin à l'hémorrhagie interne comme à l'externe.

Au congrès de Cork, en 1879, Barnes, More Madden, Lombe Atthil, se déclaraient grands partisans, dans ces cas, du perchlorure de fer profondément injecté, mais une plus longue expérience y a fait complètement renoncer.

L'ergot de seigle, très nuisible presque en toutes circonstances, serait peut-être un peu moins funeste dans ces hémorrhagies ; c'est l'avis de Schrœder. Pourtant, quand on se souvient des difficultés qu'il crée pour l'accouchement, et des méfaits dont il est responsable, on ne peut guère se défendre de le proscrire.

Si l'on ne perfore pas les membranes, et si l'on ne tamponne pas, faut-il s'en tenir à l'expectation, en soutenant les forces par les moyens appropriés (alcool, injections hypodermiques d'éther et de sérum artificiel, caféine, etc.), et en recourant aux injections vaginales très chaudes? Examinons la question.

Pendant la grossesse ou à son terme, quand survient une hémorrhagie par décollement du placenta normalement inséré, et que sans être foudroyante, elle est redoutable, le devoir du médecin est de réchauffer la malade, de la remonter par des stimulants, et de lui faire des injections vaginales très chaudes et antiseptiques. Puis on subordonne sa conduite à l'état général de la femme, et à l'amoindrissement ou à la persistance de l'hémorrhagie. Cet état général reste-t-il bon, et l'hémorrhagie diminue-t-elle au point de faire penser qu'elle va s'arrêter, on pourra attendre ; au contraire la femme s'affaiblit-elle, et l'hémorrhagie continue-t-elle, on devra intervenir immédiatement en rompant les membranes, et en glissant dans l'intérieur de la matrice une sonde ou mieux un ballon qui sollicite des contractions. Ceux qui craignent, pour les raisons exposées plus haut, une perforation prématurée des membranes, peuvent commencer par introduire des ballons dilatateurs de plus en plus gros, puis, quand la dilatation est suffisante, rompre la poche amniotique, extraire l'enfant, enfin minutieusement nettoyer et antiseptiser la cavité de la matrice.

La statistique de Goodell pousse à cette détermination : dans 93 cas il put exactement noter la conduite tenue : dans 43 fois on s'abstint de tout traitement, et 32 femmes périrent. — 50 fois on intervint, et il n'y eut que 15 morts.

En résumé, après avoir envisagé les divers traitements, on se trouve amené à préconiser, *dans les cas graves*, la terminaison rapide de l'accouchement, en ne tenant d'ailleurs qu'à peine compte de l'enfant, dont la vie est presque toujours irrémédiablement compromise par l'hémorrhagie.

§ 2. — Hémorrhagie par décollement du placenta normalement inséré, au cours du travail de l'accouchement.

L'hémorrhagie interne, au lieu de survenir pendant la grossesse, peut n'apparaître qu'avec les douleurs du travail. Nous allons l'étudier dans ces conditions.

Étiologie. — Aux causes déjà énumérées, viennent s'en ajouter d'autres, dont on a longuement discuté la possibilité ou l'influence. Une contraction violente de la matrice est-elle capable de rétrécir l'aire sur laquellle est fixé le placenta, au point d'en entraîner le décollement? On pense que non, tant que les eaux de l'amnios ne sont pas évacuées; mais après l'évacuation du liquide amniotique, surtout dans le cas d'hydramnios, le décollement par brusque rétraction utérine est possible.

De même, après la naissance *d'un premier jumeau*, l'utérus, en revenant sur lui-même, peut détacher les placentas, comme cela se voit dans certains accouchements par le siège, quand le tronc est dégagé, et avant que la tête ait quitté l'excavation. Budin et Maygrier ont l'un et l'autre publié un cas d'hémorrhagie interne se produisant pendant l'accouchement gémellaire.

La brièveté du cordon, lors du travail, peut aussi déterminer un décollement anticipé du placenta (voir chap. XII).

Symptômes. — L'hémorrhagie survenant au cours du travail ne se présente généralement pas sous le même aspect que pendant la gestation. D'ailleurs, la succession des phénomènes de l'accouchement détourne en partie l'attention, et empêche qu'on ne remarque aussi bien les modifications qui n'eussent pas manqué de frapper au cours de la grossesse : la femme est moins pâle, par suite des efforts répétés qui lui congestionnent la face; les douleurs de ventre et les maux de reins sont attribués aux contractions normales de la matrice. Il est exceptionnel que l'hémorrhagie reste longtemps interne : sous la poussée des contractions utérines du travail, une partie du sang est chassée au dehors, et l'existence de cette hémorrhagie, jointe aux signes de souffrance fœtale, fait diagnostiquer la complication qui survient. D'autres fois, mais cela est rare, le sang a pénétré par effraction dans l'intérieur de l'œuf (cas de Jacquemier, de Bonnaire), et quand la rupture de la poche des eaux a lieu, celles-ci s'échappent teintées de sang. Mais s'agit-il alors d'une hémorrhagie maternelle ou d'une hémorrhagie funiculaire? On résoudra la question en tenant compte de l'abondance de l'hémorrhagie et de l'état du fœtus.

Dans l'observation de grossesse gémellaire de Budin (*Archives de tocologie*, janvier 1884), rien n'avait permis de soupçonner le décollement placentaire. Ce n'est qu'en rompant la deuxième poche d'eaux constituée par la cloison inter-ovulaire, que du sang s'échappa en masse, et qu'on eut le soupçon, vérifié plus tard, d'une hémorrhagie inter-membraneuse due au décollement prématuré du deuxième placenta.

Enfin, on peut n'avoir observé aucun phénomène suspect ; puis, au moment où l'accouchement se termine, et où l'enfant est expulsé, derrière lui se précipite une avalanche de caillots noirâtres, témoins révélateurs d'une hémorrhagie interne restée méconnue.

Diagnostic. — Il faut distinguer les pertes internes pendant le travail, des ruptures viscérales, des déchirures utérines, des thrombus et des hémorrhagies par insertion vicieuse ou par rupture variqueuse ; on y arrive grâce aux signes indiqués aux paragraphes que nous avons consacrés ou que nous consacrerons à chacun de ces accidents. Nous passons donc immédiatement au traitement.

Traitement. — Un seul but est à poursuivre : la terminaison aussi prompte que possible de l'accouchement, afin de faire tout d'abord cesser l'hémorrhagie, puis de soustraire l'utérus au contact des caillots accumulés dans son intérieur, où ils se sont peut-être corrompus.

Aussi, dès son arrivée, le médecin, si la dilatation est complète, doit extraire le fœtus vivant ou mort, soit par la version, soit par le forceps.

Si la dilatation est incomplète, il emploiera les moyens nécessaires pour l'accélérer, après lavage antiseptique rigoureux. Ces moyens comprennent la perforation des membranes ; l'introduction des doigts qui, pénétrant dans le col, agissent patiemment sur lui de façon à l'ouvrir petit à petit ; l'écarteur du professeur Tarnier, ou l'un des ballons de Champetier de Ribes. Baudelocque se servait volontiers de la main ; Edis et Kidd recourent à l'éponge ; Dührssen préfère les incisions du col.

Il ne faut pas se dissimuler que le col résiste plus que dans les cas d'insertion vicieuse, parce que celle-ci le ramollit mieux, par suite de l'imbibition produite par le voisinage du placenta. C'est pourquoi certains accoucheurs hésitent avant d'intervenir. Cependant quand le travail est déclaré, l'expectation trop prolongée serait blâmable.

Une fois l'accouchement fini et la délivrance terminée, le muscle utérin en mauvais état peut avoir tendance à l'inertie, d'où des précautions nécessaires contre cette nouvelle cause d'hémorrhagie. Mais il est surtout indispensable de se prémunir contre l'infection putride. De là, l'indication de lavages multipliés, et de pansements intra-utérins avec de la gaze antiseptique.

De plus, on devra, comme après toute hémorrhagie, faire placer la tête basse, soulever les membres inférieurs ou les comprimer avec une bande élastique, recourir en cas de besoin aux injections de sérum artificiel, entourer la malade de linges chauds, lui donner des boissons alcooliques, etc. (voyez le traitement consécutif aux hémorrhagies par insertion vicieuse du placenta).

§ 3. — Hémorrhagies par déchirure du sinus circulaire du placenta.

Nous venons de voir qu'au cours de la grossesse ou du travail, le placenta normalement inséré peut se décoller en donnant lieu à une perte sanguine plus ou moins considérable, et nous dirons bientôt que le placenta vicieusement inséré sur le pourtour de l'orifice interne, se décolle presque fatalement à la fin de la grossesse ou pendant l'accouchement, en provoquant un écoulement de sang abondant qu'on désigne sous le nom d'hémorrhagie par insertion vicieuse (voir plus loin).

Mais qu'il s'agisse d'un placenta inséré sur le fond de l'utérus ou sur le segment inférieur, il peut se faire qu'une hémorrhagie se produise sans que les connexions inter-utéro-placentaires soient rompues, le placenta restant partout adhérent à la paroi utérine. Dans ce cas, en examinant avec beaucoup de soin le placenta après la délivrance, on constate qu'il existe une effraction sur un point très limité de la périphérie placentaire, là seulement où règne le gros vaisseau marginal veineux appelé sinus de Meckel, sans qu'aucun îlot cotylédonnaire soit directement intéressé. L'écoulement de sang qui survient dans ces circonstances a reçu le nom d'hémorrhagie par déchirure du sinus circulaire du placenta.

Lorsque le placenta est vicieusement inséré, la déchirure du sinus circulaire reste rarement limitée à ce sinus ; presque toujours elle se complique de décollements secondaires du placenta, en sorte qu'il est difficile de reconnaître plus tard la petite déchirure veineuse initiale.

Au contraire, si le placenta est normalement inséré, la rupture de ce sinus peut produire une forte hémorrhagie; puis, l'accouchement et la délivrance terminés, en examinant l'arrière-faix on reconnaît une déchirure en un point limité du pourtour du gâteau placentaire, là où se trouve le gros vaisseau coronaire. Par l'ouverture béante s'échappe la pointe d'un caillot qui se prolonge, quelquefois circulairement, dans une plus ou moins grande étendue du sinus.

Ces hémorrhagies pourraient être, à bien des égards, confondues avec les hémorrhagies étudiées précédemment. Elles en diffèrent pourtant par le siège de la lésion, leur étiologie, leur symptomatologie et leur gravité beaucoup moindre.

Anatomie pathologique. — Le sinus circulaire, décrit par Meckel et Lobstein, par Turner en 1872, puis par Delore en 1874 et 1885, est un canal veineux qui borde la périphérie du disque placentaire (voir tome I, p. 386); il fait partie du tissu maternel, et doit être considéré comme étant de même ordre que les prolongements veineux qui émanent de la paroi de l'utérus, et qui descendent dans l'intervalle des cotylédons. On le découvre en le cherchant au pourtour de l'arrière-faix, dans l'épaisseur de la muqueuse, là où les deux caduques, réflexe et utérine, se continuent avec la sérotine.

Il est de forme triangulaire, et bordé à sa périphérie par une lame déciduale très fragile : sa face interne, en rapport avec le bord du placenta, est criblée d'ouvertures en grillage qui sont autant d'orifices de communication avec les sinus inter-cotylédonnaires; sa face inférieure est en rapport avec le chorion; à l'intérieur, il est hérissé de petits trabécules fibreux de couleur blanchâtre.

Ce sinus ne forme pas autour du placenta une circonférence ininterrompue; il est constitué par quatre ou cinq tronçons sensiblement égaux, ayant 8 ou 10 centimètres chacun, et se réunissant à plein canal sous un angle plus ou moins variable. Leur mode de réunion est d'ailleurs des plus différents : les tronçons s'abouchent les uns avec les autres, mais quelquefois ils ne communiquent pas entre eux, et chacun d'eux se perd dans l'intérieur des sinus qui vont dans le placenta. Ce sinus marginal est une annexe circonférentielle de la circulation veineuse utéro-placentaire; c'est un réservoir où le surplus du sang s'accumule quand les contractions utérines le chassent du centre de la masse placentaire. Il se présente différemment selon les pièces examinées;

il est variable dans sa forme, le calibre et le mode de réunion de ses divers fragments. Les préparations de Legry montrent que, pour quelques sinus circulaires bien nettement tracés, il en est beaucoup qui sont fragmentés, interrompus, et qui méritent à peine le nom de sinus circulaire.

Pourtant, il existe toujours au pourtour du placenta un gros vaisseaux veineux susceptible de contenir une grande quantité de sang. On ne réussit guère à l'injecter avec du suif ou de la cire pour en montrer les dimensions, qui pourraient atteindre le volume du petit doigt, mais on peut mieux les apprécier quand du sang s'y est coagulé.

Jacquemier, dans les *Archives générales de médecine*, 1839, avait, dans son étude sur les vaisseaux utéro-placentaires, exprimé l'opinion que la seule rupture du sinus de Meckel pouvait être la source de bien des hémorrhagies gravidiques. Simpson s'exprime ainsi : « Le plus gros des vaisseaux maternels appartenant au placenta est celui que Meckel, Jacquemier et d'autres auteurs ont décrit sous le nom de *sinus circulaire* de l'organe. Il court autour de la circonférence du délivre, présentant en quelques points un fort calibre, rétréci plus ou moins en d'autres points, ou même manquant entièrement. Dans les cas où ont lieu les hémorrhagies excessives lorsqu'une petite portion seulement du bord de l'organe est décollée, je crois que le danger tient à ce que ce sinus a été ouvert en quelque point dilaté de son trajet, et qu'alors un flot de sang maternel a pu s'échapper librement par une rupture de ce tube non contractile. » — Matthews Duncan, passant en revue les sources de l'hémorrhagie dans l'insertion vicieuse du placenta, insiste à son tour sur le rôle important joué par la déchirure du sinus circulaire.

Cette cause d'hémorrhagie n'avait cependant pas attiré l'attention des accoucheurs d'une manière suffisante, quand, plus récemment, en 1892 et 1893, Budin observa, à diverses reprises, dans son service de la Charité, des pertes de sang se manifestant avec l'allure des hémorrhagies dues au placenta prævia, sans qu'aucun autre indice d'insertion vicieuse existât, sans qu'ultérieurement il fût possible de trouver sur l'arrière-faix aucun des signes de décollement prématuré ; quelquefois même on put s'assurer qu'aucun décollement ne s'était produit, la délivrance artificielle ayant permis de se rendre compte de l'adhérence totale du gâteau placentaire. Dans ces cas, quand le placenta n'avait pas été déchiqueté, on trouvait, entourant la masse placentaire, un gros vaisseau bleuâtre-violacé, gros comme une sangsue, plus ou moins rempli de sang coagulé, sur lequel existait un pertuis par où la pointe effilée d'un caillot s'échappait. Budin fit avec Maksud et Legry des recherches qui aboutirent à mieux faire connaître et à vulgariser cette variété d'hémorrhagie.

Étiologie. — La rupture spontanée du sinus circulaire peut être comparée, comme étiologie, à la rupture spontanée d'une varice superficielle. Le sang étant accumulé dans les vaisseaux du placenta, et distendant le sinus circulaire, si un effort ou une secousse de toux survient, la tension devient plus forte, le sinus éclate, et le sang coule petit à petit par le pertuis presque toujours étroit du vaisseau déchiré. Cet accident se produit pendant la grossesse ou le travail. Si la caduque est malade, faible, les parois du sinus sont plus fragiles et se rompent plus aisément.

S'il y a insertion vicieuse latérale ou marginale du placenta, la rupture du sinus coronaire intervient quelquefois, sans qu'il y ait décollement placentaire : quand la poche des eaux commence à se former, une traction est exercée par l'intermédiaire du chorion et de la caduque jusque sur le bord du placenta, là où cet organe est le plus voisin du col, et le sinus peut se déchirer par tiraillement. Il se peut encore qu'au moment de la déchirure de la poche des eaux, cette déchirure se dirige vers le placenta, perpendiculairement à son bord, et ne s'arrête qu'après avoir ouvert le sinus. Cet accident peut, il est vrai, survenir avec toute implantation du placenta, mais il se produit surtout quand l'implantation placentaire est vicieuse. Dans ce dernier cas, un décollement des cotylédons succédera ordinairement à la déchirure des membranes et du sinus, ne fût-ce qu'au moment du passage de l'enfant ; il devient impossible alors, par l'examen de l'arrière-faix, de se rendre compte de la succession chronologique

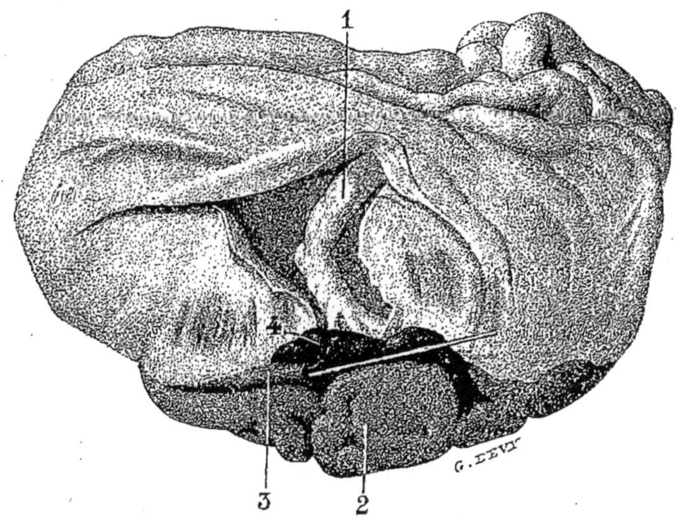

Fig. 155. — Hémorrhagie du sinus circulaire (Budin).

1. Cordon.
2. Cotylédons placentaires.
3. Sinus circulaire.
4. Caillot.

des accidents. Cependant, si la limite marginale n'avait pas été franchie, on retrouverait l'aspect que Budin a représenté dans la figure ci-jointe.

Fréquence. — Le 26 mars 1896, M. Budin, en dressant la statistique de ces faits, en avait réuni 22 cas. Pujol, Brindeau et d'autres en ont publié de nouveaux exemples.

Symptômes et diagnostic. — L'hémorrhagie est insidieuse, ordinairement modérée, mais susceptible quelquefois de devenir inquiétante par sa continuité.

Le sang s'écoule en petite quantité, et s'échappe au fur et à mesure qu'il sort du sinus : le plus souvent, en effet, le placenta n'est pas inséré très haut, et si la rupture s'est produite à la portion la plus déclive, il n'y a pas d'accumulation du sang entre l'œuf et l'utérus. Il n'y a pas non plus de douleur ni d'augmentation de volume du ventre ; aussi, l'hémorrhagie ressemble-t-elle plus à l'hémorrhagie de l'insertion vicieuse qu'à l'hémorrhagie par décollement prématuré du placenta normalement inséré. Le sang est rouge parce qu'il s'écoule immédiatement en dehors ; il ne prend donc pas la coloration noirâtre du sang ayant longtemps séjourné dans l'utérus.

Le diagnostic différentiel de ces hémorrhagies et de l'hémorrhagie du placenta prævia, se fait par l'absence des signes fournis par le toucher dans le cas d'une insertion sur le segment inférieur. Nous avons, avec assez de détails, insisté sur les autres hémorrhagies accidentelles et graves décrites dans les pages précédentes, pour n'avoir pas besoin de revenir sur les différences qui les distinguent de celles que nous envisageons actuellement.

Disons seulement qu'au point de vue de l'état général, on n'a pas l'anémie rapide des hémorrhagies par décollement placentaire.

Enfin, la constatation de l'origine intra-utérine de l'hémorrhagie par rupture du sinus, permet de rejeter l'hypothèse d'une perte de sang consécutive à l'ouverture d'une varice vaginale.

Après l'accouchement, l'examen attentif de l'arrière-faix permettra de faire le diagnostic rétrospectif. On verra le caillot sanguin qui pénètre dans le sinus circulaire déchiré.

Pronostic. — L'état général des femmes est peu préoccupant au début ; il faudrait qu'on eût longtemps négligé de secourir la malade pour qu'elle se trouvât mise en péril. Toutefois, il ne faut pas oublier que cette rupture du sinus circulaire peut n'être qu'un premier pas vers le danger, et qu'ultérieurement le décollement placentaire peut s'effectuer et le pronostic s'assombrir. Néanmoins, si nous nous en tenons aux seules ruptures du sinus, on peut dire que l'hémorrhagie est lente ; dès le début, la perte est un avertissement qui permet de se mettre en mesure de porter secours à la patiente en temps opportun.

Sur les sept observations de Budin, pas une seule fois les malades ne causèrent de l'inquiétude.

L'hémorrhagie s'arrête ordinairement toute seule, un caillot se formant dans le canal et oblitérant la déchirure. Ce bon résultat est encore plus certainement obtenu si les membranes se rompent spontanément, ou sont rompues artificiellement, attendu que le chorion et la caduque ne sont plus à chaque contraction tiraillés et tendus, ce qui favorise l'affaissement des parois du sinus et l'hémostase.

Quant à l'enfant, il est exposé à mourir : si l'hémorrhagie est considérable, il court des risques sérieux d'asphyxie ; il peut encore souffrir de l'intervention hâtive à laquelle il faut parfois recourir. Budin sur 5 enfants compte un mort ; un autre enfant ne put être que difficilement ranimé. Dans deux autres observations, les enfants moururent, mais ils pesaient : l'un 900 gr., l'autre 1,000 grammes.

Traitement. — Quelles données tirer de ce qui précède, au point de vue du traitement?

En présence d'hémorrhagie du sinus circulaire, le mieux paraît être de faire coucher la malade, de désinfecter son vagin avec des injections antiseptiques très chaudes, et, si l'enfant est assez développé pour qu'on puisse le considérer comme certainement viable, de provoquer l'accouchement sans retard, en perforant les membranes ; si le travail est déjà commencé, il convient d'activer l'accouchement par les moyens appropriés.

Si la grossesse était trop éloignée du terme pour que l'on pût légitimement espérer un enfant facile à élever, on s'efforcerait d'éviter une terminaison immédiate : on ferait des injections chaudes; au besoin, on tamponnerait le vagin. Mais si le tampon était insuffisant, il ne faudrait pas hésiter, malgré l'état débile du fœtus, à provoquer l'accouchement qu'on s'efforcerait de terminer rapidement.

ARTICLE III

HÉMORRHAGIE PAR INSERTION VICIEUSE DU PLACENTA

Bibliographie chronologique. — Jacques Guillemeau. De l'heureux accouchement des femmes. Où il est traité du gouvernement de leur grossesse, de leur travail naturel et contre nature, du traitement estant accouchées et de leurs maladies. Paris, Buon, 1609, in-8°. — Louise Bourgeois dite Boursier. Observations diverses sur la stérilité, perte de fruict, fécondité, accouchements et maladies des femmes et enfants nouveaux-nés. Paris, Saugrain, 1609, in-8°. — Jacques Guillemeau. De la grossesse et accouchement des femmes, du gouvernement d'icelles, et moyen de subvenir aux accidents qui leur arrivent... Paris, Pacard, 1620, in-8°. — Louise Bourgeois dite Boursier. Observations diverses sur la stérilité, perte de fruict, fécondité, accouchements et maladies des femmes et enfants nouveaux-nés. Amplement traitées et heureusement pratiquées. Paris, Mondière, 1626, in-8°. — François Mauriceau. Traité des maladies des femmes grosses et de celles qui sont accouchées. Paris, 1668-1681, in-4°. — Paul Portal. La pratique des accouchements, soutenue d'un grand nombre d'observations. Paris, 1685, in-8°. — Hoorn (von), traducteur de Portal, en suédois, vers 1690. (Voy. Histoire de l'obstétricie par Siebold, traduction de F.-J. Herrgott, t. II, p. 213.) — François Mauriceau. Traité des maladies des femmes grosses et de celles qui sont accouchées. Paris, 1694, in-4°. — Philippe Peu. La pratique des accouchements. Paris, 1694, in-8°. — P. G. Schacher. De placentæ uterinæ morbis. Lips., 1709, in-4°. — Chr. Jac. Seyler. Præs. P. G. Schacher de placentæ uterinæ morbis. Lips., 1709, in-4°, § VIII, p. 13. (Siebold, trad. Herrgott, t. II, p. 91.) — François Mauriceau. Traité des maladies des femmes grosses et de celles qui sont accouchées. Paris, 1712, in-4°. — Pierre Amand. Nouvelles observations sur la pratique des accouchements. Paris, 1714, in-8°. — François Mauriceau. Traité des maladies des femmes grosses et de celles qui sont accouchées. Paris, 1721, in-4°. — Petit (cité par Levret). Observation dans l'histoire de l'Académie des Sciences, 1723. — De la Motte. Traité complet des accouchements naturels, non naturels et contre nature. Paris, 1721, in-4°. — Dionis. Traité général des accouchements. Paris, 1724, in-12°. — Deventer (H. de). Observations importantes sur le manuel des accouchements, trad. par Bruhier d'Ablaincourt. Paris, 1733, 1734, 1739. — William Giffard. Cases in midwifery. London, 1734, in-4°. — Puzos. Mémoire sur les pertes de sang qui surviennent aux femmes grosses, sur les moyens de les arrêter sans en venir à l'accouchement, et sur la méthode de procéder à l'accouchement dans les cas de nécessité... Dans les mémoires de l'Académie Royale de Chirurgie, 1747, in-4°. — André Levret. Observations sur les causes et les accidents de plusieurs accouchements laborieux avec des remarques. 1re édition, Paris, 1747, in-8°. — 2e édition, Paris, 1750, in-8°. — ANDRÉ LEVRET. L'art des accouchements démontré par des principes de physique et de méchanique. 2e édition, Paris, 1761, in-8°; — ANDRÉ LEVRET. Observations sur les causes et les accidents de plusieurs accouchements laborieux. Avec des remarques. 3e édition, Paris, 1762, in-8°. — WILLIAM SMELLIE. Traité de la théorie et de la pratique des accouchements traduit en français par Préville. Paris, 1754-1765, 4 vol. in-8°. — PUZOS. Traité des accouchements, contenant des observations importantes pour la pratique de cet art.. Quatre mémoires dont le premier a pour objet les pertes de sang chez les femmes grosses. Paris, 1759, in-4°. — JEAN ASTRUC. Traité des maladies des femmes. Paris, 1761-65, 6 vol. in-8°. — DE LA MOTTE. Traité complet d'accouchements naturels, non naturels et contre nature. Paris, 1765, 2 vol. in-8°. — JEAN ASTRUC. L'art d'accoucher réduit à ses principes. Paris, 1766, in-12°. — LEVRET (ANDRÉ). L'art des accouchements démontré par des principes de physique et de méchanique. 3e édition, Paris, 1766, in-8°. — J. BURTON. Système nouveau et complet de l'art des accouchements tant théorique que pratique, trad. de l'anglais par Le Moine. Paris, 1771, 2 vol. in-8°. — SMELLIE. Traité de la théorie et de la pratique des accouchements, trad. en français par Préville. Paris 1771-1777, 4 vol. in-8°. — WILLIAM HUNTER. Anatomical description of the human gravid uterus; illustrated with therthy-four plates. Lat. and engl. Birmingham, by Baskerville, 1774, in-fol. max. — ALPHONSE LEROY. La pratique des accouchements. Paris, 1776, in-8°. — L.-CH.-P. LEROUX. Observations sur les pertes de sang des femmes en couches. Dijon, 1776, in-8°. — DELEURYE. Traité des accouchements. 2e édition, Paris, 1777, in-8°. — RIGBY. Essay on the uterine hæmorrhage, which precedes the delivery of the full-grown fœtus. London, 1779, in-8°. — J.-L. BAUDELOCQUE. L'art des accouchements. 1re édition, Paris, 1781, 2 vol. in-8°; — 2e édition, Paris, 1789, 2 vol. in-8°. — OSIANDER. Commentatio de causa insertionis placentæ in uteri orificium ex novis circa generationem humanam observationibus et hypothesibus declarata. Gött., 1792, in-4°. — J.-L. BAUDELOCQUE. L'art des accouchements. 3e édition, Paris, 1796, 2 vol. in-8°. — 4e édition, Paris, 1807, 4 vol. in-8°. — GARDIEN. Traité d'accouchements, des maladies des femmes, etc., Paris, 1807, 4 vol. in-8°. — CAPURON. Cours théorique et pratique d'accouchements. 1re édition, Paris, 1811, in-8°. — J. H. WIGAND. Ueber die Wendung durch æussere. Handgriffe nach J. H. Wigand. Hamb., 1812, in-4°. — In Analekten f. die Geburts. Von Dr. W. H. Wittlinger. Leipz., 1849, in-8° p. 362. — J.-P. MAYGRIER. Nouveaux éléments de la science et de l'art des accouchements. 1re édition, Paris, 1814, in-8°. — J.-L. BAUDELOCQUE. L'art des accouchements. 5e édition, Paris, 1815, 2 vol. in-8°. — GARDIEN. Traité complet d'accouchements. 2e édition, Paris, 1816, 4 vol. in-8°. — CAPURON. Cours théorique et pratique d'accouchements. 2e édition, Paris, 1816, in-8°. — JOHN BURNS. The principles of midwifery including the diseases of women and children. London, 1817, in-8°. — J.-P. MAYGRIER. Nouveaux éléments de la science et de l'art des accouchements. 2e édition, Paris, 1817, 2 vol. in-8° — EDOUARD RIGBY. Nouveau traité sur les hémorrhagies de l'utérus, 1811, traduit de l'anglais et accompagné de notes par Mme Vve Boivin. Paris, 1818, in-8°. — DUNCAN STEWART. Traité des hémorrhagies. Traduction de Mme Boivin. Paris, 1818. — BIGESCHI. Trattato dell. Emor. uter., 1816. Analyse par Mme Boivin. Paris, 1818. — BOIVIN (Mme Vve). Préface de la traduction de l'ouvrage de Rigby et Duncan : Nouveau traité des hémorrhagies de l'utérus et traduction dudit ouvrage. Paris, 1818, in-8°. — LACHAPELLE (Mme). Pratique des accouchements ou mémoires et observations choisis sur les points importants de l'art, publiés par Ant. Dugès. Paris, 1821-1825, 3 vol. in-8°. — J.-L. BAUDELOCQUE. L'art des accouchements. 6e édition, Paris, 1822, 2 vol. in-8°. — CAPURON. Cours théorique et pratique des accouchements. 3e édition, Paris, 1823. — ANT. DUGÈS. Manuel d'obstétrique, ou précis de la science et de l'art des accouchements. Bruxelles, 1827, in-8°; 3e édition, Paris et Montpellier. — CAPURON. Cours théorique et pratique des accouchements. 4e édition, Paris, 1828, in-8°. — D. W. H BUSCH. Lehrbuch der Geburtskunde (Traité d'accouchements). Marb., 1829, in-8°. — ANT. DUGÈS. Manuel d'obstétrique ou précis de la science et de l'art des accouchements. Paris, 1830, in-18°. — THIAUDIÈRE. Observations sur deux cas remarquables d'accouchements laborieux. Paris, 1830, in-8°. — J.-L. BAUDELOCQUE. L'art des accouchements. Paris, 1833, 2 vol. in-8. — A. VELPEAU. Traité complet de l'art des accouchements, ou tocologie théorique et pratique. 2e édition, Paris, 1835, 2 vol. in-8°. — PAUL DUBOIS. Sur l'emploi de l'ergot de seigle contre l'hémorrhagie du placenta prævia. Journal de médecine et de chirurgie pratiques, 1836. — F.-J. MOREAU. Traité pratique des accouchements. Paris, 1838-41, 2 vol. in-8°. Atlas. Paris, 1845, in-folio. — A.-N. GENDRIN. Traité philosophique de médecine pratique. Paris, 1838, 1839, 1843, 3 vol. in-8°. — CAZEAUX. Traité théorique et pratique des accouchements. 1re édition, Paris, 1840 in-8°. — ANT. DUGÈS Manuel d'obstétrique ou traité de la science et de l'art des accouchements. 3e édition, Montpellier et Paris,1840, in-8°. — P. H. RAMSBOTHAM. The principles and practice of obstetrics. Medicine and surgery, in reference to the process of parturition. London, 1841, in-8°. — RIGBY. Essay on uterine hæmorrhage. London,1842. — HONORÉ CHAILLY. Traité pratique de l'art des accouchements. 1re édition, Paris, 1842, in-8°. — 2e édition, Paris, 1845, in-8°. — SIMPSON. London and Edinburgh Monthly Journal of medical science, 1845. — HOHL. Vorträge ueber die Geburt des Menschen, 1845, p. 81. — JACQUEMIER. Manuel des accouchements et des maladies des femmes grosses et accouchées. Paris, 1846, 2 vol. in-12. — DÉSORMEAUX et P. DUBOIS. Métrorrhagie. In Dictionnaire de médecine en 30 vol. in-8°. Paris, Labbé, 1846, tome XIX, p. 631. — ROBERT BARNES. Lancet, 1847. — MIQUEL (D'AMBOISE). Mémoire communiqué à l'Académie des sciences en 1848. Rapport de Velpeau; comptes rendus de l'Académie des sciences. Paris, 1848, p. 476, 480. — DEPAUL. Sur les hémorrhagies qui se lient à l'insertion du placenta sur le segment inférieur de l'utérus. Rapport à l'Acad. de méd. à l'occasion d'une observation du docteur Ch. Gérard. Paris, 1852, in-8. — BRAUN (CARL). 1852. — CHAILLY (HONORÉ). Traité pratique de l'art des accouchements. 3e édition, Paris, 1853, in-8. — HOLST. Der verliegende Mutterkuchen inbesonders nebst Untersuchungen ueber den Bau, etc. (Monatsch. f. Geb.), 1853. — DUNAL (BENJAMIN). De l'hémorrhagie produite par l'insertion du placenta sur le segment inférieur et le col de l'utérus. Montpellier, 1855. — BURNS. Traité des accouchements, des maladies des femmes et des enfants, trad. pour la 1re fois de l'anglais par le docteur Galliot, sur la 9e édition. Paris, 1855, in-8. — COHEN (de Hambourg). Monats. f. Geburtsh., 1855. — NÆGELÉ (F.-C.). Manuel d'accouchements, trad. de l'allemand par le Dr Schlesinger-Rahier, 3e édit., rev. et aug. par J. Jacquemier. Paris, 1857, in-12. — BARNES (ROBERT). Société médicale de Londres, 1857. — BARNES (R.). The Physiologie and treatment of placenta prævia. Londres, 1858. — HICKS (B.). Lancet, 1860; — SIRÉLIUS (K.-S.). Om placenta prævia, dess utveckling och behandling. Helsingfors, 1861, in-8. Du placenta prævia, de sa nature et de son traitement. Archives générales de médecine, 1861, 5e série, tome 18, in-8. — CHAILLY (HONORÉ). Traité pratique de l'art des accouchements. 4e édition, Paris, 1861, in-8. — RIGDEN. British medical, 1862. — BARNES (R.). Edinburgh medical Journal, juillet 1862, p. 1. — HICKS (BRAXTON). On combined ext. and intern. version. Trans. of the obst. Soc. of London, 1863 (traduction de Mlle Dylion). — BARNES (ROBERT). Medical Times and Gazette, 1864. — HICKS (BRAXTON). London obstetrical transactions, 1864. — HICKS (BRAXTON). London obst. Journal, 1864. — HICKS (BRAXTON). Trans. of the obst. Society of London, 1864, p. 219. — DUMAS (GABRIEL). De la conduite de l'accoucheur dans les cas d'hémorrhagie utérine reconnaissant pour cause une insertion vicieuse du placenta. Thèse de Paris, 1864, in-4. — GREENHALG. London obstetrical transactions, 1865. — TARNIER. Annotations du traité d'accouchements de Cazeaux, 1867, in-8. — CAZEAUX. Traité théorique et pratique de l'art des accouchements. 7e édition annotée par Tarnier. Paris, 1867, in-8. — CHAILLY (HONORÉ). Traité pratique de l'art des accouchements. 5e édition, Paris, 1867, in-8. — CHASSAGNY. Nouveaux moyens hémostatiques avant et après les accouchements compliqués d'insertion du placenta sur le col. Paris et Lyon, 1868, in-8. — NÆGELÉ (H.-F.) et W.-L. Grenser. Traité pratique de l'art des accouchements, trad. par G.-R. Aubenas. Introduction par J.-A. Stoltz. Paris, 1869, in-8. — HUBERT (EUGÈNE). de Louvain. Cours d'accouchements. Louvain, 1869, 2 vol. in-8. — MICHALON (LUCIEN). Des insertions vicieuses du placenta. Thèse de Paris, 1869. — KILIAN. Die Geburtslehre von seiten der Wissenschaft und Kunst, 1872. — DEPAUL. Leçons de clinique obstétricale, rédigées par De Soyre. Paris, 1872-76, in-8. — BAILLY. De la conduite à tenir après l'application du tampon dans les cas d'insertion vicieuse du placenta. Gazette des Hôpitaux, 1873, p. 59, 67-75. — BARNES (ROBERT). Leçons sur les opérations obstétricales et le traitement des hémorrhagies, traduction de Cordes. Paris, 1873, in-8. — SIMPSON (James-Y.). Clinique obstétricale et gynécologique. Traduction de Chantreuil. Paris, 1874, in-8. — DUNCAN. Die spontane Trennung des Kuchens bei placenta prævia. Arch. f. Geb. u. Gyn., t. VI, 1874. — JUDELL. Ueber Placenta prævia. Arch. f. Gyn., Bd. VI, 1874, p. 432 à 471. — DUNCAN (J. MATTHEWS). Mechanism of morbid and natural parturition. Chap. XXI-XXV. Edinburgh, 1875. — SCHRŒDER. Manuel d'accouchements comprenant la pathologie de la grossesse et les suites de couches, trad. par A. Charpentier. Paris, 1875, in-8. — GUÉNIOT. Sur l'emploi du tampon contre les hémorrhagies utérines. Leçon recueillie par Chantreuil. Journal des sages-femmes, 1875, p. 178, 1876, p. 2. — DUNCAN (MATTHEWS). Sur le mécanisme de l'accouchement normal et pathologique (et recherches sur l'insertion vicieuse du placenta). Trad. par P. Budin. Préface de S. Tarnier. Paris, 1876, in-8. — MARTIN (ED.). Physiologische Lage und Gestalt des Gebærmutter, p. 396. Zeitschr. f. Geb. u. G., l. I, 1876.

— TURNER (W.). Lectures on the comparative anatomy of the placenta. Edinburgh, 1876. — MULLER (LUDWIG). Placenta prævia. Thèse de Stuttgart, 1877. — SCHRŒDER. Ueber die Bedeutung des Blasens prunges bei Placenta prævia lateralis. Zeitschr. f. Geburtsh. und Gyn., Bd. I, 1877, p. 225 à 330. — GAILLARD-THOMAS. American Practition. New-York, 1877. — SPIEGELBERG. Lehrbuch der Geburtshulfe, 1878, p. 391. — PLAYFAIR (W.-S.). Traité théorique et pratique de l'art des accouchements, trad. sur la 2e édition anglaise (parue en 1878), par le Dr Vermeil. Paris, 1879, in-8. — PROUFF. Emploi de la bande d'Esmarch après les grandes hémorrhagies puerpérales. Rapport de Guéniot. Bulletins et mémoires de la Société de chirurgie. Séance du 9 avril 1879. Paris, Masson, 1879, p. 299, in-8. — CHANTREUIL. Hémorrhagies par insertion vicieuse du placenta. Traitement. Leçons recueillies par Lordereau. France médicale, 1879, p. 449, 537, 561. — BITOT (PAUL). Contribution à l'étude du mécanisme et du traitement de l'hémorrhagie liée à l'insertion vicieuse du placenta. Thèse de Paris, 1880, in-4 et in-8 (avec index bibliographique). — MARCHAL (EUGÈNE). Placenta. Art. du Nouveau Dictionnaire de médecine et de chirurgie pratiques. Paris, Baillière, 1880, t. 28, p. 43. — KING. American Journal of obst., 8 octobre 1888, p. 75. — NÆGELÉ (H.-F.) et W. L. GRENSER. Traité pratique de l'art des accouchements, trad. par G.-A. Aubenas. Introduction par J.-A. Stoltz. 2e édition française. Paris, 1880, in-8. — — KUCHER. Ueber den Künstlichen Blasensprung bei Placenta prævia partialis. Wiener medizinischen Presse, 1880. — BUDIN (P.). Hémorrhagie par insertion vicieuse du placenta sur le col, au terme de la grossesse. Tamponnement. Archives de Tocologie, t. VIII, 1881, p. 619, in-8. — PAJOT. Travaux d'obstétrique et de gynécologie, précédés d'éléments de pratique obstétricale. Paris, 1882, in-8. — TARNIER et CHANTREUIL. Traité de l'art des accouchements. Tome Ier. Paris, 1882, in-8. — HOFMEIER. Zur Behandlung der Placenta prævia. Zeitschr. f. Geburtsh. und Gyn., Bd. VIII, 1882, p. 89 à 101. — BEHM (C.). Die combinirte Wendung bei Placenta prævia. Zeitschr. f. Geburtsh. und Gyn., Bd. IX, 1883, p. 373 à 419. — BREISKY. Ueber Therap. der Placenta prævia. Mitth. d. Ver. der Aerzte in med. Œst. Wien., 1883, IX, 181-185. — PLUYETTE. Aperçu historique sur l'insertion vicieuse du placenta. Thèse de Paris, 1883, in-4. — CHARLES (N.). Hémorrhagies des derniers mois de la grossesse, et de l'accouchement. Hémorrhagies accidentelles. Hémorrhagies inévitables. Placenta prævia. Journal d'accouchements de Liège, 1883, p. 89, 101, 113, 125, 137, 149, 161, 177, 189, 201, 213. — CHARPENTIER (A.). Traité pratique des accouchements. Paris, 1883, 2 vol. in-8. — CHASSAGNY. Appareil élytro-ptérygoïde; hémostase; dilatation du col; ocytocie. Archives de Tocologie, t. 10, 1883, p. 17, 108, 129, in-8. — LOMER (R.). On combined turning in the treat. of placenta prævia. Amer. J. of obst., december 1884, vol. XVII, p. 1233 à 1260. — LOMER (R.). Journal d'accouchements de Liège, 1885, p. 132. — MURPHY (JAMES). The treatment of placenta prævia. Newcastle upon Tyne, 1885, in-8. — Traitement du placenta prævia. Résumé par A. Cordes. Journal des sages-femmes, 1885, p. 326, 331. — CHIARI. Ueber die Topographischen Verhältnisse des Genitales. Wien, 1885. — LUSK (W. TH.). The science and art of midwifery. New-York, 1885, in-8. — LUSK (W. TH.). Science et art des accouchements, trad. par Doléris. Préface par Pajot. Paris, 1885, in-8. — DUMAS (LÉON). Nouvelles considérations sur la dilatation pré-fœtale de la vulve, accompagnées d'une étude sur la formation et la rupture de la poche des eaux. Annales de Gynécologie, 1885, t. II, p. 175, 274, 337, in-8 avec fig., p. 284, 285, 286. — DELORE. Art. Placenta. Dictionnaire encyclopédique des Sciences médicales. Paris, 1885, 2e série, t. XXV, p. 537, in-8. — KOCH. Ueber Desinfektion der Scheidentampons. Centralblatt für Gynäkol., 1885, p. 610. — PINARD. De la rupture prématurée dite spontanée des membranes de l'œuf humain. Annales de Gynécologie, 1886, t. I, p. 171, 321, in-8. — MAC LEAN. Traitement du placenta prævia (American Journal obst., mars 1886). Ann. de Gyn., Paris, 1886, t. I, p. 317. — Archives de Tocologie, t. XIII, 1886, p. 596. — AUVARD. De la conduite à tenir dans les cas de placenta prævia. Thèse d'agrégation. Paris, 1886, in-12. — STAPFER. De la conduite à tenir dans les cas d'insertion vicieuse du placenta. L'Union Médicale, 1886, t. XLII, p. 673, in-8. — SNEGUIREFF. Hémorrhagies utérines. Étiologie. Diagnostic. Traitement. Édition française, par H. Varnier, sous la direction du Dr Pinard. Paris, 1886, in-8. — BAYER. Ueber Placenta prævia. Verh. der Deutsch. Gesellschaft für Gynäk. Erster Kongress. Leipzig, 1886. — TARNIER et BUDIN. Traité de l'art des accouchements. Paris, 1886, t. II, in-8. — CHASSAGNY. Appareil élytro-ptérygoïde, ses indications en obstétrique et en gynécologie. Hémostase instantanée, dilatation du col, ocytocie. Paris, 1887, in-8. — BREISKY. Ueber Pathologie und Therapie der Placenta prævia. Centralblatt f. gesammte Therapie, 1887. — HART (BERRY). A contribution of the anatomy of the post-partum uterus, with special reference to placenta prævia. Edinburgh medical Journal, july 1887. — HART (B.). et GULLAND. On the structure of the human placenta, with special reference to the origin of the decidua reflexa. Reports of the Royal College of Physicians. Edinb., vol. IV. — MINOT. Art. Placenta in Buck's reference Handbook of the medical Science. New-York, Wood, 1887. — TARNIER. Du placenta prævia. Leçons professées à la Faculté de médecine, du 22 juin au 1er juillet 1887. — WALDEYER. Ueber der Placentarkreislauf des Menschen, Sitzungsberichte der Königl. Preuss. Akad. der Wissench., 1887, I, B. 83. — WYDER. Ueber die Behandlung der Placenta prævia. Arch. f. Gyn., 1887, Bd. XX-IX. — NEGRI (PAOLO). La versione combinata nella cura della placenta previa, estratto dalla Rivista Veneta di Scienza Mediche, nov. 1887. Venezia, 1889, p. 4 à 13. — HUBERT (EUGÈNE). Appareil élytro-cyste. Revue médicale de Louvain, 1888. — LOMER. Ueber combinirte Wendung in der Behand. der Placenta prævia. Berl. Kl. Woch., 1888. — HOFMEIER. Ueber Placenta prævia. Verhandlungen der Deutschen Gesellschaft f. Gyn. Zweiter Kongress, 1888, p. 159 à 163. — SCHRŒDER. Lehrbuch der Geburtshülfe. — Zehnte Auflage (Edited by Olshausen and Veit). Bonn, Cohn, 1888. — NORDMANN (A.). Zur Statistik und Therapie der Placenta prævia. Arch. f. Gyn., Bd. XXXIII, p. 133 à 158, 1888. — CHAMPETIER DE RIBES. De l'accouchement provoqué, dilatation du canal génital (col de l'utérus, vagin et vulve) à l'aide de ballons introduits dans la cavité utérine pendant la grossesse. Annales de Gyn., 1888, t. II, p. 401, in-8. — MIRASSOU NOUQUÉ. Considérations sur quelques dispositions du placenta dans son insertion vicieuse. Thèse de Paris, 1888, in-4. — VARNIER (H.). Hémorrhagies de la fin de la grossesse et du travail dues à l'insertion vicieuse du placenta sur le segment inférieur de l'utérus. Revue pratique d'obstétrique, 1888, p. 97, 129, 161, 205, 225, in-8. — HOFMEIER. Congrès de Halle, 1888. — AHLFELD. 1888, Z. f. G., B. XXI, H. 2, p. 335. — Demonstration eines Uterus mit Placenta prævia. Verhandlungen der deutschen Gesellsch. f. Gyn. Zweiter Kongress, 1888, p. 156 à 159. — HUBERT (EUGÈNE). De l'emploi des vessies animales en obstétrique et en gynécologie. Louvain, 1888, 51 p. (tirage à part). — OBERMANN. Ein Beitrag zur Behandlung der Placenta prævia. Arch. f. Gyn., Bd. XXXIII, p. 122 à 132, 1888. — BUDIN (P.). Leçons de clinique obstétricale. Paris, 1889, in-8. — LEOPOLD (cité dans le rapport de Pozzi). Arch. f. Gyn., 1889, Bd. XXXIV, p. 384. — PANDELE (S.). De l'hémorrhagie dans les cas de placenta prævia lorsque le fœtus est mort et macéré. Thèse de Paris, 1889, in-4. — MURPHY. Placenta prævia. Brit. Med. J., 30 novembre 1889. Rép. univ. d'Obst. et de Gyn., 1890, p. 141, 142, in-8. — VEIT (J.). « Placenta prævia » in Müller's Handbuch. Stuttgart, 1889. — WINTER. Zwei Medianschnitte durch Gebärende. Berlin, Fischer, 1889. — CHARPENTIER (A.). Traité pratique des accouchements, 2e édition. Paris, 1889-1890, 2 vol. in-8. — HICKS (BRAXTON). Placenta prævia. Brit. Med. J., 30 novembre 1889. Rép. univ. d'Obst. et de Gyn., 1890, p. 141. — TARNIER. Insertion vicieuse du placenta. Journal des sages-femmes, 16 mai 1890, p. 73. — STAPFER. Intervention dans un cas d'insertion vicieuse du placenta et description d'une pince perce-membranes. Union médicale, 1890, t. XLIX, p. 13. — PINARD. Conduite à tenir dans les cas d'insertion vicieuse du placenta. Union médicale, 3 juillet 1890, t. L, p. 13. — TARNIER. Insertion vicieuse du placenta. Journal des sages-femmes, 1er août 1890, p. 114. — AUVARD. Traité pratique d'accouchements. Paris, 1890, in-8. — HOFMEIER. Die Menschliche Placenta. Zur Anatomie und Ætiologie der Placenta prævia. Wiesbaden, Bergmann, 1890. — NEWMAN. Placenta prævia. Cinq cas. Am. J. of obst., juillet 1890. Chicago gyn. Soc. Répertoire universel d'obst. et de gyn., 25 septembre 1892, p. 424, in-8. — JAGGARD. Placenta prævia. Am. J. of obst., juillet 1890. Chicago gyn. Soc. Répertoire universel d'obstétrique et de gynécologie, 25 septembre 1892, p. 425, in-8. — KNOX. Placenta prævia. Am. J. of obst. juillet 1890. Chicago gyn. Soc. Répertoire universel d'obst. et de gyn., 25 septembre 1892, p. 425, in-8. — SMITH (MARY). Placenta prævia, grossesse de 3 1/2. Cancer du col; hystérectomie vaginale. Guérison. Am. J. of obst., 1er sept. 1890. Répertoire universel d'obst. et de gyn., 25 octobre 1892, p. 470, in-8. — BOYD. Placenta prævia. Diagnostic et traitement. Am. J. of obst., nov. 1890. Am. Ass. of gyn. Répertoire universel d'obst. et de gyn., 25 octobre 1892, p. 470, in-8. — KALTENBACH. Zur Pathogenese der Placenta prævia. Zeitschr. f. Geburtsh. und Gyn., 1890. Bd. XVIII, p. 1 à 8, 2 pl. — HOFMEIER. Die menschliche Placenta. Wiesbaden, 1890, p. 168, 10 pl. — DYLION (B.). De l'insertion vicieuse du placenta. Essai de clinique thérapeutique. Thèse de Paris, 1890, in-4. — PORAK. Société obstétricale et gynécologique de Paris. Séance du 9 octobre 1890. — SCHRADER. Zur Pathogenese der Placenta prævia. Zeitschrift f. Geburts. und Gyn., Bd. XIX, p. 25 à 30, 1890. — BRAXTON HICKS. Placenta prævia. Union médicale, 1890, t. L, p. 690. — WENZELL. Placenta prævia. Causes, diagnostic, traitement.

Trois cas (Am. J. of obst., mai 1890). Rép. univ. d'obst. et de gyn., 25 septembre 1892, p. 423, in-8. — WYDER. Zur Behandl. der Placenta prævia. Corresp. f. Schw. Aer., 1890. — BALLANGUES. Trans. obst. ann. 1890-91, p. 95. — PINARD et LEPAGE. Fonctionnement de la Maison d'accouchements Baudelocque, clinique de la Faculté dirigée par le professeur A. Pinard, Dr Lepage, chef de laboratoire. Années 1890, 1891, 1892, 1893, 1894, 1895, 1896. Paris, 1891-97, in-4. — SIEBOLD (E.-G. J. DE). Essai d'une histoire de l'obstétricie, trad. par F.-J. HERRGOTT. Paris, 1891, 3 vol. in-8. — TARNIER. Insertion vicieuse du placenta avec hémorrhagie. Journal des sages-femmes, 16 septembre 1891, p. 337. — PINARD et VARNIER. Études d'anatomie obstétricale normale et pathologique. Paris, 1891. Texte et planches in-folio. — HERRGOTT (F.-J.). Traduction de l'Essai sur l'histoire de l'obstétricie de E.-G.-J. de Siebold. Paris, 1891, 3 vol. in-8. — GRINDA (E.). Contribution à l'étude de la technique de l'accouchement prématuré artificiel. Thèse de Paris, 1891, in-4. — BRAXTON HICKS. Le placenta prævia et son traitement. Journal de médecine de Paris, 1891, p. 44. — LOVIOT. Rupture spontanée des membranes... Insertion du placenta sur le segment inférieur. Soc. obst. et gyn., 14 janvier 1892. Journal de médec. de Paris, 1892, p. 97. — CLOPATOFSKY. Observation de placenta prævia, compliquée d'adhérence anormale par dégénérescence calcaire. Soc. obst. et gyn. de Paris, 18 févr. 1892. — Journal de méd. de Paris, 1892, p. 159. — Ann. de Gyn., 1892, t. I, p. 215. — Rép. univers. d'obst. et de gyn., 1892, p. 147. — TARNIER. Hémorrhagie par insertion vicieuse du placenta. Journal des sages-femmes, 16 mars et 1er avril 1892, p. 41, 49. — AHLFELD. Nouvelle contribution à l'étude du placenta prævia. (Centralblatt für Gynækologie, 1892, n° 12, p. 225.) Rev. gén. de méd., de chir. et d'obst., 6 avril 1892, p. 110. — BUDIN. Diagnostic rétrospectif de placenta prævia. Discussion : Pinard, Budin, Gaulard, Fochier. Annales de la Société obstétricale de France, 1892, p. 53, in-8. — TISSIER. Hémorrhagies précoces dans un cas de placenta prævia. Discussion : Gaulard, Pinard, Tissier, Lefour, Tarnier. Annales de la Société obstétricale de France, 1892, p. 59, in-8. — GAULARD. Placenta prævia. Tamponnement. Progrès médical, 1892, t. I, p. 351. Annales de la Société obstétricale de France, 1892, p. 107. — VARNIER. De l'emploi du ballon dilatateur de Champetier de Ribes dans quelques cas d'insertion vicieuse du placenta. Revue pratique d'obstétrique, mai 1892, p. 130, in-8. — LOVIOT. Placenta prævia chez une multipare... Version podalique in extremis. Guérison. Soc. obst. et gyn., 9 juin 1892. Journal de méd. de Paris, 1892, p. 400. — LUSK (W.-TH.). The science and art of midwifery. New-York, 1892, in-8. — BERRY HART. Rapport sur le placenta prævia. Congrès de gynécologie et d'obstétrique de Bruxelles, 1892. Publié à Bruxelles en 1894, gr. in-8, p. 667. — BARNES (ROBERT). Communication sur le placenta prævia. Congrès de gynécologie et d'obstétrique de Bruxelles, 1892. Publié à Bruxelles en 1894, gr. in-8, p. 677. — GRELLÉ. Sur le placenta prævia. Congrès de gynécologie et d'obstétrique de Bruxelles, 1892. Publié à Bruxelles en 1894, gr. in-8, p. 701. — GOTTSCHALK. Placenta prævia. Congrès de gynécologie et d'obstétrique de Bruxelles, 1892, publié à Bruxelles en 1894, gr. in-8, p. 689. — HUBERT (EUGÈNE). Placenta prævia. Congrès de gynécologie et d'obstétrique de Bruxelles, 1892, publié à Bruxelles en 1894. gr. in-8, p. 697. — COEN (JOSEPH). Dystocie par rigidité du col utérin et placenta prævia ; incisions latérales jusqu'aux culs-de-sac vaginaux, guérison. Nouvelles Archives d'obstétrique et de gynécologie, 1892, p. 513, in-8. — JOUVE (MAURICE). D'un nouveau traitement des hémorrhagies par insertion vicieuse du placenta. Thèse de Paris, 1892, in-4. — STRATZ. Du placenta prævia. Zeitsch. f. Geb. u. Gyn., 1892, Bd. XXXVI, p. 413. — FRITSCH (HEINRICH). Traité clinique des opérations obstétricales, trad. sur la 4e édition allemande par J. Stas (d'Anvers). Paris, 1892, in-8. — DRAGHIESCU (D.). Considérations sur 61 cas de placenta prævia observés à la « Maternité » de Bucarest. Bucarest, 1892, in-8. — CHARLES (N.). Cours d'accouchements donné à la Maternité de Liège. 2e édition, Paris et Liège, 1892, 2 vol. in-8. — HEINRICIUS. Placenta prævia. Finska Lakaresällshapets Handdlinger, 1892, n° 4, p. 408. — Rép. univ. d'obst. et de gyn., 25 janvier 1893, p. 38, in-8. — QVISLING. Traitement du placenta prævia. Norsk Magazin f. Lugevideno tiab, 1892, p. 341-375. (Christiania.) — Rép. univ. d'obst. et de gyn., 25 juillet 1893, p. 315, in-8. — DEMELIN. De l'insertion vicieuse du placenta dite complète. Annales de la Société obstétricale de France, 1893, p. 48, in-8. — Annales de Gyn., 1893, t. II, p. 47, in-8. — Rev. gén. de méd., de chir. et d'obst., 3 mai 1893, p. 162, Rép. univ. d'obst. et de gyn., 25 avril 1893, p. 148, in-8. — Le Progrès médical, 1893, t. I, p. 263. — LAMBINON (H.). Un cas d'insertion centrale du placenta. Journal d'accouchements de Liège, 30 avril 1893, p. 92. — TARNIER. Hémorrhagie par insertion vicieuse du placenta chez une femme accouchant pour la quatorzième fois, les treize premiers accouchements ayant été naturels. Septième mois de grossesse. Tamponnement. Enfant mort. Journal des Sages-femmes, 1er juin 1893, p. 273. — CHARLES (N.). Traitement des hémorrhagies après l'accouchement. Le tamponnement combiné, après la délivrance ; quatre cas suivis de succès. Journal d'accouchements de Liège, 1893, p. 2 13, 25, 37, 49. — SEQUEIRA. Placenta prævia traité par le ballon Champetier de Ribes. Brit. Med. J., 11 mars 1893. — KING (CLARENCE). Cas particulier de placenta prævia. Med. News, 29 avril 1893, Philadelphie. — VAN HASSEL. Placenta prævia central. Bulletin de la Société belge de gynécologie et d'obstétrique. Bruxelles, 1893, p. 135, in-8°. — Rép. univ. d'obst. et de gyn., 25 janvier 1894, p. 36, in-8°. — AHLFELD. Contribution à l'étude du placenta prævia. Centr. f. Gyn., n° 12, 1892. — TARNIER. Placenta prævia. Journal des Sages-femmes, 1er et 16 septembre 1893, p. 321, 329. — N. CHARLES. De la rupture des membranes dans l'insertion marginale du placenta. Emploi de cette méthode dite de Puzos, chez une multipare arrivée à 8 mois de grossesse ; succès pour la mère et l'enfant. Observ. recueillie par Mlle Anten. Journal d'accouchements de Liège, 1893, p. 210. — RIBEMONT-DESSAIGNES et LEPAGE. Précis d'obstétrique. Paris, 1893, in-8°. — 2e édition, 1896. — BERTRAND (HUBERT). Du tampon vaginal antiseptique dans le traitement des hémorrhagies par insertion vicieuse. Thèse de Paris, 1893, in-4°. — PAQUY (E.). Traitement de l'hémorrhagie dans l'insertion vicieuse du placenta. Gazette médicale de Paris, 9 décembre 1893, p. 586. — MAYGRIER (CH.). Leçons de clinique obstétricale, recueillies par le Dr Demelin. Paris, 1893, in-8°. — MAKSUD (ÉDOUARD). Contribution à l'étude des hémorrhagies pendant la grossesse et l'accouchement. Diagnostic rétrospectif de l'insertion vicieuse du placenta. Hémorrhagies dues à la rupture du sinus circulaire. Thèse de Paris, 1893. — TOWSEND. Boston med. surg., n° du 21 déc. 1893. — BERNAY (de St-Louis). Section césarienne préventive pour un placenta prævia. Medical Record, 16 déc. 1893). — DEMELIN. Le placenta prævia complet (variété totale ou complète de l'insertion vicieuse). Annales de la Société obstétricale de France, 1894, p. 17, in-8°. — PAZZI (MAZIO). Placenta prævia. Congrès de Rome, 1894. Annales de Gynécologie, 1894, t. I, p. 596. — KEIFFER. Avortement à cinq mois ; placenta prævia. La Presse médicale belge, 18 mars 1894. — TARNIER. Hémorrhagie par insertion vicieuse du placenta. Bulletin médical, 1894. — PINARD. Hémorrhagie par insertion vicieuse du placenta. Bulletin médical, 1894. — DÜHRSSEN (A.). Ueber die Behandlung der Placenta prævia mittels intrauteriner Kolpeuryse. D. M. W., 1894. — Traitement du placenta prævia par le ballon intra-utérin. La Semaine médicale, 1894, p. 260. — STRATZ (C. H.). Du placenta prævia. Art. analytique, par R. Labusquière. Ann. de Gyn., 1894, t. II, p. 305, in-8°. — FENWICK. Placenta prævia. Am. J. of obst., avril 1894. — ROUVILLE (GERVAIS DE). Des injections intra-veineuses et sous-cutanées de sérum artificiel. Nouveau Montpellier médical, t. III, 1894, in-8°. — AUDEBERT. Nouvel appareil pour injections de sérum artificiel chez les hémorrhagiques et les éclamptiques. Bull. et Mém. de la Société de gyn. d'obst. et de pédiatrie de Bordeaux, 1894, p. 123, in-8°. — SIPPEL (A.). Diagnostic des insertions du placenta. Centralb. f. Gyn., n° 5, 1894. — OUI. Insertion vicieuse du placenta. Emploi du ballon de Champetier de Ribes sans rupture préalable des membranes. La Presse médicale, n° du 3 nov. 1894. —PAYRAU (JUSTIN). De la rupture artificielle des membranes dans les cas d'hémorrhagie liée à l'insertion vicieuse du placenta. Indications. Thèse de Paris, 1894, in-4°. — TIBONE (D.). Sulla placenta prævia. Tavole omolographiche... Du placenta prævia, planches homolographiques dessinées sur des coupes pratiquées sur le cadavre congelé d'une femme morte d'hémorrhagie pendant l'accouchement et accompagnées de remarques. Torino, Rosemberg et Sellier, 1894, in-8° de 46 pages avec 5 pl. gr. in-fol. Analysé par Crouzat, in. Rev. obst. intern., 1er févr. 1895, n° 4, suppl., p. 29, in-8°. — BOURDIER. Insertion vicieuse du placenta et tamponnement vaginal. Thèse de Paris, 1895. — ABD-EL-NOUR (ALEXANDRE). Les méfaits du tamponnement vaginal dans le placenta prævia démontrés par les statistiques récentes de ses partisans. Thèse de Paris, 1895, in-4°. — CROUZAT. Revue obstétricale internationale, 1895, n° 4, supp., p. 29. — MAGGIAR (ÉMILE). De la fréquence de l'insertion du placenta sur le segment inférieur de l'utérus et de ses accidents. Thèse de Paris, 1895, in-4°. — HARRIS (ROBERT P.). Méthode pour exécuter une dilatation manuelle rapide du col de l'utérus, ses avantages dans le traitement du placenta prævia. Journal de médecine de Paris, 1895, p. 88. — NIJHOFF. Traitement du placenta prævia central. Centralb. f. Gynæk., 23 février 1895. — DEMELIN (L.). Traitement de l'hémorrhagie par insertion vicieuse du placenta. Rev. gén. de cliniq. et de thérapeutique. Journal des praticiens, 15 juin 1895, p. 369. — HOFMEIER. Zur Nomenklatur der Placenta prævia. Centralb. f. Gynæk., 1895. — KEILMAN. Die Entwickelungsbedingungen der Placenta prævia

Z. f. G. u. G., Bd. XXXIII, p. 21, 1895. — LAMBINON (H.). Contribution à l'étude du placenta marginé. Journal d'accouchements de Liège, 1895, p. 293. — HIRIGOYEN (LOUIS). Note sur le traitement du placenta prævia. Discussion : Chaleix, Oui, Tarnier. Congrès de Bordeaux, 1895. Publié à Paris chez Doin, 1896, gr. in-8°, p. 685. Semaine médicale 1895, p. 386. — AUDEBERT. Injections de sérum en obstétrique. Congrès de Bordeaux, 1895. Publié à Paris chez Doin en 1896, gr. in-8°, p. 696. — MISRACHI (de Salonique). Traitement de l'hémorrhagie par insertion vicieuse du placenta. Rev. gén. de clin. et de thérap. Journal des praticiens, 21 septembre 1895, p. 179. — CLARK. Placenta prævia. Brit. Med. J., 25 mai 1895. — AUVARD et BRINDEAU. Placenta prævia. Extraction manuelle du fœtus. Sortie du placenta avec le fœtus. Tamponnement intra-utérin. Guérison. Archives de tocologie, 1895, p. 653, in-8°. — BRINDEAU. Placenta prævia. Accouchement spontané par passage de la tête à travers le placenta. Archives de tocologie, 1895, p. 711, in-8°. — VICHENEPOLSKI (V. B.). Un cas de placenta prævia sans liquide amniotique. Soc. d'accouchement et de gyn. de Kieff, 1895. Ann. de gyn., 1895, t. II, p. 484, in-8°. — BOTTIAU (LOUIS). Contribution à l'étude de l'accouehement provoqué méthodiquement rapide. Thèse de Paris, 1895, in-4°. — HÜTER. Un cas de placenta prævia marginal. Déchirure des membranes pendant l'accouchement. L'Obstétrique, n° du 15 janvier 1896, p. 65, in-8°. — GENER. Du placenta prævia (Société d'obst. et de gyn. de Cologne, séance du 2 mai 1895, in Centralblatt für Gyn., n° 42, 1895, p. 1119). — KEILMANN (A.). Les conditions de développement du placenta prævia. Zeitschrift fur Geb. und Gyn., 1895. Bd. XXXIII, Hft. 1, p. 21. — BAUMM. Traitement du placenta prævia. Centralbl. für Gyn., 1895, n° 39, p. 1043. L'Obstétrique, n° du 15 jauvier 1896, p. 81, in-8°. — TARNIER. De l'insertion vicieuse du placenta. Gazette médicale de Paris, 4 janvier 1896, p. 1. — LABUSQUIÈRE (R.). Hémorrhagies par insertion vicieuse du placenta. De la meilleure manière de les combattre, d'après deux maîtres de l'obstétrique française. I. Insertion vicieuse et tamponnement vaginal. II. Les méfaits du tamponnement vaginal dans le placenta prævia. Annales de gynécologie, janvier 1896, in-8°. — BAR. Traitement du placenta prævia. Journal des Sages-femmes, 16 mai et 1er juin 1896, p. 74, 81. — BAR. Clinique d'accouchement. L'eau salée en injections. Journal des Sages-femmes, 1896, p. 89, 97, 105. — FOURNIER (C.). Accouchement forcé et version pour insertion vicieuse du placenta. Archives de gynécologie et de tocologie, janvier 1896, p. 39. — DULOROY. Placenta inséré sur le segment inférieur fermant absolument l'orifice utérin. L'Actualité médicale, 15 mars 1896, p. 36. — Journal des Sages-femmes, 16 mars 1896, p. 45. — PINARD. Des hémorrhagies causées par l'insertion vicieuse du placenta et de leur traitement. Bulletin médical, 1er avril 1896, p. 315. — MAYGRIER (Ch.). Des injections intra-veineuses de sérum artificiel à doses massives dans l'anémie suraiguë consécutive aux hémorrhagies puerpérales. L'Obstétrique, 15 juillet 1896, p. 289. — BOSSI (L.-M.). Sur la dilatation artificielle du col de la matrice dans la pratique obstétricale. L'Obstétrique, n° du 15 juillet 1896, p. 303. — MONSIORSKI. Étude historique sur l'insertion vicieuse du placenta. Thèse de Paris, 1896. — LE CLERC. Effet hémostatique des injections intra-veineuses de sérum artificiel dans un cas d'hémorrhagie grave post-partum. La Semaine médicale, 1896. Annexes, p. LXXXVI. — TOUVENAINT. Effet hémostatique des injections intra-veineuses de sérum artificiel, dans un cas d'hémorrhagie grave post-partum. Rev. internationale de méd. et de chir., 1896. — FANEY (JOSEPH). Du traitement des hémorrhagies par le sérum salé. Thèse de Paris, 1896, in-4°. — SPINDLER (PAUL). De la rupture prématurée des membranes dans ses rapports avec l'insertion vicieuse du placenta sur le segment inférieur de l'utérus. Thèse de Paris, 1896, in-4°. — DÜHRSSEN. Presse médicale du 5 août 1896, p. 380. — MEYER (C.) (de Zurich). De la méthode de Dührssen ou de l'ouverture opératoire du col de l'utérus pendant le travail. Correspondenzblatt f. Schweiz. Aerzte, 1896. Presse médicale du 5 août 1896, p. 380. — FASCE (MARIA GEROSA). Placenta prævia central. Présentation du siège décomplété mode des fesses. Rupture artificielle des membranes à 3 centimètres de dilatation. Déflexion prophylactique d'un membre. Extraction d'un fœtus vivant. Guérison de la mère. Giornale per Levatrici, 1er mai 1896, p. 61. L'Obstétrique, 15 juillet 1896, in-8°. — OLIVIER (AD.). De l'emploi des injections de sérum artificiel au cours et à la suite des hémorrhagies post-partum Soc. obstét. et gyn. de Paris, décembre 1896. — MOLINIER. De l'emploi des injections de sérum artificiel au cours et à la suite des hémorrhagies post-partum. Soc. obst. et gyn. de Paris, déc. 1896. — JUGE (CAMILLE). De la valeur comparative des principales méthodes de traitement de l'hémorrhagie liée à l'insertion vicieuse du placenta. Thèse de Paris, 1896, in-8°. — WELTI (E.). Traitement du placenta prævia. Correspondenzblatt f. Schweiz. Aerzte, 15 août 1896, n° 16, p. 497. — LESSE. Un nouveau cas d'embolie gazeuse dans le placenta prævia. Zeit. f. Gebur. und Gynæk., vol. 35, n° 2. — P. BUDIN. Femmes en couches et nouveau-nés, 1897, p. 143 et suiv. — PARISOT (PAUL.). Insertion vicieuse du placenta. Journal des Sages-femmes, 16 septembre, 1er et 16 octobre, 1er et 16 novembre, 1er et 16 décembre 1896, 1er janvier 1897, p. 140, 150, 157, 165, 173, 181, 188, 196. — FÜTH. A propos du traitement du placenta prævia. Cent. f. Gyn., 1896, 5 septembre, n° 36, p. 918. — L'Obstétrique, 15 janvier 1897, p. 70, in-8. — HEIL (K.). Traitement du placenta prævia. Bulletin médical, 21 octobre 1896. Congrès de Francfort du 21-26 novembre 1896. — CHAMPETIER de RIBES. Maternité de l'hôpital Tenon. Année 1896. Paris, Steinheil, 1897, in-4°. — CHARLES (N.). Un traitement de l'hémorrhagie par insertion vicieuse du placenta. Journal d'accouchement de Liège, 17 janvier 1897, p. 19. — POUX. Rigidité spasmodique du col utérin. Insertion du placenta sur le segment inférieur. Seigle ergoté. Forceps. Basiotripsie. Rev. obst. intern., 1er février 1897, n° 76, suppl., p. 27. — CHARLES (N.). Multipare à 7 mois et demi de grossesse, atteinte d'une affection au cœur; insertion marginale, hémorrhagies répétées, état général très grave. Tamponnement, hypodermoclyse, forceps et extraction d'un enfant rappelé à la vie. Suites heureuses pour la mère et l'enfant. Journal d'accouchement de Liège, 14 février 1897, p. 55. — SCHUHL. Insertion vicieuse du placenta. Injections intra-veineuses et sous-cutanées de sérum artificiel. Mère et enfants vivants. Revue médicale de l'Est, février 1897, p. 68, in-8°. — LÉOPOLD (G.). Mutter und Kind. Texte et atlas d'anatomie obstétricale contenant 30 planches. Leipzig, chez S. Hirzel, 1897. — AMILLET (PAUL). Traitement de l'anémie aiguë consécutive aux hémorrhagies puerpérales par les injections d'eau salée. Thèse de Paris, 1897, in-8. — HOFMEIER. Schatz, Boyer, Küstner, Ahlfeld. Du placenta prævia. Société allemande de gynécologie. Séance du 10 juin 1897. La Semaine médicale, 1897, p. 234. — PERRET. Un cas de placenta prævia. L'Obstétrique, n° du 15 juillet 1897, p. 342, in-8°. — BONNAIRE (E.). Placenta prævia hémorrhagique et accouchement méthodiquement rapide. La Presse médicale, n° du 14 août 1897, p. 85 à 89.

Nomenclature alphabétique des auteurs.

Füth (Johann), 1896, 1897.
Gaillard-Thomas, 1877.
Gardien, 1807, 1816.
Gaulard, 1892.
Gellé (de Provins), 1892.
Gendrin (A.N.), 1838, 1839, 1843.
Gener, 1895, 1896.
Giffard (William), 1734.
Gottschalk, 1892.
Greenhalg, 1865.
Grenser (W. L.), 1869, 1880.
Grinda (E.), 1891.
Guéniot, 1875, 1876, 1879.
Guillemeaux (Jacques), 1609, 1620.
Harris, 1895.
Hart (Berry), 1887, 1892.
Heil (K.), 1896, 1897.
Heinricius, 1892, 1893.
Herrgott (F. J.), 1891.
Hicks (Braxton), 1860, 1863, 1864, 1889, 1890, 1891.
Hirigoyen (L.), 1895.
Hofmeier, 1882, 1888, 1890, 1895, 1897.
Hohl, 1845.
Holst, 1853.
Hoorn (Von), vers 1690.
Hubert (Eugène), 1869, 1888, 1892.
Huter, 1895, 1896.
Hunter (William), 1774.
Jacquemier, 1846.
Jaggard, 1890, 1892.
Johann Füth, 1896, 1897.
Jouve (Maurice), 1892.
Jüdell, 1874.
Juge (Camille), 1896.
Kaltenbach, 1890.
Keiffer, 1894.
Keilmann (A.), 1895, 1896.
Kilian, 1872.
King, 1880.
King (Clarence), 1893.
Knox, 1890, 1892.
Koch, 1885.
Kucher, 1880.
Küstner, 1897.
Labusquière (R.), 1896.
Lachapelle (Mme), 1821, 1825.
Lambinon, 1893, 1895.
Le Clerc (Louis), 1896.
Léopold (G.), 1889, 1897.
Lepage, 1890, 1891, 1892, 1893, 1894, 1895, 1896, 1897.
Leroux (L. C. D.), 1776.
Leroy (Alphonse), 1776.
Lesse, 1896.
Levret (André), 1747, 1750, 1761, 1762, 1766.
Lomer, 1884, 1885, 1888.
Loviot, 1892.
Lusk (W. Th.), 1885, 1892.
Mac Lean, 1886.
Maggiar (Emile), 1895.
Maksud (Edouard), 1893.
Marchal (Eugène), 1880.
Martin (Ed.), 1876.
Mauriceau (François), 1668, 1681, 1694, 1712, 1721.
Maygrier (J. D.), 1814, 1817.
Maygrier (Ch.), 1893, 1896.
Meyer (C.), 1896.
Michalon (Lucien), 1869.
Minot, 1887.
Miquel (d'Amboise), 1848.
Mirassou-Nouqué, 1888.
Misrachi (de Salonique), 1895.
Molinier, 1896.
Monsiorski, 1896.
Moreau (F.-J.), 1838, 1841, 1845.
Müller (Ludwig), 1877.
Murphy (James), 1884, 1885, 1889, 1890.
Nægelé (F. C.), 1857.
Nægelé (H. F.), 1869, 1880.
Negri (Paolo), 1887, 1889,
Newmamn, 1890, 1892.
Nijhoff (G. C.), 1895.
Nordmann (A.), 1888.
Obermann, 1888.
Olivier, 1896.
Osiander, 1792.
Oui, 1894,
Pajot, 1882.
Pandele (Stefan), 1889.
Paquy (E.), 1893.
Parizot, 1896, 1897.
Payrau (Justin), 1894.
Pazzi (Muzio), 1894.
Perret, 1897.
Petit, 1723.
Peu (Philippe), 1694.
Pinard, 1886, 1890, 1891, 1892, 1893, 1894, 1895, 1896, 1897.
Playfair (W. S.), 1878, 1879.
Pluyette, 1883.
Porak, 1890.
Portal (Paul), 1685.
Poux, 1897.
Prouff, 1879.
Puzos, 1747, 1759.
Qvisling, 1892, 1893.
Ramsbotham, 1841.
Ribemont-Dessaignes, 1893, 1896.
Rigby (Ed.), 1779, 1818.
Rigby, 1842.
Rigden, 1862.
Rouville (Gervais de), 1894.
Schacher (P. G.), 1709.
Schatz, 1897.
Schrader, 1890.
Schrœder (Carl), 1875, 1877, 1888.
Schuhl, 1897.
Sequeira, 1893.
Seyler (Chr. Jac.), 1709.
Siebold (E. G. J. de), 1891.
Simpson (J. Y.), 1845, 1874.
Sippel (A.), 1894.
Sirelius (K. S.), 1861.
Smellie (W.), 1754, 1765, 1771, 1777.
Smith (Mary), 1890, 1892.
Sneguireff, 1886.
Spiegelberg, 1878.
Spindler (Paul), 1896.
Stapfer, 1886, 1890.
Steward (Duncan), 1818.
Stratz, 1892, 1894.
Tarnier, 1867, 1882, 1886, 1887, 1890, 1891, 1892, 1893, 1894, 1896.
Thiaudière, 1830.
Tibone (D.), 1894, 1895.
Tissier, 1892.
Touvenaint, 1896.
Towsend, 1893.
Turner (W.), 1876.
Van Hassel, 1893, 1894.
Varnier (H.), 1888, 1891, 1892.
Veit (J.) 1889.
Velpeau, 1835, 1848.
Vichenepolski (V. B.), 1895.
Waldeyer, 1887.
Welti (E.), 1896.
Wenzell, 1890, 1892.
Wigand, 1812, 1849.
Winter, 1889.
Wyder, 1887, 1890.

L'insertion du placenta connue sous le nom *d'insertion vicieuse* ou de *placenta prævia*, constitue pour les femmes enceintes une prédisposition à des hémorrhagies très redoutables, et crée pour les médecins un incessant sujet d'appréhension. Paul Dubois disait souvent : si quelque chose pouvait me faire renoncer à la pratique des accouchements, ce serait la crainte que m'inspirent les hémorrhagies par insertion vicieuse. — Tous les accoucheurs pourraient répéter les mêmes paroles ; aussi, ne faut-il pas s'étonner que ce sujet ait suscité un nombre considérable de travaux, et qu'il reste constamment à l'ordre du jour.

Les anciens accoucheurs connaissaient non seulement les hémorrhagies graves qui surviennent parfois chez les femmes enceintes, et qui mettent leur vie en grand péril vers la fin de la grossesse ou pendant l'accouchement, mais ils avaient encore remarqué la coïncidence de ces hémorrhagies avec la présence du placenta à l'orifice du col, avec ou même avant le fœtus (Guillemeau), sans préciser nettement la cause qui les détermine. Ils savaient bien qu'il fallait les attribuer au décollement anticipé de l'arrière-faix, mais il est probable qu'ils pensaient que celui-ci s'insérait toujours vers le fond de la matrice ; rencontraient-ils la masse du placenta sur le col, c'était, supposaient-ils, que le délivre, primitivement inséré sur le fond de l'utérus, s'était décollé et avait glissé jusqu'en bas. Ce ne fut qu'en 1685 que Portal exprima bien la vérité, ainsi que cela résulte de la lecture de ses observations : « J'ouvris cet anneau (l'orifice interne) en telle sorte, que je n'eus point de peine à porter ma main dans le fond de la matrice, où en la glissant je sentis le *placenta* qui environnait en dedans l'orifice interne ; ce qui était la cause de la perte de sang, parce que lorsque l'ouverture de cet anneau se faisait, le *placenta* qui se trouvait contigu à cet orifice, à cause de quelque contiguïté qu'il a avec la matrice, à l'endroit où il y est adhérent, cet orifice venant à s'ouvrir, il se divise, et en même temps les vaisseaux venant à se diviser, cela fait que le sang de la malade se perd en abondance, et si elle n'est promptement secourue, elle meurt bientôt » (Portal, p. 234). Ailleurs, il dit encore, dans une autre observation : «..... je glissai mes doigts plus avant, où je sentis l'orifice interne ouvert à passer trois doigts, fort mollet, tendre et délié ; et introduisant mes doigts, je sentis l'arrière-faix, qui se présentait, et qui était fort adhérent, et attaché à l'orifice de la matrice de toutes parts ; ce qui causait cette grande perte de sang » (page 291). — Un accoucheur suédois, Van Hoorn, traduisit l'ouvrage de Portal, et reproduisit ses idées sur les hémorrhagies par insertion vicieuse (*Histoire de l'obstétricie*, par de Siebold, traduction de J. Herrgott, t. II, p. 213). — En 1709, Schacher (de Leipzig) eut le mérite de démontrer anatomiquement l'insertion vicieuse du placenta, en faisant connaître le résultat d'une autopsie relatée dans la thèse de Seyler, intitulée *de placentæ uterinæ morbis*. — En 1723, dit Levret, on trouve dans l'histoire de l'Académie des sciences une observation communiquée par Petit, et dans laquelle une femme mourut d'hémorrhagie ; à l'autopsie, on constata que le placenta était attaché à l'orifice interne et le bouchait exactement, excepté dans un endroit où il n'était pas collé, et c'était par là que le sang s'était écoulé (Levret, *Suite des observations sur les causes et les accidents de plusieurs accouchements laborieux*; Paris, 1751, p. 58). — En Angleterre, Giffard montra aussi (1734) un spécimen anatomo-pathologique du placenta prævia.

Pendant le 18e siècle, s'il y eut encore quelques velléités de retour à l'ancienne explication du glissement de l'arrière-faix tombant du fond de la matrice sur le col (Astruc, 1762), le placenta prævia fut généralement admis, grâce surtout aux travaux de Levret (1751), de Smellie (1754) et de Rigby (1779).

Mais que faut-il entendre aujourd'hui par insertion vicieuse du placenta? Jusque vers le milieu de ce siècle, il était admis qu'à l'état normal le placenta s'insère ordinairement vers la partie supérieure de la cavité utérine, en empiétant sur sa partie moyenne. S'insérait-il, au contraire, sur le segment inférieur, près de l'orifice interne, cette insertion était considérée comme *vicieuse*, parce qu'elle déterminait si souvent une hémorrhagie, que celle-ci était considérée comme à peu près inévitable ; à plus forte raison, cette insertion était-elle déclarée *vicieuse*, lorsqu'elle se faisait directement sur l'orifice interne lui-même.

Les notions des accoucheurs sur cette question sont devenues plus précises depuis les travaux de Barnes (1847-1858-1879-1892), que nous allons brièvement résumer : Si, à la fin de la grossesse, on suppose avec Barnes que l'utérus soit traversé par deux plans parallèles et perpendiculaires à l'axe de cet organe, et que ces plans soient situés l'un à 76 *millimètres au-dessus de l'orifice interne*, l'autre un peu au-dessus du milieu de l'utérus (fig. 156), trois zones sont constituées : inférieure, moyenne, supérieure (fig. 156).

Imaginée par Barnes pour étayer théoriquement le traitement qu'il préconisait contre les hémorrhagies par insection vicieuse (voir page 638), et dans lequel le doigt devait être introduit dans la cavité utérine, afin de décoller circulairement le placenta aussi haut que possible, cette division artificielle de l'utérus en trois zones a eu le privilège d'attirer vivement l'attention, et a provoqué de nombreuses investigations, parmi lesquelles il faut signaler les explorations manuelles pratiquées *in utero*, sitôt après l'expulsion du fœtus, et l'examen très complet de l'arrière-faix et de ses membranes. Il résulte de ces recherches que l'insertion placentaire, au lieu d'occuper presque toujours le fond de l'utérus, ainsi qu'on le croyait, se fait souvent sur la zone moyenne, et que de là elle empiète même fréquemment sur la zone inférieure.

Quoi qu'il en soit, aujourd'hui on admet généralement avec Barnes, que l'insertion du placenta est normale quand elle se fait entièrement *au-dessus* de la ligne imaginaire A.A. (fig. 156), qu'on suppose exister entre les zones moyenne et inférieure ; mais si, au contraire, le placenta s'insère, en totalité ou en partie, *au-dessous* de cette ligne A. A. (fig. 156), l'insertion placentaire est dite vicieuse parce que dans ces conditions une hémorrhagie est à craindre.

Pendant les six premiers mois de la gestation, l'utérus a la forme d'un ovoïde à petite extrémité inférieure ; celle-ci, à la fin de la grossesse, s'évasera assez largement pour admettre la partie fœtale qui descend la première, et le diamètre transverse maximum de sa cavité sera alors égal au diamètre transverse de la portion de l'ovoïde fœtal qui y sera descendue. Le segment inférieur ainsi transformé pourrait être comparé à une coupe dont le pied correspondrait au col de l'utérus. Cette transformation se fait d'abord par l'ampliation du segment inférieur de l'ovoïde utérin, et se complète plus tard par l'effacement et la dilatation du col ; elle nécessite une expansion considérable de la zone inférieure, dont les parois s'amincissent et s'étirent sous l'influence des contractions utérines et de la poussée ovulaire, jusqu'à ce que cette zone soit assez large pour que le fœtus puisse y descendre.

Mais à quel niveau se trouve le diamètre transverse maximum du segment inférieur ainsi dilaté ? Pour le savoir, Barnes a tenu le raisonnement suivant : ce diamètre transverse maximum doit correspondre à une circonférence qu'on tracerait sur la partie fœtale qui se présente, là où cette présentation

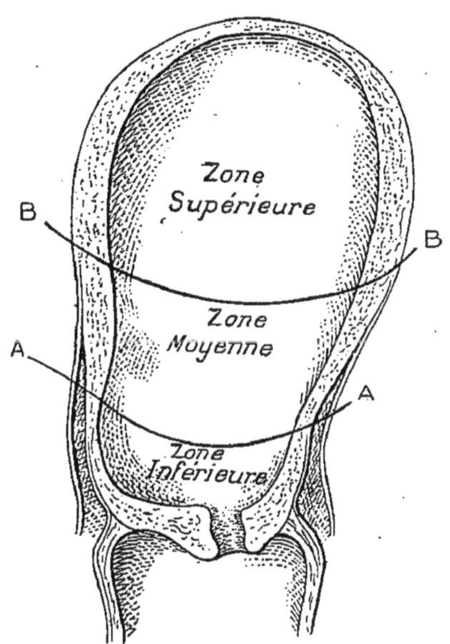

FIG. 156. — Division de l'utérus en trois zones. (ROBERT BARNES. *Congrès de Bruxelles*, 1892, page 678.)

dilate le plus largement la zone inférieure ; dans une présentation du sommet, par exemple, ce serait une *circonférence équatoriale* du crâne.

Partant de cette donnée, Barnes a marqué sur la tête d'un fœtus né à terme, la direction de la circonférence équatoriale ; puis, avec un ruban métrique, il a mesuré la distance qui sépare cette circonférence équatoriale de la partie la plus basse du sommet lorsque celui-ci se présente. Cette mensuration lui ayant donné 76 millimètres, il en a conclu que c'est aussi à 76 millimètres à partir de l'orifice interne, que le segment inférieur est le plus largement dilaté, et assez grand pour que la susdite circonférence équatoriale puisse s'y adapter ; c'est donc à ce niveau (76 millimètres au-dessus de l'orifice interne), qu'il a, *dans ce cas*, placé la limite qui sépare la zone inférieure de la zone moyenne (A. A. fig. 156), et il fait remarquer que le bout de l'index arrive aussi au même niveau, quand on pratique le décollement artificiel du placenta avec le doigt, dans le traitement des hémorrhagies par insertion vicieuse (voir plus loin, p. 638.)

Mais, si la tête fœtale était très volumineuse, sa circonférence équatoriale remonterait plus haut, et par conséquent, la ligne de démarcation entre les zones inférieure et moyenne, serait reportée plus haut, c'est-à-dire à 8 ou 8 centimètres et demi au-dessus de l'orifice interne, au lieu de 76 millimètres.

En appliquant ce raisonnement à d'autres présentations que celle du sommet, on voit que la ligne A. A. (fig. 156) peut siéger à des hauteurs un peu variables (Barnes) ; mais, pour plus de simplicité, on a raisonné comme s'il s'agissait toujours du sommet, et l'on admet qu'*en moyenne* cette ligne de démarcation est à 76 millimètres au-dessus de l'orifice interne.

La zone inférieure ainsi délimitée répond à la partie de l'utérus qui est décrite par les auteurs classiques, Jacquemier en particulier, et connue sous le nom de *segment inférieur*, au niveau duquel la trame musculaire de l'utérus est moins épaisse, et dépourvue de la couche moyenne des fibres plexiformes. Sa limite supérieure correspond à peu près, d'après Barnes (Congrès de Bruxelles en 1892), à l'anneau de Bandl, sur lequel nous avons appelé l'attention dans notre premier volume (tome I, notes et figures des pages 580 à 583).

Or, ce segment inférieur n'acquiert toute son amplitude qu'aux derniers mois de la grossesse, et c'est précisément à ce moment que surviennent le plus souvent les hémorrhagies par insertion vicieuse ; cette coïncidence sera invoquée, ainsi que nous le verrons, pour expliquer l'étiologie de ces pertes de sang.

En résumé, actuellement on entend en général par insertion vicieuse du placenta, l'insertion de la totalité ou d'une partie de cet organe au-dessous de la ligne (ligne de Barnes), qui sépare la zone moyenne de la zone inférieure qu'on appelle encore zone *dangereuse*, parce que des hémorrhagies peuvent survenir lorsque le placenta s'y insère. Cette zone doit, en effet, s'ouvrir assez largement pour admettre la présentation vers la fin de la grossesse, ou pour livrer passage au fœtus pendant l'accouchement, et comme le placenta ne peut pas toujours la suivre dans cette ampliation, il en résulte parfois des tiraillements qui amèneront peut-être le décollement placentaire et l'hémorrhagie.

Cette manière de comprendre et de définir l'insertion vicieuse du placenta a eu pour point de départ une idée théorique émise par Barnes (voir p. 582) ; mais, selon nous, elle manque de point d'appui clinique, car avec elle les insertions dites vicieuses se rencontrent chez un si grand nombre de femmes qui accouchent sans aucune hémorrhagie, qu'on n'est pas autorisé à dire que chez elles l'insertion du placenta était vicieuse. A notre avis, pour qu'une insertion soit réellement *vicieuse*, il faut qu'elle produise une hémorrhagie ou du moins que celle-ci soit *probable ;* nous reviendrons d'ailleurs sur ce sujet (voir p. 590 et 591).

Quant à la ligne fictive B. B. (fig. 156) qui sépare arbitrairement les zones moyenne et supérieure, Barnes ne l'a pas toujours mise à la même hauteur : Au début de ses travaux sur cette question, il avait placé la limite des zones moyenne et supérieure à 7 ou 8 centimètres au-dessous du fond de l'utérus, ainsi qu'on peut le voir sur la figure qui se trouve annexée au texte de ses leçons sur les opérations obstétricales ; mais plus tard, au Congrès de Bruxelles en 1892, il l'a figurée comme siégeant à peu près au milieu de la hauteur de l'utérus (B.B. fig. 156). D'ailleurs, peu importe, car cette ligne fictive et tout-à-fait arbitraire, n'a qu'une importance très secondaire, si bien qu'on pourrait presque se dispenser de la décrire. En effet, ce qu'il y a seulement d'important à retenir, c'est que le corps de l'utérus présente à sa partie inférieure une région dont les parois sont moins épaisses que plus haut, et qu'on a successivement appelée *segment inférieur*, *zone cervicale*, *zone inférieure* ou *dangereuse*.

§ 1. — Anatomie pathologique.

Quand le placenta se greffe au niveau du segment inférieur, il n'est pas en rapport avec une muqueuse épaisse, à cellules abondantes, comme dans les cas normaux ; il rencontre au contraire une caduque peu vasculaire et pauvre en éléments cellulaires. Ses villosités, au lieu de s'hypertrophier sur place, s'éparpillent à la recherche d'un substratum convenable, comme les racines d'un arbre planté sur un terrain ingrat. Ces conditions de mauvaise nutrition expliquent l'aspect presque spécial du placenta prævia : allongé, étalé (Levret, Gendrin, Sirélius), couvrant quelquefois presque toute la surface de l'œuf (Sirélius, Hegar, Braxton Hicks). Ce placenta, très étendu en surface, est en même temps très mince ; presque jamais il ne mesure plus de 1 centimètre d'épaisseur (Müller) ; son aplatissement est tel que Rigden (*British Medic.*, 1862) affirme qu'à travers son tissu le doigt n'est en aucune manière empêché de reconnaître tous les détails de la tête fœtale ; mais c'est là de l'exagération. L'aspect n'est point partout le même : certains cotylédons sont amincis, atrophiés, gaufrés, réduits à l'état de papules, ou même ils ont tout à fait disparu, ne laissant que la membrane conjonctive sans la moindre saillie villeuse. Le placenta, mince et très étalé, n'a pas non plus de limites régulières ; si les îlots d'atrophie siègent à la périphérie, les bords découpés se présentent sous forme de contours géographiques ; si la disparition du cotylédon se fait au milieu de l'aire placentaire, on constate en ce point une portion membraneuse plus ou moins exactement circonscrite par les villosités qui subsistent : le placenta revêt alors la forme d'un rein ou d'un fer à cheval. Il peut encore être complètement séparé en deux par une bande membraneuse, ou divisé en plusieurs lobes. Quelquefois enfin il est côtoyé par des lobes accessoires séparés de la masse principale (Hofmeier).

Le tissu est ferme et dense, d'habitude intimement uni à la paroi utérine par des adhérences résistantes (Wenzel. *An. d. of obst.*, May, 1890). — Müller a compté 56 adhérences anormales sur 142 cas.

De plus, le placenta, modifié dans sa forme et sa consistance, atrophié par places, est le siège d'altérations diverses : des bandes de tissu fibreux le parcourent ; sa face fœtale est parsemée de kystes choriaux ; des groupes cotylédonaires thrombosés ont subi la dégénérescence granulo-graisseuse, d'autres sont le siège de noyaux apoplectiques ; souvent encore on constate le cercle du placenta bordé.

Le cordon offre aussi quelques anomalies : comme la forme circulaire ou discoïde du placenta a disparu, le cordon ne s'insère plus au centre de l'organe ; l'insertion est excentrique, en raquette ou vélamenteuse (Levret), et les vaisseaux courent sous le chorion, avec des détours et des circuits plus ou moins compliqués, jusqu'aux lobes principaux ou accessoires ; d'où la possibilité des hémorrhagies de Benkiser.

Le placenta inséré sur le segment inférieur occuperait plutôt la paroi postérieure que l'antérieure (Kilian), et dans les variétés incomplètes il s'étendrait davantage vers la droite que vers la gauche (37 fois sur 56 d'après Müller). Ce n'est qu'une simple constatation, mais qu'il est utile de connaître pour se guider dans la pratique.

Après son expulsion ou son extraction, le délivre est souvent tout déchiqueté, presque méconnaissable, non seulement parce qu'adhérent aux parois il a fallu qu'il fût arraché, soit par le fœtus qui le poussait, soit par la main de l'opérateur, mais pour une autre raison encore : quand le col se dilate, le placenta qui prend attache sur l'orifice interne, est partiellement désinséré ; la partie décollée tombe à travers l'orifice, où elle est maintenue étranglée en quelque sorte par la présentation, et cette portion procidente s'infiltre de sang comme la portion du placenta abortif qui, après l'expulsion de l'embryon, tend à se hernier à travers le col insuffisamment ouvert.

Quant aux membranes qui avoisinent le placenta, on les représente ordinairement (Depaul) comme particulièrement épaisses, tomenteuses et résistantes. C'est que la délimitation du gâteau placentaire et des membranes est mal établie, et qu'il reste sur leurs confins un reliquat de villosités qui se sont mal développées, ou qui ne sont pas entièrement atrophiées.

Variétés de l'insertion vicieuse. — Le placenta prævia présente plusieurs variétés : s'il n'est inséré qu'en partie sur la zone dangereuse, et que son bord inférieur reste à une certaine distance de l'orifice interne, il y a *insertion latérale ;* s'il est inséré de telle sorte que son bord affronte l'orifice interne, il s'agit d'une *insertion marginale.* — S'il recouvre l'orifice interne, on a une *insertion centrale.*

Mais l'insertion centrale est tantôt partielle, tantôt complète, selon que l'orifice interne n'est recouvert que par le bord du placenta, ou qu'au contraire le centre de celui-ci répond à peu près à l'ouverture du col. Cette dernière variété (insertion centrale complète), niée par quelques accoucheurs, est admise avec raison par la très grande majorité des auteurs : les constatations directes pendant l'accouchement, l'examen des arrière-faix perforés au centre du placenta au moment où l'orifice du col n'était qu'à peine ouvert, les pièces anatomiques recueillies au cours d'autopsies, et qui montrent sur l'utérus la surface reconnaissable de l'insertion placentaire répondant précisément à la partie centrale du segment inférieur, établissent nettement son existence. Cette variété d'insertion (centre pour centre) est relativement rare; mais il suffit que tout le pourtour de l'orifice interne donne attache à des cotylédons placentaires, pour que cette insertion vicieuse ait presque les mêmes conséquences que l'insertion véritablement centrale. Dans la plupart de ces cas, on constate, il est vrai, que la masse des cotylédons n'est pas répartie d'une manière parfaitement égale autour de l'orifice, et que ceux-ci sont souvent plus nombreux d'un côté que de l'autre, mais peu importe au point de vue du pronostic : la gravité est presque la même.

Fréquence relative des variétés. — Quant à la fréquence relative de ces variétés, les insertions latérales et marginales, les premières surtout, sont de beaucoup les plus fréquentes, quoi qu'en ait pensé Ramsbotham. — Gener, donne 23 insertions latérales contre 7 centrales, proportion qui peut être regardée comme l'expression approximative de la vérité; mais nous dirons plus loin que cette proportion est loin d'être acceptée comme vraie par tous les accoucheurs, et qu'à cet égard les dissidences sont même considérables.

Les insertions centrales complètes, centre pour centre, sont rares par rapport aux variétés incomplètes ou partielles; Lomer, sur 136 cas de ce genre, a trouvé 111 insertions incomplètes et 26 complètes. Towsend (*Boston med. and surg.* dans le n° du 21 décembre 1893) relève 6,700 accouchements de Lying-in hospital de Boston, avec 28 placenta prævia, dont 15 insertions marginales, 8 partielles et 5 centrales complètes. Les insertions centre pour centre, bien que cela ait été contesté, sont démontrées par bon nombre d'observations dans lesquelles le placenta a été troué en son milieu, soit par le fœtus expulsé spontanément (fig. 157), soit par la main de l'accoucheur obligé de pratiquer la version; elles sont encore démontrées par plusieurs autopsies. Demelin (Société obstétricale de France, en 1893), sur 302 placenta prævia, compte 28 insertions centrales complètes, dont 8 avec autopsie.

Dans le mémoire de M. Demelin se trouve le fait suivant : « *Description d'une pièce sèche conservée au Musée de la Maternité de Paris.* — C'est l'utérus d'une femme morte avant d'accoucher. On a incisé la paroi antérieure de l'organe comme pour une opération césarienne. On a laissé le délivre en place, et on a fait dessécher la pièce en maintenant béante la cavité ainsi évacuée en partie.

« Le travail était commencé, le col était évasé à son orifice interne, l'orifice interne dilaté, de la grandeur d'une pièce de un franc. La cavité cervicale est vide, elle a la forme d'un tronc de cône à petite ouverture du côté de l'orifice externe. La cavité cervicale est fermée en haut par une sorte de plafond formé par la face utérine du placenta qui est complètement libre d'adhérence sur une surface large à peu près comme une petite paume de main. Entre cette région placentaire et l'orifice externe, il y a à peu près une distance mesurée par la longueur des deux dernières phalanges de l'index. Ainsi, la face utérine du placenta constitue le fond de la cavité en forme de tronc de cône que représente le col évasé en haut.

« Le placenta est attaché partout, au-dessus de l'orifice interne évasé, sur le segment inférieur, aussi bien à droite qu'à gauche, en avant qu'en arrière. Seulement, la surface placentaire empiète un peu plus sur la partie antérieure à droite que sur la partie postérieure à gauche du segment inférieur.

« L'insertion n'est pas mathématiquement centre pour centre, mais cliniquement elle est totale, car nulle part les membranes ne recouvrent l'axe

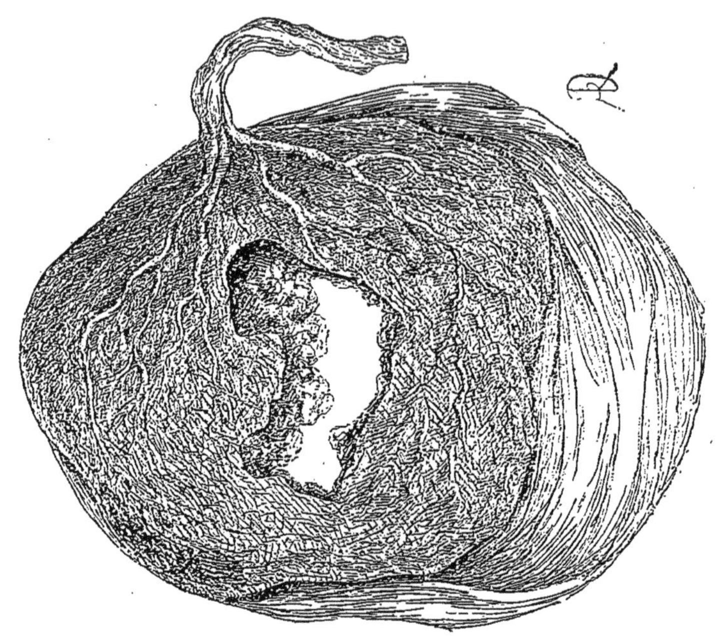

FIG. 157. — Placenta dont l'insertion vicieuse était centrale ; l'ouverture qu'il présente a livré passage à la main de l'opérateur et au fœtus (Ribemont).

du col évasé et bien dilaté ; la zone circulaire qui donne encore attache aux cotylédons périphériques est large d'au moins trois centimètres à gauche et en arrière du segment inférieur, c'est-à-dire dans la région où le bord du placenta est le moins éloigné de l'orifice cervical. Le cordon ombilical s'attache en un point voisin du centre placentaire, et se trouve juste au-dessus de l'orifice externe du col. » (Demelin. *Mémoires de la Société obstétricale de France*, 1893-1894, p. 65.)

Le professeur Tibone (de Turin) a publié en 1894 cinq belles planches représentant l'utérus d'une femme ayant succombé, pendant le travail de l'accouchement, à une hémorrhagie par insertion vicieuse du placenta. Sur la planche I, on voit le placenta recouvrant entièrement l'orifice interne qui, en un point de son pourtour, confine au bord du placenta. (Tibone. *Tavole omolographiche sulla placenta prævia preparate sopra el cadavere congelato.* Torino, 1894.) — Au même point de vue, on pourra consulter le magnifique atlas de Léopold. — On trouve aussi dans la thèse de M. Juge une observation probante d'insertion centrale.

M. Pinard, au contraire, sans nier d'une façon absolue la possibilité des insertions centrales complètes, déclare qu'il n'en a jamais rencontré.

Placenta succenturié. — Quand le placenta est divisé en deux masses, l'une d'elles peut se trouver située vers le fond ou le milieu de l'utérus, et l'autre, de volume égal ou non, occuper le segment inférieur ; il y a alors placenta prævia succenturié, et l'importance de celui-ci, au point de vue clinique, est en raison directe de son étendue et de sa vascularité : s'il ne s'agit que d'un cotylédon plus ou moins atrophié, sa valeur est presque nulle.

Pourtant, les cotylédons accessoires accompagnant fréquemment les placentas insérés sur la zone inférieure, la présence de cotylédons succenturiés insérés sur l'orifice interne peut être considérée comme significative, et faire soupçonner la proximité du placenta principal.

Insertion intra-cervicale. — Enfin il faudrait ajouter à ces diverses variétés d'insertions vicieuses du placenta, l'insertion intra-cervicale que certains faits cités par Mme Lachapelle, Hohl, Barnes, Sirélius, tendent à faire admettre ; il en est de même de l'observation de Tarnier que nous avons précédemment rapportée (p. 448), et d'un fait tout récent (*Semaine médicale* du 10 juin 1898, p. 236) observé par Küstner. (Voir aussi la thèse de Mirasson-Nonqué. Paris, 1888.) Mais, la plupart des accoucheurs (Cazeaux, Lusk, Charles, etc.) n'acceptent l'insertion intra-cervicale qu'avec une extrême réserve : de nouvelles observations confirmatives semblent donc nécessaires pour faire cesser toute contestation sur ce point de la science.

§ 2. — Fréquence et causes.

Ainsi qu'en témoignent les estimations de la plupart des auteurs classiques, la fréquence de l'insertion vicieuse est considérée comme restreinte : 1 sur 2,000 accouchements pour Veit (*Handbuch* de Müller, V, II, p. 5) ; 1 pour 1,078, d'après Müller qui rassemblait pour arriver à ce résultat 18 des statistiques les plus étendues. Les chiffres de Klein (1 sur 760), de Collins (1 sur 1,310), correspondent aux précédents. Kleinwachter donne le chiffre de 1 pour 800 ou 1 pour 1,000 ; Lomer celui de 1 sur 723.

Dans les Maternités où s'accumulent les cas de dystocie, la proportion des hémorrhagies par insertion vicieuse est plus grande : 1 sur 244 à la Maternité de Paris ; 1 sur 242 à la clinique de M. Depaul ; 1 sur 207 à la clinique de M. Tarnier ; 1 sur 269 d'après Jüdell ; etc.

Mais, par *insertion vicieuse*, ces auteurs n'entendaient pas seulement les rapports anatomiques d'un placenta inséré sur le segment inférieur (voyez p. 584), ils attribuaient encore à cette expression une signification pathologique. Pour eux, une insertion du placenta sur le segment inférieur, pour être déclarée *vicieuse*, devait siéger assez bas pour engendrer une hémorrhagie pendant la grossesse ou l'accouchement. Cette hémorrhagie était d'ailleurs regardée comme à peu près inévitable, et si elle ne se produisait pas, on était comme étonné de cette exception, et l'on en recherchait avec curiosité les causes.

Avec cette manière de comprendre l'insertion vicieuse du placenta, celle-ci était relativement rare, et constituait un cas grave de dystocie.

Ces notions n'ont pas paru assez précises, et l'on a voulu, en examinant l'arrière-faix après la délivrance, pouvoir déterminer exactement sur quelle partie de l'utérus le placenta s'était inséré. A cet égard, voici comment Barnes s'exprime : «..... On peut démontrer autrement la largeur de la zone cervicale, en examinant le placenta après sa sortie. La portion placentaire qui s'est présentée à l'orifice, est reconnaissable à ce que les membranes sont rompues tout auprès ; il est évident, comme l'ont dit Levret, Von Ritgen et Hugh Carmichaël, que les membranes doivent se rompre ou être percées sur l'orifice, quand l'enfant le traverse ; ainsi, en mesurant la distance de cette déchirure au bord inférieur du placenta, on aura exactement la distance du placenta à l'orifice. » (Robert Barnes. *Leçons sur les opérations obstétricales et le traitement des hémorrhagies*, traduction de Cordes, Paris, 1873.)

Les idées de Barnes sur ce point ont encore prévalu, et M. Pinard les vulgarise par ses travaux, ses leçons et les thèses de ses élèves. On mesure donc, après la délivrance, quelle distance il y a entre le bord du placenta et la trouée faite aux membranes par le fœtus au moment de l'accouchement ; si cette distance n'est pas de 76 millimètres (Barnes), 10 centimètres même d'après M. Pinard, on déclare que le placenta était inséré par son bord sur la zone dangereuse, et qu'il y avait eu insertion vicieuse. Comprise de cette façon, l'insertion vicieuse devient très commune : M. Pinard, en 1886, l'observe dans 28,12 p. 100 des accouchements ; son élève Maggiar (thèse de 1895) en porte la proportion à 57,52 p. 100 ; enfin un élève de M. Bar, Spindler (thèse de 1896), renchérissant encore sur ces chiffres, montre que si l'on doit se fier aux mensurations pratiquées comme nous l'avons dit, il faut compter 79,36 p. 100 d'insertion vicieuse. Dans ces évaluations, on n'a pas suffisamment tenu compte de certaines causes d'erreur signalées par MM. Duncan, Budin et Maksud : souvent, en effet, la déchirure des membranes est linéaire, ainsi que cela résulte des recherches de M. Ribemont-Dessaignes, et si, en même temps, elle est parallèle au bord du placenta, elle indiquera à peu près la distance qui existait entre le bord de cet organe et l'orifice utérin, mais si elle est perpendiculaire au bord du placenta, elle se prolonge parfois au-dessus de l'orifice utérin et se rapproche du placenta, de telle sorte que la mensuration faite entre celui-ci et l'ouverture des membranes est trompeuse.

Quoi qu'il en soit, en procédant comme nous venons de le dire, on multiplie outre mesure les cas d'insertion vicieuse. Supposons, en effet, une cavité utérine de 30 centimètres de haut, et un placenta ayant seulement 16 centimètres dans son plus grand diamètre, si le bord inférieur de ce placenta est inséré à 9 centimètres au-dessus de l'orifice interne, son bord supérieur s'attachera à 5 centimètres au-dessous du fond de l'utérus ; dans ces conditions, le placenta sera donc plus rapproché du fond de la matrice que de son orifice interne, et cependant l'insertion sera déclarée vicieuse, parce que le bord inférieur du placenta ne sera qu'à 9 centimètres de l'orifice interne, tandis que la hauteur de la zone dangereuse a été évaluée à 10 centimètres par M. Pinard et ses élèves. Un raisonnement analogue serait applicable à la zone dangereuse, telle qu'elle a été comprise par Barnes qui ne lui donne cependant que 76 millimètres de hauteur.

Avec cette manière de comprendre l'insertion vicieuse, celle-ci est, chose singulière, non seulement plus commune que l'insertion dite normale, mais du même coup elle se trouve être extrêmement bénigne, de telle sorte qu'on pourrait compter dans une seule maternité, en une seule année, plusieurs centaines de cas de *ce placenta prævia*, non seulement sans une seule mort, mais encore sans une seule hémorrhagie grave due à cette cause ; de telle sorte encore, que la zone dite dangereuse ne le serait guère plus que les zones moyenne et supérieure, au niveau desquelles peuvent survenir aussi des hémorrhagies par décollement placentaire (voir p. 550).

Pendant longtemps les mots d'*insertion vicieuse* du placenta ont éveillé l'idée de la probabilité d'une hémorrhagie grave ; c'est, en effet, celle-ci qui domine toute la question au point de vue clinique ; il serait fâcheux de l'oublier. Mieux vaut, à notre avis, suivre les errements des anciens auteurs classiques, et ne compter que les cas dans lesquels l'*hémorrhagie par insertion vicieuse* s'est produite, ou dans lesquels son absence est exceptionnelle et difficilement explicable (voir p. 600), sans surcharger les statistiques par des faits dans lesquels le placenta, bien qu'inséré par son bord sur le haut de la zone dite dangereuse, ne provoque aucune perte de sang, à moins que ce ne soit une perte insignifiante. On peut donc estimer, avec la plupart des accoucheurs, qu'il y a environ un placenta prævia pour 1,000 accouchements dans la pratique générale ; 1 sur 250 à peu près, si l'on n'envisage que la pratique des maternités.

Causes. — Les causes sont assez mal connues ; aussi, en a-t-on invoqué un grand nombre. Pourtant une influence incontestable domine l'étiologie de l'insertion vicieuse, c'est la multiparité. De quelque façon que cette dernière agisse, son influence est certaine. Spiegelberg dit qu'on observe, sur 5 femmes atteintes d'insertion sur le segment inférieur, une seule primipare ; pour Müller c'est une primipare contre 36 multipares ; pour Jüdell c'est 9 multipares sur 10 ; pour King 1 primipare contre 9 ; Depaul, Tarnier, indiquent à peu près la même proportion ; les accoucheurs sont unanimes.

Pourquoi cette influence de la multiparité ? Pour la plupart des auteurs, la cavité de la matrice est plus ample, l'ovule fécondé n'y est pas maintenu au voisinage de l'orifice des trompes par les parois accolées, comme chez les primipares, et tombe sur la portion déclive. Pour d'autres, la muqueuse utérine est moins turgide chez les multipares, et ne maintient pas aussi bien l'œuf dans ses replis, surtout si cette muqueuse a été le siège d'inflammation, ce qui mène à incriminer l'endométrite.

Osiander, en effet, dès 1792, accusait l'inflammation de la muqueuse de la matrice d'être le principal facteur de l'insertion vicieuse. Depuis, beaucoup d'auteurs l'ont imité ; parmi ceux-ci, nous citerons Hofmeier (Menselliche Placenta 1870), et Ry (thèse 1896). La bordure (placenta bordé) et les foyers de dégénérescence si communs dans les cas d'insertion vicieuse, les adhérences anormales et le mauvais développement du placenta, la maigreur et la petitesse du produit de conception, plaident en faveur de cette hypothèse. L'influence manifeste des fibromes ou des lésions organiques de l'utérus sur la production du placenta prævia, n'agissant probablement que par l'intermédiaire de l'endométrite concomitante, donnent encore plus de poids à l'opinion d'Osiander.

Dans les grossesses gémellaires, le gros placenta unique ou les deux placentas occupant une place considérable sur la face interne de la matrice, il n'est pas étonnant qu'un de leurs bords empiète beaucoup sur la zone dangereuse et qu'avec des jumeaux on ait une insertion placentaire vicieuse.

Tyler Smith et Cazeaux supposent que la situation anormale du placenta est due à ce que la fécondation ne s'est produite que dans la partie inférieure de l'utérus ; mais nous savons que l'imprégation de l'ovule a presque toujours lieu sur l'ovaire ou dans le pavillon de la trompe. — Stein invoque, probablement à tort, le poids de l'ovule, lorsqu'il est plus lourd qu'à l'état normal.

Certaines dispositions anatomiques spéciales, ouverture de la trompe de Fallope au niveau de l'orifice interne (Ingleby), existence d'un canal allant de la trompe à la partie inférieure du corps utérin (Gendrin), favoriseraient l'insertion du placenta sur le segment inférieur, cela se comprend, et Spiegelberg rapporte que chez une femme il a observé trois fois de suite, et sur une autre dix fois, l'insertion du placenta prævia. Mais combien sont rares de semblables faits !

Les traumatismes ont été mis en cause. — M. Pinard pense que la trépidation des wagons dans un long voyage, peu de temps après la conception, peut déterminer le déplacement de l'œuf. Mais les insertions vicieuses du placenta sont-elles plus fréquentes aujourd'hui qu'avant l'invention des chemins de fer ? — Moreau parle de l'exagération des contractions de la trompe qui expulserait l'œuf au loin. — De vives émotions seraient capables de provoquer un tel trouble, que des contractions surviendraient dans l'utérus et pousseraient l'œuf, à peine sorti de la trompe, jusque dans les parties inférieures de la cavité de la matrice. Les grandes secousses morales auraient plus d'action encore : les femmes devenues enceintes pendant les effrois des guerres civiles ou étrangères seraient plus exposées à l'insertion vicieuse qu'en temps de paix. On a encore dit que les femmes adultères, lorsqu'elles conçoivent dans le trouble et la crainte, sont exposées de la même manière.

Presque toute cette étiologie est purement hypothétique, et deux causes seulement doivent être retenues : la multiparité et l'endométrite, que celle-ci soit primitive ou consécutive à une autre affection utérine.

Nous ne parlons pas de l'hérédité dont Wenzel et Holtz citent cependant des exemples, ni de l'influence épidémique ou endémique invoquée déjà par Portal, puis par Saxtorph et Nægele.

§ 3. — Pathogénie.

On a voulu pénétrer plus avant dans le problème, et ne pas s'en tenir aux circonstances étiologiques que nous avons énumérées. Hohl, en 1845, supposait que le placenta prævia se produit quand l'ovule, enveloppé de tous côtés par la caduque, s'échappe du nid qui l'enferme, passe à travers une éraillure de la caduque réfléchie, et glisse au long de la paroi utérine pour échouer au niveau du col ; c'est une simple supposition.

En 1888, au congrès de Halle, au cours d'une discussion provoquée par Ahlfeld, Hofmeier montra une pièce provenant d'une femme morte d'une hémorrhagie survenue pendant une grossesse gémellaire avec placenta situé au-dessus du col ; des constatations faites sur cette pièce, il conclut que le placenta prævia se produit quand les villosités qui s'enfoncent dans la caduque ovulaire, au lieu de s'atrophier comme d'habitude, persistent au niveau du pôle inférieur de l'œuf, et constituent le placenta par leur groupement en ce point, tandis que toutes les autres villosités s'atrophient. Plus tard, quand la soudure des deux caduques (utérine et réfléchie) est faite, les villosités restées vivaces pénètrent les deux caduques qui viennent de se joindre, et répondent au pôle inférieur de l'œuf, au voisinage de l'orifice interne.

Peu de temps après, Kaltenbach (Z. f. G. u. G., 1890. B. 28, H. 1) adoptait cette manière de voir, convaincu par l'examen de deux utérus enlevés à trois mois de grossesse pour cancer du col.

Cette interprétation fut d'abord acceptée avec enthousiasme (Dohrn, Schröder), et Olshausen l'a reproduite ; beaucoup d'auteurs à l'étranger en sont encore de fermes partisans. Il n'est pourtant pas facile de bien comprendre ce processus pathogénique. Pourquoi, en effet, les villosités subsistent-elles sur la caduque réfléchie mal irriguée, et disparaissent-elles au niveau de la caduque utérine, dont une portion aurait dû se transformer en sérotine ? On répond que cette anomalie se produit dans les cas d'endométrite chronique, quand la caduque réfléchie est extraordinairement vasculaire. Cette explication n'est qu'à demi satisfaisante, aussi Ahlfeld (1888, Z. f. G., Bd 21, H. 2, p. 335) s'éleva-t-il fortement contre elle ; Gottschalk au congrès de Bruxelles, et Berry Hart firent de même. On ne saisit pas très bien, en effet, le raisonnement d'Hofmeier et de Kaltenbach, car si la caduque ovulaire est atteinte d'endométrite, celle-ci doit avoir atteint la caduque utérine dont la caduque ovulaire n'est qu'une expansion par prolifération ; de plus, leurs pièces anatomiques n'étaient pas suffisamment justificatives, parce que l'on pouvait admettre que les rapports y avaient été troublés par le mode de conservation. On objecta encore qu'il s'agissait d'œufs qui présentaient bien des ramifications dans la caduque réfléchie, mais que ces œufs provenaient d'une grossesse de 3 mois, c'est-à-dire d'un âge où la plus grande partie de la périphérie ovulaire est encore hérissée de prolongements qui se seraient peut-être atrophiés plus tard.

Keilmann (de Breslau) (Z. f. G. und G., 1895, Bd. 33, H. 1, p. 21) sans être adversaire de l'opinion d'Hofmeier, en modifia pourtant la formule en faisant jouer un grand rôle au point d'attache de l'allantoïde.

En résumé, ces essais d'explications pathogéniques n'ont pas entraîné la conviction générale, et Berry Hart n'a pas mieux réussi que ceux dont il combattait les propositions. Il faut donc, jusqu'à plus ample informé, accepter comme vrai le rôle joué par l'endométrite et la multiparité, et se contenter actuellement de cette double notion étiologique.

§ 4. — Mécanisme de l'hémorrhagie.

L'hémorrhagie étant le phénomène capital de la symptomatologie du placenta prævia, il est important d'en rechercher le mécanisme pendant la grossesse et pendant l'accouchement.

Mécanisme de l'hémorrhagie pendant la grossesse. — Ce n'est que depuis Portal qu'on a rattaché les hémorrhagies des derniers mois de la grossesse à l'adhérence vasculaire de l'arrière-faix sur le pourtour de l'orifice interne (voir p. 581). Dès l'abord, on ne chercha pas beaucoup à expliquer le mécanisme intime de cette hémorrhagie ; plus tard, on admit, — sans être trop éloigné de la vérité, — que l'utérus pendant la grossesse se développait de haut en bas, et que pour augmenter sa cavité il empruntait petit à petit les fibres du col, qu'il tiraillait ainsi de plus en plus le délivre inséré vicieusement, et le faisait saigner. L'erreur était de supposer que l'ouverture du col et son absorption par la cavité du corps utérin se faisaient à partir du sixième mois (voir t. I, p. 579).

Jacquemier, en 1846, formula plus justement cette théorie en disant que pendant les six premiers mois de la grossesse, l'utérus s'accroît surtout au niveau de son fond, que les parois de cet organe et le placenta prævia se développent alors parallèlement, d'un pas égal pour ainsi dire, sans tendance à se désunir, sans hémorrhagie par conséquent ; dans les trois derniers mois, au contraire, c'est le segment inférieur de l'utérus qui se développe le plus, tandis que l'accroissement du placenta est presque terminé ; il n'y a donc plus harmonie et parallélisme entre le développement des parois utérines et celui du placenta ; des tiraillements et des déchirures se produisent entre eux ; l'hémorrhagie apparaît.

La théorie de Jacquemier fut acceptée par la plupart des accoucheurs ; Barnes pourtant s'inscrivit en faux contre elle, et prétendit que si le susdit parallélisme était détruit, et que s'il se produisait une déchirure vasculaire consécutive avec hémorrhagie, c'était parce qu'à la fin de la grossesse, surtout aux époques correspondantes au molimen cataménial, le placenta subissait une poussée congestive intense et un développement exagéré par rapport à eelui du segment inférieur : c'était, en un mot, le contre-pied de la théorie de Jacquemier. En cela, l'opinion de Barnes n'a pas prévalu.

Mauriceau avait compris et expliqué le mécanisme de ces hémorrhagies par le tiraillement que les membranes exercent sur le placenta, et la description qu'il en fait est si précise et si claire, qu'il nous paraît utile de citer ce qu'il en a dit : « Néanmoins si dans le temps que la perte de sang commence à paraître, les membranes des eaux de l'enfant ne sont pas encore percées, il faut les percer aussitôt que la matrice est un peu dilatée, sans attendre que ces membranes se rompent d'elles-mêmes ; car, comme les pertes de sang qui passent la médiocrité procèdent toujours du détachement de l'arrière-faix, si on laissait entières ces membranes, qui sont attachées de toutes parts à l'arrière-faix, elles en causeraient encore un plus grand détachement, étant agitées et poussées fortement en devant, dans le temps des douleurs de la femme; mais étant percées, elles donnent lieu à l'enfant de s'avancer dans le passage au travers de leur rupture, sans tirailler, comme elles faisaient auparavant, ni faire détacher davantage l'arrière-faix d'avec la matrice, et les vaisseaux mêmes de la matrice, qui étaient ouverts, se bouchent par la contraction de sa propre substance, aussitôt que les eaux de l'enfant, qui la tenaient étendue, s'en sont écoulées par la rupture des membranes. » (Mauriceau. *Traité des maladies des femmes grosses, et de celles qui sont accouchées*. Paris, 1721, p. 335.)

En 1869, le professeur Eugène Hubert (de Louvain) décrit avec beaucoup de netteté le mécanisme du tiraillement du placenta et la cause de l'hémorrhagie, tant que les membranes ne sont pas rompues : « Lorsqu'elles sont intactes, les contractions utérines ont pour effet de les pousser vers le vagin, en même temps qu'elles reportent peu à peu les bords de l'orifice utérin en haut et en dehors. De ce double mouvement en sens opposé résulte un tiraillement qui s'étend au bord du placenta et peut le décoller. Lorsque la poche est rompue, au contraire, ce tiraillement cesse. » (Eugène Hubert. *Cours d'accouchements*. Louvain, 1869, t. II, p. 403.)

Pour expliquer le décollement du placenta, Schröder admet bien qu'il y a ampliation du segment inférieur, mais il fait aussi intervenir un déplacement des parois utérines qui glissent sur la surface externe de l'œuf. Sa théorie du glissement a été résumée par Bitot de la façon suivante : « Je veux parler des cas d'insertion vicieuse désignés par les Allemands sous le nom de *placenta prævia lateralis*, et pour lesquels Schröder a imaginé la théorie du glissement et, comme conséquence, au point de vue du traitement, la rupture des membranes. Schröder croit, en effet, que le décollement réside dans le déplacement de la paroi utérine sur l'œuf, comme cela se passe pendant le travail, alors que la poche des eaux n'est pas rompue et que l'œuf est expulsé intact. Pour que l'orifice se dilate, il faut absolument que la paroi utérine et l'œuf se déplacent l'un sur l'autre, car l'ouverture du col consiste en ce que le segment inférieur se retire en glissant de bas en haut sur la surface de l'œuf. »

« Habituellement cette séparation se fait dans la caduque, mais, ainsi que le fait remarquer Schröder, elle peut se faire entre le chorion et l'amnios, et cela quelquefois jusqu'à la racine du cordon. C'est ainsi que Schülein, dans 135 observations, a trouvé le chorion et l'amnios 46 fois entièrement détachés, 33 fois séparés en partie, 56 fois unis dans toute leur étendue : ces faits ont leur importance. »

« Dans le cas d'insertion vicieuse du placenta complète ou partielle, il faut, quand le segment inférieur de l'utérus se retire sur l'œuf, que la séparation se fasse dans la caduque. Dans les cas de *placenta prævia lateralis*, au contraire, le décollement peut se faire, soit dans la caduque, soit entre le chorion et l'amnios. S'il se fait dans la caduque utérine, il se continuera, au niveau du délivre, dans la caduque utéro-placentaire, c'est-à-dire que le segment inférieur de l'utérus se retire sur la surface utérine du placenta, qui se trouve ainsi séparée de son point d'implantation. Or, il peut n'en être pas ainsi si le décollement et le glissement s'opèrent entre le chorion et l'amnios. Dans ces conditions le placenta reste fixé à la matrice et il se déplace avec le chorion sur la membrane amniotique ; mais ici le glissement est toujours très limité, parce que l'insertion du cordon oppose une barrière insurmontable à la propagation du décollement. Aussi, faut-il se mettre en présence du cas le plus fréquent, celui dans lequel la paroi utérine se sépare de l'œuf au niveau de la caduque. En pareille circonstance, tandis que la poche des eaux subsiste, le décollement se poursuit, et plus les bords de l'orifice se relèvent, plus la portion détachée est considérable. Si la poche des eaux vient à se rompre, les choses changent immédiatement, car dès que l'amnios est détaché, le placenta peut suivre la paroi utérine dans son mouvement d'ascension, la cause du décollement placentaire ayant disparu. » (Bitot. *Contribution à l'étude du mécanisme et du traitement de l'hémorrhagie liée à l'insertion vicieuse du placenta.* Paris, 1880, p. 39 à 41.)

Le professeur Léon Dumas, de Montpellier, a de son côté longuement décrit le décollement et le glissement des membranes, et les développements qu'il donne à ce sujet constituent ce qu'il appelle la *Théorie du décollement et du glissement*. C'est avec cette théorie qu'il explique la formation de la poche des eaux dans la parturition normale, et la production des hémorrhagies dans les cas de placenta prævia. (Léon Dumas. *Annales de gynécologie*, 1885, t. II, p. 175, 283, 348, 365.)

M. Pinard a adopté la théorie de Schröder et de Léon Dumas, car il dit : « Lorsque le col s'efface, c'est-à-dire lorsque, au début de l'accouchement, l'œuf pénètre dans la cavité cervicale, soit par suite du glissement de l'œuf le long de la paroi utérine, soit comme le veut mon savant ami, le professeur Léon Dumas (1), et comme je le crois aussi, par suite du glissement de la paroi utérine le long des membranes de l'œuf, il y a rupture du faisceau membraneux. »..... « Mais lorsque les membranes fœtales (amnios et chorion) subissent une pression localisée, que se produit-il, ou que peut-il se produire ? Tout d'abord elles s'amincissent, elles s'étendent et cette tension retentit ou doit retentir sur la totalité des membranes. On comprend, lorsque le placenta est inséré au fond de l'utérus, que l'élasticité totale de ces membranes étant mise en jeu, les tiraillements exercés sur le placenta seront peu accusés ; que la distension augmente encore et des tractions de plus en plus énergiques vont s'exercer sur le placenta, en même temps que le glissement, le décolle-

(1) LÉON DUMAS. *Annales de gynécologie*, 1885, t. II.

ment des membranes les unes sur les autres vont se produire. L'amnios peut glisser sur le chorion dans toute son étendue et ce fait se produit assez souvent, ce qui explique comment, dans certains cas, on trouve l'amnios décollé sur une étendue plus ou moins considérable de la face fœtale du placenta et retroussé jusqu'au cordon. Mais le chorion ne peut glisser sur la caduque qu'en tirant sur le placenta. Toute pression exercée en un point du chorion retentira plus ou moins sur le placenta, suivant que cette pression s'exercera en un point plus ou moins éloigné du placenta. »

« Or, quand le placenta est sur le segment inférieur de l'utérus, toute la portion de la paroi utérine correspondant à son ouverture ne peut prendre part au développement ; aussi l'ampliation se fait aux dépens d'une partie du segment inférieur seulement et cette partie subit une distension considérable. D'un autre côté, l'élasticité du chorion est beaucoup moindre à ce niveau, car le chorion est extrêmement adhérent au niveau de la face du placenta, il ne peut prêter de ce côté, il tire sur le placenta et si celui-ci ne cède pas, bientôt il se rompt. L'amnios peut résister encore plus longtemps; mais comme il est seul alors à supporter la pression intra-amniotique, il se rompt le plus souvent consécutivement. C'est ainsi que je crois pouvoir expliquer le mécanisme suivant lequel se produit la rupture prématurée des membranes lorsque le placenta est inséré sur le segment inférieur. » (Pinard. De la rupture prématurée des membranes de l'œuf humain. *Annales de gynécologie*, 1886, tome I, p. 322, 324, 325.)

La théorie du tiraillement exercé par les membranes sur le placenta (Mauriceau, Eugène Hubert), et celle de leur glissement (Schröder, Léon Dumas, Pinard) ont entre elles la plus grande analogie ; elles paraissent d'ailleurs bien fondées et ne contredisent pas la théorie de l'ampliation du segment inférieur, telle que Jacquemier l'a exposée. Avec ces notions théoriques, le mécanisme de l'hémorrhagie par insertion vicieuse devient facile à comprendre, et l'on y trouve des indications fructueuses en faveur du traitement par rupture prématurée des membranes. (Voir p. 623.)

Mécanisme de l'hémorrhagie pendant le travail. — Toutes les causes capables de produire l'hémorrhagie par insertion vicieuse pendant la grossesse, subsistent pendant le travail ; il s'y ajoute une expansion considérable du segment inférieur sur laquelle Matthews Duncan, Budin et Bitot ont particulièrement insisté. Notons encore l'effacement du col et la dilatation de l'orifice utérin, toutes causes de décollement placentaire qui sera peut-être augmenté aussi par le refoulement du délivre sur lequel, dans certains cas, la présentation viendra appuyer.

Cette hémorrhagie peut bien, en des cas exceptionnels, en raison de complications spéciales, provenir en partie des vaisseaux de l'enfant ; mais il n'est pas possible de soutenir que son origine n'est pas maternelle. On s'est toutefois demandé si le sang s'écoulait par la paroi utérine ou par la face muqueuse du placenta partiellement décollé.

Simpson a soutenu énergiquement cette dernière opinion, arguant que si le placenta n'était pas entièrement détaché, du sang lui était apporté de la mère au niveau des parties restées adhérentes, sang qui se répandait dans toute l'épaisseur du gâteau placentaire, en raison des multiples communications intra-cotylédonaires, et s'échappait par la surface décollée. Mais l'opinion de Simpson est considérée comme erronée ; c'est, au contraire, au niveau de la surface cruentée de l'utérus, mise à nu par le décollement du placenta, que l'issue du sang se produit

Le sang peut cependant s'échapper sans décollement de cotylédons ; il suffit pour cela que le tiraillement ait ouvert une des grosses veines de la périphérie du placenta. M. Duncan a particulièrement attiré l'attention sur ce point que Budin a repris plus récemment (v. p. 566).

§ 5. — Symptomatologie.

Un assez grand nombre de signes conduisent au diagnostic de l'insertion vicieuse ; pourtant un symptôme dépasse tous les autres par son importance : c'est l'*hémorrhagie*.

Celle-ci peut n'apparaître qu'au moment du travail, mais le plus souvent elle se montre dans les derniers mois de la grossesse. Pour Mme Lachapelle, toute perte de sang se produisant à partir du sixième mois chez une femme enceinte, est révélatrice d'une insertion vicieuse du placenta. Cette proposition, quoique trop absolue, doit néanmoins être tenue pour vraie dans la majorité des cas.

Mais les hémorrhagies dues à la présence du placenta sur le segment inférieur peuvent-elles se manifester plus tôt? Depaul, dans ses leçons de clinique, parle d'une observation (n° 15) où la présence du délivre sur le segment inférieur fut cause d'avortement. Müller, sur 372 cas, trouve que 82 fois la première hémorrhagie survint avant la 28e semaine, et 284 fois dans les dix dernières. Barnes dit qu'un certain nombre d'avortements attribués à des causes banales, sont dus à l'implantation du placenta près du col. Stark, Ritgen admettent cette manière de voir. Ritgen croit même que la plupart des avortements spontanés sont dus à cette cause, J. Matthews Duncan et M. Pinard professent la même opinion.

Malgré ces restrictions à la règle habituelle, il n'en est pas moins vrai que d'après l'expérience de tous les accoucheurs, et d'après la lecture de toutes les observations, c'est vers la fin de la grossesse, dans les deux ou trois derniers mois, le plus souvent dans la quinzaine qui précède l'accouchement (Spiegelberg), surtout aux approches du terme, que l'écoulement du sang se produit.

D'après un relevé de 57 cas observés à la Maternité par Tarnier, la première hémorrhagie parut 25 fois au 9e mois, 19 fois au 8e, 10 fois au 7e, 2 fois à la fin du 6e mois et une fois au 5e. — Dans un tableau analogue dressé par Simpson, et destiné à donner une idée de la proportion des hémorrhagies aux différentes époques, on voit que sur 89 insertions vicieuses, 3 fois les hémorrhagies parurent avant le sixième mois ; 2 fois de 6 à 7 mois ; 19 fois de 7 à 8 mois ; 19 fois de 8 à 9 mois ; 43 fois dans le 9e mois. — Depaul fit établir un tableau de même nature : sur 70 cas, une fois l'hémorrhagie parut avant le 6e mois; 7 fois de 6 à 7 mois; 12 fois de 7 à 8; 26 fois de 8 à 9; 24 fois à terme.

Symptômes pendant la grossesse. — L'hémorrhagie survient brusquement, inopinément; l'histoire en est presque toujours la même : au milieu du jour ou de la nuit, au cours d'une tranquillité parfaite, sans la moindre douleur, la femme se sent tout d'un coup mouillée, croit qu'elle perd des eaux, regarde et s'aperçoit qu'elle est inondée de sang. Cette première perte peut être considérable, mais c'est là un fait assez rare : d'ordinaire, elle est d'abondance modérée et prend bientôt fin.

L'hémorrhagie tarie, comme la femme (il s'agit ordinairement d'une multipare) est rassurée par la bonne issue des ses grossesses antérieures, comme il n'y a pas eu de souffrance, et que la douleur est pour les gens inexpérimentés la mesure de la gravité d'un accident, la quiétude à peine troublée renaît bientôt, et reste complète jusqu'à ce qu'une nouvelle hémorrhagie survienne aussi inopinément que la première fois.

Cette seconde perte sera elle-même suivie d'une ou de plusieurs autres hémorrhagies.

A quels intervalles reviennent ces hémorrhagies? Cela est très variable et l'espace de temps entre chacune d'elles est tantôt de quelques jours ou de quelques heures seulement, tantôt de plusieurs semaines. Tarnier a même recueilli une observation dans laquelle il y eut trois mois entre la première perte de sang et la seconde; celle-ci fut tellement abondante qu'elle faillit emporter la malade. Ces intervalles sont d'ailleurs absolument irréguliers et variables; nous ne croyons donc pas que l'apparition de la première perte et des suivantes soit, comme on l'a dit, influencée par le moment d'une époque menstruelle.

Si la première perte est en général modérée, la deuxième est ordinairement plus abondante. Celles qui succèdent, se rapprochent habituellement les unes des autres et deviennent progressivement plus effrayantes, jusqu'à ce qu'une hémorrhagie torrentielle tue la malade, ou la mette dans un péril assez imminent pour déterminer l'entourage à requérir d'urgence les secours médicaux.

On cite des faits d'hémorrhagie foudroyante d'emblée; heureusement ils sont exceptionnels.

Ordinairement ces écoulements de sang ne s'accompagnent pas de douleur, ni de contractions utérines, et ne contiennent pas de gros caillots. Cette règle n'est cependant pas sans exception; il peut en effet se faire que du sang s'accumule dans le fond du vagin, s'y coagule et soit expulsé plus tard en grosse masse; il se peut aussi que l'expansion du segment inférieur ne soit pas aussi indolore que de coutume, et que les pertes révélant le placenta prævia soient précédées ou accompagnées de quelques douleurs, de contractions utérines plus ou moins régulières.

En général, la caractéristique de ces hémorrhagies est d'être immédiatement externes, sans accumulation de sang à l'intérieur de la matrice, soudaines, indolores, à répétition, de plus en plus abondantes.

Nous venons de dire que ces hémorrhagies sont immédiatement externes ; on le comprend aisément puisque le sang vient d'un point voisin de l'orifice interne de l'utérus, et que par conséquent son issue au dehors est facile, mais il n'en est pas toujours ainsi : le sang, en effet s'accumule quelquefois et se coagule dans le vagin, ou dans le segment inférieur de la matrice.

Les hémorrhagies en question sont-elles *inévitables*, ainsi qu'on les a si longtemps désignées depuis Levret et Rigby ? Assurément non.

Pendant la grossesse et même jusqu'au jour de l'accouchement, certaines insertions vicieuses ne se manifestent par aucun signe hémorrhagique. Rochefort (1816) en a publié des exemples ; Moreau et bien d'autres, depuis lui, en ont cité de nouvelles observations.

Cette immunité est due d'abord à la variété d'insertion. Les insertions latérales peuvent fort bien n'être décelées pendant la grossesse et même pendant le travail par aucune perte de sang. Quelquefois encore, mais moins souvent, il en est de même pour les variétés marginales. Enfin les insertions centrales, elles-mêmes, pourront, par exception, passer inaperçues jusqu'au moment du travail, aucun symptôme n'ayant traduit leur existence. C'est qu'il y a bien des degrés dans le travail secret d'assouplissement et d'expansion qui aboutit à la formation du segment inférieur de l'utérus. Certaines matrices se développent notablement dans leurs portions élevées jusqu'à la fin de la grossesse, tandis que les régions inférieures restent sans grande modification, presque impassibles jusqu'au moment du travail.

D'autres fois la trame placentaire est très souple, et les liens qui unissent le placenta à la paroi utérine prêtent assez pour que l'étirement ne force pas la limite d'élasticité du tissu placentaire ; la rupture des vaisseaux n'a pas lieu et l'hémorrhagie ne se produit pas.

Depaul et Jüdell ont émis l'opinion suivante : on sait que dans les conditions normales et à la fin de la grossesse, c'est la paroi antérieure du segment inférieur de l'utérus qui se développe le plus, qui se déprime et se creuse en descendant dans le vagin ; or, si le placenta est attaché à cette partie antérieure, l'hémorrhagie est fatale ; mais s'il est inséré sur la paroi postérieure, il est presque à l'abri de tout tiraillement, il n'y a pas de déchirure et pas ou peu d'hémorrhagie. Ces raisons ne sont valables que jusqu'à un certain point.

L'ouverture de l'œuf par rupture artificielle ou spontanée des membranes, comme nous l'avons dit en parlant du mécanisme de l'hémorrhagie, peut encore diminuer le tiraillement exercé sur le placenta, ou même l'y soustraire complètement, et conjurer l'hémorrhagie.

D'après Moreau, si le fœtus est mort, le décollement du placenta pourra se faire sans hémorrhagie, par suite de l'amoindrissement de la circulation utéro-placentaire ; mais cette explication n'est acceptable que si l'enfant a succombé depuis longtemps ; même dans ces conditions une hémorrhagie très grave peut être observée.

La valeur symptomatique du phénomène *hémorrhagie* est capitale, et l'importance que nous lui avons accordée n'est pas démesurée ; néanmoins, d'autres signes tirés de la marche spéciale de la grossesse ou du travail, des indices précis et directement constatés, permettent de présumer ou d'affirmer l'existence d'un placenta prævia, alors même qu'il n'y a pas eu hémorrhagie.

Certains auteurs ont incriminé des troubles qui se manifestent dès le début de la gestation, de l'ischurie et des faux besoins d'aller à la garde-robe; il ne faut guère y attacher d'importance.

Le fait qu'une femme est menacée d'avortement, n'est point, en dépit d'Hoffman, une présomption suffisante pour qu'on puisse diagnostiquer un placenta prævia. Et même, si l'on vient à trouver par le toucher des villosités au niveau de l'orifice interne, il ne s'ensuit pas qu'il y ait insertion vicieuse, car le placenta, dans les œufs abortifs de trois et quatre mois, sans parler des œufs de moins de huit semaines, occupe une telle étendue sur la surface ovulaire (au moins un tiers et plus souvent moitié), qu'il y a toujours une région placentaire au voisinage de l'orifice interne (Keilmann).

Peut-être faut-il, comme indice de l'insertion du placenta sur le segment inférieur, accorder plus d'importance à l'accouchement qui a lieu prématurément. Pourtant nous savons que tant de causes ont été invoquées pour rendre compte des accouchements prématurés, et que tant de fois on a des accouchements avant terme sans pouvoir en connaître la raison, que nous n'aurons garde de considérer ce seul fait, dépourvu de circonstances plus significatives, comme un indice de valeur.

Mais il n'en est plus de même, si le travail anticipé a été précédé ou s'accompagne de pertes de sang, s'il est annoncé par un écoulement prématuré des eaux de l'amnios.

La rupture prématurée des membranes, en effet, a été signalée dans les cliniques de Depaul, puis plus nettement, en 1886, par M. Pinard et ses élèves, comme symptôme fréquent d'une insertion basse; il est vrai que des recherches nouvelles ont démontré que cette rupture prématurée était fréquente aussi quand le placenta s'insère sur la zone moyenne ou supérieure de la matrice. De sorte qu'on doit demeurer réservé en présence d'une ouverture prématurée de l'œuf, et ne pas en conclure trop vite qu'il y a probabilité d'une insertion du placenta sur le segment inférieur.

Un signe d'une certaine valeur et capable de mettre sur la voie du diagnostic, c'est la constatation d'une mauvaise accommodation fœtale. En effet, lorsqu'il existe un bassin rétréci avec promontoire proéminent, ou bien quand un fibrome utérin occupe le voisinage du col, une présentation anormale n'est pas rare; or, avec un placenta qui repose sur le segment inférieur, organe gorgé de sang chez la femme vivante (sorte de tumeur érectile beaucoup plus considérable qu'on n'imagine, si l'on ne se souvient que des arrière-faix examinés sur un plateau après la délivrance), on observe le même défaut d'accommodation : la tête de l'enfant n'appuie pas franchement sur l'orifice du bassin ; d'ailleurs, il est vraisemblable que le placenta ne se laisse pas aplatir à la longue, mais qu'à chaque diastole artérielle il subit une expansion rythmique qui dévie de côté le fœtus; aussi, les présentations anormales sont-elles fréquentes. Les statistiques de Kilian et de Gottschalk nous montrent, en effet, que les présentations vicieuses sont vingt-cinq fois plus fréquentes avec le placenta prævia. Jüdell, sur 74 cas, vit 47 sommets, 8 sièges, 19 épaules.

Arrivons à l'examen direct : palpation du ventre, auscultation, toucher ; celui-ci surtout donne les renseignements les plus précieux.

Pfeiffer (1869) a montré qu'on pouvait, dans un assez grand nombre de circonstances, reconnaître par le palper la présence du placenta sur la *face antérieure* de l'utérus. Dans les conditions habituelles, avec un fœtus fixé, il n'est peut-être pas bien aisé de constater l'épaississement prétendu caractéristique de l'implantation du placenta ; mais avec une présentation du siège et un fœtus mobile, en déplaçant la tête fœtale de droite à gauche, au long de la paroi, on arrive à trouver en une région l'empâtement symptomatique. Le Dr Bar, dans une opération césarienne, avait pu, en procédant de cette manière, s'assurer préalablement de l'absence du placenta sur la face antérieure de la matrice.

Ce diagnostic étant possible lorsque le placenta est inséré sur la paroi antérieure de l'utérus, Herbert Spencer a pensé que, dans les insertions vicieuses, la palpation attentive de l'hypogastre donnerait des notions utiles, et dans 7 cas il fit ainsi le diagnostic exact. Si le placenta siège sur la face postérieure, on n'arrive pas il est vrai à le sentir, mais du moins la présentation est alors fortement projetée en avant, comme s'il s'agissait d'un bassin rétréci, ou déjetée vers un côté.

Si, au contraire, l'insertion a lieu en majeure partie sur la face antérieure, on peut, en déplaçant la tête, se rendre fort bien compte que sur toute une zone de l'hypogastre les sensations sont très vagues, comme éloignées. A peine si l'on reconnait la présentation ; mais, pour que ce signe ait quelque valeur, il faut une présentation céphalique.

L'auscultation ne donne quasiment rien. Hardy et Mc Clintock pensaient pouvoir en auscultant, faire le diagnostic de la place occupée par le placenta. Wenzel (*Arc. s. of ch.* May 1860) répète qu'on peut, en localisant les bruits placentaires, lever tous les doutes. Mais cette opinion, malgré le crédit que lui prête l'autorité de Barnes, n'est pas exacte ; il n'y a pas de rapport bien net entre le souffle utérin et la place occupée par le placenta.

Quant au toucher, les signes qu'il fournit sont des plus importants. Levret signale une turgescence toute spéciale des parties génitales ; la vascularisation du fond vaginal serait très accrue et donnerait la sensation du pouls vaginal d'Osiander.

En outre, la présentation étant retenue au-dessus du détroit supérieur, et ne poussant pas le col dans l'excavation, celui-ci reste élevé. Le museau de tanche est déplacé latéralement, du côté où se trouve l'implantation de la majeure partie du placenta, parce que la paroi utérine, doublée par cet organe, y est moins extensible que du côté opposé. Le toucher est souvent douloureux, et la région la plus sensible est celle qui répond à la zone d'insertion.

La présentation est malaisément reconnue par le toucher à travers le segment inférieur. Si la tête répond au détroit supérieur, on a beau presser sur elle avec une main placée au-dessus des pubis, on ne peut pas l'amener au contact médiat du doigt intra-vaginal; celui-ci reste presque toujours séparé de la présentation par une masse spongieuse qui fait matelas, et qui ouate en quelque sorte les sensations. En déplaçant le doigt, on arrive à reconnaître en un point, sur le côté, là où n'est plus interposé le placenta, le contact dur et pour ainsi dire caractéristique du sommet quand il se présente. — Gendrin a signalé dans ce cas l'absence du ballottement céphalique ; Cazeaux y a insisté.

Au lieu d'un sommet a-t-on quelque autre présentation, le caractère d'empâtement du cul-de-sac vaginal existe encore, mais il est moins facile à constater.

Le doigt ayant exploré le vagin, le col et son pourtour, ne doit pénétrer qu'avec une infinie prudence dans le col, le plus souvent entr'ouvert. La moindre violence peut détacher un caillot et provoquer une hémorrhagie nouvelle. Au lieu de la toile souple et mobile que constituent les membranes normales, on sent au niveau de l'orifice interne, si l'insertion est latérale, une membrane épaisse, tomenteuse et peu mobile. Dans l'insertion marginale, on reconnaît avec le doigt le bord du placenta encore adhérent à l'utérus, ou décollé et s'avançant parfois sur l'orifice. Mais les cotylédons placentaires, au lieu d'être souples et vasculaires comme à l'état normal, peuvent être atrophiés et se présenter sous forme de nodules aplatis et indurés. Lorsque l'insertion est partielle ou centrale, on tombe directement sur la masse placentaire; nous y reviendrons plus tard, à propos du toucher pendant le travail (voir plus loin).

Tels sont les signes qui permettent de reconnaître l'insertion vicieuse au cours de la grossesse. En résumé : évolution plus ou moins écourtée de la grossesse; quelquefois, mais rarement, malaises, ténesme vésical et rectal (Hohl); puis, hémorrhagie caractéristique; souvent, écoulement prématuré du liquide amniotique; présentation anormale; constatation directe de la masse placentaire par le palper et surtout par le toucher.

Symptômes pendant le travail. — L'hémorrhagie, qui presque toujours s'était manifestée avec plus ou moins de fréquence avant la fin de la grossesse, se reproduit au moment du travail. Il peut se faire pourtant que toute la portion du placenta voisine de l'orifice interne ait été décollée lors des hémorrhagies gravidiques, que la paroi utérine correspondante se soit thrombosée, et que plus tard, quand le col s'efface et se dilate, les cotylédons dont le décollement est inévitable soient déjà détachés; l'accouchement peut alors s'effectuer sans nouvelle perte. Cela est rare.

Généralement, la durée de la grossesse est abrégée, et le travail commence prématurément, s'accompagnant de nouvelles pertes de sang.

Enfin les hémorrhagies peuvent ne paraître pour la première fois qu'avec le début du travail de l'accouchement. Leur caractère est alors semblable à celui des hémorrhagies gravidiques : hémorrhagies externes, de sang rouge et vermeil, car celui-ci, à peine sorti des vaisseaux, ne séjourne pas dans l'utérus, mais coule au travers de l'orifice utérin béant, traverse le vagin et s'échappe au dehors. L'écoulement du sang ayant surtout lieu pendant les contractions de la matrice, on a voulu faire de cette coïncidence un caractère spécial aux hémorrhagies dues au placenta prævia, par opposition aux hémorrhagies dues au décollement prématuré dans les cas d'insertion normale, celles-ci se manifestant dans l'intervalle des contractions. Mais, avec un placenta prævia, ce signe distinctif, nous l'avons déjà dit, varierait suivant que l'œuf est encore entier ou que ses enveloppes sont ouvertes : si l'œuf est intact, l'hémorrhagie se produirait pendant les contractions utérines et diminuerait dans leur intervalle ; si, au contraire, l'œuf est ouvert, ces contractions pousseraient la présentation contre le segment inférieur de l'utérus, sur lequel elle comprimerait les vaisseaux utéro-placentaires, et l'hémorrhagie s'arrêterait, comme cela a lieu dans les pertes de sang avec insertion normale du placenta. Aussi, ne faut-il pas compter sur ce prétendu caractère distinctif.

Le placenta inséré vicieusement se trouve sur la zone qui doit subir, lors du travail d'effacement et de dilatation, un étalement de plus de moitié ; le décollement placentaire et l'hémorrhagie semblent donc inévitables, mais il se peut, par exception, que cette expansion subie par le placenta s'accomplisse sans rupture vasculaire. Si le fœtus est très petit et ne nécessite qu'une ampliation minime du segment inférieur, si l'insertion est latérale, si toute ou presque toute la portion placentaire située sur la zone dangereuse est par avance décollée, si la paroi utérine est thrombosée, si le fœtus est mort depuis longtemps et le placenta flétri, si les tiraillements sont restreints grâce à une large ouverture prématurée de l'œuf, on peut n'avoir qu'une hémorrhagie insignifiante ou nulle. Mais dans les insertions centrales, complètes ou non, les circonstances qui favorisent l'hémostase ne se trouvent pour ainsi dire jamais réunies, et presque toujours il y a hémorrhagie petite ou grande, grande le plus ordinairement.

Cette hémorrhagie qui a débuté pendant la grossesse, qui se continue en s'aggravant pendant la première période du travail, prend ordinairement fin ou diminue quand vient la période d'expulsion. Quelle en est la cause? On a invoqué les défaillances cardiaques et les syncopes, qui peuvent amoindrir ou suspendre momentanément la circulation sanguine, mais la raison principale de cet arrêt de l'hémorrhagie est que l'utérus est devenu béant autant qu'il est nécessaire : tout ce qui faisait relief et obstacle au-devant du fœtus s'est aplati au long des parois pelviennes ; il n'y a plus besoin d'expansion nouvelle et le placenta décollé, refoulé latéralement ou troué par la présentation, est comprimé par la partie fœtale qui s'avance dans l'excavation pelvienne ; quelquefois même le placenta tout entier est repoussé dans le vagin par le fœtus, et c'est à peine s'il est retenu par les membranes encore en partie adhérentes à l'utérus.

Il peut bien y avoir alors un écoulement sanguin, insignifiant en quantité, important tout de même en raison de l'état d'anémie de la parturiente, mais la grosse hémorrhagie est terminée parce que le fœtus comprime les parties utérines qui fournissaient le sang.

Les hémorrhagies, sauf exceptions que nous avons signalées, reparaissent dès le début des douleurs, se suspendent et reprennent assez capricieusement, influencées par des circonstances variables qui produisent l'affaissement ou la réouverture d'un sinus, la formation ou la dislocation d'un caillot. Mais nous savons que la fréquence des douleurs et leur intensité sont favorables à l'arrêt de l'hémorrhagie, quand le décollement du placenta est assez large pour ne plus faire de progrès. Il en est de même de la descente plus ou moins franche de la présentation fœtale.

Malheureusement, d'ordinaire le travail marche irrégulièrement et lentement, les contractions sont espacées et peu soutenues, ce qui tient à ce que la partie fœtale appuie mal sur le col.

Comme la tige funiculaire est forcément assez voisine de l'orifice utérin, la procidence du cordon n'est pas rare : une fois sur 12, d'après Porak. Cette procidence est encore favorisée par l'insertion du cordon sur le bord placentaire qui correspond à l'orifice interne, disposition moins fréquente cependant qu'on ne l'a prétendu, et que Levret ne l'a dit.

Plus souvent encore, un lambeau détaché de la masse placentaire fait hernie à travers le col, dès que la dilatation s'accuse; quelquefois même, tout le placenta s'échappe et tombe dans le vagin. C'est ce dernier phénomène que les anciens accoucheurs avaient constaté comme accompagnement assez fréquent des accouchements compliqués de grande hémorrhagie, et dont tous les auteurs ont relevé de nombreux exemples; Simpson a pu en rassembler 141 observations.

Peu à peu, avec une perte plus ou moins abondante et des incidents plus ou moins graves, l'accouchement se termine spontanément ou par l'intervention de l'art.

Tout danger n'est pas alors conjuré, ainsi que le croyait Stein. Restent en effet la délivrance et la période des suites de couches.

D'une part, la tunique musculaire du segment inférieur étant beaucoup moins épaisse que celle du corps utérin, et les deux couches qui la constituent ne se contractant qu'avec mollesse et insuffisance pour expulser le délivre, d'autre part, dans l'insertion basse, le placenta étant étalé, infiltré de noyaux fibreux adhérents à la paroi utérine (dans 22, 8 p. 100 des cas, d'après L. Müller), la délivrance est laborieuse et difficile. L'expulsion du délivre se prolonge donc, et pendant ces retards le sang s'écoule continuellement au niveau des parties où le décollement s'est effectué. D'où la nécessité de recourir à la délivrance artificielle (12 fois sur 45 cas, d'après Nordmann).

Habituellement, l'hémorrhagie s'arrête après l'expulsion de l'enfant, mais on la voit quelquefois continuer pendant et même après la délivrance, à cause de l'inertie du segment inférieur qui est relativement pauvre en fibres musculaires. L'inertie de cette portion de l'utérus n'est d'ailleurs pas la seule cause de cette hémorrhagie; celle-ci provient encore des éraillures du segment inférieur vascularisé à l'excès, ou des déchirures du col dont le tissu friable a été plus ou moins profondément lacéré lors du passage de l'enfant.

Les signes fournis par le toucher pendant le travail ont une grande importance, mais ce sont pour ainsi dire les mêmes que ceux de la fin de la grossesse. Notons cependant que le col reste élevé par suite du défaut d'engagement de la présentation, et qu'il se prête mal à la dilatation ; il n'est même pas très rare qu'il soit atteint de rigidité, 19 fois sur 536 cas, d'après Müller.

Nous venons de dire qu'avec le doigt, on constate pendant le toucher vaginal tous les signes que nous avons déjà indiqués pendant la grossesse (voir page 599); mais ici ces signes sont plus faciles à trouver et plus nets. La dilatation du col permet au doigt de mieux explorer les membranes et les cotylédons placentaires. On arrivera ainsi à mieux préciser quelle est la variété de l'insertion vicieuse. En insinuant avec mille précautions le doigt entre la paroi utérine et le placenta, on arrivera à sentir un sillon qui indique le point où le placenta décollé se continue avec la partie de cet organe qui est restée adhérente; on mesure ainsi l'étendue du décollement.

Dans les insertions partielles ou centrales, le doigt tombe directement sur les cotylédons que l'on reconnaît à leur consistance fibrillaire; nous y reviendrons à propos du diagnostic. (Voir p. 608.)

§ 6. — Diagnostic.

Le diagnostic se fait assez facilement à l'aide de tous les signes énumérés à la symptomatologie.

On est tout d'abord mis en éveil par les hémorrhagies inopinées, répétées, d'abondance et de gravité croissantes; le plus souvent la malade est multipare; la présentation n'est pas franche. Même avec une présentation normale, on doit encore soupçonner et presque affirmer le placenta prævia, à moins qu'une autre cause d'hémorrhagie ne soit évidente.

D'autres fois, le médecin est mis en présence d'une femme enceinte de 8 mois environ, exsangue, ne pouvant fournir aucun renseignement. Mais les vêtements trempés de sang et le lit traversé parlent pour elle. La malheureuse est d'une pâleur mortelle, sans pouls, les yeux largement ouverts, froide, anhélante. D'autres causes ont pu la jeter en cet état, mais très probablement c'est un placenta prævia qu'on va trouver à l'examen.

Un certain nombre d'accidents peuvent pourtant en imposer pour une insertion vicieuse du placenta, lorsqu'ils se traduisent par des hémorrhagies. C'est ainsi que les hémorrhagies par rupture de varices génitales peuvent en un instant prendre des proportions effrayantes, et faire croire à un placenta prævia. Cependant, ces grosses hémorrhagies sont toujours subites et n'ont jamais été annoncées par des pertes antérieures de gravité moindre ; on peut ordinairement remonter à la cause traumatique qui les a déterminées ; on ne constate pas la présence du placenta sur le col, avec déplacement de la présentation. Par contre, il est quelquefois possible de reconnaître des paquets variqueux intra-vaginaux et même le siège précis de la rupture. (Voir page 545.)

Dans les cas où le sinus circulaire se rompt et donne lieu à une hémorrhagie, bien que le placenta soit implanté sur la portion moyenne ou supérieure de l'utérus, on pourra reconnaître ou du moins conjecturer cette rupture par l'absence du placenta au voisinage du col, et par l'engagement et la descente du fœtus dans l'excavation pelvienne. (Voir d'ailleurs page 544.) L'examen de l'arrière-faix après la délivrance confirmera ces prévisions, ainsi que Budin en a récemment encore montré des exemples.

Les pertes externes dues au décollement du placenta inséré *normalement* sont, nous l'avons vu, précédées d'épanchement interne, accompagnées de douleurs abdominales, de déformation du ventre, et d'un changement manifeste dans la consistance de l'utérus (voir page 557) ; le sang qui s'écoule est généralement noirâtre et caillé ; l'enfant succombe souvent avant le début du travail, tandis que dans l'hémorrhagie par insertion vicieuse il ne meurt habituellement que pendant le cours de l'accouchement.

Certaines endométrites hémorrhagiques de la grossesse entraînent des pertes répétées, et peuvent faire croire à une insertion vicieuse ; mais ces pertes de sang apparaissent surtout dans la première moitié ou vers le milieu de la grossesse, et il est très rare qu'elles soient très abondantes.

Les *ulcérations saignantes du col* ne donnent lieu qu'à un écoulement minime, jamais comparable aux hémorrhagies formidables du placenta prævia ; elles ne se manifestent qu'aux premiers mois, et se reconnaissent au spéculum.

Les *fibromes de l'utérus* gravide occupant le segment inférieur peuvent être pris pour un placenta prævia, d'autant qu'ils font aussi *tumeur prævia,* troublent l'accommodation fœtale, et que leur consistance amollie peut simuler un arrière-faix. Il se peut aussi qu'il y ait coexistence des deux affections. Par les commémoratifs, on est parfois averti de l'existence antérieure du corps fibreux ; de plus, les fibromes sont souvent multiples, et il n'est pas rare que l'un d'entre eux fasse saillie sur la face antérieure ou le fond de l'utérus. Enfin le toucher intra-cervical, si ménager qu'il faille en être, lèvera le plus souvent tous les doutes. (Voir p. 606 et 608.)

Les pertes accompagnant *l'épithélioma du col gravide* ont été prises pour des hémorrhagies par insertion vicieuse, et les bourgeons cancéreux pour des cotylédons placentaires. L'erreur de Lecorché Colombe (1834) signalée par Depaul en est une preuve.

Il se peut qu'avec un placenta normalement inséré le décollement de la caduque, parfois restée vasculaire dans ses parties basses, déchire quelques vaisseaux et provoque une perte de sang. Plusieurs auteurs, Trenholme (Hayem, t. XIII, p. 609), Ballangue (*Trans. obst. dist. ann.*, 1890-1891, p. 95), ont publié des cas de ce genre ; mais ce sont faits exceptionnels. D'ailleurs, cette hémorrhagie n'a jamais été bien sérieuse, et si l'erreur était commise par insuffisance d'examen, elle serait sans conséquence, attendu que la situation n'a jamais commandé de mesures d'intervention urgente.

Les hémorrhagies constatées au cours du travail et tenant à la *rupture des vaisseaux fœtaux,* s'il y a insertion vélamenteuse de Benkiser, n'ont pas la physionomie des hémorrhagies du placenta prævia ; elles ont au point de vue fœtal une suprême importance, mais la mère est hors de question. D'ailleurs les enfants n'ayant comparativement que peu de sang, l'hémorrhagie est très restreinte, et lorsqu'elle attire l'attention, et qu'on commence à s'en inquiéter, elle a déjà pris fin et l'enfant a succombé, non pas d'asphyxie comme dans les hémorrhagies maternelles que nous avons passées en revue, mais d'anémie suraiguë.

Quelles que soient les sources d'une hémorrhagie utérine, que le sang provienne de l'une ou de l'autre des trois zones de Barnes, il peut se faire qu'un caillot adhère à l'orifice interne de l'utérus ou à son pourtour, et fasse croire par sa consistance plus ou moins fibrineuse qu'il s'agit d'un cotylédon placentaire. Pareille confusion n'est pas rare. Pour l'éviter il faut porter, avec beaucoup de précaution et de douceur, le doigt sur la petite masse qui est encore indéterminée, et presser très légèrement sur elle : un caillot se rompt facilement, et sa brisure est nette ; un cotylédon résiste davantage, et sa déchirure donne au doigt la sensation d'un tissu fibrillaire. Mais pour peu que le doigt éprouve quelque résistance, il faut s'arrêter dans cette investigation ; mieux vaut rester dans le doute que de s'exposer à agrandir un décollement placentaire, car on en serait immédiatement puni par l'accroissement de l'hémorrhagie.

Faut-il parler du diagnostic différentiel de l'hémorrhagie par *rupture de l'utérus?* Elle se produit ordinairement dans de telles circonstances, qu'il n'est guère possible de la confondre avec l'insertion vicieuse. Dans les cas typiques, la disparition de la présentation, la déformation de l'utérus, les douleurs qui ont précédé et qui persistent, la quantité relativement faible du sang qui s'écoule en dehors, sont autant de caractères distinctifs. En touchant, on ne rencontre pas de cotylédons à consistance fibrillaire, mais seulement des caillots qui font masse compacte, et s'écrasent sous la pression du doigt.

Quant aux diverses variétés d'insertion vicieuse, on les diagnostique surtout par le toucher. L'existence en une région limitée d'une masse mollasse, la déviation du col, la sensibilité plus marquée de l'un des culs-de-sac vaginaux permettent d'établir des présomptions. Mieux vaut rester dans l'incertitude quant aux détails, que de trop préciser le diagnostic, car ce serait au prix d'investigations périlleuses.

§ 7. — Pronostic.

Les hémorrhagies dues à l'insertion vicieuse du placenta comportent un pronostic des plus graves.

Toutes les statistiques, jusqu'à ces vingt dernières années, accusent une proportion de mortalité maternelle variant de 25 à 40 p. 100 : L. Müller, 40 p. 100 ; Hugenberger, 38 p. 100 ; Simpson, 33,3 p. 100 ; Depaul, 32 p. 100 ; Spiegelberg, 30 p. 100.

Heureusement qu'en regard des chiffres précédents, nous pouvons mettre les statistiques plus consolantes de Weit, 7,2 p. 100 ; de B. Hart, 8 p. 100 ; de Murphy, 2 p. 100 et même 0 p. 100.

A la Clinique d'accouchement de la rue d'Assas, du 1er janvier 1889 au 1er janvier 1897, c'est-à-dire en l'espace de huit ans, il y eut 11,347 accouchements, parmi lesquels on n'a compté que 52 cas d'insertion vicieuse, soit un placenta prævia sur 218 accouchements. Sur ces 52 cas de placenta prævia, il y eut 10 décès, soit une mortalité de 21,05 p. 100.

A la Clinique Baudelocque, en cinq ans, du 1er janvier 1890 au 1er janvier 1895, on a compté 8,787 accouchements et 169 cas de placenta prævia, soit 1 placenta prævia sur 52 accouchements. Sur ces 169 cas d'insertion vicieuse du placenta, il y eut 4 décès maternels (Labusquière. *Annales de gynécologie et d'obstétrique*, janvier 1896), ce qui donne une mortalité de 2,36 p. 100. Ces 169 faits se décomposent d'ailleurs en plusieurs groupes : dans 109 cas, on n'eut pas besoin d'intervenir, et les 109 accouchements se terminèrent spontanément et heureusement ; dans les 60 cas où une intervention quelconque fut jugée nécessaire, la mortalité fut de 6,66 p. 100 ; sur ces 60 derniers et susdits cas, 36 fois on se borna à rompre les membranes, et les 36 femmes accouchèrent spontanément, sans aucun décès ; il reste donc 24 cas dans lesquels on fut obligé d'intervenir autrement, et les 4 décès portant sur ce dernier groupe, la mortalité y est de 16,66 p. 100.

On peut dire d'une manière générale que, depuis 20 ans, le pronostic s'est notablement amélioré. D'une part, l'antisepsie a fait disparaître en grande partie les cas de mort par infection puerpérale consécutive aux hémorrhagies par insertion vicieuse du placenta ; d'autre part, un traitement mieux réglé a permis d'agir plus vite, plus efficacement, et de mieux soigner les femmes anémiées par l'hémorrhagie ; les injections de sérum artificiel, notamment, arrachent aujourd'hui à la mort bon nombre de femmes qui, il y a quelques années à peine, auraient succombé. Mais, à côté de cette amélioration réelle, il en est une autre qui n'est qu'apparente, car elle est due à ce que, dans telle ou telle statistique, on a souvent fait entrer dans le cadre du placenta prævia beaucoup d'insertions latérales bénignes, qui ne figurent pas dans d'autres statistiques. — Le hasard des séries heureuses ou malheureuses doit aussi jouer un certain rôle ; ainsi, par exemple, à la Clinique d'accouchement de la rue d'Assas, le nombre des décès maternels par placenta prævia est exprimé par les chiffres suivants : 0 en 1889 ; 1 en 1890 ; 3 en 1891 ; 3 en 1892 ; 1 en 1893 ; 0 en 1894 ; 1 en 1895 ; 1 en 1896.

Quoi qu'il en soit, il reste au compte du placenta prævia, y compris les complications qui s'y joignent, un grand nombre de morts maternelles et fœtales.

Le danger capital vient de l'hémorrhagie pendant la grossesse et l'accouchement. D'autres éventualités menacent encore la femme atteinte d'insertion vicieuse : elle peut, d'une part, avorter ou accoucher avant terme ; d'autre part, l'ouverture anticipée de l'œuf, compromettante pour l'enfant, favorise l'infection ultérieure de la mère.

Si l'enfant succombe in utero, ce qui n'est pas rare pour peu que le travail se prolonge, et si les membranes sont rompues, des phénomènes de putréfaction sont à craindre.

Au cours du travail, les présentations anormales retardent, aggravent l'accouchement, et nécessitent des interventions souvent périlleuses.

Après l'expulsion fœtale, l'arrière-faix, au lieu de se détacher, reste souvent adhérent ; Nordmann, Oberman, Lomer, ont montré la fréquence et la difficulté de la délivrance artificielle pratiquée dans ces circonstances. L'adhérence peut être si intime que, dans un cas cité par Demelin, Marrill dut inverser l'utérus pour extraire le délivre et les membranes ; la femme guérit. (*A. S. O.* 1889.) Maygrier relate un fait du même ordre.

Qu'il soit ou non fixé par des adhérences anormales, le placenta n'a guère de tendance à se détacher spontanément, à cause de la faiblesse et de l'insuffisance des contractions du segment inférieur mal pourvu d'éléments contractiles; dans les parties où les cotylédons sont déjà décollés artificiellement ou spontanément, la paroi cruentée se rétracte mal, reste inerte, et ses vaisseaux béants laissent couler le sang. Quand la totalité du délivre est sortie, cette inertie peut encore persister.

D'autre part, le col friable et vasculaire est souvent le siège de déchirures profondes (Wenzel. *Ann. d. of o.* May 1890), et l'hémorrhagie qui en résulte venant après les pertes antérieures peut entraîner des conséquences mortelles.

Pendant l'accouchement et la délivrance, ou immédiatement après, la femme peut succomber par mort subite. Celle-ci est due le plus souvent à une syncope *ex vacuo* (Maygrier), ou à une syncope chloroformique, ou bien à une embolie sanguine, quelquefois encore à la pénétration de l'air dans les veines. La réalité de ce dernier accident a été bien établie par les recherches autopsiques de Olshausen, Krasner, Kezmarszky.

Cependant la mort survient le plus souvent après la délivrance. Le tableau suivant de Simpson en témoigne : sur 78 cas mortels, il y a eu 8 morts de femmes non accouchées, 36 dans les trois heures suivantes, 11 dans les 48 heures et 23 à une époque éloignée.

La mort rapide peut se produire par syncope, à l'occasion d'un simple déplacement sur le lit même de l'accouchement (Tarnier), d'un léger soulèvement de la tête. Ces mouvements intempestifs provoquent une dérivation sanguine qui détermine le collapsus final. Quelquefois l'accouchée exsangue paraît peu à peu se reprendre, la chaleur revient et le pouls semble plus facilement perceptible, grâce à la bonne tenue des vaso-moteurs; mais à la période d'excitation succède une période de relâchement : la circulation fléchit et la malade prise de dyspnée s'agite, se soulève, étouffe, demande de l'air avec angoisse et succombe. L'examen cadavérique montre un embolus formé à la faveur du ralentissement du cours du sang, et qui a été emporté jusqu'au cœur, quand la circulation a repris ; d'autres fois on trouve le cœur simplement distendu par de gros caillots.

Les femmes qui ont échappé aux périls précédents ne sont pas encore sauvées; des suites de couches pathologiques, auxquelles leur état de faiblesse les rend moins aptes à résister, les attendent.

Toutes les formes d'infection puerpérale les atteignent, mais la phlébite est une variété particulièrement fréquente. Celle-ci est commune chez les femmes ayant perdu du sang pendant leurs couches ; à ce titre les insertions vicieuses y prédisposent. De plus, la situation des grosses veines voisines du conduit vaginal favorise la contamination de ces vaisseaux.

Enfin, la phlébite consécutive aux hémorrhagies par insertion vicieuse se manifeste habituellement de bonne heure, sans doute parce que l'infection a commencé avant l'accouchement, dans les derniers jours de la grossesse, et s'est développée au niveau du segment inférieur cruenté. Ses manifestations n'ont rien de spécial; elles sont ce qu'on les trouve dans toutes les autres circonstances. Le plus souvent elles s'accusent par l'apparition d'une phlegmatia siégeant à l'un des membres inférieurs ou bien aux deux; d'autres fois, une embolie pulmonaire détermine un noyau d'apoplexie, et peut se compliquer d'un épanchement intra-pleural, survenant par propagation de voisinage.

Portal avait déjà mentionné l'existence d'une phlébite ophtalmique (observation 31), et Simpson (page 228) en signale un autre exemple.

Chez une malade du docteur Bar, une embolie cérébrale survint, entraînant de l'aphasie et de la parésie des membres : de mois en mois, les accidents s'accentuèrent; la malade, toute jeune, des mieux portantes avant l'accouchement, présentait un an plus tard l'aspect d'une paralytique générale.

Comme conséquence grave de la phlébite, Gusserow signale encore l'endocardite infectieuse; celle-ci serait plus fréquente chez les femmes atteintes d'insertion vicieuse que chez les autres.

Par suite de la prostration et de la faiblesse extrême dont elles sont atteintes, les accouchées ont une convalescence pénible ; l'involution utérine est retardée. Toutes les maladies intercurrentes trouvent chez ces femmes épuisées un terrain propice à leur développement.

Pourtant il convient de ne pas englober tous les faits sous une même appréciation. Beaucoup d'éléments entrent en ligne, et permettent de prévoir, de calculer les probabilités favorables ou défavorables pour chaque cas.

Selon *la variété d'insertion*, les dangers sont différents. Les implantations dites vicieuses qui ne sont reconnues que rétrospectivement par la mensuration des membranes sont parfaitement inoffensives. Les insertions latérales, de l'avis de tous les accoucheurs parmi lesquels figurent Baudelocque, Ritgen, Lud. Müller, ne doivent pas causer une grande appréhension : une perte de sang légère qui ne se renouvelle pas, l'ouverture prématurée et spontanée de l'œuf, le terme de la grossesse abrégé peut-être, telles sont les probabilités, et il n'y a pas là de quoi faire naître de bien vives inquiétudes. Cependant l'hémorrhagie prend quelquefois une marche un peu plus inquiétante.

Mais c'est principalement l'insertion marginale et surtout l'insertion centrale qui créent les vrais dangers.

Pour Depaul (p. 639 de sa Clinique), dont l'appréciation est d'ailleurs démentie par ses propres statistiques, on devrait redouter presque autant les deux variétés centrale ou marginale; avant lui, Collins et Barnes exprimaient la même opinion; Veit n'est pas loin de se rallier à ce sentiment. Mais il est certain que les insertions partielle et centrale, surtout l'insertion centrale complète, sont beaucoup plus à redouter que les autres. Rationnellement, l'hémorrhagie est alors vraiment inévitable; elle survient de bonne heure et le traitement en est plus difficile. En nous reportant aux statistiques, nous voyons dans le mémoire de Demelin, que sur 39 insertions centrales, 14 mères (35,8 p. 100) et 30 enfants (76,9 p. 100) succombent; dans le tableau de Depaul, sur 25 insertions centrales, 14 femmes moururent (56 p. 100), tandis que parmi les femmes atteintes d'insertion partielle la mortalité fut de 25 p. 100. Les quatre femmes que Maygrier vit mourir subitement au cours du travail présentaient toutes quatre une insertion centrale complète.

La gravité de l'insertion varie aussi avec la résistance du col de l'utérus. Plus le col cède aisément, plus l'accouchement est facile à terminer, et meilleures sont les espérances d'une bonne issue. Aussi, les primipares chez qui le travail dure davantage, parce que le col ne s'assouplit qu'à la longue, se trouvent-elles en plus grand danger que les multipares ayant eu beaucoup d'enfants.

Pour la même raison, les femmes chez qui les pertes commencent pendant la grossesse, et qui n'entrent en travail qu'affaiblies par des hémorrhagies maintes fois répétées, sont plus menacées que celles dont la perte est immédiatement suivie du début des douleurs, et surtout que celles dont l'hémorrhagie n'apparaît qu'à une période de dilatation avancée.

Dans le même ordre d'idées, si, une fois l'accouchement commencé, les contractions se succèdent énergiques et régulières, le pronostic est relativement favorable : l'effacement et la dilatation, en s'effectuant rapidement, vont permettre d'extraire l'enfant ; l'utérus en se contractant oblitère la lumière des vaisseaux sanguins, et d'autre part chasse la présentation à travers le canal utéro-cervical, en appliquant la partie fœtale contre la surface décollée, comme un tampon.

Si la femme enceinte ou parturiente, épuisée par *des pertes antérieures* qu'on a négligé d'enrayer, arrive à l'hôpital pâle, exsangue, la voix éteinte, à toute extrémité pour ainsi dire, il va de soi que la moindre hémorrhagie surajoutée sera probablement fatale, et que le pronostic est aussi grave que possible, quoiqu'il ne soit jamais désespéré.

Pour tous les anciens auteurs jusqu'à ces derniers temps, la *présentation* du sommet était considérée comme la plus avantageuse, car cette présentation, à cause de sa forme arrondie et de sa résistance osseuse, peut après la rupture des membranes s'appliquer sur la face fœtale du placenta, et presser fortement sur les orifices vasculaires de manière à modérer sensiblement la perte. En outre, elle permet de faire en temps utile une application de forceps, et celle-ci était considérée comme préférable à la version. Cette opinion compte encore de nombreux partisans, mais aujourd'hui la plupart des accoucheurs préfèrent une présentation pelvienne, surtout si le siège est décomplété, parce qu'elle facilite la pénétration, l'engagement et la descente du fœtus, comme dans les cas de fibromes siégeant sur le segment inférieur. En raison de sa forme conique et du déplacement facile des membres inférieurs, l'extrémité pelvienne poussée par les contractions, s'insinue à travers le segment inférieur et le col, sans refouler devant elle ni décoller le délivre aussi facilement que le ferait le sommet. Au contraire, le fœtus, poussé dans l'espace laissé libre, exerce une pression excentrique qui comprime le placenta contre la paroi de la matrice, en faisant ainsi rôle de tampon intra-utérin. Ces considérations expliquent la faveur accordée à la version bi-polaire. Nous reviendrons sur cette question à propos du traitement. (Voir p. 639.)

Dans les cas d'insertion vicieuse, la présentation du tronc n'est même pas à certain point de vue aussi défavorable qu'on pourrait l'imaginer tout d'abord ; le fœtus, en effet, grâce à ses grandes dimensions disposées transversalement, reste longtemps retenu au-dessus du détroit supérieur, n'appuie que modérément sur les parties basses, et ne fait pas effort pour détacher le gâteau placentaire par expansion mécanique, en sorte que, pendant la grossesse et tout au début des douleurs, on peut penser qu'avec une présentation du tronc, le décollement sera moindre, et l'hémorrhagie restreinte. Mais à tous autres égards cette présentation est redoutable ; aussi doit-elle être corrigée le plus tôt possible, et transformée en présentation du siège ou du sommet, du siège de préférence, ainsi que nous l'établirons plus loin.

Si *l'enfant est mort* dans la matrice, c'est un danger de plus. Moreau estimait, il est vrai, que les hémorrhagies étaient alors moins à craindre (voir p. 600) à cause de l'amoindrissement ou de l'arrêt de la circulation utéro-placentaire, mais il ne faut pas se fier à cette espérance, car ordinairement l'enfant est mort depuis un temps trop court pour que cette circulation ait pu se modifier. La perte est autant à craindre, et l'on se trouve sous la menace d'accidents septiques moins évitables (Pandele).

Le placenta entièrement détaché, venant premier, précédant le fœtus, peut-il être considéré comme signe d'heureux augure ? A en croire Simpson, témoin d'un certain nombre de faits semblables, l'arrêt de l'hémorrhagie suivrait de près la sortie du délivre. Ce grand accoucheur a réuni dans ses mémoires 141 cas de ce genre empruntés à beaucoup d'auteurs, et il n'a relevé que 10 morts maternelles, proportion qui est notablement au-dessous de la mortalité moyenne. Mais il ne faut pas trop se fier aux pro messes contenue dans ces chiffres.

Enfin, le pronostic dépend aussi de la malade, car celle-ci est plus où moins vigilante à signaler les incidents qui l'intéressent (une hémorrhagie par exemple), plus ou moins prompte à réclamer des secours, et docile à les recevoir ; il est encore influencé par le savoir et la résolution du médecin chargé du traitement.

Néanmoins, en dépit de toute science et de tout dévouement, l'hémorrhagie par insertion vicieuse est un accident redoutable dont le pronostic doit être très prudemment réservé.

Certaines femmes sont dès l'abord terrassées par une hémorrhagie formidable ; d'autres succombent après une perte d'apparence modérée dont elles ne peuvent se relever, leur cœur et leurs vaisseaux manquant du ressort nécessaire pour supporter le moindre choc. Sous ce rapport, il y a de grandes différences individuelles : telle femme sera menacée de mort après avoir perdu un kilogramme de sang ; telle autre, au contraire, supportera une perte de deux kilogrammes de sang, et plus. La rapidité de l'hémorrhagie a aussi une grande influence sur le pronostic ; il en est de même de sa répétition. Si les pertes sont modérées et très espacées, la malade réparera jusqu'à un certain point ses forces dans les intervalles des hémorrhagies. Mais si celles-ci se répètent à bref délai, le danger est très grand.

Pronostic pour l'enfant. — Mme Lachapelle en disant que plus de la moitié des enfants succombent est au-dessous de la vérité. Rigby et Simpson estiment aux 2/3 le nombre des enfants qui meurent ; Depaul en compte 62 p. 100, et Ludwig Müller arrive au chiffre de 67 p. 100. Cette proportion effrayante ne correspond pourtant pas encore à la réalité.

Les causes d'une telle mortalité sont multiples. Comme l'a bien montré Depaul, l'enfant *in utero* meurt d'asphyxie ; la circulation de sa mère étant amoindrie, et le placenta étant en partie décollé, le fœtus ne reçoit plus qu'une quantité d'oxygène insuffisante pour vivifier ses globules.

Si, au moment de la rupture des membranes ou pendant la perforation volontaire du placenta, de gros vaisseaux ombilicaux sont intéressés, une hémorrhagie d'origine fœtale se produit, et le danger qui en résulte vient s'ajouter à celui de l'asphyxie ; la vie de l'enfant est donc doublement menacée.

Nous avons dit précédemment que la présentation du siège et de l'épaule étaient communes dans le cas de placenta prævia, et qu'elles n'aggravaient pas beaucoup le pronostic maternel, mais il n'en est plus de même pour l'enfant, car pour lui la dystocie qui résulte de ces présentations vient ajouter ses risques à ceux dérivant du décollement placentaire.

Le pronostic est encore aggravé par la procidence du cordon qui est ici dix fois plus fréquente (Porak) que dans les circonstances habituelles.

Enfin, le traitement même, principalement dirigé avec raison vers le salut de la parturiente, est parfois meurtrier pour l'enfant. La version, actuellement préférée au forceps, comporte par elle seule un décès d'enfant sur 3, avec cette circonstance aggravante qu'on fait la version après avoir augmenté le décollement placentaire, et que souvent cette version n'est pas suivie d'extraction, dans la crainte qu'une telle précipitation ne déchire et ne fasse saigner le col. A défaut de version, le tamponnement intra-utérin avec un ballon hydrostatique peut comprimer le cordon ou le placenta même, et faciliter l'asphyxie fœtale.

Dans les cas de prolapsus placentaire spontané ou provoqué par l'accoucheur, si ce prolapsus porte sur tout le placenta, l'enfant privé de son organe respiratoire semble être fatalement voué à la mort ; pourtant Simpson, sur 47 cas où la sortie du placenta précéda de plus de 10 minutes la naissance de l'enfant, eut un enfant vivant. Baudelocque avait déjà vu des enfants venir vivants dans des conditions analogues ; de même Borlow et Veit, sur 26 cas, disent que 6 enfants respirèrent et vécurent ; mais il ne disent pas combien de temps s'écoula entre l'expulsion du délivre et leur naissance. Cette année même, à l'hôpital Saint-Louis, nous vîmes un placenta prævia tombé tout entier hors de l'utérus et de la vulve, près de cinq minutes avant la naissance de l'enfant, qui fut extrait vivant par la version, et qui survécut.

Ajoutons à toutes ces causes que souvent l'enfant naît prématurément, moins apte par conséquent à lutter pour vivre ; que, d'autre part, en raison des lésions du placenta qui s'insère sur un terrain peu propice à son développement, la mortalité des enfants, avant ou pendant l'accouchement, est excessive, alors même qu'ils naissent à terme. Quant aux survivants, ils sont si chétifs qu'ils meurent presque tous dès les premiers jours qui suivent leur naissance. Lehmann prétend même que, dans ces circonstances, les enfants nés en état de mort apparente ne peuvent jamais être ranimés, mais ce n'est pas tout à fait exact, puisque Müller put en faire respirer 6, et Frankel 7 sur 10. Müller compte d'ailleurs que presque tous les enfants meurent bientôt : sur

42 cas d'insertion vicieuse, 9 enfants seulement sortirent vivants de l'hôpital; mais au bout de huit semaines, il n'en restait plus qu'un seul vivant.

Une telle proportion de morts est assurément navrante, mais instructive. Elle nous apprend, d'une part, qu'il faut faire effort pour en améliorer les résultats ; elle nous indique, d'autre part, qu'il ne faut pas tenir pour égaux l'intérêt de l'enfant et celui de la mère, et qu'on doit préférer les procédés thérapeutiques qui assurent avant tout le salut de la femme, même au détriment de l'enfant, puisque celui-ci est presque fatalement perdu d'avance. C'est à cette conduite qu'on s'est résigné, et les statistiques récentes, en montrant que le pronostic s'est amélioré pour la mère, établissent que la proportion de la mortalité fœtale n'a fait que croître.

§ 8. — Traitement.

Depuis la fin du XVIe siècle, où sont mentionnées les hémorrhagies liées au décollement et à la chute du placenta au-devant de la présentation, jusqu'à notre époque, des traitements bien divers ont tour à tour été préconisés. Il n'est pas douteux que la thérapeutique actuelle ne dérive en grande partie de la pratique de nos devanciers, mais les moyens qu'il employaient ont été modifiés petit à petit, perfectionnés depuis quelques années, et le traitement s'est amélioré, grâce à une connaissance plus exacte du mécanisme de ces hémorrhagies et à un meilleur arsenal obstétrical. Aujourd'hui, les principes généraux qui doivent guider l'accoucheur dans sa thérapeutique, pour que celle-ci soit rationnelle et efficace, sont bien étudiés et généralement admis, mais il existe encore des divergences sur le choix du meilleur moyen de réaliser cette thérapeutique, et vraisemblablement il en sera toujours ainsi, car un traitement uniforme n'est pas applicable à tous les cas, puisque ceux-ci diffèrent entre eux.

Pour avoir une bonne idée du traitement obstétrical des hémorrhagies dues à l'insertion vicieuse du placenta, il est indispensable de passer successivement en revue les diverses méthodes qui ont été préconisées. De plus, à côté des moyens destinés à arrêter l'hémorrhagie par insertion vicieuse, il existe un traitement de l'anémie aiguë consécutive à toutes les hémorrhagies abondantes, quelle qu'en soit la cause. Celui-ci se surajoute au traitement obstétrical proprement dit, et le complète ; son importance est très grande, bien que la plupart des auteurs classiques ne lui accordent qu'une place restreinte, comparativement à celle qu'ils donnent au traitement obstétrical qui a souvent suscité de longues et vives discussions.

Nous aurons donc à examiner à peu près chronologiquement les phases du traitement obtétrical, et à y chercher l'indication de la meilleure conduite à tenir; puis, nous décrirons les moyens auxiliaires qui constituent le traitement consécutif dont nous venons de parler, et sans lequel beaucoup de femmes succomberaient après l'arrêt de l'hémorrhagie.

Accouchement forcé. — Au cours du XVIe siècle, médecins, chirurgiens et sages-femmes, estimant que toute thérapeutique était impuissante et par conséquent inutile, plaçaient tout leur espoir dans les efforts de la nature, invoquaient Dieu, et restaient dans l'inaction. Pourtant, Ambroise Paré, vers la fin de sa vie, pensa qu'il serait possible et utile de hâter la terminaison de l'accouchement en extrayant l'enfant par les pieds, et que c'était le seul moyen de sauver les femmes dont la vie était menacée par une hémorrhagie. Bien que ce grand chirurgien n'ait rien écrit de spécial sur ce sujet, c'est à lui qu'il faut faire remonter les premières tentatives d'accouchement forcé ; c'est ce qui résulte de ce que dit son élève J. Guillemeau : « L'an 1599, Mlle Simon, à présent vivante, fille de Monsieur Paré, conseiller et premier chirurgien du Roy, étant prête d'accoucher, fut surprise d'un gros flot de sang, ayant près d'elle Mme la Charronne pour sage-femme, étant pareillement assistée de M. Hautin, médecin ordinaire du Roy et docteur en médecine à Paris, et M. Rigault, aussi médecin à Paris, à raison des grandes syncopes qui la prenaient de quart d'heure en quart d'heure pour la perte de sang qu'elle faisait. M. Marchand, mon gendre, et moi furent mandés ; mais la considérant presque sans pouls, ayant la voix faible, les lèvres bleuâtres, je fis pronostic à sa mère et à son mari, qu'elle était en grand danger de sa vie, et qu'il n'y avait qu'un seul moyen pour la sauver de ce mal, qui était de la délivrer promptement : *ce qui j'avais vu pratiquer à feu M. Paré son père*, me l'ayant fait faire à une demoiselle de Madame de Senneterre. Lors ladite mère et mari nous conjurèrent de la secourir, et qu'ils la mettaient entre nos mains pour en disposer : ainsi promptement, suivant l'avis de MM. les médecins qui y étaient présents, elle fut heureusement accouchée d'un enfant plein de vie. » (J. Guillemeau. *De l'heureux accouchement des femmes*, Paris, 1609, p. 229 ; la seconde édition de ce livre parut en 1620.)

Plus loin, il dit encore : « Il y a vingt-cinq ans que j'ai veu faire cette pratique à feu Messieurs Paré et Hubert, auxquels comme de plusieurs expériences, nous sommes obligez de le recoignoistre et confesser l'avoir appris d'eux. »

Néanmoins, J. Guillemeau est regardé comme le promoteur de l'accouchement forcé, sur l'utilité duquel il insiste et revient dans plusieurs chapitres de son livre. Voici, par exemple, comment il s'exprime dans le chapitre intitulé *Le moyen de secourir la femme quand l'arrière-faix se présente le premier :* «...sans faute, le plus expédient sera de chercher les pieds de l'enfant, *comme nous avons dit*, et le tirer doucement par iceux ». Assurément ce serait là une description fort incomplète si l'on ne se reportait au passage auquel Guillemeau vient de renvoyer le lecteur ; or, voici ce que l'on y trouve : «... la femme... étant ainsi située, le chirurgien coulera sa main oincte entre les lèvres de sa matrice, et dedans le conduit d'icelles, afin d'ostre tous les grumeaux de sang qui pouraient être contenus en iceluy. Considérera si le col intérieur de la matrice est suffisamment dilaté pour y mettre la main et tourner l'enfant, s'il en est besoin : et où le dit col ne serait dilaté assez, le plus doucement qu'il pourra et sans violence, le graissera de toutes parts avec le beurre ou pomade, et petit à petit le dilatant, introduira la main dedans. Si les eaux ne sont percées, ne fera aucune difficulté de les percer... ». J. Guillemeau décrit ensuite la version et l'extraction de l'enfant par les pieds, et recommande de le tirer sans violence et doucement, « donnant quelque loisir à la mère de respirer, lui recommandant de s'efforcer lorsqu'elle sentira quelques tranchées et douleurs » (édition de 1620, p. 221).

En même temps que Guillemeau dont l'*Heureux accouchement* porte la date de 1609, vivait Louise Bourgeois, dite Boursier (1), accoucheuse de la reine Marie de Médicis, qui publia aussi en 1609 un livre intitulé *Observations diverses...*, dans lequel elle décrivit aussi l'accouchement forcé comme le meilleur traitement des pertes de sang survenues pendant l'accouchement. Son livre porte donc la même date que celui de Guillemeau ; cependant Astruc (1676) la désigne comme la créatrice de la méthode de l'accouchement forcé, et ne cite même pas le nom de Guillemeau. Mme Boivin va plus loin ; elle reproche à Guillemeau de ne pas avoir mentionné le moyen imaginé et employé par Louise Bourgeois (Mme Boivin. Préface de la Traduction du *Traité des hémorrhagies* par Rigby, Paris, 1818, p. 28). Que penser de cette prétendue priorité ? Pour être édifié à cet égard, il suffit de se rappeler ce que nous avons dit (page 616) de la pratique d'Ambroise Paré qui mourut en 1590, de se reporter à l'observation de sa fille accouchée par Guillemeau en 1599 (voir plus haut p. 616), et de lire une autre observation de Guillemeau recueillie en 1603 et dans laquelle il s'agissait d'une dame atteinte d'hémorrhagie grave pendant son accouchement, et qui était *précisément soignée par Louise Bourgeois* et différents médecins, parmi lesquels se trouvaient Honoré, chirurgien du roi, et Riolan ; Guillemeau fut appelé en consultation et conseilla de terminer l'accouchement, ce qui fut fait par Honoré. (Guillemeau, *L'heureux accouchement*, Paris, 1609, p. 232). Cette observation était trop importante pour que Louise Bourgeois l'eût oubliée quand elle publia son livre, mais elle n'en fait cependant aucune mention.

D'ailleurs la description donnée par Louise Bourgeois est bien inférieure à celle de Guillemeau, mais on y remarque quelques expressions très imagées qui attirent l'attention : le vrai remède pour secourir les femmes qui perdent du sang, étant de les accoucher promptement, « il ne faut pas qu'en cela la sage-femme timide *face cimetierre bossu* (édition de 1626, p. 47) ; plus loin, en parlant encore de ces hémorrhagies, elle dit qu'il faut veiller sur les femmes « *comme le chat la souris* » (même édition, p. 57).

Quoi qu'il en soit, l'accouchement forcé régna presque sans contestation pendant le XVIIe siècle, partie du XVIIIe et compte encore actuellement quelques partisans. Mais on l'employa avec plus de ménagements que Louise Bourgeois ; Mauriceau, notamment, trop bon esprit pour admettre que la violence puisse être avantageuse, imite la prudence de Guillemeau et procède sans précipitation ; il est pourtant d'avis qu'il faut terminer

(1) Louise Bourgeois avait épousé un nommé Boursier, chirurgien-barbier attaché à l'armée du roi, qui avait été l'élève d'Ambroise Paré. C'est en 1593 qu'elle commença à faire des accouchements dans quelques familles pauvres, mais elle ne fut reçue sage-femme jurée qu'en 1598.

l'accouchement aussi vite que possible, et se loue d'avoir, par cette pratique, sauvé maintes vies humaines; aussi rapporte-t-il avec autant de tristesse que d'amertume l'observation de sa sœur qui mourut d'hémorrhagie, parce que, dit-il, le chirurgien qui avait été tout d'abord appelé près d'elle n'avait pas essayé de terminer l'accouchement. Toutefois, en lisant cette observation, on est tenté de répéter qu'on est mauvais juge dans sa propre cause, car Mauriceau, une fois arrivé près de sa sœur, resta lui-même plusieurs heures dans l'inaction, et ne l'accoucha qu'*in extremis*.

Portal, Peu, Levret, après avoir rompu les membranes, mettaient encore moins de hâte que Guillemeau et Mauriceau, avant d'aller *tourner* l'enfant. Smellie, quand il faisait la version pour remédier à une hémorrhagie, n'achevait pas l'extraction de l'enfant, et Deleurye le laissait engagé jusqu'à la poitrine, afin de donner à la matrice le temps de diminuer de volume. (Deleurye. *Traité d'accouchements*, édition de 1777, p. 367.) Leroux dit aussi à ce sujet : «... Il ne faut pas se hâter de tirer l'enfant après l'avoir retourné ; il faut seulement, lorsqu'on a saisi un ou les deux pieds, s'en servir pour amener les fesses sur l'orifice utérin; et lorsqu'elles y seront parvenues, abandonner l'accouchement à la nature, ou ne l'aider que très faiblement. La présence des fesses sur l'orifice de la matrice, fait l'office de tampon, le bouchera hermétiquement et s'opposera par ce moyen à l'écoulement du sang. » (Leroux. *Observations sur les pertes de sang des femmes en couches*, Dijon, 1776, p. 98.) On peut voir là un avant-coureur de la version de Braxton Hicks.

Au commencement de ce siècle, Maygrier (1814) recourait à l'accouchement forcé, mais avec circonspection; Désormeaux et P. Dubois le conseillent aussi dans les cas extrêmes (*Dictionnaire de médecine*, en 30 vol., art. Métrorrhagie, 1839). Quand l'orifice utérin ne s'agrandissait pas suffisamment sous la main, P. Dubois l'incisait avec un bistouri en forme de croissant, Chailly avec des ciseaux courbés sur leurs bords (Chailly. *Traité pratique de l'art des accouchements*, Paris, 1853, p. 457 et 458). C'était en quelque sorte le prélude des grandes incisions de Dührssen. Mais toutes ces incisions ont le grave inconvénient de créer souvent de nouvelles sources d'hémorrhagies, à cause de la grande vascularité du col sur lequel le placenta est implanté.

La manière de pénétrer dans l'œuf était d'ailleurs variable : tantôt, on introduisait la main, comme on le fait quand on veut pratiquer la version par manœuvres internes, et on la poussait ensuite tout droit au-dessus de l'orifice interne, trouant indifféremment membranes ou placenta ; tantôt on contournait ce dernier organe pour ouvrir les membranes au-dessus de son bord. Mais la perforation directe du placenta n'étant pas toujours aisée, mieux vaut en général le contourner (Mauriceau, Baudelocque).

Une fois la dilatation du col obtenue et les membranes rompues, la version avait d'abord été universellement adoptée ; plus tard, on lui substitua le forceps dans un certain nombre de cas. Qu'on eût donné la préférence à la version ou au forceps, le plus souvent on ne se conformait pas à la pratique de Smellie, de Deleurye et de Leroux, et l'on essayait d'extraire l'enfant avant que l'orifice utérin eût atteint une dilatation suffisante pour laisser passer facilement la tête fœtale ; aussi le col opposait-il fréquemment une résistance invincible, ou se déchirait, et ce n'était pas là l'un des moindres reproches faits à l'accouchement forcé.

Les statistiques étaient d'ailleurs peu satisfaisantes : Rigby rapporte 106 observations d'hémorrhagie utérine parmi lesquelles il reconnut 43 fois une insertion vicieuse du placenta ; dans ces 43 cas, il pratiqua l'accouchement forcé ou du moins l'extraction du fœtus, et 12 femmes succombèrent ; la mortalité fut donc de 27,90 p. 100 (Rigby, traduction par Mme Boivin, Paris, 1818, p. 191). Les faits rassemblés par Simpson donnent une mortalité tout aussi grande. Il ne faut donc pas s'étonner que l'accouchement forcé ait été délaissé par la plupart des accoucheurs, dès que la simple perforation des membranes ou le tamponnement vaginal furent érigés en méthodes de traitement des hémorrhagies par insertion vicieuse. — Mais, en réalité, il n'a jamais été complètement abandonné, même dans ces dernières années ; à toutes les époques, en effet, la prompte terminaison de l'accouchement a été considérée comme le meilleur moyen de mettre fin à ces hémorrhagies, et pour y arriver, la version par manœuvres internes a toujours été en honneur, comme elle l'est encore actuellement, aussitôt que l'orifice utérin est dilaté ou dilatable, et nombre de médecins pensent que chez les femmes atteintes d'insertion vicieuse du placenta, l'orifice utérin, alors même qu'il est très incomplètement dilaté, peut néanmoins, en raison de sa grande vascularisation, être assez dilatable pour laisser passer la main, et ne craignent pas d'entreprendre dans ces conditions l'accouchement forcé et la version par manœuvres internes, sauf à ne pas terminer l'extraction du fœtus, ainsi que Smellie, Deleurye, Leroux l'avaient conseillé.

Il y a même aujourd'hui une certaine tendance à revenir plus franchement à l'accouchement forcé, ou plutôt à un *accouchement méthodiquement rapide*, suivant l'expression dont Tarnier s'est servi dans l'une de ses leçons (*Gazette médicale de Paris*, 1894, et thèse de Bottiau, Paris, 1895) ; on en trouve la preuve dans les travaux de Fournier, Bossi, Harris, Bonnaire.

Fournier (*Archives de Gynécologie et de Tocologie*, janvier 1896) pratiqua l'accouchement forcé chez une multipare atteinte d'hémorrhagie très grave par insertion vicieuse du placenta, et dont l'orifice était à peine plus large qu'une pièce de deux francs ; l'enfant succomba, mais la femme fut sauvée. — M. Fournier fait suivre son observation des réflexions suivantes : «... L'application d'un tampon eût été un moyen trop lent, la déchirure des membranes était inutile puisqu'il y avait eu écoulement des eaux, et que néanmoins le sang coulait abondamment. L'indication unique était de précipiter l'accouchement. Mais par quel moyen ? Le dilatateur de Tarnier, le ballon de Barnes, celui de Champetier de Ribes, introduits dans le col, auraient pu être d'un grand secours en activant la dilatation, mais ces moyens auraient été lents auprès de celui que j'ai employé. Sans doute, livré à moi-même, j'aurais, comme Oui (de Lille), introduit dans le col le ballon de Champetier. Cela était bien. Mais il y avait mieux à faire et plus simplement. Pénétré de cette idée qu'il était urgent d'aller vite, que la vie de cette femme tenait à quelques minutes de retard, se basant sur l'acquis de sa longue expérience, mon excellent maître, M. Lenoël, m'a conseillé de pénétrer quand même et de suite, dans l'utérus et de ramener l'enfant par la version. » (Fournier.)

Le professeur Bossi (de Novare) a publié en 1890 un procédé particulier de dilatation mécanique du col de la matrice, et l'a décrit de nouveau en 1896 (*L'Obstétrique*, n° du 15 juillet 1896). Il se sert d'un dilatateur métallique à trois branches qu'il a inventé et à l'aide duquel il a réussi à dilater largement le col dans un laps de temps qui a varié entre quinze minutes et une heure et demie. Sur 112 cas d'accouchements provoqués de cette façon pour diverses causes, se trouvaient 11 cas de placenta prævia central, et 14 cas de placenta marginal. Bossi se loue beaucoup de l'emploi de cette méthode.

Le Dr Harris a publié en 1894 un mémoire dans lequel il a décrit un nouveau procédé à l'aide duquel il a pratiqué neuf fois l'accouchement forcé dans le cas de placenta prævia. Voici comment il procède : la femme étant anesthésiée, le docteur Harris, alors même que le col n'est pas entr'ouvert, y introduit l'index jusqu'à la base ; puis, quand il y est parvenu, il le retire un peu, afin de pouvoir glisser le pouce à côté de l'index. Ces deux doigts sont maintenus en place par l'extrémité de l'index recourbé en crochet au-dessus de l'orifice interne. A mesure que la dilatation progresse, on fait pénétrer les autres doigts, les uns après les autres, et l'on écarte fortement le pouce. Bientôt toute la main entre dans l'utérus : dans huit cas, il ne fallut pour cela que 22 minutes au maximum (de 16 à 22 minutes) ; dans le neuvième cas, la manœuvre échoua, et il fallut employer le ballon de Barnes. Quand la main a pénétré dans l'utérus, on fait la version bimanuelle de Braxton Hicks, et on laisse l'utérus expulser l'enfant ; de 10 à 33 minutes suffisent, dit Harris, pour cette expulsion. Toutes ses malades guérirent, et 3 enfants survécurent. Dix figures jointes au texte aident à comprendre les détails successifs de cette dilatation manuelle. (Harris, chef de service à l'hôpital de Paterson (New-Jersey), *Journal de médecine de Paris*, 1895, p. 88.) Deux modifications caractérisent l'accouchement forcé tel que le docteur Harris le pratique : d'une part, il dilate le col d'une façon particulière ; d'autre part, imitant la conduite de Braxton Hicks, il laisse le fœtus être expulsé spontanément, à moins que son extraction immédiate ne paraisse facile.

En 1897, M. Bonnaire (*Presse médicale*, n° du 14 août 1897) a rapporté trois observations de femmes atteintes d'hémorrhagie grave par placenta prævia, chez lesquelles il a employé un procédé particulier d'accouchement forcé, ou plutôt d'accouchement méthodiquement rapide (Tarnier). Les trois femmes furent sauvées ; aucune d'elles n'eut d'hémorrhagie pendant l'opération, sauf un léger écoulement de sang chez l'une d'elles. Sur les 4 enfants (une grossesse gémellaire), deux étaient morts, ou moururent peu de temps après leur naissance ; les deux autres survécurent.

Voici comment M. Bonnaire décrit le manuel opératoire qu'il a suivi : « La femme est anesthésiée profondément et disposée en position obstétricale, les cuisses fléchies au maximum. Dans la grossesse, lorsque le col est fermé à ses deux orifices, — condition exceptionnelle dans le cas de placenta prævia — on présente la pulpe de l'index de la main droite à l'orifice externe, et on imprime au doigt un mouvement de vrille. Ce premier obstacle franchi, on aborde l'orifice interne, et on le fait céder de la même manière. Dès qu'elle a pénétré dans l'orifice interne, l'extrémité digitale en déprime en tous sens le pourtour, par un véritable massage excentrique ; on prend soin, dès le début de la manœuvre, de pénétrer le moins possible dans la cupule du segment inférieur pour éviter de décoller les cotylédons du placenta prævia. Peu à peu, les mouvements de l'index deviennent plus aisés, et, en un temps variable, selon qu'il s'agit d'une primipare ou d'une multipare, une place suffisante est faite pour l'introduction du second doigt.

« On glisse alors l'index gauche à côté du droit, en ayant soin d'adosser les deux doigts sur toute leur étendue. Si le col est court, et, mieux encore, s'il est en voie de dilatation, la mise en place des deux index sur l'orifice interne est des plus faciles. S'il a, au contraire, conservé toute sa longueur et si, en même temps, il est haut situé en raison du défaut d'engagement du fœtus, une petite manœuvre complémentaire est indispensable pour amener les deux pulpes jusqu'à l'orifice interne : on fait abaisser le globe utérin par un aide ; on introduit les deux index dans le col aussi profondément que possible ; on prend appui sur les parois cervicales en les distendant en travers, et en même temps on les entraîne par en bas. L'une après l'autre, les deux pulpes digitales glissent, par une sorte de reptation, à la rencontre de l'orifice interne à mesure que celui-ci est attiré vers elles, et elles finissent par prendre sur lui une assise solide.

« Dès lors, ces deux doigts vont jouer le rôle d'une pince dont on écarterait les mors, et dont le pivot répondrait aux articulations métacarpo-phalangiennes adossées l'une à l'autre. La force est exclusivement déployée par les muscles fléchisseurs des doigts; les lèvres du col, déprimées en des points diamétralement opposés, prennent la forme d'une boutonnière. On déplace les doigts en différentes directions, de façon à masser et distendre les parois du col en tous sens. La pression digitale doit être lente, soutenue et sans à-coups ; elle doit être progressive autant que le permettent la vigueur de l'opérateur et surtout la résistance des tissus ; c'est bien plutôt par la continuité de l'effort que par son énergie qu'on arrive à faire céder le sphincter cervical; on doit le fatiguer et non pas le violenter. Au cas où la pulpe des doigts perçoit de petits craquements dans l'intimité des tissus, ce qui indique la rupture interstitielle de quelques fibres musculaires, il convient de modérer légèrement l'effort et de changer ses points d'application.

« L'orifice s'élargissant, bientôt le médius peut prendre place à côté de l'index de la main droite ; les trois doigts, adossés deux à un, continuent le même travail jusqu'à ce que le médius de la main gauche puisse pénétrer à son tour. Le col est distendu dès lors par quatre doigts, appuyant deux à droite et deux à gauche ; le déploiement de force devient plus considérable et en même temps moins fatigant. On continue ainsi jusqu'à ce que l'auriculaire de l'une, puis de l'autre main, puisse être introduit à côté des autres doigts.

« A partir de ce moment, les deux mains ont une prise assez solide sur le col pour en achever la dilatation ; toujours adossées par les articulations métacarpo-phalangiennes, elles écartent les lèvres du col en agissant successivement dans la direction des divers diamètres du bassin. Dès que les doigts peuvent les amener simultanément en contact avec les parois opposées du bassin, la dilatation est aussi complète que possible.

« Le premier temps du travail artificiel est dès lors terminé, et il ne reste plus qu'à procéder immédiatement à l'extraction du fœtus. S'agit-il d'une présentation du sommet engagée ou fixée au détroit supérieur, en même temps que l'utérus est très rétracté, on applique le forceps. Dans les cas graves de placenta prævia partiel ou central, comme dans ceux où la présentation fœtale reste élevée, la version s'impose. Si le placenta couvre entièrement l'orifice interne dilaté, le mieux est de le décoller d'un seul côté, en coulant la main au long de la paroi du segment inférieur vers laquelle sont tournés les membres pelviens du fœtus. On rompt les membranes le plus près possible du bord placentaire et on va chercher les pieds de l'enfant. Si celui-ci était de gros volume, et si on conservait des doutes sur la dilatabilité complète du col utérin, on pourrait se contenter d'exécuter les deux premiers temps de la version, et abandonner l'expulsion du fœtus aux seuls efforts utérins.

« La technique de l'accouchement artificiel est la même, qu'il s'agisse d'une femme enceinte ou d'une femme en travail. Comme on le conçoit aisément, c'est chez cette dernière qu'elle offre le moins de difficultés : la nature, en commençant la dilatation du col, a effectué une partie de la besogne, et l'effort des doigts ne s'exerce que sur un simple orifice, et non sur un canal, comme dans la grossesse.

« Il est assez difficile de fixer le temps moyen que comporte la manœuvre de l'accouchement méthodiquement rapide ; trop d'éléments peuvent en faire varier la durée : celui qui joue le rôle capital est l'état de primarité ou de multiparité de la femme ; la tonicité du col se trouve atténuée en raison du nombre des accouchements antécédents. Si l'on considère que l'insertion vicieuse du placenta, relativement rare chez les primipares, va en augmentant avec le nombre des grossesses passées, on comprend que, dans le cas qui nous occupe, l'obstacle à l'accouchement soit aisé à vaincre. Une condition favorable dépend en outre de la mollesse toute spéciale du col ; le ramollissement des tissus est lié à l'excès d'imbibition et de circulation interstitielle qu'ils tirent de leur voisinage immédiat avec le placenta.

« Dans les trois cas où nous avons eu recours à ce mode de traitement du placenta prævia, nous avons eu plus de facilités à ouvrir le col avec les doigts que lorsque nous avons appliqué notre procédé sur des femmes en état de résolution agonique ; la durée totale de l'intervention n'a pas dépassé un quart d'heure. » (Bonnaire. *Presse médicale* du 14 août 1897.)

Les mémoires et les observations de Harris et de Bonnaire indiquent un retour à l'accouchement forcé par dilatation *méthodiquement rapide*, que nous retrouverons quand nous décrirons l'emploi des ballons cervico-utérins et des ballons intra-utérins. Si les procédés employés par MM. Harris et Bonnaire étaient sanctionnés par de nombreux faits, ils auraient le grand avantage de pouvoir être mis en pratique sans aucun outillage spécial.

Rupture artificielle des membranes. — La rupture artificielle des membranes, bien qu'elle ait été parfois employée par Mauriceau (voir p. 618), Deventer et quelques autres accoucheurs, n'a définitivement pris rang dans la science, comme traitement distinct, qu'avec Puzos (*Pertes de sang des femmes grosses, in Mémoires de l'Académie de chirurgie*, Paris, 1747), et c'est justice qu'elle soit souvent désignée sous le nom de *Méthode de Puzos*. Il semble résulter de ce mémoire que son auteur ne perforait les membranes qu'après le début du travail de l'accouchement, ou du moins après l'avoir provoqué ; voici d'ailleurs comment il s'exprime : « Pour cet effet il faut introduire un ou plusieurs doigts dans l'ori- « fice avec lesquels on travaille à l'écarter par des degrés de force proportionnés « à la résistance : cet écartement gradué, interrompu de temps en temps par des « repos, fait naître des douleurs ; il met la matrice en action, et l'un et l'autre « font gonfler les membranes qui contiennent les eaux de l'enfant ; l'attention « pour lors doit être d'ouvrir les membranes le plus tôt qu'on peut, pour pro- « curer l'écoulement des eaux, parce que leur écoulement diminue déjà l'écar- « tement de la matrice, qu'il fournit à cette partie le moyen de se contracter « et de s'emparer de l'espace qu'elles occupaient dans sa cavité. » (Puzos.)

Smellie, grand partisan de la rupture artificielle des membranes, la pratique dès que le col entr'ouvert permet d'arriver sur elles ; dans un cas où il ne parvint pas à les rompre avec le doigt, il les perfora avec une sonde de femme. (Smellie. *Observations sur les accouchements*, traduction par de Préville; Paris, 1777, t. II, p. 352.)

Baudelocque est plutôt l'adversaire que le partisan de cette rupture, et la rejette dans les cas d'insertion centrale. — Mme Lachapelle accepte qu'il est parfois utile de rompre les membranes, mais elle préfère ordinairement le tamponnement : « Donc, la rupture des membranes est un moyen précieux, « mais dont il ne faut user qu'avec beaucoup de prudence. Si le travail est « fort avancé, il vaut mieux terminer artificiellement l'accouchement ; s'il « n'est pas même établi, il vaut mieux attendre et pratiquer le tamponnement ; « dans les cas intermédiaires seulement, la rupture peut être conseillée si rien « du reste ne s'oppose à son exécution. » (Mme Lachapelle. *Pratique des accou- « chements*, 1825, t. II, p. 366.)

Depuis Puzos, les accoucheurs de tous les pays discutèrent la question de la rupture artificielle des membranes ; les uns mirent en relief ses avantages, les autres se montrèrent éclectiques ou soulevèrent des objections. Au milieu de la diversité des opinions, quelle était celle de P. Dubois ? Les idées et la pratique de ce grand clinicien ont été bien exposées par Cazeaux dans le passage suivant : « Malgré ces objections, qui n'ont pas, après tout, une grande valeur, « la rupture des membranes n'en est pas moins adoptée aujourd'hui par la « plupart de nos maîtres dans presque tous les cas de perte abondante sur- « venant à une époque avancée de la grossesse. Presque tous cependant veu- « lent, pour la pratiquer, qu'il y ait un commencement de travail manifesté

« par des contractions utérines évidentes. Mais comme le fait remarquer « M. P. Dubois, il importe de ne pas oublier que, quand une perte considérable « a lieu, les contractions utérines sont souvent faibles, et que le travail peut « être déclaré sans que les douleurs en aient manifestement signalé le début ; « d'un autre côté, l'écoulement d'une quantité abondante de sang et la sortie « de caillots volumineux relâchent et dilatent l'orifice de l'utérus ; et ces « circonstances, jointes sans doute à quelques contractions utérines qui ne « sont pas douloureuses, peuvent dilater le col sans que la malade en ait la « conscience, et sans qu'on puisse le soupçonner. Ce phénomène n'est pas « rare, surtout dans les cas d'hémorrhagie et chez les femmes qui ont déjà eu « des enfants. Aussi, quel que soit du reste l'état du corps de l'utérus, qu'il y « ait ou non des contractions apparentes, doit-on s'assurer avec soin de l'état « du col. Le plus souvent, dans le cas de perte abondante, on le trouvera « assez entr'ouvert pour permettre au moins l'introduction du doigt : on « sentira alors les membranes bomber par intervalles, et cette saillie des « membranes est une preuve certaine que la matrice commence à se con- « tracter. Or, la rupture des membranes pourra alors être pratiquée avec le « plus grand avantage. Cette opération n'exclut pas d'ailleurs l'emploi des « excitants propres à solliciter les contractions. Des frictions abdominales « devront être pratiquées ; le doigt, introduit dans le col, devra, avant d'opé- « rer cette rupture, agacer, irriter cette partie ; il sera même très prudent, « mais seulement lorsqu'il est ramolli et paraît devoir offrir très peu de résis- « tance, d'administrer à la femme deux ou trois doses de seigle ergoté.

« Lorsque la perte est produite par l'insertion du placenta sur le col, la « plupart des accoucheurs conseillent l'application du tampon, et nous « n'hésitons pas à dire que c'est à ce moyen que nous accordons la préfé- « rence. M. P. Dubois professe qu'alors la conduite à suivre varie suivant le « degré de cette insertion ; que, lorsqu'elle a lieu centre pour centre, c'est- « à-dire lorsque le placenta couvre toute la partie supérieure de l'orifice, « que les membranes sont inaccessibles, ou qu'on ne pourrait arriver jusqu'à « elles qu'en décollant un des points de la circonférence du placenta encore « adhérente, on doit avoir recours au tampon ; mais lorsque le placenta ne « répond à l'orifice que par un de ses bords, et surtout lorsqu'il est seule- « ment inséré sur un point voisin de cet orifice, il conseille encore la « rupture artificielle des membranes, convaincu qu'après l'écoulement des « eaux, la tête du fœtus, venant s'appliquer sur la partie du placenta décollée, « mettra fin, par cette compression, à l'écoulement du sang. » (Cazeaux. *Traité de l'art des accouchements*, 7e édition, Paris, 1867, p. 791 et 792.)

P. Dubois rompait donc les membranes, alors même qu'il n'y avait pas de contractions utérines apparentes ; à cette rupture il ajoutait, comme moyens accessoires, quelques manœuvres digitales sur le col, ou l'administration du seigle ergoté, afin de faire naître ou d'activer les contractions utérines. C'est donc bien à tort que, dans plusieurs livres et plusieurs thèses, l'administration de ce médicament aujourd'hui abandonné presque par tout le monde est intitulée *méthode de P. Dubois*, car celle-ci, on vient de le voir, avait pour base soit la rupture des membranes, soit le tamponnement, suivant que l'insertion était marginale ou centrale.

Les élèves de P. Dubois, parmi lesquels nous citerons Cazeaux, Depaul, Chailly, Pajot, Tarnier, Charpentier, imitèrent leur maître et employèrent tantôt la rupture artificielle des membranes, surtout lorsqu'il s'agissait d'insertions latérales ou marginales, tantôt le tamponnement auquel ils donnaient le plus souvent la préférence dans les insertions centrales, complètes ou partielles.

Si l'on consulte les tableaux synoptiques du traitement des hémorrhagies qui ont été successivement publiés par P. Dubois, Cazeaux, Chailly, Pajot, pour servir de mnémonique à l'usage de leurs élèves, on voit que dans tous ces tableaux la rupture artificielle des membranes figure en bonne place.

La méthode de Puzos était acceptée et discutée à l'étranger comme en France : en 1869, le professeur Eugène Hubert (de Louvain), fidèle à sa théorie du mécanisme de l'hémorrhagie (voir page 595), et partisan jusqu'à un certain point de la rupture artificielle des membranes, veut du moins qu'elles soient largement ouvertes ; car il dit : « Si le bord du placenta est « accessible, il faut déchirer largement les membranes pour qu'elles n'exer« cent sûrement plus aucun tiraillement sur le gâteau placentaire. » (Eugène Hubert. *Cours d'accouchement*, Louvain, 1869, t. II, p. 418.)

En 1886, le professeur Pinard insiste sur l'efficacité de la rupture artificielle des membranes ; il expose son opinion de la façon suivante : « 1° S'as« surer que la présentation est celle du sommet ou du siège. Si c'est une pré« sentation du tronc, transformer cette présentation en présentation longitu« dinale, siège ou sommet, suivant la facilité avec laquelle on peut abaisser « l'un ou l'autre de ces pôles fœtaux ; 2° déchirer largement les membranes, « qu'il y ait ou qu'il n'y ait pas un début du travail. » (Pinard. Ruptures prématurée des membranes de l'œuf. *Annales de gynécologie*, Paris, 1886, p. 332 et 333.

Deux ans plus tard, M. Pinard se montre plus que jamais le partisan de la rupture artificielle des membranes ; il admet cependant que dans certains cas l'hémorrhagie puisse continuer, et que la version bipolaire de Braxton Hicks soit alors un complément utile de cette rupture. (Pinard. Conduite à tenir dans les cas d'insertion vicieuse du placenta. *Union médicale*, 3 juillet 1890.)

La rupture artificielle des membranes est facile à pratiquer lorsque l'insertion placentaire est latérale ou marginale ; le doigt arrive alors directement sur les membranes, qu'il perfore aisément dans la plupart des cas. Puis, on soulève la présentation pour faire écouler une notable quantité de liquide amniotique. Si les membranes sont épaisses et résistent au doigt, on les rompt avec un perce-membranes quelconque, ou avec une sonde de femme, ainsi que Smellie l'a fait. Que le doigt suffise, ou qu'on soit obligé de recourir à un instrument, il faut rompre les membranes aussi largement que possible (Eugène Hubert, Pinard).

Si l'insertion est centrale, complète ou partielle, la rupture des membranes est beaucoup plus difficile à effectuer que dans le cas précédent ; pour y réussir, il faut avoir recours à l'un des deux procédés suivants : tantôt on décolle le placenta, là où l'on suppose que son bord n'est pas trop éloigné de l'orifice interne, surtout en avant, et quand le doigt arrive jusqu'aux membranes ou tout près d'elles, on les rompt par pression ; tantôt on perfore la masse placentaire directement au-dessus de l'orifice interne.

Le premier de ces procédés, déjà recommandé par Mauriceau, est le meilleur; mais, pour le mener à bien, on est parfois obligé d'introduire la main dans le vagin, afin de permettre au doigt d'entrer profondément dans la cavité utérine, car il est parfois malaisé d'atteindre le bord du placenta. — Cohen (de Hambourg) adopta et modifia ce procédé : il décollait le placenta largement, perforait les membranes et attirait le lambeau placentaire décollé jusqu'au niveau de l'orifice interne. (Cohen. *Monats. f. Geburtsh.*, 1855.)

Le second procédé (perforation directe de la masse placentaire), très bien décrit par Deventer, est d'une exécution plus difficile ; aussi cet accoucheur ne l'employait-il, quoi qu'on en ait dit, que lorsqu'il n'avait pas pu atteindre les membranes en décollant le placenta jusqu'à son bord. Dans le procédé de la perforation du placenta, il faut dilacérer avec un ou deux doigts le tissu placentaire et le chorion, puis trouer l'amnios ; à ce moment, surgit souvent une difficulté tenant à ce que l'amnios, au lieu de se laisser déchirer, se sépare du chorion placentaire, et fuit devant le doigt. Pour l'empêcher de fuir ainsi, il faut augmenter sa tension en comprimant de haut en bas le fond de l'utérus avec la main restée libre.

Quand on ne réussit pas à perforer le placenta et l'amnios avec le doigt, on a recours à un perce-membranes ou à une pince avec laquelle on saisit et on arrache un lambeau des membranes. Gendrin, dans deux observations, s'est servi avec succès d'une sonde de femme (Gendrin. *Traité philosophique de médecine pratique*, t. II, p. 350 et 351) ; on a encore proposé l'emploi d'un trocart, mais on y a renoncé, dans la crainte de blesser l'enfant. A l'époque où vivait Deventer, les sages-femmes de la Hollande perçaient, paraît-il, le placenta avec une aiguille de tête, car cet auteur dit : « Je n'aime « point cette méthode, où l'on s'expose à blesser l'enfant. Il vaut beaucoup « mieux tâcher de percer le placenta avec les doigts, et quand il l'est, autant « que l'ouverture de la matrice a pu le permettre, on élargit l'ouverture et on « l'écarte de côté et d'autre, afin que la tête, si c'est elle qui se présente, « puisse se placer à l'orifice, et que les douleurs puissent faire venir l'enfant; « ou, s'il est mal tourné, la sage-femme doit travailler aussitôt à le tirer par les « pieds. » (Deventer. Traduction par Brenier d'Ablaincourt, Paris, 1739, p. 181.)

Appliquée au traitement des hémorrhagies causées par l'insertion latérale ou marginale du placenta, c'est-à-dire dans les cas relativement bénins, la rupture artificielle des membranes donne d'excellents résultats, sans être cependant à l'abri de toute critique. On lui reproche en effet de mettre la femme dans des conditions défavorables à une version par manœuvres internes, si cette version devenait plus tard nécessaire. On lui reproche encore, si on l'emploie pendant la grossesse, de ne pas toujours déterminer promptement le travail de l'accouchement, de telle sorte que si l'enfant succombe, sa putréfaction est alors possible et engendre des dangers d'infection maternelle ; mais on peut répondre à cela que si l'enfant succombait, et surtout s'il se putréfiait, on se hâterait de provoquer l accouchement par des moyens plus rapides que la simple évacuation du liquide amniotique, par des ballons élastiques, par exemple (voir plus loin).

Dans les insertions centrales, complètes ou partielles, c'est-à-dire dans les cas graves, les objections sont plus importantes : si pour trouer les membranes on décolle le placenta jusqu'à son bord, on ouvre de nombreux sinus utérins, et on multiplie ainsi les sources de l'hémorrhagie quand celle-ci persiste après l'évacuation du liquide amniotique ; si on perfore directement la masse placentaire, on s'expose à produire une hémorrhagie fœtale par dilacération des vaisseaux émanées des artères et de la veine ombilicales.

Un reproche général plus grave, c'est qu'assez souvent l'hémorrhagie ne s'arrête pas après la rupture des membranes, que celle-ci ait été spontanée ou artificielle. On trouve dans Baudelocque (*Traité d'accouchement*, Paris, 1833, p. 425) le passage suivant : « Nous n'avons rencontré qu'un seul cas où la perte se fût arrêtée complètement après l'écoulement des eaux sur trente au moins dans lesquels le placenta était attaché au col de la matrice. »

La persistance de l'hémorrhagie est souvent à craindre lorsque le bord du placenta est détaché et s'avance dans l'orifice utérin, où il s'engage de plus en plus par l'effet des contractions utérines, car alors la portion du placenta qui est restée adhérente est tirée en bas par la portion détachée.

Simpson dit que Francis Ramsbotham (*Principles and practice of obstetric medicine and surgery*) avait rencontré, jusqu'en 1834, 44 cas d'insertion partielle du placenta, et que dans 40 cas les membranes furent rompues quelque temps avant l'accouchement ; or, dans 26 de ces cas, comme l'hémorrhagie ne cessait pas après l'évacuation du liquide amniotique, l'accouchement fut terminé par la version ou le forceps. (Simpson. Traduction par Chantreuil, Paris, 1874, p. 239.) Tous les accoucheurs ont observé des faits analogues ; Müller en a relaté 6 ; Tarnier en a vu un certain nombre qu'il a signalés dans son cours de 1887.

Ce qui prouve encore que la rupture artificielle des membranes est loin d'être toujours efficace, c'est que dans le traitement actuel des hémorrhagies par insertion vicieuse, on emploie assez souvent des ballons de caoutchouc propres à dilater le col de l'utérus, afin de terminer l'accouchement aussi rapidement que possible (voir plus loin), et que ces ballons sont surtout employés, dans les cas où l'hémorrhagie persiste après la rupture des membranes. Enfin, on reproche à la rupture artificielle des membranes, lorsqu'elle ne met pas fin à l'hémorrhagie, de placer la femme dans des conditions défavorables à l'emploi du tamponnement vaginal (voir plus loin).

Il est très difficile d'établir une statistique à peu près exacte sur les résultats fournis par la rupture artificielle des membranes, parce que celle-ci a été ordinairement employée dans les cas bénins, et que dans les cas graves on a très souvent été obligé de la faire suivre d'une autre intervention. M. Auvard

(Thèse d'agrégation, Paris, 1886, p. 81) a pourtant essayé de relever à la Clinique d'accouchement et à la Maternité les statistiques relatives à la méthode de Puzos, et voici les chiffres qu'il donne :

Clinique d'accouchement.	13 cas : mortalité maternelle	23,05 p. 100
Maternité..............	16 cas : mortalité maternelle	12,50 p. 100

D'autre part, nous avons vu précédemment (p. 609) qu'à la Clinique Baudelocque M. Pinard a obtenu les résultats suivants : sur 60 cas, 36 fois la rupture des membranes a fourni 36 succès ; dans les 24 autres cas, on fut obligé d'intervenir autrement, et 4 femmes succombèrent.

En résumé, la rupture artificielle des membranes est excellente dans les incisions latérales et marginales, surtout quand le travail est commencé ; mais, dans les insertions centrales, partielles ou complètes, nous pensons avec Mme Lachapelle (voyez p. 623) et P. Dubois (voyez p. 624) qu'il est préférable d'employer le tampon vaginal, du moins au début, sauf à le remplacer un peu plus tard par un ballon élastique destiné à dilater rapidement le col (voyez plus loin).

Tamponnement vaginal. — L'accouchement forcé et la rupture artificielle des membranes se disputaient la faveur des praticiens, quand Leroux (de Dijon) proposa de leur substituer le tamponnement vaginal qu'il décrivit, en 1776, dans un livre intitulé : *Observations sur les pertes de sang des femmes en couches*. Il a grand soin, à la page 195 de son livre, d'invoquer l'autorité d'Hippocrate, de Moschion, de Paul d'Egine, de Fabrice de Hilden, de Ranchin, de Smellie, qui parfois, dans le traitement des métrorrhagies, avaient employé des tentes ou des pessaires imbibés de matières styptiques ; mais ces tentatives de tamponnement auxquelles on pourrait ajouter celles de Louise Bourgeois, de Portal et de Fred. Hoffmann, avaient été si incomplètes, que c'est à Leroux qu'appartient le mérite d'avoir créé la méthode du tamponnement vaginal, qu'on appelle encore pour cette raison *méthode de Leroux*.

D'après ce dernier auteur, toutes les métrorrhagies graves sont justiciables du tampon. Le plus souvent il l'appliquait dans le vagin, par exemple lorsqu'il s'agissait d'une hémorrhagie par insertion vicieuse du placenta ; mais dans les cas d'hémorrhagie par inertie utérine *post partum*, il le portait dans la cavité même de la matrice, de telle sorte qu'on peut dire qu'à ce dernier point de vue il a été le précurseur de Dührssen.

Voici comment Leroux décrit son tamponnement vaginal : « Ce moyen est des plus simples ; il n'exige pas une longue préparation : on le trouve sans peine dans la cabane du pauvre, comme dans le palais des grands. Il consiste à opposer une digue à l'écoulement du sang, par le secours de plusieurs lambeaux de linges ou d'étoupes, imbibés de vinaigre pur, dont on remplit le vagin, et qu'on introduit même quelquefois jusque dans la matrice, lorsque la circonstance l'exige. » (Leroux, p. 190.) Un peu plus loin, il explique l'action hémostatique de ce moyen, en disant que non seulement le tamponnement oppose une digue à l'écoulement du sang, mais qu'il favorise la coagulation de ce liquide en l'immobilisant au sortir de ses vaisseaux, et que la coagulation qui se produit au contact du tampon, s'étend bientôt de proche en proche, s'applique contre les orifices vasculaires béants, les comprime et y facilite la formation d'un caillot obturateur. Il ajoute que le tampon offre encore l'avantage d'exciter les contractions utérines, et que celles-ci resserrent les vaisseaux sanguins d'où provenait l'hémorrhagie.

La méthode de Leroux était rationnelle ; aussi se propagea-t-elle très rapidement. Baudelocque en parle cependant à peine dans son Traité d'accouchement ; il est d'ailleurs assez sobre sur le chapitre du placenta prævia. Maygrier (p. 272) ne la recommande guère, mais Leroy, Gardien, Capuron, Dugès en sont fermes partisans. Mme Lachapelle (6e mémoire, 2e chapitre) s'en sert sans en être très enthousiaste : elle l'accuse déjà d'entraîner avec elle des risques de métrite et de métro-péritonite. Velpeau paraît préférer la perforation de Puzos. Désormeaux, P. Dubois, Moreau, Cazeaux, Chailly, Depaul, Pajot, Bailly, Charpentier, Chantreuil y recourent et s'en louent ; Tarnier s'en déclare, sans exclusivisme, le défenseur reconnaissant.

A l'étranger, le tamponnement vaginal n'était guère accueilli avec moins de faveur qu'en France : Burns, Robert Lee, Wigand, F.-C. Nægele, Busch, etc., le vulgarisèrent en Angleterre et en Allemagne.

Depuis 1776, les tampons ont été profondément modifiés dans leur composition et leur application : au lieu de lambeaux de linge et d'étoupe imbibés de vinaigre, on se servit de bourdonnets de charpie lubrifiés avec un corps gras, habituellement avec du cérat. L'antisepsie apporta de plus grands changements encore, et depuis son avènement, quand on veut appliquer un tampon vaginal, il faut absolument prendre des précautions particulières relatives aux matériaux constitutifs du tampon, à la femme et à l'opérateur.

Pour être en mesure d'appliquer, sans aucune perte de temps, un tampon aseptique, il faut que celui-ci soit préparé par avance ; aussi est-il prudent d'en avoir toujours un chez soi, tout prêt à être emporté et appliqué ; à plus forte raison, la même précaution s'impose dans une salle d'accouchement d'hôpital.

On prépare donc, avec du coton antiseptique au sublimé ou à l'acide phénique, une trentaine de bourdonnets, du volume d'une grosse noix, qu'on roule en pelotes médiocrement serrées. Chaque bourdonnet est attaché à l'extrémité d'un gros fil aseptique, de trente centimètres environ de longueur, dont l'autre extrémité pendra au dehors de la vulve quand le tampon aura été appliqué, ce qui permettra de le retirer facilement dès qu'on le jugera à propos. Cependant, les fils qui pendent à la vulve sont souvent mélangés entre eux et l'on ne réussit à enlever le tampon qu'après quelques tâtonnements, venant de ce qu'il faut tout d'abord retirer les derniers bourdonnets introduits. C'est en vue de remédier à ce petit inconvénient qu'on a imaginé le tampon dit *en queue de cerf-volant :* ici, les bourdonnets sont tous attachés à un même fil, de distance en distance (vingt-cinq centimètres environ) ; ce tampon est assurément très facile à retirer, mais son application est moins facile ; aussi préférons-nous le tampon ordinaire.

Une fois le tampon préparé, on le conserve dans un bocal en verre, hermétiquement bouché et rempli d'une solution de sublimé à 0,20 pour 1000 ou d'acide phénique à 20 pour 1000.

Quand on n'a pas de tampon préparé d'avance, on en prépare un aussi rapidement que possible, en se servant pour cela de coton antiseptique ou aseptique ; puis, l'on trempe dans une solution sublimée ou phéniquée les bourdonnets et le fil qui les assujettit.

Pour remplacer les bourdonnets de coton, on peut encore employer des pièces ou des bandes de gaze iodoformée ou salolée que l'on tasse dans le vagin ; si la gaze n'est pas extrêmement fine, elle offense l'épithélium du vagin, plus que ne le fait le coton.

Dans un pays pauvre et sans ressources, où il n'y aurait ni ouate ni gaze antiseptiques, on peut improviser un tampon avec du coton ordinaire qui n'ait pas encore servi (on en trouve chez toutes les couturières), ou avec de l'étoupe, et l'on ferait bouillir ce tampon dans de l'eau additionnée de sel de cuisine. Ce n'est qu'après avoir ainsi stérilisé les bourdonnets de coton ou d'étoupe, qu'on procédera au tamponnement.

Une précaution préalable et indispensable à tout tamponnement est de vider le rectum et la vessie, car sans cela la compression de ces réservoirs serait très douloureuse.

Avant d'appliquer le tampon, il faut encore aseptiser avec grand soin les organes génitaux de la patiente, car il est évident que si l'on introduisait un tampon aseptique dans un vagin infecté de microbes, on enfermerait en quelque sorte le loup dans la bergerie. On procédera donc avec du savon à une toilette vulvaire complète, qui comprendra la section des poils qui pourraient être gênants pendant l'introduction des bourdonnets ; puis on fera une injection vaginale antiseptique. Mais on ne doit pas se contenter de faire passer simplement dans le vagin le liquide de l'injection, on doit encore y introduire en même temps deux doigts, et frotter partout sa muqueuse, dans tous les sens et à plusieurs reprises, afin d'en détacher toutes les mucosités. Pour obtenir ce résultat, le frottage digital et l'injection vaginale doivent être simultanés.

Cela dit, il n'est pas besoin d'ajouter pourquoi et comment les mains de l'accoucheur doivent être aseptisées.

Pour appliquer le tampon vaginal, on fait placer la malade en travers du lit, le siège au niveau du bord du matelas, les jambes soutenues et maintenues écartées par deux aides. Les bourdonnets seront alors lubrifiés avec de la vaseline boriquée qui favorisera leur introduction, et les protégera contre leur imbibition par le sang ; ils seront ensuite introduits, un par un, dans le vagin ; les premiers seront appliqués directement sur le col ou même dans le col de la matrice, où on les maintiendra en place pendant qu'on remplira les deux culs-de-sac vaginaux avec d'autres bourdonnets qu'on serrera les uns contre les autres. On bourre ainsi le vagin depuis son extrémité postérieure jusqu'à l'ouverture vulvaire, en ayant soin de ne laisser aucun espace libre.

L'introduction du tampon peut d'ailleurs se faire de deux façons différentes : tantôt, en effet, on se sert d'un spéculum au fond duquel on porte les bourdonnets avec une longue pince ; tantôt on se contente de les faire glisser sur deux doigts préalablement introduits dans le vagin. C'est à ce dernier procédé que nous accordons la préférence.

Pour que le tamponnement soit bien fait, il faut que le vagin soit non seulement rempli, mais un peu distendu par le tampon. D'épais gâteaux de coton appliqués sur la vulve soutiennent les derniers bourdonnets et les empêchent de sortir. Enfin, on maintient le tout en place avec des compresses et un bandage en T qu'il faut avoir soin de bien serrer, afin d'empêcher le tampon d'être expulsé.

C'est à dessein que nous nous sommes appesanti sur tous ces détails, parce qu'un tampon bien appliqué est un moyen souvent héroïque à opposer à certaines hémorrhagies ; mal ou incomplètement appliqué, il n'empêche pas l'écoulement du sang et fait perdre du temps.

Pour s'affranchir des détails de l'application du tampon ordinaire, on a essayé de le remplacer par une vessie de veau ou de porc, que l'on distendait avec de l'eau ou une décoction de seigle ergoté. — Chailly (*Traité d'accouchements*, Paris, 1853) s'est servi du ballon élastique connu sous le nom de pessaire du docteur Gariel ; il le distendait avec de l'air, mais il est préférable d'y injecter de l'eau. — C. Braun (1852) a préconisé un appareil qui ressemble beaucoup à celui de Gariel, et qu'on appelle *colpeurynter* (fig. 158) ;

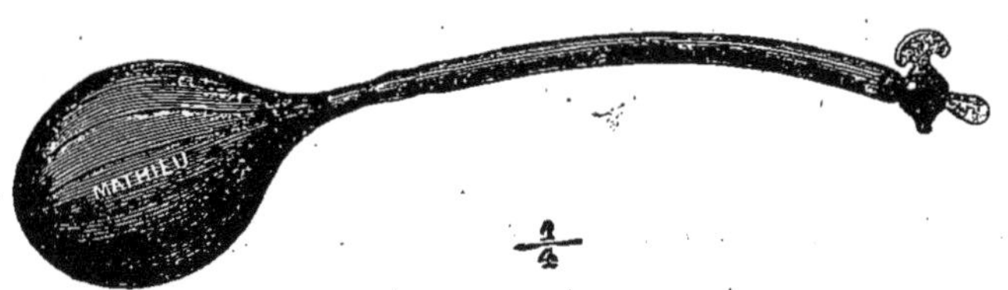

Fig. 158. — Colpeurynter de C. Braun.

on le remplit d'eau froide ou glacée. Tous ces appareils ont été à peu près abandonnés parce que leur forme arrondie ne leur permet pas de s'adapter aux anfractuosités du museau de tranche et du vagin, et que leur surface lisse ne favorise pas la coagulation du sang aussi bien que les bourdonnets de coton ; bref, la plupart des accoucheurs estiment que ces appareils sont inférieurs au tampon ordinaire comme moyen d'hémostase ; mais ce n'est pas l'avis du professeur Fritsch, qui, dans son récent *Traité clinique des opérations obstétricales*, recommande le colpeurynter, dont l'emploi lui a rendu service comme tampon vaginal ; il fait valoir sa grande facilité d'application, ainsi que la possibilié d'augmenter l'excitation ocytocique en remplissant fortement l'instrument, ou de la diminuer en ouvrant le robinet pour faire écouler un peu d'eau ; mais il ne l'emploie pas exclusivement et lui associe la version de Braxton Hicks, en terminant l'accouchement dès qu'il le peut. Quant à nous, ce qui nous empêche de rejeter complètement ces appareils, c'est qu'ils ont l'avantage de pouvoir être très rapidement appliqués ou enlevés, et qu'on peut les confier à une garde-malade placée près d'une femme menacée d'hémorrhagie.

Une fois appliqué, un tampon composé de bourdonnets produit une gêne et des souffrances très variables. Quelques femmes peuvent le supporter pendant plusieurs jours, tandis que d'autres éprouvent des douleurs intolérables après quelques heures. On tiendra compte de ces différences pour décider à quel moment il deviendra opportun de retirer les bourdonnets. L'application du tampon amène un autre inconvénient : en comprimant le canal de l'urèthre, il devient la cause mécanique d'une rétention d'urine. On y remédie deux ou trois fois en vingt-quatre heures, en pratiquant le cathétérisme vésical qui n'est possible que lorsqu'on a enlevé les bourdonnets les plus rapprochés de la vulve. La vessie vidée, on remet le tout en place sans toucher aux bourdonnets qui remplissent le reste du vagin ; mais comme il convient de retirer de temps en temps tout le tampon pour examiner l'état du col, et se rendre compte des progrès du travail de l'accouchement, il est bon, à moins d'indication contraire, d'enlever complètement le tampon chaque fois qu'on a procédé à son ablation partielle pour pratiquer le cathétérisme vésical. On en profite pour laver le vagin avec une injection antiseptique. Un second tampon préparé d'avance remplacera le premier, si on le juge convenable.

Combien de temps doit-on laisser dans le vagin un tampon fait avec des bourdonnets? Cela est très variable. Autrefois on le maintenait en place le plus longtemps possible, de six à douze ou vingt-quatre heures. Pajot et Bailly avaient même conseillé de faire des tamponnements successifs jusqu'au moment où l'enfant en naissant chassait au dehors le dernier tampon appliqué. (Bailly. De la conduite à tenir après le tamponnement. *Gazette des hôpitaux*, 1873.) C'était là une exagération qui n'a guère été imitée. Actuellement, on ne maintient guère le tampon au delà de six heures; presque jamais son application n'excède dix ou douze heures. Il faut, en effet, le considérer aujourd'hui comme un moyen de nécessité et d'attente, destiné à obturer les vaisseaux qui saignent, et assimiler son action à celle d'un bandage compressif temporaire employé quelquefois par les chirurgiens pour arrêter une hémorrhagie. Pendant que le tampon vaginal est en place, le sang ne s'échappe pas des vaisseaux, et le danger le plus pressant est conjuré; on poursuivra ensuite l'intervention au mieux des indications, soit qu'on renouvelle le tamponnement, soit qu'on agisse autrement (voir plus loin).

Quand le premier tampon est enlevé, l'hémorrhagie est quelquefois si bien arrêtée qu'on assiste à une accalmie de plusieurs jours et même de plusieurs semaines, pendant lesquelles une expectation vigilante suffit, à la condition de placer près de la malade une garde qui pourrait, si l'hémorrhagie se reproduisait, appliquer immédiatement un nouveau tampon.

La méthode de Leroux, accueillie avec une grande faveur dès son apparition, n'a pas tardé à être l'objet de vives critiques. Actuellement, M. Pinard en est l'ardent adversaire, et l'un de ses élèves, M. Abd-El-Nour, a publié une thèse sous le titre suivant : *Les méfaits du tamponnement vaginal démontrés par les statistiques récentes de ses partisans* (Thèse de Paris, 1895).

Examinons donc les reproches adressés au tamponnement vaginal, sans revenir sur les douleurs qu'il provoque, parce que nous en avons déjà parlé (page 632).

Tout d'abord, on lui reproche la difficulté de son application qui serait si grande, disent ses détracteurs, que souvent une femme est apportée à l'hôpital avec un tampon insuffisant. Il est exact que les tamponnements vaginaux sont trop souvent mal appliqués, mais quelle en est la cause? Trop de précipitation dans les soins donnés à la malade avant son envoi à l'hôpital. En réalité, tout médecin attentif et désireux de faire un bon tamponnement, y réussira quand il voudra; point n'est besoin pour cela d'une grande habileté, ni d'une grande science.

Un autre reproche adressé au tampon, surtout quand il est appliqué à plusieurs reprises, c'est qu'il finit par enlever par places l'épithélium du vagin, et qu'il en résulte une dénudation du derme qui pourrait absorber des liquides septiques si le coton en contient; la femme serait donc exposée à l'infection déjà signalée au commencement de ce siècle par Mme Lachapelle (voir p. 629). La crainte de ce danger s'est accréditée avec les recherches bactériologiques faites par Koch sur ce sujet. (Ueber Desinfection des Scheidentampons. *Centralblatt für Gynækol.*, 1885, p. 610.) Koch trempe dans des liquides antiseptiques variés des bourdonnets d'ouate, qu'il imprègne ensuite de sang de bœuf mélangé de sécrétions vaginales; il place le tout dans une étuve, et au bout de 8 ou 9 heures il prélève des fragments de coton pour les examiner et les cultiver. Or, il y a toujours trouvé des bacilles, et les cultures ont été constamment fertiles. Il en a conclu qu'aucun antiseptique n'est capable d'empêcher le développement des microbes dans les tampons d'ouate; toutefois, il n'a pas déterminé s'il s'agissait de microbes pathogènes ou de simples saprophytes. Dans ces expériences, d'où provenaient les microbes en question? Ils provenaient assurément soit du coton, soit du sang de bœuf ou des mucosités vaginales. Mais les conditions de cette expérimentation ne sont pas celles qu'on réalise en clinique, quand on fait un tamponnement vaginal avec toutes les précautions nécessaires pour qu'il soit aseptique, et la septicémie consécutive aux tamponnements, tels que nos devanciers les faisaient, ne se produit plus actuellement, sauf exceptions rares dont aucune méthode n'est d'ailleurs à l'abri. Tout dépend de la manière de procéder, et le tampon reste aseptique toutes les fois qu'il est appliqué suivant les règles que nous avons indiquées plus haut. Le reproche, adressé au tampon, d'exposer les femmes à la septicémie, n'est donc plus valable.

L'action hémostatique du tampon ayant été mise en doute, nous devons nous demander si elle est réelle. On peut, sans hésiter, répondre affirmativement, car dans la plupart des observations, l'hémorrhagie s'arrête dès que le tampon est appliqué, et se renouvelle quand on le retire, soit immédiatement, soit quelques heures ou quelques jours plus tard. Alors, si un second tampon est appliqué, l'hémorrhagie est de nouveau arrêtée.

Le tampon se laisse-t-il traverser par le sang? Cela est rare quand il est bien fait; Depaul en a rapporté cependant quelques exemples. D'un autre côté, Tarnier à maintes reprises a fait voir à ses élèves des tampons qu'on retirait exempts de toute imbibition sanguine importante, après qu'ils avaient tari des hémorrhagies formidables. Seuls les premiers bourdonnets étaient teintés par le sang.

Les détracteurs du tampon lui reprochent encore d'être parfois repoussé en bas par les contractions utérines, et de laisser ainsi derrière lui, par suite de son abaissement, un espace libre bientôt rempli par du sang, et l'hémorrhagie, quoique n'apparaissant pas au dehors, se produirait néanmoins entre le tampon et l'utérus. Un petit nombre de faits viennent à l'appui de cette critique; encore peut-on leur opposer que le tampon n'avait pas été maintenu comme il convient : si le bandage en T (voir page 631) appuie bien sur le coton qui déborde le plan vulvaire, il ne se produit pas d'espace libre entre l'utérus et le tampon, et la formation de caillots au-dessus de celui-ci est exceptionnelle, à moins qu'il ne s'agisse d'un caillot sans importance.

Mais quand les membranes sont rompues, le sang ne pourrait-il pas s'amasser dans la cavité utérine, et occuper la place du liquide amniotique? Ce reproche est mieux fondé que le précédent, et tous les accoucheurs se sont préoccupés de la possibilité d'une hémorrhagie interne survenant dans ces conditions, mais presque tous ont constaté que cette hémorrhagie est rare, et pensé qu'il ne faut pas en exagérer le danger, parce que l'utérus, en revenant sur lui-même après l'issue du liquide amniotique, empêche le sang de s'accumuler dans la cavité utérine (Bailly) ; tous s'accordent d'ailleurs à recommander, dans ce cas, l'application d'un bandage de corps, fortement serré sur l'abdomen, afin de favoriser le retrait de l'utérus.

Enfin, on a invoqué contre le tamponnement la statistique relative à la mortalité maternelle. Mais la valeur réelle d'une pareille statistique est difficile à établir, parce que le tampon a été appliqué dans des cas absolument dissemblables, légers quelquefois, graves le plus souvent, soit avant la rupture des membranes, soit après cette rupture; au moment de l'application du tampon, tantôt les femmes étaient en bon état de résistance vitale, tantôt elles étaient profondément anémiées et déjà en danger de mort; dans certaines observations le tamponnement a été employé seul, d'autres fois il a été suivi hâtivement ou tardivement d'une autre intervention. Au milieu de faits aussi complexes, il est difficile de dire quel est le chiffre de mortalité qui incombe au tampon et dont il est responsable; aussi les résultats statistiques sont-ils très disparates, tant en France qu'à l'étranger. La mortalité maternelle, après tampon aseptique, est, d'après Auvard, de 6 p. 100; d'après Bertrand, (Thèse de Paris, 1893) elle serait de 10 p. 100. Le professeur Draghiescu, de Bucarest, a observé, de 1876 à 1892, 61 cas de placenta prævia, et il a employé 28 fois le tamponnement. Sur ces 28 faits, 4 femmes succombèrent, 1 en 1876, 2 en 1878, 1 en 1886 ; la mortalité après tamponnement fut donc de 14,28 p. 100 (Draghiescu, 1892, Bucarest, imprimerie Thomas Basilesco). — Abd-El-Nour (*Les méfaits du tamponnement*, Thèse de Paris, 1895), dans un relevé portant sur plusieurs hôpitaux de Paris, évalue la mortalité maternelle à 26 p. 100.

Au Congrès de Bordeaux, en 1895, M. Hirigoyen a rapporté 9 observations d'hémorrhagie par placenta prævia qu'il avait recueillies en ville ; voici ce qu'il en dit : « Depuis quelque temps, nous voyons attaquer vivement la valeur de ce moyen thérapeutique (le tampon) ; on imprime même des thèses pour en démontrer les méfaits. N'y a-t-il pas là une exagération évidente et peut-être dangereuse ?... Quatre fois le placenta recouvrait le col ; cinq fois l'insertion était marginale. Six fois le tamponnement vaginal appliqué a fait cesser la perte et a amené une dilatation suffisante pour terminer l'accouchement. Trois fois les membranes se sont rompues spontanément, sans que l'hémorrhagie ait été assez importante pour avoir nécessité au préalable le tamponnement ; l'accouchement, simplement surveillé, s'est fait sans hémorrhagie. » (Hirigoyen. *Congrès de Bordeaux*, 1895, p. 690 et 694.) Les neuf femmes soignées par M. Hirigoyen ont toutes guéri, et sur les dix enfants (une grossesse gémellaire) la mortalité a été de 50 p. 100.

A la clinique de la rue d'Assas, 52 femmes atteintes d'hémorrhagie par insertion vicieuse du placenta entrèrent dans le service de Tarnier, du 1er janvier 1889 au 1er janvier 1897, et 10 succombèrent (voir page 608). Parmi ces 52 femmes, 19 furent tamponnées, et 4 de celles-ci moururent, ce qui porte la mortalité maternelle après tamponnement à 21,05 p. 100.

Ces 4 décès représentent absolument toute la mortalité après tamponnement, sans aucune omission et sans aucun artifice d'expurgation, suivant l'habitude de Tarnier. Nous donnerons même les dates exactes de ces 4 décès (3 mars 1891, 3 août 1891, 3 mars 1892, 26 août 1896), parce que les observations qui y sont relatives ont été publiées avec des erreurs de date, dont la critique s'est emparée, et dont elle a tiré des interprétations erronées que nous croyons utile de rectifier dans la note ci-jointe (1).

(1) Parmi les 4 femmes qui succombèrent après avoir été tamponnées, se trouve la nommée F..., femme M..., âgée de 36 ans, multipare, arrivée au 8e mois de sa quatrième grossesse. Son observation a été lue à la Société obstétricale de France par M. Demelin, le 5 avril 1893, et publiée par lui en 1894 (Demelin. *Mémoires de la Société obstétricale de France*, 1894, observation 3). M. Demelin, en rédigeant cette observation, et M. Bertrand en la reproduisant (Thèse de Paris, 20 juillet 1893, p. 60) font entrer cette femme à l'hôpital en février 1891, sans préciser la date. M. Ald-El-Nour, en reproduisant aussi la même observation, indique, on ne sait pourquoi, le 17 février 1891 comme date de l'entrée de cette malade à l'hôpital (Abd-El-Nour. Thèse de Paris, 1895, p. 11), tandis qu'elle n'y est entrée que le 19 février 1891 : c'est donc une première erreur à rectifier dans la thèse de M. Abd-El-Nour, qui pour le reste de l'observation a copié M. Demelin, mais en y supprimant les détails de l'autopsie qui démontra qu'il s'agissait d'une insertion centrale. — En outre, MM. Demelin, Bertrand, Abd-El-Nour disent tous trois que cette malade accoucha et mourut le 21 février 1891, tandis qu'en réalité elle accoucha et mourut le 3 mars 1891, ainsi qu'on peut le constater en consultant les registres de la Clinique d'accouchement, et ceux de la Mairie (il n'y a pas eu de décès à la Clinique d'accouchement du 18 février au 2 mars 1891). — Pour compléter et rectifier l'observation de cette femme, telle qu'elle a été publiée ou reproduite par MM. Demelin, Bertrand et Abd-El-Nour, il faudrait ajouter à leur texte les mots : *Entrée à la clinique le jeudi 19 février*, et les placer avant les mots : *dans la nuit du jeudi au vendredi*... Il faudrait aussi y remplacer les mots : *Le 21, M. Tarnier trouvant*... par ceux-ci : *Le 3 mars, M. Tarnier trouvant*... — Avec ces rectifications, l'observation de la nommée F..., femme M...., publiée ou reproduite par MM. Demelin, Bertrand, Abd-El-Nour, deviendrait exacte. — Encore faudrait-il supprimer le *Nota* que M. Abd-El-Nour a ajouté de son propre chef à l'observation en question, ainsi que celui qui se trouve à la page 25 de sa thèse, car ces deux *Nota* sont l'un et l'autre pleins d'erreurs.

Quant à la mortalité fœtale, elle varie avec les différentes statistiques; en général, elle oscille entre 55 p. 100 et 77 p. 100.

Si le tamponnement offre des inconvénients et n'est pas sans dangers, ceux-ci sont compensés par des avantages. Malgré toutes les critiques dont il a été l'objet, le tampon n'en reste pas moins un très bon moyen d'hémostase à la portée de tous les médecins et de toutes les sages-femmes; relativement facile à appliquer, il n'exige aucun outillage particulier, si bien qu'on peut l'improviser dans le plus misérable des hameaux. Pendant qu'il est placé il procure la sécurité, donne le temps et la liberté d'aviser, de s'entourer de conseils et de s'outiller; à ce point de vue, tous les autres modes de traitement, sans exception, lui sont inférieurs.

Un autre avantage du tamponnement vient de ce qu'il détermine habituellement des contractions utérines qui effacent et entr'ouvrent le col, favorisent ainsi l'emploi des autres moyens de traitement, quand ceux-ci sont nécessaires. Quand on enlève le tampon, il n'est pas rare de trouver l'orifice utérin assez souple et dilatable pour qu'on puisse aisément l'agrandir et pratiquer la version bipolaire, ou même la version par manœuvres internes, sauf à ne pas achever l'extraction du fœtus, ainsi que Smellie, Deleurye et Leroux l'avaient conseillé (voyez page 618).

L'apparition des contractions utérines et l'accouchement prématuré qui en résulte sont si fréquents après l'application du tampon, que Greenhalgh (*London obstetrical Transactions*, 1865) et Gaillard Thomas (*American Practitioner*, New-York, 1877) ont préconisé l'accouchement prématuré artificiel provoqué par le tamponnement vaginal comme le meilleur traitement des hémorrhagies survenant pendant la grossesse par suite d'une insertion vicieuse du placenta, et qu'ils ont considéré l'accouchement prématuré ainsi provoqué comme une méthode spéciale; mais nous n'y voyons qu'une modalité du tamponnement employé comme traitement de ces hémorrhagies.

Le tamponnement vaginal a donc des avantages incontestables, et ce qu'il convient de critiquer, ce n'est pas son emploi, mais l'abus qu'on en fait alors qu'on réitère outre mesure et par intermittences ce moyen d'hémostase, car on arrive alors à des alternatives d'hémorrhagie et de tamponnement, de telle sorte que les femmes s'épuisent peu à peu et résistent mal au choc de l'accouchement et de la délivrance. L'emploi judicieux du tampon est au contraire un excellent moyen de traitement.

Aussi plusieurs des membres de la Société obstétricale de France (Tarnier, Salmon, Gaulard, Lefour) se sont-ils élevés contre l'opinion du professeur Pinard qui venait de résumer sa manière de voir en disant : « Le tampon n'offre que des dangers. » Voici d'ailleurs comment le professeur Gaulard s'est exprimé à cet égard : « J'ai longtemps exercé en province, à la campagne, c'est pourquoi je suis loin d'être aussi radical que M. Pinard. Il est possible que les femmes soient souvent mal tamponnées; mais ce mauvais tampon a souvent arrêté un peu ou diminué l'hémorrhagie. M. Pinard n'a vu arriver à sa clinique que des femmes mal tamponnées. Mais si elles ne l'avaient pas été du tout, peut-être n'aurait-on pu les amener à la Clinique Baudelocque, qui n'est pas faite pour recevoir les mortes. Il faut apprendre à bien faire le tampon, voilà tout. Il y a bien, pour le remplacer, des manœuvres excellentes, mais très difficiles, qui demandent du savoir, de la détermination. Demanderez-vous à une sage-femme de faire la version bipolaire, manœuvre excellente? Ces manœuvres ne sont pas à sa portée. Au contraire, le tamponnement est une opération relativement facile. » (Gaulard. *Progrès médical*, 1892, p. 351. *Annales de la Société obstétricale de France*, séance du 2 avril 1892, p. 107.)

Heil a fait connaître la manière dont on procède, en cas de placenta prævia, à la clinique du professeur Kehrer, à Heidelberg, dans laquelle la rupture des membranes et le tamponnement sont le plus souvent employés : sur 28 cas, 4 femmes succombèrent, soit une mortalité maternelle de 14,28 p. 100 ; parmi ces 28 femmes, 14 femmes furent tamponnées, et Heil se montre partisan du tamponnement cervico-vaginal bien fait et antiseptiquement fait, dans le cas où l'état de la mère n'est pas grave au point que l'on ne puisse différer quelque temps l'extraction. (Heil. *Congrès de Francfort*, 1896. *Bulletin médical* du 21 octobre 1896. *L'Obstétrique*, n° du 15 janvier 1897.)

Le professeur Charles (de Liège) s'exprime ainsi : « Ajoutons qu'une méthode est plus ou moins recommandable selon sa simplicité et sa facilité d'être convenablement appliquée partout et par tous. A ce point de vue, nous pensons que le bon tampon est plus à la portée générale du praticien que la bonne déchirure des membranes, avec ou sans ballons de Champetier ; ... un bon tampon sera plus facile à appliquer ; on pourra, en attendant mieux, diminuer ou arrêter en quelques instants une hémorrhagie qui met la vie de la femme en danger. » (Charles. *Journal d'accouchement*, Liège 1897, p. 20.)

Tout récemment, au 7ᵉ *Congrès de la Société allemande de gynécologie*, Hofmeier (de Wurtzbourg) et Schatz (de Rostoch) ont montré que, dans bon nombre de cas, le tamponnement vaginal est indiqué et doit être employé. (*Semaine médicale* du 16 juin 1897.)

En résumé, malgré l'utilité des nouveaux moyens entrés depuis quelques années dans le traitement des hémorrhagies par insertion vicieuse, il ne faut pas renoncer au tampon, et le proscrire serait une imprudence, car il rend de grands services ; les autres modes de traitement étant plus difficiles à réaliser, exigeant beaucoup plus d'habileté technique, si les médecins et les sages-femmes, intimidés par la vivacité et la répétition des attaques dirigées contre le tamponnement vaginal, perdaient la confiance qu'ils ont en lui, et en arrivaient à croire que ce moyen d'hémostase est inutile et dangereux, bon nombre de femmes succomberaient sans secours, parce qu'ils n'oseraient plus les tamponner et qu'ils reculeraient devant les difficultés d'une autre intervention, ou que l'outillage nécessaire leur manquerait.

Arrachement de la totalité du placenta avant la naissance de l'enfant. — Depuis Guillemeau, on savait que le placenta est parfois spontanément expulsé avant l'enfant, et que bon nombre de femmes accouchées dans ces conditions avaient échappé à la mort. S'inspirant de ces faits, J.-Y. Simpson, dans une série de mémoires très étudiés et très documentés, a préconisé le décollement et l'arrachement de la totalité du placenta, effectués avec les doigts, comme l'un des meilleurs traitements des hémorrhagies graves qui sont causées par l'implantation vicieuse du placenta sur le col de l'utérus. (Simpson. *Edinburgh Monthly Journal of medical science*, 1845. Clinique obstétricale et gynécologique, traduction par Chantreuil, Paris, 1874.) Toutefois il réserve ce traitement pour les cas les plus graves, et se défend d'avoir voulu le généraliser (voir la page 261 de sa Clinique, traduction de Chantreuil).

Pour étayer le traitement qu'il préconisait dans les cas graves, Simpson a réuni 141 faits dans lesquels le placenta avait été expulsé ou extrait avant l'enfant, avec une mortalité maternelle de 7 p. 100 et une mortalité fœtale de 69 p. 100. Mais R. Barnes fit remarquer que la mortalité indiquée par Simpson monterait vraisemblablement plus haut si on écartait les faits d'expulsion spontanée du placenta, pour ne retenir que ceux dans lesquels il avait été décollé intentionnellement et extrait. Ce reproche était fondé; Auvard, en effet, dans un relevé comprenant les observations de Simpson, Waller, Trask, auxquelles il ajoute 8 cas provenant de la Maternité de Paris, a trouvé une mortalité de 20 p. 100 pour les mères, et de 83 p. 100 pour les enfants, quand il n'a tenu compte que des cas d'extraction opératoire; de plus, dans un tiers des cas, l'hémorrhagie ne fut pas arrêtée par l'arrachement du placenta. (Auvard. *De la conduite à tenir dans les cas de placenta prævia*. Thèse d'agrégation, Paris, 1886.)

L'arrachement du placenta fut donc abandonné, et l'on s'en tint à ce qu'avaient fait les accoucheurs depuis Guillemeau, c'est-à-dire que dans certains cas exceptionnels on enlève le placenta lorsqu'on le trouve presque complètement détaché, et qu'il devient gênant pour mener à bien une application de forceps ou une version par manœuvres internes.

Décollement partiel et circulaire du placenta. — Nous avons vu précédemment (pages 582 et 583) l'importance que Barnes accorde théoriquement à ce qu'il appelle la *zone dangereuse*, et à sa distension par la *circonférence équatoriale* de la présentation. (Barnes. *Lancet*, 1847. — *Société médicale de Londres*, 1857. — *Leçons sur les opérations obstétricales et le traitement des hémorrhagies*; traduction par Cordes, Paris, 1873. — Communication au *Congrès de Bruxelles*, 1892.) Ses premières recherches l'ayant amené à penser que l'hémorrhagie par insertion vicieuse s'arrêterait si le placenta était décollé jusqu'au niveau de la ligne qui sera distendue par l'équateur de la présentation, il institua son traitement par décollement artificiel et circulaire du placenta. Il procède de la façon suivante : tout d'abord, il rompt les membranes et comprime l'abdomen par un bandage de corps fortement serré; puis, si le col est fermé, il applique un tampon vaginal qu'il ne laisse qu'une heure en place; dès que le col est perméable au doigt, il décolle le placenta; voici, dit-il, comment il convient d'opérer : « Introduisez la main dans le vagin, portez un ou deux doigts aussi loin que possible entre le placenta et l'utérus, faites-leur décrire un cercle autour de l'orifice, de façon à décoller le placenta aussi loin qu'ils pénètrent; si vous sentez le bord du placenta, ouvrez largement les membranes à ce niveau, surtout si elles ne sont pas encore déchirées; assurez-vous, si vous le pouvez, de la position du fœtus, avant de retirer votre main. En général, après cette opération, le col se retire un peu, et *souvent l'hémorrhagie cesse.* » (Barnes; traduction par Cordes, p. 399.)

Malheureusement, l'hémorrhagie ne s'arrêtait pas toujours. Aussi, le décollement partiel et circulaire du placenta n'a-t-il pas donné des résultats beaucoup plus favorables que l'arrachement complet de cet organe, tel que Simpson l'avait préconisé; il aurait donc été complètement délaissé, si Barnes n'y avait ajouté, à partir de 1862, l'application de ses ballons hydrostatiques en forme de violon. Mais cette application constituant tout une nouvelle méthode, nous l'étudierons plus loin (voyez *Ballons cervico-utérins*).

Version bipolaire appliquée au traitement des hémorrhagies par placenta prævia. — La version bimanuelle appliquée au traitement des hémorrhagies par insertion vicieuse du placenta est plus connue sous le nom de *version bipolaire* qui lui a été donné par R. Barnes, ou sous celui de *méthode de Braxton-Hicks.* C'est en effet à ce dernier accoucheur que revient le mérite de l'avoir préconisée contre ces hémorrhagies (Braxton Hicks. *London obstetrical transactions*, 1864), bien qu'on ait voulu lui trouver des précurseurs, Hamilton et Lee. Voici en quoi elle consiste : anesthésier la femme avec du chloroforme ou de l'éther, si son état permet de le faire, la placer dans le décubitus horizontal le plus favorable au relâchement des parois abdominales, introduire une main dans le vagin, faire pénétrer un doigt, puis deux doigts dans l'utérus, rompre les membranes, et repousser la partie fœtale qui se présente, pendant qu'avec l'autre main on déprime les parois abdominales et utérines de manière à repousser l'extrémité pelvienne en bas; avec les deux doigts qui ont pénétré dans l'utérus on cherche à saisir un membre pelvien, soit le genou, soit le pied, et à abaisser celui-ci dans le vagin, puis à l'amener à la vulve. L'extrémité pelvienne appuie alors sur le segment inférieur de l'utérus et y fait l'office d'un tampon intra-utérin favorable à l'hémostase, pendant que le membre pelvien abaissé dans le vagin dilate l'orifice utérin.

Cette double action est encore plus fructueuse, si on fait sur le membre pelvien abaissé quelques tractions très modérées, mais soutenues, pour appliquer plus exactement le siège du fœtus contre la zone inférieure de l'utérus.

S'il s'agissait d'une présentation de l'extrémité pelvienne, la besogne serait à moitié faite, car il n'y aurait plus qu'à abaisser un pied, sans avoir besoin de faire préalablement évoluer le fœtus par la version.

Avec cette méthode, quand elle réussit, on a sollicité ou stimulé le travail, et ouvert l'œuf; c'est ce que voulait Puzos. En outre, on a abaissé un membre inférieur qui, par sa forme conique, effilée, s'insinuant dans l'orifice du col, favorise mécaniquement la dilatation tout en comprimant la surface de l'insertion placentaire. Bien des éléments dans cette méthode étaient de connaissance ancienne : Smellie, Deleurye, Leroux, Gardien notamment, avaient déjà conseillé de faire la version sans procéder à l'extraction du fœtus, laissant à la nature la besogne de l'expulsion.

En Angleterre, cette méthode ne gagna pas beaucoup d'adhérents; peu de médecins s'y déclarèrent les partisans de la version de Braxton Hicks. Il en fut de même en France, et plusieurs accoucheurs y accusèrent des échecs. Dans les pays allemands, au contraire, la vogue fut énorme. Successivement, en 1868 Kuhn (de Salzbourg), en 1872 Fasbender, en 1876 Martin, en 1877 Schrœder, en 1878 Kaltenbach, se montrèrent enthousiastes de la méthode. Les années suivantes, la version bipolaire de Braxton Hicks fait encore des progrès en Allemagne, à tel point qu'on l'y décrit sous le nom de méthode de Berlin. Hofmeier, en 1880, la préfère à tout autre traitement; grâce à son emploi la mortalité maternelle tomba à 2,7 p. 100. La même année, Behm publia une statistique avec 0 p. 100 de mortalité maternelle, mais avec une mortalité fœtale de 83 p. 100. Avec Wyder, la mortalité maternelle est de 7,2 p. 100 ; avec Obermann, de 2,1 p. 100. — En Autriche, il en est de même et Breisky n'emploie que la méthode de Braxton Hicks. — En Amérique, Lomer en est le grand partisan ; dans les statistiques qu'il résume et publie, il évalue la mortalité à 6,8 p. 100.

La méthode de Braxton Hicks a le grand et incontestable avantage de réunir les bienfaits de plusieurs autres modes de traitement : c'est, en effet, un accouchement forcé, mais dépouillé de violence et de hâte ; c'est en même temps la perforation des membranes, comme le voulait Puzos; c'est de plus un tamponnement intra-utérin constitué par le siège de l'enfant, plus efficace que le tampon de Leroux, parce qu'il est appliqué très près des orifices vasculaires saignants, qu'il ne fait pas courir le risque d'une hémorrhagie latente, et qu'il est mieux supporté par les femmes; c'est enfin, par suite de la présence de l'un des membres pelviens du fœtus dans le vagin, un moyen de dilatation mécanique du col, et un agent propre à exciter la contraction utérine.

En un mot, la méthode de Braxton Hicks résume à elle seule les avantages de plusieurs des meilleurs modes de traitement; elle devrait donc les supplanter tous, s'il n'y avait pas de contre-partie. Malheureusement il y en a. D'abord cette méthode sacrifie les enfants dans une plus forte proportion que les autres, les statistiques en font foi; toute présentation du siège comporte, en effet, un risque fœtal qui augmente dans les cas de version inachevée, du fait d'un col insuffisamment ouvert. Mais surtout toutes ces manœuvres de Braxton Hicks nécessitent une habileté que possèdent seuls ceux qui sont très familiarisés avec les opérations obstétricales ; or, il ne faut pas oublier que le traitement du placenta prævia doit être à portée de tout médecin. Cette version bi-polaire, en effet, n'est pas si commode à exécuter qu'on l'écrit ; on échoue souvent dans la tentative de faire évoluer un fœtus à l'aide de deux doigts glissés dans le col. Si l'on a affaire à un utérus irritable ou contracturé, à un fœtus un peu gros, étroitement enveloppé dans le sac qui le contient, à un œuf déjà ouvert et presque vide d'eau, on risque fort de ne pas réussir. Il faut craindre encore de transformer la présentation céphalique en présentation du tronc, ou de provoquer une procidence irréductible du cordon. S'il est vrai qu'on ne recourt pas à des instruments susceptibles de porter l'infection, on n'en est pas tout à fait à l'abri, puisque les doigts opèrent dans le segment inférieur, au contact des bouches absorbantes des sinus utéro-placentaires. Enfin, l'anesthésie, qui permettrait jusqu'à un certain point le relâchement utérin, n'est pas toujours prudente chez les femmes anémiées par des pertes répétées.

L'engouement pour la méthode de Braxton Hicks s'est d'ailleurs un peu refroidi en Allemagne ; si cette méthode continue à donner de bons résultats dans les cliniques et entre les mains des accoucheurs habiles, il n'en est pas de même dans la pratique générale où la version bi-polaire est rarement employée ou mal exécutée. C'est ce qui ressort du travail de Johann Füth ; cet auteur a résumé 50 observations d'insertion vicieuse recueillies dans la clientèle des sages-femmes appartenant au cercle de Coblentz, et il donne les résultats de cette statistique: mortalité maternelle, 38 p. 100 ; mortalité infantile, 79,12 p. 100. (Johann Füth ; *L'Obstétrique*, n° du 15 janvier 1897.)

Malgré ces critiques, toutes les fois que la méthode de Braxton Hicks est facile à appliquer, elle rend de grands services, hâtant l'accouchement et assurant bien l'hémostase. Cette méthode est principalement indiquée chez les multipares dont le col est largement perméable, et quand l'œuf contient une quantité de liquide suffisante pour permettre au fœtus d'évoluer par version ; elle convient dans les cas d'insertion marginale ou d'insertion centrale incomplète ; enfin, il est relativement facile d'y recourir si l'on est en présence d'une présentation pelvienne, l'opération se réduisant alors à l'abaissement d'un pied. Les statistiques parlent éloquemment en sa faveur, peut-être parce qu'elle a surtout été employée dans des cas relativement faciles.

Ballons vagino-utérins. — Les ballons qui tamponnent le vagin et pénètrent dans l'utérus sont de plusieurs espèces ; nous en dirons seulement quelques mots.

A. — *Double ballon de Chassagny.* — Dans un mémoire publié en 1868, Chassagny cite plusieurs passages de la thèse de Nérard qui a proposé d'employer contre les hémorrhagies par insertion vicieuse, et d'introduire au-dessus du col un ballon ressemblant beaucoup à celui de Tarnier, mais plus gros et pouvant acquérir le volume d'un œuf de dinde. Après avoir longuement décrit ce ballon, Chassagny (*Nouveaux moyens hémostatiques ;* Lyon et Paris, 1868) le laisse de côté et ne s'occupe plus que de son double ballon. Ce nouvel appareil se compose de deux ballons élastiques superposés de telle sorte que lorsqu'ils sont gonflés, ils présentent la figure d'un sablier dont les deux têtes seraient arrondies et plus larges que hautes. Chacun d'eux est muni d'un tube distinct; on peut donc les gonfler séparément. Le ballon supérieur est introduit le premier et poussé dans l'utérus pendant que l'inférieur reste dans le vagin (fig. 159). Après leur introduction, ces ballons sont successivement gonflés avec de l'eau, en commençant par le ballon vaginal qui soutient le ballon utérin, quand celui-ci est gonflé à son tour. Chassagny effectuait ainsi un tamponnement vaginal et un tamponnement intra-utérin qui devait produire l'hémostase. Il appliqua d'abord son double ballon au traitement des hémorrhagies post-partum; plus tard il le préconisa dans le traitement des hémorrhagies par placenta prævia, non seulement comme moyen d'hémostase, mais encore comme moyen propre à favoriser la dilatation du col et du segment inférieur;

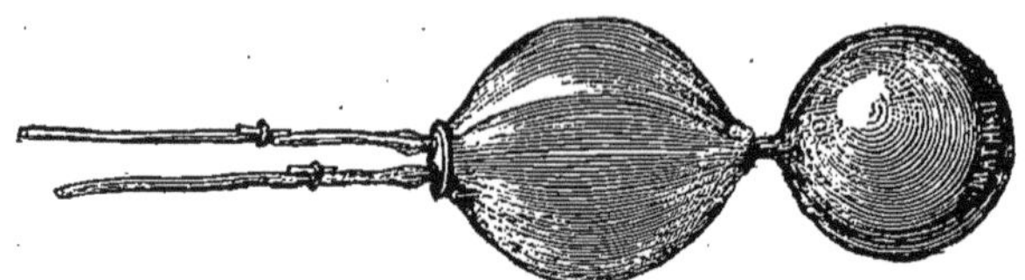

Fig. 159. — Double ballon de Chassagny.

c'est à ce dernier titre qu'il le présenta à Tarnier, alors chirurgien en chef de la Maternité, où il fut appliqué six fois : la mortalité maternelle fut de 33 p. 100, et la mortalité fœtale de 83 p. 100. (Auvard. Thèse d'agrégation, Paris, 1886, p. 205, avec renvoi aux observations.) Les résultats furent donc loin d'être favorables; il n'en est pas moins vrai que dans ces observations, la dilatation du col fut en général activée. Néanmoins le double ballon de Chassagny tomba promptement en désuétude. Il en fut de même d'un appareil analogue que Mac Lean avait fait construire.

B. — *Appareil élytro ptérygoïde.* — Chassagny ayant remarqué que son double ballon élastique présentait plusieurs défauts, lui substitua un appareil qu'il appela *élytro-ptérygoïde* (*Archives de tocologie*, 1883). Cet appareil se compose d'une vessie animale préparée au soufre, et montée sur un anneau métallique pourvu de deux ailes mobiles qui peuvent se rapprocher comme les valves d'un spéculum. Lorsqu'on a introduit l'appareil dans le vagin, et qu'on y injecte de l'eau, les ailes métalliques se rabattent contre les branches ischio-pubiennes sur lesquelles elles prennent un point d'appui, et cette vessie ainsi maintenue en bas remplit le vagin et envoie en haut un prolongement, qui traverse le col et pénètre dans l'utérus.

C. — *Appareil élytro-cyste.* — Le professeur Eugène Hubert (de Louvain) a inventé un appareil qui ressemble beaucoup à l'appareil élytro-ptérygoïde de Chassagny et qui a été décrit en 1888 dans la *Revue médicale de Louvain*. Il se compose d'une vessie animale, ramollie et huilée, qu'on remplit d'eau quand elle a été placée dans le vagin où elle est retenue par un pessaire à air. Avant d'introduire son élytro-cyste, Hubert décolle le placenta sur l'un de ses côtés, afin de frayer passage à la vessie huilée et remplie d'eau; celle-ci ouvre le col et pénètre petit à petit dans l'utérus en bouchant les vaisseaux au fur et à mesure qu'ils se déchirent. Sur 21 observations, deux femmes succombèrent, l'une de broncho-pneumonie, l'autre de septicémie. La mortalité maternelle a donc été de 9,52 p. 100. (Eugène Hubert. *Congrès de Bruxelles*, 1892, p. 700.)

Ballons utérins de Barnes. — En 1862, Barnes (*Edinburgh medical Journal*, juillet 1862) faisait connaître des ballons élastiques, en forme de violon, qu'il avait imaginés pour provoquer et terminer rapidement l'accouchement à heure dite.

Nous avons vu précédemment (p. 638) que Barnes avait préconisé la rupture des membranes et le décollement partiel et circulaire du placenta, mais à partir de 1862 il y ajouta l'emploi de ballons hydrostatiques qui constituèrent bientôt le point important du traitement connu sous le nom de méthode de Barnes. (*Edinburgh medical Journal*, juillet 1862. — *Leçons sur les opérations obstétricales et le traitement des hémorrhagies*, traduction de Cordes, Paris, 1873. — *Communication au Congrès de Bruxelles* en 1892.)

Les ballons de Barnes sont en caoutchouc et présentent la forme d'un violon. Ils sont de huit grandeurs différentes. Le plus petit a 3 centimètres de large et 8 centimètres de haut; le plus grand a 7 centimètres de large, 15 centimètres de haut, et peut contenir de 450 à 500 grammes d'eau. Ils portent près de leur fond une petite poche, en forme de valvule veineuse, dans laquelle on introduit le bout de l'index ou un cathéter, afin de pousser le ballon assez loin dans le col pour que son extrémité supérieure dépasse l'orifice interne ; ils se terminent en bas par un tube qui servira à les distendre avec de l'eau chassée par une seringue.

Suivant que le col est plus ou moins ouvert et perméable, on introduit un ballon de tel ou tel autre volume, le plus gros possible. Quand le col s'élargit, on remplace ce premier ballon par un autre de dimensions plus grandes, de manière à obtenir par des ballons successifs une dilatation rapide du col. Dès que celle-ci est suffisante, on termine l'accouchement par le forceps ou par version ; Barnes préfère le forceps.

Le traitement préconisé par Barnes a donné d'excellents résultats, notamment en Angleterre et aux États-Unis, où Mac Lean s'en est montré le champion convaincu (*American Journal obst.*, mars 1886. — *Annales de gynécologie*, Paris, 1886, t. XXV, p. 317). J. Murphy suit la méthode de son maître, Barnes, mais loin d'attendre le terme de la grossesse ou les manifestations spontanées de l'accouchement, il préfère provoquer celui-ci, décolle le placenta et perfore les membranes ; si l'hémorrhagie continue, il applique les ballons de Barnes (12 fois sur 23 cas), et termine l'accouchement aussi vite que possible. Il a obtenu ainsi d'excellents résultats comparables à ceux de Behm par la version combinée, mais avec une mortalité infantile moindre : sur 23 cas, la mortalité maternelle a été de 0 et la mortalité infantile de 43 p. 100 (Murphy. *Transactions of the Northumberland and Durham medical Society*, 1885). Il est vrai qu'en 1889, Murphy a fait connaître 15 nouveaux cas, avec deux décès maternels ; de sorte que si l'on additionne les 23 premiers cas et les 15 suivants, on obtient un total de 38 observations, sur lesquelles on compte deux femmes mortes, ce qui porte la mortalité maternelle à 5,26 p. 100 (*British med. J.*, 30 novembre 1889, et *Répertoire universel d'obst. et de gynéc.*, mars 1890, p. 141 et 142).

Quels reproches peut-on adresser au traitement de Barnes? Tout d'abord, il nécessite un outillage particulier qu'on est loin d'avoir toujours à sa disposition. Mais le plus gros reproche qu'on puisse lui faire, c'est que les ballons en forme de violon sont difficiles à introduire assez profondément, et surtout à maintenir en place : leur forme étranglée ne se conservant pas après leur distension, ils ont grande tendance à tomber dans le vagin, et on ne peut guère es en empêcher qu'avec de la gaze iodoformée poussée dans ce canal.

Il n'en est pas moins vrai que les ballons de Barnes ont réalisé un très grand progrès sur lequel Tarnier, dans son cours de 1887, a vivement attiré l'attention de ses auditeurs.

Vessie animale employée par Miquel comme ballon intra-utérin. — Le Dr Miquel (d'Amboise) communiqua à l'Académie des sciences, en 1848, un mémoire dont Velpeau fut le rapporteur. Il est curieux, au point de vue historique, d'analyser brièvement ce rapport : Miquel (d'Amboise) emploie une vessie de porc dont l'ouverture est attachée par des lacs sur une canule métallique. Il introduit cette vessie, soit au travers du placenta s'il occupe le centre de l'orifice, soit entre l'œuf et les parois de l'utérus, et la gonfle en y injectant de l'eau. Puis on tire sur les lacs qui assujettissent la vessie sur la canule ; on établit ainsi une compression qui porte directement, soit à nu, soit par l'intermédiaire du placenta et des membranes, sur les orifices vasculaires. Cette compression pouvant s'étendre jusqu'au quart ou au tiers de la hauteur de la cavité utérine, dépasse certainement les limites du disque hémorrhagique, représentant ainsi en quelque sorte une seconde tête de fœtus. Plusieurs observations favorables recueillies par M. Miquel viennent à l'appui de son mémoire. (*Rapport de Velpeau; Comptes rendus de l'Académie des sciences*, Paris, 1848, pages 476 et 480.)

Malgré le rapport élogieux de Velpeau et l'analogie frappante que le traitement signalé dans ce rapport présente avec celui qui est réalisé depuis quelques années avec les ballons intra-utérins de Champetier de Ribes, entrés actuellement dans la pratique avec une grande faveur, le mémoire de Miquel et le rapport de Velpeau n'attirèrent pas l'attention du public médical, et tombèrent presque dans l'oubli.

Ballons intra-utérins de Champetier de Ribes. — Colpeurynter. — Les ballons intra-utérins de Champetier de Ribes sont en tissu caoutchouté très fin et doublé à l'intérieur par une mince couche de caoutchouc vulcanisé. Leurs parois doivent être imperméables et inextensibles. Ils ont la forme d'une pomme d'arrosoir, moins les trous. Ils sont de grand volume ; leur circonférence, au niveau de la partie la plus large, est de 31 centim. ; leur hauteur est de 93 millim. ; ils se terminent en bas par un tube qui sert à y injecter de l'eau ; après cette injection, un robinet ferme le tube qu'on peut au besoin étreindre avec une ligature. Quand le ballon est vide et roulé il a la forme d'un cigare. Une pince spéciale doit saisir le ballon ainsi roulé, et le porter dans l'utérus ; mais on peut aussi se servir d'une pince courbe quelconque. Le ballon ayant été vidé, lavé, brossé, replié sur lui-même ou roulé, est saisi par la pince et porté dans l'utérus à 10 ou 12 centim. au-dessus de l'orifice externe. On y pousse alors avec une seringue de l'eau stérilisée, 600 grammes environ, jusqu'à ce que le ballon soit complètement distendu. Pour permettre à l'eau de gonfler le ballon, on désarticule la pince sans la retirer, afin que le ballon ne retombe pas; cette pince est retirée quand le ballon est à moitié rempli; l'injection est alors continuée jusqu'à distension complète de l'appareil.

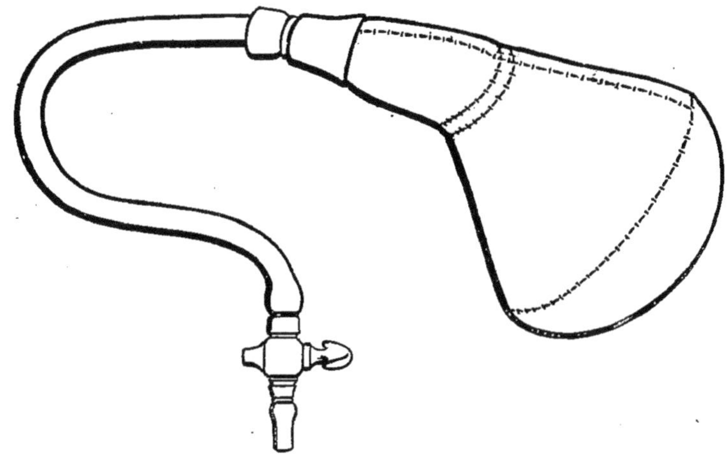

FIG. 160. — Ballon intra-utérin de Champetier de Ribes.

En faisant construire et connaître son ballon, M. Champetier de Ribes, ainsi que ses observations en témoignent, avait pour but principal de provo-

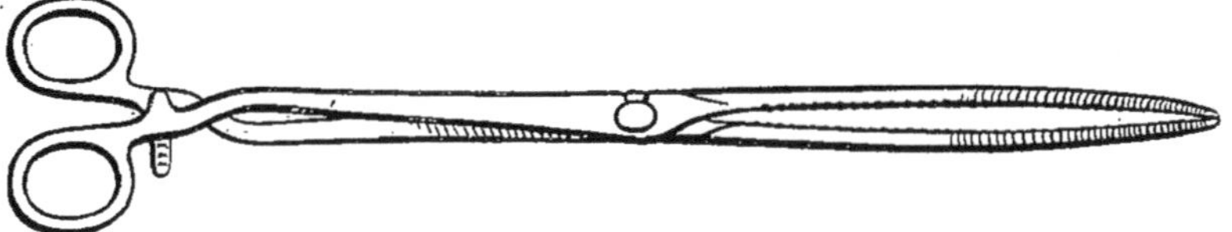

FIG. 161. — Pince porte-ballon de Champetier de Ribes.

quer l'accouchement prématuré dans les cas de rétrécissement du bassin, et de déterminer la dilatation du col plus rapidement et plus complètement

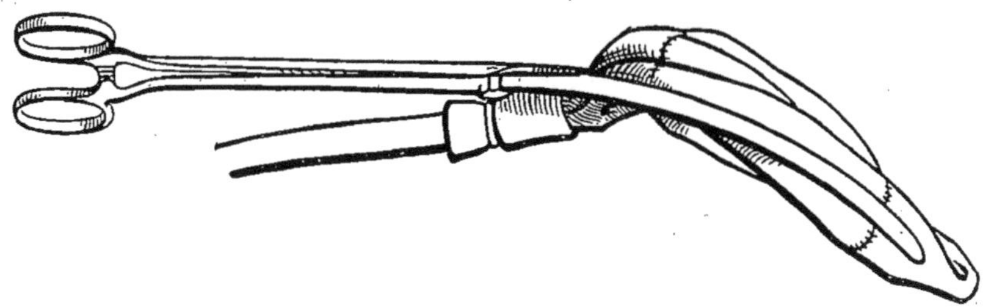

FIG. 162. — Ballon de Champetier de Ribes; il est roulé et tenu par la pince.

qu'avec le ballon de Tarnier, et il dit: « Mon appareil est fils du ballon de « Tarnier; puisse-t-il suivre la fortune de son père! »

Mais Champetier de Ribes avait prévu que ses ballons trouveraient leur emploi dans le traitement des hémorrhagies, car on lit dans son mémoire le passage suivant : « Enfin, je serais très disposé, dans un cas d'hémorrhagie « grave par insertion vicieuse du placenta, même avant tout début du travail, « à rompre les membranes là où je pourrais les atteindre, et à placer un « ballon dans la cavité de l'œuf: je suis convaincu que le ballon fera un « excellent tamponnement, tout en amenant un travail rapide, remplissant « toutes les conditions pour avoir, dans les cas graves, le meilleur résultat « possible en ce qui concerne l'enfant aussi bien que la mère. » (Champetier de Ribes. De l'accouchement provoqué, dilatation du canal génital (col de l'utérus, vagin et vulve), à l'aide de ballons introduits dans la cavité utérine pendant la grossesse. *Annales de gynécologie,* tome XXX, décembre 1888, p. 401, 432 et 437.)

Ces prévisions étaient justes, et bientôt M. Gellé (de Provins) employa le ballon de M. Champetier de Ribes dans un cas d'hémorrhagie grave au 8e mois de la grossesse. Peu de temps après, M. Pinard recueillit aussi une observation du même genre. Voici d'ailleurs le sommaire de chacune de ces deux premières observations.

I. — Gellé (de Provins); observation du 16 janvier 1890. — Multipare. Huitième mois de la grossesse. Hémorrhagies répétées et abondantes. Malade très affaiblie. Présentation du siège reconnue par le palper. Après avoir débarrassé le vagin de caillots volumineux, et en avoir fait l'antisepsie, on constate que le col est entr'ouvert, le doigt y pénètre facilement, mais ne sent rien. M. Gellé rompt les membranes et introduit le ballon de Champetier, et le distend à son maximum. L'hémorrhagie s'arrête et les douleurs deviennent intenses. Le ballon tombe dans le vagin, et on le retire ; le siège est engagé, et l'accouchement se termine. L'enfant est rapidement ranimé. Suites de couches normales. (Gellé. *Congrès de Bruxelles,* séance du 17 septembre 1892, p. 704.)

II. — Professeur Pinard; observation du 2 octobre 1890. Multipare. Septième grossesse dont le début est inconnu. Admise à l'hôpital pour fatigue, cette femme y est prise de douleurs, puis d'une hémorrhagie abondante. M. Pinard introduit le ballon de Champetier de Ribes après avoir rompu largement les membranes ; l'écoulement sanguin s'arrêta. Dix-huit heures après, légère hémorrhagie. Tractions légères sur le ballon qui s'engage et réveille les contractions ; il tombe dans le vagin ; le fœtus, pesant 580 grammes, le suit, puis le placenta pesant 180 grammes. Membranes complètes ; leur mensuration donne 25 sur 0, ce qui prouve que le placenta empiétait sur le col. (Jouve. *D'un nouveau traitement des hémorrhagies par insertion vicieuse du placenta.* Thèse de Paris, 4 mai 1892. — Varnier. *Revue pratique d'obstétrique et de pædiatrie,* 31 mai 1892.)

A partir de 1890, M. Pinard a continué à se servir du ballon de M. Champetier de Ribes dans le traitement de l'hémorrhagie par insertion vicieuse, et le préconise dans ses leçons, dont les travaux et les thèses de ses élèves sont l'écho. Au 1er janvier 1897, 26 observations avaient été recueillies dans son service de la Clinique Baudelocque, avec un seul décès maternel, celui d'une femme qui avait des fibromes utérins, et qui mourut de septicémie. (*Note communiquée à M. Tarnier par M. Pinard.*) Voici le résumé de sa pratique : Dans les cas légers, expectation. — Si l'hémorrhagie est grave, soit par son abondance, soit par sa répétition, et si le pouls monte au-dessus de 100 pulsations, large rupture des membranes. Si l'hémorrhagie persiste après cette rupture, application du ballon de Champetier de Ribes, sur lequel on tire légèrement ; si ce ballon ne descend pas comprimer l'orifice utérin, on en retire cent grammes d'eau, sauf à le gonfler de nouveau à son maximum si cela paraît utile. Dès que la dilatation du col est complète ou suffisante, si l'accouchement ne se fait pas spontanément, on le termine artificiellement.

Dans quelques cas (Varnier, Oui, Juge), le ballon a été placé entre l'œuf et les parois utérines, soit qu'on l'ait fait de propos délibéré, soit qu'on n'ait pas réussi à rompre les membranes ; mais nous pensons qu'en général il vaut mieux, autant que possible, placer le ballon dans la cavité amniotique.

En comptant les faits dans lesquels les ballons de M. Champetier de Ribes ont été employés dans le traitement de l'hémorrhagie par insertion vicieuse, nous en trouvons 48 qui, à notre connaissance, ont été publiés, ou qui nous ont été communiqués par M. Pinard. En voici la liste :

M. Gellé (de Provins), 2 faits : 2 femmes guéries, 1 enfant mort-né. (*Congrès de Bordeaux* de 1892, publié en 1894, pages 703 et 704.)

M. Pinard, 26 faits recueillis à la Clinique Baudelocque, du 2 octobre 1890 au 1er janvier 1897 : 1 femme morte, 12 enfants mort-nés. (*Note communiquée à M. Tarnier par M. Pinard.*)

Sequeira, 1 fait : mère guérie, enfant vivant. (*Brit. med.*, 1893, et *Répertoire universel d'obstétrique et de gynécologie*, Paris, 1893, page 284.)

M. Oui, 2 faits : 2 femmes guéries, 2 enfants mort-nés. (*Presse médicale du 3 novembre 1894, avec tirage à part.*)

M. Juge, ancien interne de la Maternité de Marseille, dans le service de M. Queirel, 14 faits : 3 femmes mortes, 11 enfants mort-nés. (Juge. Thèse de Paris du 23 décembre 1896.)

M. Champetier de Ribes, 3 faits : 3 femmes guéries, 2 enfants mort-nés. (*Maternité de l'hôpital Tenon pour l'année 1896*, chez G. Steinheil.)

Dans la liste précédente, ne sont pas comprises deux observations de Tarnier, parce que les deux femmes sont mortes (3 mars 1891 et 3 mars 1892) après avoir été tamponnées plusieurs fois avant l'introduction du ballon de Champetier de Ribes, et que ces deux faits appartiennent plutôt au traitement par le tampon qu'au traitement par le ballon intra-utérin. D'ailleurs ces deux décès figurent dans la mortalité du tamponnement (voir page 635) ; ils ont été publiés par M. Abd-El-Nour (observations I et IV), mais avec des erreurs de date pour l'observation I (voir ci-dessus la note de la page 635).

Si on additionne les faits de MM. Gellé, Pinard, Sequeira, Oui, Juge, Champetier de Ribes, on trouve 48 observations, avec 4 décès maternels et 28 enfants mort-nés, ce qui donne le pourcentage suivant : mortalité maternelle, 8,33 p. 100 ; mortalité infantile, 58,33 p. 100.

Comparativement, ce sont là de très beaux chiffres, d'autant plus que plusieurs femmes étaient profondément anémiées quand elles sont entrées à l'hôpital. Nous croyons donc que l'emploi du ballon intra-utérin de Champetier de Ribes constitue un très bon mode de traitement, dont les résultats, autant du moins qu'on puisse en juger avec des statistiques aussi restreintes, sont à peu près comparables à ceux de Murphy (voyez p. 643). Nous pensons même que le ballon Champetier de Ribes est préférable à ceux de Barnes et Murphy, parce qu'il tient mieux en place, et qu'étant plus volumineux, il dilate mieux les organes maternels.

Quels reproches adresse-t-on au ballon de Champtier de Ribes ? Passons-les rapidement en revue. Il nécessite un outillage spécial que beaucoup de médecins et de sages-femmes n'ont pas à leur disposition, et qu'ils ne peuvent pas se procurer rapidement. Cela est malheureusement vrai, surtout à la campagne. — Il n'est pas toujours facile d'ouvrir l'œuf (voyez Rupture des membranes), et des accoucheurs y ont échoué, mais cela est rare ; d'ailleurs on pourrait, nous l'avons dit, placer le ballon entre l'œuf et les parois utérines. — Lorsque le ballon est vidé, roulé et serré par la pince, il présente le volume d'un cigare (Champetier de Ribes), et son introduction n'est pas toujours facile. Cette difficulté est réelle, mais elle est loin d'être insurmontable, surtout avec l'aide de la chloroformisation, et quand la personne chargée de l'introduire est habile et expérimentée. D'ailleurs, M. Champetier de Ribes a fait construire une série de ballons dont le plus petit n'est pas beaucoup plus gros que celui de Tarnier. — Le ballon de Champetier de Ribes se détériore quelquefois, et se déchire lorsqu'on le gonfle, surtout lorsqu'on fait des tractions sur le tube qui le termine, et qui pend à la vulve. C'est là un reproche fondé, nous le savons par expérience personnelle ; il est donc prudent d'avoir au moins un ballon de rechange. — Il repousse la partie fœtale qui est en bas, et rend ainsi les présentations de l'épaule plus fréquentes. Ce reproche n'a guère d'importance, puisque la version par manœuvres internes est, depuis Guillemeau, l'un des meilleurs moyens de terminer l'accouchement dans le cas d'hémorrhagie par insertion vicieuse. — Faut-il lui reprocher de menacer la vie de l'enfant par compression du cordon ombilical ? Mais la mortalité infantile n'est pas plus grande, peut-être même moins forte avec le ballon de Champetier de Ribes, qu'avec les autres modes de traitement.

D'ailleurs, ses avantages compensent largement ses inconvénients : lorsqu'il est appliqué, l'hémorrhagie s'arrête habituellement, ou du moins se modère, et la dilatation du col se fait en général rapidement, en 4 ou 6 heures ; néanmoins il ne faudrait pas s'alarmer si cette dilatation ne s'achevait qu'en 12 ou 18 heures, ainsi qu'on l'a observé.

En résumé, c'est un excellent moyen de traitement, surtout entre les mains d'une personne bien outillée et habituée aux opérations obstétricales.

Colpeurynter. — Après et à côté du ballon de Champetier de Ribes, nous devons parler du colpeurynter. Celui-ci, il est vrai, a été inventé depuis longtemps par Braun (voyez fig. 159, p. 631), mais il n'était guère utilisé qu'à titre de tampon vaginal, bien qu'en 1883 Schauta s'en fût servi comme d'un ballon de Tarnier pour provoquer l'accouchement prématuré. Dührsen, au contraire, l'a tout récemment employé dans le traitement des hémorrhagies par insertion vicieuse, comme ballon intra-utérin (*Semaine médicale*, 1894).

Par son volume, sa capacité et sa forme, le colpeurynter ressemble beaucoup au ballon de Champetier de Ribes, mais ses parois sont plus extensibles. Le manuel opératoire est le même : après rupture des membranes de l'œuf, le colpeurynter est vidé, roulé, et saisi par une pince à crémaillère, puis introduit dans la cavité amniotique, et l'on y injecte de 500 à 1,000 grammes de liquide, ordinairement 500 grammes. Voici cependant une petite différence de manuel opératoire : quand le colpeurynter a été introduit et gonflé, on tend sa tige aussi fortement que la femme peut le supporter, et une corde attache alors cette tige au pied du lit, de sorte que, par suite de la rétractilité du caoutchouc, la traction sur le ballon devient automatique et continue ; autant que possible, cette traction doit se faire dans la direction de l'axe du betit bassin. Dührssen a fait connaître six observations : 6 femmes guéries, 1 enfant mort-né (*Semaine médicale*, 1894, p. 260).

Plus récemment encore (*Septième Congrès de la Société allemande de gynécologie*, du 9 au 11 juin 1897. — *Bulletin médical*, 1897, p. 662), Küstner, de Breslau, s'est beaucoup loué de l'emploi intra-utérin du colpeurynter qu'il gonfle avec 500 grammes d'eau, et auquel il suspend un poids de 500 grammes. Sur 22 cas qu'il a traités de cette façon, Küstner a eu 11 enfants vivants.

Tous ces faits parlent hautement en faveur des ballons intra-utérins, mais le colpeurynter vaut-il mieux ou moins que le ballon à parois inextensibles de Champetier de Ribes, c'est ce qu'il est encore impossible de dire en ce moment.

Injections chaudes. — Dans les hémorrhagies de faible intensité, les injections vaginales chaudes, à 48 ou 50 degrés centigrades, ont une réelle utilité, et il faut y avoir recours. Mais dans le cas d'hémorrhagies importantes, les injections chaudes sont absolument insuffisantes, et n'ont plus qu'une efficacité douteuse ; néanmoins elles sont encore utiles, mais seulement à titre de moyen auxiliaire des autres modes de traitement. D'ailleurs, comme elles n'ont jamais d'inconvénients, elles sont toujours recommandables.

Extraction du fœtus. — La terminaison de l'accouchement met presque toujours fin à l'hémorrhagie par insertion vicieuse ; aussi les accoucheurs sont-ils unanimes et conseillent-ils l'extraction du fœtus dès que le col est dilaté ou dilatable. Cette extraction se fait à l'aide du forceps ou de la version, suivant les cas ; lorsque l'enfant est mort, le basiotribe ou le crânioclaste remplace avec avantage le forceps.

Quand l'extraction du fœtus par les voies génitales est impossible, pourrait-on songer à l'opération césarienne ? On lit dans le *Journal d'accouchements de Liège*, sous le titre de : *Section césarienne préventive pour un placenta prævia*, la note suivante : « Le Dr Bernay, de Saint-Louis, a pratiqué l'opération césarienne préventive pour un placenta prævia central, le 19 novembre 1893. La femme, une Allemande, âgée de 42 ans, était à sa cinquième grossesse, et enceinte de 8 mois. État général bon. Travail commencé depuis 12 heures. Aucune tentative de délivrance. L'opération fut complétée en 24 minutes

45 secondes, sauvant la vie à la mère et à l'enfant. Le quatorzième jour, la femme était en état de se lever. Cette opération constitue le premier cas heureux de section césarienne pour un placenta prævia, aux États-Unis. » (*Journal d'accouchements de Liège*, n° du 18 février 1894, reproduisant un article du *Medical Record* de 1893.) Que penser de cette audacieuse opération ? Vraisemblablement elle ne sera pas imitée, car l'opération césarienne entraîne par elle-même une mortalité maternelle de 10 p. 100, et les autres traitements des hémorrhagies par insertion vicieuse permettent de faire mieux.

Opération césarienne post-mortem. — Quand par malheur la femme succombe avant d'être accouchée, si l'on a quelques raisons de supposer que l'enfant est encore vivant, ou si l'on a des doutes sur sa mort, il faut essayer de le sauver. Le plus simple serait de l'extraire par les voies génitales, et cela est souvent possible, mais en cas d'impossibilité il faut faire rapidement l'opération césarienne *post-mortem* (voyez tome II, p. 568), bien qu'il soit improbable qu'on puisse avoir ainsi un enfant vivant, car celui-ci a presque toujours succombé avant la mère. Smellie en a publié trois cas.

Conduite à tenir pendant et après la délivrance. — Après l'expulsion ou l'extraction de l'enfant, si l'hémorrhagie est arrêtée et ne se renouvelle pas, la délivrance ne réclame aucun soin particulier et doit être faite dans les conditions ordinaires, sans plus de hâte. La femme doit cependant être surveillée de très près. En effet, une fois l'accouchement terminé, tout danger n'a pas disparu, et l'hémorrhagie peut continuer, soit parce que le segment inférieur, vascularisé à l'extrême par l'insertion placentaire, se rétracte mal en raison de sa pauvreté relative en fibres musculaires, soit parce que le col a été déchiré. Dans tous ces cas de persistance de l'hémorrhagie, l'indication est formelle, il faut pratiquer immédiatement la délivrance artificielle, et faire ensuite une injection chaude et prolongée.

Après la délivrance, si l'injection chaude n'arrête pas complètement l'hémorrhagie, il faut pratiquer le tamponnement intra-utérin ou comprimer l'aorte, et l'on est, par exception, autorisé à administrer du seigle ergoté, ou plutôt à faire une injection hypodermique, soit d'ergotine, soit d'ergotinine.

Malgré l'emploi des moyens que nous venons de recommander, les femmes sont souvent si profondément anémiées qu'elles tombent en défaillances syncopales, et qu'à tout moment leur vie est en danger imminent; elles peuvent rester dans cet état alarmant pendant plusieurs heures, pour ainsi dire entre la vie et la mort, beaucoup plus près de celle-ci que de celle-là. Il ne faut cependant jamais désespérer de leur salut, à la condition de ne pas les perdre de vue un seul instant, et de les soutenir par un traitement général approprié (voir plus loin).

Résumé du traitement obstétrical. — Dans le traitement des hémorrhagies par insertion vicieuse du placenta, la tendance actuelle étant, comme par le passé, de terminer l'accouchement dès qu'on le peut sans risques de déchirer le col, les noms d'Ambroise Paré et de Jacques Guillemeau (voir pages 616 et 617) doivent être glorifiés plus que jamais, car avant eux l'accouchement était, dans ces circonstances, abandonné aux forces de la nature, tandis qu'ils ont eu le courage d'instituer un traitement obstétrical, et qu'ils ont du même coup été les créateurs de la méthode de l'accouchement forcé, auquel on revient aujourd'hui avec des procédés très perfectionnés, il est vrai, et un outillage inconnu autrefois; mais ces procédés doivent néanmoins, à un point de vue général, être considérés comme des modifications de la méthode de l'accouchement forcé, qui après avoir été critiqué, délaissé, presque répudié depuis 200 ans, se trouve de nouveau en honneur sous diverses formes.

Parmi les différents modes de traitement que nous avons étudiés, les principaux sont les suivants : accouchement forcé ou méthodiquement rapide, rupture des membranes, tamponnement vaginal, ballons cervico-utérins de Barnes, version bipolaire, ballon intra-utérin de Champetier de Ribes.

Chacun de ces modes de traitement doit, suivant les circonstances, être préféré aux autres ; souvent aussi, il convient d'associer plusieurs d'entre eux. Au Congrès de Bruxelles, en 1892, Berry Hart a dit avec beaucoup de justesse : « Une erreur capitale qui détruit toute confiance dans l'enseignement et la pratique de beaucoup d'auteurs, c'est de préconiser la manœuvre qu'ils affectionnent le plus, comme traitement unique et efficace du placenta prævia. Ils devraient comprendre, pourtant, qu'il n'existe pas une méthode unique de traitement, mais qu'il y a plusieurs procédés auxquels on fait consciencieusement appel, selon les progrès du travail et les conditions spéciales du cas en présence duquel on se trouve » (Berry Hart, d'Édimbourg ; *Semaine médicale*, 1892, p. 394).

Les développements dans lesquels nous sommes entrés à propos de chacune des méthodes de traitement, nous permettent de dire très brièvement quelle est, suivant nous, la meilleure conduite à tenir pendant la grossesse, le travail de l'accouchement et la délivrance.

Conduite à tenir pendant la grossesse. — Que le diagnostic de la cause de l'hémorrhagie soit ou non formellement établi, le médecin doit se comporter comme s'il s'agissait d'une insertion vicieuse.

Tout d'abord, en prévision d'une intervention qui deviendra peut-être nécessaire, on aura le soin d'aseptiser la vulve et le canal génital, et de placer sur la vulve un pansement occlusif composé de coton antiseptique. Comme premier traitement, on fera faire des injections vaginales très chaudes et de longue durée. On administrera à la malade de l'opium ou du laudanum qui aura pour avantage de consolider la grossesse, et de favoriser ainsi le développement intra-utérin de l'enfant.

Si l'hémorrhagie est légère, une expectation vigilante suffit ; mais il faut surveiller la femme de très près, et la faire assister par une sage-femme à demeure, ou par une garde-malade expérimentée et capable de pratiquer, en cas de besoin, le tamponnement, ou du moins d'introduire et de gonfler dans le vagin un ballon de caoutchouc. Ces objets de pansement transitoire seront préparés antiseptiquement, et laissés en permanence dans la chambre de la malade, afin de les avoir sous la main, sans aucune perte de temps, dans le cas où une hémorrhagie grave se déclarerait.

Une hémorrhagie abondante se produit-elle, soit d'emblée, soit après une première et légère perte de sang, le tamponnement est indiqué, et il faut le pratiquer le plus vite possible. On le retire après 6 ou 8 heures, et il n'est pas rare de constater alors que l'hémorrhagie est arrêtée, ce qui permet de renouveler l'expectation, au grand profit de l'enfant, surtout quand on est encore loin du terme de la grossesse; mais on redoublera de surveillance vigilante.

Si l'hémorrhagie se renouvelait sans que la femme entrât en travail, il ne faudrait pas s'en tenir outre mesure à des tamponnements successifs qui fatigueraient la malade et la laisseraient s'anémier petit à petit, mais gravement. C'est pour prévenir ce danger qu'il convient d'intervenir autrement: si l'insertion n'est que latérale ou marginale, sans empiéter sur l'orifice utérin, on rompt largement les membranes, afin de faire cesser le tiraillement qu'elles exercent sur le placenta; on applique en même temps un bandage de corps très serré. Mais si l'insertion est centrale, mieux vaut revenir au tampon, car la rupture des membranes est non seulement plus difficile, mais dangereuse, à cause de la persistance possible de l'hémorrhagie; elle n'est alors recommandable qu'à la condition qu'on soit en mesure de la faire immédiatement suivre, soit de l'application du ballon de Champetier de Ribes ou du colpeurynter, soit de la version bipolaire, soit enfin de la dilatation manuelle de l'orifice utérin, ainsi que cela a été récemment fait par Harris et Bonnaire (voir p. 620).

Il va sans dire que la femme sera tenue horizontalement couchée, la tête basse, et qu'on soutiendra ses forces par les moyens que nous indiquerons plus loin (voir p. 655).

Conduite à tenir pendant le travail de l'accouchement. — Pour simplifier cette étude, nous supposerons les trois cas suivants: 1° orifice utérin dilaté ou dilatable; 2° dilatation à peine commencée ou très incomplète; 3° anémie aiguë, quel que soit le degré de la dilatation. Rappelons que dans toutes ces conditions, les injections chaudes peuvent rendre des services, mais que ce n'est jamais qu'un moyen accessoire.

1° Quand la dilatation de l'orifice utérin est complète, la conduite à tenir est nettement indiquée : de l'avis unanime des auteurs, il faut terminer l'accouchement (version, forceps, basiotripsie si l'enfant est mort). Il en est de même quand la dilatation est large sans être complète ; en effet, on l'achèvera facilement avec la main, car dans cet état l'orifice utérin est facilement dilatable, surtout chez les femmes atteintes de placenta prævia.

2° Mais quelle conduite doit-on tenir lorsque la dilatation est nulle ou à peine commencée? La question est beaucoup plus difficile à résoudre.

Dans le cas d'insertion latérale ou marginale, on doit rompre les membranes sans hésiter.

Si l'insertion est centrale, on appliquera tout d'abord un tampon qui aura le grand avantage de produire l'hémostase et de donner le temps d'aviser et de prendre toutes les mesures nécessaires pour une intervention plus active. Quelle sera cette intervention ? Soit la rupture des membranes, immédiatement suivie de l'application du ballon de Champetier de Ribes ou du colpeurynter ; soit la version de Braxton Hicks ; soit encore la dilatation manuelle du col, telle qu'elle a été faite dans ces derniers temps (voir page 620). Chacune de ces interventions devra d'ailleurs être complétée par l'extraction du fœtus, dès que cela sera possible sans meurtrir ni déchirer l'orifice utérin.

3° Si la femme est tombée en état d'anémie aiguë, la terminaison de l'accouchement est plus que jamais indiquée, mais le moindre choc opératoire peut déterminer une syncope mortelle. En pareille occurrence, la conduite à tenir est donc particulièrement délicate, et mérite d'être examinée avec soin.

Si l'hémorrhagie persiste, il faut braver le danger et employer les moyens nécessaires (ballon, dilatation manuelle) pour qu'on puisse terminer l'accouchement le plus vite possible, car la vie s'échappe avec le sang.

Mais si l'hémorrhagie est arrêtée, faut-il agir de même, ou tamponner jusqu'à ce que les forces de la malade soient un peu remontées par l'application d'un traitement général énergique ? C'est à ce dernier parti que Ch. Maygrier s'est arrêté fort sagement. Avant de terminer l'accouchement, on s'efforcera donc de remonter la malade par tous les moyens indiqués plus loin (voir *Traitement général*, p. 654), et parmi lesquels nous signalons dès maintenant les boissons alcooliques à grandes doses, les injections sous-cutanées d'éther et les injections hypodermiques ou intra-veineuses de sérum artificiel. Dès que la vie de la malade semble moins menacée, on termine l'accouchement, soit par la version ou le forceps, soit par la basiotripsie si l'enfant a succombé. L'opération sera faite sans inhalations de chloroforme, car celui-ci augmenterait les chances d'une syncope mortelle ; il en sera de même de l'éther, quoiqu'il soit considéré comme un peu moins dangereux. La tête de la malade sera maintenue dans une situation déclive. On doit bien savoir aussi que tout mouvement, tout déplacement peut causer une syncope mortelle ; on s'efforcera donc de laisser la malade dans l'immobilité, avant, pendant et après l'opération ; assurément une pareille immobilité est à peu près impossible à réaliser au milieu des exigences d'une opération obstétricale ; on devra du moins s'en rapprocher autant que possible. Enfin, on n'oubliera pas que toute déplétion rapide de l'utérus expose à une syncope ; il faut donc procéder avec beaucoup de lenteur, soit à l'évacuation du liquide amniotique, soit à l'extraction du fœtus. C'est un conseil qui avait déjà été donné par Mme Lachapelle, et sur lequel Ch. Maygrier a récemment insisté.

Pendant la délivrance. — Après l'accouchement, reste la délivrance pendant laquelle l'hémorrhagie peut continuer. Si celle-ci est arrêtée, le danger immédiat est éloigné, et mieux vaut pratiquer la délivrance dans les délais habituels, que de la brusquer. Si l'hémorrhagie persiste, il faut au contraire procéder sans hésitation et sans aucun retard à la délivrance artificielle.

Après la délivrance. — Quand l'hémorrhagie persiste après la délivrance, il faut se hâter de porter la main dans la cavité utérine, d'en retirer soigneusement les caillots et les débris placentaires ou membraneux ; on fait presque en même temps une injection intra-utérine très chaude (48 à 50 degrés centigrades) et prolongée. Ce n'est pas tout encore : en cas de besoin, on comprimera l'aorte (nous y reviendrons plus tard à propos des hémorrhagies par inertie utérine), et on fera une injection hypodermique d'ergotine ou d'ergotinine. Le tamponnement intra-utérin avec de la gaze iodoformée est aussi parfaitement indiqué ; on le pratiquera donc sans perdre de temps. Les soins obstétricaux proprement dits, quoique multiples, ne doivent pas absorber complètement l'attention, car pendant qu'on les prodigue, on doit venir encore au secours de la malade avec toutes les ressources du traitement général (voir plus loin).

Dans tous ces soins, il faut agir vite; toute minute perdue aggraverait les dangers.

Traitement général. — Lorsque les femmes sont anémiées par hémorrhagies, il faut tout mettre en œuvre pour soutenir et relever leurs forces, aussi bien pendant la grossesse que pendant l'accouchement et la délivrance, ou après celle-ci. Dans tous ces cas, les moyens dont le médecin dispose comme traitement général, sont à peu près les mêmes; leur emploi est obligatoire, car souvent la vie des femmes en dépend.

Toute femme qui a eu une hémorrhagie par placenta prævia doit être surveillée de très près; il faut, nous l'avons déjà dit, placer auprès d'elle une sage-femme ou une garde-malade expérimentée; il vaudrait encore mieux l'envoyer à l'hôpital, dans un service d'accouchement.

Les soins à donner en pareille circonstance sont nombreux, et pour mettre un peu d'ordre dans leur exposition, nous considérerons plusieurs cas : hémorrhagie légère, hémorrhagie abondante, anémie aiguë par perte d'une grande quantité de sang, soins consécutifs à la délivrance.

Hémorrhagie légère. — La malade gardera le repos au lit, tant que durera l'hémorrhagie. Quelques jours plus tard, on pourra lui permettre de se lever, car on sait que l'hémorrhagie du placenta prævia se produit aussi souvent pendant le décubitus horizontal que pendant l'attitude assise ou debout. La chambre doit être bien aérée, afin que l'hémostase soit aussi complète que possible; elle doit aussi être maintenue à une température fraîche, plutôt au-dessous qu'au-dessus de 15 degrés centigrades.

Les boissons seront prises froides; elles seront acidulées ou légèrement alcooliques. L'alimentation sera modérée, mais reconstituante. On veillera à la liberté du ventre.

Hémorrhagie abondante. — Ici, il faut exiger le repos absolu au lit, la tête basse; on le prolongera suivant les indications.

On administrera des boissons alcooliques froides, des grogs, une potion de Todd, du champagne, etc... L'alimentation sera composée de bouillon, de jus de viande, de lait, de potage, d'œufs, d'aliments de facile digestion. On prescrira des lavements évacuants.

Les accoucheurs anglais, depuis la publication du Traité de Duncan Stewart, administrent l'opium à petites doses répétées (10 à 15 gouttes de laudanum de Sydenham), et lui attribuent un effet stimulant. A grande dose (100 gouttes de laudanum en une seule et unique fois), ce médicament serait, au contraire, sédatif et permettrait à l'accoucheur, dit Duncan Stewart, d'achever plus rapidement la dilatation du col et de faire la version; mais cette manière d'administrer l'opium à doses massives n'a pas été acceptée en France.

L'emploi local du perchlorure de fer a été en vogue pendant un certain temps, surtout en Angleterre, mais il est désastreux, et on y a renoncé.

Administré à l'intérieur, ce médicament a peut-être une certaine utilité, et le professeur Charles, de Liège, en prescrit 40 gouttes dans une potion de 200 grammes, à prendre en 24 heures ; on peut en continuer l'usage pendant plusieurs jours.

Anémie aiguë. — Les femmes épuisées par l'hémorrhagie tombent dans un état alarmant : elles sont pâles, exsangues ; les tissus sont décolorés ; le pouls est fréquent, faible ou même imperceptible ; l'extrémité du nez et les téguments se refroidissent ; la voix est éteinte, l'haleine froide ; la vue s'obscurcit ; les malades étouffent et s'agitent ; elles sont angoissées et en proie à des lipothymies. Souvent cet état se termine par une syncope mortelle.

Au milieu d'un tel danger, il n'y a pas une minute à perdre : on frictionnera rudement la peau avec de l'alcool ; on flagellera les téguments avec un linge mouillé et chaud. La tendance au refroidissement doit être activement combattue : couvertures chaudes, cruchons d'eau chaude, etc. ; en même temps, on donne les ordres nécessaires pour que la température de la chambre soit élevée.

La malade sera couchée la tête en bas, pendant que le bassin sera élevé, afin de diminuer l'anémie cérébrale aiguë ; M. Demelin a même conseillé la position de Trendelenburg. Dans le même but, on donne aux quatre membres une direction presque verticale, et on les maintient dans cette attitude. Il est très utile aussi d'entourer les membres avec une couche épaisse de coton sur lequel on applique une bande dont les tours compriment les tissus depuis l'extrémité des membres jusqu'à leur racine. Une bande d'Esmarch appliquée de la même façon, ainsi que Prouff l'a conseillé, agit encore énergiquement ; mais son emploi détermine bientôt des douleurs insupportables ; il faut donc n'appliquer la bande d'Esmarch que sur un membre pelvien et un membre thoracique, de telle sorte que lorsqu'on est obligé de l'enlever à cause de la douleur qu'elle produit, on rétablit la même compression sur les deux autres membres. Cette attitude verticale des membres ou cette compression peut faire refluer dans le tronc une assez grande quantité de sang (500 grammes environ), aussi l'a-t-on appelée *auto-transfusion*. La compression de l'aorte, alors même que toute hémorrhagie a cessé, est un autre mode d'auto-transfusion qui maintient le sang dans le thorax et la tête ; elle peut donc être momentanément utile.

La tête et le tronc doivent être immobiles. Tout mouvement peut provoquer une syncope mortelle ; en voici un exemple : Tarnier, appelé en ville près d'une malade anémiée au plus haut point par une hémorrhagie due à un placenta prævia fit mettre la femme en travers du lit et pratiqua la version, non sans craindre de voir la patiente succomber pendant l'opération. Une fois celle-ci terminée, on donna à la moribonde de l'eau-de-vie en assez grande quantité pour remonter un peu ses forces. Après quelques instants d'immobilité et de repos, la malade étant mieux, on la tourna très lentement sur son lit, de manière à l'y placer longitudinalement, en ayant bien soin de ne soulever ni la tête ni le tronc. Ce fut donc un simple déplacement horizontal ; mais ce mouvement n'était pas terminé que la femme mourait par syncope. Ch. Maygrier, dans ses *Leçons de clinique obstétricale*, a insisté avec raison sur le danger qui résulte de tout déplacement, de tout mouvement, chez les malades atteintes profondément d'anémie aiguë.

Pour relever les forces, on use de différents moyens qui sont tous fort utiles : on donne de l'eau-de-vie ou du rhum purs et à grandes doses fractionnées, qu'on fait boire avec une cuiller afin d'éviter tout soulèvement de la tête. Ces grandes doses d'eau-de-vie ou de rhum (500 grammes et plus encore) sont, dans ces conditions, supportées avec une surprenante facilité, sans produire d'ivresse, et les malades les boivent comme elles boiraient de l'eau, sans se plaindre de la force du breuvage.

Toutes les boissons, parmi lesquelles le bouillon doit compter au premier rang, seront données très chaudes ou glacées, suivant la tolérance plus ou moins grande de l'estomac pour les unes ou les autres, mais les vomissements sont fréquents, et l'absorption stomacale devient nulle.

En pareil danger, les injections hypodermiques d'éther constituent une précieuse ressource que nous ne saurions trop recommander. On peut les renouveler par intermittences plus ou moins espacées suivant les circonstances (1 à 6 seringues de Pravaz).

Les injections hypodermiques de solution de caféine à la dose de cinquante centigrammes aident puissamment à soutenir la tonicité du cœur. La dose de la caféine peut être portée à un gramme en 24 heures, divisé en deux injections.

Les inhalations d'oxygène rendent des services en favorisant l'hématose ; leur emploi ne doit pas être négligé.

On a quelquefois eu recours à la transfusion sanguine, mais les difficultés et les inconvénients de cette opération l'ont fait abandonner depuis quelques années, et remplacer par d'abondantes injections intra-veineuses ou sous-cutanées de sérum artificiel, aussi bien en médecine qu'en chirurgie et en obstétrique ; mais dans ce qui suit nous ne nous en occuperons exclusivement qu'au point de vue obstétrical.

Le liquide ainsi injecté a varié dans sa composition. On s'est d'abord servi du sérum artificiel dont le professeur Hayem avait donné la formule, mais les travaux de Malassez (*Société de biologie*, 1896) ayant démontré que les globules sanguins sont altérés par la plupart des solutions employées, tandis qu'ils restent intacts avec une solution de 10 grammes de chlorure de sodium par litre d'eau, la formule généralement adoptée aujourd'hui est la suivante :

Chlorure de sodium.......................... 10 grammes
Eau distillée, filtrée et stérilisée........... 1000 —

Qu'il s'agisse d'une injection intra-veineuse ou d'une injection sous-cutanée, le liquide doit être porté à la température de 38 à 40 degrés centigrades.

Les injections intra-veineuses sont entrées dans la pratique obstétricale depuis 1881, mais elles se sont répandues lentement, tant à l'étranger qu'en France, où M. Porak, en 1890, en a communiqué une observation à la Société obstétricale et gynécologique de Paris. En 1896, M. Ch. Maygrier a publié sur le même sujet un mémoire important et des observations très intéressantes (Maygrier, *Société obstétricale de France*, 1896 ; ce mémoire se trouve aussi dans le journal *l'Obstétrique*, n° de juillet 1896).

La quantité de sérum artificiel à injecter dans la veine est considérable : 200 à 1,000 ou 1,500 grammes. Souvent, au cours de l'injection à doses massives, on assiste pour ainsi dire à la résurrection de la moribonde par hémorrhagie, mais ce relèvement des malades ne persiste pas toujours, et il faut alors revenir à une nouvelle injection intra-veineuse ou sous-cutanée.

Les injections intra-veineuses doivent être poussées très lentement ; elles ont néanmoins l'avantage d'agir vite, car elles permettent d'introduire directement dans l'appareil de la circulation une grande quantité de sérum artificiel. Cette rapidité d'action est importante, car la mort, quand elle se produit par hémorrhagie, a lieu plutôt par insuffisance de la quantité du liquide sanguin en circulation, que par insuffisance du nombre des globules.

Il nous est impossible d'entrer ici dans les détails du manuel opératoire des injections intra-veineuses ; on le trouvera bien exposé dans l'excellente thèse de M. Amillet, élève de M. Ch. Maygrier.

Les injections intra-veineuses ont l'inconvénient d'être plus difficiles à pratiquer que les injections sous-cutanées ; elles exigent des préparatifs plus longs, surtout en dehors de l'hôpital ; mais une fois commencées et faites à doses massives, elles agissent plus vite, et sont, par conséquent, très recommandables en cas d'extrême danger.

Les injections sous-cutanées de sérum artificiel (*hypodermoclyse*) ont suivi de près les injections intra-veineuses sur lesquelles elles ont l'avantage d'une technique opératoire des plus simples ; aussi ont-elles été promptement vulgarisées, et M. Pozzi, dans un remarquable rapport lu à l'Académie de médecine en 1896, en a fait un grand éloge. L'auteur de ce rapport dit que depuis 1889, ces injections ont été méthodiquement employées dans le service du professeur Léopold à la Maternité de Dresde, et que lui-même y a eu souvent recours en chirurgie dans nombre de cas d'anémie post-opératoire. En 1892, Tarnier en fit l'application chez l'une de ses malades qui néanmoins succomba par hémorrhagie (observation 16 de la thèse de Boudier) ; en 1893, M. Pinard les employa avec succès, et l'un de ses élèves, le Dr Faney (thèse de Paris, 1896), en publia 17 cas recueillis à la clinique Baudelocque du 4 février 1893 au 9 avril 1896.

Les observations relatives aux injections sous-cutanées de sérum artificiel sont aujourd'hui tellement nombreuses qu'il faut renoncer à les énumérer. Le liquide à injecter est le même que celui qui a été précédemment indiqué : même composition chimique, même température (voy. p. 656). La technique opératoire est des plus simples : après avoir bien aseptisé la peau d'une région où le tissu conjonctif est abondant, on fait une piqûre hypodermique avec une aiguille canaliculée ou un fin trocart (aiguille de la seringue de Roux, trocart des aspirateurs de Potain ou de Dieulafoy), que l'on enfonce profondément dans le tissu cellulo-graisseux. Sur le pavillon de cette aiguille ou de ce trocart on ajuste l'extrémité d'un tube de caoutchouc de un à deux mètres de long qui, par une autre extrémité, s'adapte au récipient qui contient le liquide à injecter. Puis on élève ce récipient à une hauteur qui varie entre un et deux mètres. On voit alors se former sous la peau une boule dont le volume varie avec la quantité de liquide injecté. Cette boule augmente plus ou moins vite de volume, suivant qu'on emploie un trocart plus ou moins fin, et suivant qu'on élève plus ou moins le récipient. En huit ou dix minutes on peut injecter 200 grammes de liquide.

Quand on a injecté ainsi 200 grammes de liquide, au lieu de continuer l'injection *in situ*, mieux vaut faire une autre injection dans une autre partie du corps : d'une part, le liquide disséminé en plusieurs boules est plus facilement absorbé ; d'autre part, une trop grande distension du tissu conjonctif est très douloureuse et pourrait être suivie de sphacèle.

Pour faire cette injection sous-cutanée, on peut aussi se servir de la seringue de Roux, qui est, comme on le sait, analogue à celle de Pravaz, mais dont la capacité est de 20 grammes.

Quand le piston de la seringue est au bout de sa course, on laisse l'aiguille en place, et l'on enlève le corps de la seringue que l'on charge de nouveau de sérum artificiel, afin d'injecter vingt autres grammes de liquide. En procédant ainsi de suite, on arrive assez vite à en injecter 200 grammes.

A la rigueur, on pourrait se servir d'une seringue de Pravaz dont on enlèverait le piston et sur laquelle on ajusterait l'extrémité d'un tube de caoutchouc, et dont l'autre extrémité s'adapterait à la canule d'une seringue à hydrocèle.

MM. Molinier et Olivier ont fait construire et présenté pour cet usage une seringue spéciale dont le piston est, à volonté, poussé par simple pression, ou par un mouvement de vis auquel on a recours quand la main se fatigue, et qui a l'avantage de régulariser le débit de la seringue. M. Pinard se sert de l'aspirateur de Potain que l'on fait fonctionner comme une pompe foulante, dont chaque coup de piston refoule 20 centimètres cubes de liquide (thèse de Fanev).

Le meilleur outillage sera celui qu'on aura sous la main, ou qu'on saura improviser.

Un grand nombre de régions se prêtent à ces injections sous-cutanées ; on les fait habituellement à la région fessière ou crurale externe.

Afin d'éviter la production consécutive d'un abcès, il faut aseptiser soigneusement la peau de la région qui sera piquée ; pour cela, on emploie successivement les moyens suivants : savonnage, lavage avec une solution de sublimé ; frictions avec un linge aseptique ou du coton aseptique que l'on aura imbibé d'alcool ou d'éther.

Combien faut-il injecter de sérum artificiel ? Cela varie. Quelquefois une seule injection de 200 grammes suffit. Le plus souvent, il faut aller plus loin et faire en différents points des injections de 200 grammes chacune. M. Pozzi n'a jamais dépassé 1,000 grammes en une heure, ni 3,000 grammes en 24 heures.

Au bout d'un quart d'heure environ la boule sous-cutanée diminue de volume, et l'on observe alors les premiers effets bienfaisants du sérum artificiel. De légères frictions facilitent d'ailleurs la diffusion du liquide injecté et son absorption ; celle-ci est complète après une demi-heure ou une heure.

Quand le danger est grand, et qu'il faut agir très vite, on peut faire simultanément deux injections en deux points différents du corps.

Une première série d'injections suffit le plus souvent, mais quelquefois il faut y revenir par une seconde ou une troisième série.

Les injections sous-cutanées, telles que nous venons de les décrire, ont conquis tous les suffrages, et soulèvent peu d'objections. On leur reproche d'être douloureuses ; mais avant l'invention de l'anesthésie chirurgicale toutes les opérations étaient douloureuses, et la crainte de la douleur ne faisait reculer ni le chirurgien ni les malades.

On leur reproche encore d'avoir quelquefois produit des abcès, mais cela est très rare et presque toujours imputable à une omission des règles de l'antisepsie.

Assurément, elles agissent moins vite que les injections intra-veineuses : celles-ci seront donc préférables en cas d'extrême danger ; mais les injections sous-cutanées rachètent en partie cette infériorité par la simplicité de la technique opératoire.

Dans l'application du traitement général, il ne faut jamais désespérer du salut des malades, même lorsque survient une syncope qui paraît mortelle. Dans ce cas, on devrait encore essayer d'arracher les femmes à la mort, en pratiquant la respiration artificielle.

Traitement général consécutif à la délivrance. — Tout danger n'est pas passé quand la délivrance est faite et l'hémorrhagie arrêtée; les syncopes restent fréquentes et menacent à chaque instant la vie. Dans ces circonstances, les soins immédiats et consécutifs que l'on doit donner à la malade sont absolument les mêmes que ceux que nous venons d'indiquer : décubitus horizontal, tête basse, compression de l'aorte, immobilité, boissons alcooliques à grandes doses, bouillon froid ou glacé, injections hypodermiques d'éther et de caféine, grandes injections de sérum artificiel, intra-veineuses ou sous-cutanées, etc.

Nous avons dit que, dans l'anémie aiguë qui succède aux hémorrhagies, les vomissements sont fréquents et que souvent l'estomac rejette toutes les boissons. Pour calmer ces vomissements on donnera quelques fragments de glace, qui sont habituellement recherchés avec avidité par les malades. Malgré tout, si les vomissements persistent, on doit essayer de faire absorber les liquides par le gros intestin. Dans ce but, on prescrira de petits lavements composés de bouillon non salé et de vin, qu'on additionnera avec 15 gouttes de laudanum. Le Dr Charrier, ancien chef de clinique de P. Dubois, a publié plusieurs faits qui semblent démontrer l'utilité de ces lavements nutritifs, et nous en avons nous-même obtenu de bons effets.

ARTICLE IV

THROMBUS DE LA VULVE ET DU VAGIN

On appelle thrombus de la vulve et du vagin une tumeur constituée par un épanchement de sang dans la trame de ces organes ou autour d'eux. Un pareil hématome peut se produire en dehors de la grossesse et de l'accouchement ou de ses suites, mais nous n'avons ici qu'à envisager son étude au point de vue obstétrical, sans avoir toutefois à revenir sur les cas exceptionnels où le thrombus siège dans le col de l'utérus, parce que nous avons déjà décrit cette variété particulière de thrombus. (Voyez Tumeurs du col de l'utérus, p. 436.)

Tantôt le thrombus de la vulve et du vagin occupe l'épaisseur des tissus où il se creuse une loge, et l'on peut alors le qualifier *d'interstitiel;* tantôt, il forme entre le derme et la muqueuse vaginale un hématome *superficiel* et *pédiculé* qui fait saillie dans le vagin, et qui ressemble si peu au thrombus interstitiel qu'il nous paraît utile de séparer leurs descriptions. Nous leur consacrerons donc deux paragraphes distincts.

§ 1. — Du thrombus interstitiel de la vulve et du vagin

Bibliographie chronologique. — RUEFF. De conceptu et generatione hominis. Zurich, 1554, in-4. — PHILIPPE PEU. La pratique des accouchements, Paris, 1694, in-8, p. 530. — MAURICEAU. Observations sur la grossesse et l'accouchement des femmes, et sur leurs maladies, Paris, 1694 et 1728, p. 334. — JEAN-HENRI KRONAUER. De tumore genitalium post-partum sanguineo. Thèse de Bâle, 1734. — BERDOT. Abrégé de l'art des accouchements. Basle, 1774, 2 vol. in-8, t. II, p. 523. — A. F. BARBAUT. Cours d'accouchements, Paris, 1775, 2 vol. in-12, t. I, p. 49. — PEYRILHE. Histoire de la chirurgie, 1780, t. II, p. 784. — J. L. BAUDELOCQUE. Journal général de médecine. Paris, 1797, t. I. — CASAUBON. Journal général de médecine. Paris, 1797, t. I, p. 456. — SÉDILLOT. Journal général de médecine. Paris, 1797, t. I, p. 460. — JŒRG. Versuche und Beitræge. Leipzig, 1806, p. 232. — J. L. BAUDELOCQUE. L'art des accouchements, 4e édition, Paris, 1807, 2 vol. in-8. — COUTOULY. Mémoires et observations sur divers sujets relatifs à l'art des accouchements, 1807. — L. P. H. AUDIBERT. Dissertation sur l'épanchement sanguin qui survient aux grandes lèvres, ou dans l'intérieur du vagin, pendant le travail ou à la suite de l'accouchement. Paris, 1812, in-4. — BOËR. Naturalis medicinæ obstetriciæ libri septem. Vienne, 1812, in-8. — BERDOT. Abrégé de l'art de l'accoucheur, 1813, 2 vol., t. II. — VAN DELSTŒDT. Hufeland Journal, t. XXXIV, 1813. — LEGOUAIS. Thrombus de la vulve et du vagin. Dictionnaire des sciences médicales, t. LV. 1821, p. 118. — LACHAPELLE (Mme). Pratique des accouchements, Paris, 1821-25, 3 vol. in-8, t. III, p. 133, 199. — CHAUSSIER. Recueil des mémoires, consultations et rapports sur des objets de médecine légale. Paris, 1824, in-8, p. 397, 399. — SIEBENHAAR. Observationes de tumore vaginæ sanguinæ ex partu aborto, Leipzik, 1824, p. 391. — VINGTRINIER. Mém. de la Soc. méd. de Rouen, 1826. Arch., 1828, 1re série, t. XVIII, p. 285. — DEWEES. Journal de Philadelphie, novembre 1827, n° 17, p. 421. — DENEUX. Mémoire sur les tumeurs sanguines de la vulve et du vagin, Paris et Montpellier, 1830, in-8. — MEISSNER. Réflexions sur les varices et les tumeurs sanguines de la vulve. Gesammte deutsche Zeitsch. f. Geburtsh.,

1830, t. V, 1re partie, p. 189. — SCHNEIDER. Siebold's Journal, XI, 1831, p. 105. — HERVEZ DE CHÉGOIN. Tumeurs sanguines de la vulve et du vagin. Journal universel hebdomadaire de médecine. Paris, 1832, t. VIII, p. 375. — F. C. NÆGELÉ. Plusieurs cas d'hématome des organes génitaux externes de la femme. Annales cliniques de Heidelberg, 1834, p. 417. — VELPEAU. De la contusion dans tous les organes. Thèse de concours, Paris, 1833. — FOULHIOUX. Gazette médicale de Paris, 1834, p. 771. — RIECKE. Arch. génér. de méd., juillet 1834, p. 611. — ELSŒSER. Arch. génér. de méd., juillet, 1834, p. 609. Gazette médicale, 1834, p. 744. — MARTIN LE JEUNE. Mémoires de médecine et de chirurgie pratiques, Paris, 1835, in-8. Tumeurs sanguines, p. 344. — VELPEAU. Traité complet de l'art des accouchements, 2e édition, Paris, 1835, 2 vol. in-8, t. II. p. 645. — RÉCAMIER. Tumeurs sanguines de la vulve et du vagin. Journal de méd. et de chir. prat. de méd., octobre 1835, t. II, p. 225, art. 352. — VOGELMANN. Thrombus, Arch. génér., janvier 1835, p. 132. — GODEFROY. Thrombus. Journal des connaissances méd.-chirurg., t. XII, 1er semestre 1837, p. 107. — FIEDLER. Effusio sanguinis in genitalia muliebria externa. Francofurti, 1837. — P. DUBOIS. Bulletin de thérapeutique, 1843, t. XXIV, p. 459. — GODEFROY. Journal des connaissances médico-chirurgicales, 1844, p. 105. — JACQUEMIER. Manuel des accouchements, Paris, 1846, 2 vol. in-12, t. II, p. 316. — VELPEAU. Quelques remarques sur le thrombus de la vulve. Journal de chirurgie de Malgaigne, mars 1846, p. 65. — VELPEAU. Vulve. Thrombus. Dictionnaire de médecine, Paris, 1846, t. XXX, p. 968, in-8. — NAVAS. Thrombus. Bulletin de thérapeutique, t. XXXV, 1848, p. 41. Union médicale, 1er trimestre 1848. — WYFFELS. Rupture d'un trombus de la vulve pendant l'accouchement suivi d'une hémorrhagie mortelle. Revue médico-chirurgicale. Journal de chirurgie de Malgaigne, décembre 1849, t. II, p. 370, in-8. — DE JUMNÉ. Nouveau cas de rupture d'un thrombus de la vulve pendant l'accouchement. Revue médico-chirurgicale. Journal de chirurgie de Malgaigne., février 1850, t. I, p. 112, in-8. — FABRE. Nouvel exemple de rupture d'un thrombus de la vulve; moyen d'arrêter l'hémorrhagie. Revue médico-chirurgicale. Journal de chirurgie de Malgaigne, mars 1850, t. I, p. 173, in-8. — RAMSBOTHAM. Med. Times and Gazette, octobre 1852, p. 367. — HIPPOLYTE BLOT. Des tumeurs sanguines de la vulve et du vagin pendant la grossesse et l'accouchement. Thèse d'agrégation, Paris, 1853, in-8. — LEVER. Tumeur sanguine après la délivrance. Hosp. Report. London, 1853, p. 118. — CAZEAUX. Gaz. méd.-chirurg. février 1856, p. 65. — SCANZONI. Traité des maladies des organes sexuels de la femme, trad. par H. Dor et A. Socin. Paris, 1858, in-8, p. 498. — PAUL-ÉMILE POPULUS. Du thrombus de la vulve et du vagin pendant la grossesse et l'accouchement. Thèse de Paris, 1857, in-4. — VAUCLIN. Thèse de Paris, 1858. — WOODWORTH. Thrombus de la vulve au huitième mois de la grossesse. Gaz. hebd. de méd. et de chirurg., 1859, p. 478. — LABORIE. Histoire du thrombus de la vulve et du vagin, spécialement après l'accouchement, Paris, 1860, in-8. — STRORER. Un cas de thrombus énorme de la vulve pendant le travail. Rupture et mort avant la délivrance, 1860. — MAC CLINTOCK. Diseases of women, 1863, p. 273. — F.-M.-J. PERRET. Des tumeurs sanguines intra-pelviennes pendant la grossesse normale et l'accouchement. Thèse de Paris, 1864. — HUGENBERGER. Petersb. med. Zeitschrift, IX Bd., 1865. — F. CHURCHILL. Traité pratique des maladies des femmes, trad. par Wieland et Dubrisay, Paris, 1865-66, in-8, p. 842. — CAZEAUX et TARNIER. Traité théorique et pratique de l'art des accouchements, Paris, 1867, in-8. p. 693. — SCANZONI. Lehrbuch der Geburtsh., 1867, Bd. II, p. 340. — HERVIEUX. Traité clinique et pratique des maladies puerpérales, suites de couches, Paris, 1870, in-8, Thrombus, p. 457. — HUCHER. Wiener med. Wochenschr., 1871, no 52. — GRIFFON. Du thrombus de la vulve et du vagin. Thèse de Paris, 1872. — BAILLY. Thrombus de la lèvre gauche de la vulve et de la paroi correspondante du vagin. Archives de Tocologie, t. I, 1874, p. 572, in-8. — H. GIRARD. Contribution à l'étude du thrombus de la vulve et du vagin dans leurs rapports avec la grossesse et l'accouchement. Thèse de Paris, 1874. — H. PETIT. Présentation de la face avec procidence d'un bras et du cordon. Thrombus de la vulve, mort, autopsie. Ann. de gyn., 1874, t. I, p. 372, in-8. — KUHN. Inaugural Dissertat. Zurich, 1874. — ROBUCHON. Thrombus de la lèvre gauche de la vulve. Rupture partielle de la tumeurs sanguine au moment de l'accouchement. Hémorrhagie consécutive. Arch. de Tocologie, t. II. 1875, p. 160. CARL SCHŒDER. Manuel d'accouchement comprenant la Pathologie de la grossesse et les suites de couches, trad. par A. Charpentier, Paris, 1875, in-8. — ZUCHER. Wiener med. Wochenschrift, 1878, no 52. — MOERLOOSE (Mlle de). Grossesse gémellaire. Éclampsie. Extraction de deux enfants vivants. Rupture d'un thrombus vulvo-vaginal. Hémorrhagie grave. Phlegmatia alba dolens. Guérison. Gazette obstétricale de Paris, 1879, p. 81, in-8. — BORONOFF. Schmidt's Jahrbuch., 1879. — P. BUDIN. Des varices chez la femme enceinte. Thèse d'agrégation, Paris, 1880, in-8. — HECKER. Beobacht. u. Untersuch. aus der Gebæranstalt zu München, 1859-1879, 1881, I, 1,4, p. 166. — WEILL. Tumeur sanguine de la grande lèvre gauche chez une femme enceinte. Gaz. méd. de Strasbourg, 1881. Jour. d'accouch. de Liège, 30 mai 1881, p. 89. — SPIEGELBERG. Lehrbuch d. Geburtsh., 1882. — N. CHARLES. Thrombus vaginal après un accouchement à terme Jour. d'accouch. de Liège, 30 juillet 1882, p. 169. — WINCKEL. Pathologie u. Therapie, 1882. — A. CHARPENTIER. Traité pratique des accouchements. Paris, 1883, 2 vol. in-8. — DOLÉRIS. Thrombus. Nouveau dictionnaire de médecine et de chirurgie pratiques, Paris, 1883, t. 35, p. 502, in-8. — C. FURST. Klinische Mittheilungen. Wien, 1883, 1, 3. — SASONOFF (Mme). Étude du thrombus de la vulve et du vagin dans ses rapports avec l'accouchement (Traité de la clinique du professeur Slaviansky). Ann. de gynécol., 1884, t. II, p. 447. — DILL. Acad. Ireland. Dublin 1886, p. 247. — J. HALLIDAY CROOM. Étiologie de l'hématome du vagin survenant pendant le travail. Edinburgh med. Journal, 1886, Ann. de Gynécol., 1886, t. II, p. 75, in-8. Arch. de Tocolog., t. XIII, 1886, p. 961, in-8. — P. Budin. Obst. et Gynéc., Paris, 1886, p. 307. — LWOW. Zeitsch. f. Geburtsh. u. Gynæk., 1886. — GRYNFELLT. Thrombus de la vulve et du vagin. Gazette hebdomadaire de Montpellier, 1887. — BASTAKI. Thrombus de la vulve pendant la grossesse. Archives roumaines de méd. et de chir., n° 2, septembre 1887, in-8. — COULHON. Thrombus vulvo-vaginal volumineux. Gazette des hôpitaux, 25 octobre 1888. — DILL. Centralb. für Gynæk., 1887, p. 926. — A. CHARPENTIER. Traité pratique d'accouche ments, 2e édition, Paris, 1889-1890, 2 vol. in-8. — CHAINTRE. Thrombus intra-vaginaux. Lyon Médical, 12 janvier 1890. Journ. de méd. et de chirurg. prat., 1890, p. 224. — LOVIOT. Thrombus hyméno-vaginal. Bull. de la Soc. obst. et gyn. de Paris, 1890. — VINCENT. Traitement opératoire des thrombus vaginaux. Société nationale de médecine de Lyon, séance du 3 novembre 1890. Rép. univ. d'obst. et de gyn., 1891, p. 171, in-8. — TARNIER. Thrombus de la vulve. Déchirure centrale incomplète du périnée. Journal des sages-femmes, 1892, p. 145. — CADILHAC. Thrombus puerpéral de la vulve et du vagin. Thèse de Montpellier, 1894. — A. L. WALTER. Thrombus vulvaire cause de dystocie. British. med. Journal, 1894, 1, p. 62. — GOLDBERG. Un cas d'hématome de la vulve et du vagin survenu après l'accouchement. Journ. d'accouch. de Liège, 1894, p. 337. — LAMBINON. Un cas d'hématome de la vulve et du vagin survenu après l'accouchement. Journ. d'accouch. de Liège, 7 octobre 1894, p. 337. — ETIENNE DEVOIR. Contribution à l'étude des thrombus puerpéraux. Thèse de Paris, 1896, in-8. — LEFRANC. Hématome de la vulve et du vagin consécutif à un accouchement normal. Union médicale du Nord-Est, 1896. Journ. de méd. et de chir. prat. de Lucas-Championnière, octobre 1896, p. 737, in-8. — OUI. Le thrombus puerpéral de la vulve et du vagin. Revue pratique d'obstétrique et de pædiatrie, 1897, in-8.

Nomenclature alphabétique des auteurs.

OUI, 1897.
F.-M.-J. PERRET, 1864.
H. PETIT, 1874.
PEU, 1694.
PEYRILHE, 1780.
P.-E. POPULUS, 1857.
RAMSBOTHAM, 1852.
RÉCAMIER, 1835.
RIECKE, 1834.
ROBUCHON, 1875.
RUEFF, 1554.
SASONOFF (Mme), 1884.
SCANZONI, 1858, 1867.
SCHNEIDER, 1831.
CARL SCHRŒDER, 1875.
SÉDILLOT, 1797.
SIEBENHAAR, 1824.
SLAVIANSKY (voy. SASONOFF).
SPIEGELBERG, 1882.
STRORER, 1860.
TARNIER, 1867, 1892.
VAN DELSTŒDT, 1813.
VAUCLIN, 1858.
VELPEAU, 1833, 1835, 1846.
VINCENT, 1890, 1891.
VINGTRINIER, 1826, 1828.
VOGELMANN, 1835.
A.-L. WALTHER, 1894.
WEILL, 1881.
WINCKEL, 1882.
WOODWORTH, 1859.
WYFFELS, 1849.
ZUCHER, 1878.

Désigné d'abord sous le nom d'épanchement sanguin des grandes lèvres ou sous celui de tumeur sanguine de la vulve et du vagin, le thrombus a été brièvement signalé dès 1554 par Rueff (de Zurich), et plus tard par Peu et Mauriceau. En 1734, Kronauër (de Bâle) en fit le sujet de sa thèse. En 1812, parurent le travail de Boër (de Vienne) et la thèse d'Audibert qui contient huit observations tirées du *Recueil de la Société de médecine*, parmi lesquelles on en trouve une de Coutouly et une autre de Baudelocque. En 1821, Legouais décrivit cette affection sous le nom de *Thrombus* qui est resté dans la science. Peu de temps après Siebenhaar écrivit une dissertation intitulée : *Observationes de Tumore vaginæ sanguineo ex partu aborto*, Leipsig, 1824. Quelques années plus tard, Deneux publiait un mémoire qui fait époque dans l'histoire obstétricale du thrombus. En 1835, Velpeau, dans son traité d'accouchements, consacrait un chapitre au thrombus. Les observations relatives au thrombus devinrent ensuite nombreuses; aussi nous bornerons-nous à indiquer les plus importants des travaux d'ensemble sur ce sujet. En 1853, H. Blot dans un concours d'agrégation, publiait et soutenait une thèse intitulée : *Des tumeurs sanguines de la vulve et du vagin pendant la grossesse et l'accouchement*. Nous signalerons encore les thèses de Populus (1857), de Perret (1864), un important chapitre du *Traité clinique et pratique des maladies puerpérales* par M. Hervieux (Paris, 1870), l'article de Doléris (1883), le mémoire de Mme Sasonoff, la thèse de Roche (1886), et celle de Cadilhac (1894). On trouvera dans cette dernière thèse un index bibliographique fait avec beaucoup de soin.

Anatomie pathologique. — Le thrombus interstitiel siège ordinairement dans le tissu conjonctif de la grande lèvre, ou dans celui qui entoure le vagin. Mais il envoie parfois des prolongements dans le périnée, et ceux-ci peuvent s'étendre jusqu'à l'anus et même le contourner; d'autres fois le prolongement se fait dans la fesse, au travers de l'échancrure sciatique. De tous les prolongements du thrombus, les plus redoutables sont ceux qui se font en haut; le sang peut, en effet, envahir le ligament large ou le tissu cellulaire sous-péritonéal, remonter le long des psoas, et atteindre même la région diaphragmatique ou rénale. Les prolongements sont tantôt étalés en nappe, tantôt cylindriques ou fusiformes; quelquefois ils sont bilobés comme un sablier (Tarnier). Le sang épanché imbibe par infiltration les régions voisines et y forme des ecchymoses parfois très étendues. D'abord fluide, il ne tarde pas à se coaguler; si la tumeur disparaît par résolution, le sérum est absorbé, et le caillot devient de plus en plus dur; mais si les parois de ces thrombus se mortifient, si la putréfaction ou l'inflammation envahissent la poche hématique, son contenu tombe en un putrilage parfois mélangé de gouttelettes huileuses et de bulles gazeuses, le tout répandant une odeur fétide que Velpeau a attribuée au voisinage du rectum; mais suivant la remarque de Blot l'infection explique tout aussi bien cette fétidité. Nous reviendrons plus loin sur cette question.

Le thrombus est habituellement globuleux. Son volume est très variable: très petit, il peut passer inaperçu, mais on en a observé de gros comme une noix, un œuf de poule, le poing, une grosse orange (observation de Lefranc), une tête d'enfant nouveau-né (observations de Massat, de Casaubon, de Fabre), un pain de deux livres (observation 3 de Martin le jeune, dans laquelle un thrombus de la vulve remplissait l'intervalle des deux cuisses, et avait un diamètre transversal de 21 centimètres).

Ordinairement il n'occupe que l'un des côtés du bassin; cependant il peut dépasser la ligne médiane, et quelquefois il est double. Cadilhac a relevé 175 observations dans lesquelles le siège du thrombus est précisé, et il a trouvé :

Grande lèvre droite et vagin	57	fois
Grande lèvre gauche et vagin	54	—
Vagin seul	39	—
Thrombus intra-pelvien	14	—
Thrombus double	11	—

Au point de vue topographique, on distingue plusieurs variétés de thrombus: celui des grandes lèvres, celui du vagin, et le thrombus pelvi-abdominal (Doléris). Dans un mémoire publié en 1860, Laborie a voulu assigner au thrombus un siège distinct suivant que le sang s'épancherait dans telle ou telle autre loge aponévrotique. C'est ainsi qu'il en distingue 6 variétés: 1° thrombus superficiel, y compris celui du sac dartoïque de la grande lèvre ; 2° thrombus situé entre les aponévroses superficielle et moyenne; 3° thrombus qui serait situé entre les aponévroses moyenne et supérieure ; 4° thrombus situé entre l'aponévrose supérieure et l'aponévrose pelvienne ; 5° thrombus situé au-dessus de l'aponévrose pelvienne; 6° thrombus vaginal intra-pariétal qui serait situé dans l'épaisseur des parois vaginales, sans que l'enveloppe fibreuse en eut été déchirée; de telle sorte que le sang pourrait filer entre cette enveloppe et le vagin qui serait comme disséqué et refoulé en dedans. La division proposée par Laborie est purement fictive, aussi n'a-t-elle pas prévalu, car au point de vue clinique le sang qui s'épanche dans les tissus ne respecte pas plus les aponévroses périnéales qu'une armée d'invasion ne respecte la frontière du pays qu'elle attaque.

Au point de vue pratique, il suffit de s'en tenir aux trois variétés que nous avons indiquées plus haut : thrombus des grandes lèvres, thrombus du vagin, thrombus pelvi-abdominal. Mais nous ferons immédiatement remarquer que ces variétés sont souvent associées deux à deux : d'une part, thrombus de la grande lèvre et du vagin; d'autre part, thrombus du vagin et thrombus pelvi-abdominal.

Quant aux épanchements de sang dans la cavité péritonéale, ils ne forment pas de tumeur dans l'épaisseur des tissus, et ne doivent pas recevoir le nom de thrombus ; d'ailleurs, ils sont presque toujours produits par une rupture de l'utérus ou des trompes, et nous les avons étudiés précédemment (voir t. II, chap. XXII, et t. III, chap. VIII).

Étiologie. — Le développement exagéré de l'utérus par une hydropisie de l'amnios ou par un fibrome, les tumeurs abdominales, etc., ont été considérés comme des causes prédisposantes du thrombus, à cause de la gêne que ces divers états apportent à la circulation du sang ; mais à cet égard les statistiques sont peu probantes. Nous en dirons autant de l'abus du corset que Grynfeltt a signalé. Il faut attacher plus d'importance à la grossesse gémellaire ou du moins à l'accouchement double, car on trouve dans le mémoire de Mme Sasonoff le relevé d'une dizaine de cas de thrombus observés pendant la grossesse ou l'accouchement gémellaire.

Le thrombus se produisant pendant la grossesse, l'accouchement et les suites de couches, nous avons à examiner son étiologie dans ces différentes conditions.

Étiologie pendant la grossesse. — La très grande vascularité de l'appareil génital, par le trop plein qu'elle amène dans les vaisseaux, prédispose évidemment les femmes aux hémorrhagies utérines et au thrombus, d'autant plus que la circulation en retour est gênée par la compression exercée par la partie fœtale qui se présente. Cependant Velpeau dit qu'il a observé le thrombus de la vulve aussi souvent chez des femmes qui n'étaient pas enceintes que pendant la gestation ; mais, dans les faits qu'il signale en dehors de la grossesse, il s'agissait de thrombus survenus « chez les filles publiques ou les femmes qui se livrent sans réserve aux plaisirs vénériens ». Ces faits, on en conviendra, n'infirment pas notre manière de voir sur l'influence de la grande vascularité qui s'établit dans les organes génitaux pendant la grossesse, d'autant plus qu'à nombre égal de cas de thrombus chez les femmes enceintes et chez celles qui ne le sont pas, la fréquence de cette affection est proportionnellement beaucoup plus grande chez les femmes en état de gestation, parce qu'elles sont moins nombreuses que les femmes qui ne sont pas enceintes.

Les varices de la vulve et du vagin ont été particulièrement accusées de prédisposer les femmes au thrombus (Deneux, Blot, Cazeaux, etc.), mais cette question est très controversée. Les varices, en effet, sont si fréquentes chez les femmes enceintes, et les thrombus relativement si rares, que cette étiologie a été mise en doute (P. Dubois, Pajot, Mc Clintock, Winckel). Il est toutefois difficile d'admettre que l'état variqueux des veines de l'appareil génital ne les prédispose pas à leur rupture, ainsi qu'on le voit de temps en temps sur les membres inférieurs quand ils sont variqueux. Chez une femme enceinte, si une veine se rompt à l'extérieur, une hémorrhagie externe se produit (voy. t. II, p. 112) ; si la rupture se fait dans l'épaisseur des tissus, elle donne naissance à un thrombus.

Nous pensons donc que la grande vascularité des organes génitaux pendant la grossesse et les varices constituent une cause prédisposante au thrombus.

A cette cause, il faut ajouter un défaut de plasticité du sang pendant la grossesse, car ce liquide est alors profondément modifié dans la composition relative de ses éléments : diminution de la fibrine, augmentation du sérum, etc. (voyez t. I, p. 245). Blot dit à ce sujet : « L'état du sang me semble avoir aussi une influence prédisposante sur la facilité avec laquelle pourraient se développer les tumeurs sanguines. Chacun sait les modifications imprimées à ce liquide par la grossesse, surtout quand elle est compliquée par l'albuminurie. » (Blot, thèse d'agrégation, p. 18.) — Les cachexies de tout ordre et les troubles vasculaires chez les cardiaques agissent dans le même sens.

Dans ces conditions, une longue promenade (observation de Woodworth, dans laquelle le thrombus contenait une pinte de sang), un effort musculaire quelconque, la défécation, le vomissement, l'éternuement, la toux peuvent déterminer la rupture d'une veine ou d'une varice. Quelquefois même le thrombus se produira sans cause apparente (observation de Massot) ; on dit alors que le thrombus est spontané.

A plus forte raison tout traumatisme, que celui-ci résulte d'une chute, d'un coup, d'un heurt quelconque, peut déterminer un thrombus, ainsi qu'on le voit, par exemple, dans les observations de Berdot cité par Deneux, de Casaubon, de Peyrilhe, de Populus (à la page 13 de sa thèse), de Weill. — On peut jusqu'à un certain point assimiler le coït à un traumatisme par distension ou refoulement du vagin.

Étiologie pendant l'accouchement. — L'apparition d'un thrombus pendant le travail de l'accouchement a tout naturellement été attribuée à la poussée sanguine qui distend les veines pendant les efforts de l'expulsion. On a aussi invoqué l'attrition des tissus et des vaisseaux qui résulte de la compression exercée par le fœtus pendant les contractions utérines ; on a donc accusé le volume de l'enfant, surtout des garçons, et l'ossification avancée de la tête d'être cause du thrombus. On en a encore accusé l'accouchement gémellaire, car on a quelquefois vu le thrombus se produire après la naissance du premier jumeau ; on en trouve six observations dans le mémoire de Mme Sasonoff. Même accusation a été portée contre le traumatisme causé par une opération obstétricale. Un accouchement trop lent ou trop rapide peut encore être considéré comme une cause possible de thrombus : dans le premier cas, par distension prolongée des vaisseaux sanguins, dans le second, par attrition violente des parties maternelles.

Toute cette étiologie est vraisemblable et ne doit pas être rejetée ; elle était même généralement adoptée, quand Perret, alors interne d'Ulysse Trélat à la Maternité de Paris, proposa, en 1864, une autre explication qui jouit actuellement d'une grande faveur. Cette explication est fondée sur les remarques et les expériences cadavériques que Perret fit en pratiquant l'autopsie d'une femme morte après avoir présenté un énorme thrombus qui s'était développé après l'accouchement. Ce thrombus occupait la paroi latérale gauche et un peu postérieure de la cavité pelvienne ; il remontait jusqu'au voisinage de l'angle sacro-vertébral ; inférieurement, il se prolongeait jusqu'au périnée. La paroi vaginale était à nu, et comme disséquée. Pour rechercher quels étaient les vaisseaux rompus, Perret fit alternativement une injection d'eau dans la veine fémorale, après avoir comprimé la veine iliaque primitive, et une injection dans l'artère iliaque primitive ; il constata que dans les deux cas l'eau venait sourdre en nappe à la surface de la poche hématique, mais qu'aucune artère, aucune veine de quelque importance n'avait été ouverte. Le sang, d'après Perret, avait donc été fourni par des artérioles ou des veinules. Du côté opposé au thrombus, au niveau de la branche horizontale du pubis et du trou obturateur, les mailles du tissu cellulaire étaient dissociées et séparées assez complètement pour former une cavité capable de loger un œuf de poule ; mais elle était vide, et ne contenait ni sang ni caillots. Pour M. Perret, cette poche avait été créée par le glissement et le décollement des tissus pendant l'accouchement; elle était pour ainsi dire prête à se transformer en thrombus, si quelques artérioles ou quelques veinules avaient été ouvertes à sa surface.

Bien qu'il ne le dise pas explicitement, M. Perret pense donc que le thrombus est souvent dû au glissement et au décollement des tissus. Cette opinion est aujourd'hui généralement adoptée ; elle n'est pas applicable aux thrombus qui surviennent pendant la grossesse, mais à ceux qui se produisent pendant le travail. « C'est presque exclusivement chez des primipares, a écrit Budin, que des faits de cette dernière catégorie ont été observés, et on le comprend facilement quand on se rappelle la disposition anatomique du vagin. Ce canal, au niveau de son ouverture supérieure, est large, évasé; sa partie inférieure est au contraire rétrécie; la contraction utérine pousse donc la tête contre l'orifice vaginal qui la coiffe et qui résiste. Si cet orifice cède, l'accouchement a lieu, mais il se peut que, sous l'action de la contraction utérine et des efforts, la paroi vaginale se décolle de haut en bas et se sépare des tissus qui l'entourent. Une tumeur sanguine intra-pelvienne, parfois très volumineuse, peut être la conséquence de ce décollement. »

Le même décollement des tissus peut se produire pendant une application de forceps, soit qu'on essaie avec l'instrument de faire tourner la tête afin de transformer une position occipito-postérieure en position occipito-pubienne, soit qu'on soit obligé de faire des tractions énergiques pour dégager la tête. Dans les présentations de l'extrémité pelvienne, si l'extraction du fœtus est pénible, les tissus maternels seront fortement tirés en bas et pourront se décoller par un mécanisme analogue à celui que nous venons de décrire. Peut-être même l'introduction de la main dans les parties génitales d'une primipare à vagin étroit, pourrait-elle aussi décoller les tissus par élongation de bas en haut.

Nous mentionnerons encore l'épanchement de sang qui peut se produire derrière la branche horizontale du pubis après une symphyséotomie, ainsi qu'on en a observé plusieurs cas, et dont Tissier a récemment signalé un exemple ; mais ici il s'agissait moins d'un thrombus proprement dit, que d'un hématome de cause chirurgicale.

Etiologie après l'accouchement. — De tous les thrombus, les plus fréquents sont ceux qu'on reconnaît après l'accouchement, et pendant les premières heures ou les premiers jours des suites de couches ; mais par exception ils apparaissent plus tardivement, et même Schrœder relate une observation de Helfer, où la tumeur se produisit le vingt et unième jour des couches.

Comment expliquer leur apparition, alors qu'on ne peut plus invoquer la distension des vaisseaux, comme cela a lieu pendant les efforts de la parturition ? P. Dubois pensait, disent Cazeaux et Blot, que les parois des vaisseaux violemment contus ou peut-être même mortifiés pendant l'accouchement, ne se rompaient que plus tard. Mais on peut objecter à cette manière de voir que la rupture tardive des vaisseaux n'a jamais été démontrée et qu'elle est bien hypothétique. L'opinion de Deneux paraît plus juste : le thrombus que l'on constate après l'accouchement aurait commencé à se former pendant le travail, ou du moins la rupture vasculaire, sinon l'épanchement sanguin aurait lieu au moment des douleurs expulsives, mais la partie fœtale qui descend dans le vagin comprimerait assez le vaisseau ouvert pour s'opposer à tout épanchement de sang, et ce ne serait qu'après la complète terminaison du travail que le sang pourrait s'en échapper ; encore faut-il remarquer que l'ouverture du vaisseau déchiré peut être obstruée par un caillot qui empêche l'hémorrhagie tant qu'il ne se déplace pas ; ce caillot vient-il, au contraire, à se déplacer pendant les suites de couches, le thrombus se forme.

L'opinion de Deneux est appuyée par les recherches cadavériques de Perret qui, nous l'avons vu, a constaté, à côté d'un gros thrombus, l'existence d'une poche vide toute prête à se transformer elle-même en thrombus; celui-ci ne pourra pas se produire si aucun vaisseau sanguin n'est ouvert, ou si la lumière des vaisseaux déchirés, artérioles, veinules, capillaires, est obstruée par un caillot; mais si ce caillot se déplace, le sang remplit bientôt la poche prête à le recevoir. Ce qui se produirait dans ces circonstances serait comparable à ce qui a lieu pour le céphalématome, dans lequel le périoste se décollerait pendant l'accouchement, tandis qu'ordinairement la tumeur ne se forme que plus tard.

Fréquence. — D'après les chiffres fournis par un grand nombre d'accoucheurs, les thrombus sont rares. Deneux, en 40 ans, n'en observa que 3 cas ; en 1843, P. Dubois disait que sur 14,000 accouchements il n'avait vu que 3 thrombus ; Hervez de Chégoin, en 20 ans, n'en a recueilli qu'une observation ; Blot n'en avait pas vu un seul en deux années passées à la Maternité. Pour Winckel, il faut compter un thrombus sur 1,600 accouchements. Hugenberger l'a observé 11 fois sur 14,000 accouchements ; Hecker, 2 fois sur 17,200 accouchements ; Spiegelberg, 3 fois sur 3,000 accouchements. Tarnier, dans son cours de la Faculté, en 1887, a dit qu'en 6 ans, à la Maternité, il n'en avait observé que 9 cas ; et plus tard, dans une de ses cliniques (juin 1891), il estimait qu'on voit un thrombus sur 1,200 ou 1,500 accouchements. Pendant quatre années, à la Clinique d'accouchements, de 1889 à 1893, il n'y a eu qu'un thrombus de l'espace pelvien supérieur et deux thrombus de la vulve et du vagin. Mme Sasonoff, qui a réuni la plupart des relevés précédents, estime qu'il y a un thrombus sur 2,500 femmes accouchées.

On modifierait à volonté cette proportion restreinte si l'on voulait faire indûment entrer en ligne de compte les extravasations sanguines interstitielles formant nodules ecchymotiques sur les débris de l'hymen ou les lambeaux des petites lèvres (Loviot). Rien n'est plus commun que ces infiltrations qui ne doivent en aucune manière être assimilées aux thrombus.

Les thrombus sont-ils plus fréquents chez les primipares que chez les multipares, ou inversement? Braun, Hervieux, Spiegelberg, etc., sont disposés à croire qu'ils sont plus fréquents chez les primipares, à cause de la résistance des parties molles. Jacquemier, Winckel, etc., ne partagent pas cet avis. Mme Sasonoff trouve dans sa statistique relative au thrombus 36 p. 100 de primipares, et 64 p. 100 de multipares, mais le nombre total de toutes les accouchées ayant été de 37 p. 100 pour les primipares, et de 63 p. 100 pour les multipares, on voit que la fréquence du thrombus est très approximativement la même chez les unes et les autres (1). — Une statistique de M. Cadilhac semble au contraire indiquer que le thrombus est proportionnellement un peu plus fréquent chez les primipares que chez les multipares.

La fréquence relative du thrombus pendant la grossesse, l'accouchement et les suites de couches, est plus intéressante et plus importante au point de vue clinique. Nous emprunterons encore au travail de Mme Sasonoff les chiffres qui éclairent cette question : sur 74 cas de thrombus, Mme Sasonoff en a compté 3 pendant la grossesse, 3 pendant la période de dilatation du travail de l'accouchement, 26 pendant la période d'expulsion, 42 après la délivrance. Ces chiffres donnent le pourcentage suivant :

Pendant la grossesse	4	p. 100
Pendant la période de dilatation	4	—
Pendant la période d'expulsion	35	—
Après la délivrance	57	—

Symptômes. — Le thrombus est une affection à évolution très rapide. Trois symptômes immédiats y prédominent : 1° *la douleur;* 2° *l'apparition subite d'une tumeur vulvo-vaginale;* 3° *l'hémorrhagie.* La symptomatologie varie d'ailleurs avec le siège du thrombus, selon qu'il est vulvaire, vaginal ou pelvi-abdominal. A ces symptômes viennent se joindre des phénomènes septiques quand la poche hématique est ouverte et quand l'infection s'en empare.

Douleurs. — Des cuissons, une sensation de piqûres d'épingles tourmentent les malades et annoncent la production du thrombus Puis, une douleur assez vive apparaît, très violente dans certains cas, s'irradiant des organes génitaux vers la région lombaire et vers les cuisses ; elle s'accompagne d'une sensation de tension dans tout le petit bassin. Lorsque le thrombus est vaginal, il s'y joint du ténesme vésical et anal, avec besoin de chasser quelque corps étranger hors des parties génitales.

Selon quelques auteurs (Dewees) la douleur ne manque jamais ; cela est

(1) Mlle Hanicot, sage-femme en chef à la Clinique d'accouchement, ayant eu la bonté, sur la demande qui lui en avait été faite par le professeur Tarnier, de relever le nombre des primipares et des multipares accouchées dans cette Clinique du 1er janvier 1893 au 1er janvier 1897, a trouvé, sur 6,260 accouchements, 39 p. 100 de primipares, et 61 p. 100 de multipares.

à peu près vrai, mais cette douleur présente des formes diverses, de très nombreux degrés d'intensité, et dans quelques cas, surtout pendant les suites de couches, le thrombus peut se produire presque à l'insu des malades qui n'éprouvent qu'une sensation de tension vulvo-vaginale, un faux besoin d'aller à la garde-robe, ou du ténesme.

Tumeur. — Si le thrombus est vulvaire, on voit la tumeur se former, gagnant en volume presque à vue d'œil, pouvant acquérir la proportion d'une tête de fœtus, restant ordinairement grosse comme un œuf de poule ; tumeur tendue, lisse, luisante par distension de la peau, fluctuante quand elle vient de se former, plus tard légèrement pâteuse, puis crépitante, neigeuse à la palpation, quand les caillots commencent à se former ; plus tard enfin, très dure quand la coagulation est complète. Sa coloration est habituellement bleu livide ou noirâtre. On n'y sent pas de battements, ce qui fait dire à Deneux que l'origine de l'hémorrhagie n'est pas artérielle ; mais nous avons vu que Perret avait constaté sur le cadavre l'ouverture d'artérioles et de veinules. Cette tumeur siège d'un côté de la vulve, rarement des deux ; elle se prolonge souvent dans le vagin, et prend alors la forme d'un cône, à base extérieure, obturant presque complètement la lumière de ce canal et remontant plus ou moins loin au-dessus de l'orifice vulvaire. On explore ce prolongement vaginal en boudin par le toucher vaginal, que la tuméfaction des parties rend quelquefois difficile, ou par le toucher rectal. — A l'extérieur, une suffusion sanguine énorme peut s'étendre en bas sous la peau, tout autour de la vulve, de l'anus et sur le haut des cuisses et les fesses (Vincent). Dill vit l'ecchymose provenant d'un hématome de la grande lèvre droite descendre d'une part jusqu'au genou, remonter d'autre part jusqu'à l'ombilic, et fuser vers le creux de l'aisselle.

Quand le thrombus est vaginal, on n'aperçoit pas la tumeur, mais l'attention est attirée par les douleurs ou le ténesme ; on le reconnaît par le toucher vaginal et le toucher rectal qui permettent d'apprécier son siège exact, son volume et sa consistance. Cette tumeur offre d'ailleurs les mêmes caractères qu'à la vulve : d'abord molle et fluctuante, elle devient pâteuse à mesure que le sang s'y coagule, et peut donner au doigt la sensation de crépitation neigeuse ; plus tard, si la résolution se fait par absorption, elle acquiert une densité de plus en plus grande. L'exploration digitale n'est pas toujours facile, surtout dans les premières heures qui suivent l'apparition du thrombus, car on est quelquefois très gêné par le volume de la tumeur, ou par les douleurs ressenties par la femme. En même temps apparaissent des signes de compression des organes pelviens. La miction et la défécation sont gênées, voire empêchées, et le cathétérisme peut être difficile ou même impossible. Quand il s'agit d'une nouvelle accouchée, cette compression peut s'opposer à l'écoulement des lochies.

Dans le thrombus pelvi-abdominal, la gravité des symptômes généraux attire vivement l'attention, mais la tumeur, à cause de la profondeur de sa situation, est quelquefois difficile à trouver ; pour y réussir, il faut explorer avec soin la partie la plus élevée des culs-de-sac vaginaux, employer le toucher et le palper combinés. On constate alors au-dessus du pubis, ou mieux dans la fosse iliaque, une tumeur dont la consistance varie suivant que le sang est liquide ou coagulé. Cette tuméfaction remonte quelquefois dans le flanc où l'on trouve, selon l'état du sang épanché, de la fluctuation ou de l'empâtement plus ou moins résistant, diffus ou circonscrit.

Que le thrombus soit vulvaire, vaginal ou pelvi-abdominal, tantôt ses parois restent intactes, tantôt elles se rompent, soit peu de temps après l'apparition de la tumeur hématique, soit tardivement. Quand cette rupture a lieu, du sang liquide ou des caillots s'échappent de la tumeur, et celle-ci se vide en partie, de sorte que sa tension et son volume s'amoindrissent; en même temps les douleurs diminuent.

Hémorrhagie. — L'hémorrhagie est constante. Tantôt elle est externe, ce qui a lieu lorsque la peau des grandes lèvres et la muqueuse vulvo-vaginale sont déchirées; si cette peau et cette muqueuse restent intactes, l'hémorrhagie est interne.

Ordinairement l'hémorrhagie externe se produit par la rupture de la tumeur; cependant les choses peuvent exceptionnellement se passer autrement: lorsque la muqueuse vulvo-vaginale se déchire primitivement sous l'influence d'une cause quelconque, une hémorrhagie a lieu sans qu'il y ait thrombus; mais si l'orifice de la solution de continuité est bouché par un caillot ou par la partie fœtale qui s'engage, l'hémorrhagie continue dans l'épaisseur des tissus et forme un thrombus (Jacquemier), comme cela arrive quelquefois dans la saignée du bras.

En général, l'hémorrhagie externe accompagne la rupture de la poche hématique et lui est subordonnée dans son apparition; elle est donc précoce ou tardive, suivant que cette rupture se fait de bonne heure ou tardivement.

Quand la rupture suit de près la formation du thrombus, le sang est fluide et sort avec plus ou moins d'abondance et de rapidité; il peut même être projeté à grande distance, quand la rupture se fait pendant une forte contraction utérine (observation de Wyffels, dans laquelle il s'agissait d'un thrombus vulvaire).

Si la rupture est tardive, le sang est coagulé; mais une fois la poche ouverte, les vaisseaux, cessant d'être comprimés, se mettent de nouveau à saigner, de telle sorte qu'on voit sortir en même temps des caillots et du sang liquide.

La rapidité et l'abondance de l'hémorrhagie sont variables. La femme peut mourir en quelques instants par anémie aiguë (observations de Peyrilhe, de Wyffels); heureusement cela est rare. La quantité de sang perdu est différente pour ainsi dire avec chaque observation, depuis quelques grammes jusqu'à 1,500 grammes et plus.

Quand les parois du thrombus restent intactes, l'hémorrhagie est interne et son abondance est en rapport avec le volume du thrombus.

Que l'hémorrhagie soit externe ou interne, si elle est faible, l'état général de la femme n'est pas sensiblement modifié; quand elle est considérable, la femme pâlit, son pouls est fréquent, difficile à sentir ou même presque imperceptible; surviennent alors des lipothymies ou une syncope, et celle-ci peut être mortelle. Bref, on observe ici les symptômes qui sont communs à toutes les hémorrhagies.

Infection du thrombus. — Quand la poche formée par le thrombus est éraillée ou rompue, l'infection peut s'en emparer; on observe alors des phénomènes locaux auxquels une septicémie généralisée succède ou non. Localement, on constate de la fétidité, le ramollissement et la putréfaction des caillots; un liquide rouge, comme décomposé, mélangé à des bulles de gaz, sort par la plaie avec quelques caillots ramollis et sentant mauvais. L'état général s'aggrave : élévation de la température, fréquence du pouls, frissons, sécheresse de la langue, diarrhée, etc. La malade est alors en proie à la septicémie avec tous ses symptômes.

Marche. Durée. Terminaison. — Le thrombus est une affection à marche rapide dans ses principales manifestations : douleur, tumeur, hémorrhagie.

La douleur, avons-nous dit, est souvent le premier symptôme observé; habituellement elle n'est pas de longue durée et s'amoindrit en quelques heures; elle disparaît presque complètement lorsque le thrombus est ouvert. Mais il faut savoir aussi que le thrombus peut évoluer presque sans douleur, surtout pendant les suites de couches, et ne provoquer que de fausses envies de miction ou de défécation.

La tumeur constituée par le thrombus est de brusque apparition. Son accroissement est habituellement rapide ; dans quelques cas même elle grossit à vue d'œil, et prend en quelques minutes un grand et surprenant développement (observations de Wyffels et de Robuchon). L'accroissement rapide est surtout à redouter pendant les efforts du travail de l'accouchement (observations du Dr de Jumné et du Dr Fabre) ; cependant on l'observe aussi pendant la grossesse et pendant les suites de couches (observations de Perret, de Lefranc).

Le plus souvent le thrombus n'augmente de volume que progressivement, régulièrement, et au bout de quelques heures il a atteint son développement maximum ; mais quelquefois son accroissement a lieu par saccades intermittentes.

L'évolution du thrombus n'est pas toujours la même. Dans les cas les plus simples et les plus heureux, le sang se coagule, son sérum se résorbe, la tumeur durcit, se rétracte, puis diminue de plus en plus de volume, et, après un temps généralement long (de trois à six semaines), il ne reste plus, comme trace de l'accident, qu'un noyau d'induration qui lui-même disparaîtra dans l'avenir. C'est la *terminaison par résolution*. On l'observe dans les cas où l'hématome limité n'a pas été trop violenté pendant l'accouchement.

La rupture du thrombus, nous l'avons vu, est fréquente ; elle se fait à des époques différentes : tantôt elle se produit dès que le thrombus est formé (observation de Peyrilhe), tantôt un peu plus tard, soit par distension excessive de la poche hématique, soit pendant l'accouchement, sous l'influence de la pression exercée par le fœtus pendant les efforts d'expulsion, ou pendant une manœuvre opératoire.

D'autres fois, la rupture est tardive et survient pendant les suites de couches; elle est alors due à l'amincissement progressif et ulcératif de la poche, ou à sa *mortification*.

Quand la poche du thrombus est rompue, les caillots qu'elle contient sont en partie expulsés, et le plus souvent survient une hémorrhagie petite ou grande.

L'abondance de l'hémorrhagie pendant la grossesse, l'accouchement et les suites de couches est variable. Tantôt elle est continue, tantôt intermittente. Dans plusieurs observations on vit l'hématome se remplir et se vider à plusieurs reprises ; c'est ce qu'on a appelé le thrombus à récidive, expliqué par le déplacement des caillots qui obstruaient les vaisseaux déchirés.

Si l'hémorrhagie s'arrête parfois spontanément, souvent on est obligé d'intervenir par un traitement approprié (voir plus loin). Elle est quelquefois si abondante que la femme meurt en quelques instants. Dans certains cas la mort est survenue faute de secours immédiats, dans d'autres les femmes ont succombé malgré les soins les mieux dirigés.

La gravité de l'hémorrhagie peut tenir à la situation du thrombus ; car si celui-ci est sus-pelvien, l'hémostase est difficile ou impossible à réaliser. A la Clinique d'accouchement, en mai 1891, une malade dans un état misérable, épuisée par sa grossesse, albuminurique, couverte de purpura, fut reçue par M. Tarnier ; l'accouchement se fit sans incident. Peu après l'expulsion du fœtus : pâleur, douleurs, nausées, et dans un effort de vomissement sortie d'une grande quantité de caillots par le vagin. Au toucher on trouva une déchirure sur le côté du col, dans le fond de laquelle était une vaste poche avec de nombreux débris de sang coagulé. La malade mourut quelques jours plus tard.

Parmi les accidents redoutables et souvent mortels, il faut, à côté de l'hémorrhagie, placer l'inflammation et l'infection du thrombus. Quand celui-ci est de volume considérable, ses parois peuvent s'enflammer et se gangréner par distension des tissus (observation de Massot) ; la putridité s'empare alors de la poche hématique, et la septicémie, avec tous ses dangers, vient mettre la vie de la femme en grand péril. Dans un cas terminé par la guérison, Goldberg a vu persister une fistule de cinq centimètres de profondeur.

Ce qui précède montre que le thrombus se termine de différentes façons faciles maintenant à résumer en quelques mots : résolution (c'est le cas le plus favorable) ; rupture, hémorrhagie modérée et cicatrisation régulière ; rupture et mort par hémorrhagie ; inflammation et suppuration se terminant par la guérison ou par la mort ; septicémie survenant après rupture ou gangrène des parois du thrombus, et évoluant avec tous ses dangers, pouvant se terminer par la mort.

Diagnostic. — Le diagnostic est généralement facile, d'autant plus qu'on est en présence soit d'une femme enceinte ou en travail d'accouchement, soit d'une nouvelle accouchée. Dans ces conditions, les symptômes ordinaires du thrombus, c'est-à-dire les douleurs et l'apparition brusque d'une tumeur violacée, ne peuvent guère laisser de doutes.

Avec un peu d'attention dans l'examen de la malade et les commémoratifs, on distingue assez facilement un thrombus d'un abcès de la glande vulvo-vaginale, d'un œdème unilatéral de la vulve, ou d'un paquet variqueux enflammé. Si la peau de la vulve conserve par exception sa couleur normale, bien qu'elle soit le siège d'un thrombus, on peut croire à l'existence d'une hernie vagino-labiale, mais dans ce dernier cas la sonorité et la réductibilité de la tumeur permettraient de faire le diagnostic.

Lorsqu'il s'agit d'un thrombus du vagin l'erreur est plus facile. D'une part, l'existence du thrombus peut être méconnue : c'est ainsi que dans un cas rapporté par Jacquemier, le diagnostic ne fut porté qu'à l'autopsie. Cette erreur n'aurait pas été commise si on avait pratiqué le toucher vaginal pendant la vie, ce qu'il ne faut jamais négliger de faire chaque fois qu'un phénomène pathologique quelconque attire l'attention de ce côté. On peut prendre un thrombus pour une cystocèle ou la vessie distendue par de l'urine; en cas de doute, il faudrait pratiquer le cathétérisme. Une hernie vaginale serait réductible ou du moins très dépressible, et peut-être la palpation y ferait-elle percevoir un bruit hydroaérique. Le diagnostic entre un thrombus et un kyste du vagin jusqu'alors méconnu serait plus embarrassant; cependant les kystes du vagin sont généralement d'un volume plus petit que celui des thrombus de moyenne grosseur et ne produisent jamais d'hémorrhagie. D'ailleurs, en cas de nécessité absolue, une ponction exploratrice éclairerait immédiatement le diagnostic. Un thrombus a été pris pour une rétroversion : deux médecins qui soignaient une nouvelle accouchée la crurent atteinte de rétroversion; dix-huit jours après l'accouchement, ils appelèrent en consultation le professeur Charles (de Liège), qui, après avoir examiné la tumeur avec soin et constaté que la muqueuse vaginale avait conservé sa couleur normale, n'arriva au diagnostic que par l'élimination; pour dissiper toute incertitude, Charles fit une ponction avec la plus fine aiguille de l'appareil de Potain, mais rien ne sortit, malgré l'aspiration. Un plus gros trocart donna au contraire issue à du sang poisseux. Deux jours plus tard, on fut obligé d'inciser la tumeur, et le diagnostic fut confirmé par la sortie de caillots antérieurement formés.

Quant à l'inversion de l'utérus qui figure ordinairement dans le diagnostic différentiel du thrombus, il est difficile de la confondre avec celui-ci, bien que l'erreur ait été commise, ainsi que Coutouly en rapporte un exemple; mais en cas de renversement la tumeur se continue directement avec la paroi du col dans lequel elle s'insinue. Nous en dirons autant d'un polype fibreux de l'utérus et de la poche des eaux, car l'un et l'autre pénètrent dans le col de la matrice, ce qui les différencie nettement du thrombus.

Dans le cas de thrombus pelvi-abdominal, on peut être fort embarrassé. On sera cependant mis sur la bonne voie par le toucher et le palper combinés et pratiqués avec soin, par l'empâtement de l'une des fosses iliaques, et par l'état général de la malade qui aura pâli rapidement, et dont les tissus seront décolorés. Néanmoins, il n'est pas facile de distinguer les signes d'un pareil thrombus de ceux d'une pelvi-péritonite. Une ecchymose à la région iliaque ou lombaire serait un élément important pour le diagnostic.

L'hémorrhagie elle-même parfois est cause d'erreur ou plutôt d'incertitude temporaire dans le diagnostic. Pendant l'accouchement, une hémorrhagie peut en effet provenir d'un décollement prématuré du placenta ; pendant ou après la délivrance, il est possible qu'elle soit due à de l'inertie utérine ; mais le thrombus, lui aussi, quand il est rompu, produit une perte de sang, soit pendant l'accouchement, soit pendant ou après la délivrance. Si l'on est embarrassé, il suffit de pratiquer le toucher : en cas de thrombus, on reconnaît sa présence dans le vagin dont il soulève la paroi sous forme de tumeur.

Enfin, les symptômes d'une rupture utérine se rapprochent beaucoup de ceux d'un thrombus pelvi-abdominal qui se serait déchiré à sa partie inférieure : même angoisse, même empâtement hypogastrique ou iliaque, même hémorrhagie, même anémie aiguë, même péritonisme. Ce n'est que par les commémoratifs (voyez *Rupture de l'utérus*) et par une exploration profonde, qu'on arrive à faire le diagnostic, car en cas de rupture de l'utérus, on atteindra probablement avec le doigt les bords de la déchirure.

Pronostic. — Le thrombus de la vulve et du vagin est une affection grave par elle-même et par ses complications. On en est vite convaincu quand on jette les yeux sur quelques-unes des statistiques qui ont été publiées. En réunissant toutes les variétés de thrombus, Deneux comptait 22 morts sur 62 femmes : mortalité, 35 p. 100 ; Blot relevait 19 observations postérieures à la publication du mémoire de Deneux, avec 5 décès : mortalité, 26 p. 100. Avec Winckel et le commencement de l'antisepsie, le pronostic s'améliore et la mortalité descend à 12 p. 100.

Les deux grandes causes de mort sont l'hémorrhagie et la septicémie ; examinons leur influence respective. Sur les 19 cas de mort relevés par Mme Sasonoff qui figurent dans son tableau récapitulatif, deux fois la mort a été vraisemblablement déterminée par une rupture de l'utérus, mais les 17 autres décès se décomposent ainsi : 7 décès par hémorrhagie, soit 41 p. 100 ; 10 décès par septicémie, soit 59 p. 100.

Contre l'hémorrhagie, nous ne sommes guère plus avancés qu'autrefois, si ce n'est pour les soins immédiats à donner aux femmes tombées presque subitement en état d'anémie grave, car alors les injections hypodermiques d'éther et de sérum artificiel nous offrent des ressources que nos devanciers ne connaissaient pas. Malgré la merveilleuse efficacité de ces moyens, l'hémorrhagie est parfois si abondante et si rapide qu'elle détermine la mort quoi qu'on fasse. A ce dernier point de vue le pronostic reste donc presque aussi grave que par le passé.

Il n'en est pas de même pour la septicémie, qu'on prévient ou qu'on enraie aujourd'hui par une antisepsie rigoureuse. A cet égard, le pronostic s'est atténué et s'atténuera encore. Il ne faudrait cependant pas pousser l'optimisme trop loin, parce que le foyer hématique présente quelquefois des prolongements difficiles à aseptiser, même avec des drains, surtout quand il s'agit de thrombus pelvi-abdominaux remontant très haut et anfractueux.

Le pronostic varie d'ailleurs avec l'époque de l'apparition du thrombus, son siège et son volume.

Quand il se produit pendant la grossesse, il est très grave s'il se rompt, parce que la gêne de la circulation pelvienne, du fait même de la gestation, déterminera probablement une hémorrhagie abondante, difficile à maîtriser et parfois mortelle. Plusieurs observations en font foi. Un thrombus vulvaire volumineux, s'il n'est pas ouvert, est moins grave qu'un thrombus vaginal; cependant les tissus qui recouvrent la tumeur pourront se mortifier, et c'est là un réel danger; mais on peut y parer, parce que le siège du mal est directement sous les yeux et la main du médecin. Quand le thrombus est petit et ne se rompt pas, le pronostic est favorable, et souvent l'observation n'en est pas publiée. Il en résulte que les statisticiens attribuent aux thrombus vulvaires un pronostic trop grave, parce que les petits thrombus leur échappent.

Le plus redoutable de tous les thrombus est celui qui envahit le vagin pendant l'accouchement; car souvent il devient, à cause de son volume, une source de dystocie, et nécessite une intervention opératoire. Le danger redouble quand les parois du thrombus sont ouvertes, ou parce qu'elles se sont rompues spontanément par tension résultant des efforts de l'accouchement, ou parce qu'elles ont été déchirées par la pression fœtale, la main, les instruments de l'accoucheur; enfin, elles sont quelquefois ouvertes par incision, lorsqu'on juge que celle-ci est indispensable pour extraire l'enfant. Quelle que soit la cause de l'ouverture du thrombus, elle crée un danger d'hémorrhagie grave, car la partie du fœtus qui s'engage dans le bassin entrave la circulation en retour, pousse en quelque sorte le sang vers les orifices béants des vaisseaux et les femmes peuvent succomber par hémorrhagie avant d'être accouchées. Le pronostic du thrombus pendant l'accouchement est donc très grave : sur 22 femmes dont les observations ont été prises dans ces conditions, Populus a compté 12 morts, ce qui donne une mortalité de 55 p. 100. — Quant au fœtus, sa vie est au moins en aussi grand danger que dans l'hémorrhagie par placenta prævia.

Après la naissance de l'enfant, le thrombus vaginal est quelquefois un obstacle à l'expulsion du placenta, et nécessite une délivrance artificielle, mais d'une part la dystocie est beaucoup moins grave que pendant l'accouchement, et d'autre part l'intervention est plus facile et plus rapide.

La gravité du pronostic s'atténue encore après la délivrance, et de tous les thrombus le moins redoutable est celui qui se manifeste pendant les suites de couches. Sur 34 cas observés après l'accouchement, Populus (1857) n'a compté que 5 décès, soit une mortalité de 15 p. 100, alors qu'il n'était pas question d'antisepsie. Aujourd'hui, cette mortalité s'abaisserait beaucoup, grâce aux méthodes actuelles.

Traitement. — Le traitement du thrombus a été divisé en préventif et en curatif. Mais existe-t-il réellement un traitement préventif? On le croyait autrefois, et c'est en partie pour atteindre ce but qu'on saignait les femmes; Deneux conseillait même de ponctionner les veines variqueuses de la vulve. Bref, on faisait plus de mal que de bien. D'ailleurs, s'il existait réellement un traitement préventif, il serait singulièrement abusif de l'appliquer à toutes les femmes, puisque le thrombus ne s'observe guère qu'une fois tout au plus sur 1,200 ou 1,500 accouchements.

Les règles générales du traitement curatif sont faciles à établir : 1° respecter autant que possible les téguments qui recouvrent le thrombus, parce qu'après son ouverture peuvent apparaître les dangers d'une hémorrhagie ou de la septicité ; 2° quand il survient une hémorrhagie, l'arrêter aussi vite et aussi complètement que possible ; 3° prévenir et enrayer la septicémie par l'emploi de l'antisepsie. Mais nous devons entrer dans quelques détails d'application.

Pendant la grossesse. — Si le thrombus est vulvaire, quel que soit son volume, le mieux est de s'en tenir à l'expectation tant que ses parois restent intactes. La femme gardera rigoureusement le lit. On tiendra le ventre très libre, afin d'empêcher tout effort de défécation. Toute la vulve et la peau des régions voisines seront soigneusement aseptisées, afin que si une intervention chirurgicale quelconque devenait nécessaire, elle pût se faire dans de bonnes conditions. Une légère compression de la tumeur serait utile, mais elle est difficile à bien réaliser à cause de l'émission des urines, et de la nécessité de déplacer le bandage compressif chaque fois que la malade a besoin du bassin. Un sac de caoutchouc rempli d'eau froide pourrait rendre quelques services par la compression qu'il exercerait en vertu de son poids, et par la température relativement basse de son contenu. Goldberg a employé des compresses d'eau glacée, mais elles ont l'inconvénient d'offenser les téguments qu'on a grand intérêt à ménager. Une compression trop forte serait dangereuse, parce qu'elle pourrait faire fuser le sang au loin.

Avec ces soins, il est très possible que le thrombus se termine par résolution, qu'il diminue petit à petit et finisse par disparaître. S'il persiste, on ne doit pas se préoccuper de la gêne qu'il pourrait apporter à l'expulsion de l'enfant, car il est plus que probable que la grande lèvre tuméfiée sera facilement repoussée par la partie fœtale.

Si le thrombus se mortifie à sa surface, il faut l'ouvrir largement, extraire les caillots avec prudence, laver la poche hématique avec un liquide antiseptique, de l'eau phéniquée par exemple, et la remplir avec de la gaze iodoformée.

Quand le thrombus vulvaire se rompt et qu'une hémorrhagie se manifeste, il ne faut pas hésiter à ouvrir plus largement le thrombus et à bourrer sa cavité avec de la gaze salolée ou iodoformée.

Lorsque le thrombus est vaginal, en supposant toujours qu'il se produise pendant la grossesse, des moyens analogues à ceux que nous venons d'énumérer sont parfaitement applicables : respecter autant que possible l'intégrité des parois du thrombus ; tenir les malades au lit ; prescrire des purgatifs légers de préférence aux lavements, à cause de la saillie que la tumeur hématique fait quelquefois du côté du rectum. Ici, la compression est plus facile à réaliser qu'à la vulve, on y aura donc recours en remplissant modérément le vagin avec de la gaze iodoformée, après l'avoir irrigué avec un liquide antiseptique.

Si la paroi de la tumeur se mortifie, il faut l'ouvrir largement, la vider avec précaution afin de ne pas provoquer une hémorrhagie, la laver et y introduire une petite quantité de gaze iodoformée afin de laisser à la poche évacuée une certaine souplesse qu'on mettra à profit pour en rapprocher les parois, par une compression modérée qu'on obtiendra avec de la gaze iodoformée introduite dans le vagin. Si ce premier pansement donne de bons résultats, on peut ensuite se contenter d'irriguer antiseptiquement la cavité hématique, puis de saupoudrer son orifice avec de l'iodoforme, et de tamponner ensuite le vagin.

Quand le thrombus vaginal se rompt pendant la grossesse et donne lieu à une hémorrhagie, il faut ne pas hésiter à l'ouvrir plus largement par incision, à le vider complètement des caillots qu'il contient, à le laver avec un liquide antiseptique et à le bien bourrer avec de la gaze iodoformée. En pareille circonstance, on fait donc dans la cavité du thrombus un tamponnement analogue au tamponnement intra-utérin qui est employé dans les cas d'hémorrhagie par inertie utérine ayant, par exception, résisté aux moyens ordinaires. Il n'est guère besoin de dire que le pansement ainsi porté dans la cavité du thrombus sera renouvelé suivant les indications.

Pendant le travail de l'accouchement. — La conduite à tenir en pareil cas a divisé les accoucheurs : les uns, par crainte de voir le thrombus augmenter pendant les efforts de l'accouchement, et par la compresion des veines iliaques sur lesquelles la tête du fœtus vient appuyer, ont conseillé d'ouvrir le thrombus et de terminer ensuite l'accouchement si cela est praticable; les autres, en plus grand nombre d'ailleurs, respectant l'intégrité des parois du thrombus le plus longtemps possible, craignent que son ouverture ne soit la cause d'une hémorrhagie immédiate, et plus tard d'une septicémie consécutive. C'est à cette dernière pratique que nous donnons la préférence, et si le thrombus n'est pas volumineux, l'accouchement pourra se terminer soit spontanément, soit par une application de forceps ou une version, sans qu'on soit obligé d'inciser la tumeur.

Mais si la tumeur a de grandes dimensions, si elle continue à s'accroître, il faut se décider à l'inciser ; on devra s'attendre alors à une hémorrhagie formidable; on aura donc soin d'avoir sous la main tout ce qui est nécessaire pour tamponner rapidement la poche hématique ; c'est le seul moyen de tarir l'hémorrhagie. Bien tamponnée, la plaie ne saignera plus ; bien pansée, elle ne s'infectera pas.

Enfin toutes les fois que la tumeur, sans augmenter cependant de volume, est déjà assez grosse pour s'opposer à l'expulsion de l'enfant, on devra l'inciser et terminer rapidement l'accouchement. La poche serait ensuite comprimée ou tamponnée. On peut dans ce cas appliquer le forceps, inciser la tumeur et faire immédiatement l'extraction (Budin).

Quand le thrombus se forme après la naissance d'un premier jumeau (voyez p. 666), les conditions sont à peu près les mêmes que celles que nous venons d'examiner lorsque l'utérus ne contient qu'un seul enfant; mais la dystocie est cependant un peu moins grave, parce que les parties génitales ont été dilatées par l'expulsion du premier enfant, et que le volume des jumeaux est ordinairement au-dessous de la moyenne.

Heureusement les thrombus assez volumineux pour mettre obstacle à l'accouchement sont rares, car il y a peu de cas où l'accoucheur soit plus anxieux.

Après la naissance de l'enfant et avant la délivrance. — Le thrombus apparaît quelquefois après la naissance de l'enfant, mais avant la délivrance, et celle-ci peut être gênée et rendue difficile. On sera donc quelquefois obligé d'intervenir, et si quelques tractions sur le cordon ombilical ne suffisent pas à amener le placenta en dehors, on introduit la main pour le saisir et l'extraire. Cela fait, on se trouve dans les conditions qui nous restent à examiner.

Après la délivrance. — Si le thrombus n'est pas ouvert, il faut respecter l'intégrité de ses parois, et soumettre la malade à l'antisepsie locale la plus sévère. En même temps on veillera au libre écoulement des lochies.

Si les parois du thrombus vulvo-vaginal menacent de s'ouvrir ou prennent une teinte gangréneuse, on incisera la poche, et l'on évacuera son contenu, en se gardant, comme nous l'avons déjà dit précédemment, de vouloir tout enlever par crainte d'hémorrhagie, et l'on tamponnera à la gaze iodoformée. M. Vincent (de Lyon) a conseillé, après avoir incisé le thrombus et lavé antiseptiquement sa cavité, de saupoudrer son orifice avec de l'iodoforme, et de tamponner le vagin de manière à rapprocher les parois du thrombus ; dans le cas où celui-ci envoie des prolongements anfractueux du côté du périnée ou de la fesse, on peut faire à la peau une contre-ouverture par laquelle on introduit un drain qui permettra des lavages antiseptiques. Cette pratique a donné à M. Vincent plusieurs succès, et la guérison a été plus rapide qu'avec le tamponnement de la cavité du thrombus.

Traitement du thrombus pelvi-abdominal. — Avant l'accouchement, le thrombus pelvi-abdominal, bien qu'il soit le plus grave de tous, ne donne guère prise à l'intervention. Après l'accouchement, si le foyer sanguin n'est pas ouvert, on peut espérer qu'il se limitera et qu'il se résorbera. On se bornera donc à placer un bandage de corps destiné à établir une compression ayant pour but de s'opposer dans une certaine mesure à la progression du sang épanché ; les parties génitales seront aseptisées, et on soutiendra les forces de la malade par des toniques. Le thrombus est-il ouvert, on introduira par l'ouverture de longues sondes flexibles, au moyen desquelles on fera des lavages antiseptiques répétés ; mais les prolongements d'un pareil thrombus sont irréguliers, tortueux, anfractueux, quelquefois en forme de sablier, ainsi que nous l'avons déjà dit, et il est bien difficile de parvenir à les laver fructueusement car ils sont souvent impénétrables au liquide injecté. Dans d'aussi déplorables conditions, si l'infection s'empare du thrombus, la femme succombera très probablement. C'est alors qu'on serait autorisé à ouvrir les culs-de-sac vaginaux là où le sang les fait bomber, et à pratiquer une contre-ouverture dans les fosses iliaques. Si la contre-ouverture est insuffisante, le danger est si grand qu'on serait même autorisé à faire une laparotomie hypogastrique qui permettrait d'instituer un traitement local analogue à celui que nous avons décrit à propos des déchirures de l'utérus.

2. — Du thrombus superficiel et pédiculé du vagin.

Bibliographie chronologique. — FEHLING. Arch. f. Gynæk., Bd X, p. 103, 1876. — JOHANNOVSKY. Arch. f. Gynæk., Bd XI, p. 375, 1877. — REICH. Aerztliche Mittheilungen aus Baden, 1880, n° 24, analysé in Centralbatt für Gynæk., 1881, p. 167. — BUDIN. Progrès médical, 1887, 2e série, t. V, p. 437 et Femmes en couches et nouveau-nés, 1897, in-8, p. 13. — AUVARD. Archives de Tocologie, 1890, p. 789. — JUSTO. Anales del circulo medico Argentino, Buenos-Ayres, février 1892; Répertoire universel d'obstétrique et de gynécologie. Paris 1893, p. 212. — QUEIREL. Annales de gynécologie, 1895, t. XLIII, p. 224. — TARNIER. Observation recueillie le 2 décembre 1892 et rapportée ci-dessous (p. 680).

Nomenclature alphabétique des auteurs.

AUVARD, 1890.	JOHANNOVSKY, 1877.	REICH, 1880.
BUDIN, 1887.	JUSTO, 1892.	TARNIER (voir p. 680).
FEHLING, 1876.	QUEIREL, 1895.	

Le thrombus superficiel et pédiculé du vagin est très rare ; nous n'en connaissons que 8 observations (voyez *Bibliographie*). C'est par erreur que dans quelques revues on y a joint l'observation de Bastaki.

Sept des observations que nous avons indiquées dans la bibliographie ayant paru dans différents recueils, nous ne les reproduirons pas ; mais celle de Tarnier étant restée jusqu'ici inédite, nous la publions avec deux dessins faits d'après nature : La nommée S..., primipare de 18 ans, entre à la Clinique le 2 décembre 1892 ; elle est alors enceinte de six mois et demi environ. A la suite d'un exercice violent, cette femme avait été prise, le 1er décembre 1892, à 9 heures du matin, d'un écoulement de moyenne abondance, sanguin d'abord, puis aqueux, qui dura jusqu'à 5 heures du soir. Peu de temps après, elle s'aperçut qu'une masse molle, du volume d'une noix, faisait saillie à la vulve. Cette masse fut repoussée par la malade et rentra dans le vagin. Dans la nuit suivante, suintement de sang. La malade entre alors à l'hôpital où elle arrive le 2 décembre, à 5 heures du matin. Son linge est souillé de sang. M. Tarnier, à sa visite du matin, trouve dans le vagin (fig. 163) un corps mou, allongé dans le sens vertical, qui paraît faire saillie hors de l'orifice du col, mais en contournant la tumeur avec le doigt, il s'aperçoit qu'elle adhère à la face postérieure du vagin par un pédicule assez large. Attirée hors de la vulve, la tumeur a le volume d'une noix ; ses parois sont lisses, violacées ; sa consistance est élastique ; on voit son pédicule (fig. 164) qui adhère à la face postérieure du vagin, à l'union des trois quarts supérieurs avec le quart inférieur. La tumeur est foncée en couleur et ressemble à certaines anses intestinales étranglées. Le pédicule offre une teinte différente ; il est violacé. La couleur de la paroi vaginale est normale. L'écoulement sanguin persiste pendant quatre jours. L'état général est peu influencé. Le 7 décembre, à la suite d'une injection vaginale, expulsion d'une petite masse molle, courbée sur son bord. Pendant deux heures environ, le suintement sanguin persiste, mais il est très diminué ; puis il cesse tout à fait pour ne plus se reproduire. Le 8 décembre, Tarnier ne trouve plus de tumeur au toucher. L'examen au spéculum donne les renseignements suivants : dans le point où s'attachait le pédicule du thrombus, on voit sur la muqueuse vaginale un relief linéaire, verticalement dirigé, de 1 centimètre et demi de longueur, et de couleur violacée. La partie proéminente est granuleuse ; les parties qui l'avoisinent sont de couleur violacée, et cette teinte se perd peu à peu. Examinée après son expulsion, la tumeur offre les caractères suivants : longueur, 3 centimètres environ ; bord convexe, mousse et lisse ; bord concave, déchiqueté ; largeur 7 à 8 millimètres. La malade quitte la Clinique vers le 15 décembre et y revient accoucher le 10 février 1893.

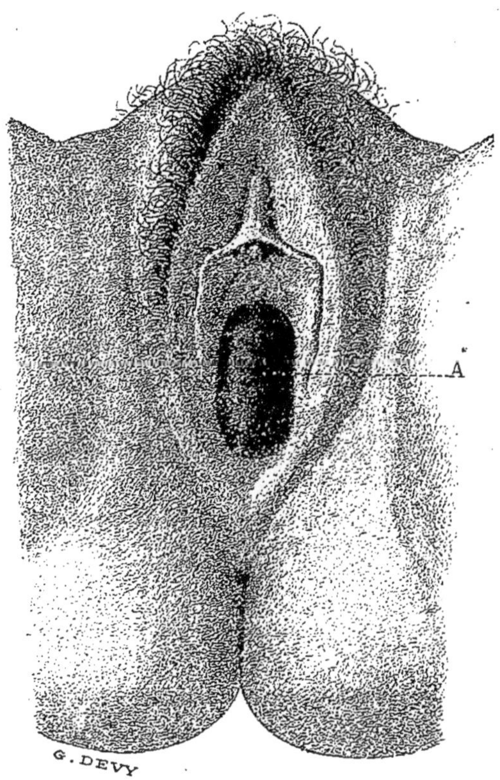

FIG. 163. — Thrombus superficiel et pédiculé visible à la vulve. (Observation de TARNIER.)

Le thrombus superficiel et pédiculé du vagin a des caractères particuliers : sa situation dans le tissu même de la muqueuse vaginale, sa forme, sa bénignité, son apparition pendant la grossesse et seulement pendant la grossesse, le différencient nettement du thrombus interstitiel.

C'est toujours pendant la deuxième moitié de la gestation qu'il s'est produit ; dans le fait rapporté par Johannovsky, ce fut au cinquième mois ; dans celui de Tarnier, ce fut à six mois et demi; à sept mois et demi dans celui de Budin ; à huit mois dans celui de Justo ; au commencement du neuvième mois dans celui d'Auvard.

Le volume de ce thrombus n'est jamais considérable; il a été comparé à celui d'une pomme (Fehling), d'un œuf de poule (Johannovsky, Budin, Auvard, Justo), d'une noix (Queirel, Tarnier).

Sa forme est arrondie, ou un peu aplatie d'un côté à l'autre (Auvard, Tar-

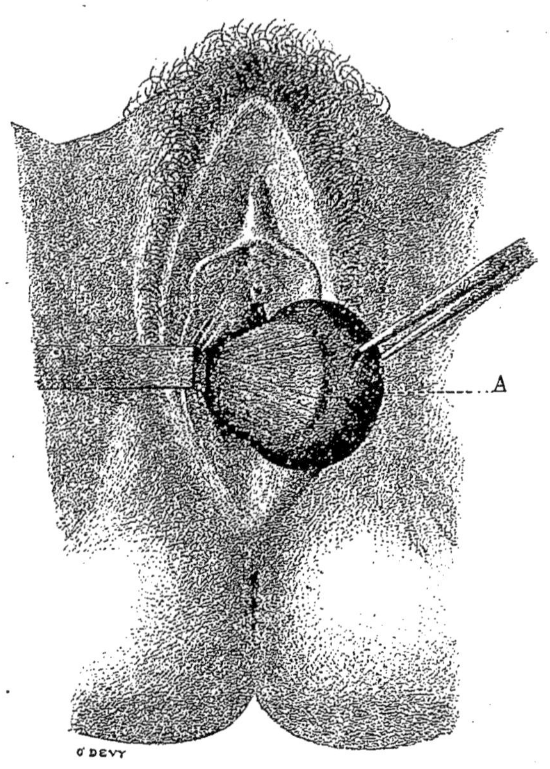

FIG. 164. — Thrombus superficiel et pédiculé du vagin (observation de TARNIER); il est représenté attiré au dehors par une pince. Le pédicule était implanté sur la ligne médiane, bien que le dessin puisse faire penser que son implantation était latérale.

nier). Il est toujours pédiculé dans son attache au vagin ; tous les observateurs ont noté cette particularité qui mérite d'être remarquée.

Les causes invoquées ont été l'état variqueux de la muqueuse vaginale, un exercice violent, le coït. On comprend que la production d'un hématome soit favorisée par la grande vascularisation de la muqueuse vaginale, mais les varices sont si fréquentes chez les femmes enceintes et le thrombus pédiculé si rare, qu'il est très douteux qu'il y ait là une relation de cause à effet. L'influence d'un exercice violent est encore plus douteuse, car dans la plupart des cas les femmes étaient au repos quand le thrombus s'est produit. Le coït a peut-être plus de valeur étiologique (Queirel), malgré les dénégations des malades ; on remarquera, en effet, que la plupart des femmes étaient primipares, 6 sur 8, et il est admissible que chez elles le coït puisse déterminer une distension traumatique du vagin plus facilement que chez les multipares. Bref l'étiologie reste indéterminée.

Quel est le point d'implantation du pédicule sur la muqueuse vaginale? Dans toutes les observations où ce point d'implantation a été précisé, il est dit que le pédicule s'attachait sur le relief de la colonne postérieure du vagin.

Voici la description donnée par Budin : « L'insertion de la tumeur sur la paroi postérieure du canal, commence en bas à 2 centimètres en arrière de l'orifice vaginal et se continue suivant une ligne occupant le *milieu* de la

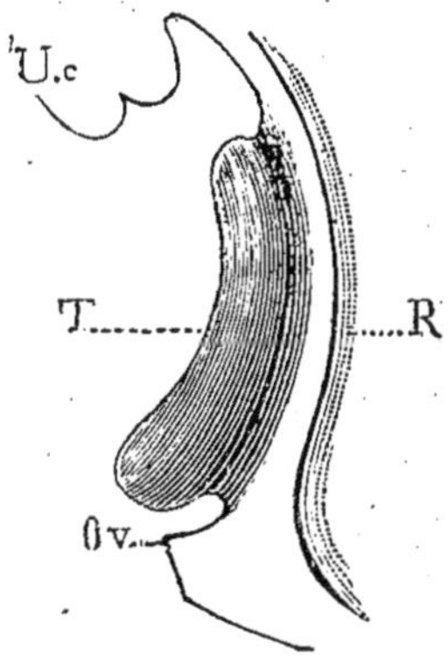

Fig. 165.

T. Thrombus.
Ov. Orifice vaginal.
Uc. Col de l'utérus.
R. Rectum.

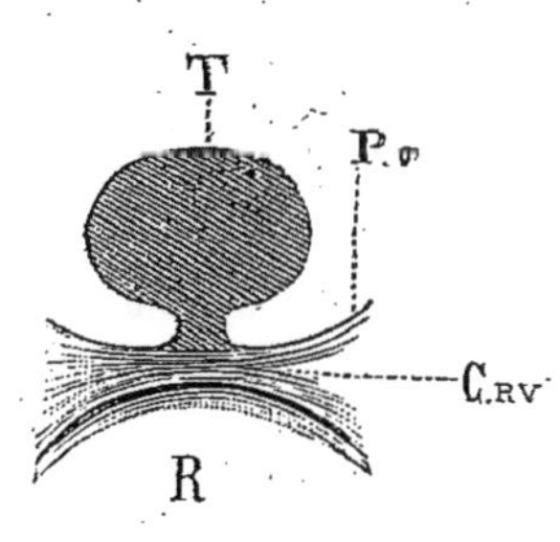

Fig. 166.

T. Thrombus.
Pv. Paroi vaginale postérieure.
Crv. Cloison recto-vaginale.
R. Rectum.

paroi postérieure du vagin ; elle s'étend de bas en haut jusque 3 centimètres environ du col de l'utérus.

« La tumeur présente donc une extrémité hémisphérique en bas, puis elle devient presque cylindrique. Elle est rattachée à la paroi vaginale postérieure par un véritable pédicule longitudinal qui existe sur toute la hauteur.

Par le toucher rectal, on ne constate rien d'anormal ; la paroi antérieure de l'intestin est lisse et régulière ; elle n'est ni refoulée, ni soulevée par la tumeur ; il faut appuyer fortement avec le doigt pour sentir la tumeur vaginale, celle-ci ne fait saillie dans le rectum que si deux doigts introduits dans le vagin la refoulent d'avant en arrière. En un mot, la tumeur ne siège pas dans la cloison recto-vaginale, mais en avant de cette cloison (voy. fig. 165 et 166).

« Chez quelques femmes, ajoute Budin, la colonne postérieure du vagin fait, sur toute la hauteur du canal, une saillie longitudinale très marquée ; il semble que la cloison constituée à une certaine période de la vie embryonnaire par l'adossement des deux canaux de Müller ne s'est pas complètement résorbée. On eût dit que, dans notre cas, le thrombus s'était formé dans l'épaisseur même d'une semblable colonne postérieure du vagin, dans l'épaisseur de ce débris de cloison : la saillie arrondie de la tumeur, le pédicule longitudinal qu'elle offrait, sa situation en avant de la cloison recto-vaginale dont elle est absolument distincte, plaident en faveur de cette hypothèse. »

Dans les faits rapportés par Johannovsky et par Auvard, la tumeur occupait le même siège que dans l'observation de Budin.

Les symptômes sont les suivants : tantôt inopinément, tantôt après quelques douleurs pelviennes et lombaires, la femme se sent mouillée, et s'aperçoit qu'elle perd un peu de sang. Cette hémorrhagie est légère, mais presque constante : elle peut durer plusieurs jours, et s'explique par l'existence de petites fissures à la surface du thrombus. Parfois les femmes se rendent compte qu'une tumeur s'est formée dans l'intérieur des parties génitales. En examinant les malades, quelquefois on voit le thrombus faisant à la vulve une saillie de couleur violacée offrant tous les caractères d'une tumeur constituée par du sang coagulé (fig. 163). Quand le thrombus n'est pas apparent, le toucher en révèle facilement l'existence et la forme pédiculée. La tumeur est d'abord molle et dépressible ; mais avec le temps elle devient plus ferme, plus dure, par suite de la coagulation du sang.

Après un temps variable, le plus souvent au bout de quelques jours, tantôt la tumeur se rompt spontanément et des caillots fragmentés s'échappent au dehors, tantôt elle tombe en masse, comme une poire arrivée à maturité. Si on pratique alors le toucher, ou si l'on fait un examen avec le spéculum, on constate l'existence de saillies granuleuses, disposées linéairement d'arrière en avant, qui indiquent le point où le pédicule était attaché. La cicatrisation de ces granulations est ordinairement rapide.

Les symptômes du thrombus pédiculé sont si nets que son diagnostic est facile ; il nous paraît donc inutile d'établir un diagnostic différentiel.

Quant au pronostic, il est des plus favorables, et les malades ont guéri sans aucune complication. Dans toutes les observations la grossesse a poursuivi son cours, et l'accouchement a eu lieu sans rien présenter d'anormal.

Tout traitement est pour ainsi dire inutile, et l'on se bornera à des soins d'antisepsie pour prévenir l'infection du caillot. Cependant Justo en a pratiqué l'extirpation, mais il avait cru à l'existence d'un polype, et Queirel, craignant chez sa malade la possibilité d'une putréfaction et ses conséquences, excisa la tumeur : « Nous avons mis une pince longuette bien serrée sur le pédicule, puis nous avons retranché la tumeur d'un seul coup, et d'arrière en avant, à l'aide d'un bistouri, le milieu du tranchant tourné vers nous et rasant la pince fixée sur le pédicule. Mais avant d'enlever la pince, nous avons passé sous elle quatre points de suture que nous avons noués successivement, en faisant glisser la pince, après l'avoir un instant desserrée. Tout a marché à souhait : seulement, au moment de lier le dernier fil, c'est-à-dire le plus rapproché de la commissure postérieure de la vulve, nous avons eu un écoulement de sang persistant qu'il a fallu traiter par une ligature en masse d'une petite surface de la muqueuse sectionnée. Le pansement a consisté en un tampon de gaze iodoformée, puis une couche de ouate phéniquée et un bandage en T. La malade n'a pas eu la fièvre ; on l'a sondée pendant deux jours, et tout est rentré dans l'ordre. » (Queirel.) L'opération pratiquée par Queirel a été suivie d'une guérison rapide, mais était-elle indispensable? Rien ne le prouve.

S. Tarnier. — P. Budin. — L. Tissier.

CHAPITRE X

DE L'ÉCLAMPSIE

Bibliographie chronologique. — Fr. Mauriceau. Observations sur la grossesse et l'accouchement des femmes. Paris, 1694. — De la Motte. Traité complet des accouchements naturels, non naturels et contre nature. Paris, 1721. — Sauvages. Theoria convulsionis. Montpellier, 1759. — André Levret. L'art des accouchements démontré par des principes de physique et de mécanique, 3e édition. Paris, 1766. — Sauvages. Eclampsia parturientium. In Nosologia methodica sistens morborum classes. Lugduni, 1768. — Tissot. Traité de l'épilepsie. Paris, 1770, art. 4, p. 180. — Baudelocque. L'art des accouchements. Paris, 1781. — Sydenham (Th.). Œuvres de méd. pratique, trad. par J.-B. Th. Baumer. Montpellier, 1816. — Lachapelle (Mme). Pratique des accouchements ou mémoires et observations choisies sur les points importants de l'art, publiés par Ant. Dugès. Paris, 1821-1825. — Baudelocque (A.-C.). Dissertation sur les convulsions qui surviennent pendant la grossesse, dans le cours du travail de l'enfantement et après la délivrance. Thèse de Paris, 1822. — Chaussier. Considérations sur les convulsions qui attaquent les femmes enceintes. Paris, 1823. — Velpeau. Des convulsions chez les femmes, pendant la grossesse, pendant le travail et après l'accouchement. Paris, 1834. — Rayer. Traité des maladies des reins et des altérations de la sécrétion urinaire. Paris, 1839, 1840-41. — Paul Dubois. Eclampsie. Gaz. des hôpitaux, 1841, p. 316. — Lever. Cases of puerperal convulsions whith remarks. Guy's hospital Reports, second series, 1843. — Simpson. Edinburgh monthly Journal, 1843. — Jacquemier. Manuel des accouchements. Paris, 1846. — Simpson. Lesions of the nervous system in the puerperal state, connected with albuminuria. The monthly Journal, 1847. — Devilliers et Regnauld. Recherches sur les hydropisies chez les femmes enceintes. Archiv. génér. de méd., 4e série, 1848, t. XVII, p. 65. — Blot (H.). De l'albuminurie chez les femmes enceintes; ses rapports avec l'éclampsie, son influence sur l'hémorrhagie utérine après l'accouchement. Thèse de Paris, 1849. — Miquel. Albuminurie et anasarque chez les femmes grosses. Archiv. génér. de méd., 4e série, 1849, t. XIX. — Rose Cormack. Case of puerperal convulsions dependance of puerperal convulsions on toxæmia. London med. Journal, 1849. — Bernard (Claude). De l'influence du système nerveux sur la composition des urines. Bulletin de l'Académie des Sciences, 1849. — Frerichs. Die Bright'sche Nierenkrankheit und deren Behandlung, 1851.—Simpson. Albuminuria in puerp. and infantile convulsions and in puerp. amaurosis. Edinb. monthly Journ., 1851 et Archiv. génér. de méd., 5e série, t. V, 1854. — Mascarel. Convulsions des femmes enceintes. Bull. de l'Acad. de médec., 1852. — Braun (Carl). Ueber Eclampsie. Klinik der Geburtshülfe von Chiari, Braun und Spæth, 1853. — Legroux. Note sur l'éclampsie albuminurique. Union médicale, 1853, nos 87, 88. — Leudet. De la néphrite albumineuse consécutive à l'albuminurie des femmes en couches. Gaz. hebd. de méd. et de chir. de Paris, 1853-54. — SCHOTTIN. Beiträge zur Characteristick der Urämie. Arch. für physiologische Heilkunde. Stuttgart, 1851, 1852, 1853, t. X, XI, XII. — BRAUN. Des convulsions des femmes grosses, etc. Wien. med. Wochenschrift, 1853. — CHARCOT. Maladie de Bright et urémie. Rapport sur les observations présentées par d'Ornellas. Société anatom., 1854. — DEPAUL. Rapport sur un mémoire de M. Mascarel ayant pour titre : Convulsions des femmes enceintes. Académie de médecine, 1854. — STOLTZ. Gaz. méd. de Strasbourg, 24 novembre 1856, p. 418. — TARNIER (S.). Recherches sur l'état puerperal et sur les maladies des femmes en couches. Thèse de Paris, 1857. — BRAUN. Essai sur l'éclampsie. Revue étrangère méd.-chirur., 1858. — CHARCOT. De l'amblyopie et de l'amaurose albuminurique. Gaz. hebd. de méd. et de chir. de Paris, 1858. — ROSENSTEIN (S.). Med. Centralzeitung, 1858, n° 68. — CLAUDE BERNARD. Leçons sur les propriétés physiologiques et les altérations pathologiques des liquides de l'organisme, 1859. — TREITZ. Des affections urémiques de l'intestin. Archives générales de médecine, 1860, t. Ier, p. 438. — ELLIOT. Eclampsie puerpérale. American medical Times, 1862. — ALFRED FOURNIER. De l'urémie. Thèse d'agrégation. Paris, 1863. — S. ROSENSTEIN. Path. und Therapie der Nierenkrankheiten. Berlin, 1863, p. 57. — CAZEAUX et TARNIER. Traité théorique et pratique de l'art des accouchements par Cazeaux, 7e édition revue et annotée par S. Tarnier. Paris, 1867. — LANGE. Prager Jahrschrift, 1868, p. 108-178. — ELLIOT. Obst. Clin. New-York, 1868. — GRÉHANT. Urémie. Gazette médicale, 1869. — BAILLY. Eclampsie. In Nouveau Dictionnaire de médecine et de chirurgie pratiques, t. XII. Paris, 1870, p. 292. — DEMARQUAY. Eclampsie puerpérale. Bulletin de la Société de chirurgie, 1870, p. 110. — AUGUSTE SERRÉ (de Bapaume). Observation d'une éclampsie puerpérale. Bulletin de la Société de chirurgie, 1870, p. 110. — FEARN. Americ. Journ. of obstet., t. IV, 1871, p. 98. — A. CHARPENTIER. De l'influence des divers traitements sur les accès éclamptiques. Thèse d'agrégation. Paris, 1872. — DEPAUL. Leçons de clinique obstétricale, rédigées par De Soyre. Paris, 1872-1876. — BOURNEVILLE. Urémie et éclampsie puerpérale. In Etudes cliniques et thermométriques sur les maladies du système nerveux. 2e fascicule, 1872-1873. — P. BUDIN. Des indications fournies par la température dans l'éclampsie puerpérale. Gaz. des hôpitaux, 14 déc. 1872, p. 1153 et 1154. — BOURNEVILLE. Nouvelles recherches sur la température dans l'urémie et l'éclampsie puerpérale. In Mouvement médical, 1873. — BOURDON. Effets de l'hydrate de chloral dans l'éclampsie puerpérale. Société de thérapeutique, 7 janvier 1873. — CHARCOT. Leçons sur les maladies des reins. Progrès médical, 1874. — BOURNEVILLE. De la température dans l'éclampsie puerpérale et des indications cliniques qu'elle fournit. Archives de Tocologie, t. II, 1875, p. 192. — COHEN (de Hambourg). Arch. f. Gynæk., t. VII, 1875, p. 107. — TARNIER. De l'efficacité du régime lacté dans l'albuminurie des femmes enceintes et de son indication comme traitement préventif de l'éclampsie. Progrès médical, décembre 1875. Ann. de gyn., 1876, t. I, p. 41. — PETER. Leçons sur l'éclampsie puerpérale, ses causes, sa nature et son traitement. Archives de Tocologie, t. II, 1875, p. 95, 215, 282, 422, 540. — O. DIEUDÉ. De la température dans l'éclampsie puerpérale. Th. de Paris, 1875. — A. HERBERT. De la température dans l'éclampsie puerpérale. Th. de Paris, 1875. — BOUCHARD. Recherches de l'albumine dans les urines. Soc. de Biologie, 17 octobre 1876. — CHALVET. Société de Biologie, 1876. — N. CHARLES. Mémoire sur la nature et le traitement des convulsions des femmes enceintes et en couches. Mémoire présenté à l'Académie royale de Belgique, le 27 mai 1876. — H. CHOUPPE. Étude sur le traitement de l'éclampsie puerpérale par l'emploi du chloral hydraté. Ann. de Gyn., 1876, t. I, p. 33. — CH.-H. PETIT. Recherches sur l'albuminurie des femmes enceintes. Thèse de Paris, 1876. — N. CHARLES. De l'albuminurie dans la grossesse, etc., 1877. — FRERICHS. Traité des maladies du foie. Édition française, 1877. — KLEINWÆCHTER. Gründriss für Geburtshülfe, 1877, p. 310. — MOLAS Contribution à l'étude des hémorrhagies liées à l'éclampsie. Thèse de Paris, 1877. — HYERNAUX. Bulletin de l'Académie de médecine de Belgique, 1878, n° 7. — BARKER. The puerperal diseases, clinical lectures delivered at Bellevue Hospital New-York, 1878. — SÆNGER. Arch. für Gynæk., t. XIV, 1879. — G. FROGER. Traitement de l'éclampsie par l'hydrate de chloral. Th. de Paris, 1879. — LÉON DUMAS. De l'albuminurie chez la femme enceinte. Thèse d'agrégation. Paris, 1880. — PETER. Eclampsie puerpérale par urinémie. Archives de Tocologie, t. VII, 1880, p. 492. — P. BAR. Tracés pour servir à l'histoire clinique de l'éclampsie. Ann. de Gyn., 1880, t. II, p. 115. — CARL BRAUN. Lehrbuch der Gynækologie, 2e édition. Vienne, 1881, p. 821 et suiv. — MABERLY-SMITH. Du traitement des convulsions éclamptiques au moyen des injections hypodermiques de morphine. Archives de Tocologie, t. VIII, 1881, p. 666. — BRIEGER. Trouble mental dans l'urémie. In Berlin. klin. Wochenschr., 1881. — CHANTREUIL. De l'éclampsie. Leçons faites à l'hôpital des Cliniques. Paris, 1881, p. 33. — BRICON. La pilocarpine dans l'éclampsie puerpérale. Progrès médical, 1882, p. 303. — BOUCHARD. Leçons sur les auto-intoxications dans les maladies, 1882. — LŒHLEIN. Eklampsia in Spætwochenbett. Zeits. für Geb., VIII, 1882, p. 535. — PAJOT. Travaux d'obstétrique et de gynécologie. Paris, 1882. — SPIEGELBERG. Lehrbuch d. Geburtsh., 1882. — A. CHARPENTIER. Traité pratique des accouchements. Paris, 1883. — DELORE. Mémoire sur l'étiologie bactérienne de l'éclampsie. Congrès pour l'avancement des Sciences tenu à Blois, en 1884. Résumé in Archives de Tocologie, t. II, 1884, p. 921. — GRÉHANT et QUINQUAUD. Journ. anat. et phys., 1884. — C. BREUS. Zur Statistik der Behandlung puerperalen Eklampsie mit heissen Bädern. Wiener med. Blätter, 1884, n° 23. — P. BAR. A propos d'un cas d'éclampsie traité avec succès par les bains prolongés. Ann. de Gyn., 1885, t. I, p. 281. — BALLANTYNE. Edinburgh med. Journ., mai 1885. — DELORE. Eclampsie puerpérale. In Dictionnaire encyclopédique des Sciences méd. Paris, 1885, t. XXXII, p. 145. — GUBLER. Albuminurie. In Dictionnaire encyclopédique des Sciences médicales. Paris, 1885, t. II, p. 503-505. — QUINQUAUD et GRÉHANT. Toxicité de l'urée. Société de biologie, 27 juin 1885. — DOLÉRIS et PONEY. Société de biologie, 1885. — MAGRUBER. Soc. obst. Washington, 1885. — MEIGE. Recherches sur les variations de l'urée dans le sang des différentes maladies. Thèse de Paris, 1885. — TREMEL. Thèse de Marbourg, 1885. — W.G. FAVRE. L'oxygène dans l'éclampsie. Société médicale russe, séance du 14 mars 1885. Wratsch, n° 12, 1885 p. 1,945. — SCHMIDT. Oxygène dans l'éclampsie puerpérale. Russiche Medicin, 1885, n° 32. — SUTUGIN. Administration de l'oxygène dans un cas d'éclampsie. Wratsch, 1885. — P.N. CZOUNICHIN. L'oxygène dans l'éclampsie. Société médicale russe. Séance du 14 mars 1885. Wratsch, n° 37, p. 610-611. — LWOW. Oxygène dans l'éclampsie. Wratsch, 1885, n°s 35, 37, 38. — TSCHUNICHOW. Administration de l'oxygène dans l'éclampsie. Wratsch, 1885, n° 37. — FAVRE. Administration de l'oxygène dans l'éclampsie. Centralbl. f. Gynäkologie, n° 43 et n° 49, 1885, p. 771. — BAUMANN. Z. f. Phy. Chimie, 1886. — DOLÉRIS et BUTTE. Société de biologie, 20 février 1886. — MABERLY-SMITH. The Lancet, 16 juillet 1886. — JURGENS. Verhandlungen Berl. med. Gesellschaft. Berl. klin. Woch., n° 31, 2 août 1886, p. 519. — MERKLEN. Urémie. In Dictionnaire encyclopédique des Sciences médicales. Paris, 1886, p. 111. — PRUTZ. Zeitsch. f. Gynæk., XIII, 1886. — VIRCHOW. Berlin. klin. Woch., 1886, p. 489. — LANCRY. Le Progrès médical, 11 sept. 1896. p. 755. — JOCQS. Eclampsie puerpérale, glycosurie, cécité verbale, guérison. La France médicale, 1887, t. I, p. 624. — CHARPENTIER et BUTTE. De l'urémie expérimentale, son influence sur la vitalité du fœtus. Nouvelles Archives d'obst. et de gyn., t. II, 1887, p. 397. — OATMAN. Du traitement de l'éclampsie puerpérale. Congrès de Washington, 1887. La Semaine médicale, 1887, p. 402. — LANE FANEYHILL. Du traitement de l'éclampsie puerpérale. Congrès de Washington, 1887. — A. ROUHAUD. Des lésions du placenta dans l'albuminurie. Thèse de Paris, 1887. — PALTAUF. Société impériale et royale des médecins de Vienne, 1888. — GILLES DE LA TOURETTE et CATHELINEAU. La nutrition de l'hystérie. Le Progrès médical, 1888, 1889, 1890. — H. PILLIET. Lésions hépatiques de l'éclampsie puerpérale. Hémorrhagie interstitielle dans l'éclampsie. Distribution du sang autour des systèmes portes. Nouv. Arch. d'obst. et de gyn., t. III, 1888, p. 504. — ROSSIER. Klinische und histologische Untersuchungen über die Infarcte der Placenta. Archiv für Gynæk., XXXIII, 1888, p. 400. — SCHRŒDER. Lehrbuch der Geburtshülfe, 1888, p. 709. — EMILE BLANC. Action pathogène d'un microbe trouvé dans les urines d'éclamptiques. Archives de tocologie, t. XVI, mars, avril 1889, p. 182, 285. — DOLÉRIS et PONEY. Soc. de biologie, 29 mars 1889. — PILLIET et LÉTIENNE. Lésions du foie dans l'éclampsie avec ictère ; leurs rapports avec les lésions hépatiques de l'éclampsie vulgaire. Nouv. Arch. d'obst. et de gyn., t. IV, 1889, p. 312, 367. — BOUCHARD. Leçons sur les maladies par ralentissement de la nutrition Leçons sur les auto-intoxications. Thérapeutique des maladies infectieuses. Paris, 1889. — HALBERTSMA. Eclampsie. Une nouvelle indication pour l'opération césarienne. Centralblatt für Gynæk., 1889, n° 51. — J. VEIT. Handbuch der Geburtshülfe von Müller, Bd II, 1889, p. 202. — RUMMO. Tossicita del siero di sangue dell'uomo e degli animali allo stato normale e nelle malatie da infezioni. Riforma medica, 1889. — A. CHARPENTIER. Traité pratique des accouchements, 2e édition. Paris, 1889-1890. — HALBERTSMA. Ueber Kaiserschnitt bei Eklampsie. Congrès international des Sciences médicales. Berlin, 1890. — P. BUDIN. Société obstétricale et gynécologique de Paris, 1980, p. 252. — OLSHAUSEN. Société médicale de Berlin, 1890. — TARNIER. De l'asepsie et de l'antisepsie en obstétrique. Leçons professées en 1890, recueillies par Potocki et publiées en 1894. — TRIMBLE. Am. Jour. of obst., 1890. — VIRCHOW. Bulletin de la Société médicale de Berlin, 26 février 1890. — BOUFFE DE SAINT-BLAISE. Lésions anatomiques que l'on trouve dans l'éclampsie. Thèse de Paris, 1891. — L.-J.-L. CAGNY. Hémorrhagies placentaires de l'albuminurie. Thèse de Paris, 1891. — A. CHARPENTIER. Rapport sur un cas d'amnésie post-éclamptique publié par Bidon, de Marseille. Bull. Acad. de méd., 1891, t. II, p. 355. — ENRIQUEZ. Arch. de méd. exp., 1er novembre 1891. — LŒHLEIN. Therapie der Eklampsie. Bericht ueber die Verhandlungen. IV Versamlung Gynæk. Bonn, 21-23 mai 1891. — DESHAYES. De l'emploi des injections sous-cutanées d'hydrate de chloral dans les maladies convulsives et particulièrement dans l'éclampsie puerpérale. Orléans, 1891. — COMBEMALE et BUÉ. Faits à l'appui de la nature microbienne de l'éclampsie puerpérale. Société de Biologie, 19 mars 1892. — TARNIER et CHAMBRELENT. Note relative à la recherche de la toxicité du sérum sanguin dans deux cas d'éclampsie. Société de Biologie, séance du 27 février 1892. — COMBEMALE et BUÉ. Pathogénie de l'éclampsie puerpérale fondée sur sa nature microbienne. Bulletin médical du Nord, no 12, 24 juin 1892, p. 273. — A. CASAMAYOR. Contribution à l'étude de l'éclampsie puerpérale d'après une statistique de la clinique de 1872 à 1892. Thèse de Paris, 1892. — TARNIER et CHAMBRELENT. Recherches expérimentales sur la toxicité du sang des éclamptiques. Communication au Congrès de Bruxelles, septembre 1892. — TARNIER et CHAMBRELENT. De la toxicité du sérum sanguin chez les femmes atteintes d'éclampsie puerpérale. Ann. de Gynécologie, novembre 1892, t. II, p. 321. — R. SILVESTRE. Des accidents provoqués par les injections intra-utérines employées en obstétrique. Thèse de Paris 1892. — DÜHRSSEN. Ueber die Behandlung der Eklampsie ante et intra partum. Gesellsch. für Geburths., 8 janvier 1892. — DÜHRSSEN. Société médicale de Berlin, 20 janvier 1892. — GERDES. Cent. f. Gynæk., 1892, fo 337. — GOLDBERG. Centralblatt für Gynæk., 1892. — HAEGLER. Zur Frage « Eklampsie Bacillus » Gerdes. Centralblatt für Gynæk., 1892, p. 996. — HERFF. Zur Théorie der Eklampsie. Centralblatt für Gynækologie, 1892, p. 230. — LÖHLEIN. Centralblatt für Gynæk., 1892. — VITANZA. Del parto forzato su donne agonizzanti. Napoli, 1892. — WERTHEIM. Viener Klin. Woch., 1892. — A. CHARPENTIER. Sur le traitement de l'éclampsie. Bulletin de l'Academie de médecine, 1893, t. I, p. 32. — GUÉNIOT. Sur le traitement de l'éclampsie. Bulletin de l'Académie de médecine, 1893, t. I, p. 74, 118, 124. — TARNIER. Sur le traitement de l'éclampsie. Bulletin de l'Académie de médecine, 1893, t. I, p. 78, 122, 124. — ALBERT ROBIN. Sur le traitement de l'éclampsie. Bulletin de l'Académie de médecine, 1893, t. I, p. 87. — A. PINARD. Sur le traitement de l'éclampsie. Bulletin de l'Académie de médecine, 1893, t. I, p. 113. — JACCOUD. Sur le traitement de l'albuminurie gravidique. Bulletin de l'Académie de médecine, 1893, t. I, p. 138.—A. HERRGOTT. Considérations sur la pathogénie de l'éclampsie puerpérale. Annales de gynécol., 1893, t. I, p. 1, 109. — HAUSHALTER. Cité par A. Herrgott, in Ann. de Gyn., 1893, t. I, p. 112. — PORAK et BERNHEIM. Des injections sous-cutanées d'eau salée employées comme diurétiques en particulier dans le traitement de l'albuminurie gravidique grave. Annales de la Société obstétricale de France, 1893, p. 188. Nouv. Arch. d'Obst. et de Gyn., 1893, p. 206. — MEYER BERNHEIM. Traitement de l'éclampsie puerpérale, en partie par les injections sous-cutanées d'eau salée. Thèse de Paris, 1893. — CHAMBRELENT. Etude critique et expérimentale de la théorie microbienne de l'éclampsie puerpérale. Annales de la Société obstétricale de France, 1893, p. 180. — OUI et J. SABRAZÈS. Eclampsie et infection. Annales de la Société obstétricale de France, 1893, p. 167. — BUTTE. De l'urée du sang dans l'éclampsie. Acad. des Sciences, 1893. — HENRI BALEY. Des symptômes prodromiques de l'éclampsie et de leur traitement par le régime lacté. Thèse de Paris, 1893. — BIDDER. Arch. für Gyn., t. XL, IV, 1893. — BUTTE. De l'urée du sang dans l'éclampsie. Déductions pronostiques. Journ. d'accouchements de Liège, 1893, p. 208. — DŒDERLEIN. Zur Frage der « Eklampsie Bacillum ». Centralblatt für Gynæk., 1893, no 1, p. 1. — SCHMORL. Pathologisch anatomische Untersuchungen ueber puerperal Eklampsie. Leipzig bei Vogel, 1893. — BAR et RÉNON. Examen bactériologique dans trois cas d'éclampsie. Société de Biologie, 28 avril 1894. — HAYEM. Société de Biologie, 1894. — TIBONE. Etiologie de l'éclampsie. Mémoire lu au Congrès de Rome, 1894. — MAIRET et BOSC. Société de Biologie, 16 juin, 7 et 28 juillet 1894. — M. S. CLÉMENT. Des rapports de la grossesse gémellaire avec l'éclampsie puerpérale. Thèse de Paris, 1894. — PERROCHET. Thèse de Bâle, 1894. — GAWROWSKI. In Münschener med. Woch., 1894. — GEUER. A. Ueber Eklampsie. Centralblatt für Gynæk., 1894. p. 1050. — CHAMBRELENT et CASSAET. Causes de la mort fœtale dans l'éclampsie. Société obstétricale de France, 1895. — A. FAVRE. Des causes de l'éclampsie puerpérale. Annales de la Société obstétricale de France, 1895, p. 29. — P. BAR. Sur l'éclampsie puerpérale. Annales de la Société obstétricale de France, 1895, p. 31. — ABELIN. Eclampsie puerpérale. Tétanos consécutif aux morsures de la langue. Congrès la

Bordeaux, 1895.— CASSAET et CHAMBRELENT. Nouvelles recherches anatomo-pathologiques sur les lésions du fœtus dans l'éclampsie. Congrès de Bordeaux, 1895. — ROGER et JOSUÉ. Société de Biologie, 1895. — DAS. Centralb. für Gynæk., 1895. — J. VEIT. Gesellschaft für Geburts., Berlin, 1895. — ZWEIFEL. Zur Behandlung der Eklampsie. Centralblatt für Gynæk., 1895, nos 46 et 48. — LAPICQUE. Société de Biologie, 1896. — A. CHARPENTIER. Traitement de l'éclampsie. Congrès de Genève, 1896. — TARNIER. Traitement de l'éclampsie. Congrès de Genève, 1896. — MANGIAGALLI. Traitement de l'éclampsie. Congrès de Genève, 1896. — HALBERTSMA. Traitement de l'éclampsie. Congrès de Genève, 1896. — MORISANI. Traitement de l'éclampsie. Congrès de Genève, 1896. — PARVIN. Traitement de l'éclampsie. Congrès de Genève, 1896. — MURRAY FLINT. Ac. Med. New-York, 1896. — SCHREIBER. Arch. für Gynæk., t. LI, 1896. — BAR et GUIEYSSE. Lésions hépatiques et rénales du foie dans l'éclampsie. Société obstétricale de France. Séance du 23 avril 1897. Presse médicale, 1897, p. 172. — CLAUDE. Thèse de Paris, 1897. — VERARDINI. Rettifiche storiche sul parto forzato nelle incinte agonizzanti per eclampsia. Bologna, 1897.

Nomenclature alphabétique des auteurs.

ABELIN, 1895, 1896.
BAILLY, 1870.
BALEY (H.), 1893.
BALLANTYNE, 1885.
BAR (P.), 1880, 1885, 1894, 1895, 1897.
BARKER, 1878, 1879.
BAUDELOCQUE (J.-L.), 1781.
BAUDELOCQUE (A.-C.), 1822.
BAUMANN, 1886.
BERNARD (CLAUDE), 1849, 1859.
BERNHEIM-MEYER, 1893.
BIDDER, 1893.
BLANC (EMILE), 1889.
BLOT (HIPPOLYTE), 1849.
BOSC, 1894.
BOUCHACOURT, 1858.
BOUCHARD, 1876, 1882, 1889.
BOUFFE DE SAINT-BLAISE, 1891.
BOURDON, 1873.
BOURNEVILLE, 1872, 1873, 1875.
BRAUN (CARL), 1853, 1854, 1858.
BREUS, 1884.
BRICON, 1882.
BRIEGER, 1881.
BUDIN (P.), 1872, 1890.
BUÉ, 1892.
BUTTE, 1886, 1887, 1893.
CAGNY, 1891.
CASAMAYOR, 1892.
CASSAET, 1895, 1896.
CATHELINEAU, 1888, 1889, 1890.
CAZEAUX, 1867.
CHALVET, 1876.
CHAMBRELENT, 1892, 1893, 1895, 1896.
CHANTREUIL, 1881.
CHARCOT, 1854, 1858, 1874.
CHARLES (N.), 1876, 1877.
CHARPENTIER (A.), 1872, 1883, 1887, 1889, 1890, 1891, 1893, 1896.
CHAUSSIER, 1823, 1824.
CHIARI (voy. BRAUN), 1853.
CHOUPPE (H.), 1876.
CLAUDE, 1897.
CLÉMENT (M.-S.), 1894.
COHEN (de Hambourg), 1875.
COMBEMALE, 1892.
CORMACK (ROSE), 1849, 1850.
CZOUNICHIN, 1885, 1886.
DAS, 1895.
DE LA MOTTE, 1721, 1765.
DELORE, 1884, 1885.
DEMANET DE GANA, 1802.
DEMARQUAY, 1870.
DEPAUL, 1854, 1872, 1876.
DESHAYES, 1891, 1892.
DEVILLIERS, 1848.
DIEUDÉ, 1875.
DOEDERLEIN, 1893.
DOLÉRIS, 1885, 1886, 1889.
DUBOIS (PAUL), 1841.
DÜHRSSEN, 1892.
DUMAS (LÉON), 1880.
ELIOT, 1862, 1868.
ENRIQUEZ, 1891.
FAVRE (A.), 1895.
FAVRE (W. G.), 1885, 1886.
FAWR, 1885, 1886.
FEARN, 1871.
FÉRÉ, 1875.
FOURNIER (ALFRED), 1863.
FRERICHS, 1851, 1877.
FROGER, 1879.
GAWROWSKI, 1894.
GERDES, 1892.
GEUER, 1894.
GILLES DE LA TOURETTE, 1888, 1889, 1890.
GOLDBERG, 1892.
GRÉHANT, 1869, 1884, 1885.
GUBLER, 1885.
GUÉNIOT, 1893.
GUIEYSSE, 1897.
HAEGLER, 1892.
HALBERTSMA, 1889, 1890, 1896.
HAUSHALTER, 1893.
HAYEM, 1894.
HERBART, 1875.
HERFF, 1892.
HERRGOTT (A.), 1893.
HYERNAUX, 1878.
JACCOUD, 1893.
JACQUEMIER, 1846.
JOCQS, 1887.
JOSUÉ, 1895.
JURGENS, 1886.
KLEINWÆCHTER, 1877.
LACHAPELLE (Mme), 1821, 1825.
LANCRY, 1886.
LANE FANEYHILL, 1887.
LANGE, 1868.
LAPICQUE, 1896.
LEGROUX, 1853.
LÉTIENNE, 1889.
LEUDET, 1853, 1854.
LEVER, 1843.
LEVRET (ANDRÉ), 1766.
LŒHLEIN, 1882, 1891, 1892.
LWOW, 1885, 1886.
MABERLY SMITH, 1881, 1886.
MAGRUBER, 1885.
MAIRET, 1894.
MANGIAGALLI, 1896.
MASCAREL (voy. DEPAUL, 1854), 1852.
MAURICEAU, 1694, 1721.
MEIGE, 1885.
MENSCHENER, 1894.
MERKLEN, 1886.
MOLAS, 1877.
MORISANI, 1896.
MURRAY FLINT, 1896.
OATMAN, 1887.
OLSHAUSEN, 1890.

OUI, 1893.
PAJOT, 1882.
PALTAUF, 1888.
PARVIN, 1896.
PERROCHET, 1894.
PETER, 1875, 1880.
PETIT (CH.-H.), 1876.
PILLIET (H.), 1888, 1889.
PINARD, 1893.
PONEY, 1885, 1889.
PORAK, 1893.
PRUTZ, 1886.
QUINQUAUD, 1884, 1885.
RAYER, 1839, 1840, 1841.
REGNAULD, 1848.
RÉNON (voy. BAR), 1894.
ROBIN (ALBERT), 1893.
ROGER, 1895.
ROSENSTEIN, 1858, 1863.
ROSSIER, 1888.
ROUHAUD (A.), 1887.
RUMMO, 1889.
SABRAZÈS, 1893.
SANGER, 1879.
SAUVAGES, 1759.
SCHIFF, 1877.
SCHMIDT (Saint-Pétersbourg), 1885, 1886.
SCHMORL, 1893.
SCHOTTIN, 1851, 1852, 1853.
SCHREIBER, 1896.
SCHRŒDER, 1888.
SERRÉ (AUGUSTE), 1870.
SILVESTRE (RENÉ), 1892.
SIMPSON, 1843, 1847, 1851, 1854.
SPAETH (voy. BRAUN), 1853.
SPIEGELBERG, 1882.
STOLTZ, 1856.
SUTUGIN, 1868, 1885, 1886.
SYDENHAM, 1816.
TARNIER, 1857, 1867, 1875, 1876, 1890, 1892, 1893, 1894, 1896.
TIBONE, 1894.
TISSOT, 1770.
TREITZ, 1860.
TREMEL, 1885.
TRIMBLE, 1890.
TSGHUNICHOW, 1885, 1886.
VEIT (J.), 1889, 1895.
VELPEAU, 1834.
VERARDINI, 1897.
VIRCHOW, 1886, 1890.
VITANZA, 1892.
WERTHEIM, 1892.
WINCKEL, 1869.
ZWEIFEL, 1895.

Sous les synonymes d'éclampsie (Sauvages), d'apoplexie hystérique (Sydenham), d'épilepsie sympathique (Tissot), d'apoplexie laiteuse (Levret), d'épilepsie rénale, de dystocie épileptique, etc..., les anciens auteurs décrivaient, en les confondant le plus souvent, les différents états convulsifs qui peuvent se produire chez les femmes enceintes, en travail d'accouchement ou nouvellement accouchées. De ces différents termes, celui d'éclampsie est seul resté. L'état convulsif qu'il désigne n'est confondu avec aucun autre.

C'est un syndrome caractérisé, dit Cazeaux, par des « accès convulsifs dans lesquels presque tous les muscles de la vie de relation, souvent aussi ceux de la vie organique, sont convulsivement contractés, accès le plus ordinairement accompagnés ou suivis de l'abolition plus ou moins complète et plus ou moins prolongée des facultés sensorielles ou intellectuelles ».

Cette définition toute descriptive des symptômes observés devrait être complétée par la mention de la cause des accès et, par suite, de la nature même de l'éclampsie.

Les nombreuses recherches qui ont été poursuivies pendant ces dernières années, nous donnent à penser que ce syndrome est dû à l'accumulation dans l'organisme de substances toxiques qui produisent un état spécial, dont les accès convulsifs ne seraient que l'une des manifestations les plus graves. Mais ces recherches ont fourni des résultats trop incomplets pour qu'il soit possible de donner aujourd'hui de l'éclampsie une définition s'appuyant sur sa genèse et sur sa nature. Contentons-nous donc de celle de Cazeaux, les détails qui suivent la compléteront.

Fréquence; moment d'apparition. — Il est assez difficile de déterminer exactement le degré de fréquence de l'éclampsie. Si l'on veut considérer comme éclamptiques toutes les femmes qui, albuminuriques ou non, présentent les symptômes que nous regardons comme étant les avant-coureurs des accès, et qui témoignent d'une intoxication de l'organisme et de son action sur les centres nerveux, cette manifestation pathologique serait relativement fréquente. Si, selon la coutume, on réserve le nom d'éclampiques aux femmes qui ont des accès convulsifs, elle est, au contraire, assez rare.

Les statistiques recueillies dans les maternités ou les cliniques permettent de fixer son degré de fréquence; mais les chiffres ainsi obtenus sont certainement trop élevés. Ils sont, du reste, assez différents les uns des autres.

C'est ainsi qu'à la Clinique d'accouchements on a, de l'année 1834 à l'année 1871, compté 133 cas d'éclampsie sur 30,280 accouchements. A la Maternité, la fréquence de l'éclampsie était, à peu près, la même, puisque de 1881 à 1886, sur 11,835 accouchements, on a pu relever 52 cas d'éclampsie, soit environ 1 cas sur 227 accouchements. Cette fréquence paraît actuellement plus grande; dans son récent passage à la maison d'accouchement de Port-Royal, Budin a eu 57 cas d'éclampsie sur 7,836 accouchements, c'est-à-dire 1 cas sur 137. Geuer sur 5,000 accouchements observés à la maternité de Cologne donne la proportion de 50 cas d'éclampsie, soit 1 p. 100. Löhlein a colligé (1891) les cas d'éclampsie observés dans diverses cliniques allemandes de 1888 à 1890. Sur 52,328 accouchements, on a noté 325 cas d'éclampsie, soit 1 cas d'éclampsie sur 161 accouchements. Charpentier, réunissant les statistiques données par un certain nombre d'accoucheurs français et étrangers, a obtenu le chiffre de 731 cas sur 258,969 accouchements, soit environ 1 cas sur 354 accouchements.

Ces chiffres n'ont, on le voit, d'autre valeur que celle de moyennes tout à fait approximatives.

Les statistiques qui ont été publiées conduisent à une constatation qui peut surprendre, au premier abord : l'éclampsie semble devenir de plus en plus fréquente. Déjà Peter avait attiré l'attention sur ce fait. C'est ainsi, dit-il, que de l'année 1834 à l'année 1843, on a seulement compté 17 cas d'éclampsie à la Clinique; de 1844 à 1853, on en comptait 27; de 1854 à 1863, 35 cas. Enfin de 1864 à 1871 on n'observait pas moins de 54 cas d'éclampsie dans cette même clinique.

Cet accroissement de fréquence paraît exister dans différentes maternités d'Europe. C'est ainsi que Bidder le signale pour la maternité de Saint-Pétersbourg (période allant de 1873 à 1891), et tout récemment Schreiber, publiant la statistique des cas d'éclampsie observés à Vienne de 1880 à 1895, montre que le degré de fréquence qui, jusqu'à 1887, était le plus souvent au-dessous de 3 p. 1000, est monté presque constamment au-dessus de ce chiffre depuis 1888, pour atteindre 5,8 p. 1000 en 1891 et 5,1 p. 1000 en 1894, etc.

L'éclampsie devient-elle vraiment plus fréquente ? S'il en est ainsi, convient-il d'accuser la façon dont est dirigée l'hygiène des femmes enceintes, et, comme le pensait Peter, la perte de l'habitude de saigner les femmes pendant le cours de leurs grossesses ?

En réalité, l'éclampsie n'est pas aujourd'hui plus fréquente qu'autrefois; si elle est plus souvent observée dans nos maternités et nos cliniques, c'est que, d'une part, elle est mieux connue et que, d'autre part, les femmes dont l'état présente quelque complication sont maintenant plus facilement conduites à l'hôpital. Loin d'être plus fréquente, l'éclampsie devient de plus en plus rare chez les femmes hospitalisées pendant leur grossesse et qui sont attentivement suivies (1 cas sur 473 accouchements à Saint-Pétersbourg, Bidder, 1891 ; 1 cas sur 380 accouchements à la clinique de Vienne, Löhlein, 1891).

Dans nos services parisiens, où nous faisons si largement usage du régime lacté, les cas d'éclampsie éclatant chez les femmes enceintes hospitalisées depuis quelques jours sont devenus très rares, et ont pour ainsi dire disparu. Presque toutes les éclamptiques que nous observons, nous sont apportées de la ville avec les symptômes prémonitoires de l'éclampsie ou ayant déjà eu des accès avant leur entrée.

On peut observer l'éclampsie pendant la grossesse, le travail et les suites de couches, mais elle ne se présente pas avec le même degré de fréquence pendant ces trois périodes de l'état puerpéral. D'après bien des auteurs, elle débuterait le plus souvent pendant le travail de l'accouchement, plus rarement on la verrait apparaître pendant la grossesse ; elle serait surtout rare pendant les suites de couches. Kleinwachter, par exemple, donne les proportions suivantes : dans 55 p. 100 des cas, l'éclampsie aurait commencé pendant le travail de l'accouchement. Sur un total de 259 cas d'éclampsie, Schrœder aurait relevé 62 fois le début pendant la grossesse ; 130 fois pendant le travail et 64 fois pendant les suites de couches.

Cette conclusion ne semble pas exacte. Ainsi que le remarque justement Tarnier, « l'éclampsie éclate très souvent avant le début du travail, et celui-ci ne se manifeste qu'après l'invasion des accès convulsifs, mais si près d'eux que le médecin qui est appelé en toute hâte, constate en même temps les signes de l'éclampsie et les phénomènes du travail de l'accouchement. On s'explique donc comment s'est accréditée l'opinion regrettable qui veut que l'éclampsie soit habituellement engendrée par les douleurs de l'accouchement, tandis qu'en réalité le travail se déclare le plus souvent après le début des accès convulsifs ».

L'éclampsie est, en effet, surtout fréquente pendant la grossesse ; son début est moins souvent observé pendant le travail ; il est rare que, les premiers accès apparaissent pendant la période des suites de couches.

Pendant la grossesse, l'éclampsie peut apparaître à toutes les périodes. Danyau père en a observé un cas dès la sixième semaine. Dans la statistique des faits observés à la Maternité par Tarnier on a noté que, sur 52 cas, il y avait eu :

1 cas à 5 mois
5 — 6 —
4 — 7 —
14 — 8 —
5 — 8 — 1/2
16 — 9 —

Sept cas cas sont survenus aprés l'accouchement.

Dans 48 faits recueillis par Bar à l'hôpital Saint-Louis, l'éclampsie est survenue dans :

2	cas au	6e	mois	
1	—	6e	—	1/2
8	—	7e	—	
3	—	7e	—	1/2
10	—	8e	—	
4	—	8e	—	1/2
20	—	9e	—	

Ces chiffres ne s'éloignent guère de ceux qu'on a relevés dans les statistiques faites à la Clinique d'accouchements, et montrent en somme que, rare pendant les premières périodes de la grossesse, l'éclampsie devient de plus en plus fréquente à mesure que la gestation avance.

Pendant le travail, les accès d'éclampsie paraissent être surtout fréquents pendant la période de dilatation.

Enfin, quand l'éclampsie apparaît *après la délivrance,* ce qui, contrairement à l'opinion de Carl Braun, n'est pas fréquent, le premier accès peut se produire immédiatement après l'expulsion du placenta ou dans les quelques heures qui suivent. Cet accident devient très rare après le quatrième jour; on l'a cependant observé aux 8e, 10e, 17e, 19e, 20e jour après l'accouchement. Baudelocque aurait observé le premier accès d'éclampsie six semaines, et Simpson huit semaines après l'accouchement. Ce sont là deux faits si exceptionnels, qu'il y a lieu de les tenir pour douteux.

Étiologie. — Nous étudierons plus loin la pathogénie de l'éclampsie. Ici, nous passerons seulement en revue les principales causes auxquelles on a attribué cette affection.

1° *Albuminurie.* — Quand on examine les diverses circonstances qui précèdent ou accompagnent les accès éclamptiques, et qu'on essaie de déterminer, d'après leur degré de fréquence, le rôle étiologique qu'il convient de leur attribuer, il en est une qu'on rencontre trop souvent pour qu'on puisse la regarder comme étant seulement fortuite : c'est l'albuminurie. Méconnues par les anciens auteurs, démontrées par les travaux de Lever, de Rayer, étudiées sans relâche depuis cinquante ans, les relations étroites qui existent entre l'éclampsie et l'albuminurie sont aujourd'hui bien connues.

Jusqu'à ces dernières années, on écrivait volontiers que l'albuminurie qui précède les accès d'éclampsie, en était la cause principale; les autres circonstances étiologiques ne jouant qu'un rôle secondaire, prédisposant ou accidentel. Nous pensons aujourd'hui que l'albuminurie, bien qu'elle précède les accès convulsifs, n'en est pas un facteur étiologique. Elle témoigne seulement de l'action d'une cause supérieure qui aboutit à des lésions du parenchyme rénal, en altère gravement le fonctionnement. C'est cette cause qui conduit à la production d'accès convulsifs.

En un mot, l'albuminurie n'est jamais par elle-même cause des accès. Légère ou très marquée, elle n'est, à des degrés divers, qu'une manifestation, capitale il est vrai, de ce syndrome qui est presque de l'éclampsie précédant les accès de quelques heures ou de plusieurs jours, mais pouvant ne jamais y aboutir, et qu'il conviendrait, selon nous, de fixer dans le cadre nosologique sous un nom particulier, celui d'*éclampsisme*, par exemple.

2° *Primiparité. Gémellité. Hydramnios.* — Les statistiques font ressortir combien, parmi les éclamptiques, sont nombreuses les primipares par rapport aux multipares. Ce fait était déjà connu des anciens auteurs. Mauriceau, par exemple (Obs. 156), déclarait « avoir souvent remarqué que ce fâcheux acci- « dent de la convulsion n'arrive ordinairement que dans le premier accou- « chement des femmes ».

Pour Mme Lachapelle, on compterait 7 primipares atteintes pour une multipare. C'est exactement la proportion de la récente statistique publiée par Goldberg.

Les chiffres relevés par la plupart des auteurs donnent une proportion de primipares plus faible. Jacquemier, par exemple, note que sur 18 cas d'éclampsie 13 ont été observés chez des primipares, 5 chez des multipares, 2 à une troisième grossesse, un à une quatrième grossesse, un à une cinquième grossesse, un à une sixième grossesse.

Des relevés qui ont été faits à la Clinique d'accouchements par M. Depaul il résulte que sur 133 éclamptiques, on a compté 103 primipares et seulement 30 multipares. Schreiber écrit que pour 137 cas d'éclampsie observés à la Maternité de Vienne, il a trouvé 79,5 p. 100 de primipares. Cette proportion peut être considérée comme exacte.

L'éclampsie est relativement plus fréquente chez les femmes ayant *une grossesse gémellaire* que chez celles dont la grossesse est simple. C'est ainsi que Goldberg compte 4 grossesses gémellaires pour 81 cas d'éclampsie, soit 1/20. Clément a noté à la Clinique Baudelocque un cas de grossesse gémellaire pour 14 faits d'éclampsie. Geuer arrive à la proportion de 1/10. Schreiber, à Vienne, donne la proportion de 12 grossesses gémellaires pour 137 cas d'éclampsie. Bar n'a pas rencontré, parmi les 48 éclamptiques qu'il a observées à l'hôpital Saint-Louis, un seul cas de grossesse gémellaire.

On admet que l'hydramnios favorise aussi la production de l'éclampsie ; cette proposition est sujette à revision.

3° *Présentations vicieuses.* — Observe-t-on chez les éclamptiques une fréquence plus grande des présentations vicieuses ? Peut-on attribuer à ces dernières une certaine valeur étiologique ?

L'examen des statistiques ne semble pas confirmer cette opinion, et la présentation du sommet paraît, ainsi que le remarquait déjà Jacquemier, être aussi fréquente chez les éclamptiques que chez les autres parturientes.

4° *Rétrécissements du bassin.* — Paul Dubois pensait que les *rachitiques* étaient prédisposées aux accès d'éclampsie. Cette opinion ne nous paraît pas justifiée.

5° *Troubles digestifs.* — Nous dirons plus loin que la résorption à la surface intestinale, de ptomaïnes, de toxines, doit être rangée parmi les facteurs de l'intoxication éclamptique, et qu'à cet égard les *troubles des fonctions digestives* ne doivent pas être négligés comme circonstance étiologique. Nous rappellerons seulement ici que Cazeaux dit avoir vu l'éclampsie succéder à une rétention prolongée de matières fécales, et que John Clarke l'a observée après une indigestion d'huîtres. Les faits de cet ordre, qu'on pensait autrefois exceptionnels, nous paraissent, aujourd'hui que l'attention a été attirée sur eux, avoir une grande importance étiologique (voy. plus loin, p. 730).

6° *Rétention d'urine.* — On a rapporté un certain nombre de cas dans lesquels on a vu l'apparition des accès d'éclampsie coïncider avec une *rétention d'urine* très marquée. Mauriceau, De la Motte ont publié des faits de ce genre, et Cazeaux (p. 805) cite un cas de Vines dans lequel « les convulsions qui avaient résisté deux jours à la terminaison du travail et à tous les moyens les plus généralement conseillés, cessèrent aussitôt après que, par le cathétérisme, on eut retiré de la vessie cinq pintes et demie d'une urine bourbeuse et d'une odeur ammoniacale ».

Un obstacle à l'émission de l'urine accumulée dans la vessie peut agir à la façon de la compression de l'uretère, dont nous signalerons plus loin la valeur étiologique. On peut admettre que les lésions infectieuses de la vessie, qu'on rencontre souvent dans de pareils cas de rétention, en se compliquant d'infection des voies urinaires supérieures provoquent l'apparition de lésions rénales ou les aggravent rapidement. Envisagés ainsi, les obstacles à l'examen de l'urine peuvent avoir une valeur étiologique.

7° *Causes diverses.* — Nous ne ferons que mentionner les nombreuses causes, si facilement admises autrefois, et dont l'importance nous semble aujourd'hui fort secondaire et même nulle : telles, l'action prédisposante de névroses préexistantes, l'hystérie, l'épilepsie, par exemple; telle l'influence atmosphérique (temps orageux, Smellie, Lachapelle), ou celle des saisons (mois d'hiver). Quelques auteurs pensent que l'éclampsie serait plus fréquente dans les pays chauds. Nous manquons de documents sur ce point.

L'éclampsie est-elle, comme on l'a dit, héréditaire? Elliot rapporte bien l'observation d'une femme qui mourut d'éclampsie après avoir eu quatre filles; trois de ces dernières moururent également d'éclampsie, mais les faits de cet ordre ont été trop rarement observés pour entraîner la conviction.

Enfin, tous les accoucheurs ont remarqué que, dans les maternités, les cas d'éclampsie se rencontrent souvent par séries, et deviennent ensuite très rares pendant plus ou moins longtemps. Braun et Spæth, par exemple, ont observé dans les cliniques de Vienne 17 cas d'éclampsie d'avril à décembre 1849, tandis qu'ils n'en virent que 8 cas dans toute l'année 1850, et 10 cas en 1851. Y a-t-il ici plus que de simples séries dues au hasard, et convient-il d'admettre de véritables petites épidémies d'éclampsie? La première hypothèse semble la plus vraisemblable, bien que parfois on ait pu remarquer, soit dans une seule ville, soit dans des pays différents, que les cas d'éclampsie pouvaient être plus fréquents pendant une même période. Aucune enquête sévèrement conduite, et reposant sur des faits suffisamment nombreux, n'est venue confirmer l'opinion qui attribuait à l'éclampsie un caractère épidémique.

Anatomie pathologique. — Nous ne ferons que signaler l'aspect des cadavres : tissus assez souvent œdématiés; peau quelquefois jaune et, dans certains cas, parsemée d'ecchymoses, de phlyctènes plus ou moins nombreuses ; face restée bleue et bouffie ; langue gonflée, aux bords souvent enflammés ou ulcérés, faisant parfois saillie hors de la bouche avec les traces des morsures qui l'ont coupée ou traversée de part en part.

Les lésions viscérales que l'on trouve sont très variées et portent sur de nombreux organes.

Reins. — Les reins sont toujours lésés. Olshausen a noté deux fois seulement sur 37 cas l'absence de lésions rénales. Mais les femmes avaient succombé tardivement, et les observations d'Olshausen sont déjà anciennes. Pour nous, nous n'avons pas encore observé un seul fait dans lequel nous n'ayons trouvé quelque lésion de l'épithélium rénal, et volontiers nous considérerions comme critiquables les observations publiées dans lesquelles les reins sont décrits comme normaux ; elles ont, en effet, été recueillies à une époque où la technique histologique n'avait pas fait les progrès qui ont marqué ces dernières années, ou bien le diagnostic d'éclampsie peut y être tenu pour suspect.

Le rein, chez les éclamptiques, ne présente pas toujours le même aspect. Parfois, le fait est assez rare, il y a de la néphrite atrophique : les reins sont petits, contractés ; la substance corticale y est réduite à une mince pellicule. A la coupe, cette substance corticale est seulement plus congestionnée que dans les cas où la mort survient à la suite d'une néphrite interstitielle à évolution lente, et non modifiée par des accidents aussi aigus que ceux qui caractérisent l'éclampsie. Nous avons autopsié deux femmes chez lesquelles les reins étaient le siège de ce processus anatomique. Mais de semblables lésions ne s'observent que chez les malades atteintes depuis longtemps déjà de néphrite interstitielle, devenues enceintes dans le cours de cette maladie, et ayant présenté des accès d'éclampsie, alors que les reins étaient déjà très atrophiés.

Les reins sont, le plus souvent, augmentés de poids et de volume. Quand on les coupe après les avoir dépouillés de leur capsule, on est frappé de l'épaisseur que présente la substance corticale, aussi bien dans les zones superficielles que dans les parties qui correspondent aux colonnes de Bertin. Sa coloration est variable. Le plus souvent, elle est grisâtre, anémiée, d'aspect graisseux, souvent parsemée soit de petits foyers hémorrhagiques punctiformes, visibles à l'œil nu, soit de traînées rougeâtres dirigées perpendiculairement à la surface du rein, tantôt éparses dans toute la substance corticale, tantôt localisées en quelque point bien limité de cette substance. Dans d'autres cas, la substance corticale est plus congestionnée, elle présente une couleur hortensia diffuse assez foncée ; les traînées et foyers hémorrhagiques sont généralement en plus grand nombre que dans la forme précédente ; ils peuvent former de véritables hématomes, mais le fait est rare. La substance médullaire est elle-même congestionnée et de couleur violacée assez foncée.

En rapport avec ces modifications macroscopiques, existent des lésions histologiques portant sur l'épithélium des canaux urinifères, les glomérules et les espaces intercanaliculaires. Mais souvent les lésions histologiques nous ont semblé beaucoup moins considérables que l'aspect macroscopique ne nous le faisait prévoir.

Nous ne dirons rien des modifications de l'épithélium canaliculaire ou glomérulaire, ce sont celles que nous avons décrites en étudiant l'albuminurie gravidique (t. II, p. 129).

Dans les espaces péricanaliculaires ou périglomérulaires, les lésions peuvent se résumer ainsi : ectasie des vaisseaux et extravasat du sang autour des vaisseaux thrombosés et d'infarctus plus ou moins étendus ; souvent, accumulation de graisse et de substance hyaline. Ces lésions coexistent le plus souvent, sinon toujours. Suivant les points, suivant l'aspect macroscopique, la dégénérescence graisseuse ou l'ectasie vasculaire prédominent.

P. Bar a, dans le cours de l'année dernière, repris les préparations faites sur plus de douze reins, dans le but de rechercher si des amas microbiens existaient, surtout dans les infarctus, dans les vaisseaux thrombosés ou dans les hématomes péricanaliculaires : les préparations colorées avec le Gram, avec le bleu de Kuhne, ne lui ont donné que des résultats négatifs.

Voies urinaires. — Les voies urinaires, bassinets, uretères, vessie, peuvent ne présenter rien d'anormal, mais il n'en est pas toujours ainsi : parfois on peut trouver une dilatation d'un uretère ou des deux (Halbertsma et Löhlein).

Dans ces cas, l'uretère peut être dilaté sur toute son étendue ; le plus souvent il ne l'est qu'au voisinage du bassinet, ou bien dans la partie de l'uretère qui se trouve située au-dessus de l'artère iliaque, le segment situé près de la vessie a seul alors des dimensions normales, comme Löhlein en a observé un fait. Il semble que ce canal ait été comprimé au niveau du détroit supérieur.

Ces lésions peuvent porter sur un seul uretère ; mais parfois les deux uretères sont atteints et l'ectasie peut être symétrique. Le plus souvent, quand on fait l'autopsie, l'uretère est à peu près vide : le développement de la paroi témoigne presque seul de la distension qui a existé pendant la vie. La muqueuse est violacée aussi bien au niveau de l'uretère lui-même que dans le bassinet. En aucun point des parois du canal, on ne trouve de lésions inflammatoires ayant produit une atrésie vraie, car on ne doit pas considérer comme telles les plicatures qu'on observe quelquefois. On est ainsi conduit à admettre qu'il y a eu simplement compression et distension des parois urétérales par l'urine accumulée en amont de l'obstacle. Halbertsma a retrouvé cette lésion dans une série d'autopsies. Il incline à penser que l'obstacle à l'écoulement de l'urine par suite de la compression des uretères est la cause efficiente de l'éclampsie.

Dans les autopsies que nous avons faites, nous n'avons qu'une seule fois trouvé un uretère très dilaté. Dans ce cas, l'uretère gauche avait le calibre d'un intestin grêle ; il était vide d'urine. Mais bien souvent, nous avons noté une légère dilatation d'un des uretères ou au moins des bassinets.

Parfois, la muqueuse vésicale est rouge et piquetée de sang, mais ces dernières lésions sont ordinairement la conséquence des nombreux cathétérismes qui ont été pratiqués, ou des contusions que la vessie a subies pendant le travail de l'accouchement.

Tube digestif et foie. — Les lésions que présente le tube digestif sont souvent moins nettes, parfois même elles paraissent manquer. Cependant, il n'est pas rare de trouver une congestion intense de la muqueuse de l'estomac et de l'intestin grêle, surtout dans sa partie duodénale. La muqueuse peut présenter un piqueté hémorrhagique, voire même de petits hématomes et des ulcérations. Quelquefois, on trouve du sang noirâtre dans l'estomac dont la muqueuse est ponctuée de petits foyers hémorrhagiques, surtout vers son extrémité droite.

Il est rare que le foie ne soit pas le siège d'altérations anatomiques qu'ont signalées les anciens auteurs, Blot, Molas, et sur lesquelles Virchow, Jurgens et plus récemment Pilliet et Létienne, Schmorl, Bouffe de Saint-Blaise, Bar et Guieysse ont attiré l'attention.

Le foie est généralement plus volumineux qu'à l'état normal, son poids peut atteindre plus de 2,000 grammes. Dans 17 cas recueillis par Bar, deux fois seulement le poids de la glande hépatique a été inférieur à 1,500 grammes (1,350-1,400 grammes); dans trois cas, il a oscillé de 1,500 à 1,700 grammes; dans six cas, il a été de 1,700 à 1,900 grammes; et enfin dans six autres cas il a dépassé 1,900 grammes pour atteindre dans un seul cas le poids de 2,000 grammes. L'aspect macroscopique du foie n'est pas identique chez toutes les éclamptiques. Quelquefois il est de couleur jaunâtre claire, et il a un aspect graisseux, sa consistance est ferme; de place en place, on voit souvent des taches sanguines, mais celles-ci peuvent faire absolument défaut (Bar et Guieysse). Les voies biliaires sont libres.

Le plus souvent, le foie est de couleur chamois foncé; en l'examinant, on est surtout frappé de la présence, sous la capsule de Glisson, de petites taches ecchymotiques plus ou moins étendues, quelquefois isolées, ordinairement réunies par groupes de forme irrégulière. A la coupe, le tissu hépatique présente une teinte jaune bilieux, et, de place en place, un piqueté hémorrhagique localisé parfois seulement vers les parties superficielles du foie et dans le voisinage du ligament suspenseur, souvent disséminé dans la substance hépatique. Ce n'est ordinairement qu'un simple piqueté; mais les désordres peuvent être beaucoup plus considérables : Jurgens, Doléris ont vu de larges foyers hémorrhagiques.

Dans un cas observé par Paltauf et où on trouva dans l'abdomen une grande quantité de sang, la capsule qui recouvrait la face antérieure du lobe droit était détachée du tissu hépatique par une couche de sang d'un centimètre d'épaisseur. Le foie était augmenté de volume, graisseux, jaunâtre et ecchymosé par places.

Le tissu hépatique peut être ferme; quelquefois il est excessivement friable, et se laisse pénétrer avec la plus grande facilité sous la simple pression des doigts.

L'examen histologique des tissus ainsi altérés donne des résultats intéressants. Ainsi que l'ont démontré Jürgens, Pilliet, Schmorl, etc., les lésions sont au maximum autour des branches de la veine porte, elles n'occupent pas seulement les espaces interlobulaires, mais elles pénètrent assez avant dans les lobules dont elles modifient la disposition. Dans les espaces interlobulaires, alors que les canaux biliaires apparaissent vides, perméables, non élargis, avec leur surface interne revêtue de leur couche épithéliale intacte, les ramuscules portes sont au contraire ectasiés, remplis de globules sanguins et souvent thrombosés. Les vaisseaux qui pénètrent dans les lobules sont distendus à l'extrême. Repoussées par le sang qui remplit les espaces intercellulaires, les cellules hépatiques forment d'étroites bandelettes, et quelques-unes d'entre elles sont tassées et aplaties. Aux points où la lésion n'est pas très marquée ces cellules peuvent n'être que légèrement altérées, mais le plus souvent, on reconnaît mal, au milieu du sang épanché, les cellules hépatiques chargées de graisse, ou ayant subi la dégénérescence vitreuse et une véritable nécrobiose.

Il n'est pas rare de trouver à côté d'hématomes récents, dans lesquels les globules sanguins sont à peine altérés, ou commencent seulement à subir les modifications de la dégénérescence hyaline, de vieux infarctus où la nécrobiose est complète.

Dans certains cas (Bar et Guieysse ont récemment insisté sur ce point) les hémorrhagies manquent. On observe seulement des îlots où les cellules hépatiques sont vacuolisées ; par places elles sont disloquées, atrophiées, et dans certains points elles ont disparu. Les lésions sont analogues à celles de l'ictère grave. Les infarctus qui existent dans ces cas sont dus à de la thrombose vasculaire, à de la dégénérescence vitreuse et à de la nécrobiose des cellules hépatiques. S'il y a des foyers hémorrhagiques dans de pareils cas, ils sont secondaires et siègent à la périphérie des infarctus qui constituent la lésion initiale et capitale.

En somme, ces lésions se rapprochent singulièrement, au point de vue histologique, de celles que l'on observe souvent dans les cas de maladie infectieuse ou de toxhémie. Il n'existe donc pas, à proprement parler, de foie éclamptique. Si les hémorrhagies sont ici très fréquentes, elles ne sont pas constantes, puisqu'on a vu des femmes avoir de l'éclampsie sans qu'elles existent. Plus qu'elles, les lésions des cellules et les foyers de thrombose paraissent avoir de l'importance. Nous les avons trouvées non seulement chez des femmes qui avaient eu des accès d'éclampsie, mais encore chez des malades qui avaient été seulement albuminuriques. Elles précèdent donc les accès et n'en sont pas la conséquence.

Bar et Renon ont recherché si, dans les parties thrombosées, les réactifs ne pourraient pas déceler la présence de micro-organismes. Les examens faits sur des fragments de foie recueillis immédiatement après la mort, et dans des conditions qui les mettaient à l'abri des causes d'erreur provenant d'une longue agonie, de la putréfaction, etc., ont tous été négatifs. Bar et Guieysse ont constaté plusieurs fois des embolies cellulaires dans les vaisseaux sus-lobulaires. Dans aucun des cas qu'ils ont étudiés, ils n'ont trouvé les embolies de cellules géantes venues du placenta, décrites par Schmorl.

Cœur. — Le cœur est hypertrophié ; il est souvent gras; le myocarde est parsemé de petits foyers hémorrhagiques et les fibres musculaires sont dégénérées en ces points. On trouve ordinairement les ventricules vides quand les femmes ont succombé pendant une attaque, tandis que les oreillettes sont remplies de sang noir, parfois violacé (Frerichs). Virchow a insisté sur la présence dans le sang de nombreuses gouttelettes graisseuses. Elles seraient la conséquence des lésions du foie et des contusions multiples subies, pendant le travail de l'accouchement, par le tissu graisseux pelvien et para-utérin. Ce n'est là qu'une hypothèse.

Rate. — La rate est de couleur foncée ; on y trouve parfois des foyers hémorrhagiques (Bouffe de Saint-Blaise). Mais l'histologie pathologique de cet organe, dans le cas d'éclampsie, n'est pas encore bien connue.

Poumons. — Les poumons peuvent être sains ; ils sont dans certains cas le siège de foyers apoplectiques souvent disséminés, parfois assez étendus. Il est fréquent d'observer de l'œdème pulmonaire ; celui-ci est surtout considérable quand dans les jours qui ont précédé ou suivi les attaques d'éclampsie, et dans le cours de celles-ci, on a vu se développer une anasarque rapide. On peut observer simultanément de l'œdème pulmonaire et un épanchement séreux dans les plèvres. Dans certains cas, Schmorl a trouvé dans les capillaires pulmonaires de grosses cellules géantes polynucléaires qu'il pense provenir du placenta. Dans aucun des cas qu'il a examinés, Bar n'a retrouvé ces embolies.

Centres nerveux. — Les résultats de l'examen des centres nerveux sont très variables. On a rapporté nombre de faits dans lesquels on ne trouvait rien du côté de l'encéphale, ni œdème, ni anémie, ni hyperhémie, ni aucune lésion localisée. Il faut reconnaître que ces cas sont exceptionnels; le plus souvent, on observe dans cet organe des lésions très nettes. Parfois on constate de l'œdème des méninges ; à l'ouverture de la cavité crânienne, la pie-mère est pâle ; les espaces sous-arachnoïdiens sont œdémateux ; les ventricules contiennent une quantité de liquide plus grande qu'à l'état normal. La masse cérébrale, œdématiée elle-même, paraît anémiée; mais, même dans ces cas, il n'est pas rare de constater, en quelques points, des foyers de congestion plus ou moins intense.

Rosenstein considère l'œdème cérébral et méningé comme étant le plus fréquent. Il ne semble pas que cette conclusion soit justifiée, car l'on trouve l'hyperhémie du cerveau plus fréquemment que l'œdème et l'anémie de cet organe. Les vaisseaux de la pie-mère sont gorgés de sang, et il n'est pas rare de voir du sang épanché en petite quantité sous l'arachnoïde ou dans les ventricules. A la coupe, la substance blanche est très congestionnée ; elle présente un piqueté hémorrhagique et de petits foyers. Parfois ceux-ci sont très étendus. Bar a observé un fait dans lequel, à la suite d'accès éclamptiques, une femme était restée hémiplégique ; elle succomba au bout de plusieurs semaines, et, à l'autopsie, nous avons trouvé, outre une vieille néphrite interstitielle, un foyer hémorrhagique en voie de transformation, et envahissant une grande partie du lobe cérébral droit. Dans certains cas, on a observé des lésions de pachyméningite (Löhlein), mais il n'y a peut-être là qu'une simple coïncidence, et ces lésions se trouvent dans des cas où la mort est survenue longtemps après les accès. La pachyméningite est alors une conséquence des lésions dont les méninges ont été le siège au moment des attaques.

Histologiquement, on a constaté de la dégénérescence hyaline dans la paroi des vaisseaux des méninges. Klebs y a décrit des embolies de cellules qui lui ont paru être des cellules hépatiques. Cette interprétation, dont dérive la théorie des embolies rétrogrades dans l'éclampsie, est discutable (Bar).

Œil. — L'examen des yeux a été parfois négatif. D'autres fois on a noté des troubles de l'humeur aqueuse et du corps vitré, de la rétinite et de la choroïdite, de la névrite optique, etc.

Organes génitaux. — On ne trouve généralement, du côté des organes génitaux, rien qui mérite d'être relevé, hormis les lésions consécutives aux interventions pratiquées pour hâter ou terminer l'accouchement, et celles qui sont dues aux phénomènes infectieux, dont le développement, après la délivrance, a pu précipiter l'issue fatale.

Hémorrhagies placentaires. — On sait combien sont fréquentes les *hémorrhagies intra* ou *rétro-placentaires* chez les femmes albuminuriques. Rouhaud les évalue à 41 p. 100; Rossier, à 55 p. 100; Cagny, à 33 p. 100; elles sont pour ainsi dire constantes, quand il y a eu des accès d'éclampsie. Dans tous les cas examinés par nous depuis l'année 1890, nous avons trouvé le placenta altéré. Parfois ce ne sont que de petits hématomes épars dans les cotylédons. Le sang est liquide; il s'écoule quand on coupe le placenta, et la lésion peut facilement passer inaperçue. Le plus souvent, les altérations sont plus marquées; la caduque intra-utéro-placentaire est, par places, grisâtre, épaisse, et sous le chorion basal sont des infarctus blancs, parfois très étendus. Le placenta a une épaisseur inégale : à côté de cotylédons volumineux, il en est d'autres qui sont aplatis, si bien qu'à leur niveau le placenta a l'épaisseur d'une mince galette.

Si on passe le doigt sur la face utérine de cet organe, on sent, de place en place, la résistance particulière de nodosités dures, ayant le volume d'un gros pois, d'une noisette ou d'une noix, et qui sont comme perdues au milieu du tissu des villosités. Si on sectionne le placenta à ce niveau, on tombe toujours soit sur des masses de tissu dégénéré à la suite de thromboses étendues, soit sur des hématomes plus ou moins anciens. Le placenta se trouve farci de caillots noirs à bords bien limités, parfois de masses blanches; quelquefois le couteau ouvre une loge à parois épaisses et contenant un vieux caillot dégénéré, ou du liquide rougeâtre, vestige d'une ancienne hémorrhagie.

En somme, parmi les multiples lésions anatomiques qu'on trouve chez les femmes mortes à la suite d'éclampsie, celles des reins et du foie se rencontrent avec une grande constance.

Qu'il y ait prédominance ou non des lésions rénales ou hépatiques, toujours est-il qu'elles sont capitales, et nous dirons plus loin comment on a essayé de préciser le lien qui les unit, et le rôle que chacune d'elles peut jouer dans la genèse de l'éclampsie.

Anatomie pathologique relative au fœtus. — Nous dirons plus loin avec quelle grande fréquence succombent les fœtus lorsqu'il y a éclampsie. Habituellement ils sont promptement chassés hors de l'utérus par les contractions utérines, mais il n'en est pas toujours ainsi.

Quand ils meurent quelque temps avant d'être expulsés, ils sont macérés; on ne trouve alors que les altérations dues à la macération; on sait d'ailleurs avec quelle rapidité sont masquées, dans ce cas, celles qui ont pu préexister.

Quand les fœtus succombent pendant le travail ou tout de suite après leur naissance, présentent-ils des lésions qui puissent être attribuées à l'affection maternelle? Déjà Braun avait signalé, en pareil cas, la possibilité des lésions rénales chez le fœtus. Bar les a constatées, et dans un cas, notamment, il a constaté une dégénérescence graisseuse très marquée des cellules épithéliales des *canaliculi contorti*.

Cassaët et Chambrelent ont récemment étudié les lésions qu'on pouvait trouver dans les reins ou dans le foie chez les fœtus. Voici ce que disent ces auteurs : « Dans le foie, sans que ces lésions soient habi« tuellement apparentes à l'œil nu, on peut voir une dilatation énorme de « tout le système vasculaire du lobule : veine porte, veines sus-hépatiques « et vaisseaux trabéculaires sont largement ectasiés, et donnent à la glande un « aspect caverneux ; quelquefois même, on trouve de véritables hémorrhagies « autour des gros vaisseaux ou dans l'intérieur des lobules, mais elles sont « rares et disséminées çà et là dans le parenchyme hépatique. Les cellules « sont isolées ou réunies par petits groupes, sans orientation et le plus sou« vent atteintes d'atrophie simple, due à la compression qu'elles ont sup« portée. Il en est cependant qui sont vasculaires, ou translucides, ou frappées « de la dégénérescence granulo-graisseuse ; cette dernière est tout à fait l'ex« ception.

« Dans le rein, il existe une semblable congestion depuis l'écorce jusqu'au « sommet des pyramides ; mais cela est surtout apparent autour des anses de « Henle, qui sont aussi séparées par des espaces bien supérieurs à leur calibre. « Quelques-unes ou un grand nombre, suivant le cas, sont gorgées de sang et « fragmentées ; le tissu cellulaire qui les environne est aussi infiltré de sang. » MM. Cassaët et Chambrelent ont noté une fois les lésions de l'œdème aigu du rein. Le système dépurateur, glomérules et tubes contournés, est presque complètement intact.

Cette description est exacte. Bar a fréquemment observé les mêmes modifications et, dans un cas, il a même constaté un foyer hémorrhagique considérable sous la capsule de Glisson. Celle-ci s'était rompue et le sang avait envahi le péritoine. Cassaët et Chambrelent considèrent ces lésions hémorrhagiques comme propres à l'éclampsie. En réalité, elles se rencontrent fréquemment chez les fœtus, quand ceux-ci meurent pendant le travail, ou chez les nouveau-nés qui succombent peu de temps après leur naissance, surtout quand ils sont infectés (Bar), alors que les mères ne sont ni éclamptiques ni même albuminuriques. Bar et Guieysse ont montré que chez les enfants issus de mères éclamptiques, on pouvait, sans qu'il y eut hémorrhagie, observer, du côté du foie et des reins, de graves lésions cellulaires. Mais celles-ci n'ont pas de caractère pathognomonique.

Symptômes. — Les attaques d'éclampsie ne se produisent pas sans avoir été annoncées par quelques symptômes précurseurs. Dans les cas où les accès paraissent être apparus le plus subitement, il y a toujours eu, comme le disait déjà Chaussier, des symptômes prémonitoires qui, pour avoir été fugaces, n'en ont pas moins existé ; ce sont ces symptômes, œdème, albuminurie, troubles nerveux, etc., qui mériteraient d'être groupés et désignés par un mot, celui d'*éclampsisme* par exemple. Après ces prodromes, éclatent les accès proprement dits; puis vient l'état morbide qu'on observe dans l'intervalle des accès ou après eux. Nous avons donc à étudier successivement : les prodromes, les accès et l'état consécutif à ces accès.

A. — *Prodromes de l'éclampsie.* — Il y a peu d'années encore, on ne décrivait guère que quatre phénomènes prodromiques : l'albuminurie, la céphalalgie, les troubles de la vue ou de l'ouïe, la douleur épigastrique. Aujourd'hui, on attache à l'étude de ces phénomènes une plus grande importance et la liste des prodromes est devenue plus longue; nous avons donc à les examiner avec soin.

1° *Examen des urines. — Albuminurie. — Altération des fonctions du foie. — Œdème.* — Nous avons décrit (t. II, p. 130) tous les phénomènes qui constituent la symptomatologie de l'*albuminurie* gravidique, nous les retrouvons ici. Bar a constaté avec Mercier et Menu, que l'urine contient souvent une notable quantité de peptones dans les jours qui précèdent les accès.

La quantité d'albumine contenue dans l'urine est variable, elle peut être faible, 0,50, 1 gramme par litre, et rester à ce taux pendant longtemps; parfois on la voit très rapidement s'accroître ; dans certains cas, dès le début, elle est abondante et atteint la proportion de 6, 8 et 10 grammes par litre. Cette augmentation est toujours d'un fâcheux pronostic, surtout quand les urines deviennent rares.

Les recherches de Bouchard et de ses élèves ont attiré l'attention sur l'importance qu'il fallait attribuer, au point de vue du pronostic, aux résultats donnés par l'étude de la toxicité urinaire chez les femmes gravides albuminuriques.

On dit volontiers que chez elles, le filtre rénal fonctionnant mal, l'urine excrétée est peu riche en matières extractives, en toxines, et que les urines sont hypotoxiques ; plus l'hypotoxicité des urines serait marquée, plus l'accumulation de toxines dans le sang serait grande, plus les accès d'éclampsie seraient imminents.

La réalité est plus complexe. Les recherches de Potocki, de Bar, Menu et Mercier sur la perméabilité rénale au bleu de méthylène montrent que le rein des éclamptiques est plus perméable qu'on ne le croit généralement. Du reste, pour ce qui est de la toxicité de l'urine chez les femmes menacées d'éclampsie, l'expérience montre qu'elle est tantôt exagérée, tantôt amoindrie. Ces résultats contradictoires peuvent être dus au régime alimentaire auquel les malades sont soumises. Chez certaines femmes albuminuriques ayant présenté des phénomènes d'intoxication manifeste, mais soumises au régime lacté, l'urine est peu riche en urée, manifestement hypotoxique, et souvent on ne peut réussir à tuer des animaux en leur injectant de grandes quantités d'urine avec la vitesse normale. Cependant, de la faible contenance de l'urine en urée, de son hypotoxicité, on ne devait pas conclure que l'excrétion des matières extractives était assez entravée pour que les accès convulsifs soient imminents; en effet, dans de tels cas, l'hypoazoturie était en grande partie due à ce que les femmes étaient soumises au régime lacté. La minime toxicité des urines, souvent abondantes, pouvait être attribuée au faible développement des ptomaïnes dans l'intestin, etc.

Dans d'autres cas, l'albumine est plus abondante, l'urine un peu plus rare, mais la contenance des urines en urée est considérable, et il y a augmentation de la toxicité; cependant, bien que les reins paraissent éliminer beaucoup de toxines, il y a des signes très nets d'intoxication. Il semble, dans ces cas, qu'il y ait surproduction de toxines, et que l'élimination, bien qu'active, soit néanmoins insuffisante. Bar a pu vérifier le fait à maintes reprises : il a suivi certaines malades qui étaient entrées à l'hôpital Saint-Louis avec des signes nets d'intoxication; l'urine était hypertoxique et riche en albumine. Il les soumettait au régime lacté, et rapidement la toxicité tombait au-dessous de la normale. Il fallait 100, 150 centimètres cubes et plus pour tuer un kilogramme de lapin, et pourtant les signes de l'éclampsisme disparaissaient presque complètement, bien qu'il y eût toujours des traces d'albumine. On supprimait le régime lacté, et très vite les urines redevenaient plus rares, l'albuminurie augmentait, les urines, d'hypotoxiques qu'elles étaient, devenaient hypertoxiques, en même temps que les malaises réapparaissaient. On revenait au régime lacté, et l'urine était de nouveau hypotoxique.

L'influence du régime alimentaire est donc bien manifeste, et il peut arriver que l'urine des femmes menacées d'éclampsie soit hypertoxique alors que les accès sont imminents et hypotoxique quand les accès le sont moins.

Mais on ne saurait oublier que la recherche du pouvoir toxique d'un échantillon d'urine n'est qu'un des termes du problème. Il faut préciser le coefficient urotoxique et pour cela tenir compte de la quantité d'urine émise par chaque malade. Or chez toutes les éclamptiques le coefficient urotoxique est très notablement au-dessous de la normale, alors même que les urines sont hypertoxiques. Dans ce cas, en effet, il y a oligurie.

On conçoit que le coefficient urotoxique devienne particulièrement abaissé s'il y a à la fois urine hypotoxique et oligurie. Une diminution rapide du coefficient urotoxique constitue un signe important d'imminence des accès, nous dirons plus loin l'importance qu'il convient d'attribuer à ce phénomène dans l'étude de la nature de l'éclampsie.

On a encore étudié les urines au point de vue de leur contenance en indican et en urobiline. Chez les albuminuriques, l'indicanurie et l'urobilinurie peuvent exister, mais le fait est loin d'être constant, et souvent l'urobiline et l'indican n'apparaissent dans les urines que dans les quelques heures qui précèdent les accès, et pendant la durée de ceux-ci.

Les lésions considérables qui existent dans le foie chez les femmes mortes d'éclampsie, devaient faire penser que chez les albuminuriques gravides le pouvoir glycogénique du foie pouvait se trouver atteint. Bar a, chez quatre femmes atteintes d'albuminurie, donné à haute dose du sucre (100-200 gr. par jour), et chez aucune d'elles on n'a observé le passage du sucre dans l'urine. Il n'a pas répété cette expérience chez des femmes présentant des symptômes annonçant que les accès éclamptiques étaient immédiatement menaçants.

L'imminence des accès s'annonce encore par une série de symptômes sans la constatation desquels les recherches, pourtant si intéressantes, de la toxicité des urines et de leur constitution chimique, n'auraient qu'une valeur minime.

A cet égard, la présence d'un *œdème* étendu, à marche croissante, malgré le traitement employé, est de mauvais augure. On sait que Roger et Josué ont montré qu'il suffit d'injecter dans les veines auriculaires d'un lapin, des cultures stérilisées de proteus vulgaris pour produire une telle infiltration séreuse que l'animal ne peut soulever son oreille dont l'épaisseur a quintuplé. L'œdème qui naît dans toute région infectée est de cet ordre; celui qui apparaît dans les toxhémies, surtout dès que le rein est atteint, est sans doute lié à la présence dans le sang d'un excès de ptomaïnes, de toxines.

La constatation de l'œdème, de sa marche, a une grande importance mais elle n'a pas une valeur absolue, car il faut savoir que bien des albuminuriques ont un œdème étendu, très tenace malgré le régime lacté, et n'ont point d'accès d'éclampsie.

D'autre part, et ce sont des faits qu'il ne faut pas oublier, il est des femmes chez qui on voit survenir des accès alors qu'elles n'ont pas trace d'œdème. Chez elles, l'albuminurie peut être intense, mais elle n'est apparue que peu de jours avant les accès, et s'est accrue très rapidement, dans les quelques heures qui ont précédé ceux-ci. Ce sont ces cas qui ont si souvent dérouté les observateurs, et fait admettre que les accès pouvaient se développer sans qu'il y ait eu aucun phénomène prémonitoire. Il est pourtant très rare que, même dans ces cas, on ne puisse, avec de l'attention, relever quelques phénomènes morbides dus à l'action d'un poison sur le système nerveux, et montrant que la femme est immédiatement menacée d'accès convulsifs. Nous allons donc étudier ces phénomènes morbides.

2° *Céphalalgie. — Troubles des sens et de l'intelligence. — Insomnie.* — Au premier rang des signes prodromiques, il convient de placer une *céphalalgie* intense que les malades localisent généralement au niveau d'une ou des deux régions sus-orbitaires, parfois à la région de la nuque. Cette céphalalgie est le plus souvent continue avec crises gravatives; elle s'accompagne parfois de photophobie. On observe encore une névralgie bien localisée au trajet de tel ou tel nerf, nerf trifacial, branche supérieure du trijumeau, par exemple (Bar). Dans un cas, Tarnier a vu survenir une hyperesthésie très douloureuse des branches abdomino-génitales droites du plexus lombaire, avec œdème considérable de la grande lèvre du même côté. Ordinairement, il y a une diminution de l'acuité visuelle; les malades se plaignent de voir moins bien, comme à travers un nuage, les objets dont les contours leur semblent confus. Cette amblyopie s'accentue peu à peu, et peut aller jusqu'à la cécité complète. Parfois, il y a du daltonisme, de la cécité des couleurs; quelquefois on observe de la diplopie, sans qu'il y ait de strabisme. Ces troubles peuvent s'accentuer, diminuer, sans raison apparente.

Des troubles analogues s'observent du côté du sens de l'ouïe. Les malades peuvent se plaindre de surdité, ou, tout au moins, d'une acuité moins grande de l'ouïe. Plus souvent, il y a des sifflements, des bourdonnements; les femmes sont poursuivies par un tintement continu de cloches, etc.

Du côté de la sensibilité générale, il y a parfois des fourmillements au niveau des doigts. Dans un cas, Bar a observé de l'hémianesthésie; tous ces symptômes disparurent rapidement avec le régime lacté, après avoir résisté à divers autres essais de traitement.

Tous ces symptômes, qui sont les preuves de l'action exercée par le poison sur les centres nerveux, se groupent des manières les plus diverses, et se rencontrent avec une intensité fort variable suivant les cas. Ils sont continus ou passagers, et peuvent avoir une marche capricieuse, disparaissant pour réapparaître parfois au bout d'un ou de deux jours, et parfois au bout de quelques heures seulement. Leur apparition brusque, leur persistance et leur aggravation indiquent l'imminence des convulsions.

Quelques femmes ont, en outre, de la paresse intellectuelle; elles sont somnolentes. Chez certaines, on observe des troubles cérébraux le plus souvent passagers : un peu de confusion mentale, soit par exemple une loquacité excessive, soit au contraire un refus de parler ou des réponses brèves faites d'un ton sec et saccadé, soit encore des rêves, des cauchemars, de l'agitation pendant la nuit, presque de la manie. Ces derniers phénomènes sont bien souvent les avant-coureurs immédiats des accès.

3° *Douleur épigastrique. — Vomissements.* — Les femmes se plaignent souvent d'une douleur vive qu'elles localisent dans la région épigastrique. Cette douleur peut exister seule ou s'accompagner de *vomissements* alimentaires ou bilieux qui apparaissent assez longtemps avant les attaques d'éclampsie, et prennent parfois le caractère de vomissements incoercibles. Ils sont moins fréquents dans l'éclampsie que dans l'urémie se développant à la suite d'un mal de Bright à longue évolution.

Il y a quelquefois de la constipation ; dans d'autres cas, une diarrhée très abondante.

4° Les accidents prémonitoires semblent dans quelques cas se localiser dans les *appareils cardio-pulmonaires;* les femmes ont alors une dyspnée plus ou moins intense qui apparaît d'abord à l'occasion du moindre effort, du plus petit mouvement et qui est parfois telle que les malades n'ont plus aucun repos. Cette dyspnée peut tenir à la production d'un œdème pulmonaire, mais, le plus souvent, elle est d'origine nerveuse et due à l'intoxication ; il n'existe pas de lésion pulmonaire en rapport avec le trouble profond de la respiration, et l'auscultation révèle à peine à la base des deux poumons quelques râles sous-crépitants.

5° La *température* est généralement normale. Dans quelques cas, Bar a observé de l'hypothermie.

Telle est cette période prémonitoire des accès durant laquelle naissent, s'accentuent, se multiplient tous les signes d'une intoxication de plus en plus marquée du sang, du système nerveux; intoxication dont les accès convulsifs seront la manifestation extrême.

Elle est d'une durée très variable. Tantôt l'évolution des accidents est lente :

pendant plusieurs semaines, l'œdème s'étend peu à peu, l'urine sort graduellement plus rare, plus riche en albumine, les troubles nerveux vont s'accroissant, et à un moment donné les accès apparaissent.

Tantôt l'évolution est plus rapide. Les urines deviennent vite rares, chargées d'albumine; l'œdème est à peine appréciable ou nul, mais, en deux ou trois jours ou moins encore, les phénomènes morbides deviennent menaçants. Il y a comme une intoxication aiguë.

Des accès d'éclampsie. — Que l'évolution soit lente ou rapide, un moment arrive où tout est préparé pour que les accidents les plus graves éclatent, si l'absence de traitement laisse la maladie poursuivre sa marche, ou si quelque incident vient précipiter les événements. Nous les avons vus éclater à la suite de circonstances les plus diverses et qui eussent semblé, au premier abord, ne pas pouvoir être nuisibles. Chez telle femme, c'était à la suite de manœuvres obstétricales; chez une autre, à la suite d'une émotion insignifiante. Une de nos malades eut des accès quelques heures après une promenade en voiture faite au mois de juin, en plein soleil. Le plus souvent, il faut accuser un écart de régime. Bar a vu les accès éclater à la suite d'un repas où la malade, abandonnant le régime lacté, avait mangé du gibier avarié. Une autre avait dîné dans un restaurant, la veille de Noël, mangeant les mets les plus indigestes; les accidents survinrent le lendemain. On admet volontiers que, dans certains cas, une infection accidentelle (streptococcie, grippe, etc.) pourra devenir cause déterminante des accès. Le fait doit être tenu pour plus rare qu'on ne le pense généralement.

Sous l'influence d'une de ces causes occasionnelles dont nous avons donné des exemples suffisants pour qu'on en comprenne la grande variété, les accidents vont en quelques heures, en quelques instants, arriver à leur paroxysme, et les accès éclatent. Mais il faut savoir que la crise ne se manifeste pas toujours par des accès typiques. Sous l'influence de causes encore inconnues (différences dans le poison, prédispositions individuelles, ou lésions des centres nerveux localisés), les accidents pourront affecter une allure spéciale. C'est ainsi que chez une malade soignée par Bar et vue par Déjerine, il est apparu une névralgie trifaciale d'une intensité extrême qui se continua pendant cinq jours, avec des périodes gravatives semblant remplacer les accès. Chez certaines malades, on verra survenir de la manie, ainsi que Bar en a observé un fait très net; dans un autre cas, il a vu se produire de véritables accès d'angine de poitrine. Enfin, dans un fait que Bar a observé avec Charcot, Tarnier et Marie, une albuminurique, accouchée depuis 16 jours, soumise au régime lacté et dont les urines ne contenaient presque plus d'albumine, ayant mangé du faisan avarié, eut dans la nuit qui suivit ce repas, des accès d'épilepsie jacksonnienne qui, pendant deux jours, se succédèrent d'une façon subintrante, et disparurent très lentement.

Ces manifestations cliniques sont du même ordre que les véritables accès d'éclampsie. Elles ont été encore peu étudiées et ne sont pas aussi rares qu'on le croit généralement. Si dans certains cas elles existent seules, les accès convulsifs viennent souvent les compliquer et les reléguer, pour ainsi dire, au second plan.

B. — *Description des accès.* — L'accès d'éclampsie comprend trois périodes : 1° une période d'invasion ; 2° une période de convulsions toniques ; 2° une période de convulsions cloniques.

1° *Période de convulsions d'invasion.* — « C'est presque toujours par la face, dit Tarnier, que débutent les convulsions. Les muscles du visage sont le siège de petits mouvements choréiques très peu étendus et très rapides, qu'on aperçoit facilement à travers la peau. Les paupières sont agitées par un clignement très rapide, mais assez étendu pour laisser voir le globe de l'œil qui roule en haut, puis en bas, et cela plusieurs fois de suite. Les muscles des ailes du nez fortement contractés, tirent en dehors la base des narines ; la bouche est entr'ouverte et bientôt déviée par l'abaissement de l'une des commissures labiales ; la langue est projetée hors de la bouche. Ces convulsions de la face sont presque toujours plus prononcées d'un côté que de l'autre, habituellement du côté gauche. Puis, la tête s'incline dans le même sens, et se rapproche de l'épaule. . . . .

« En même temps surviennent, dans les membres et surtout dans les bras, des secousses convulsives. Les avant-bras se tournent en pronation forcée ; les poings se ferment, le pouce fléchi dans la face palmaire, ou bien étendu et placé entre l'index et le médius. Les membres abdominaux, au contraire, ainsi que Tarnier l'a fait remarquer, ne participent presque pas à ces convulsions. Cette période dure rarement plus d'une minute.

« 2° *Période de convulsions toniques.* — Tout à coup le regard devient complètement fixe ; la face, comme surprise et immobilisée au milieu de son expression grimaçante, est à peine animée par quelques contractions fibrillaires peu étendues ; les massèters rapprochent fortement les mâchoires, et souvent la langue est profondément mordue, mutilée, lorsqu'on ne prend pas la précaution de la faire rentrer, ou de s'opposer au rapprochement des arcades dentaires.

« Les membres et le tronc se raidissent dans l'attitude précédemment décrite ; la respiration se suspend ; il y a un moment d'immobilité générale. La mort paraît imminente ; on pourrait même croire que la malade a rendu le dernier soupir. Cette période est très courte ; sa durée n'est que de quelques secondes.

« 3° *Période de convulsions cloniques.* — Une détente survient bientôt ; elle est annoncée par une inspiration après laquelle la convulsion tonique disparaît pour faire place aux convulsions cloniques ; celles-ci se manifestent par des mouvements alternatifs de contraction et de relâchement de tous les muscles de la face, du cou et des membres supérieurs, où ils produisent des secousses qui contrastent avec l'immobilité comparative des membres inférieurs, comme dans la période d'invasion. . . . .

« La face, qui était déviée vers l'un des côtés, revient sur la ligne médiane. La tête se balance d'un côté à l'autre. Les paupières s'ouvrent et se ferment brusquement avec une régularité rythmique. Les muscles orbiculaires des lèvres, canin et zygomatique, se convulsent cloniquement. La malade mâchonne ou semble marmotter quelques mots. La face se congestionne, se bouffit, devient bleuâtre et livide. La respiration est incomplète, accélérée. L'air se mélange

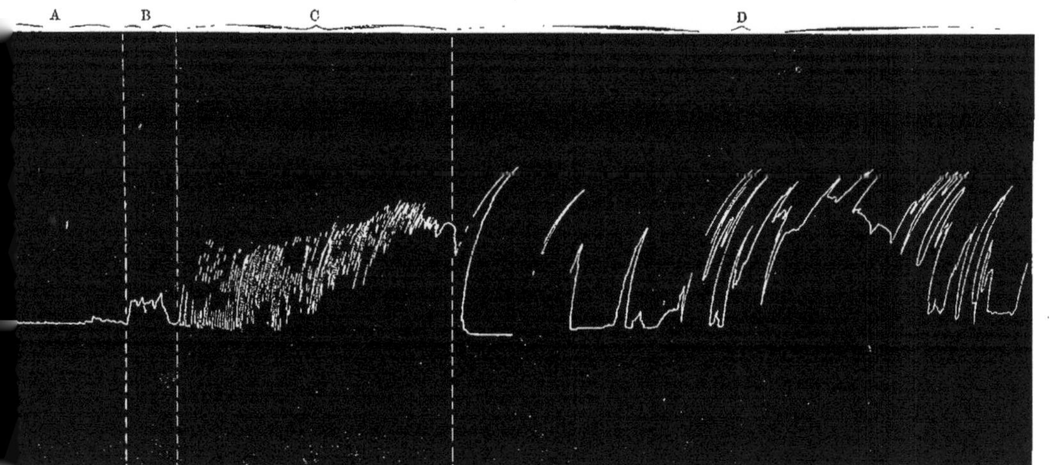

FIG. 167. — Tracé des secousses musculaires d'un accès d'éclampsie, recueillies avec un tambour appliqué autour du bras. (P. BAR.)
A. Période de repos. — B. Phase d'invasion. — C. Phase des convulsions toniques. — D. Phase des convulsions cloniques.

à la salive et au sang qui coule des morsures de la langue ; ainsi se trouve produite une écume sanguinolente qui remplit la bouche et sort entre les lèvres. L'aspect des malades est alors hideux.

« Les mouvements convulsifs des membres sont en général assez peu étendus ; la femme, couchée sur le dos, conserve cette position sans qu'il soit besoin de la maintenir ; il suffit de prendre quelques précautions pour l'empêcher de tomber hors de son lit. »

Les convulsions cloniques se répètent de trois à quatre fois et même plus par seconde. Cette période de l'accès éclamptique est habituellement courte, mais elle se prolonge quelquefois. On a cité des cas où elle avait duré dix minutes ; Tarnier l'a vue continuer pendant vingt minutes, montre en main. (Tarnier, notes ajoutées au texte de Cazeaux.)

Bar a pu fixer dans tous les détails les diverses phases de l'attaque d'éclampsie en se servant d'un appareil enregistreur. Il a obtenu ainsi la courbe figurée page 709, et qui est la représentation d'un accès ayant duré 1 minute 17 secondes, et qu'on peut considérer comme typique.

En *B*, on voit figurées les contractions irrégulières de la période de début qui, dans cet accès, a duré 7 secondes, et qui diffère singulièrement de la phase de début qu'on observe dans l'attaque d'épilepsie où la période d'invasion est presque instantanée. La façon dont la période tonique fait suite à la période d'invasion est rendue visible sur ce tracé. La convulsion tonique ne succède pas brusquement aux contractions irrégulières du début, comme cela s'observe dans l'attaque d'épilepsie, mais ici, entre ces deux périodes existe comme un temps mort de faible durée, mais cependant appréciable, car il a duré 2 secondes. Alors seulement commence la période tonique qui envahit successivement les différents groupes musculaires, mais beaucoup plus lentement qu'on ne l'observe dans l'attaque d'épilepsie. La convulsion tonique arrive à son apogée par une série de contractions musculaires, et après avoir duré un certain temps, cesse brusquement. On peut enfin remarquer sur le tracé l'amplitude des convulsions cloniques qui ont terminé l'accès.

Les accès ne présentent pas toujours toutes ces phases ; on peut observer des accès larvés qui ne se reconnaissent qu'à quelques mouvements convulsifs irréguliers d'un ou de plusieurs groupes musculaires de la face. L'accès est alors, en quelque sorte, limité à la période d'invasion ; dans quelques cas, la période tonique est si courte qu'elle paraît manquer, et l'accès n'est constitué que par des convulsions cloniques succédant à une période d'invasion.

Par contre, la durée de l'accès peut se trouver notablement accrue, et la prolongation porter sur la période tonique, mais surtout sur la période clonique que Tarnier dit avoir vue se prolonger pendant 20 minutes, montre en main. La longue durée des accès n'est souvent qu'apparente, elle est due à ce que les attaques sont si rapprochées les unes des autres qu'elles se fusionnent. Budin a noté un cas dans lequel les accès se sont succédé, sans discontinuer, pendant une heure. Les femmes sont alors en véritable état de mal éclamptique.

C. — *Modifications de l'organisme pendant ou après les accès.* — On conçoit aisément qu'une attaque aussi violente que celle de l'éclampsie apporte une grande perturbation dans le fonctionnement des divers appareils.

Appareil de la respiration. — Les muscles du larynx participeraient, d'après Tyler Smith, aux convulsions éclamptiques, et pendant la période tonique la glotte serait violemment fermée. Bar, en s'adressant à la méthode graphique, a pu suivre les modifications apportées aux mouvements respiratoires par l'attaque d'éclampsie ; il a vu que, pendant la période tonique notamment, le diaphragme cesse d'agir, et que par suite de l'immobilité que donne au thorax la contraction continue des muscles respirateurs, tout mouvement inspiratoire est suspendu ; il en est presque ainsi pendant la période clonique. Cet arrêt de la respiration explique les phénomènes d'asphyxie qu'on observe pendant les accès, et qui sont une des causes de leur gravité. Il peut se prolonger après l'accès, et la malade inerte avec son visage bleu, ses pupilles fixes, donne l'impression de la mort. Schmidt rapporte l'histoire d'un médecin qui, dans un cas semblable, crut sa propre femme morte et pratiqua l'opération césarienne. La malade revint à elle et succomba aux suites de l'opération.

Appareil de la circulation. — La circulation se trouve modifiée. Pendant l'accès, les battements du cœur sont moins nets ; le pouls devient petit, serré, il semble même insaisissable ; il se relève seulement quelques instants après la terminaison de l'accès.

Ballantyne a pu suivre, en se servant d'appareils enregistreurs, les modifications que présentait le pouls. Nous venons de dire que celui-ci est petit ; nous devons ajouter qu'il est généralement régulier, assez semblable à celui que l'on observe pendant le frisson qui précède les accidents infectieux aigus. Pendant l'accès, la tension artérielle devient énorme, surtout pendant la période tétanique, ainsi qu'en témoigne la pointe par laquelle débute chaque élévation de la plume sphygmographique ; à ce moment, le pouls cesse d'être régulier. Dans l'intervalle des accès, la tension artérielle devient moindre, la régularité du pouls reparaît ; si les accès d'éclampsie sont fréquents, la pression s'abaisse, les pulsations deviennent dicrotes, on peut en compter 200 petites à la minute, et la courbe ressemble à celle que l'on obtient après les hémorrhagies graves (Ballantyne).

Appareil urinaire. — L'examen de l'urine recueillie pendant l'accès permet de relever des particularités intéressantes :

Dans quelques cas, l'urine, tout en étant moins abondante que dans les jours qui ont précédé les accès, existe encore en certaine quantité ; la malade élimine 300, 400 ou 500 centimètres cubes d'urine pendant vingt-quatre heures. Mais le plus souvent, il n'en est pas ainsi, et on peut à peine recueillir quelques centimètres cubes d'une urine de couleur brune, ayant des reflets verdâtres. Dans certains cas où les accès se succèdent en grand nombre cet état d'oligurie extrême, ou même d'anurie, peut se prolonger pendant trente-six heures. On a signalé des cas dans lesquels le liquide recueilli au moment des accès ne contenait pas d'albumine. Bar tient ces faits pour suspects ; il a, avec Mercier et Menu, attiré l'attention sur une cause d'erreur dans l'analyse de l'urine albumineuse des femmes éclamptiques qui explique peut-être le résultat négatif obtenu par certains auteurs. Le plus habituellement l'urine contient de la sérine et les réactifs habituels, chaleur et acide acétique, produisent le coagulum classique. Mais parfois à côté de la sérine, on trouve une albumine spéciale analogue à celle décrite par Pateind, soluble dans l'acide acétique, et le coagulum obtenu par le procédé précédent ne représente qu'une partie de l'albumine contenue dans l'urine. Il a observé des cas où cette albumine particulière existait seule. L'analyse faite par la chaleur et l'acide acétique donnait lieu à un coagulum par la chaleur, coagulum qui se dissolvait totament par l'adjonction de quelques gouttes d'acide acétique.

En comparant les analyses faites au moment de l'accès avec celles des jours précédents, on constate que si la quantité d'albumine s'est accrue vite dans les deux ou trois jours qui ont précédé les convulsions, elle a doublé ou triplé pendant la durée de celles-ci. Il est rare que la quantité d'albumine soit inférieure à 1 ou 2 grammes par litre dans la période des accès ; elle peut atteindre 10, 12, 16 grammes et plus même pour un litre. Dans certains cas la sonde ne retirait que quelques centimètres cubes d'urine, l'acide trichloracétique précipitait une telle quantité d'albumine que celle-ci eût représenté plus de 75 gr. pour un litre, et a pris dans certains échantillons des proportions colossales. Il se produit ainsi pendant les accès de véritables décharges d'albumine par les reins. A côté de l'albumine on trouve généralement dans l'urine des éclamptiques, une grande quantité de peptones. Pendant la durée des accès, l'urine peut contenir une assez grande quantité d'urée; habituellement celle-ci est très minime, bien que les urines paraissent très concentrées. Si l'urine est émise en assez grande quantité pour qu'on puisse examiner son pouvoir toxique, celui-ci peut être augmenté, mais cela est rare; si on étudie la toxicité immédiatement après les accès, alors que l'urine est redevenue assez abondante pour que cette recherche puisse être faite, le coefficient uro-toxique est fort au-dessous de la normale et peut sembler presque nul.

Enfin, si on compare ces résultats avec ceux obtenus dans les expériences faites dans les jours précédant les accès, il n'est pas rare de noter que le coefficient uro-toxique a très rapidement décru. L'urine, hypertoxique dans les jours précédents, est quelquefois très rare, et presque sans toxicité. Nous dirons plus loin comment il convient d'interpréter ces phénomènes.

Si l'indicanurie, l'urobilinurie ne sont pas fréquentes chez les femmes albuminuriques, il n'en n'est plus de même chez les éclamptiques pendant la période des accès. Les urines, de coloration brun foncé, sont riches en urobiline et en indican. Elles contiennent des acides sulfo-conjugués de l'acétone.

Autres appareils. — Les attaques d'éclampsie s'accompagnent d'une *élévation de la température.* Ce fait, méconnu par les anciens auteurs, constaté par Quincque en 1865, par Winckel en 1869, a été bien mis en lumière par Bourneville, et a été depuis étudié par Budin, O. Dieudé, Herbart, Lancry, etc.

Évidemment, les causes de l'éclampsie pouvant être si diverses et l'affection se trouvant si différente suivant les cas, la marche de la courbe thermométrique ne doit pas être constamment la même.

Cependant, voici, d'après Budin, ce qu'on observerait assez généralement. Il importe d'abord que le médecin prenne personnellement et avec grand soin la température vaginale; le thermomètre sera mis en place non pas deux ou trois fois dans la journée, mais toutes les heures ou au moins toutes les deux heures; dans ces conditions seulement, la marche de la température fournira des indications intéressantes.

On peut observer deux formes différentes : tantôt la température s'élève d'une façon continue jusqu'à la mort de la malade; tantôt, après s'être élevée plus ou moins haut, la température reste stationnaire, puis s'abaisse.

a) Lorsqu'il y a ascension de la température jusqu'à la mort, on note habituellement que les accès se succèdent; cependant le nombre et l'intensité des accès n'ont pas sur la température l'importance qui leur a été attribuée. En effet, parfois la température continue à s'élever, bien qu'il n'y ait pas de convulsions; d'autres fois, bien qu'il y ait des accès nombreux, la température reste stationnaire pendant un temps assez long pour s'élever de nouveau par la suite.

La colonne mercurielle peut atteindre 39, 40, 41 et 42 degrés, et si la malade succombe, elle continue encore son ascension après le décès.

Dans quelques cas cependant on note un arrêt ou une descente dans la température, soit à la suite d'une large saignée, soit après l'accouchement et un écoulement sanguin abondant qui l'accompagne; soit après l'administration d'une forte dose de chloral ou de chloroforme. Mais après cet arrêt momentané, la température s'élève de nouveau et la femme succombe.

b) Dans d'autres cas, la marche de la température est différente. Après avoir atteint 38, 39, 40, 41 degrés et même davantage, la colonne thermométrique s'arrête, puis descend et revient progressivement à la normale. En général, dès que la température commence à s'abaisser, les accès cessent, ou s'il en survient encore quelques-uns, ils sont de plus en plus faibles.

Lorsque la température est ainsi revenue à la normale, la malade est-elle guérie? Oui, dans quelques cas, mais il n'en est malheureusement pas toujours ainsi.

Après être redescendue aux environs de 37°, la température reste parfois stationnaire, mais souvent, après un certain nombre d'heures, elle s'élève de nouveau, il se produit ce que, dans l'état de mal épileptique, on a appelé la *période méningitique*.

Dans cette période, la température peut monter très haut et la malade succombe; ou bien, après avoir atteint un certain niveau, la température s'abaisse et la malade guérit définitivement.

Dans quelques cas, il n'y a point de période méningitique, la température ne présente pas de nouvelle ascension, mais les malades ne sortent point du coma et meurent.

L'étude de la marche de la température dans l'éclampsie, pourra, nous le verrons plus loin, donner des indications précieuses pour le pronostic (Budin), pour le diagnostic et pour le traitement.

Dès que cessent les derniers mouvements convulsifs, la malade peut retrouver, après quelques instants, toute sa lucidité d'esprit. Cependant, il n'en est généralement pas ainsi, et le plus souvent après un accès qui n'a pas été particulièrement intense, la malade reste comme hébétée, inerte; elle se plaint de mal de tête, accuse une amblyopie plus ou moins complète, parfois de la cécité. Quand plusieurs accès se sont succédé, cet état d'hébétude va s'accentuant et devient un demi-coma que troublent quelques mouvements inconscients, quelques plaintes, surtout quand on excite la malade ou quand une contraction utérine survient. Bien des auteurs considèrent cet état demi-comateux comme la conséquence constante des accès.

A un degré de plus, les femmes tombent insensibles, inertes, dans un coma profond. Dans certains cas, il y a de la manie; généralement celle-ci apparaît plus tardivement.

Pendant l'attaque d'éclampsie, les contractions utérines s'établissent généralement vite, et se poursuivent régulièrement; le col n'est pas rigide, comme le disait Jacquemier, mais il s'efface, se dilate en peu de temps et des accoucheurs, surpris par la rapidité du travail, ont parfois trouvé l'enfant expulsé entre les jambes de la femme qui, plongée dans le coma, n'avait accusé aucune douleur. Nous avons dit précédemment qu'il y avait parfois coïncidence entre l'apparition des accès et les contractions utérines.

Pendant les périodes tonique et clonique, les contractions violentes des muscles de la paroi abdominale peuvent abaisser l'utérus en masse, et dans un cas rapporté par Petit, Mme Lachapelle voyait l'utérus saillir entre les grandes lèvres à chaque accès; elle avait, à ce moment, peine à le retenir avec la main; l'utérus rentrait spontanément après les attaques. Une pareille complication est, bien entendu, très exceptionnelle, et ne pourrait s'observer que chez les femmes qui ont une tendance au prolapsus. Or, on sait que les éclamptiques sont habituellement des primipares.

On a pensé que l'utérus pouvait être le siège de convulsions au même titre que les muscles à fibres musculaires striées. On observerait ainsi une véritable tétanisation de cet organe qui pourrait se rompre. C'est là un fait que l'on peut réputer comme étant tout à fait exceptionnel et peut-être n'a-t-il été admis que théoriquement; nous ne l'avons jamais observé.

Nous dirons plus tard l'influence fâcheuse exercée par l'éclampsie sur le fœtus; les attaques ont sur lui une action particulièrement nocive, et on le voit souvent succomber pendant ou immédiatement après des accès violents ou répétés (voyez p. 725).

D. — *Intervalle des accès. Marche. Terminaison.* — La *marche* de l'éclampsie diffère beaucoup, suivant les cas. Nous avons dit que parfois il n'y avait pas d'accès convulsifs, mais quelques troubles nerveux, et que ces formes avaient été peu étudiées : Quand il y a accès, on n'observe quelquefois qu'une attaque d'une intensité moyenne, suivie d'une période d'hébétude peu prolongée. Quelquefois deux ou trois attaques se succèdent et la malade ne semble pas avoir été éprouvée.

Dans certains cas, les symptômes sont encore moins sérieux; à peine voit-on quelques mouvements convulsifs de la face, quelques clignotements des paupières, un peu de diminution de la mémoire, d'étonnement chez la malade, et tout est terminé.

Ces formes si légères peuvent s'observer pendant le cours de la grossesse ou de l'accouchement, mais on les rencontre surtout lorsque les accidents éclamptiques éclatent vers la fin de l'accouchement, au moment où la dilatation du col étant complète, la rotation étant achevée, l'expulsion du fœtus va se terminer.

Le plus souvent, il y a plusieurs attaques. Les accès se groupent de façons fort diverses. Ceux-ci se répètent ordinairement sans ordre, parfois cependant à des intervalles très réguliers. Toutes les variétés à cet égard peuvent être observées.

La période de mal peut se poursuivre pendant 10, 24, 48 heures, et plus longtemps encore. Dans les cas simples, et qui doivent se terminer par la guérison, les attaques sont en général rares; elles se répètent parfois toutes les 4, 6, 8 heures, et ne laissent après elles que de l'hébétude, parfois un peu de coma. S'il y a élévation de température, elle est relativement peu marquée, et le thermomètre n'atteint guère que 39°.

Quand le cas est plus grave, les attaques se succèdent à intervalles rapprochés; leur intensité s'accroît au fur et à mesure qu'elles se répètent, et si deux ou trois attaques larvées succèdent à un accès de moyenne intensité, elles ne sont souvent que le prélude de convulsions plus violentes que toutes celles qui les avaient précédées.

L'*œdème*, parfois, s'accroît vite, l'urine reste rare ou nulle. Les femmes, dans l'intervalle des accès, ont plus que de l'hébétude, elles tombent dans le *coma*; on les voit étendues sur leur lit, la face congestionnée le teint asphyxique, les paupières bouffies, souvent mi-closes et laissant entrevoir des yeux aux pupilles tournées en haut, fixes, paresseuses ou tout à fait immobiles à la lumière, parfois dilatées, plus souvent rétrécies. Les lèvres sont boursouflées et souillées au niveau des commissures par un peu d'écume sanguinolente; la langue épaissie, aux bords tailladés de morsures, paraît entre les arcades dentaires; le pharynx est encombré de salive que les malades sont incapables de cracher ou de déglutir. La respiration est stertoreuse; nous avons montré que souvent elle présentait le rythme de Scheyne-Stokes (Bar); le pouls est fréquent. De temps en temps, on voit les malades, soit à la suite d'excitations extérieures, soit sous l'influence d'une contraction douloureuse de l'utérus, remuer la tête, pousser quelques plaintes inconscientes, s'agiter dans leur lit dont elles tomberaient si elles n'étaient maintenues. Les bras s'agitent, la respiration devient un peu irrégulière, tous les muscles de la face se convulsent, et un nouvel accès vient augmenter la gravité de l'état dans lequel se trouve la malade.

Il n'est pas rare d'observer chez les éclamptiques l'apparition d'un *ictère* qui peut être très léger, mais qui parfois s'accentue très vite. Il s'accompagne quelquefois de vomissements noirâtres, de la production d'ecchymoses sous-cutanées. Cet ictère est une complication grave.

La femme peut succomber pendant ou après un accès (1), quelquefois même, mais rarement, au cours du premier accès. Si la mort ne survient pas pendant que les femmes sont en état de mal, tantôt les attaques s'espacent peu à peu, tantôt on voit des accès qui se sont répétés avec fréquence, cesser tout à coup. Cependant la femme reste dans l'hébétude ou le coma. Dans quelques cas particulièrement heureux, on peut constater un retour rapide de l'intelligence, en même temps que la température descend à la normale, et que les fonctions urinaires se rétablissent.

Quand les convulsions ont été fréquentes et intenses, l'amélioration n'est pas habituellement très rapide; pendant un, deux, trois jours, et quelquefois pendant plus longtemps encore, les femmes sont dans un état comateux (période méningitique des auteurs) ; la température après s'être abaissée s'élève de nouveau ; les urines, pendant 24 ou 36 heures, restent rares.

Habituellement, à partir de la 36e heure, la malade réagit quand on l'excite. L'intelligence revient, l'amblyopie s'atténue, mais parfois la vision reste obtuse ou abolie pendant très longtemps.

Il y a encore quelques sifflements d'oreilles, mais la mémoire est de moins en moins paresseuse, et revient peu à peu, sans que les malades conservent cependant le moindre souvenir des accidents qu'elles ont éprouvés.

La température s'abaisse généralement dès le deuxième jour et atteint la normale vers le quatrième jour, sauf dans les cas où il se produit une période méningitique.

Des modifications importantes sont observées dans l'*excrétion urinaire*. L'urine peut rester rare, riche en albumine, bien que la quantité de celle-ci soit moindre qu'au moment des accès. Si l'issue doit être favorable, l'urine devient plus abondante et on voit se produire, vers le troisième, quatrième ou cinquième jour, une polyurie très abondante ; les femmes, pendant deux ou trois jours, émettent 3 et même 4 litres d'urine. Cette polyurie est fort importante comme valeur pronostique, ainsi que nous le dirons plus loin. Les urines sont de moins en moins albumineuses; très rapidement la quantité d'albumine diminue et il peut arriver que, dans l'espace de quelques jours, elle disparaisse tout à fait. Cependant il n'est pas rare de voir, même dans des cas très favorables, le taux de l'albumine faiblir très vite, mais celle-ci ne disparaît pas tout à fait et, pendant fort longtemps, l'urine contient encore de l'albumine, à la dose de 0,50, 0,75 ou 1 gr. par litre.

La marche de la maladie n'est pas toujours aussi favorable, alors même que la guérison survient; les femmes peuvent rester pendant longtemps non seulement avec une grande paresse intellectuelle, mais encore elles peuvent être atteintes de manie, et celle-ci n'est pas toujours passagère (voyez p. 723 et 724). Certaines malades peuvent perdre la mémoire; d'autres ont de l'aphasie, de la cécité verbale. On a vu des cas dans lesquels elles restaient paralysées ou avaient de la contracture, phénomènes dus aux lésions des centres nerveux

(1) Veit (*Gesellschaft für Geburts.*, Berlin, 1895) rapporte avoir vu une éclamptique succomber avec une hémorrhagie colossale qui s'était produite au niveau d'une morsure de la langue. La linguale avait été coupée.

concomitantes de l'éclampsie. Dans un fait, Abelin a vu la malade, huit jours après la cessation des accès, accuser de vives douleurs dans la langue; des convulsions tétaniques se produisirent et la malade fut emportée en quarante heures.

Quand les phénomènes pathologiques traînent en longueur, la guérison peut s'établir petit à petit, à moins que les malades ne soient emportées soit par des complications puerpérales ou pulmonaires, soit par des lésions cérébrales et du délire aigu.

Diagnostic. — Nous étudierons le diagnostic avant, pendant et après l'accès.

A. — *Diagnostic pendant la période qui précède les accès.* — Le plus souvent, les erreurs de diagnostic qui sont commises, quand les malades présentent les accidents prémonitoires éloignés ou immédiats des accès d'éclampsie, sont dues à un examen trop superficiel. On les évitera si on répute en imminence d'accès d'éclampsie, toute femme albuminurique ; si on la considère comme plus particulièrement menacée quand elle présente quelques-uns des prodromes que nous avons longuement décrits plus haut, alors même qu'ils sont très peu marqués. Les troubles de la vue si légers qu'ils soient, une céphalalgie en apparence si bénigne qu'on la taxe de migraine, une douleur épigastrique qu'on attribuerait volontiers à l'élévation du fond de l'utérus ou à toute autre cause, la dyspnée, l'état nauséeux, etc., etc., doivent avoir la valeur de signes prémonitoires immédiats des accès, et si l'on se rappelle ce que nous avons dit de la rapidité avec laquelle évoluent parfois les accidents qui précèdent les accès, on conviendra qu'on ne saurait se montrer trop attentif dans l'examen des malades qui accusent ces symptômes, alors même qu'il n'y aurait pas d'albuminurie ou quand celle-ci serait minime.

B. — *Diagnostic pendant les accès.* — Quand on examine une femme pendant la période des accès, le diagnostic est généralement facile. La marche de l'attaque, le coma qui la suit, l'état général dans lequel se trouve la malade, constituent un syndrome qui ne laisse généralement place à aucune hésitation. Même dans les cas où les accès sont larvés, le diagnostic est encore aisé.

On a cependant pu confondre l'accès d'éclampsie avec l'attaque d'hystérie ; mais les convulsions hystériques avec leurs mouvements désordonnés, leurs phases d'excitation ou d'extase, la longue durée des mouvements convulsifs, l'absence de coma à leur suite, ne peuvent guère être confondues avec l'éclampsie. Dans l'hystérie, il n'y a généralement pas d'albuminurie, ou, si elle existe, elle est peu marquée ; la température s'élève à peine. En outre, il est rare qu'une attaque d'hystérie se produise pour la première fois pendant la grossesse ou pendant le travail : l'anamnèse rend donc ici de grands services.

Gilles de la Tourette et Cathelineau ont attiré l'attention sur les modifications que présente l'urine chez les femmes hystériques en état de mal. Ils ont notamment insisté sur l'inversion des phosphates. Cette inversion ne s'observe pas chez les éclamptiques, et chez elles les phosphates terreux (chaux et magnésie) sont en quantité trois fois moindre que les phosphates alcalins (soude et potasse). Nous avons pu faire servir cette particularité pour étayer notre diagnostic dans un cas que nous avons observé à l'hôpital Saint-Louis, et à propos duquel on avait pensé à de l'éclampsie bien qu'il se fût agi d'attaques d'hystérie observées en dehors de l'hôpital, et suivies d'accès de confusion mentale hallucinatoire analogues à ceux qui surviennent après les accès d'éclampsie.

L'erreur serait plus facile avec l'épilepsie ; mais ici encore l'interrogatoire des malades ou de leur entourage rendra des services; il apprendra que la femme a déjà eu des accès semblables. L'attaque d'épilepsie n'a d'ailleurs pas la période prodromique que nous avons décrite dans l'éclampsie, elle présente, par contre, une aura que l'on ne trouve pas dans cette dernière affection. La période d'invasion de l'attaque d'épilepsie est plus brutale, plus rapide encore que celle de l'éclampsie ; le cri initial des épileptiques est extrêmement rare chez les éclamptiques, et Tarnier n'en a observé qu'un cas. S'il y a albuminurie, elle suit plutôt les accès qu'elle ne les précède; l'urine reste abondante ; sauf quand où les femmes sont en état de mal, la température s'élève peu.

Dans certains cas cependant le diagnostic peut être singulièrement délicat, lorsque, par exemple, les malades sont encore en état de mal, ou bien lorsqu'il s'agit d'une femme saturnine, car on sait que sous l'influence de l'intoxication par le plomb, une femme peut éprouver des accidents nerveux qui ressemblent assez à ceux que nous étudions, pour qu'on les ait nommés épilepsie ou éclampsie saturnine. Chez ces femmes, il peut y avoir de l'albuminurie; on observe en outre avant les accès une partie des signes prodromiques de l'éclampsie, et les accès sont suivis d'une élévation de température. Quand un pareil syndrome existe, la femme est en proie à des accès qui ressemblent à s'y méprendre à ceux de l'éclampsie vraie ou gravidique. Pour éviter une erreur de diagnostic, on prendra en grande considération la profession de la femme, ainsi que l'absence ou l'existence du liséré bleuâtre des gencives, etc.

Certaines maladies des centres nerveux, tumeur cérébrale, affection des méninges, etc., peuvent s'accompagner d'accidents convulsifs, mais ceux-ci simulent bien rarement l'éclampsie, car les convulsions sont souvent localisées à certains groupes musculaires, à une moitié du corps, elles sont précédées ou suivies de contractures ; il peut sans doute y avoir albuminurie, mais elle est moins marquée que dans les cas d'éclampsie. Les urines ne sont pas aussi rares que dans celle-ci ; la température est parfois basse, le thermomètre ne s'élève que 1 ou 2 jours après l'apparition des accidents ou même plus tard.

On n'oubliera pas cependant que dans certains cas l'éclampsie devient la cause d'une hémorrhagie cérébrale, ou d'autres lésions localisées des centres nerveux. D'autre part, les centres nerveux peuvent, s'il y a éclampsisme, réagir autrement que par des accès typiques d'éclampsie (voyez p. 703). Dans ces cas complexes, le diagnostic reste hésitant, mais l'observation attentive des malades permet généralement de déceler ce qui, dans les symptômes, appartient en propre à l'éclampsie.

Les auteurs s'attachent à différencier l'éclampsie de l'urémie convulsive.

On a dit que l'urémie se distinguait de l'éclampsie par l'existence d'une température basse ; dans l'urémie non convulsive, il y a en effet hypothermie et quand surviennent des convulsions chez de vieux urémiques épuisés, il peut se faire que la température ne s'élève pas ; mais il n'en est plus de même quand l'urémie convulsive survient chez des individus jeunes, encore vigoureux. Ici, pour peu que les attaques soient intenses, il y a élévation de température comme dans l'éclampsie ; la distinction devient alors très difficile.

Parmi les accidents qui peuvent compliquer les injections intra-utérines, il en est qui ressemblent tellement à une attaque d'éclampsie, que ce dernier diagnostic est inévitablement porté, quand on n'est pas prévenu de la possibilité de cette erreur. L'accident dont nous voulons parler se produit le plus souvent quand l'injection intra-utérine est faite avec une solution phéniquée, ainsi que Tarnier l'a bien montré. Dans ces cas, pendant l'injection intra-utérine, quelques gouttes de sang peuvent apparaître autour de la canule, l'utérus se contracte fortement sur celle-ci, et le liquide injecté reste emprisonné dans la matrice, ou du moins son écoulement en retour est incomplet, de telle sorte que l'acide phénique est très rapidement absorbé ; à ce moment, on peut voir la malade pousser subitement un cri, devenir très pâle, avoir des mouvements convulsifs de la face, des convulsions toniques puis cloniques suivies d'un état de prostration, de coma que nous avons vu durer jusqu'à 12 heures. Dans ces faits, le thermomètre peut s'élever à 38°,5, 39° et même 40° pendant quelques heures. Bar a observé un cas dans lequel une sœur garde-malade avait donné à une accouchée un lavement avec de la glycérine phéniquée : immédiatement cette femme eut des accès convulsifs qui cliniquement étaient de véritables accès d'éclampsie. Ce diagnostic fut d'ailleurs porté par deux médecins mandés en toute hâte. La sœur, cachant ce qui s'était passé, les laissa dans l'erreur ; quand Bar arriva, il trouva la malade dans le coma, ayant le facies d'une éclamptique. Il aurait certainement porté le diagnostic *éclampsie* s'il n'avait parfaitement connu cette femme qu'il avait accouchée plusieurs jours auparavant, et qu'il savait ne pas être albuminurique. Il fit vite une petite enquête, et découvrit l'origine des accidents ; la malade sortit de ce fâcheux état, mais elle succomba huit jours plus tard avec des hémorrhagies intestinales incoercibles.

Les attaques convulsives qui surviennent en pareille occurrence, ont donc une complète ressemblance clinique avec les accès d'éclampsie, mais l'absence d'albuminurie et la connaissance des circonstances dans lesquelles sont apparus les accidents, permettent d'éviter une erreur de diagnostic (Silvestre).

C. — *Diagnostic après les accès.* — Si la femme est plongée dans le coma, le diagnostic est facile quand on constate la bouffissure et la lividité de la face, quand on note des morsures sur la langue, quand on constate de l'albuminurie et la rareté de l'urine.

Avec un peu d'attention, on ne confondra pas le coma de l'éclampsie avec celui de l'ivresse, car celle-ci se révèle par l'odeur de l'alcool ; mais quelquefois il est difficile d'éviter une confusion avec le coma qui suit soit l'hémorrhagie, soit la commotion ou la contusion cérébrale. Ces états seront reconnus grâce aux paralysies partielles qui en sont la conséquence, et qu'on constate quand les malades sortent du coma, grâce à l'examen des urines qui peuvent n'être pas albumineuses quand il y a lésion cérébrale sans éclampsie, grâce aussi à la température qui, au début, est abaissée quand il s'agit d'hémorrhagie ou de commotion cérébrale. — Le coma qui suit l'attaque d'épilepsie est plus court que celui de l'éclampsie; la température est peu élevée, sinon normale; il n'y a que peu ou point d'albumine. — Le coma consécutif à certaines intoxications, comme le saturnisme, peut être confondu avec celui de l'éclampsie; les autres symptômes d'intoxication saturnine permettront le plus souvent de préciser le diagnostic. On n'oubliera pas qu'il peut y avoir coma dans les cas d'intoxication par l'opium ou par le chloral; dans ces circonstances, les pupilles sont très contractées.

Pronostic. — Lorsque l'éclampsie survient pendant la grossesse, si elle est de forme légère, la femme peut guérir, l'enfant survivre, et la grossesse continuer son cours; d'autres fois, la femme guérit, tandis que l'enfant succombe et séjourne plus ou moins longtemps dans la cavité utérine.

En général, l''éclampsie est une des affections les plus graves qui puissent survenir pendant la grossesse, l'accouchement ou les suites de couches. Mme Lachapelle estimait que la moitié des femmes qui en étaient atteintes succombaient. Depaul a observé 50 décès sur 132 cas d'éclampsie, soit 37 p. 100 ; Tarnier sur 52 cas qu'il a relevés à la Maternité a eu 16 morts, soit 30 p. 100.

Ces chiffres sont à peu près conformes à ceux qui ont été donnés par la plupart des auteurs. C'est ainsi que, sur 147 cas, Spiegelberg a vu la mortalité s'élever à 29 p. 100 ; Olshausen donne le chiffre de 25 p. 100; Léopold 24 p. 100 ; Duhrssen 23 p. 100 ; Bidder 17 p. 100; Goldberg 24,7 p. 100.

Disons pourtant que les statistiques récemment publiées semblent meilleures. C'est ainsi que Löhlein qui, dans les relevés qu'il avait faits dans les années antérieures à 1891 dans les cliniques allemandes, avait relevé une mortalité de 32 p. 100, n'a compté que 15 p. 100 de morts dans la statistique qu'il a publiée en 1891.

Nous dirons encore que Tarnier, sur 22 cas d'éclampsie confirmée qu'il a recueillis à la Clinique d'accouchement pendant les années 1892, 1893, 1894, 1895, n'a perdu que deux malades, soit 9,09 p. 100 (Congrès de Genève 1896). Cette statistique peut être tenue pour exceptionnellement favorable.

La gravité de l'éclampsie étant établie d'une façon générale, si on cherche à fixer les règles qui dans chaque cas particulier doivent faire varier le pronostic, on se heurte à de grandes difficultés tenant sans doute à l'ignorance relative où nous sommes encore aujourd'hui des causes qui déterminent les symptômes observés et qui font varier leur gravité.

Ces difficultés expliquent comment, quelle que soit l'attention que l'on apporte à l'examen des malades, on est parfois étonné de voir des cas qui semblaient légers devenir subitement graves et se terminer par la mort, alors que dans certains autres des femmes qui semblaient irrémédiablement perdues se rétablissent complètement. Aussi Tarnier dit-il et répète-t-il que l'éclampsie est une *maladie à surprises*, tantôt en bien, tantôt en mal.

Quelles sont les circonstances cliniques qui doivent diriger le pronostic ?

La mortalité semble être plus grande chez les multipares que chez les primipares. Goldberg, en 1892, trouve une mortalité de 21,43 p. 100 pour les primipares et de 45,45 p. 100 pour les multipares. Löhlein, en 1891, donne les chiffres de 11,6 p. 100 pour les primipares et de 29,4 p. 100 pour les multipares.

Le moment auquel apparaissent les accès ne semble pas être chose indifférente. Ramsbotham estimait que le pronostic était surtout grave quand l'éclampsie survenait après l'accouchement. Depaul pense au contraire que le maximum de gravité s'observe quand les attaques débutent pendant la grossesse ou pendant le travail. En étudiant les faits observés à la Maternité, Tarnier a noté que la mortalité était de 27 p. 100 quand les accidents avaient commencé pendant le travail; elle s'élevait à 31 p. 100 quand les accès apparaissaient durant la grossesse ; elle devenait plus grande encore quand l'éclampsie débutait après l'accouchement, atteignant alors 42 p. 100. Ces chiffres peuvent être considérés comme représentant une moyenne exacte.

Quand les accès se produisent pendant la grossesse, Cazeaux admettait que le pronostic est d'autant plus sérieux que les accidents débutent à une époque plus éloignée du terme; cette proposition est juste. Quand les attaques commencent pendant l'accouchement, il semble que les cas les plus favorables soient ceux où les accès se produisent vers la fin du travail, alors que la dilatation est complète, que la période d'expulsion est commencée. Plus le moment d'apparition des accès se rapproche du début du travail, plus le pronostic doit être réservé ; il le sera surtout dans les cas où les femmes ont à peine quelques contractions utérines qui semblent sans action sur le col. D'une façon générale, on peut dire que plus la terminaison de l'accouchement est proche, plus rapide est le travail, meilleur est le pronostic.

Nous avons dit que le pronostic était moins bon quand le premier accès survenait après la délivrance; il doit également être très réservé quand les accès, après avoir débuté pendant le travail, ne semblent pas influencés par la terminaison de l'accouchement, et se continuent avec intensité après la délivrance.

Parmi les causes qui semblent influencer le plus le pronostic, on doit signaler le nombre des accès. Si les attaques sont peu fréquentes, le pronostic est habituellement favorable ; il devient d'autant plus sérieux que les accès sont plus rapprochés. Des statistiques relevées par Charpentier, par exemple, se dégage cette conclusion que dans les cas où il y a eu de 1 à 10 accès, la mortalité a été de 25 p. 100; de 10 à 20 accès, de 33 p. 100 ; de 21 à 50 accès, elle s'élève à 50 p. 100.

Geuer note que, sur 50 cas, il en compta 12 terminés par la mort, et dans lesquels le maximum des accès observés avait été de 50, le minimum de 4 ; sur les trente-huit malades qui avaient guéri, le maximum des accès avait été de 17, le minimum de un. Au delà de 50 accès, le pronostic devient des plus défavorables, sans que l'on puisse le considérer comme étant toujours fatal : Bailly et Pajot ont rapporté des cas dans lesquels les femmes avaient eu plus de 100 accès, et avaient cependant guéri. Dans de tels faits cette heureuse issue doit être tenue pour exceptionnelle. On pourrait, en somme, établir une sorte d'échelle de gravité suivant le nombre des accès ; mais en ne tenant compte que de ce facteur, on risquerait de se tromper assez souvent. Il faut, en effet, attacher encore une grande importance à la forme des attaques.

Plus les accès sont prolongés, plus ils sont graves. Dans un accès, plus la période tonique est longue, plus profonde est son action nocive sur l'organisme. Quand les accès sont larvés, le pronostic semble meilleur.

M. Charpentier se plaçant au point de vue du pronostic, distingue deux formes d'éclampsie : « Dans l'une, où les accès sont en même temps ordinairement nombreux, l'accès survient brusquement, sans que la femme en ait aucunement conscience, et cet accès se passe pour ainsi dire sur place. Surprise par l'attaque, la femme reste là où elle a été frappée, sans grande tendance au déplacement, sans agitation excessive autre que celle qui résulte des convulsions elles-mêmes. La perte de connaissance est de moins longue durée, le coma moins profond, et ce n'est qu'au bout d'un certain nombre d'accès qu'il devient absolu, et que l'intelligence, entre les accès, est complètement abolie. C'est la forme qui donne le plus de guérisons, quel que soit le nombre des accès.

« Dans l'autre, il semble que la femme ait une vague conscience de l'accès qui va venir. Elle semble le redouter. Nous lui donnerions volontiers le nom de forme avec terreur. L'accès est plus violent encore que dans le cas précédent, il est accompagné de mouvements très prononcés, d'une agitation extrême pendant laquelle la femme peut être violemment projetée hors de son lit ; si on veut la maintenir, elle se débat vigoureusement.

« Peu nombreux en général, les accès ne sont plus séparés, comme dans la forme précédente, par un intervalle à peu près régulier, et pendant cet intervalle l'intelligence, qui a été franchement abolie dès le premier accès, reste absolument perdue.

« Le coma, le stertor sont plus profonds, plus prolongés et la mort, qui est fréquente, survient plus rapidement que dans l'autre cas. »

A notre avis, cette forme avec agitation et mouvements extrêmes est tout à fait exceptionnelle.

A la suite d'un fait que Bar a observé à Saint-Louis et dans lequel l'allure des accidents semblait faire prévoir une issue heureuse, MM. Tarnier et Chambrelent ont pu constater que la toxicité du sang était fort élevée (3 centim. cubes de sérum pour 1 kilogr. de lapin) ; la femme succomba. A la suite de ce fait, MM. Tarnier et Chambrelent ont pensé que l'étude de la toxicité du sérum pourrait aider à préciser le pronostic dans le cas d'éclampsie ; plus la toxicité du sérum serait grande, plus le pronostic devrait être réservé. C'est une conclusion sujette à revision (Bar).

En somme, le pronostic varie suivant l'action plus ou moins profonde de l'accès sur l'organisme. A cet égard, on tiendra grand compte de la marche de la température. Quand celle-ci s'élève peu, le pronostic est plutôt favorable ; plus elle monte, plus le pronostic devient grave. Il doit surtout être réservé quand le thermomètre atteint 40° et 41° ; si la température reste stationnaire, puis s'abaisse, le pronostic devient meilleur (P. Budin).

Quand le coma est accentué, le pronostic est plus sévère. Il y a lieu de réputer de mauvais augure l'existence d'un coma profond que coupent des accès de délire aigu, de manie.

Schrœder a justement insisté sur l'importance qu'il fallait attribuer aux modifications apportées par les accès à la circulation et à la respiration. Quand le pouls reste net, peu fréquent après les accès, le pronostic est plutôt favorable ; si, au contraire, il se relève mal, s'il reste serré, petit, fréquent, incomptable, s'il y a de l'arythmie ou des arrêts du cœur, le pronostic devient très grave.

Une dyspnée intense sans lésion apparente du côté des poumons est toujours d'un fâcheux pronostic, surtout si elle coïncide avec les troubles de la circulation que nous venons d'indiquer. Le pronostic doit être également réservé quand on voit survenir de l'œdème pulmonaire.

L'éclampsie peut devenir subitement fatale dès l'apparition des accès, quand la malade avait préalablement quelque affection pulmonaire ou cardiaque. Bar a observé à l'hôpital Saint-Louis, une femme qui, au moment de la délivrance, fut subitement prise d'un accès d'éclampsie, et succomba à la fin de la période clonique de ce premier accès ; à l'autopsie, on trouva, outre les lésions habituelles du côté du foie et des reins, des adhérences complètes et anciennes des deux plèvres. Il est vraisemblable que cette lésion, par le trouble qu'elle devait apporter à l'expansion pulmonaire, n'a pas été étrangère à la mort subite de la malade.

La présence d'un œdème considérable n'a pas grande valeur pronostique. On voit des femmes chez lesquelles l'anasarque est grande, et qui cependant guérissent vite et bien. Si un œdème étendu n'a pas grande importance, il n'en est pas de même des cas dans lesquels on voit l'œdème s'accentuer rapidement pendant et après la période des accès. Cette marche est généralement de fâcheux augure. Nous avons observé un fait dans lequel il y avait seulement, au début des accidents, un peu d'œdème des malléoles. Nous vîmes une anasarque intense compliquée d'ascite se développer en moins de quarante-huit heures, et prendre des proportions colossales. La femme succomba en dépit de tout traitement, bien que la température ne fût pas élevée et que les accès eussent été peu nombreux.

Quand l'albuminurie *précède* la grossesse, et que par conséquent les lésions rénales peuvent être considérées comme profondes, les auteurs pensent que le pronostic est sérieux. Il ne faudrait cependant pas être trop absolu à cet égard : nombre de ces cas se terminent favorablement, car dans l'éclampsie il y a autre chose que la lésion rénale, et si celle-ci joue un rôle important, on ne peut régler le pronostic sur sa seule intensité.

Lorsqu'on voit survenir de l'ictère pendant les accès, le pronostic sera très réservé, surtout si en même temps la température est élevée, si les urines sont très rares, chargées d'hémoglobine, et si des ecchymoses apparaissent sous la peau. Cependant, un ictère ne s'accompagnant pas des symptômes que nous venons de dire, ne semble pas entraîner un pronostic particulièrement grave; quelquefois il apparaît quand les accès ont cessé, et coïncide avec une amélioration notable; les anciens auteurs le considéraient même comme un phénomène critique.

Pronostic après les accès. — Il faut tenir grand compte de la persistance du coma, d'une température élevée, de la continuité de la dyspnée, de la permanence des troubles de la respiration et de la circulation nés sous l'influence des accès. Nous avons dit qu'un coma prolongé et la réapparition tardive de nouveaux accès sont toujours chose fâcheuse; qu'il en est de même de l'apparition de la manie dans les jours qui suivent les accès.

Il y a lieu d'attacher la plus grande importance au rétablissement des fonctions urinaires: quand les urines deviennent rapidement abondantes, le pronostic est favorable; mais il faut savoir que bien souvent, même quand la guérison doit survenir, les malades restent pendant trente-six ou quarante-huit heures avec des émissions d'urine très faibles. Il faut accorder une très grande valeur à la polyurie qui apparaît vers le troisième, quatrième, cinquième jour et quelquefois plus tard. Tant qu'on ne l'a pas observée chez une malade, il est sage de réserver l'avenir (Bar); la guérison se fait plus lentement, elle est parfois incomplète, et c'est dans ces cas qu'on voit survenir des accidents tardifs, de la manie par exemple, etc. Bar a noté des faits dans lesquels les malades sont restées pendant trois ou quatre semaines incomplètement rétablies; si à ce moment la polyurie se produisait, la guérison devenait complète. Quand les urines restent albumineuses, l'avenir est toujours incertain. Nous avons dit que souvent ces femmes reviennent à un état de santé presque parfaite, sauf la persistance de l'albuminurie.

Quand tout semble fini, alors que les accès datent déjà de loin, on se souviendra que la mémoire peut rester obtuse, l'intelligence inerte, et qu'on voit parfois survenir de la manie. Nous avons dit que chez quelques malades, l'amblyopie et parfois la cécité durent plusieurs jours ou plusieurs semaines, et même plusieurs mois.

Disons, en terminant, que le pronostic de l'éclampsie peut être aggravé si le médecin, poussé par le désir de terminer rapidement l'accouchement, se livre à des interventions mal réglées, etc. Enfin, au moment de la délivrance, des hémorrhagies graves se produisent parfois et rendent nécessaire une délivrance artificielle. De là naît toute une série de dangers pour les malades. Enfin, il existe souvent chez les éclamptiques des altérations de la caduque qui entraînent la rétention des membranes, et parfois celle-ci engendre des hémorrhagies tardives, ou des phénomènes infectieux pouvant assombrir d'autant plus le pronostic que le maniement des antiseptiques est ici plus délicat.

Pronostic relatif au fœtus. — Le fœtus se trouve compromis quand l'éclampsie survient pendant la grossesse, par suite de la facilité avec laquelle l'avortement ou l'accouchement prématuré se déclarent. Il l'est encore parce que l'intérêt de la mère peut commander des interventions qui par elles-mêmes sont préjudiciables au fœtus.

Enfin le fœtus peut succomber pendant la période prémonitoire, ou bien dès le début et dans le cours des accès.

Les causes de la mort du fœtus sont assez complexes. On a accusé tantôt des hémorrhagies, et des lésions placentaires, tantôt les modifications profondes apportées à la circulation utérine par les accès; cette dernière cause n'est cependant pas bien démontrée.

Il est possible que l'hyperthermie qui existe chez les éclamptiques soit une cause de la mort du fœtus dans certains cas, mais il est très vraisemblable qu'il succombe le plus souvent à un véritable empoisonnement. Ce mécanisme, invoqué déjà par Braun, a été surtout mis en lumière par les recherches de MM. Charpentier et Butte (1887) qui ont pu constater la présence d'un excès d'urée chez des petits animaux auxquels on avait injecté de l'urée, et qui avaient succombé par intoxication à la suite de l'empoisonnement de la mère.

Nous avons dit les lésions que Chambrelent et Cassaet, Bar et Guieysse, ont observées dans le foie et les reins d'enfants issus de femmes éclamptiques.

La mort du fœtus peut, à cet égard, être considérée comme la preuve d'une intoxication profonde de la mère; la fréquence avec laquelle elle survient nous explique pourquoi l'opération césarienne *post-mortem*, même quand elle a été pratiquée immédiatement après le décès de la mère, n'a pas souvent donné un enfant vivant. D'un autre côté, on voit parfois la mort du fœtus pendant la grossesse marquer le début d'une amélioration dans l'état de santé de la mère, et même être suivie de sa guérison. C'est là un fait à retenir, et sur lequel Gubler avait attiré l'attention, mais il n'est pas constant.

Dans ces conditions, il n'est pas rare d'observer des femmes qui ne se rétablissent qu'incomplètement, et qui pendant une période assez longue pouvant durer plusieurs semaines, restent en imminence de nouveaux accès. Bar a observé à l'hôpital Saint-Louis une malade chez laquelle la cessation des accès survenus pendant la grossesse, coïncida avec la mort du fœtus; mais la malade conserva de la céphalée, de la douleur épigastrique, et les urines restèrent albumineuses. Au bout de 15 jours elle eut un peu de manie. On provoqua l'accouchement et le rétablissement fut rapidement complet.

Certains auteurs disent qu'on a observé des enfants qui naissaient en état convulsif. Cette proposition repose peut-être sur une confusion (P. Bar). Elle tient alors à ce que les fœtus ayant succombé pendant le travail, se trouvent en état de rigidité cadavérique lorsqu'ils sont expulsés. Cependant Budin a vu deux fois des enfants avoir après la naissance des attaques d'éclampsie; ils avaient été aussi intoxiqués.

Si nous voulons résumer en chiffres la gravité générale du pronostic pour l'enfant, nous dirons que d'après Depaul, sur 132 cas, 64 enfants ont succombé, soit 48 p. 100. Mais, d'après un relevé dressé par Tarnier et comprenant tous les cas d'éclampsie qui ont été observés à la Clinique d'accouchement depuis la fondation de cet hôpital, en 1834, jusqu'au 1er janvier 1896, on compte, sur 304 enfants, 183 décès, soit une mortalité de 60 p. 100. Dans une statistique de la Maternité, la mortalité des enfants a été de 36 p. 100 quand l'éclampsie a éclaté pendant le travail de l'accouchement, tandis qu'elle s'est élevée à 54 p. 100 lorsque les accès de cette maladie sont survenus pendant la grossesse. Nous n'avons pas besoin d'ajouter ici que, quand l'enfant a succombé, il peut être expulsé immédiatement, ou séjourner pendant un temps plus ou moins prolongé dans la cavité utérine. Dans ce dernier cas, il subit les modifications que présente tout fœtus mort lorsqu'il est retenu dans l'utérus.

Quand l'enfant naît vivant, s'il ne meurt pas dans les premiers jours qui suivent la naissance, le pronostic ne laisse pas que d'être encore réservé. On est souvent frappé de sa maigreur et il semble que la peau qui le recouvre soit trop grande pour son corps. Un tel enfant se nourrit souvent mal, et reste en deçà de son développement normal, si grands que soient les soins dont on l'entoure. Sans aucun doute, les conditions spéciales dans lesquelles l'enfant s'est trouvé pendant la vie intra-utérine (lésions placentaires, milieu intoxiqué), les lésions viscérales qu'il présente (Bar) sont la cause de ces accidents tardifs.

De la nature de l'éclampsie. — Les opinions les plus diverses ont été soutenues quant à la nature de l'éclampsie.

Tout d'abord elle fut considérée comme une simple névrose, une variété de la maladie hystérique « ou vaporeuse ».

Puis, quand, par les progrès des études anatomiques, on fut mieux à même de constater les lésions que présentent les organes du système nerveux central, les convulsions éclamptiques furent attribuées à la présence de l'hyperhémie, de l'œdème de ces organes. Plus tard, lorsque Demanet de Gana, en 1802, eut montré la coïncidence fréquente de l'œdème et de l'éclampsie, quand Rayer en 1840, puis Lever en 1843, eurent signalé l'importance qu'il convient d'attribuer à l'albuminurie, qui, presque constamment, était observée chez les éclamptiques, on crut le problème résolu, et on attribua à celle-ci tous les troubles observés.

Par quel mécanisme l'albuminurie produisait-elle l'éclampsie ? Les interprétations fort vagues émises tout d'abord, furent peu à peu abandonnées. Puis le progrès des études biologiques attira l'attention sur le danger que présentait l'accumulation dans le sang des matières excrémentitielles qui normalement sont éliminées en majeure partie par le rein ; celui-ci étant malade, son fonctionnement étant entravé, il se produit une véritable intoxication. Il parut logique de penser que les accidents éclamptiques étaient la manifestation d'une semblable toxhémie.

Ainsi naquit la théorie actuelle de l'intoxication, qui s'échafauda lentement, se modifiant, se complétant, se transformant chaque jour à mesure que se développaient nos connaissances, théorie qui est aujourd'hui acceptée par la plupart des accoucheurs dans notre pays.

Quelle est la valeur de ces diverses théories qu'on a successivement émises pour expliquer la nature de l'éclampsie? C'est ce que nous allons examiner.

A. — *Théories abandonnées.* — Malgré l'intérêt scientifique qui s'attache à l'histoire de ces théories, nous ne ferons que les résumer très brièvement.

1° L'éclampsie est-elle une névrose? C'était l'opinion de Dubois, qui faisait de l'éclampsie une névrose assimilable à l'hystérie ou à l'épilepsie. On sait que Sydenham lui donnait le nom d'apoplexie hystérique, que Mme Lachapelle et Jacquemier l'appelaient épilepsie puerpérale.

Il est vrai que les accès éclamptiques présentent quelques analogies avec les accès d'hystéro-épilepsie par la manière dont les convulsions cloniques succèdent aux convulsions toniques, et celles-ci à une période d'invasion.

Parfois même les accès des hystéro-épileptiques se groupent de telle sorte qu'ils simulent ceux des éclamptiques en état de mal, et bien souvent, ainsi que nous l'avons dit en traitant du diagnostic de l'éclampsie, on n'évite une confusion que par une étude attentive des symptômes concomitants. Ceux-ci sont assez différents, la marche des deux affections est trop dissemblable pour qu'en aucun cas on puisse les considérer comme étant de même nature.

2° Si l'éclampsie n'est pas une névrose, n'y a-t-il pas lieu de considérer les accès comme étant, au moins dans certains cas, d'origine réflexe?

Bien des auteurs l'ont pensé, Cohen (de Hambourg), par exemple, a cru devoir distinguer, à côté d'une forme grave, une éclampsie qu'il appelle utérine, qui se produirait quand la grossesse est à terme. Dans cette forme, chaque accès accompagnerait une contraction utérine, la dilatation se poursuivrait rapidement. Si dans les intervalles des accès il y a du sommeil, la malade ne tomberait pas dans le coma; la guérison de la mère serait la règle, et le fœtus naîtrait ordinairement vivant.

On n'a pas encore prouvé que l'intensité des douleurs seules, comme le croyait Mauriceau, suffise à provoquer une éclampsie, même légère.

Pourtant il est incontestable que chez les femmes éclamptiques, ou en imminence d'éclampsie, une émotion, des contractions douloureuses, peuvent provoquer celle-ci : il semble qu'il y ait chez elles une hyperexcitabilité particulière des centres nerveux (Guéniot), et c'est sans doute ainsi qu'il faut interpréter les faits avancés par Féré, et qui donneraient à penser que dans certains cas une prédisposition héréditaire pourrait favoriser l'apparition des accès. Dans ces limites seulement, leur origine réflexe est réelle. Nous reviendrons plus loin sur cette question quand nous étudierons l'opportunité de certaines interventions pour terminer rapidement l'accouchement. Nous dirons alors qu'elles peuvent devenir une cause d'augmentation de fréquence d'accès, bien que les accès ainsi provoqués aient une gravité moindre que les autres. Relevons ces particularités, sans qu'il soit pour cela nécessaire de créer une forme particulière d'éclampsie, d'origine purement réflexe.

3° Si l'éclampsie n'est pas une névrose, s'il n'existe pas une éclampsie purement réflexe, les accès ne sont-ils pas la conséquence des lésions (congestion, anémie, œdème) qu'on observe dans les centres nerveux à l'autopsie des femmes éclamptiques?

Convient-il d'accuser la congestion des méninges et de la substance cérébrale? Levret autrefois, Blot et Peter, plus récemment, le pensèrent. Depaul préférait ne voir en cette congestion qu'une conséquence de la perturbation apportée à la circulation des centres nerveux par les accès; elle ne serait ainsi que la cause du coma. La congestion des méninges ou des centres nerveux n'est pas constante. Pourtant les foyers congestifs qu'on y observe peuvent jouer un rôle important.

Formés au voisinage de vaisseaux obstrués par des embolies cellulaires ou des masses hyalines, ils expliquent certains symptômes qui suivent les accès : l'épilepsie spinale, une hémiplégie, de l'aphasie, par exemple.

4° Dès que l'on eut constaté la constance avec laquelle les reins étaient lésés chez les femmes mortes d'éclampsie, certains auteurs pensèrent que l'albuminurie, ainsi que les lésions rénales concomitantes, étaient une conséquence des accès.

Cette théorie fut rapidement abandonnée puisque l'albuminurie précède l'apparition des convulsions.

Elle n'a donc qu'un intérêt historique ; elle a été remplacée par les théories de l'urémie, de l'urinémie, de l'auto-intoxication qui en sont peu à peu précisées, et que nous allons exposer.

B. — *Urémie. Urinémie. Auto-intoxication.* — Pour les raisons que nous avons précédemment indiquées (volume II, pages 127 à 141), on admet que, s'il y a de l'albuminurie et de la néphrite chez une femme enceinte, les matières excrémentitielles qui devraient être éliminées par les reins s'accumulent dans l'organisme. Le poison accumulé dans le sang agit sur le système nerveux, et de nombreux symptômes en résultent ; dans la sphère motrice de ce système : accès convulsifs, paralysies ; dans sa sphère psychique : délire, manie, coma ; dans sa sphère sensitive : tintements d'oreilles, troubles de la vue, céphalée, douleur épigastrique, fourmillements dans les membres ; dans sa sphère nutritive : dyspnée intense, troubles de la respiration, troubles apportés à la marche du cœur, diarrhées incoercibles. Telle serait la cause de l'éclampsie.

Pour démontrer le bien fondé de cette théorie, on s'est depuis longtemps attaché à préciser et à étudier les substances qui eussent dû être éliminées par les reins, et à démontrer leur accumulation dans l'organisme qu'elles empoisonnent. Cette étude a été bien résumée par Tarnier dans une note ajoutée au Traité d'accouchement de Cazeaux (Paris, 1867, pages 493 à 495.)

a) *Urémie. Ammoniémie.* — On sait que l'urine contient des matériaux de désassimilation dont la composition est très différente suivant l'état de santé ou de maladie, de travail ou de repos de l'individu, ou, si l'on veut, suivant le degré de combustion plus ou moins active, plus ou moins complète des albuminoïdes.

Le plus important de ces déchets de l'organisme, au moins par la proportion dans laquelle il entre dans la composition de l'urine, est l'urée. La diminution de son excrétion par le rein malade, son accumulation dans le sang, ont été accusées d'être la cause de la toxhémie éclamptique ; celle-ci serait de l'urémie (A. Wilson, Rayer, Rose Cormack).

Cette interprétation semble au premier abord être très séduisante. D'une part, en effet, il est commun de voir une femme albuminurique, mais non encore éclamptique, n'éliminer que 10 à 12 grammes d'urée par jour, et cette quantité tomber à 4 ou 5 grammes pendant les jours qui précèdent les accès d'éclampsie, devenir même nulle ou presque nulle (moins d'un gramme par jour) pendant que les femmes sont en état de mal éclamptique.

D'autre part, l'excès de l'urée dans le sang, constaté par Regnault, Wurtz, etc., est généralement admis, et Bar a pu avec Quinquaud constater chez deux femmes éclamptiques que la quantité d'urée contenue dans le sang était de quatre fois supérieure à la normale.

Ne peut-on faire aucune objection à cette théorie? Tout d'abord l'urée est-elle toxique, et son accumulation dans le sang est-elle capable de produire des accidents aussi graves que ceux qui marquent l'éclampsie?

Claude Bernard, et après lui Bouchard, ont démontré que l'urée injectée même en notable quantité dans le sang ne produisait pas de phénomènes convulsifs analogues à ceux observés dans l'éclampsie (1).

Dans ses expériences, Bouchard vit seulement l'animal succomber quand il avait injecté une quantité assez considérable de la solution pour qu'on pût accuser plutôt la quantité de liquide injectée que sa qualité. La mort se produit en effet dans des conditions identiques quand, au lieu d'une solution d'urée, on injecte dans les vaisseaux de l'animal une égale quantité d'eau pure.

La théorie d'après laquelle l'éclampsie ne serait que l'urémie convulsive doit donc être écartée. Elle le doit d'autant plus, que l'urine des femmes éclamptiques, ou en imminence d'accès, contient quelquefois une proportion d'urée très voisine de la normale, et que le sang recueilli au moment des accès peut ne pas présenter un excès d'urée (Chalvet). Dans ces cas, les accidents peuvent pourtant être très graves (Butte, 1893).

Mais on a pensé que si l'urée ne causait pas elle-même l'éclampsie, elle pouvait se transformer en carbonate d'ammoniaque, soit directement dans le sang (Frerichs), soit dans l'intestin où elle aurait été éliminée (Treitz), ou bien se transformer en urate d'ammoniaque (Mercier). Ce seraient ces substances dérivées de l'urée qui, à leur tour, seraient résorbées (*ammoniémie*), et deviendraient la cause des accidents. Spiegelberg a pu, il est vrai, trouver un excès de carbonate d'ammoniaque dans le sang d'une éclamptique, mais d'autres expérimentateurs, J. Veit par exemple, ont en vain recherché la présence de ce corps dans le sang des femmes éclamptiques. Il ne semble pas que la transformation de l'urée en carbonate d'ammoniaque ait été rigoureusement démontrée.

b) *Urinémie. Auto-intoxication.* — On fit bientôt un pas en avant avec Schöttin et Gubler. Pour eux l'éclampsie était une toxhémie par urinémie. Cette théorie paraît plus complète que les précédentes dont elle dérive; avec elle, ce n'est pas telle ou telle substance, c'est l'ensemble des matières extractives qui devraient passer dans l'urine et leur rétention dans le sang qui cause l'éclampsie.

A l'origine de l'intoxication éclamptique, il y aurait simplement suspension de la fonction rénale, suspension dont témoignent la faible quantité de l'urine émise, le peu d'urée et de toxines éliminées (voyez p. 703). Cette conception

(1) Il faudrait, d'après Quinquaud et Gréhant, que la quantité d'urée contenue dans le sang fût dix fois supérieure à la normale, pour qu'on pût lui attribuer un pouvoir toxique. (GRÉHANT et QUINQUAUD. *Jour. anat. et phys.*, 1884. MEIGE. *Recherches sur les variations de l'urée dans le sang des différentes maladies;* Thèse de Paris, 1885.)

théorique s'est modifiée grâce aux travaux de Quinquaud, de Bouchard et de ses élèves. Ces auteurs ont montré que l'intoxication éclamptique était plus complexe que celle produite par une simple rétention dans le sang des substances contenues normalement dans l'urine.

On sait, depuis les travaux de Schiff (1877) et les recherches de Roger, que le foie normal est un puissant destructeur des poisons qui ont pu se former dans le tube digestif et qui lui arrivent par la veine porte. Cette notion paraît aujourd'hui bien démontrée (Lapicque). Or, les recherches des chimistes, notamment de Baumann, de Brieger, de Gautier, etc., ont montré que les putréfactions intestinales des matières albuminoïdes donnent lieu à l'absorption par la muqueuse intestinale de phénols très toxiques ; mais ceux-ci se transforment, grâce au foie, en acides sulfoconjugués inoffensifs et s'éliminent par les reins. Chez les éclamptiques, chez les femmes en imminence d'attaques, le foie a perdu son pouvoir protecteur, et des substances très toxiques viennent s'ajouter ainsi à celles résultant de la destruction des cellules hépatiques, et à celles qui, déchets normaux ou anormaux de la vie cellulaire, ne peuvent s'éliminer par le rein malade. Une toxhémie à marche rapide, à gravité extrême, peut ainsi se trouver constituée. Telle serait l'éclampsie dans laquelle il y aurait dans le sang accumulation de toxines qui varieraient à l'infini dans leur composition chimique, mais dont le pouvoir toxique serait énorme.

On a essayé à plusieurs reprises d'isoler ces toxines. Doléris et Butte, par exemple, ont pu par l'éther extraire du sang des éclamptiques un résidu cristallin ; tantôt d'une pureté presque parfaite, tantôt mélangé d'une substance granuleuse, pulvérulente, jaunâtre, amorphe.

De même, Bouchard a voulu extraire de l'urine et isoler des toxines, les unes paralysantes, les autres convulsivantes, qui s'accumulant dans le sang chez les éclamptiques seraient la cause des accidents. Toutes ces recherches ont besoin d'être reprises.

Préciser la ou les toxines coupables, en donner la formule et l'histoire chimique, serait encore chose impossible aujourd'hui. On a tenté d'étayer autrement cette théorie et on a cru lui donner une base solide dans les recherches expérimentales faites récemment sur le pouvoir toxique A) des urines et B) du sang chez les éclamptiques. De ces recherches, dériverait cette conclusion que les éclamptiques éliminent peu de toxines par les reins et que chez elles le sang en contient en excès.

A. — Les recherches faites dans le but de préciser la *toxicité des urines* montrent bien que, chez les éclamptiques, le coefficient urotoxique est diminué, mais on ne doit pas oublier que les résultats expérimentaux obtenus par les injections d'urine dans la veine auriculaire du lapin, n'ont pas une précision ni une fixité absolues : la vitesse, la régularité ou l'irrégularité avec laquelle l'urine est injectée, le fait qu'elle a été ou non filtrée, l'état de l'animal en expérience, son poids, constituent autant de facteurs qui font varier le résultat dans de grandes proportions.

B. — Il semble rationnel de chercher dans le *sang* lui-même la preuve de sa propre toxicité ; c'est ce qui a été fait. Rummo a montré que le sérum de sang humain, à *l'état physiologique*, est toxique pour différents animaux quand il est injecté dans leur appareil circulatoire, et que 10 centimètres cubes de ce sérum tuent un kilogramme de lapin ; il a montré, en outre, que la toxicité du sérum humain est augmentée quand il est pathologique, c'est-à-dire lorsqu'il provient de personnes atteintes de différentes maladies, d'une femme éclamptique par exemple, et qu'alors il faut moins de 10 centimètres cubes de sérum pour tuer un kilogramme de lapin. Trois ou cinq centimètres cubes suffisent.

Tarnier et Chambrelent ont particulièrement étudié la toxicité du sérum sanguin provenant de femmes éclamptiques ; leurs observations sont au nombre de 6. Le sérum provenant du sang de ces 6 éclamptiques a été injecté à une série de lapins, à des doses variables, de façon à déterminer la dose minimum nécessaire pour amener la mort de l'animal. Ils ont trouvé que pour tuer un kilogramme de lapin il suffisait d'injecter dans la veine auriculaire de l'animal une certaine dose de sérum sanguin, mais que cette dose était deux ou trois fois moindre quand le sérum provenait de femmes éclamptiques, que lorsqu'il avait été fourni par une femme à l'état normal ; la toxicité du sang était donc deux ou trois fois plus grande chez les éclamptiques. Bar a bien des fois recherché, avec Rénon, cette toxicité et il est arrivé aux mêmes chiffres que Rummo, que Tarnier et Chambrelent ; il suffisait de 3,5 ou 6 centimètres cubes par kilogramme de lapin pour amener la mort. Nous avons dit que, pour Tarnier et Chambrelent, le sérum paraissait plus toxique dans les formes d'éclampsie grave que dans les formes légères.

Cette recherche de la toxicité du sérum sanguin a été également faite par Bar et Rénon chez deux femmes *menacées d'éclampsie;* une fois, l'urine, peu abondante, était *hypertoxique*, et contenait 4 grammes d'albumine par litre ; la malade, peu œdématiée, avait une céphalalgie intense ; il fallait seulement 5 centimètres cubes de sérum pour tuer un kilogramme de lapin. Dans le deuxième cas, l'urine était assez abondante et *hypotoxique*, et cependant il fallut 8 centimètres cubes de sérum pour tuer un kilogramme de lapin. Chez ces femmes en imminence d'éclampsie, le pouvoir toxique du sérum a semblé accru.

Quelle est la portée de ces expériences faites avec le sérum sanguin ?

Hayem a montré que si on injectait rapidement dans la veine auriculaire d'un lapin une certaine quantité de sérum normal, celui-ci tue l'animal, non en l'empoisonnant, mais en provoquant de volumineux coagula dans le cœur. Cet accident se produit avec le sérum provenant des femmes éclamptiques : Bar a toujours trouvé remplis de caillots l'oreillette et le ventricule droit des lapins qu'il tuait par une pareille injection. Les expériences précédentes ne démontrent donc pas, à proprement parler, le pouvoir toxique du sang, mais plutôt son pouvoir coagulant.

Pour préciser le pouvoir toxique du sérum des éclamptiques, mieux vaut l'injecter sous la peau ou dans le péritoine. Dans ces cas, il convient d'user de grandes quantités de sérum pour provoquer la mort, et Bar a pu injecter ainsi sous la peau jusqu'à 15 et 20 c. c. par kilogramme de lapin sans causer d'accidents immédiats, alors que le même sérum injecté dans la veine tuait un kilogramme de lapin à la dose de 0,03.

Les expériences qui ont été pratiquées avec le sérum des éclamptiques sont donc loin d'avoir démontré qu'il était hypertoxique. Pourtant, il n'y a pas lieu de les rejeter comme étant sans portée. Elles prouvent au moins que le sérum des éclamptiques est très modifié. Disons que son pouvoir coagulant est accru et qu'il est ainsi plus nocif. Cet excès de nocivité est sans doute dû à la présence de toxines. On voit en effet des animaux qui résistaient tout d'abord à ces injections, maigrir peu à peu, perdre leurs poils, et succomber avec des lésions du foie et des reins tout à fait analogues à celles qu'on observe chez les animaux auxquels on a injecté des toxines pures (Claude) (1).

Telles sont les expériences que l'on considère comme démontrant l'exactitude de la théorie qui attribue l'éclampsie à une auto-intoxication. La critique que nous en avons faite montre qu'il n'y a pas lieu de les tenir pour absolument démonstratives. Il ne convient pourtant pas de les rejeter, et, même avec les réserves que nous avons formulées, elles viennent à l'appui de cette théorie.

Mais s'il y a intoxication dans l'éclampsie, d'ou vient le poison ?

Il est vraisemblable que les lésions rénales et les modifications de l'excrétion urinaire considérées si longtemps comme primitives sont secondaires. Elles sont probablement postérieures aux lésions hépatiques. Mais alors quelle est la cause de celles-ci ?

Quelle est alors l'origine première de cette toxhémie ? Ici tout est obscurité. Une opinion qui a paru rallier, dans ces dernières années, un certain nombre d'auteurs, attribue à ces lésions une origine microbienne. Étudions les recherches qui ont été faites sur ce point.

C. — *Investigations sur la possibilité d'une origine microbienne.* — Il est facile de grouper tous les symptômes qui précèdent ou accompagnent les accès, et de les assimiler à ceux qui existent dans bien des affections microbiennes. C'est ce qu'a fait Delore quand il a lu à Blois son mémoire sur l'étiologie bactéridienne de l'éclampsie. Mais ce ne sont là que de pures vues de l'esprit, qui ne s'appuient sur aucune recherche expérimentale, et n'entraînent nullement la conviction.

Avec Delore, la question de l'origine microbienne de l'éclampsie était seulement posée. De nombreuses recherches devaient être faites pour trouver les germes pathogènes capables de produire l'éclampsie. On les chercha dans l'urine, dans le sang, dans différents viscères de la mère, dans le placenta, dans le corps du fœtus.

a) *Recherche d'un micro-organisme dans l'urine.* — Les premières recherches intéressantes faites pour déceler dans l'urine la présence de micro-orga-

(1) Hayem (*Société de biologie*, 1894) a montré qu'en portant à une température de 58 à 60° centigrades du sérum sanguin provenant d'un animal bien portant, le pouvoir coagulant se trouve très réduit ; j'ai vu que cette particularité s'observait aussi avec le sérum des éclamptiques. J'ai pu, avec Rénon, tuer rapidement des lapins en leur injectant 3 c. c. (par kilogramme) du sérum d'éclamptique ; puis j'ai mis, pendant deux heures, ce sérum à l'étuve à 58°, et j'ai pu alors en injecter à d'autres lapins 8, 10 et 12 c. c. par kilogramme, sans pouvoir les tuer (P. Bar).

Cette cachexie tardive s'observe fréquemment chez les animaux auxquels on injecte du sérum d'animaux d'une autre espèce. Cependant on doit remarquer que pour produire un tel résultat il suffit de quantités plus faibles de sérum, quand on opère avec du sang de femmes éclamptiques.

nismes capables de produire l'éclampsie, ont été entreprises, en 1885, par Doléris et Poney. Non seulement ils ont trouvé chez les femmes albuminuriques des monocoques, des diplocoques, des staphylocoques, des streptocoques abondants, mais ils ont étudié en même temps, dans deux cas, le sang de la femme.

Dans un des cas ils ont pu suivre « avec une précision remarquable la progression des accidents, et leur marche parallèle avec l'inspection microbienne de l'urine et du sang ».

En 1889, Blanc, ayant eu l'occasion d'observer une malade qui entrait à la clinique obstétricale de Lyon avec une attaque d'éclampsie, procéda à un soigneux lavage des organes génitaux externes avec une solution de sublimé, et recueillit lui-même, avec une sonde stérilisée, de l'urine dans un tube de gélatine. Dès le lendemain, des colonies commençaient à apparaître; toutes contenaient le même micro-organisme : « un bacille assez ténu, doué de mouvements très vifs, ayant en moyenne une longueur de 2 μ et une largeur moitié moindre, présentant souvent dans sa partie moyenne un nodule; on peut, dit-il, assister à des phénomènes de scissiparité. Ce bacille, qui prend bien les couleurs d'aniline, ne fluidifie pas la gélatine. Les urines de cette éclamptique restèrent fertiles pendant 12 ou 14 jours après les accès ».

En possession de ce microbe, Blanc en fit une culture dans du bouillon, et tenta de déterminer son pouvoir pathogène. Une injection intra-veineuse faite avec un centimètre cube et demi de ce bouillon tua une lapine gravide en une heure. L'animal succomba avec des convulsions. Une lapine non gravide à laquelle on injecta un centimètre cube fut gravement malade et eut une plaque de sphacèle à l'oreille. Variant ses expériences, Blanc arriva à produire chez certaines lapines des accidents convulsifs avec albuminurie; il put provoquer des plaques de sphacèle, des accidents phlébitiques.

Quelques mois plus tard, Blanc reprit ces expériences, et rechercha à la fois si les urines et le sang étaient fertiles. De ces recherches de Blanc découlent toutes celles qui ont été poursuivies depuis.

En 1892, Haegler examina l'urine de trois femmes éclamptiques. Dans un cas l'urine resta stérile. Dans un deuxième, il se développa un coccus qui parut être un staphylocoque pyogène blanc; la femme souffrait d'une néphrite qui résista longtemps à tout traitement. Dans un troisième cas, on trouva un diplocoque assez semblable à celui de la pneumonie, mais non capsulé; ce cas était fort grave, et la femme mourut.

Döderdein, en 1893, examinait l'urine de huit femmes éclamptiques; dans aucun de ces cas, l'urine ne resta stérile.

Enfin, A. Herrgott a examiné au point de vue bactérien l'urine de neuf femmes éclamptiques; sept fois l'examen a été négatif; deux fois l'urine a donné des cultures pures, dont l'examen fait par M. Haushalter a donné les résultats suivants :

« Ce microbe se présente sous divers aspects dans une même culture; il se présente sous la forme d'un bâtonnet, tantôt trapu, court, deux fois plus long que large, tantôt légèrement ovoïde, tantôt affectant la forme d'un biscuit, tantôt un peu allongé en forme de bacille, présentant des mouvements de reptation et s'incurvant latéralement. Quelquefois ces microbes présentent à leur centre ou à leurs extrémités un point plus foncé.

On n'a pas constaté la présence de spores libres chez les microbes qui se colorent rapidement avec les couleurs d'aniline, se décolorent assez facilement par la méthode de Gram.

Les cultures de ce microbe sur de la gélose produisent assez rapidement des plaques blanches, humides, lisses, assez semblables à de légères taches de cire.

Les cultures sur gélatine à 20° en piqûre donnent un pointillé le long de la piqûre, avec un léger développement à la surface.

Au bout d'une quinzaine de jours, il se forme une ligne blanchâtre, finement dentelée le long de la piqûre, avec culture en clou, tête arrondie, d'un blanc grisâtre, un peu translucide à sa surface; à aucun moment la gélatine n'a été liquéfiée.

Sur la pomme de terre ces cultures forment des papules grises humides.

Le bouillon est troublé rapidement et reste trouble. »

Telles sont les expériences faites avec l'urine des femmes éclamptiques. Sont-elles concluantes ?

Dans toutes ces recherches, on admet ce postulat que l'urine recueillie avec toutes les précautions antiseptiques chez une femme enceinte en apparence saine, est stérile. Cette proposition n'est pas conforme à ce que donne l'expérience : Gawrowski a trouvé que sur 62 femmes dont il a examiné le canal de l'urèthre, il en était 15 chez lesquelles ce canal contenait des micro-organismes. D'autre part, il n'est pas certain que l'urine contenue dans la vessie, alors même qu'il n'y a pas de cystite, soit toujours stérile. Enriquez a montré en effet combien l'urine, recueillie directement sur des animaux sains, contenait souvent des micro-organismes.

En réalité, quand on pratique le cathétérisme chez une femme enceinte et bien portante, si grandes que soient les précautions prises pour éviter toute chance d'infection pendant l'expérience, l'urine recueillie contient presque toujours des micro-organismes, que ceux-ci proviennent de l'urèthre, ou qu'ils existent réellement dans l'urine contenue dans la vessie. Döderlein avait déjà noté le fait. Bar a pu le vérifier avec Létienne en 1895. Il a recueilli, aussi aseptiquement que possible, l'urine de 10 femmes enceintes saines, 8 fois cette urine a cultivé. Il a fait une seconde série de recherches semblables chez dix autres femmes non albuminuriques ; sept urines ont cultivé. Donc le fait de trouver des micro-organismes dans l'urine d'une femme éclamptique ne peut avoir grande valeur. Mais les micro-organismes qu'on trouve alors sont-ils particuliers ? Ont-ils un pouvoir pathogène spécial ?

Que des animaux auxquels on a injecté des cultures pures de ces micro-organismes aient succombé rapidement, même avec des phénomènes convulsifs, cela est chose trop commune après l'injection de cultures pures, quel que soit le micro-organisme, pour qu'on puisse rien inférer de ce fait.

Il est, au contraire, une expérience bien facile à répéter, que nous avons faite un grand nombre de fois, et qui montre que toutes les recherches tendant à faire penser que la présence d'un micro-organisme pathogène spécial dans l'urine des éclamptiques sont sans portée. Qu'on injecte dans la veine auriculaire d'un lapin une quantité d'urine considérable provenant d'une femme éclamptique, urine prise pendant les accès ou immédiatement après leur cessation, quand la sécrétion rénale est devenue plus active : l'animal pourra mourir pendant l'expérience, tantôt avec des phénomènes paralytiques, tantôt avec des convulsions semblables à celles des éclamptiques. Il ne saurait être ici question de l'action des micro-organismes que l'urine peut contenir, et les accidents nerveux ainsi que la mort sont causés par les toxines solubles contenues dans l'urine. Mais si, par suite d'une quantité d'urine trop faible, d'une hypotoxicité extrême de celle-ci, ou d'une lenteur excessive dans l'injection, on a fait pénétrer dans les vaisseaux une quantité de 100 à 150 c.c. et même 200 c.c. par kilogramme, sans tuer l'animal, et si on abandonne ensuite l'expérience, le lapin paralysé semble voué à une mort certaine ; bientôt cependant il urine, il se remet au bout d'une heure ou deux, il marche, et si on le conserve, deux ou trois jours plus tard, au maximum, il est revenu à la santé. De tels animaux que nous avons conservés pendant plusieurs semaines, n'ont jamais présenté de signes d'infection (P. Bar).

b) *Recherche d'un micro-organisme dans le sang et les viscères maternels.* — Les recherches faites sur le sang et les viscères ont-elles conduit à un meilleur résultat ? Il ne semble pas que le sang des éclamptiques contienne fréquemment des micro-organismes ?

Nous avons dit plus haut le fait observé par Doléris, mais il ne semble pas que l'expérience soit venue confirmer son exactitude. Dans quatre cas, Döderlein a fait des cultures avec le sang de femmes éclamptiques, le sang est resté stérile. Herrgott est arrivé au même résultat pour les 9 cas où il a tenté cette recherche. Haegler dans quatre faits qu'il a suivis de 1889 à 1892 a pu recueillir du sang ; il a tenté de faire des cultures, mais il a échoué. Chambrelent et Bar sont arrivés au même résultat ; par contre, Combemale et Bué rapportent avoir trouvé dans quatre faits des staphylocoques blancs et dorés.

L'examen bactériologique des différents viscères chez la mère n'a guère donné de résultats. Le travail qui a le plus attiré l'attention est celui de Gerdes. Cet auteur, faisant l'autopsie d'une femme qui était morte dans le service de Kaltenbach après avoir eu 19 accès, trouva dans le rein, les poumons, le sang de l'aorte, le foie, un micro-organisme spécial auquel il crut devoir attribuer l'éclampsie, et qu'on désigne souvent en Allemagne sous le nom de coccus de Gerdes. En réalité, les conclusions de Gerdes sont bien critiquables ; l'autopsie a été faite longtemps après la mort, dans une saison déjà chaude, et le coccus observé semble être simplement le proteus vulgaris. En opposition avec ces conclusions, nous pourrons, du reste, citer les résultats négatifs obtenus par Herrgott, quand il examina, au point de vue bactériologique, le foie, la rate, le rein d'une femme morte d'éclampsie. Prutz, dans 22 cas, n'a jamais trouvé de micro-organisme dans les reins. Bar a voulu contrôler ces résultats : Dans cinq cas il a pu, avec Rénon, recueillir un fragment de foie et du sang, *moins de cinq minutes après la mort*. Dans trois cas, le foie et le sang restèrent stériles. Dans un quatrième cas, Bar a pu recueillir le foie et le rein d'une femme qui venait de succomber pendant un accès d'éclampsie : le foie resta stérile ; le rein donna quelques colonies de staphylocoques blancs, mais ce résultat fut probablement dû à une faute expérimentale. Enfin, dans un dernier cas, le sang recueilli dans le cœur et un fragment du foie donnèrent de riches colonies de staphylocoques blancs et dorés, mais ici le cas était très complexe et la malade était infectée depuis longtemps.

c) *Recherche des micro-organismes dans le placenta et le sang fœtal.* — Nous avons dit la fréquence avec laquelle on trouvait dans le placenta des foyers hémorrhagiques et des infarctus blancs, quand il y avait eu des accès d'éclampsie. Nous savons aussi que, pendant longtemps, on a considéré ces lésions comme étant secondaires, mais que d'après Schmorl on pourrait leur attribuer un certain rôle étiogénique. Favre est allé plus loin : On sait qu'il est des maladies infectieuses dans lesquelles les symptômes généraux sont dus à une véritable intoxication venant d'un foyer microbien, sans que les micro-organismes aient pénétré dans le sang et envahi l'organisme ; or, pourquoi l'éclampsie ne serait-elle pas l'une de ces affections ? Les infarctus blancs du placenta ne seraient, d'après Favre, que des foyers microbiens, point de départ de l'intoxication de l'organisme maternel ; à l'appui de cette théorie, il dit avoir pu constater des amas de micro-organismes au milieu de ces infarctus. Si l'accouchement et la délivrance sont assez souvent suivis de la cessation des accès, cela tiendrait, non pas à la déplétion utérine, mais à ce que le placenta avec ses infarctus infectés et infectants est expulsé.

Herrgott avait déjà fait des ensemencements de placenta d'éclamptiques, et il avait échoué. Dans huit cas, Döderlein prit de petits fragments dans la profondeur du placenta, et les cultures sont restées stériles. Haegler, dans un cas où la mort survint, trouva le placenta farci d'infarctus blancs, mais les ensemencements furent sans résultat. Bar a voulu vérifier les faits avancés par Favre : il n'a pas procédé par cultures, car on sait avec quelle facilité s'infecte le placenta en traversant le vagin, mais il a recueilli un certain nombre de petits infarctus blancs dans des placentas d'éclamptiques, et il a, avec Guieysse, multiplié les coupes ; or, ni dans les préparations colorées au Gram, ni sur celles colorées au bleu de Kuhne il n'a été trouvé de micro-organisme dans ces infarctus. Ces recherches portent maintenant sur six cas, et le résultat a été constamment négatif.

Quant au fœtus et à ses humeurs, les recherches bactériologiques ont été plus rarement faites. Cependant sur huit cas où Döderlein a recueilli du sang de la veine ombilicale, immédiatement après la naissance, les ensemencements sur gélose et sur gélatine sont restés stériles. Dans trois cas Bar a fait la même recherche ; le résultat a été négatif. Enfin, dans deux cas, Döderlein a examiné l'urine du fœtus au point de vue bactériologique, rien n'a poussé sur les milieux de culture ensemencés.

d) *Résumé de la théorie microbienne.* — Telles sont les pièces du procès. Quelle conclusion peut-on tirer de ces expériences qui ont donné des résultats si disparates ?

Que reste-t-il des recherches faites sur la bactériologie des urines ? Nous avons montré que rien n'autorisait à penser que les urines contenaient un micro-organisme pathogène de l'éclampsie.

Si Favre a trouvé dans les infarctus blancs du placenta des foyers microbiens, les recherches des autres auteurs ne sont pas venues confirmer ses conclusions.

Quant aux recherches faites avec le sang et les viscères maternels, que prouvent-elles, puisque dans le plus grand nombre des cas des ensemencements ont été stériles ?

Enfin jusqu'à présent les recherches entreprises sur le sang fœtal n'ont donné que des résultats négatifs.

De plus, quels micro-organismes a-t-on observés? Le proteus vulgaris, le coli bacille, le staphylocoque blanc et doré. Or, ce sont précisément ces bactéries qui sont les plus banales, et qu'on trouve le plus facilement, pour peu que les expérimentateurs se placent dans ces conditions défectueuses (1).

N'est-il pas juste de conclure que trop souvent les recherches ont été négatives, pour qu'on puisse considérer l'infection comme la cause *nécessaire et constante* de l'éclampsie? Il est cependant certain que des éclamptiques présentent assez souvent des signes d'infection, et que, parfois, les accidents infectieux précèdent les accès. Dans quelques cas, les staphylocoques étaient les agents infectieux. Y a-t-il eu simplement, dans ces circonstances, évolution simultanée de deux maladies distinctes chez une femme, ou bien cette infection doit-elle trouver sa place parmi les causes prédisposantes de l'éclampsie? La question doit être considérée comme étant à l'étude. Si l'éclampsie est une maladie microbienne, nous ne savons quel est le micro-organisme qui la cause; nous ignorons sa porte d'entrée. Les recherches faites jusqu'ici n'ont pas donné de résultats probants.

Traitement. — Il n'existe pas de traitement de l'éclampsie reposant sur des bases théoriques très solides. Aujourd'hui encore, les médications trop souvent infidèles auxquelles nous avons recours, sont toutes empiriques. Sans doute, les auteurs qui les ont proposées, ne l'ont fait qu'en s'appuyant sur des considérations théoriques qui semblaient incontestables, touchant la nature de l'éclampsie et le mode d'action des moyens auxquels ils conseillaient de recourir. Mais les progrès de la biologie ont fait rapidement leur œuvre; non seulement ils ont permis de reconnaître les points faibles de théories étiogéniques qui paraissaient inattaquables, mais on a dû encore avouer que les méthodes thérapeutiques avaient souvent un mode d'action tout autre que celui qui les avait fait adopter. C'est l'expérience seule qui justifie les préférences que nous croyons devoir accorder à tel ou tel moyen de traitement.

(1) Pourtant il est certain cas où l'expérience a paru avoir été rigoureusement conduite. Dans le fait que nous avons cité plus haut, et dans lequel nous avons trouvé du staphylocoque dans le foie, et dans le sang, les fragments de foie, le sang ensemencés ont été recueillis quelques moments après la mort. L'autopsie complétée le lendemain nous montra que la femme était atteinte d'une endocardite végétante, déjà ancienne; à la coupe on put trouver sur la valvule mitrale de nombreux foyers microbiens remplis de staphylocoques. Ce fait se rapproche donc de celui apporté par Haegle, et de celui publié par Oui et Sabrazès, qui ont pu constater chez une femme infectée, atteinte de broncho-pneumonie et morte après un seul accès d'éclampsie, la présence de staphylocoques dans le sang et dans les viscères.

Nous étudierons successivement les médications auxquelles on peut recourir quand une femme est : 1° en imminence d'accès ; 2° en période d'accès ; 3° quand les accès ont cessé.

1° Traitement avant les accès, ou traitement préventif. — Nous savons (voyez t. II, p. 142) que le traitement par excellence de l'albuminurie de la grossesse est le régime lacté préconisé par Jaccoud et surtout par Tarnier. Autant les médications que nous étudierons tout à l'heure sont souvent incertaines dans leurs résultats, autant le régime lacté paraît sûr dans son action, quand il est méthodiquement suivi. *LE LAIT SERA DONNÉ SEUL, A L'EXCLUSION DE TOUT ALIMENT*; il sera donné pur ou associé à l'eau de Vichy, à l'eau d'Évian, à l'eau d'Alet, au bicarbonate de soude, à l'eau de chaux, s'il est nécessaire. La quantité de lait que la malade prendra chaque jour sera aussi grande que possible (deux litres et demi à trois litres, et quelquefois plus).

Comment agit le lait ainsi administré? Est-ce en favorisant l'excrétion urinaire, ainsi qu'on l'a pensé pendant si longtemps ? Est-ce en augmentant la dilution des toxines qui sont accumulées dans le sang ? N'est-ce pas plutôt en réduisant dans de notables proportions la production des toxines dans l'intestin ? La faible toxicité des urines des femmes soumises au régime lacté, doit nous faire considérer ce dernier mode d'action comme ayant une importance capitale.

De quelque façon qu'il agisse, le régime lacté a une utilité indéniable ; dès qu'une femme enceinte présente quelques-uns de ces signes (voyez p. 705) que nous avons vus pouvoir être attribués à un début d'intoxication, dès qu'elle a de l'œdème, qu'elle soit albuminurique ou non, le lait donné *comme seul aliment* suffit généralement à faire cesser tous les accidents. (Voy. t. II, p. 142.)

M. Tarnier dit n'avoir jamais vu se produire d'accès d'éclampsie, quand le régime lacté absolu avait été institué depuis huit jours au moins, si grande que fût l'albuminurie, si marqués que fussent les prodromes de l'éclampsie.

Le régime lacté, une fois prescrit, ne doit être suspendu qu'avec la plus grande prudence. Tous les accoucheurs ont vu les accès, dont les menaces semblaient s'éloigner, éclater tout à coup après un écart de régime en apparence insignifiant.

Les albuminuriques, surtout si elles paraissent sous le coup d'attaques d'éclampsie, seront très sévèrement maintenues à la chambre et même au lit, toute cause de refroidissement, de fatigue sera soigneusement évitée. Si actif que soit le régime lacté, on ne négligera pas les autres médications, qui rendent notamment service quand des vomissements répétés réduisent la quantité de lait qui est absorbée, et quand les accès sont tout à fait imminents. On cherche à diminuer la production des toxines dans l'intestin, et nous savons que c'est surtout ainsi qu'agit le lait ; dans ce but on a encore conseillé le charbon et les préparations du bismuth, le naphtol β. Si on avait recours à ce dernier médicament, on l'emploierait associé au salicylate de bismuth, en donnant dans la journée deux grammes cinquante de chacun de ces produits divisés en 18 paquets (un paquet toutes les heures).

On aura également recours aux purgatifs. Pendant longtemps, on a pensé que les purgatifs agissaient en soustrayant au sang une grande quantité de matières extractives qui étaient rejetées avec les selles diarrhéiques, mais nous savons qu'il n'en est rien, et que la somme des toxines qui peuvent s'éliminer par la muqueuse intestinale est très faible. Les purgatifs paraissent surtout agir comme balayant les substances toxiques contenues dans le tube digestif; c'est ainsi qu'ils donnent de bons résultats. Les purgatifs salins seront préférés, mais quelquefois il y a de l'intolérance gastrique et ils sont vomis; on peut alors recourir au calomel. Dans certains cas, lorsqu'on veut aller vite, l'eau-de-vie allemande, les drastiques rendront service (Jaccoud).

Pendant longtemps, on a conseillé les vomitifs (Legroux), aussi bien pendant la période prémonitoire des accès que pendant la durée de ceux-ci : leur emploi est tombé en désuétude. Enfin de grands lavements sont souvent utiles.

On a aussi préconisé les médicaments qui accroissent la sécrétion urinaire. Nous avons tenté de recourir à la lactose, à la diurétine, mais les résultats obtenus ont été nuls. Spiegelberg a proposé l'acide benzoïque. On a encore conseillé la digitale. Le lait paraît agir mieux que tous ces médicaments pour activer la diurèse.

Nous dirons plus loin les résultats que donne la saignée faite au moment des accès. Elle rendra service chez les femmes albuminuriques, chez lesquelles existent des signes prémonitoires d'éclampsie. On pourra faire une saignée générale, ou bien appliquer des sangsues, ou mieux encore des ventouses scarifiées au niveau du triangle de J.-L. Petit, A. Robin.

Enfin on a donné le conseil de diminuer l'excitabilité du système nerveux: la difficulté avec laquelle l'opium, la morphine sont éliminés par les reins, quand ceux-ci sont malades, et la facilité avec laquelle apparaissent alors des symptômes d'intoxication avaient fait rejeter l'emploi de ces médicaments; mais, depuis quelques années, on tend à revenir sur ces craintes, notamment en Allemagne, où la morphine est largement employée, surtout pendant les accès (voyez p. 743). Chez nous, on préfère le chloral qu'on donne par la bouche ou en lavements à la dose de 2 à 3 grammes par jour, ou le bromure de potassium qui peut être administré à fortes doses, 6 à 8 grammes par jour. En Amérique, on prescrit fréquemment la teinture de veratrum viride (voyez p. 743). La nitro-glycérine, dont Barton a conseillé l'emploi, n'est guère usitée.

Ajoutons, en terminant, que les inhalations d'oxygène seront un adjuvant précieux. Jaccoud donne le conseil d'en faire respirer aux malades 30 litres par jour. Cette dose, qui constitue un minimum, peut être triplée, s'il est nécessaire.

Il est facile de résumer en quelques mots la conduite qu'il convient de tenir chez les femmes enceintes, menacées d'accès d'éclampsie :

1° Par-dessus tout, *LE RÉGIME LACTÉ ABSOLU*; 2° le repos à la chambre ou au lit, les purgatifs et les grands lavements, le chloral et peut-être la morphine, la saignée, les inhalations d'oxygène constituent la base du traitement. Faut-il faire plus? S'il est vrai que l'accouchement terminé, les accidents s'amendent, ne convient-il pas de prévenir toute chance de surprise en provoquant le travail avant que des accès ne soient survenus?

Tout le monde est d'accord pour rejeter ce mode d'intervention quand les accidents sont légers et paraissent devoir s'amender. Mais si la situation est grave, si la thérapeutique que nous avons indiquée se montre insuffisante, il est rationnel de provoquer l'accouchement, surtout si l'enfant est vivant.

C'était déjà l'avis de Tarnier il y a trente ans. « Il ne faut pas repousser d'une « manière absolue l'accouchement prématuré; mais pour qu'on soit autorisé à « proposer cette opération, nous demandons la réunion des conditions sui- « vantes: 1° que la grossesse ait atteint la fin du huitième mois afin que l'en- « fant nouveau-né puisse s'élever sans trop de difficultés; 2° que l'albuminurie « soit parvenue à un haut degré ou que la malade ressente quelque signe précur- « seur de l'éclampsie; 3° que la femme soit primipare ou qu'elle ait été atteinte « d'éclampsie à un accouchement précédent; 4° qu'on ait constaté l'inefficacité « du traitement médical et en particulier de la saignée. Dans ces conditions « l'accouchement prématuré me paraît rationnel. »

Cette conduite est généralement acceptée, mais il importe de se défier d'une intervention trop hâtive. Si la femme est en travail, et si celui-ci tarde à se terminer, il pourra être indiqué de hâter la dilatation du col, de faire l'extraction rapide de l'enfant, par une application de forceps par exemple. Mais ici encore on n'interviendra que s'il y a une indication bien précise. Les interventions ne seront faites que sous le chloroforme.

Quelle que soit l'intervention à laquelle on aura recours, on sera très prudent dans l'emploi des antiseptiques chez les albuminuriques et chez les femmes en état d'éclampsie. Le sublimé surtout sera proscrit. Car les accidents d'intoxication sont à craindre.

2° *Traitement pendant les accès*. — Il faut tout d'abord protéger les malades contre elles-mêmes; elles seront maintenues au lit et surveillées sans cesse; cependant on s'abstiendra de recourir à l'emploi de la camisole de force, même dans le cas où il y aurait une grande agitation. Nous avons dit combien était fréquente la morsure de la langue qui est projetée entre les arcades dentaires; il faut donc tâcher de prévenir cet accident, mais on se gardera bien d'user de corps durs comme un morceau de bois, un manche de cuiller, etc., et on aura recours au procédé décrit par Tarnier : « Depuis longtemps j'ai vu employer à la Clinique un procédé très simple dans son application : il consiste à saisir le bord d'une serviette, et à la tendre entre les deux mains, sur une longueur de 20 ou 25 centimètres. Le bord de la serviette ainsi tendu est placé sur le dos de la langue qu'il repousse fortement dans la bouche (dans la concavité du fer à cheval décrit par le maxillaire inférieur), et quand les mâchoires se ferment, les dents étreignent le linge sans aucun inconvénient pour les malades et sans risque pour les assistants. La serviette est retirée après l'accès. »

Comme traitement à opposer à l'éclampsie confirmée, nous retrouvons les médications dont nous avons déjà parlé en étudiant la conduite à tenir avant les accès. Le procédé le plus anciennement employé est la saignée que préconisait déjà Mauriceau.

Comment peut agir la saignée ?

Peter en prescrivant la soustraction d'une certaine quantité de sang pensait combattre la congestion rénale, première et seule cause de tout le mal.

Pour Bouchard, la saignée agirait tout autrement, elle serait utile parce qu'elle permet l'élimination rapide d'une partie du poison accumulé dans le sang : 32 gr. de sang retirés de la veine peuvent contenir 0,50 centigrammes de matières extractives ; une saignée de 320 grammes pourrait donc permettre d'éliminer 5 grammes environ de poison ; pour obtenir un pareil résultat en purgeant les malades ou en les faisant transpirer, il faudrait que la diarrhée ou la sueur fussent telles que des accidents analogues au choléra intestinal ou au choléra sudoral se produiraient et compromettraient par eux-mêmes la vie de la malade. Quel que soit son mode d'action, la saignée reste un moyen empirique qui, depuis Mauriceau, a eu ses partisans : Baudelocque, Ramsbotham, Mme Lachapelle, Dubois, Cazeaux, Spiegelberg, Peter, etc., et surtout Depaul qui la préférait à tout autre traitement, et y avait recours dans tous les cas qui se présentaient dans son service de la Clinique.

On ne fait plus l'artériotomie, bien que Cohen dise en avoir tiré de bons résultats.

D'autre part, pendant les accès, il faut aller vite et on a peu recours aux saignées locales ; pourtant les ventouses scarifiées appliquées sur la région lombaire sont employées ; ce moyen agit peut-être plus directement sur le rein (A. Robin).

C'est presque toujours à la phlébotomie qu'on a recours. La soustraction du sang doit être abondante. Depaul conseille « les émissions sanguines générales « portées assez loin pour faire perdre aux malades dans l'espace de quelques « heures 1,000, 1,500, et 2,000 grammes de sang, selon les cas et l'effet produit ». Une saignée de quatre à cinq cents grammes est généralement suffisante (Dubois, Bailly, Tarnier) ; on ne la répétera que si cela est nécessaire.

Il est assez difficile d'apprécier par des chiffres la valeur de la saignée, car les statistiques portent sur des faits trop différents les uns des autres pour qu'on puisse leur attribuer une grande valeur. Disons seulement qu'à la Clinique où la saignée était appliquée par Depaul à tous les cas, la mortalité s'élevait à 54 p. 100 ; à la Maternité où la saignée était faite avec plus de modération et seulement chez les femmes éclamptiques vigoureuses, à la face vultueuse et de coloration asphyxique, la mortalité moyenne a été un peu moindre : 35 p. 100 (Thèse d'agrégation de Charpentier, 1872).

Budin n'est point partisan de la saignée dans tous les cas ; lorsque la température n'est pas très élevée, il ne la pratique point, car on voit souvent alors la guérison spontanée survenir ; mais dans un certain nombre de cas où la température atteignait les environs de 40 degrés, il a vu une large saignée être suivie de la cessation des accès et de la guérison.

Pendant les accès, il est indiqué d'agir sur l'intestin en employant les purgatifs. Mais ici, comme il convient d'aller vite, on donnera la préférence aux drastiques. On aura également recours à l'entéroclyse. On s'attachera à faire prendre aux malades du lait. Malheureusement cette médication est difficile à mettre en pratique si les malades ont des vomissements répétés. L'introduction du lait à l'aide d'une sonde nasale est alors utile.

On a donné le conseil de recourir à l'emploi des bains chauds dans le but d'activer la diaphorèse (Jacquemier, Spiegelberg), mais ce mode de traitement ne peut guère être employé que si les accès sont très éloignés. Mieux vaut, si on veut obtenir une sudation abondante, recourir aux enveloppements dans un drap mouillé qu'on enveloppe lui-même de couvertures de laine (Magruber, Tremel).

Pour obtenir une diaphorèse abondante, on a encore eu recours à l'emploi du jaborandi ou de la pilocarpine. Les travaux de Hyernaux, de Chantreuil, de Sänger montrent que l'emploi de la pilocarpine présente de graves inconvénients; les malades peuvent sous l'influence de ce médicament être atteintes d'un œdème pulmonaire très rapide; la sécrétion des glandes salivaires peut être si exagérée que la salive vient encombrer la bouche, le pharynx, et si les malades sont, entre les accès, dans un coma profond et incapables de cracher, des accidents très graves peuvent apparaître. Nous avons observé un cas dans lequel la malade faillit succomber à ce seul accident. Les chiffres suivants permettront d'apprécier les dangers de cette méthode : sur 6 cas observés par Baker cet auteur a vu 6 fois des accidents graves survenir, et sur 24 faits réunis par Bricon, quatre fois la mort fut due à des accidents imputables à la pilocarpine.

Nous ne dirons rien de l'emploi des révulsifs cutanés qui sont inutiles, et qui pour la plupart sont dangereux par suite de l'action fâcheuse qu'ils exercent sur le fontionnement des reins. Cette médication est aujourd'hui abandonnée.

On a cherché à diminuer l'excitabilité des centres nerveux, à réduire ainsi le nombre des accès, et à les modifier. Dans ce but on a eu surtout recours à l'emploi du chloroforme, du chloral et de la morphine, ou encore à celui du veratrum viride.

Le chloroforme était déjà employé dans l'éclampsie par Bouchacourt en 1858, et, depuis cette époque, son usage s'est rapidement répandu.

On l'administre de différentes manières. Les uns n'en font respirer qu'au moment précis où le clignotement des paupières et les mouvements des globes oculaires montrent qu'une attaque va survenir; on réussit alors à faire avorter les accès.

D'autres l'administrent d'une façon continue et arrivent à en consommer ainsi, pendant de longues heures, des quantités considérables.

D'autres, enfin, ont recours à une méthode mixte : ils endorment d'abord profondément les malades, puis les entretiennent dans un demi-sommeil ; si un accès menace de survenir, ils augmentent immédiatement la dose de l'agent anesthésique.

Budin se demande si, étant donnée l'action du chloroforme sur l'appareil urinaire, on doit l'administrer à dose aussi considérable. Chez les éclamptiques, les reins sont malades, le foie n'est pas indemne et ces organes ne paraissent pas avoir conservé leur puissance d'élimination.

Il se demande s'il est bien prudent d'ajouter à l'intoxication qui existe déjà, une nouvelle intoxication, une intoxication thérapeutique. Il se borne à employer le chloroforme pour faire avorter les accès.

A défaut de chloroforme, on peut user du chloral. Après avoir été essayé à l'étranger, ce médicament a été employé en France par Serré dans un cas d'éclampsie dont l'observation a été présentée à la Société de Chirurgie par Demarquay (1870), et Hippolyte Bourdon l'a préconisé en 1873 ; à partir de ce moment, l'usage s'en est vulgarisé. On l'administre par la bouche où à l'aide de lavements ; on peut ainsi faire prendre aux malades de 8 à 12 grammes de chloral en vingt-quatre heures. Administré par la bouche, ce médicament est souvent mal supporté, il provoque des vomissements; aussi est-on généralement d'accord pour l'employer en donnant des lavements répétés.

Chouppe et plus récemment Deshayes ont donné le conseil d'employer le chloral en injections sous-cutanées (0,50 à 1 gramme par injection). Mais ces injections sont très douloureuses, et déterminent des phlegmons. Elles ne sont pas employées.

Le chloral agit sur l'éclampsie à la manière du chloroforme ; comme ce dernier corps, il est éliminé en grande partie par la surface pulmonaire, et l'intoxication est peu à craindre. Il est fréquemment employé associé aux inhalations chloroformiques qu'on prolonge alors moins longtemps.

On a proposé de recourir à la morphine que G. Veit a chaudement recommandée, et qu'il emploie à très haute dose sous forme d'injections sous-cutanées. Il commence par injecter 3 centigrammes et va jusqu'à 1 et 2 décigrammes, pour 24 heures ; il dit n'avoir jamais observé d'accidents. Maberly Smith a rapporté cinq cas dans lesquels il avait usé de doses massives, et qui s'étaient bien terminés. Sur 87 cas, dans lesquels on a eu recours aux injections sous-cutanées de morphine, la mortalité n'a été que de 13,8 p. 100, alors qu'elle était à la même époque en moyenne de 19 p. 100 (Löhlein, 1891). La méthode de Veit est volontiers mise en pratique en Allemagne, et récemment Perrochet (1894) pouvait réunir à la clinique de Bâle 36 cas traités ainsi.

Malgré ces faits heureux, les injections sous-cutanées de morphine sont peu usitées en France, où nous redoutons l'intolérance que présentent les malades atteintes d'affections rénales pour l'opium et ses alcaloïdes.

Fawr, Czounichin, Lwow, reprenant les idées professées en 1868 par Sutugin, ont donné le conseil de recourir à des inhalations d'oxygène. D'après les observations de Tschunichow, l'influence exercée par les inhalations d'oxygène sur les convulsions serait assez problématique. Employées pendant la période comateuse, elles peuvent peut-être atténuer l'asphyxie, et rendre alors quelques services.

Depuis Fearn les accoucheurs américains ont souvent recours au veratrum viride. Oatmann, Lane Faneyhill (Congrès de Washington, 1887), Trimble, en 1890, Murray Flint, ont beaucoup vanté ses bons effets. Ils administrent ce médicament sous forme de teinture, à la dose de 10 gouttes toutes les heures pendant la durée des accès. D'après Parvin (Congrès de Genève, 1896) ce médicament ralentit le pouls, abaisse la température, augmente la sécrétion urinaire, et, grâce à son emploi, il aurait pu sauver 92 p. 100 des femmes éclamptiques qu'il a traitées. Au même congrès, Mangiagalli a déclaré user largement de ce médicament.

Ce mode de traitement a été appliqué pendant les accès et quand les femmes étaient dans le coma.

Signalons en terminant certains modes de traitement aujourd'hui abandonnés, l'emploi des ventouses Junod, qui a donné de bons résultats à Cazeaux; la compression des carotides (Spiegelberg) qui agirait en atténuant les convulsions, et enfin la transfusion du sang qui a donné un bon résultat à Lange.

Récemment Porak a attiré l'attention sur les heureux résultats que donnerait, dans le traitement des éclamptiques, l'injection hypodermique de grandes quantités (500 — 1,000 gr.) d'eau salée à 7 p. 100. Sur huit malades ainsi traitées, six ont guéri. Aucun traitement ne semble plus rationnel, puisque nous savons que l'injection d'eau salée sous la peau et surtout dans les veines est suivie d'une diurèse et d'une diaphorèse très abondantes. J'ai traité ainsi un certain nombre de femmes éclamptiques. Les résultats que j'ai obtenus ont été médiocres. J'ai observé un cas dans lequel on avait injecté l'eau salée dans la veine : la mort est survenue avec un cortège de symptômes, anhélation, élévation subite de la température, qui m'ont fait penser que l'injection intra-veineuse avait eu une action fâcheuse (Bar).

Comment choisir entre tous ces moyens de traitement dont aucun n'a une action certaine, dont quelques-uns, bien qu'ils aient été prônés avec beaucoup d'enthousiasme, n'ont donné que des résultats douteux? Comment peut-on les associer ?

La saignée, les purgatifs, l'administration de la plus grande quantité de lait possible, le chloroforme, pendant les accès, le chloral, et peut-être la morphine en injections sous-cutanées, le veratrum viride, les inhalations d'oxygène, peut-être encore des injections sous-cutanées d'eau salée, tels sont les moyens qu'il faut retenir.

M. Tarnier (1896) a préconisé un traitement reposant sur *l'emploi rapide et simultané* de plusieurs de ces moyens, et qu'il a formulé de la façon suivante:

1° Large saignée de 300 grammes au minimum;

2° Purgatif drastique avec une cuillérée d'huile de ricin additionnée d'une ou deux gouttes d'huile de croton;

3° Inhalations de chloroforme;

4° Régime lacté aussi abondant que possible, et quand les malades sont dans l'impossibilité d'avaler le lait, on l'administre avec une sonde œsophagienne.

Quand les selles déterminées par l'huile de croton ont pris fin, on remplace le chloroforme par le chloral à la dose de 8 à 12 grammes par jour. — On peut ajouter à cette formule des inhalations d'oxygène.

Pour justifier l'emploi du traitement que nous venons d'indiquer, M. Tarnier a communiqué au même congrès (Genève, 1896), la statistique relevée dans son service pendant 7 années s'étendant du 1er janvier 1889 au 1er janvier 1896. Il a divisé ces 7 années en deux périodes: Dans la première (1889, 1890,

1891), il y eut 18 éclamptiques et 7 morts, soit une mortalité maternelle de 38 p. 100 ; le chloroforme et le chloral constituèrent la base du traitement alors employé, mais on y ajoutait parfois une saignée ou des sangsues aux apophyses mastoïdes. — Dans la seconde période (1892, 1893, 1894, 1895), il y eut 12 éclamptiques et 2 décès seulement, la mortalité maternelle n'y fut par conséquent que de 9,09 p. 100. Ici, le traitement employé fut conforme à la formule ci-dessus indiquée (Tarnier).

Traitement obstétrical pendant les accès. — L'expérience montre que les accès diminuent de nombre et disparaissent dans bien des cas, quand la femme est délivrée. Lorsque les accès vont se succédant, la femme entre fréquemment en travail, si elle n'y est déjà. Souvent l'effacement et la dilatation du col s'effectuent vite, et il suffit d'une application de forceps ou d'une version pratiquée sous le chloroforme, lorsque la dilatation est complète, pour terminer l'accouchement. Mais s'il n'en est pas ainsi, si le travail ne se déclare pas, ou bien si les contractions utérines se poursuivent avec trop de faiblesse ou de lenteur pour qu'on puisse espérer une expulsion suffisamment rapide du fœtus, ne peut-on chercher à obtenir quand même l'extraction de l'enfant? C'est ainsi que l'on a conseillé la terminaison rapide du travail (Verardini, etc.), que Dührssen, en 1892, a voulu remettre en honneur l'accouchement forcé, que Halbertsma a été conduit à proposer l'opération césarienne. Si graves que soient certaines de ces interventions, elles ont semblé justifiées par les médiocres succès que donnent les médications que nous avons décrites plus haut; mais ont-elles donné elles-mêmes de bons résultats ?

Quand la femme est en travail, si la dilatation du col est déjà assez avancée, il est souvent possible, en se servant de ballons, et dans quelques cas des doigts, de hâter la dilatation du col et de la rendre suffisante pour qu'on puisse terminer l'accouchement par une version ou par une application de forceps. Ces manœuvres, pratiquées alors que la malade est anesthésiée, ont donné les meilleurs résultats (Morisani). Verardini et Vitanza les ont recommandées chez les éclamptiques agonisantes. Elles ne peuvent être assez conseillées, mais les conditions ne sont pas toujours très favorables ; quand le col des éclamptiques, qui sont souvent des primipares, est long, fermé, rigide, on ne peut espérer un bon résultat de ces manœuvres. C'est en pareil cas qu'on a conseillé l'accouchement forcé ou l'opération césarienne.

Accouchement forcé.— Pour le pratiquer, Dührssen a proposé de pratiquer sur le col une ou deux incisions profondes, et d'inciser, si cela est nécessaire, le canal vagino-périnéal.

Une telle intervention lui semble être sans danger, et prendre mieux que toute autre les intérêts de l'enfant. En 1892, cet auteur a rapporté 7 cas où il avait agi ainsi. Toutes les mères avaient guéri, et un seul enfant était mort. Dans tous ces faits, la délivrance avait amené la cessation des accès.

L'accouchement forcé ainsi pratiqué a rencontré des partisans dans Güsserow, Mangiagalli, Charles, etc.; il est rejeté par la généralité des accoucheurs français : Pinard, Charpentier qui n'accepte les incisions faites sur le col que dans les cas où tout a échoué et où la situation est désespérée.

Que vaut un pareil accouchement? D'après Dührssen, les accès cesseraient dans 94 p. 100 des cas, immédiatement après l'expulsion de l'enfant. Ces chiffres sont beaucoup meilleurs que ceux donnés par Zweifel qui, dans les cas où il a fait l'accouchement forcé, n'a vu les accès disparaître que dans un tiers des cas; dans un autre tiers, ils ont été seulement amoindris; dans le dernier tiers, ils ont persisté avec autant d'intensité qu'auparavant.

L'accouchement forcé, qui est une opération souvent difficile, n'a donc pas l'influence héroïque que lui attribuent quelques-uns de ses partisans. L'intervention par elle-même présente-t-elle des dangers?

Zweifel a observé des hémorrhagies graves après les incisions sur le col, et le tamponnement utérin avec la gaze iodoformée les arrêtait difficilement. Malgré ces inconvénients, l'accouchement forcé n'a pas donné à cet auteur de mauvais résultats, et la statistique qu'il a publiée mérite d'attirer l'attention: du premier avril 1887 au début de l'année 1892, on a eu recours, pour tous les cas d'éclampsie observés à la clinique, au traitement médical simple; la mortalité a été de 32,6 p. 100, depuis le début de 1892 jusqu'au mois de novembre 1892. On s'est alors attaché à terminer dans tous les cas rapidement l'accouchement, en faisant des incisions lorsque cela était nécessaire, et la mortalité est tombée à 15 p. 100.

Opération césarienne. — Halbertsma a fait la première opération césarienne sur une éclamptique le 1er juillet 1878. En 1892, Wertheim rapporte avoir observé trois cas dans lesquels on eut recours à cette intervention. Une de ces femmes succomba quatorze jours plus tard, les deux autres ont guéri. Dans un cas, les accès persistèrent pendant vingt-quatre heures; dans un deuxième cas, deux accès se produisirent quarante heures après l'opération; dans le troisième cas, l'extraction de l'enfant marqua la fin des accès.

La même année Dührssen comptait onze cas dans lesquels on avait pratiqué l'opération césarienne. Dix fois les accès ont cessé après l'opération; dans le seul cas où ils ont continué (Van Der Meij), on avait opéré très tard; la malade avait eu de nombreux accès avant d'être portée à la clinique, et entre le moment de son entrée et celui de l'opération, elle eut onze accès.

Sur ces onze cas, on compte 4 morts dont deux par septicémie; une par hémorrhagie cérébrale (Müller), une par œdème pulmonaire (Van Der Meij). Ces faits ne semblent pas très encourageants; cependant Halbertsma a insisté de nouveau (1896) sur les avantages que présente l'opération césarienne. Son opinion a rencontré des partisans : Olshausen notamment préfère recourir à la section césarienne plutôt qu'à l'accouchement forcé. Mangiagalli accepte également l'opération césarienne dans le cas où l'on est obligé d'intervenir avant tout début de travail, car l'accouchement forcé par la méthode de Dührssen présente trop de difficultés techniques. Herff accepte également l'opération césarienne, dans les cas où la femme n'est pas en travail, et quand l'enfant est vivant.

Traitement après la fin des accès. — Lorsque les malades sont dans l'état d'hébétude, de coma que nous avons décrit, quand les accès ont complètement disparu ou sont assez éloignés pour que la perturbation profonde qu'ils ont laissée après eux constitue un phénomène important, à quels moyens devra-t-on recourir ? Les anesthésiques deviennent de moins en moins indiqués; par contre, les diurétiques devront être largement employés; on s'appliquera à faire prendre aux femmes autant de lait qu'il sera possible; on se servira, s'il est nécesssaire, de la sonde œsophagienne. Pour multiplier la quantité de liquide absorbée, on usera de lavements répétés d'eau simple avec 100 ou 200 grammes d'eau.

Les purgatifs drastiques employés à cette période donnent encore de bons résultats.

Pour faire agir la peau, Breus s'est bien trouvé des bains prolongés pendant deux ou trois heures, et maintenus à la température de 38°, puis d'envelopper les malades dans des linges chauds. Il obtenait ainsi une sudation des plus abondantes. Veit recommande les bains à 42°; Kleinwæchter, Braun ont obtenu de bons résultats de l'emploi de ces bains chauds dont Spiegelberg approuve l'emploi au moins lorsque les cas sont légers.

Nous avons eu recours avec avantage à des bains frais prolongés pendant plusieurs heures et répétés souvent; il nous a semblé qu'ainsi donnés, ils exerçaient une action heureuse sur les reins; ils nous ont surtout réussi dans les cas où les malades n'ayant plus d'accès, restaient dans un sommeil comateux avec une température élevée. Dans les cas où l'éclampsie se complique de manie, ils rendent aussi des services.

La saignée pourra être employée quand la face reste violacée, le pouls petit, quand il y a de l'asphyxie. On n'omettra pas dans ces cas d'user largement des inhalations d'oxygène.

Plus tard, quand la sécrétion urinaire est rétablie, si l'albuminurie persiste le traitement sera celui des néphrites, on aura recours au régime lacté.

S. T. — P. B. — P. BAR.

CHAPITRE XI

DE QUELQUES COMPLICATIONS QUI PEUVENT SURVENIR PENDANT LE TRAVAIL DE L'ACCOUCHEMENT

Pour compléter l'étude de la dystocie maternelle, il nous reste à parler de quelques complications qui peuvent survenir chez une femme en travail, et qui n'ont pas trouvé place dans les chapitres précédents.

Ces complications sont : 1° certaines fractures spontanées et en particulier celles du sternum et des côtes ; 2° l'emphysème sous-cutané ; 3° des ruptures diverses.

§ 1. — Fractures spontanées du sternum et des côtes.

Bibliographie chronologique. — CHAUSSIER. Quelques considérations sur les soins qu'il convient de donner aux femmes pendant le travail ordinaire de l'accouchement. Paris, 1824. — MALGAIGNE. Traité des fractures et des luxations, 1847, t. I, p. 426. — HÉRARD. Bulletin de la Société médicale des hôpitaux, 1855. — CHAUVIN. Fractures de côtes spontanées. Thèse de Paris, 1880. — VIDAL. Des fractures dites spontanées pendant la grossesse et l'accouchement. Thèse de Paris, 1894. — TARNIER. Journal des sages-femmes, 1894, p. 145.

Nomenclature alphabétique des auteurs.

CHAUSSIER, 1824.	HÉRARD, 1855.	TARNIER, 1896.
CHAUVIN, 1880.	MALGAIGNE, 1847.	VIDAL, 1894.

Fractures du sternum. — La première observation de fracture du sternum pendant le travail est due à Chaussier, qui l'a rapportée en 1824, dans un discours prononcé à la distribution des prix de la Maternité de Paris (voy. fig. 168).

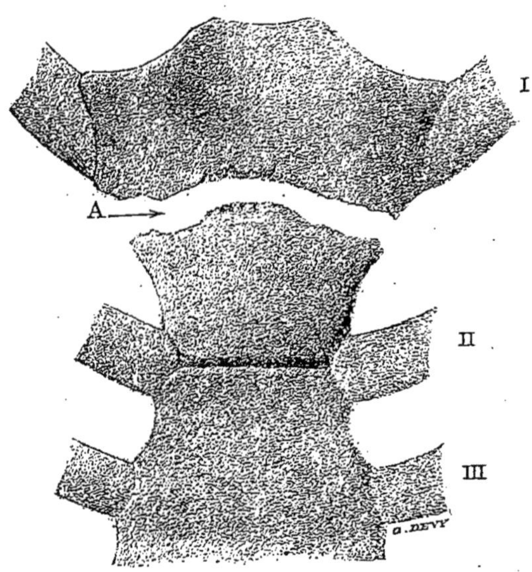

FIG. 168 (d'après CHAUSSIER).

A. Fracture transversale de la première pièce du sternum. — I, II, III. 1re, 2e et 3e côtes.

Le même auteur a eu l'occasion d'observer une autre fracture du même genre en 1827. Ce sont les deux seuls faits que Malgaigne signale dans son Traité des fractures et des luxations. Dans une thèse récente, Vidal en publie quatre cas, y compris les deux de Chaussier. Il s'agit donc là d'un accident d'une incontestable rareté.

Dans toutes les observations, la fracture s'est faite pendant la période d'expulsion, au milieu d'efforts violents. Dans le premier cas de Chaussier, il est dit qu'au moment où la lésion se produisit, la femme poussait énergiquement, en renversant sa tête en arrière et en s'arc-boutant sur les coudes et les talons. Le sternum s'est donc toujours fracturé spontanément, par action musculaire. Le plus habituellement, trois fois sur quatre, la fracture a lieu à la partie supérieure de l'os, dont elle intéresse la première pièce. Dans un cas, elle se produisit au niveau du tiers inférieur du sternum.

Le premier symptôme ressenti par la parturiente est une vive douleur, accompagnée de craquement, dans la région antérieure de la poitrine; la femme a conscience que quelque chose vient de se rompre en elle.

Quand on examine directement le point douloureux, on y constate les signes habituels des fractures, mobilité anormale et crépitation; il y a une déformation évidente, le fragment supérieur faisant ordinairement saillie en avant, tandis que l'inférieur est déprimé. Les symptômes fonctionnels sont très accusés: il existe une douleur constante, augmentée par les moindres mouvements et par les efforts de toux; la respiration est difficile et pénible; la malade ne fait que des inspirations courtes et fréquentes.

Bien que le diagnostic semble facile, il peut cependant être méconnu par le fait d'une complication signalée par Chaussier dans sa première observation. Dans ce cas, il existait au niveau de la fracture une tumeur fluctuante et pulsatile, qui le fit hésiter entre une fracture du sternum et une dilatation anévrysmale de l'aorte. A l'autopsie, il trouva une fracture transversale de la première pièce du sternum, un peu au-dessus du cartilage qui l'unit à la seconde ; mais il y avait en même temps un foyer purulent dans le médiastin antérieur, ce qui expliquait les battements perçus pendant la vie.

Le pronostic ne diffère en rien de celui des fractures du sternum en général. Les deux malades de Chaussier ont eu des frissons et de la fièvre et sont mortes avec une suppuration du médiastin antérieur, au voisinage de la fracture. Mais ces accidents, observés à une époque où l'antisepsie était inconnue, doivent être attribués à l'infection puerpérale.

Le traitement consiste à réduire la fracture et immobiliser le thorax avec un bandage approprié. De plus, pour éviter à la femme des efforts d'expulsion rendus très douloureux par suite de la fracture, on terminera rapidement l'accouchement par une application de forceps.

Fractures spontanées des côtes. — Il n'y a pas d'exemple de fracture spontanée de côte s'étant produite au cours même de l'accouchement. Mais comme il en existe quelques cas observés chez des femmes enceintes, nous en dirons ici quelques mots. Hérard a communiqué en 1855 à la Société médicale des hôpitaux un cas de fracture spontanée de la onzième côte, survenue chez une femme enceinte de sept mois, qui mourut de péritonite puerpérale. L'autopsie permit de reconnaître que les fragments n'étaient pas réunis ; séparés par un cal fibreux, ils étaient encore mobiles l'un sur l'autre. Cette observation donna lieu à une discussion dans laquelle Hérard et Oulmont établirent qu'il s'agissait bien d'une fracture spontanée ; le dernier, s'appuyant sur l'opinion de Malgaigne qui lui avait confirmé la possibilité de cet accident dans de pareilles conditions, et sur celle de Cazeaux qui considère la grossesse comme une cause prédisposante à la fracture par action musculaire.

Les fractures spontanées des côtes sont en effet indéniables; Malgaigne en a rapporté 8 cas dans son Traité, et plus récemment Paulet, dans l'article *Côtes* du Dictionnaire Dechambre, en a signalé 6 autres, en tout 14. Mais parmi ces 14 observations, il n'y en a qu'une, celle de Hérard, où l'accident se soit produit pendant la grossesse. Depuis, un second fait a été publié par Chauvin dans sa thèse : une femme enceinte de 7 mois eut en quinze jours trois fractures de côtes à l'occasion d'efforts de toux. Enfin Tarnier a rapporté un troisième cas, observé par lui à la Clinique d'accouchements, et dont il a fait le sujet d'une leçon clinique. Dans cette dernière observation, la femme était enceinte de six mois environ, quand la fracture se produisit brusquement, sans cause appréciable, au cours d'une promenade.

Ces trois faits paraissent être les seuls connus, jusqu'à présent. Vidal, dans sa thèse de 1894, n'en signale pas d'autres. Les fractures spontanées des côtes sont donc extrêmement rares chez les femmes enceintes.

C'est généralement pendant un effort de toux que l'accident se produit. La femme éprouve en un point du thorax une doulour subite, très vive, qui s'exagère par les mouvements et qui s'accompagne de gêne de la respiration. On peut constater les signes physiques habituels des fractures des côtes, la crépitation qui se perçoit à la main ou à l'auscultation, parfois une mobilité anormale des fragments, etc...

Le diagnostic est facile, et le pronostic est celui des fractures des côtes en général. Il est toutefois une remarque importante à faire à propos de la consolidation, remarque qui s'applique d'ailleurs à toutes les fractures, quels que soient leur siège et leur cause, qui surviennent pendant la grossesse : c'est le retard que subit la formation du cal. Ce fait, connu depuis longtemps, puisqu'il a été signalé il y a 200 ans par Fabrice de Hilden, a été constaté dans plusieurs observations, et remis en lumière par Tarnier dans la leçon clinique dont nous avons parlé. Chez sa malade, en effet, lorsque l'accouchement eut lieu, c'est-à-dire sept semaines environ après l'accident, il n'y avait encore aucune trace de consolidation, et la fracture était tout aussi mobile qu'au premier jour ; mais la réunion se fit très rapidement après l'accouchement, car au douzième jour, quand la malade quitta la Clinique, il était devenu impossible d'imprimer aux fragments osseux le plus léger déplacement.

Le traitement réside essentiellement dans l'immobilisation de la poitrine à l'aide d'un bandage serré autour du tronc, comme pour toute fracture de côte. La seule indication spéciale ici est d'essayer de hâter la consolidation par l'administration des préparations phosphatées. Il est en effet très vraisemblable d'admettre que le ralentissement de la nutrition chez la femme enceinte est la cause prédisposante de la fracture et de sa non-consolidation, le phosphate de chaux de l'organisme maternel étant employé en grande partie à la formation du squelette fœtal.

§ 2. — Emphysème sous-cutané.

Bibliographie chronologique. — DEPAUL. Gazette médicale de Paris, 1842. — HAULTCŒUR Thèse de Paris, 1874. — BLAKE. Boston medic. Journal, 1883. — HUNTER. British medic. Journal, 1885. — GRESLOU. Bullet. et mém. de la Société obstétricale, 9 juillet 1891. — ROCHE. De l'emphysème sous-cutané chez les femmes en couches. Thèse de Paris, 1894. — MACÉ. Bullet. et mém. de la Société obstétricale, janvier 1896. — NICAISE. Bulletin de l'Académie de médecine, 2 juin 1896. — BOUTEILLER. Progrès médical, 8 août 1896.

Nomenclature alphabétique des auteurs.

BLAKE, 1883.
BOUTEILLER, 1896.
DEPAUL, 1842.
GRESLOU, 1891.
HAULTCŒUR, 1874.
MACÉ, 1896.
NICAISE, 1896.
ROCHE, 1894.

L'irruption brusque de l'air dans le tissu cellulaire sous-cutané, qui caractérise l'emphysème, est une complication rare de l'accouchement.

Connu depuis longtemps, puisque la première observation, due à Simmons, remonte à 1783, l'emphysème des femmes en travail a été surtout bien étudié pour la première fois par Depaul, en 1842. La thèse d'Haultcœur, qui date de 1874, contient 13 observations. Celle de Roche, beaucoup plus récente (1894), en rapporte 32, dont trois proviennent du service du professeur Pinard, à la Clinique Baudelocque. Depuis, quelques observations nouvelles ont été publiées par Greslou, Macé, Bouteiller. Signalons enfin une communication faite dernièrement par Nicaise à l'Académie de médecine, et dans laquelle il déclare avoir relevé 58 cas dans la littérature.

L'emphysème du travail s'observe surtout chez les primipares. Il provient, dans la majorité des cas, des voies aériennes. Son mode de production est alors variable. Tantôt l'épanchement gazeux a son point de départ dans les poumons ; tantôt il a pour origine la trachée ou les grosses bronches.

Dans le premier cas, il se fait, pendant les efforts d'expulsion, une rupture d'une ou plusieurs vésicules pulmonaires : l'air fuse dans le tissu cellulaire périlobulaire et sous-pleural et gagne le médiastin, et de là la région du cou ; s'il y a des adhérences pleurales au niveau du point où les vésicules se sont rompues, ces adhérences peuvent céder, et l'air arrive alors au médiastin, par l'intermédiaire du tissu cellulaire qui sépare la plèvre de la paroi thoracique.

L'exactitude de ce mécanisme est mise hors de doute par l'observation de Depaul, dans laquelle on constata à l'autopsie l'existence d'un emphysème pulmonaire interstitiel, survenu brusquement pendant l'accouchement, et qui n'avait pas eu le temps de se propager au médiastin et au cou.

Dans le second cas, l'air provient d'une rupture de la trachée ou des grosses bronches.

Cette rupture peut se produire à la suite d'une simple dilatation exagérée de ces conduits ; mais elle est parfois favorisée par l'existence sur leur trajet d'une de ces tumeurs gazeuses connues sous le nom de bronchocèle et de trachéocèle et qui sont souvent elles-mêmes la conséquence des efforts de l'accouchement.

Quant au mécanisme suivant lequel se rompent la trachée ou les bronches, on admet généralement que cette lésion est le résultat d'une augmentation de la tension de l'air pendant les efforts d'expulsion. Mais, d'après Nicaise, la trachée reste immobile pendant l'effort ; elle se rétracte dans l'inspiration et ne se dilate que dans l'expiration. C'est donc, pour lui, pendant l'expiration seulement que les gros conduits aériens peuvent se rompre. Il s'exprime ainsi à ce sujet : « Voici comment l'accident se produit : par suite de cris répétés, violents, aigus, presque sans arrêt entre eux, la trachée se distend de plus en plus, surtout à son extrémité supérieure ; à un moment donné, lors d'une douleur plus violente, d'un cri plus aigu, une rupture se produit brusquement, et la malade ressent parfois une douleur vive instantanée ; une fusée d'air est lancée dans le tissu cellulaire. Après le cri, la trachée revient peu à peu sur elle-même, et l'orifice de la rupture se trouve fermé. Si la crise ne se renouvelle pas, l'air ne pénètre plus dans le tissu cellulaire ; dans le cas contraire, à chaque cri violent, une nouvelle injection d'air pourra avoir lieu. »

Un certain nombre de causes prédisposent à la production de cet emphysème sous-cutané d'origine respiratoire : tels sont la tuberculose, l'emphysème pulmonaire préexistant, les cicatrices de trachéotomie, les ulcérations du larynx, etc., en un mot toutes les affections qui affaiblissent la résistance de l'arbre aérien. On l'a vu parfois survenir pendant une attaque d'éclampsie, comme le prouvent les faits de Rump, Filipon et Angelici, signalés par Roche dans sa thèse.

Il existe des cas exceptionnels dans lesquels l'emphysème sous-cutané n'a pas pour origine les voies respiratoires. C'est ainsi qu'on l'a observé à la suite des ruptures de l'utérus ; l'emphysème de la région hypogastrique qui se produit parfois dans ces ruptures s'étend alors à la paroi abdominale et au reste du corps. C'est ce qui s'est produit dans deux observations de Blake citées également par Roche.

Dans une autre observation de Hunter, c'est par une petite plaie de la muqueuse buccale, au niveau de la joue droite, que l'emphysème s'est propagé, chez une femme qui était en période d'expulsion.

Le début de l'emphysème est souvent annoncé par une douleur subite dont le siège varie avec l'endroit où les voies respiratoires se sont rompues : point de côté accompagné de dyspnée, quand il y a rupture vésiculaire, douleur avec sensation de déchirure au niveau du cou, dans le cas de rupture de la trachée ou du larynx. Parfois, la douleur manque et le gonflement est le premier signe observé.

Ce gonflement se montre ordinairement d'abord à la base du cou, de préférence du côté droit. Il s'étend de là à la face, particulièrement aux joues et aux paupières. Le plus souvent limité, il peut cependant s'étendre au thorax et aux membres supérieurs, et parfois même se généraliser à tout le corps, comme dans le cas de Delasalle, rapporté dans la thèse de Haultcœur.

La tuméfaction est le plus souvent indolore et ne s'accompagne d'aucun changement de couleur à la peau ; la pression du doigt y détermine une crépitation tout à fait caractéristique. Lorsque cette tuméfaction est très considérable, elle entraîne une déformation des parties envahies, et donne à la physionomie de la malade un aspect bouffi des plus singuliers.

La douleur, la difficulté à respirer, la dysphagie, la gêne à exécuter certains mouvements sont des phénomènes fonctionnels fréquemment observés.

La durée de l'emphysème sous-cutané est en moyenne de huit à dix jours, et sa terminaison la plus ordinaire est la guérison. Il n'existe en effet qu'un cas de mort connu, celui de Delasalle, dont nous avons déjà parlé.

Le diagnostic n'offre aucune difficulté. La soudaineté de l'accident, la crépitation caractéristique empêcheront de confondre l'emphysème avec l'œdème, seule affection qui offre avec lui une ressemblance apparente.

Le traitement doit avoir avant tout pour but de faire cesser la cause de l'emphysème, afin d'en arrêter l'extension. La terminaison rapide de l'accouchement est donc la première indication à remplir. Pour modérer les efforts et les cris de la parturiente, on pourra en même temps lui administrer des anesthésiques, et en particulier du chloroforme.

3. — Ruptures diverses.

Bibliographie chronologique. — CHAUSSIER. Quelques considérations sur les soins qu'il convient de donner aux femmes pendant le travail ordinaire de l'accouchement. Paris, 1824. — JACQUEMIER. Manuel des accouchements, t. II, p. 326, Paris, 1846. — COLSON. Thèse de Paris, 1879. — TARNIER et BUDIN. Traité d'accouchements. Paris, 1886, t. II, p. 568 et 569.

Nomenclature alphabétique des auteurs.

CHAUSSIER, 1824. JACQUEMIER, 1846. TARNIER et BUDIN, 1886.
COLSON, 1879.

De nombreuses ruptures viscérales, vasculaires et autres, peuvent se produire pendant le travail de l'accouchement. La plupart de ces ruptures ont déjà été décrites çà et là, et celles qui siègent sur les organes génitaux, périnée, vagin, utérus, ont été l'objet de chapitres étendus. Celles de la rate, du cœur et des gros vaisseaux ont été signalées à propos de la mort de la femme enceinte (t. II, p. 568). L'éclatement de la symphyse pubienne a été également mentionné (p. 353). Nous venons enfin d'étudier les fractures spontanées des côtes et du sternum (p. 748).

Nous nous bornerons, dans ce paragraphe, à rapporter deux faits intéressants en raison de leur rareté.

Le premier, dû à Chaussier, est une observation de *rupture du psoas* pendant le travail. La voici, d'après l'auteur lui-même : « En avril 1809, une jeune femme d'une constitution forte, d'un tempérament sanguin, d'un caractère irascible, impatient, enceinte pour la première fois et parvenue au terme de la grossesse, éprouve les douleurs de l'accouchement. Tout paraît annoncer d'abord la terminaison la plus favorable ; mais à mesure que les douleurs augmentent, elle s'emporte, elle s'agite avec force et par saccades ; elle n'écoute plus rien et paraît délirer complètement. Cependant, elle accouche heureusement ; mais au lieu de se calmer, le délire, l'agitation subsistent, se renouvellent avec violence par intervalles ; on ne la contient qu'avec peine dans son lit, tous les secours sont inutiles, et elle meurt quelques jours après son accouchement. A l'ouverture du corps, nous trouvâmes dans la fosse iliaque droite, sous le péritoine, une grande quantité de sang infiltré dans le tissu lamineux, ramassé en foyer dans quelques points, et le muscle prélombo-trochantinien (le grand psoas) était rompu dans une partie de son épaisseur et en différents endroits. »

Le second fait a trait à un accident très singulier survenu chez une femme enceinte de 7 mois et demi, et observé par Bar en 1879 à l'hôpital Saint-Antoine, dans le service de Cornil ; ce fait est rapporté dans la thèse de Colson. Un infirmier, qui transportait cette femme dans ses bras, la laisse tomber à terre. Elle ressent immédiatement une très vive douleur dans le ventre. Une large ecchymose apparaît sur la paroi antérieure de l'abdomen. Trois jours plus tard, la femme mourait avec des signes d'hémorrhagie interne.

A l'autopsie, on trouva la paroi abdominale infiltrée de sang, surtout du côté gauche, dans toute son épaisseur ; le tissu cellulaire de la grande lèvre du même côté était également rempli de sang. Les fibres du muscle droit antérieur gauche étaient dissociées par des caillots noirs qui remontaient jusqu'à la cinquième côte ; on trouvait du sang jusqu'aux insertions costales supérieures du grand oblique. La source de cette hémorrhagie considérable et mortelle n'est pas signalée dans l'observation publiée par Colson ; mais, d'après Bar (communication orale), elle provenait d'une *rupture de l'artère épigastrique* gauche, rupture qui s'était faite évidemment au moment de la chute de la femme sur le sol.

S. T. — P. B. — C. MAYGRIER.

TABLE DES MATIÈRES

DU TROISIÈME VOLUME

NEUVIÈME SECTION

DYSTOCIE

TABLE ALPHABÉTIQUE

DU TROISIÈME VOLUME

(DYSTOCIE MATERNELLE)

A

C

D

S

T

U

IMPRIMERIE LEMALE ET Cie, HAVRE

www.ingramcontent.com/pod-product-compliance
Ingram Content Group UK Ltd.
Pitfield, Milton Keynes, MK11 3LW, UK
UKHW021837190726
13855UKWH00001B/21

9 782013 053297